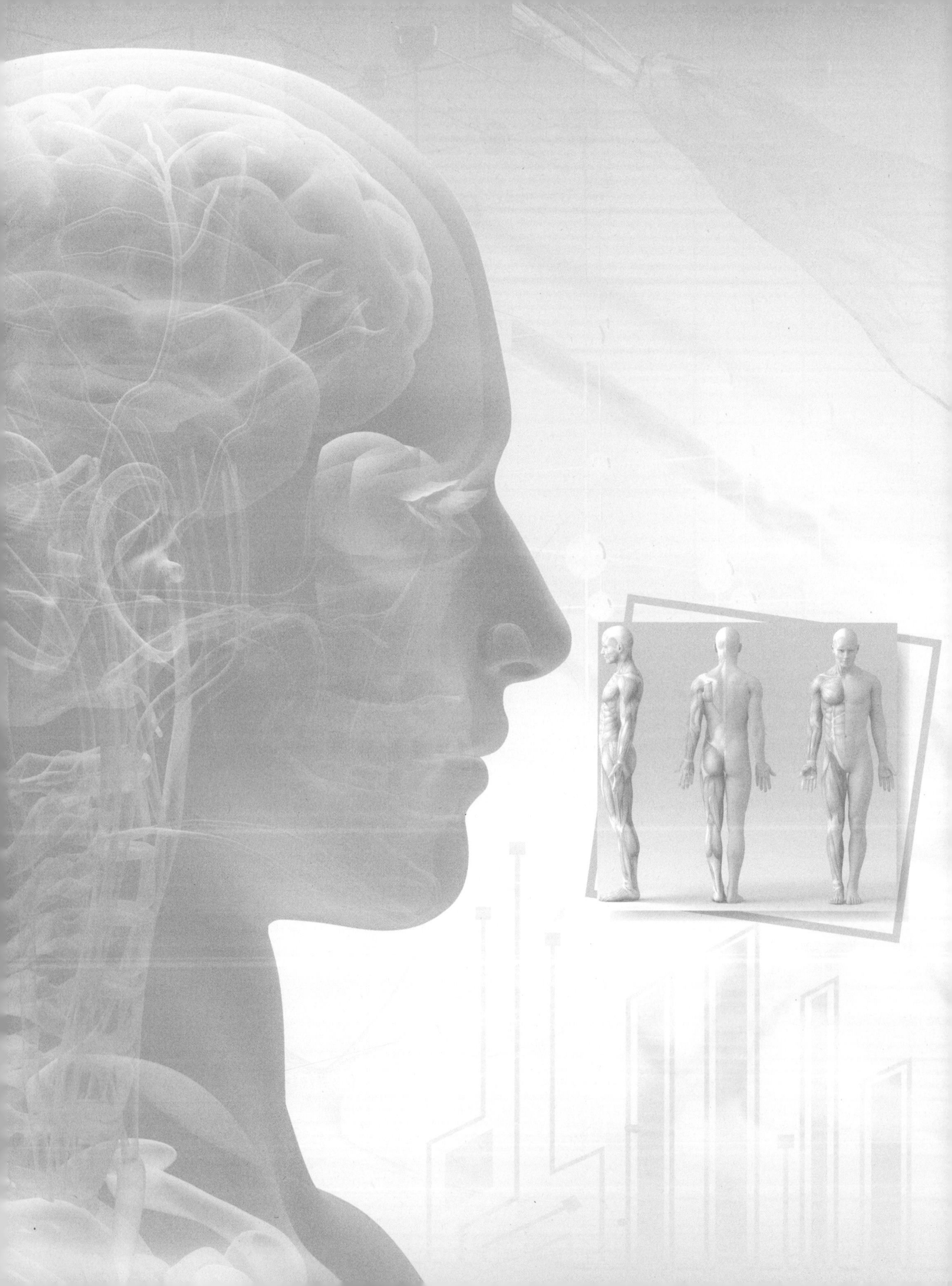

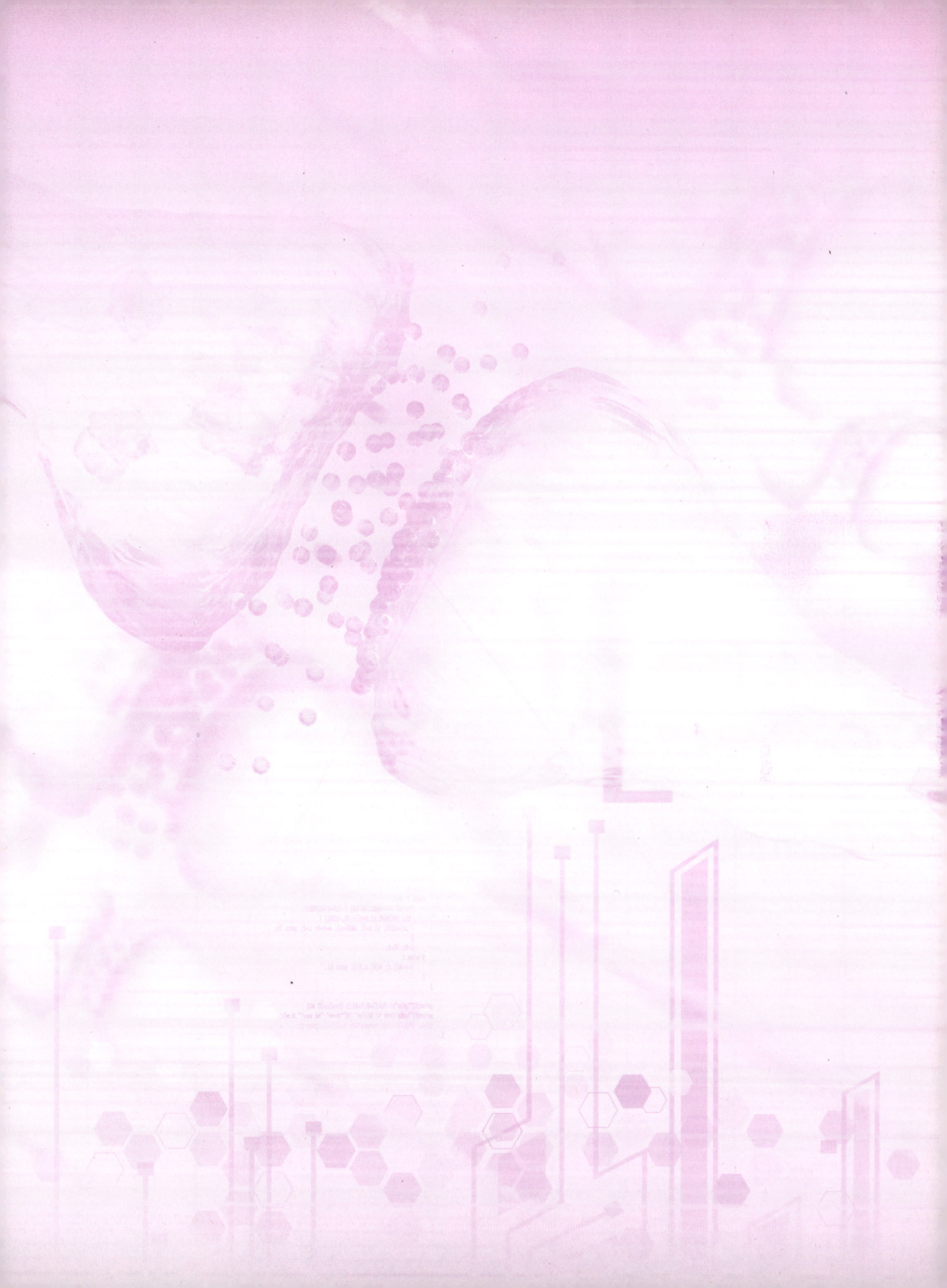

Anatomy & Physiology

for Health Professions

4th Edition An Interactive Journey

해부생리학

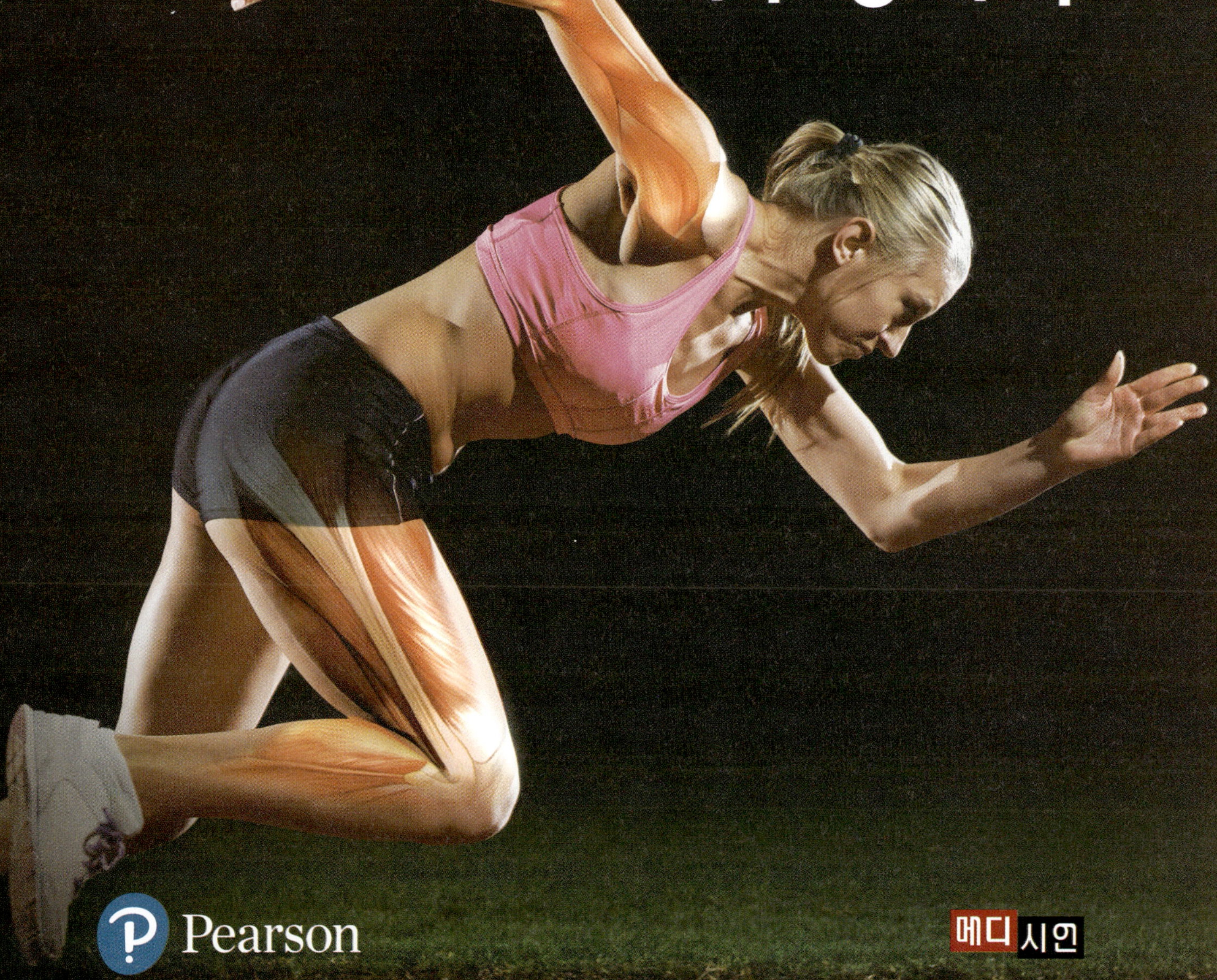

Pearson

메디시안

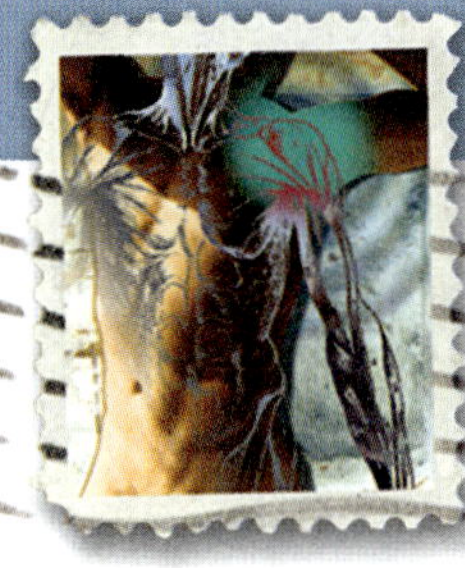

머리말 PREFACE

지금까지 해부생리학 분야에는 훌륭한 교재들이 다수 출판되었고, 그 교재들 나름대로 특성을 가지고 있으나, 너무 두껍고 무겁기 때문에 책의 무게에 짓눌려서 동시에 극히 제한된 시간에 광범위하고 깊이있는 학문을 수강해야 하므로, 이번에 필자들은 부담없이 학습할 수 있도록 쉽고 다양한 시각적 그림과 최신 임상자료를 반영한 외국서적을 번역하여 우리 실정에 맞도록 수정 · 보완하였습니다.

해부생리학은 임상현장에서 전문가로 활동하기 위해 꼭 습득해야 하는 주요 과목입니다. 그러나 대부분의 학생들은 많은 양의 정보를 단순히 암기하여 시험을 위한 준비만 생각하므로 오래 기억되지 못함은 물론, 소화하여 임상에서 필요로 하는 참된 지식으로 만들기가 쉽지 않습니다.

그러나 임상에서 치료하다 보면 신체의 거의 모든 부분이 질병에 노출되므로, 신체 여러 부분의 형태와 구조의 암기는 물론, 그 기능이 어떻게 상호작용을 하는지 이해가 필요하게 됩니다.

본 교재에서는 이해에 도움이 되도록 그림과 도표를 원색화하여 실었으며, 해부생리를 더욱 생동감있게 배우도록 하기 위해 내용의 서술을 마치 옆에서 설명하고 있는 것과 같은 문체로 서술하였습니다.

본 교재는 인체구조와 기능에 대한 포괄적이며 총체적인 내용을 총 17단원으로 나누어 설명하였으며, 각 단원마다

첫째, 학습목표를 제시하여 학생들이 그 장에서 학습해야 할 내용에 대한 개념적 지도를 그리도록 하였으며,

둘째, 주요 단어의 발음기호를 이탤릭체로 표시하고,

셋째, 임상적용사례를 제시하여 학생들이 임상적용이 가능하도록 하였고,

넷째, Web site를 제공하여 학습성과를 극대화하도록 하였습니다.

다섯째, 각 단원 끝에 핵심 내용 정리와 핵심이 되는 문제와 해설을 달아 국가고시 등 시험에 대비하도록 하였습니다.

마지막으로 용어해설 사전을 준비하여 표지의 QR코드를 통해 보실 수 있도록 하였습니다.

본 교재에서는 가장 최근에 수정 · 보완된 새 용어를 사용하였으며, 구용어와의 혼란을 줄이기 위하여 구용어와 영어 원문도 삽입하여 교수님들은 물론, 학생들이 더 쉽고 친숙하게 접근할 수 있도록 하였습니다. 또 학생들이 책에서 배운 내용을 Web site를 통해 복습함으로써 시각적인 학습효과를 높이도록 하였습니다.

끝으로 COLBERT/ANKEY/LEE "Anatomy & Physiology" 제4판이 새롭게 번역되어 출간될 수 있도록 해주신 (주)지구문화 사장님 이하 직원 여러분들께 감사드리며, 특히 자료정리부터 원고 교정까지 세심하게 보아주신 필자 여러분께 감사드립니다.

계묘년 새 봄

저자 일동

차례

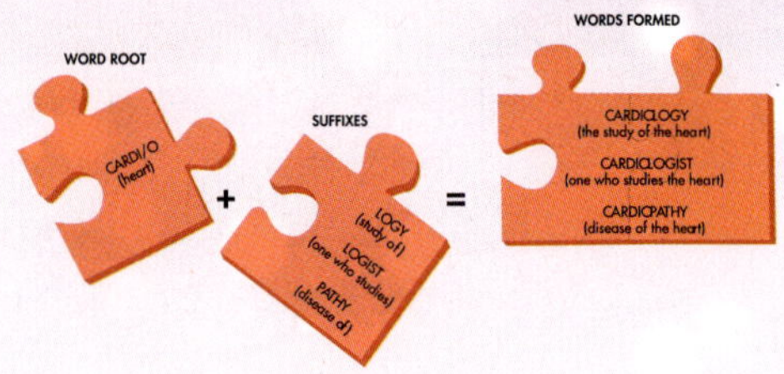

WORD ROOT
CARDI/O (heart)
SUFFIXES
LOGY (study of)
LOGIST (one who studies)
PATHY (disease of)
WORDS FORMED
CARDIOLOGY (the study of the heart)
CARDIOLOGIST (one who studies the heart)
CARDIOPATHY (disease of the heart)

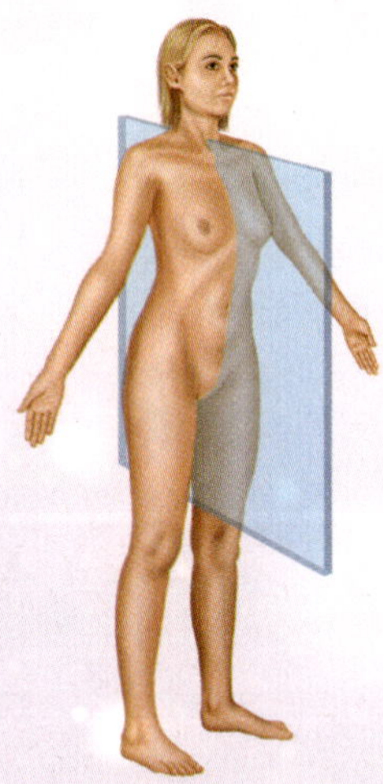

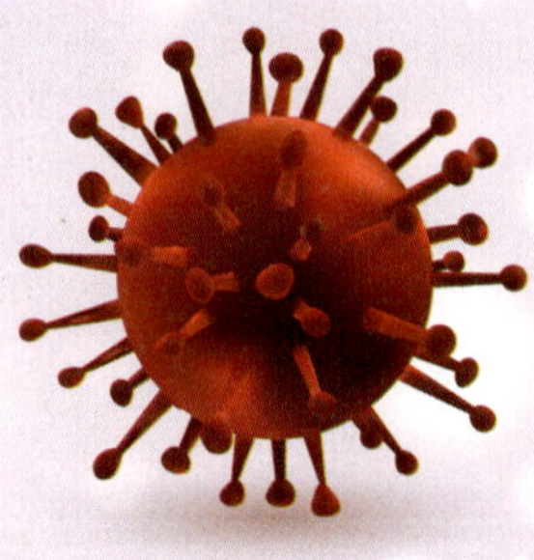

Chapter 4 조직과 계통 Tissues and Systems

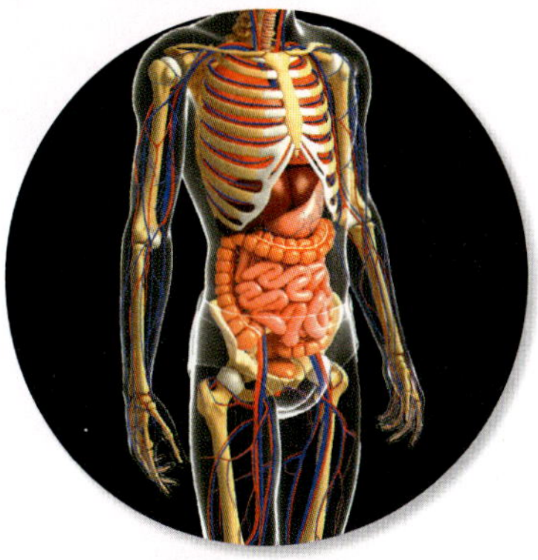

Chapter 5 뼈대계통 The Skeletal System

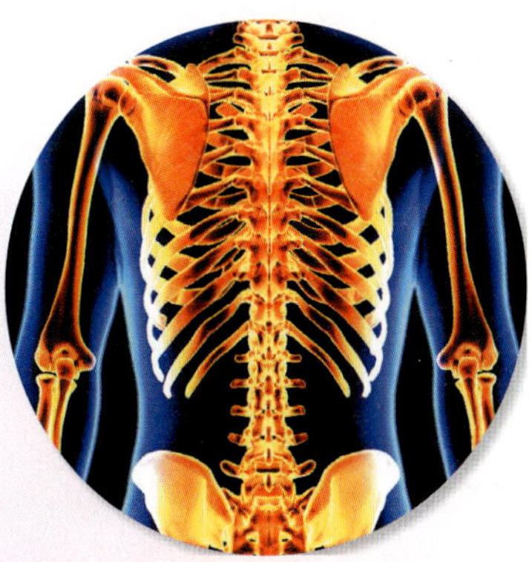

contents

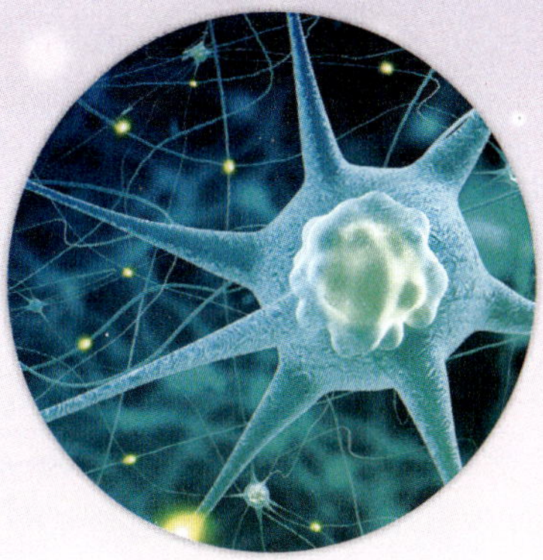

Chapter 9 신경계통 (2) The Nervous System

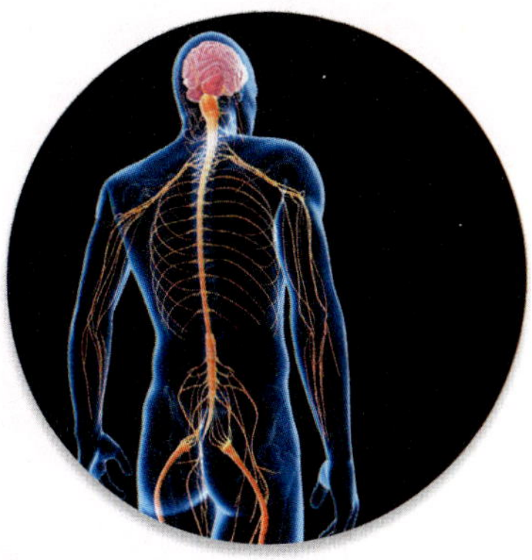

Chapter 10 내분비계통 The Endocrine System

contents

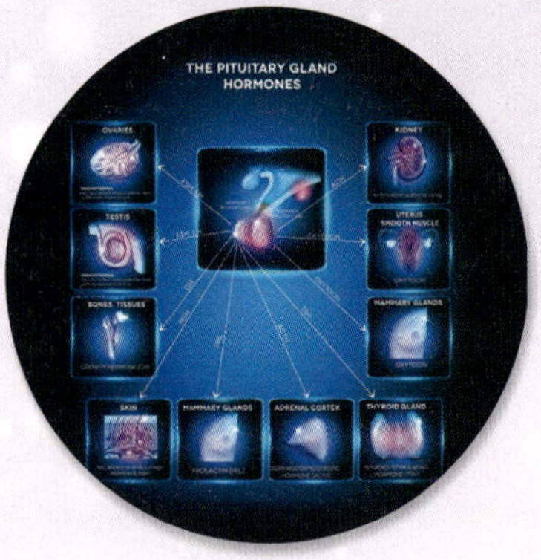

Chapter 11 감각계통 The Senses System

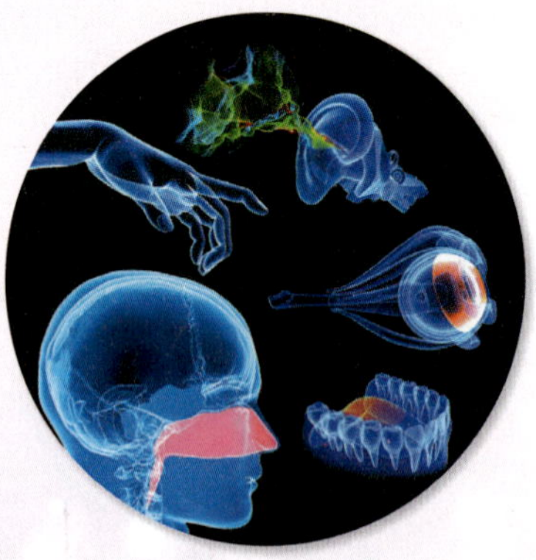

Chapter 12 심혈관계통 The Cardiovascular System

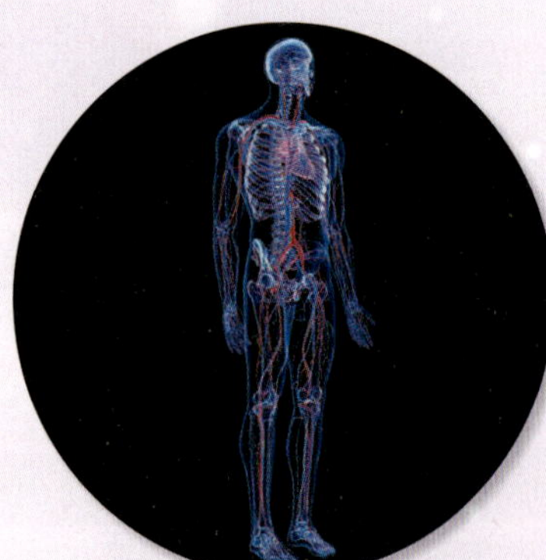

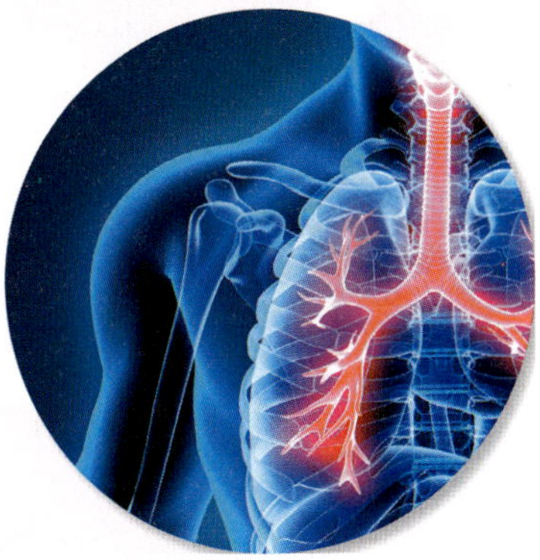

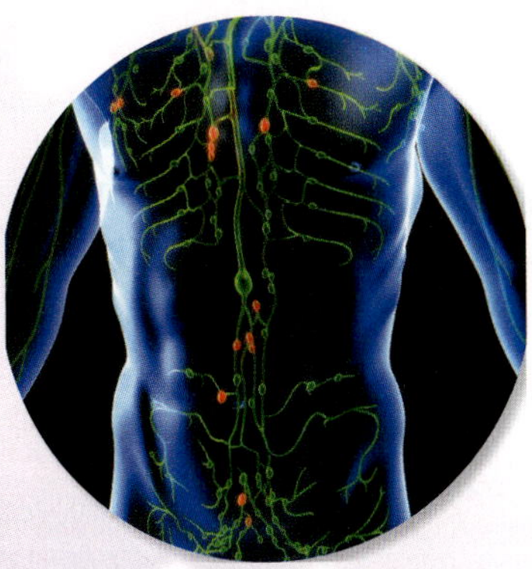

contents

Chapter 15 소화기계통 The Gastrointestinal System

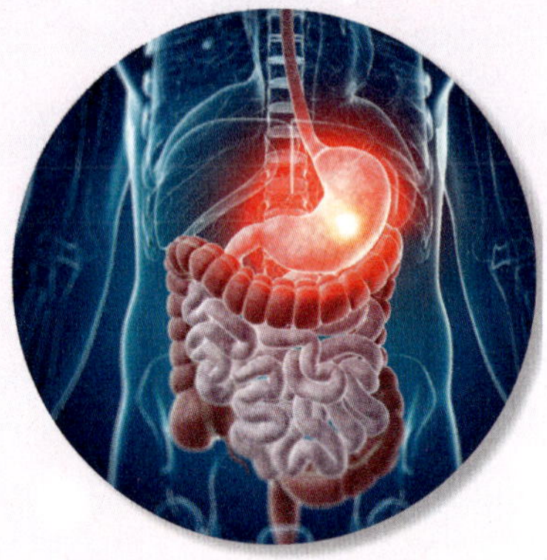

Chapter 16 비뇨기계통 The Urinary System

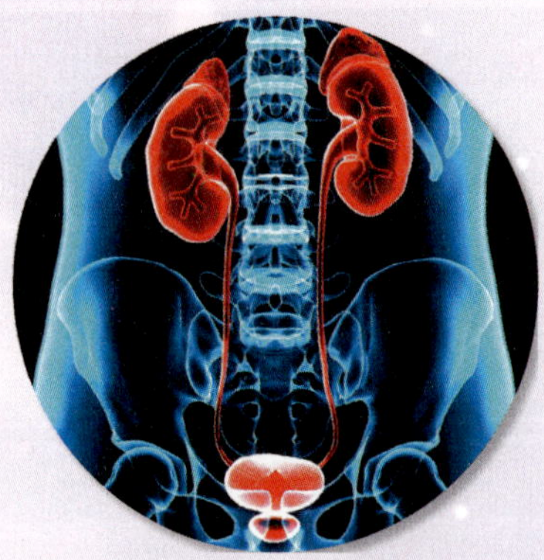

Chapter 17 생식기계통 The Reproductive System

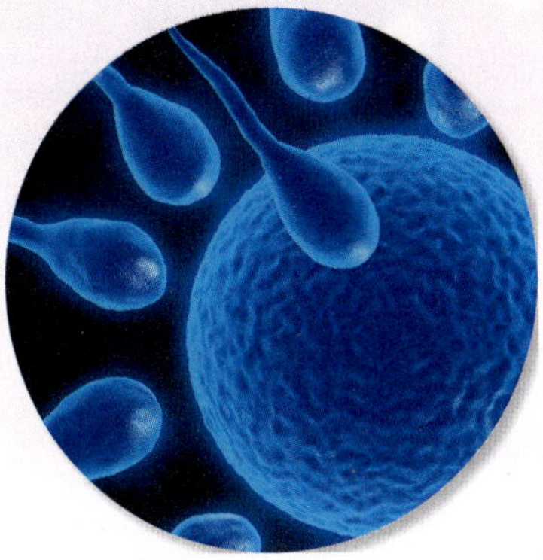

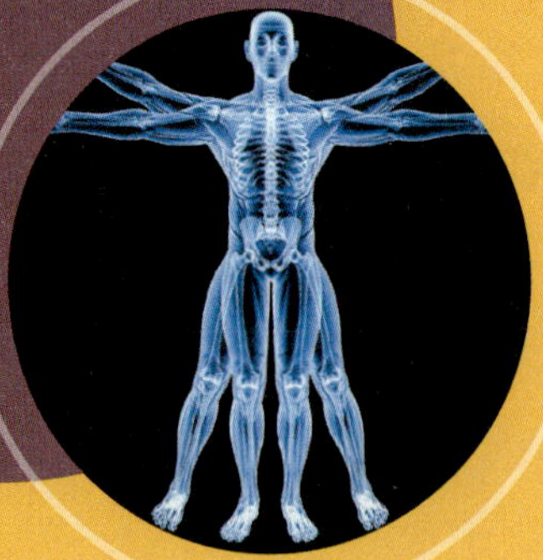

제1장
해부생리학
용어 학습

낯선 곳을 여행할 때 성공적인 여행을 위한 가장 중요한 조건은 그 지역의 언어를 이해하는 것이다.

보건의료 전문가에게 해부생리학에 기초를 둔 의학용어는 매우 중요한 언어이다.

이 장에서 의학용어의 기초를 다지면 해부생리학에 관한 이해를 높일 수 있을 뿐만 아니라 그 지식들이 의학용어와 깊은 관련이 있다는 사실 또한 알게 될 것이다.

이 장에서는 의학용어가 갖는 구조적 특성을 파악하여 의학용어의 기본이 되는 해부생리학 용어의 뜻을 이해하고 앞으로 사용하게 될 많은 용어들에 대한 기본 개념을 형성하게 될 것이다.

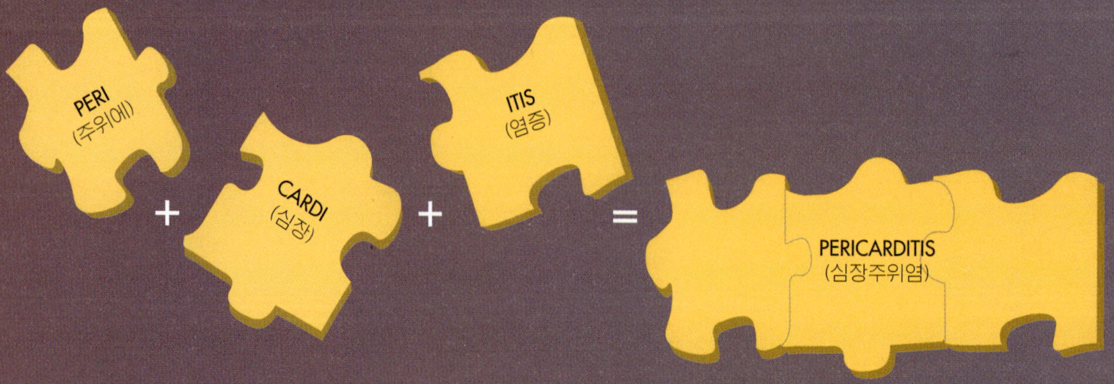

INTRODUCTION TO ANATOMY AND PHYSIOLOGY

Chapter 1

LEARNING THE LANGUAGE AND CUSTOMS

무엇을 학습할 것인가 LEARNING OUTCOMES

- 해부학과 생리학 용어의 상호 연관성을 설명할 수 있다.
- 어근, 접두사, 접미사를 사용하여 의학 용어를 구성하고 정의한다.
- 일반적으로 사용되는 의학용어의 약어를 식별할 수 있다.
- 미터법과 파운드법의 측정 체계를 대조할 수 있다.
- 관련된 질병 용어와 함께 질병의 다양한 징후와 증상을 설명할 수 있다.
- 항상성과 신진대사의 개념과 중요성을 설명할 수 있다.

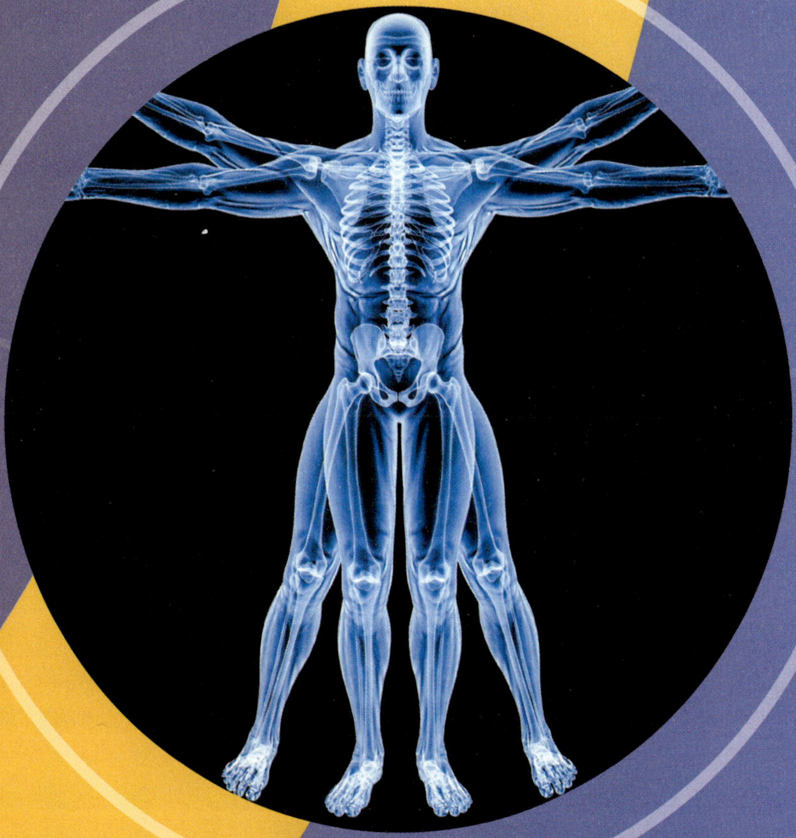

발음안내 Pronunciation Guide

이 장에서 다루어지는 중요한 단어의 발음

anabolism [ah NAB oh lizm]
anatomy [ah NA tom ee]
catabolism [ka TAB oh lizm]
diagnosis [DYE ahg NOH siss]
etiology [EE tee ALL oh jee]
homeostasis [HOH mee oh STAY siss]
macroscopic anatomy [MAK roh SCOP ic ah NA tom ee]
microscopic anatomy [MY kroh SCOP ic ah NA tom ee]
metabolism [meh TAB oh lizm]
pathology [path ALL oh jee]
physiology [fiz ee ALL oh jee]
prognosis [prog NOH sis]
rhinoplasty [RYE noh PLASS tee]
syndrome [SIN drohm]

해부학과 생리학이란 무엇인가?

해부학 Anatomy

anatomy *(ah NA tom ee)*

해부학이란 동 · 식물, 특히 인체의 내 · 외적 구조나 형태를 연구하는 학문이다.

인체는 수많은 일들을 수행할 수 있는 복잡하고 놀라운 구조로 이루어져 있으며, 해부학이란 용어는 '절개한다'는 뜻을 가진 그리스어에서 파생되었다. 인체 골격을 이루는 뼈를 연구하는 학문은 해부학적 견지에서 보면 인체의 해부학적 틀을 만들어 내려는 노력이라고 할 수 있다.

scope 검사도구
microscopic anatomy *(MY kroh SCOP ic ah NA tom ee)*
micro = 작은
macroscopic anatomy *(MAK roh SCOP ic ah NA tom ee)*
macro or gross = 큰
cyto = 세포
histo = 조직
ology = 학문

생물학을 크게 세포생물학과 식물생물학 및 동물생물학으로 나누듯이, 해부학은 크게 **현미해부학**(microscopic anatomy)과 **육안해부학**(macroscopic anatomy, gross anatomy)으로 구분한다.

현미해부학은 현미경과 같은 확대 기구를 보조적으로 이용해야만 검사하고 관찰할 수 있는 구조에 대해 연구하는 학문이다. 세포학이나 조직학 등은 현미해부학에 속한다.

육안해부학은 육안으로 볼 수 있는 구조에 대한 연구를 주로 하는 학문을 말한다. 예를 들면, 인체를 구성하는 다양한 뼈에 대해 연구하는 학문은 골격해부학의 주요 분야 중 하나이다. 부러진 뼈의 위치나 종류를 결정하기 위한 팔의 방사선 촬영 역시 육안해부학의 한 분야로 본다.

생리학 Physiology

physiology *(fiz ee ALL oh jee)*
physio = 자연과의 관련
logy = 학문

생리학(physiology)이란 인체를 구성하는 다양한 구조들의 기능과 활성과정을 연구하는 학문이다. 이러한 생리적 과정에는 근육이 수축하는 방법, 후각과 시각,

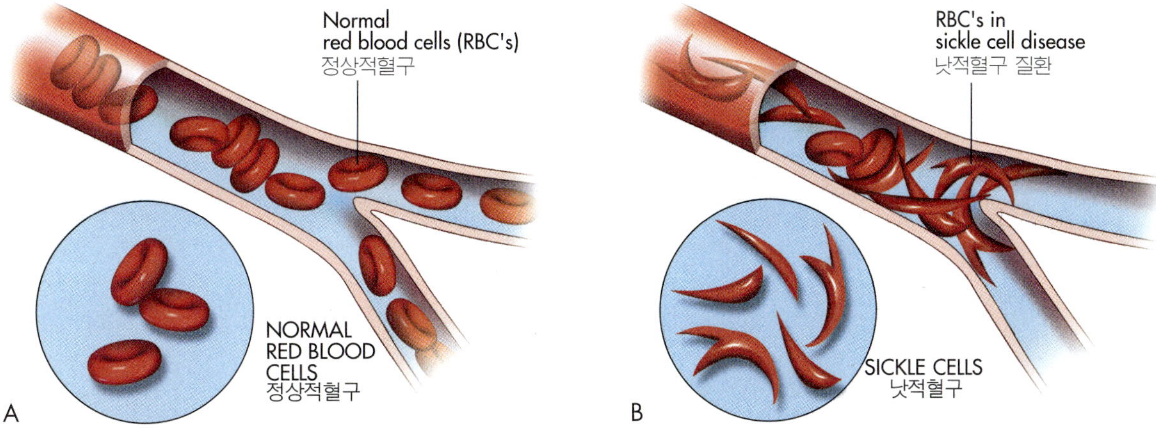

〈그림 1－1〉 A. 정상적혈구는 유연한 도너츠 모양으로 혈액 속에서 쉽게 이동한다. B. 낫적혈구성 빈혈은 적혈구의 모양이 기형이므로 작은 혈관을 통과하기 어려워서 혈류를 차단한다.

그리고 우리가 숨을 쉬고 생명을 유지하며 호흡하는 방식이 포함되며, 생리학은 이들을 모두 연구, 설명한다.

생리학은 생명의 활력과정과 관련이 있는 여러 분야로 나누는데, 생리학의 주요 분야는 **인체생리학**(human physiology), **동물생리학**(animal physiology), **세포생리학**(cellular physiology), 그리고 **신경생리학**(neurophysiology) 등이다.

해부학과 생리학은 공동학문 Putting it all together

해부학과 생리학은 공동학문이다. 해부학과 생리학은 밀접하게 관련돼 있으므로 세포나 뼈의 기능과 연관된 해부학적인 구조에 대해 반드시 함께 공부하여야 한다.

해부학은 인체의 구조에 초점을 두는 반면, 생리학은 인체의 다양한 기능이 일어날 때에 해부학적 구조가 어떻게 변하는지를 연구한다. 예를 들어, 해부학에서는 적혈구의 구조를 연구하고, 생리학에서는 적혈구가 우리 인체에 어떻게 산소를 운반하는지에 대해 연구한다.

〈그림 1–1 B〉는 낫적혈구성 빈혈(sickle cell anemia) 질환의 적혈구 모양이다. 해부학적으로 기형인 적혈구는 변형된 모양 때문에 생리학적 문제, 즉 효과적으로 산소를 운반하는 문제에 영향을 미치게 된다.

그러므로 인체를 올바르게 이해하려면 해부학과 생리학 두 가지의 학문을 이용해서 복합적으로 접근해야 한다.

해부학과 생리학은 모든 임상의학의 기초가 되며, 정상적인 구조와 기능을 이해할 때 질병을 이해할 수 있게 해준다. 정상적인 구조나 기능을 부정적으로 변화시키는 모든 것을 질병이라고 할 수 있으며, 이러한 질병에 대한 연구를 담당하는 분야를 **병태생리학**(pathophysiology)이라고 한다.

언어 The language

pathology *(path ALL oh jee)*
patho = 질병. 질병이란 편안하지 않음을 의미한다.

의학용어 Medical Terminology

해부생리학 용어는 **의학용어**(medical terminology)의 근원이다. 의학용어는 일반적으로 어근 · 접두사 · 접미사가 서로 연결되어 있으며, 그것들은 고정돼 있는 대신 자유롭게 결합하여 수많은 형태의 단어로 사용될 수 있다. 대부분의 의학 용어는 그리스어와 라틴어에서 파생된 것이다. 그 까닭은 의학의 많은 부분이 지중해 지역의 고대 그리스어와 라틴어를 사용하는 사회에서 기원되었기 때문이다.

각각의 의학용어는 어근이라는 기본 구조를 가지고 있으며, 어근 앞에 오는 것을 접두사, 어근 뒤에 오는 것을 접미사라고 한다. 예를 들어 cardi는 심장을 뜻하는 어근이다. 이 어근이 혼자 쓰이는 경우는 드물지만 접미사나 접두사를 만나서 결합하면 여러 뜻으로 변하여 활발하게 사용된다.

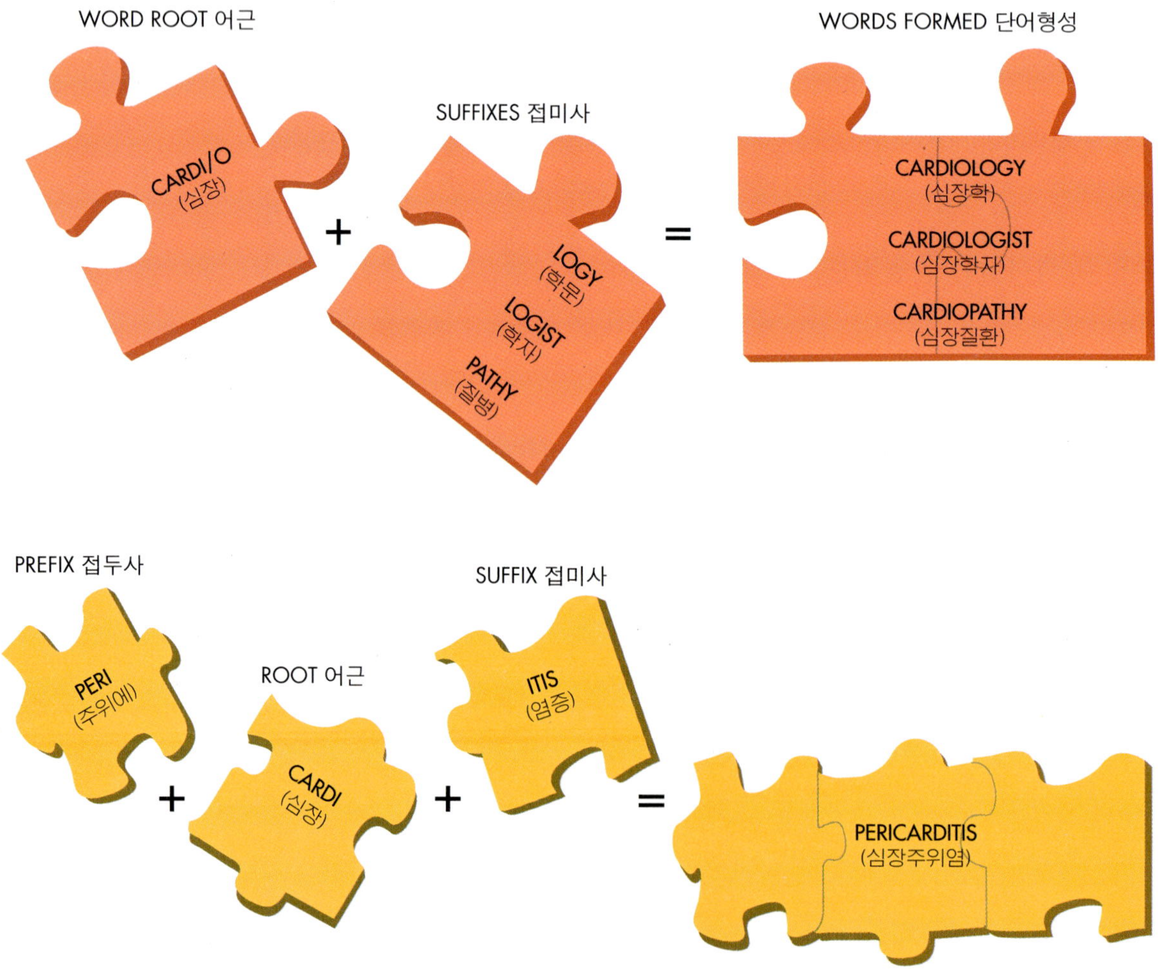

〈그림 1－2〉 접두사와 접미사가 어근과 결합하여 다양한 의학용어를 만든다.

cardi = 심장
logy = 학문
tachy = 빠른
ologist = 학자

cardi에 '연구하다'는 의미의 접미사 'ology'가 결합하면 cardiology가 되어 심장에 대해 연구하는 학문, 즉 심장학이라는 뜻이 된다. 접두사인 tachy는 '빠르다'를 의미하므로 tachycardia란 단어의 뜻은 '빠른 심박동'이 된다.

〈그림 1-2〉는 의학용어의 구성 요소를 보여주고 있다. 어근에 모음 'O'를 붙여서 접미사와 연결시키면 발음이 더 용이해진다. 그 예로 심장의 결합형은 cardi/o이다.

〈표 1-1〉에는 기본적인 결합형이 소개돼 있으며, 〈표 1-2〉와 〈표 1-3〉에 자주 사용되는 접두사와 접미사를 각각 제시하였다.

이 표에 제시된 어근과 접두사 및 접미사를 이용하면 cardi/o라는 하나의 어근으로 몇 개의 의학용어를 만들어 볼 수 있다. cardiology는 심장에 대해 연구하는 학문이고 cardiologist는 심장에 대해 연구하는 사람을 뜻한다. bradycardia는 느린 심박동, tachycardia는 빠른 심박동을 뜻한다.

〈표 1-1〉 결합형

어근/결합형	의미
abdomin/o	abdomen (복부)
aden/o	gland (샘)
angi/o	vessel (혈관)
arthr/o	joint (관절)
cardi/o	heart (심장)
col/o	colon (대장)
cyan/o	blue (푸른색)
cyt/o	cell (세포)
derm/o	skin (피부)
erythr/o	red (붉은색)
gastr/o	stomach (위)
glyc/o	sugar (당)
hemat/o, hem/o	blood (혈액)
hepat/o	liver (간)
hist/o	tissue (조직)
leuk/o	white (흰색)
mamm/o	breast (유방)
nephr/o	kidney (콩팥)
neur/o	nerve (신경)
oste/o	bone (뼈)
phag/o	to swallow (삼키는 것)
path/o	disease (질병)
pneum/o, pneumon/o	air or lung (공기 또는 허파)
rhin/o	nose (코)

〈표 1-2〉 접두사

접두사	의미
a, an-	without (없는)
acro-	extremities (팔 다리)
brady-	slow (느린)
dia-	through (통하여)
dys-	difficult (어려운)
electro-	electric (전기의)
endo-	within (안에)
epi-	upon or over (바로 위)
hyper-	above normal (정상 이상)
hypo-	below normal (정상 이하)
macro-	large (큰, 거대한)
micro-	small (작은)
peri-	around (주위에)
sub	under, below (아래에)
tachy-	fast (빠른)

〈표 1－3〉 접미사

접미사	의미
-al, -ic	pertaining to or related to (~에 관련된 또는 관련된)
-algia	pain (통증)
-cyte	cell (세포)
-ectomy	surgical removal of (외과적 절제술)
-gram	a recording (기록)
-graphy	the process of recording (기록하는 과정)
-ist	one who specializes (전문가)
-itis	inflammation of (염증)
-logist	one who studies (학자)
-logy	study of (학문)
-oma	tumor (종양)
-osis	disease or condition of (질병의 상태)
-otomy	cutting into (절개술)
-ostomy	surgically forming an opening (개구술)
-megaly	enlargement of (거대증)
-pathy	disease (질병)
-phobia	fear of' (공포증)
-plasty	surgical repair (외과적 성형술)
-penia	decrease of lack of (결핍증)
-scope	instrument to view or examine (검사도구)

심장이 염증(carditis, 심장염)으로 인하여 커져 있다면 심장마비(cardiomegaly)가 될 것이다. 그것은 심장질환(cardiopathy, 심장병)을 뜻한다.

rhinoplasty
(RYE noh PLASS tee)
rhino = 코
plasty = 수술을 통한 복구

약어 Abbreviation

의료 전문가들은 **약어**(abbreviation)들을 질병 · 진단 과정 및 치료에 관한 길고 복잡한 용어들을 단순화하기 위하여 광범위하게 사용한다. 〈표 1–4〉에 제시된 약어들은 건강검진센터나 TV에서 일반적으로 사용되고 있는 것들이다.

미터법 Metric system

의학용어가 해부학과 생리학에 근원을 둔 쓰기와 말하기 언어인 반면, **미터법**은 해부학과 생리학에서 사용되는 수학적 언어이다. 즉, 혈압은 mmHg로, 조직의 크

〈표 1－4〉 의학 약어

약어	의미
A&P	anatomy and physiology (해부학, 생리학)
ACLS	advanced cardiac life support (전문심장소생술)
b.i.d.	give twice a day (하루에 두 번 주다)
BP	blood pressure (혈압)
CPR	cardiopulmonary resuscitation (심폐소생술)
CXR	chest X–ray (흉부 엑스레이 촬영)
GI	gastrointestinal (위장관의)
ICU	intensive car unit (중환자실)
NPO	Latin nil per os, which means 'nothing by mouth' (금식)
prn	whenever needed (필요할 때마다)
q.i.d.	give four times a day (하루에 네 번 주다)
SOB	shortness of breath (호흡곤란)
STAT	Latin statim, which means 'immediately' (즉시)
t.i.d.	give three times a day (하루 세 번 주다)
ER/ED	emergency room/emergency department(응급실, 응급의학과)

*참고: 전통적으로 병원 응급실은 응급실(ER)이라고 불렸지만, 그 영역은 전체 부서로 간주되는 곳으로 확장되었다. 오늘날 두 약어는 모두 허용되지만 많은 의료 전문가는 이제 응급부서(ED)라는 용어를 선호한다.

기는 cm로 측정된다. 또한 투약이나 수액에서는 mL나 cc를 사용하고, 체중은 kg으로 표현된다.

정상 심박출량이 분당 6L(리터)라고 설명한다면 아무도 그 의미를 이해하지 못할 것이다. 그것이 바로 해부학과 생리학, 그리고 의학을 이해하기 위해서 반드시 미터법에 익숙해야 하는 이유이다. 또한, 연구자들은 이 분야 미터법과 영국식 시스템 간의 변환에 대한 간단한 방법을 보여준다.

미터법의 공통 접두사를 제공하고 미터법과 영국식 시스템을 비교하는 연구자들이 정의한 용어들은 〈표 1–4〉를 참조한다. 이 과정에서 관련 학문을 크게 향상시킬 수 있으므로 기억해 두기를 권한다. 또한, 학습 기술의 향상을 위한 용어의 간단한 힌트도 정리하였다.

의료전문직 FOCUS ON PROFESSIONS

현대 의학에는 많은 전문분야(전문가)가 있으며, 온라인에서 검색하거나 종합병원 안내를 훑어보기만 해도 마취과 의사부터 비뇨기과 전문의에 이르기까지 방대한 배열이 존재하는 것을 직접 볼 수 있다.

학습 힌트 LEARNING HINT

의학적 용어 형성에 대한 일반 힌트 GENERAL HINTS ON FORMING MEDICAL TERMS

다양한 단어의 어근, 접두사, 접미사를 배울 수 있지만 올바르게 결합하려고 하면 혼란스러워진다. 대부분의 경우 의학적 정의는 특히 접미사가 사용될 때 용어의 마지막 부분을 먼저 나타낸다. 예를 들어, 위장의 염증은 itisgastro가 아닌 gastrits(위염)이며, 위장을 연구하는 사람은 ologistgastro가 아닌 gastrologist(위 전문의사)이다.

접두사를 사용할 때는 일반적으로 정의를 말하는 순서대로 단어들을 결합한다. 예를 들어, 느린 심박수는 cardiabrady가 아니라 bradycardia(서맥)이라고 한다. 모든 일반 규칙과 마찬가지로 예외가 있지만 연습을 통해 의료용어를 사용하면 익숙해질 것이다.

의학 용어의 결합 및 형성 COMBINING AND FORMING MEDICAL TERMS

접미사가 모음으로 시작하는 경우, 결합 형태로 모음을 삭제한다. 예를 들어, 위장을 합성한 형태는 gastr/o이고, 염증에 접미사 itis를 붙이면 위염이라는 의학용어가 된다. 접미사 ology와 logy는 모두 '학문'으로 사용할 수 있다. ology와 cardi/o와 같은 결합 형식을 사용하는 경우 o가 누락되어 cardiology를 형성한다. 일반적인 규칙은 접미사가 모음으로 시작하는 경우 결합 형태에서 모음을 삭제하는 것이다.

질병에 관한 용어 THE LANGUAGE OF DISEASE

인체는 각 기관이 자연스럽게 기능하여 전체의 균형을 유지할 수 있도록 활동하지만, 때로는 이러한 기능에 변화가 일어난다. 가령 식사습관, 흡연, 유전적 요인, 외상, 환경적 요인 및 노화조차도 인체의 균형을 깨고 질병을 가져오는 원인이 된다. 간단히 말해서 질병이란 인체가 정상적인 균형을 상실한 상태라고 할 수 있다. 문자 그대로 '편안하지 않다'는 것은 신체가 정상적으로 기능하지 못하는 상태를 의미한다.

본 교재에서는 각 장의 끝 부분에 학습정리 테스트를 실었으며, 그 계통과 관련된 주요 질환에 대한 간단한 논의를 삽입하였다. 또한 물리치료사나 마사지 테라피스트가 요구하는 근육계통에 대하여 좀 더 깊이 있는 정보, 치과위생사를 위한 소화기계통과 관련된 치아의 기능에 관한 정보, 방사선기사가 궁금해 하는 뼈대계통에 대한 정보들은 의료전문직(FOCUS ON PROFESSIONS)을 참고한다.

질병의 징후와 증상 Sign and Symptoms of Disease

disease *(dih ZEEZ)*
dis = ~하지 않은,
질병이란 편안하지 않음을 의미한다.

누구나 한 번쯤 열이 나고, 기침이 나고, 메스껍고, 어지러우며, 관절이 쑤시고 전신에 기운이 없는 상태를 경험해 봤을 것이다. 이들은 질병의 징후와 증상의 예들이다.

징후(sign)와 **증상**(symptoms)은 서로 혼용되어 사용되기도 하지만 각각 확실한 정의를 갖고 있다. 징후는 질병을 의심하는 보다 정확하고 객관적인 지표들이다.

열이나 점의 크기, 색깔의 변화 등이 징후의 좋은 예들이다.

활력징후(vital sign)는 환자의 건강상태를 사정하기 위한 일반적인 측정지표이다. 생명의 활력징후에는 맥박, 혈압, 체온, 그리고 호흡률이 포함된다. 활력징후 표준치는 환자의 나이와 성별에 따라 변할 수 있다.

증상은 보다 주관적이므로 개인의 인식에 기초하고, 따라서 일정하게 측정하기가 어렵다. 통증은 다섯 번째 활력징후로 고려되고 있지만, 여전히 증상과 매우 흡사한 주관적인 평가이다. 예를 들어, 증상에 대한 확실한 예는 통증이지만 통증에 대한 내성에 개인차가 있고 같은 통증이라도 개인의 인지에 따라 약하게 · 보통 · 강하게 등으로 느낄 수 있다. 이렇게 측정이 어렵지만 아직까지 증상은 질병의 진단에 아주 중요하다.

때로는 질병에서 일련의 징후와 증상이 한꺼번에 나타나는데, 이런 현상을 **증후군**(syndrome)이라고 한다.

의료전문직 FOCUS ON PROFESSIONS

의료 보조원은 직장에서 의료 용어에 익숙해져야 한다. 또한 의료 차트와 환자 기록을 광범위하게 다루는 컴퓨터 프로그래머, 구술기록자 및 건강정보 기록자는 이 언어를 마스터해야 한다.

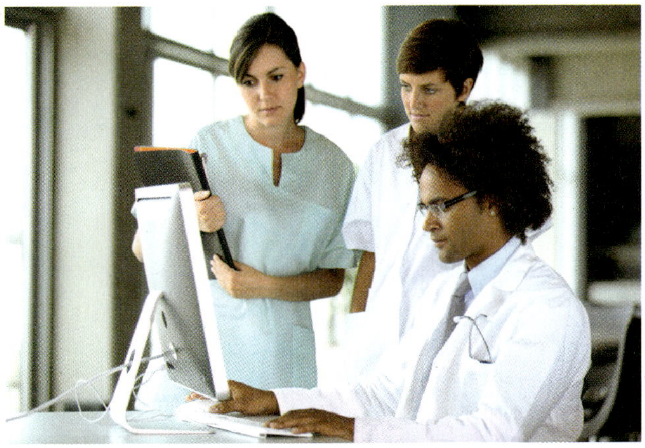

diagnose *(DYE ahg NOHS)*
etiology *(EE tee ALL oh jee)*
prognosis *(prog NOH sis)*

징후와 증상을 다양하게 알고 있으면 질병 진단에 유리할 수 있다. 진단이란 환자의 징후와 증상, 병력 및 진단검사 결과를 토대로 질병명을 확정하는 것이기 때문이다.

진단 절차는 먼저 환자 기록을 확보하고 주요 불만/우려 사항(CC)을 결정함으로써 수행된다. 비록 개인은 많은 의학적 문제를 가지고 있을지 모르지만, 주된 불만은 그들이 지금 의료 도움을 요구하게 된 것이다. 완전한 병력(病歷)을 알아내는 것은 질병의 병인(病因) 또는 원인을 파악하는 데 도움이 될 수 있다.

놀라운 사실 AMAZING FACTS

가장 긴 의학 용어 The Longest Medical Term

가장 긴 의학 용어는 45개의 글자로 구성된 진폐증(pneumonoultramicroscopicsilico-volcanoconiosis)이며, 이는 매우 미세한(초미세) 규산염 또는 석영 먼지에 의해 유발되는 진폐증(폐의 상태)의 한 형태이다.

미터법 비상 Metric Emergency

1989년, 에어캐나다 여객기는 연료가 바닥나 조종사는 안전한 비상 착륙을 위해 활주로를 활공해야 했다. 캐나다는 미터법으로 변환할 때 연료를 킬로그램 대신 파운드로 잘못 측정한 결과로 거의 재앙이 발생할 뻔했다.

임상적용 CLINICAL APPLICATION

맥박의 활력징후 The vital sign of pulse

맥박을 잴 때 보통 손목 부분에 있는 뼈의 동맥 위를 손가락으로 살짝 누르고 60초 동안의 박동수를 측정한다(그림 1-3 참조). 정상 심박동수는 성인의 경우는 1분에 60~100회, 어린이의 경우는 70~120회, 신생아는 90~170회이다. 성인의 1분당 심박동수가 165회 이상이라면 이 상태를 기록할 때 어떤 용어로 표현해야 하는가?

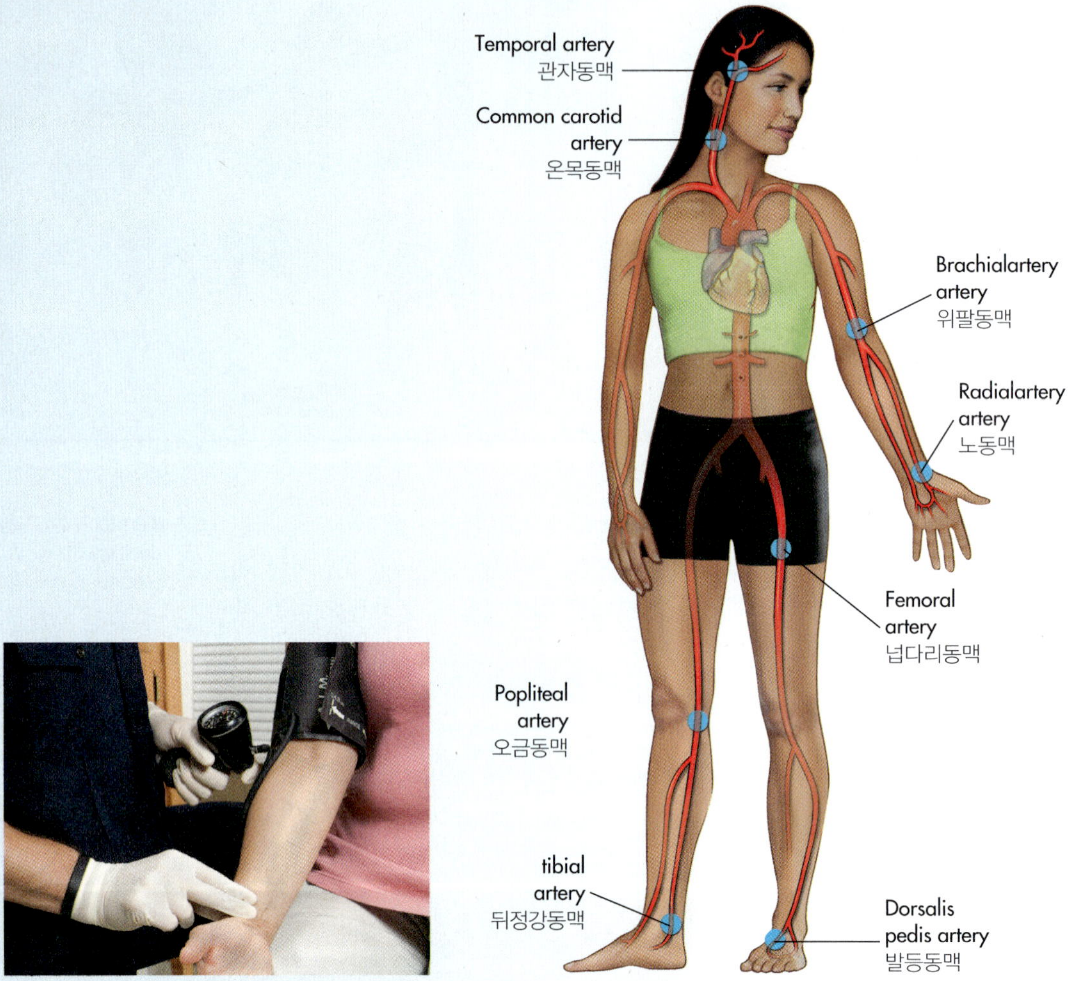

〈그림 1-3〉 맥박측정은 올바른 혈압측정을 위해 필수적이다.

주요 불만이 점진적인지 또는 갑작스러운 발병인지 판단하는 것도 도움이 된다. 증상은 가끔 존재했을 수 있는 질병 과정에서 점차적으로 발생한다. 이 경우 종종 징후와 증상의 빠른 발병을 나타내는 급성 상태와는 대조적으로 만성 상태인 경우가 많다. 만성 질환의 문제 중 하나는 일반적으로 점진적인 발병으로 인해 노인 환자가 종종 '나이가 들어서'로 생각하고 질병의 증상을 무시한다는 것이다.

이러한 경우 상황이 악화되어 더 이상 그것을 무시할 수 없을 때 도움을 요청하게 되는데, 이미 질병이 심각하게 진행되어 질병을 치료하는 것이 더 복잡하거나 어려울 수 있다. 만성 질환의 징후와 증상은 때때로 사라질 수 있으며, 이 기간은 질병의 완화로 알려져 있다.

재발은 질병의 징후와 증상의 재발이다. 징후와 증상이 급격하게 진행되면, 이를 질병의 악화라고 한다. 사망률은 일정기간 동안 특정 인구의 특정 질병으로 인한 사망자 수를 측정한 것이고, 이환율은 질병으로 인한 장애와 문제의 정도를 측정한 것이다.

학습 힌트 LEARNING HINT

한마디로 무엇일까? WHAT'S IN A WORD?

그노시스(gnosis)라는 단어는 '지식'을 뜻하는 그리스어이다. Dia는 '통해 또는 완전한'을 의미한다. 따라서 진단은 문자 그대로 '통해 또는 완전히' 안다는 의미이다. Pro는 '전에 또는 앞에'를 의미하는 접두사이다. 예후는 문자 그대로 '질병의 결과에 대한 예지 또는 예측'을 의미한다는 것을 이해할 수 있을 것이다.

예를 들어, 소아마비는 사망률이 낮지만(질병과 관련된 사망은 거의 없음) 마비, 사지 기형 및 노년의 호흡 곤란으로 인해 높은 이환율을 보인다. 질병통제예방센터(CDC)는 전 세계의 질병을 추적한다. 특정 인구나 지역에 질병이 지속적으로 존재하는 경우 이를 풍토병이라 하고, 질병이 특정 지역에 갑자기 대량으로 발생하면 감염병이라고 한다. 또한, 질병이 국가 또는 전 세계로 퍼지면 팬데믹이라고 한다.

사망의 예후가 있는 질병을 말기 질환이라고 하며, 예후는 질병의 결과를 예측하는 것이다. 바라건대, 이 해부학 및 생리학 과정을 잘 습득한 당신의 예후가 훌륭하기를 바란다.

임상적용 CLINICAL APPLICATION

대사 증후군 또는 X 증후군 METABOLIC SYNDROME, OR SYNDROME X

미국 성인 인구의 거의 4분의 1에 영향을 미치는 불안한 증후군은 대사 증후군 또는 증후군 X로 알려져 있다. 이 증후군이 있는 환자는 다음 5가지 일반적인 상태 중 적어도 3가지를 나타낸다. 고혈당 수치(고혈당증), 고혈당 혈압(고혈압), 복부 비만, 높은 중성지방(혈액 내 지질 물질) 및 낮은 혈중 농도, 높은 고밀도 지단백질 또는 HDL(좋은 형태의 혈중 콜레스테롤). 이 증후군을 나타내는 개인은 당뇨병, 심장마비 및 뇌졸중의 위험이 증가한다. 열악한 식단과 운동 부족은 분명히 이 증후군의 발병에 기여한다.

해부학과 생리학 학습을 위한 기본 개념

대사 Metabolism

다른 나라를 여행해 보면 문화와 관습의 차이가 존재한다는 것을 알게 된다. 각 나라의 문화는 독특하기도 하지만, 또한 서로 유사한 점을 가지고 있다. 해부학과 생리학도 이와 비슷하다.

metabolism *(meh TAB oh lizm)*
anabolism
(ah NAB oh lizm)
ana = 위, 생성과 같은
catabolism
(ka TAB oh lizm)
cata = 아래, 분해 같은

우리는 생존이나 활력을 위해 어떤 기능을 공유한다. 즉, 인간은 성장하고 생식하고 움직이기 위해서 음식을 필요로 한다. 음식은 몸 안에서 복잡한 화학반응을 일으키는데, 이러한 화학반응을 대사(metabolism)라고 부른다. 대사는 두 개의 상반된 과정으로 구분된다.

동화작용(anabolism)은 간단한 구성물질에서 성장 및 생산을 위한 물질을 생성하는 반응, 즉 아미노산이 모여서 단백질을 형성하는 것을 예로 들 수 있다.

이화작용(catabolism)은 복잡한 물질을 좀 더 간단한 물질로 분해하는 과정이다. 즉, 에너지로 사용하기 위해 음식을 분해하여 간단한 벽돌분자 화합물로 만드는 것을 이화작용이라고 부른다.

항상성 Homeostasis

인체는 생명을 유지하기 위하여 내·외적 환경에 대해 항상 일정한 수준을 유지하면서 적절히 적응해야 한다. 세포가 살아 남기 위해서는 적정 온도와 균형 있는 산소공급, 그리고 적절한 영양 등이 제공되는 환경을 필요로 한다. 또한 심박동률과 혈압은 인체가 적합하게 기능하도록 항상 일정한 영역 내에서 유지되어야 한다.

homeostasis
(HoH mee oh STAY sis)
stasis = 현상 유지, 정체라는 용어가 아니다. 항상성은 실제로는 동적 평형 상태이기 때문이다.

항상성(homeostasis)은 신체가 안정적인 내부 환경 또는 평형을 모니터링하고 유지하는 생리학적 과정이다. 생존이란 항상성을 유지하려는 인체의 능력에 의존하므로 항상성을 유지하는 것은 안정적인 내적 환경을 유지하려는 인체 기관들의 적응력과 관련된다. 하지만, 항상성은 실제로 평형의 동적 상태이다.

항상성 기전은 센서에 의해 조절되는 실내 온도에 비유해 볼 수 있다.

온도가 설정되면 센서는 너무 추울 때는 집안에 열을 가하도록 하고 너무 더울 때는 집을 시원하게 해준다. 이렇게 외부 온도를 감지해서 실내 온도를 일정하게 유지해 주는 것을 **되먹임고리**(feedback loop)라고 하며, 센서에서 온도 조절 장치까지의 지속적인 되먹임고리는 필요한 조치를 결정한다. 특히 자극(외부 온도)에 대해 반응하는 경우를 **음성되먹임고리**(negative feedback loop)라고 한다.

인체 역시 내·외적 환경을 감지하여 반응하는 음성되먹임고리를 가지고 있으며 항상성을 유지하기 위하여 끊임없이 적응한다.

〈그림 1-4〉를 보면, 뇌의 시상하부는 체온을 조절하는 곳이다. 매우 추운 환경에서 시상하부가 춥다는 자극을 감지하면 인체 내 내부환경의 온도를 37°C(98.6°F)로 유지하기 위하여 열을 발산하는 생리적 과정, 즉 몸이 떨리기 시작하고 근육활동을 증가시키는 과정을 실행한다.

열의 손실이 대부분 말초에서 일어나기 때문에 먼저 말초혈관이 수축되고, 혈액은 피부 표면에서 더 깊숙이 들어감으로써 체온이 일정하게 유지된다. 물론, 두꺼운 코트를 입고 모자를 쓰는 것도 추운 환경에 대한 스트레스를 면하고 외부 온도를 따뜻하게 해서 추위를 견디는 좋은 방법이다.

반대로 온도가 48.8°C(120°F) 이상이라면 너무 덥다고 감지하여 체온을 내리기 위한 생리적 과정을 실행하게 된다.

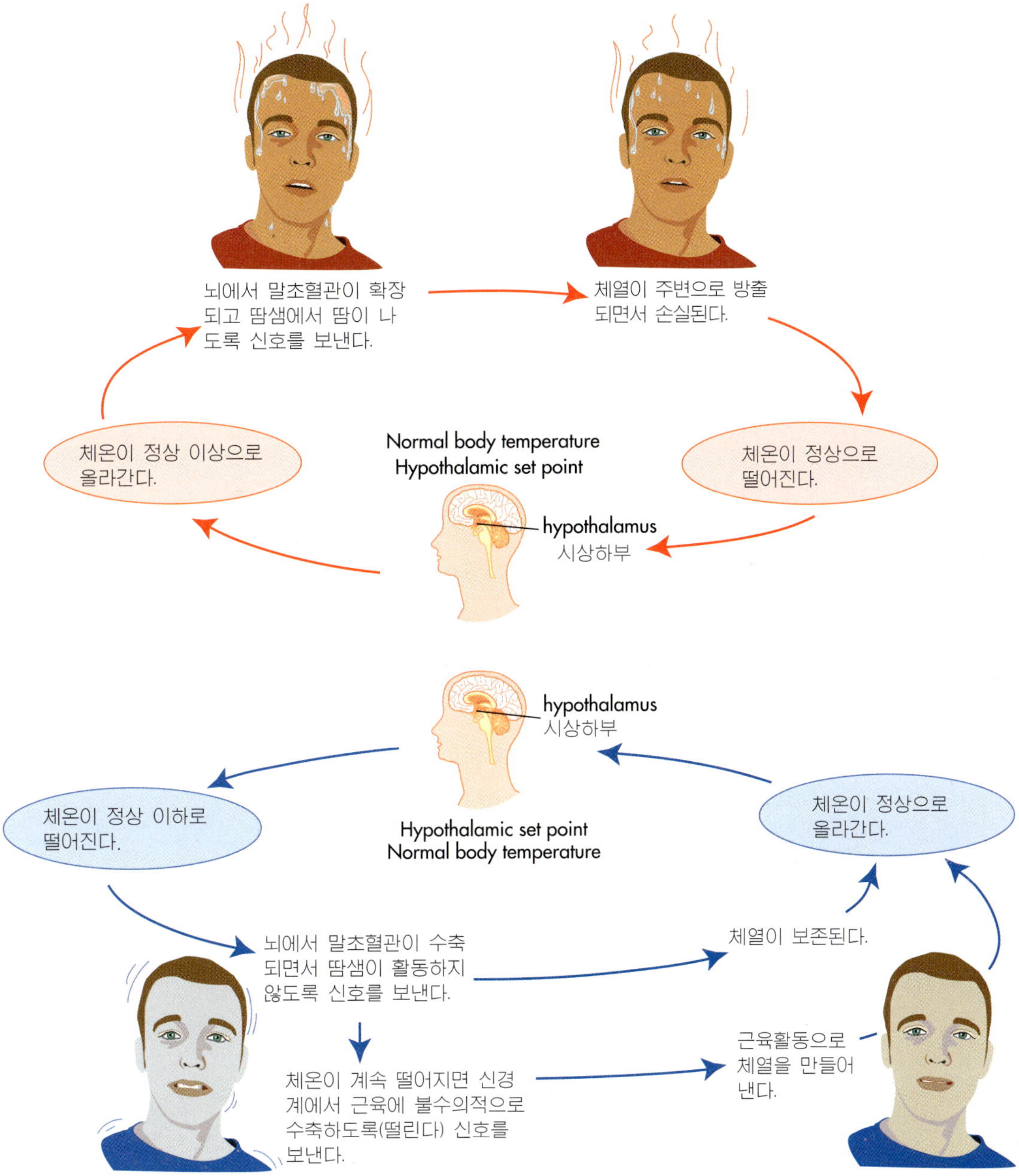

〈그림 1 – 4〉 항상성은 정상체온(37℃ 또는 98.6℉)을 유지시킨다.

이 과정에서는 외부 환경 속으로 체열을 발산하기 위하여 말초혈관이 확장되고 땀이 나도록 조절한다. 임상에서 환자들이 고열 증상을 보일 때 정상 체온으로 열을 내리기 위하여 얼음 팩을 쓰거나 목욕을 하는 것도 항상성 원리에 의해 치료를 하는 사례로 볼 수 있다.

인체에서는 양성되먹임기전(positive feedback)도 일어날 수 있는데 이 현상은 인체를 일정하게 조절하는 대신 이상적인 정점으로 변화시키는 과정이다.

임상적용 CLINICAL APPLICATION

열을 내리다 "breaking" a fever

보통 열(fever)은 병원체에 대하여 저항하는 과정에서 발생하므로 신체의 생존 기전으로 알려져 있다. 왜 열이 지속되면 땀이 나며, 열이 내려가는가? 시상하부가 더 높은 온도를 설정하게 하면 신체는 이 온도에 도달하기 위해 더 많은 열을 만들도록 대사를 증가시키고, 일단 열이 발생하면 시상하부는 온도가 정상적인 범위 내에서 유지되도록 설정을 바꾼다. 이때부터 신체는 땀을 배출하여 차갑게 함으로써 지나친 열을 빨리 없애는 일을 시작한다.

놀라운 사실 AMAZING FACTS

기이한 징후와 증상! Bizarre Signs and Symptoms!

다음은 질병의 징후가 되는 몇 가지 이상한 징후와 증상이다. 특정 질병을 판별하기 위한 다른 징후, 증상 및 검사가 있음을 유의하고, 이 증상들을 유일한 진단 도구로 사용하지 않는다.

1. 원인을 알 수 없는 피부 전신의 가려움증은 호지킨병(Hodgkin's disease)의 징후일 수 있다.
2. 밤에 땀을 흘리면 결핵의 증상일 수 있다.
3. 점토나 녹말 죽(paste)을 먹고 싶은 욕구는 신체의 철분 결핍을 나타낼 수 있다.
4. 과일 맛 껌이나 매니큐어 리무버 냄새가 입에서 나면 당뇨병의 징후일 수 있다.
5. 마젠타(magenta) 색의 혀는 리보플라빈 결핍을 나타낼 수 있다.
6. 심한 신장병 환자는 종종 손톱에 흰 달(lunula)모양이 없다.
7. 혓바닥에 털모양 고랑이 많은 혀는 항생제의 부적절한 사용으로 인해 환자의 정상적인 구강 세균총이 죽었고 현재 효모 감염이 있음을 의미할 수 있다.
8. 숟가락 모양의 손톱은 신체의 철분 결핍을 의미할 수 있다.
9. 흰 피부를 가진 사람들의 손톱에 있는 갈색의 선형 줄무늬는 흑색종(피부암)을 나타내는 경우가 있다.
10. 멀리서 땅콩버터 냄새를 맡을 수 없다면? 최근 연구에 따르면 한 발 떨어져 있는 통에서 땅콩 버터 냄새를 맡는 데 어려움이 있다면, 알츠하이머병, 파킨슨병 또는 다발성 경화증의 초기 단계라고 볼 수 있다고 한다.
11. 발뒤꿈치에 찌르는 듯한 통증이 있었다면 추간판 탈출증일 수 있다. 이는 좌골신경이 등에서 발뒤꿈치로 흐르기 때문이다.
12. 딸꾹질이 48시간 이상 지속되면 폐암이나 식도암의 징후일 수 있다.
13. 새로 발견된 도둑질 충동은 특정 유형의 치매의 초기 징후 중 하나일 수 있다. (법정에서 변호하는 용도로 사용하지 말아주세요!)

양성되먹임기전의 예로, 분만 시에 일어나는 자궁 수축현상을 들 수 있다. 분만의 준비가 되었을 때, 시상하부는 뇌하수체 후엽에서 옥시토신 호르몬(oxytocin hormone)을 분비하도록 한다. 옥시토신은 자궁의 수축을 증가시킨다.

자궁이 수축됨에 따라 자궁 내 압력이 높아져 아이가 산도로 움직이게 된다. 이때에도 시상하부에서는 계속 신호를 보내므로 옥시토신의 양이 많아지면서 자궁의 수축은 점점 더 강해진다.

이렇게 자궁 내 압력이 높아질수록 시상하부에서는 더 많은 옥시토신을 분비하도록 신호를 보내고 다시 자궁 수축이 더 강해지는 과정이 반복된다. 시상하부에서 옥시토신 분비를 증가시킴으로써 나타나는 자궁 수축은 아이가 나올 때(정점)까지 지속된다.

Points of Interest

- **해부학**(anatomy)은 인체의 내 · 외적 구조를 연구하는 학문이고, **생리학**(physiology)은 이들 구조가 어떻게 정상적인 기능을 수행하는지를 연구하는 학문이다. **병리학**(pathology)은 인체에서 비정상적인 구조와 비정상적인 기능이 발생하여 나타나는 질병에 대해 연구하는 학문이다.

- **의학용어**(medical terminology)는 의학언어로서 어근, 접두사, 접미사가 결합하여 질병의 상태 · 부위와 진단 · 검사 등에 관한 수많은 용어를 만들어 낸다.

- **미터법**(metric system)은 십진법을 기본으로 하는 수학적 언어이다.

- **대사**(metabolism)란 인체 내에서 일어나는 모든 화학적 작용으로, 서로 상반된 두 개의 개념으로 설명할 수 있다. 동화작용(anabolism)은 단순한 것에서 복잡한 것을 만드는 대사작용으로, 성장 · 생식 · 회복과정에서 일어난다. 이화작용(catabolism)은 반대로 복잡한 물질이 더 간단한 물질로 분해되는 과정이며, 음식물이 에너지로 사용되기 위해 분해되는 것이 그 예이다.

- 인체가 균형을 유지하고 안정적인 환경을 유지하려는 성질을 **항상성**(homeostasis)이라고 한다.

- **온도**(징후) **및 주관적인 환자 인식**(증상)과 같은 객관적인 측정 가능한 값의 변화는 질병이 있음을 나타낼 수 있다. **활력징후**는 맥박, 호흡, 체온, 혈압이다.

- **환자는 진단**으로 더 잘 알려진 질병 또는 상태의 식별에 도움이 되는 주요 불만과 우려 및 징후와 증상을 나타낸다. 환자의 병력과 진단검사 결과도 진단에 도움이 된다. 다른 관련 용어에는 질병의 원인 또는 병인 결정이 포함된다. 또한, 그 상태가 급성인지 또는 만성인지 확인하는 것이 도움이 된다.

사례연구 CASE STUDY

45세 남자가 교통사고로 SOB와 복통으로 중환자실로 이송되었다. 그는 청색증, 빈맥(頻脈), 심장병 및 관상동맥질환(CAD)의 과거 병력이 있었다. 그는 체중이 150파운드(68kg)이고 키는 5피트 6인치(167.6cm)였으며, 그의 흉부(complaint) 엑스레이에는 심장이 확대된 것으로 나타났다. 혈압은 155/95 mmHg로 고혈압이었다. 그의 얼굴 부상은 향후 코 성형수술을 필요로 할 것이다. 심전도 및 낮은 GI(globin insulin)가 염려되었다.

a. 그의 CC(Chief Complaint, 환자가 가장 통증을 호소하는 곳) 및 병인(病因)은 무엇인가?

______

b. 환자가 이송된 병원은 정확히 어디인가?

______

c. 환자의 피부색, 심박수 및 호흡을 설명한다.

______

d. 엑스레이에 나타난 것을 의학적 용어로 무엇이라고 하는가?

______

e. 향후 그에게 필요한 안면 수술은 무엇인가?

______

Review Questions

Multiple Choice

1. 다음 중 미세해부학(microscopic anatomy)의 예는 어떤 것인가?

a. x-ray 보기
b. 부검하는 동안 기관의 모양을 조사하는 것
c. 세균 세포의 유형을 분류하는 것
d. 동공이 빛에 어떻게 반응하는지 보는 것

2. Acromegaly는 다음 중 어떤 뜻인가?

a. 큰 위 b. 확대된 사지
c. 염증이 있는 위 내벽 d. 대형 곡예사

3. 정점(set point)에서 멀어지는 것을 방지하는 과정을 무엇이라 부르는가?

a. 양성되먹임기전 b. 음성되먹임기전
c. 악순환 d. 제어 센터

4. 의료 분야(과학, 공학, 제약산업) 등에서 양을 측정하는 단위는?

a. kilograms b. mililiters
c. meters d. gallons

5. 질병의 원인은 무엇이라 하는가?

a. 예후 b. 진단
c. 병리학 d. 병인

6. 다음 중 징후(sign)에 해당하는 것은?

a. 오심 b. 발열
c. 현기증 d. 피로

7. 남자 환자가 응급실에서 오심(nausea)과 구토(vomiting)를 호소한다. 그는 열(fever)이 있고, 맥박(pulse)과 혈압(blood pressure)이 상승하고 있다. 몇 가지 검사 후 위장 바이러스라는 진단이 내려졌다. 다음 중 그의 예후(prognosis)에 해당되는 것은?

a. 휴식과 충분한 수액 보충
b. 바이러스 감염
c. 수일 후엔 괜찮을 것이다
d. 오심, 구토, 발열

8. 다음 중 활력징후가 아닌 것은?

a. 76의 심박수
b. 135/70 mmHg의 혈압
c. 36℃의 온도
d. 6리터의 필수 용량

Fill in the Blank

1. 테드는 어제 축구게임을 하다가 무릎에 부상을 당했다. 오늘 의사는 약간 절개를 하고 관절 주위를 살펴보더니 손상을 평가하기 위해 장치를 사용하려고 한다. 이 장치에 대한 용어는 무엇인가?

____

2. _______________은 몸의 구조에 대한 연구이며, _______________은 이 구조의 기능을 연구하는 것이다.

3. 제임스는 hepatomegaly라고 말했다. 이것은 _______________이 _______________라는 것을 의미한다.

4. 맥박과 체온은 신체의 2가지 _______________를 나타낸다.

5. Jill은 자동차 사고로 심한 부상을 입었다. 그녀는 심하게 피를 흘리고 있고, 혈압이 급격히 떨어지고 있다. 심장 박동은 혈압을 올리려고 빠르게 뛰고 있지만 아직 혈액손실로 인해 여전히 혈압이 떨어지고 있다. 이것은 _______________의 예이다.

[해답] Multiple Choice

1. b **2.** b **3.** b **4.** b **5.** d **6.** b **7.** c **8.** c

Fill in the Blank

1. 관절내시경(arthroscope)
2. 해부학(anatomy), 생리학(physiology)
3. 간(liver)이 확장된 상태(enlargement)
4. 활력징후(vital sign)
5. 증상(symptoms)

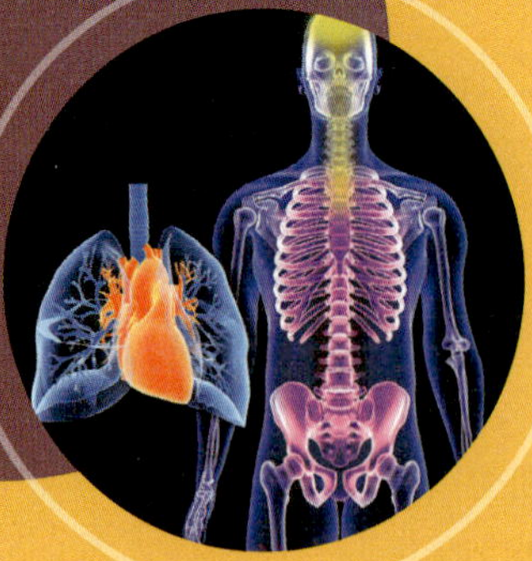

제2장

인체도

인체도 읽기

이 장에서는 1장에서 익힌 기본적인 의학용어와 해부생리학의 개념을 공고히 하기 위해서 다양한 그림을 통하여 더 많은 해부학적 지식을 소개할 것이다.

이 장에서 보여주는 인체의 외부 그림 및 내부 그림들은 다양한 분야에서 유용한 자료로 이용될 수 있으며, 새롭게 소개될 인체의 방향과 부위에 관한 의학용어들은 인체 장기를 학습하는 데 있어서 필수적인 기초지식으로 활용될 것이다.

THE HUMAN BODY

READING THE MAP

Chapter 2

무엇을 학습할 것인가 LEARNING OUTCOMES

- 다양한 인체의 자세를 설명할 수 있다.
- 다양한 신체 방향 용어를 나열하고 설명할 수 있다.
- 인체의 체강(몸 안)과 그 속의 장기를 설명할 수 있다.
- 복부의 해부학적 구역을 설명할 수 있다.
- 다양한 인체 부위에 관해 설명할 수 있다.

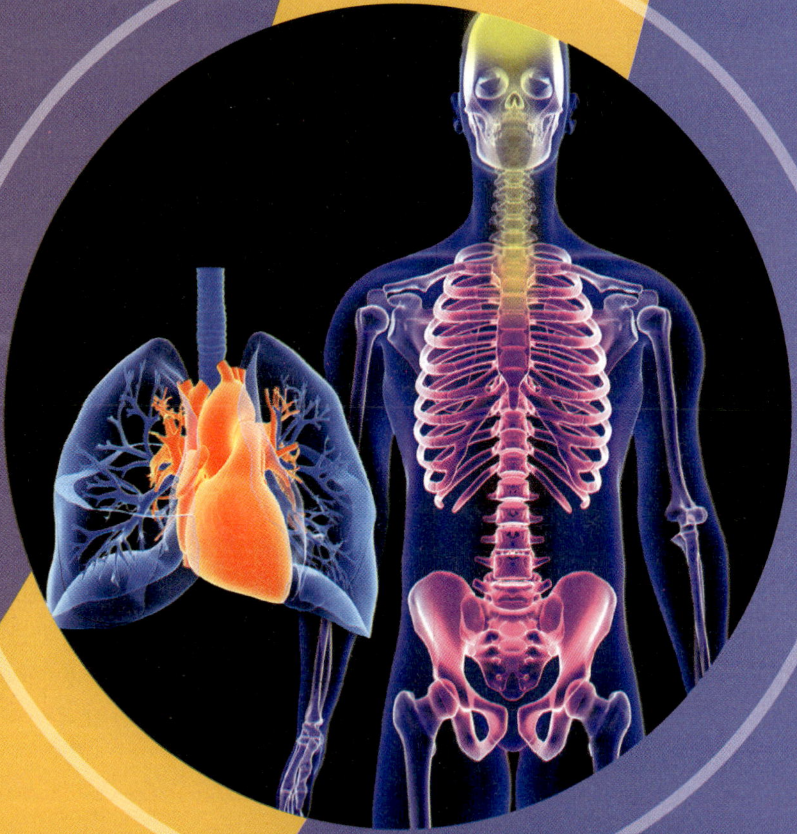

발음안내 *Pronunciation Guide*

이 장에서 다루어지는 중요한 단어의 발음

abdominopelvic cavity [ab DOM ih noh PELL vik KAV ih tee]
antecubital [an tee CUE bi tal]
buccal [BUCK al]
caudal [KAWD al]
cephalic [seh FAL ik]
coronal plane [kor ROH nal]
cranial [KRAY nee al]
crural [CRUR al]
distal [DISS tal]
dorsal [DOR sal]
gluteal [GLOO tee al]
mediastinum [ME dee ah STY num]
midsagittal plane [mid SAJ ih tal]
pleural cavities [PLOO ral]
superficial [SOO per FISH al]
thoracic cavity [tho RASS ik KAV ih tee]
transverse [tranz VERS]
Trendelenburg [tren DELL in berg]

인체도 The map of the human body

지도를 이용하고 이해하려면 동 · 서 · 남 · 북처럼 방향을 나타내는 용어를 먼저 이해해야 한다. 다행히 학자들은 인체 방향에 관한 표준화된 용어를 만들었으며, 인체를 구역과 절단면 및 몸 안(체강)으로 나누어 기술함으로써 해부학적 특징을 논하는 데 있어서 더 쉽고 빠르게 접근할 수 있게 하였다.

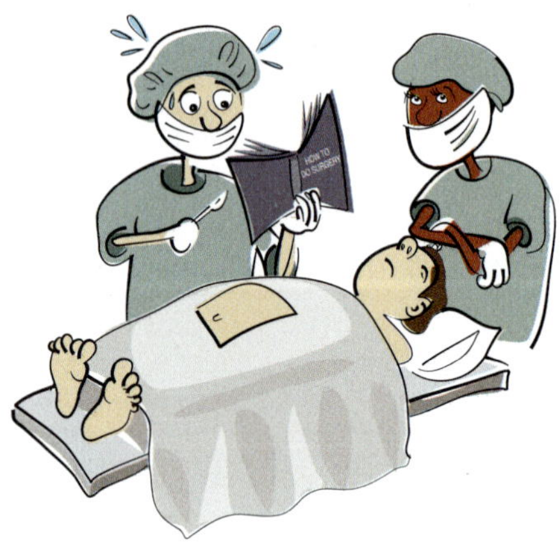

신체에 특정 해부학적 지표가 있으면 수술, 진단 절차 및 환자 치료와 관련된 임상 토론에 필요한 참조 내용을 제공한다. 척추는 우리 몸의 중심에 있는 많은 구조의 주요 해부학적 지표이며, 특정 척추는 종종 특정 해부학적 구조 위치에 참조된다. 예를 들어, 폐의 분기점(주요 기도가 왼쪽과 오른쪽 폐로 나뉘는 곳)은 흉부 X-레이에서 다섯 번째 또는 여섯 번째 흉추(등뼈)에서 발생한다.

환자가 '배가 아파요'라고 말하면 정말 많은 정보를 알 수 있을까? 종종 환자는 실제로 복부 부위를 언급할 때 위장이라는 단어를 사용한다. 통증에 대한 보다 구체적인 위치와 설명은 환자의 증상을 파악하는 데 도움이 될 수 있다. 통증의 유형(무딘, 날카롭거나 찌르는 듯한 통증)과 통증의 원인을 파악하는 데 도움이 되도록 해당 부위의 정확한 위치를 아는 것이 도움이 된다.

예를 들어, 일반적인 복부 부위의 통증은 궤양, 심장마비, 충수(맹장)염, 소화 불량 또는 간(liver) 문제를 포함하여 다양한 증상으로 나타날 수 있다. 정확한 신체 부위를 알면 임상의가 정확한 증상을 판단하는 데 큰 도움이 될 수 있다.

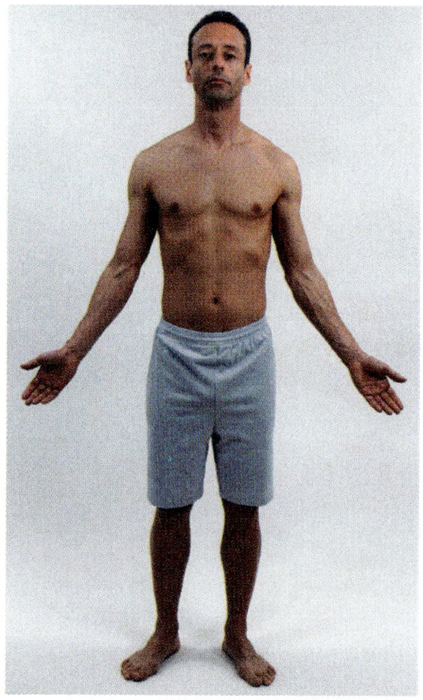

〈그림 2－1〉 해부학적 자세

인체 자세 Body Positions

인체는 다양한 자세를 취할 수 있기 때문에 여러 가지 방향을 가지고 있다. 해부학자들은 인체의 다양한 방향을 표준화하기 위하여 **해부학적 자세**(anatomical position)를 만들었다.

해부학적 자세란 〈그림 2–1〉에서 보듯이 사람이 똑바로 서서 얼굴은 앞을 향하고 발을 나란히 하며 팔은 옆으로 늘어뜨려 손바닥을 앞쪽으로 향하는 자세를 말한다.

또 다른 인체 자세로, 임상에서 환자를 진료하고 치료할 때에 주로 이용되는 **바로눕기 자세**(supine position)와 **엎드리기 자세**(prone position) 그리고 파울러 자세(**반좌위**, Fowler's position) 등이 있다.

바로눕기 자세는 등을 바닥에 대고 얼굴을 위로 향하는 자세이며, 엎드리기 자세는 배와 가슴을 바닥에 대고 얼굴을 아래쪽으로 향하는 자세이다.

파울러 자세는 침대의 각도를 올린 채 기댄 자세이다. 이 자세는 환자의 호흡을 용이하게 하거나, 또는 환자가 침상에서 밥을 먹거나 이야기할 때 활용되는 자세이다(그림 2–2 참조).

anatomical position
(AN ah TOM ih kal)
supine position
(sue PINE)

임상적용 CLINICAL APPLICATION

추가 신체 자세 ADDITIONAL BODY POSITIONS

의학에서는 진단 및 치료를 용이하게 하기 위해 특정한 자세를 사용하기도 한다. 예를 들어, 쇄석술 자세는 골반, 하복부 및 생식기관의 외과적 처치 및 건강검진을 위한 일반적인 자세이다. 쇄석술 자세란 환자가 발을 올린 상태로 등을 대고 눕는 자세로, 이 자세는 서양에서 출산 시에 취하는 전통적인 자세이다. 등쪽 누운 자세는 환자가 테이블이나 침대에 등을 대고 누워 무릎을 구부리고 발은 바닥에 평평하게 둔 자세로 질과 직장 검사 등 일부 수술 절차에 사용된다.

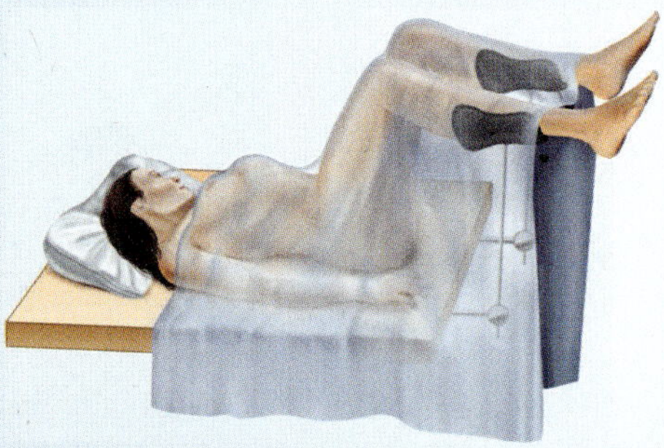

A. 쇄석술 자세 (Lithotomy positions)

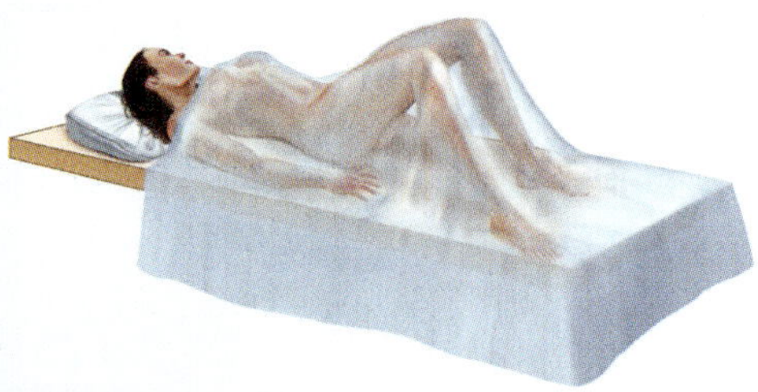

B. 등쪽 누운 자세 (Dorsal recumbent position)

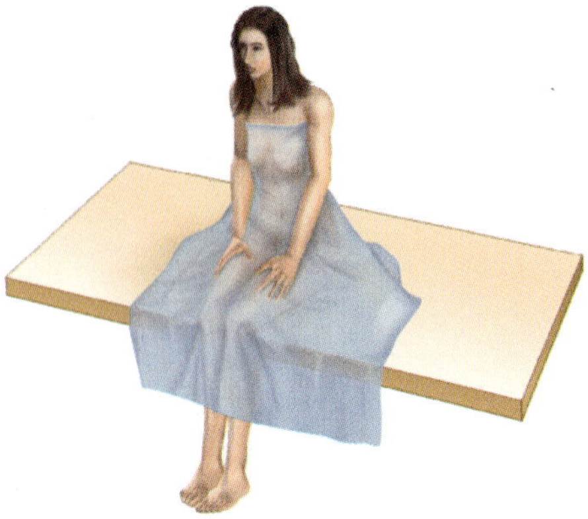

앉은 자세(Seated position)

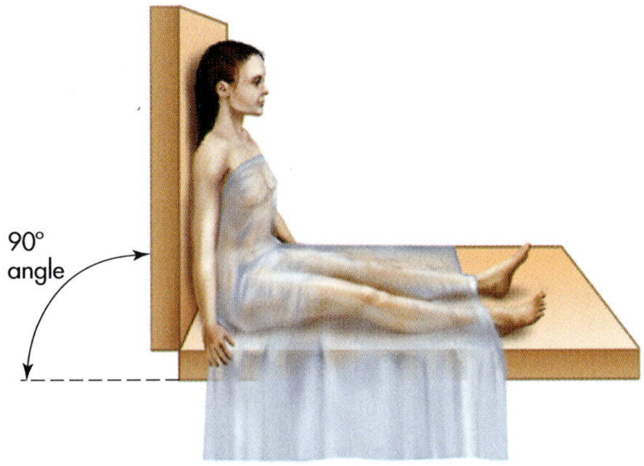

고 파울러 자세(High Fowler's position)

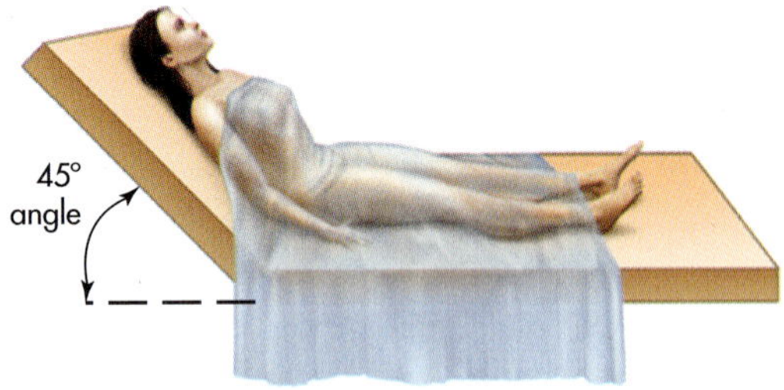

반 파울러 자세(Semi Fowler's position)

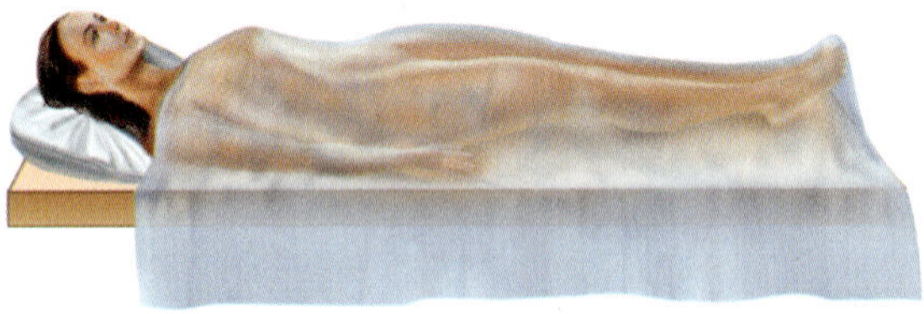

바로누운 자세(Supine position)

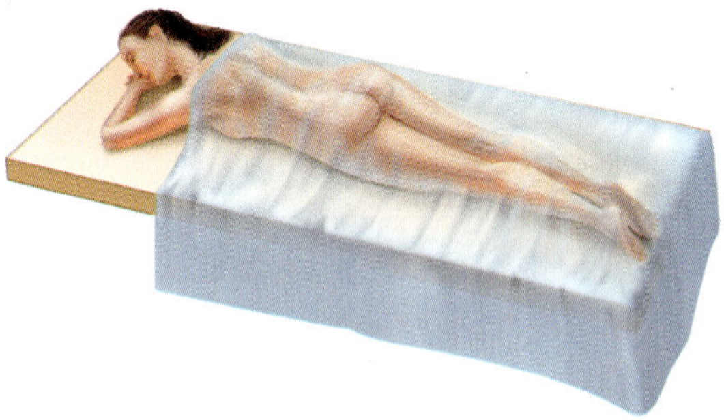

엎드린 자세(Prone position)

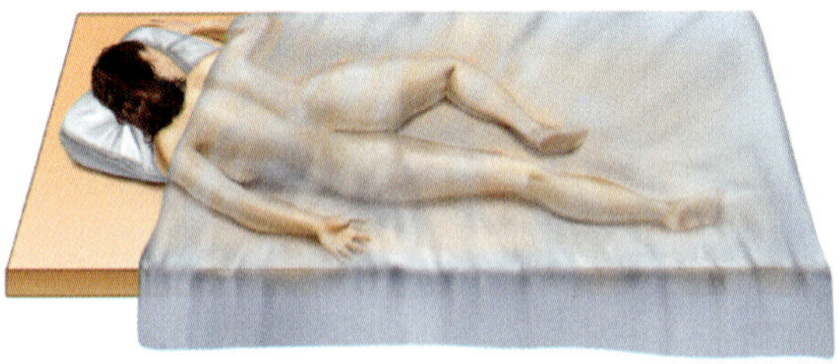

심스 자세(Sim's position)

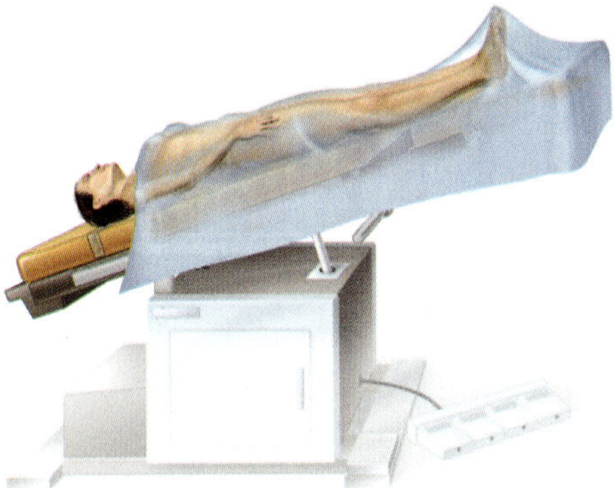

트렌델렌버그 자세(Trendelenburg position)

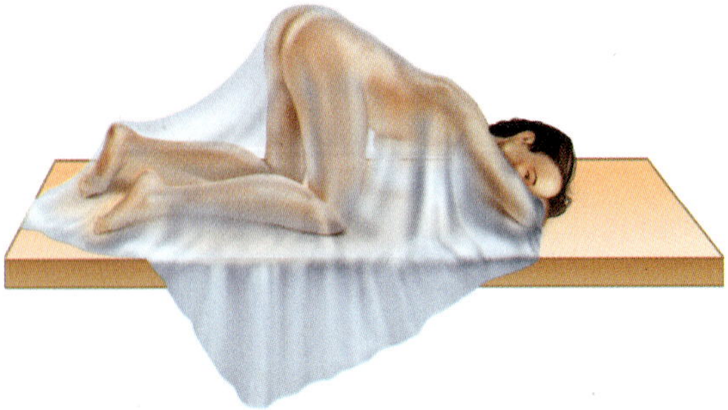

무릎가슴 자세(Knee–chest position)

〈그림 2 – 2〉 일반적 환자 자세

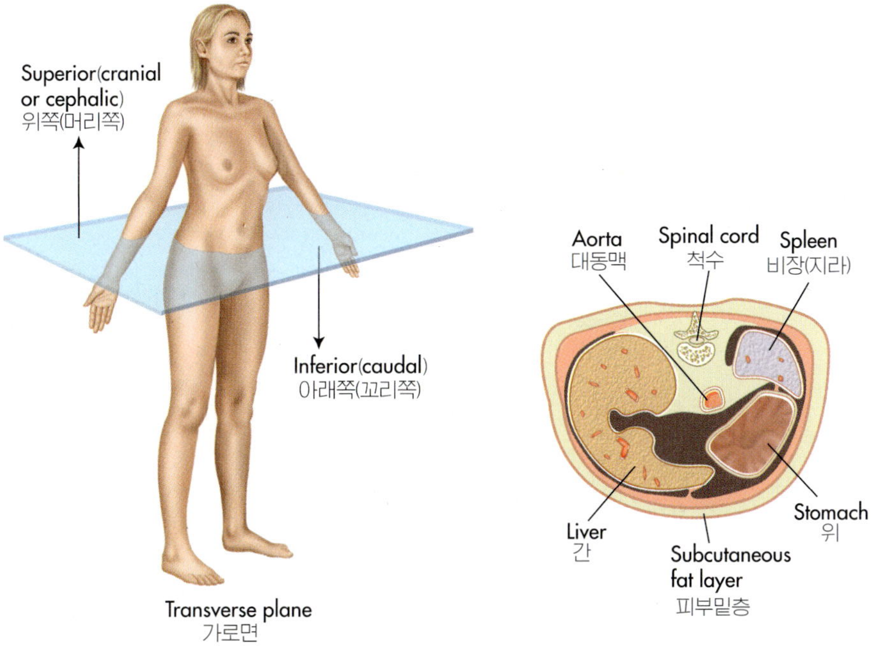

〈그림 2 – 3〉 가로면과 상복부 부분의 수평면

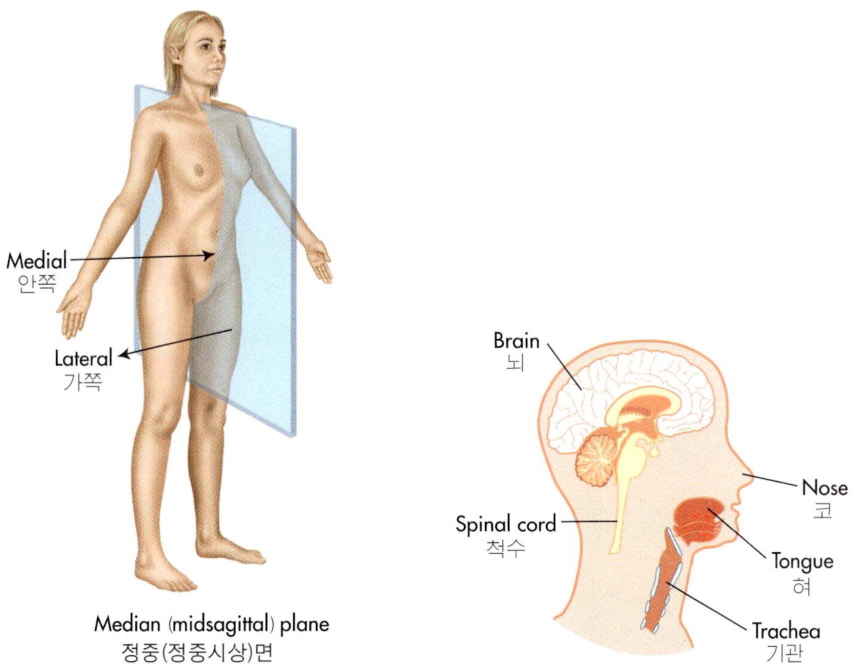

〈그림 2 – 4〉 정중시상면과 머리의 시상면

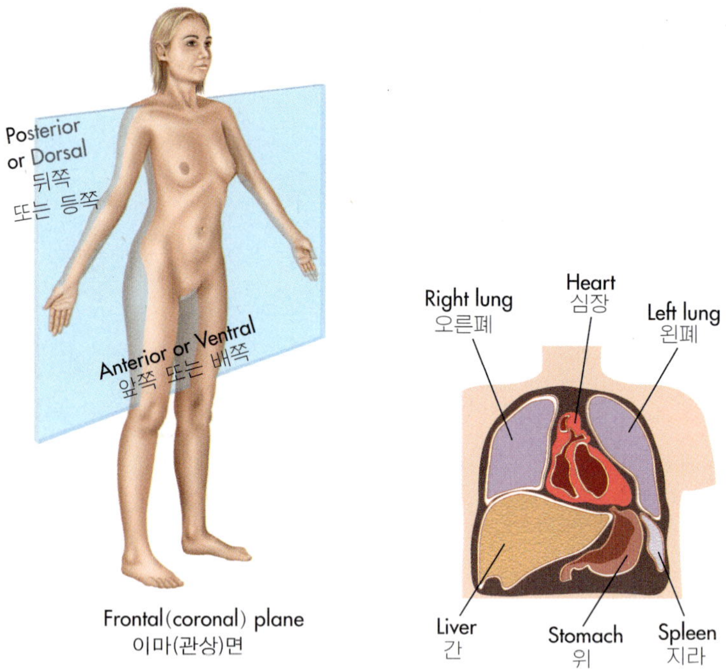

〈그림 2 – 5〉 가슴과 상체의 관상면

인체의 면 Body Planes

Transverse *(tranz VERS)*
cranian *(KRAY nee al)*
cranio = 머리뼈
cephalic *(seh FAL ik)*
cephalo = 머리를 향한
caudal *(KAWD al)*
cauda = 꼬리
*-ic*와 *-al*은 '~에 관한'을 의미하는 접미사이다.
midsagittal *(mid SAJ ih tal)*

면은 인체나 장기를 단면으로 분리하고 그림으로 형상화한 것이다.

〈그림 2–3〉에서 볼 수 있는 **가로면**(**횡단면**, transverse plane) 또는 **수평면**(horizontal plane)은 인체를 **위**(superior)와 **아래**(inferior)로 나누는 면이다. 이것을 **신체의 절단**(Cross–sectioning)이라고 부르기도 한다. 종종 조직이나 기관 표본의 내부구조를 더 조사하기 위해 절단하기도 한다.

〈그림 2–3〉에서는 횡단면에 의해 표시되는 방향 용어를 설명하고 있다. 그림의 위쪽(머리쪽)은 머리를 포함한 인체의 윗부분을 의미하며, 아래쪽(꼬리쪽)은 머리에서 먼 방향으로서 인체의 아랫부분을 의미한다.

이렇게 인체의 어느 부분이든지 위쪽과 아래쪽으로 표현할 수 있다. 즉, 발목을 중심으로 한다면 무릎은 발목보다 위쪽에 있다고 표현한다. 반대로 무릎을 중심으로 표현한다면 발목은 무릎보다 아래쪽에 있다고 표현한다.

medial *(MEE dee al)*
lateral *(LAT er al)*

정중면(median plane) 또는 **정중시상면**(midsagittal plane)은 인체를 오른쪽과 왼쪽으로 이등분하는 면이다. 〈그림 2–4〉는 **정중**(**시상**)**면**과 관련된 면과 방향용어를 보여 준다. **안쪽**(medial)은 인체의 중심 또는 정중앙에 가까운 부분이다.

가쪽(lateral)은 정중앙에서 멀어지는 부위를 말한다.

coronal *(kor ROHN al)*

이마면(frontal plane) 또는 **관상면**(coronal plane)은 인체를 앞뒤로 나누는 면이다.

앞쪽(anterior) 또는 **배쪽**(ventral)은 신체의 앞쪽 또는 전방을 말하고, **뒤쪽**(posterior) 또는 **등쪽**(dorsal)은 신체의 뒤쪽 또는 등쪽을 말한다.

〈그림 2-5〉는 관상면과 관련된 방향을 나타내고 있다.

기타 방향 용어들 Additional Directional Terms

proximal *(PROK sim al)*

distal *(DISS tal)*

가까운쪽(proximal)은 신체의 기준지점에서 가까운 신체 지점(부위)이다. 그 반대는 **먼쪽**(distal)으로 신체의 기준지점에서 멀리 떨어져 있는 부위이다. 어깨를 기준으로 한다면 팔꿈치는 어깨에서 가까운쪽, 손가락은 어깨에서 먼쪽이 된다.

바깥쪽(external)은 겉쪽, **속쪽**(internal)은 안쪽을 의미한다. **얕은쪽**(superficial)은 체표면 혹은 체표면에 가까운 부위이고, **깊은면**(deep)은 체표면에서 먼 부위를 의미한다. **중심**(central)은 신체의 중앙 주변의 부위이고 **말초**(peripheral)는 팔 · 다리쪽이나 중심부에서 더 멀리 떨어진 부위이다(표 2-1 참고).

임상적용 CLINICAL APPLICATION

해부생리학에서의 오른쪽과 왼쪽을 어떻게 나타내고 있는가?

해부생리학에서 사용하는 방향에 관한 표준화된 용어들은 임상에서도 중요한 의미를 지닌다. 가령, 왼쪽과 오른쪽과 같은 단순한 방향용어가 중요할 때가 있다.

외과전문의가 다리를 절단할 환자의 오른쪽 다리에 tag을 붙이도록 지시를 받았을 때 자신을 기준으로 하여 환자의 오른쪽 다리에 tag을 붙인다면 환자의 왼쪽 다리에 붙인 결과가 되어 이는 엄청난 재앙을 가져 온다.

특히 지시받은 사항을 전달할 때 항상 왼쪽과 오른쪽은 행위자 중심이 아니라 환자 입장에서 표현되어야 한다.

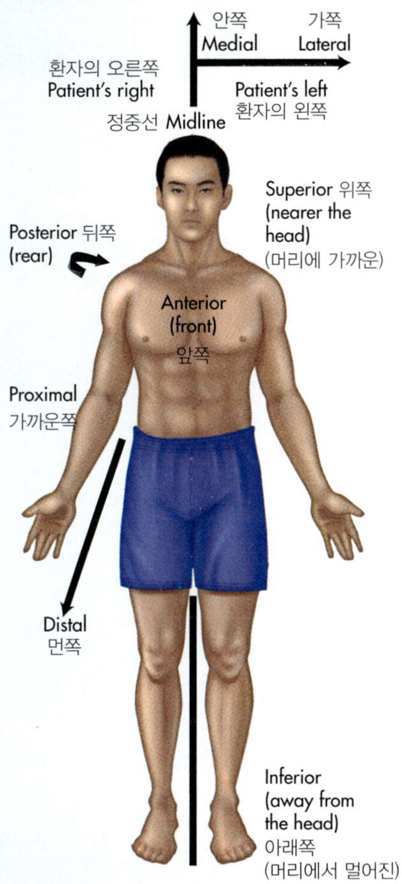

〈그림 2-6〉 신체 방향 용어

cyanosis *(sigh ah NOH siss)*
patho = *blue*
osis = *condition of*

임상적용 CLINICAL APPLICATION

중추청색증과 말초청색증 CENTRAL VERSUS PERIPHERAL CYANOSIS

청색증(cyanosis)이란 혈중 산소 저하가 원인이며 피부가 푸른색으로 변하는 상태이다. 말초청색증은 손가락과 발가락이 푸른색으로 되며, 환자의 상태에 따라 산소요법이 필요한 경우도 있다. 피부가 검은 사람의 경우에는 말초청색증을 감별하기가 어렵다. 몸통과 구강 내부가 푸른색으로 변하는 중추청색증은 보다 더 심각한 상태이다.

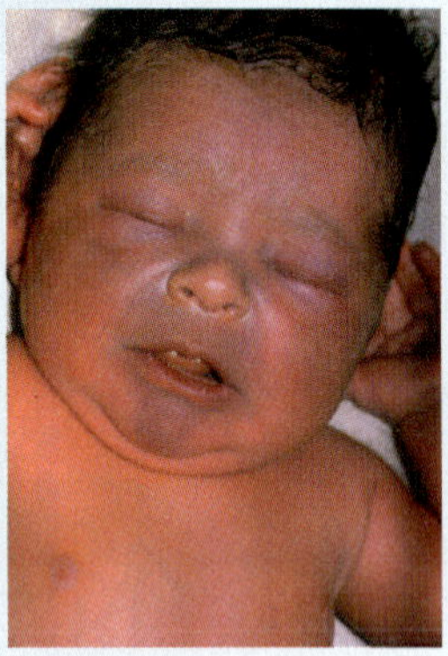

중추청색증이 있는 아기

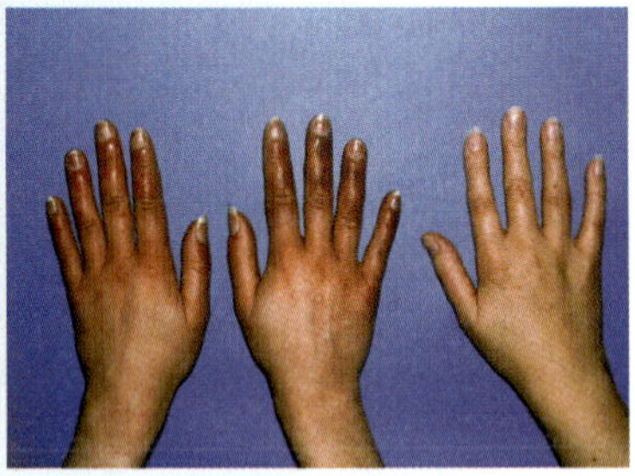

말초청색증이 있는 손

〈그림 2-7〉 중추청색증과 말초청색증

〈표 2-1〉 방향 용어

약어	의미	용례
앞쪽(anterior)	정면을 향해	배꼽은 몸의 앞에 있다.
뒤쪽(posterior)	뒤쪽으로	환자는 머리 뒤쪽에 혹이 있었다.
안쪽(medial)	중간을 향해	코는 눈의 중간에 있다.
가쪽(lateral)	옆쪽을 향해	눈은 코 옆에 있다.
위쪽(superior)	정상을 향해	코는 입보다 위쪽에 있다.
아래쪽(inferior)	바닥쪽으로	입은 코보다 아래쪽에 있다.
가까운쪽(proximal)	가까운 기준점	발은 발목에 인접한다.
먼쪽(distal)	멀리 떨어져 있는 지점	손가락은 어깨에서 멀리 떨어져 있다.
바깥(external)	겉 부분	제세동기는 가슴 바깥쪽에 사용한다.
속(internal)	안쪽	사고로 속 부분이 상해를 입는다.
얕은(superficial)	몸의 표면	칼에 베인 부위는 얕았다.
깊은(deep)	몸의 표면보다 훨씬 아래	환자는 전기톱에 깊은 상처를 입었다.
중심(central)	몸의 중심 부위	환자는 중심 흉통이 있었다.
말초(peripheral)	주변 부위, 변두리	환자는 발에 말초 부종이 있었다.

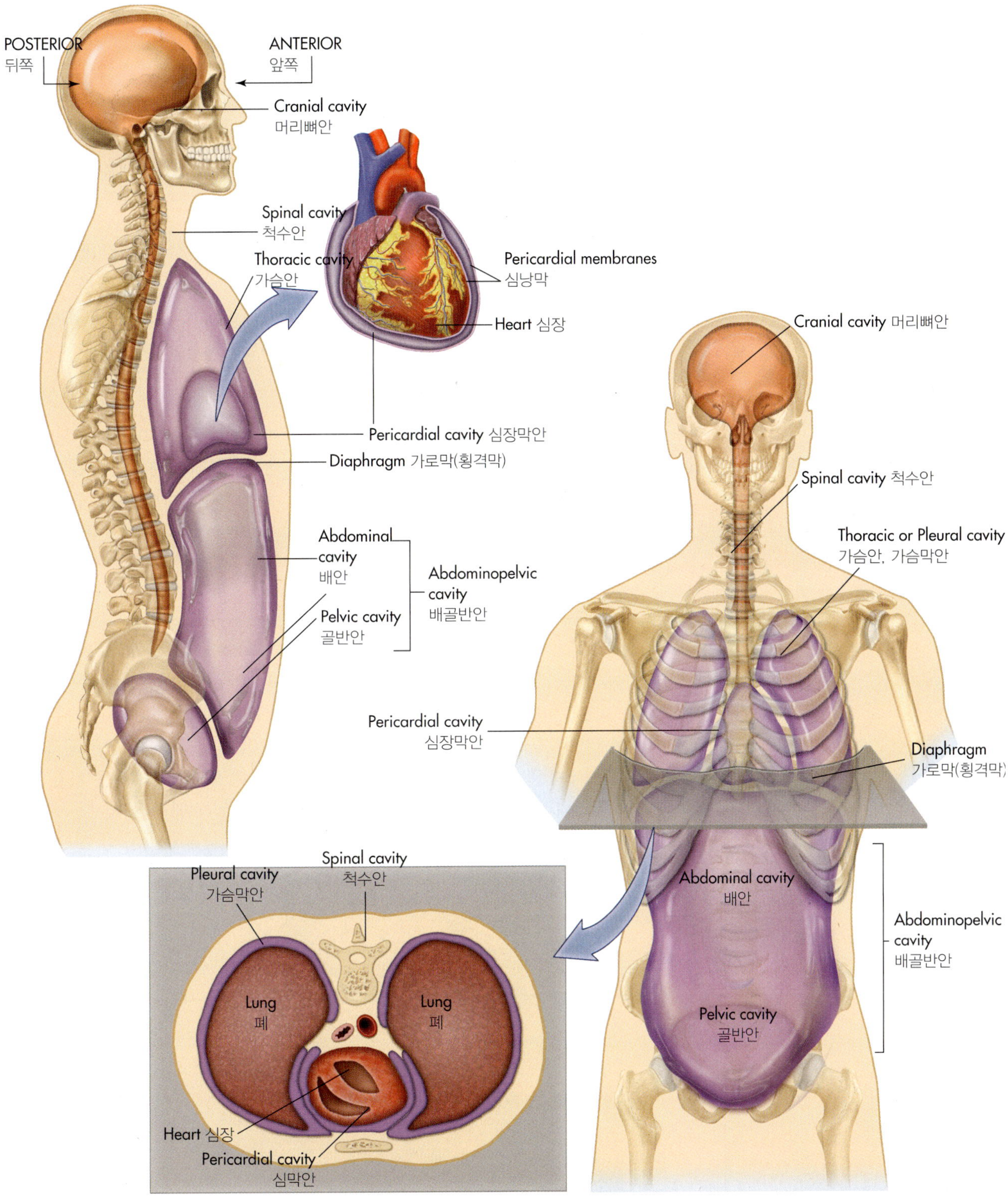

〈그림 2-8〉 인체의 주요 안(강)

인체의 공간, 안 Body cavity

thoracic cavity
(tho RASS ik KAV ih tee)
abdominopelvic cavity
(ab DOM ih noh PELL vik KAV ih tee)

인체는 내부 장기를 보호하기 위하여 크게 두 개의 공간을 갖고 있는데, 등쪽에 있는 공간을 **등쪽안**(dorsal cavity)이라고 하며, 앞쪽에 있는 공간을 **배쪽안**(ventral cavity)이라고 한다. 〈그림 2-8〉은 이 공간에 관한 그림이다. 앞쪽의 커다란 공간은 두 개의 중요한 공간, 즉 **가슴안**(thoracic cavity)과 **배골반안**(abdominopelvic cavity)으로 나누어진다.

가슴안에는 심장과 허파 및 큰 혈관이 들어 있다. 심장은 작은 공간 안에 담겨 있는데, 그 공간을 **심장막 공간**(심장막안, pericardial cavity)이라고 부른다.

배골반안은 윗배 부분에 위, 장, 간, 쓸개, 이자 및 지라 같은 소화기를 포함하고 있다. 그 아래쪽의 골반안이라고 부르는 공간에는 비뇨기계통과 생식기계통 및 큰창자의 끝 부분이 포함돼 있다.

cranial cavity
(KRAY nee al KAV ih tee)
spinal cavity
(SPY nal KAV ih tee)

인체의 등쪽에 있는 뒤쪽 또는 등쪽 공간은 뇌가 들어 있는 **머리뼈안**(cranial cavity)과 척수가 들어 있는 **척수안**(spinal cavity)으로 구성된다. 또한, 다음 장에서 더 자세히 살펴볼 더 작은 체강도 있다. 예를 들어, 비강은 코 뒤의 공간이고, 구강(협강)은 입 안의 공간이며, 안와강은 눈을 수용하는 공간이다.

의료전문직 FOCUS ON PROFESSIONS

외과 기술자(Surgical Technologist)는 외과 수술 중에 사용되는 의학적 지시 용어에 대하여 잘 알고 있어야 한다. 이 직업은 수술을 위한 멸균 영역을 설정하고 수술 중에 외과 의사를 다양한 임무에서 보조하는 책임이 있다. 또한 이 직업의 구성원은 응급실 및 외래 수술실에서 일한다. 국립 외과 웹사이트를 방문하여 외과협회와 같은 의술 조직, 의사 및 국립외과기술위원회와 외과지원 등 흥미로운 이 직업에 대해 자세히 알아볼 수 있다.

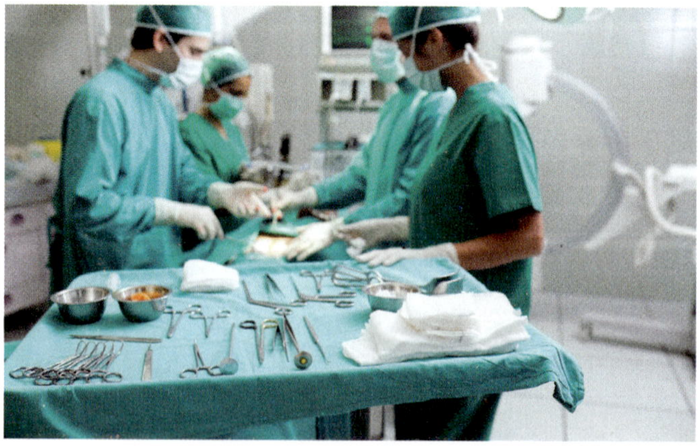

응용과학 APPLIED SCIENCE

엑스레이, CT 스캔 및 MRI X-RAYS, CT SCANS, AND MRIs

방향성 용어와 위치는 방사선학에서도 중요하다. X선은 신체를 관통하여 신체의 뼈, 공기, 체액 및 조직에 대한 2차원적 이미지를 제공하는 고에너지 방사선의 한 형태로, 표준 X선(사진과 매우 유사)은 컴퓨터를 사용하여 향상되고 훨씬 더 세부적인 내용과 대비를 제공하여 보다 사실적인 3차원 이미지를 볼 수 있게 한다. 예를 들어, 폐에 있는 골프공 크기의 종양을 표준 흉부 X선에서 보면 실제 깊이를 알 수 없다. 동전처럼 평평하게 보일 것이기 때문이다.

(CT) 스캐닝은 신체 주위를 빠르게 도는 좁은 초점의 X선 빔을 사용한다. 컴퓨터는 얇은 조각 이미지를 구성하고 결합하여 훨씬 더 세부적인 정보를 제공하고 3차원 이미지를 보여준다. 마치 얇게 썬 빵 한 덩이가 각 조각보다 전체 모양을 더 잘 알 수 있는 것과 같다. CT 스캔은 일반 X선에서 보여지는 동전 모양 종양의 실제 깊이를 보여준다. 자기공명영상(MRI)은 개별 신경 다발에 이르기까지 조직 구조의 훨씬 더 세부적인 정보를 생성한다. MRI는 신체의 자연적인 자기 특성을 사용하여 신체 부위의 선명한 이미지를 생성하는데, 강력한 자기력에 의존하기 때문에 현장에서 MRI의 또 다른 장점은 방사선 노출이 없다는 것이다.

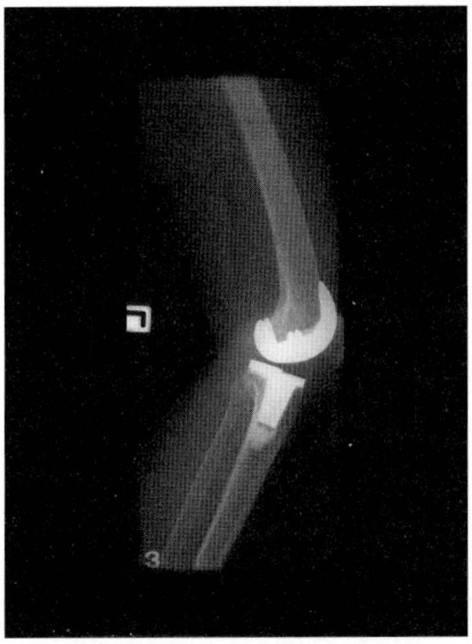

A. 무릎 교체와 관련된 관절 변화를 보여주는 X선 사진

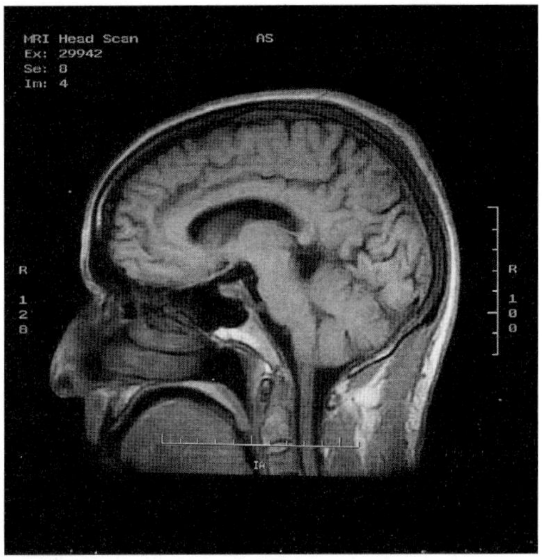

B. 머리의 MRI

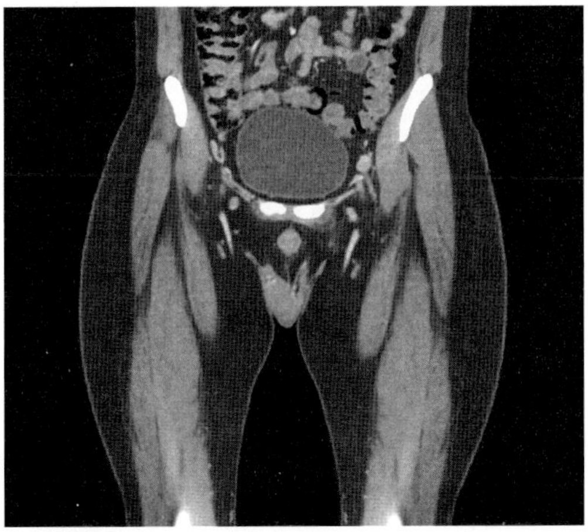

C. 방광에 오줌이 가득 찬 복부 골반 부위를 보여주는 3D CT 스캔

임상적용 CLINICAL APPLICATION

중심표시: 척주 The central landmark: The spinal colum

해부학적 중심 지표인 척주는 인체 구역별로 척추를 5개로 나누어 묶어서 이름이 붙여진다(그림 2–9 참조). 즉, 목 부분에 있는 7개의 목뼈(경추), 가슴 부분에 있는 12개의 등뼈(흉추), 허리 부분에 있으면서 꼬리뼈에 접해 있는 5개의 허리뼈(요추), 5개의 뼈가 융합된 엉치뼈(천골) 등으로 구성된다. 이러한 구분이 중요한 예로 T_5 척추가 우폐와 좌폐의 분지 부분의 흉부 X선 촬영 시에 지표가 된다는 사실을 들 수 있다.

5장 '뼈대계통'에서 척주에 관해 더 깊은 논의를 하게 될 것이다.

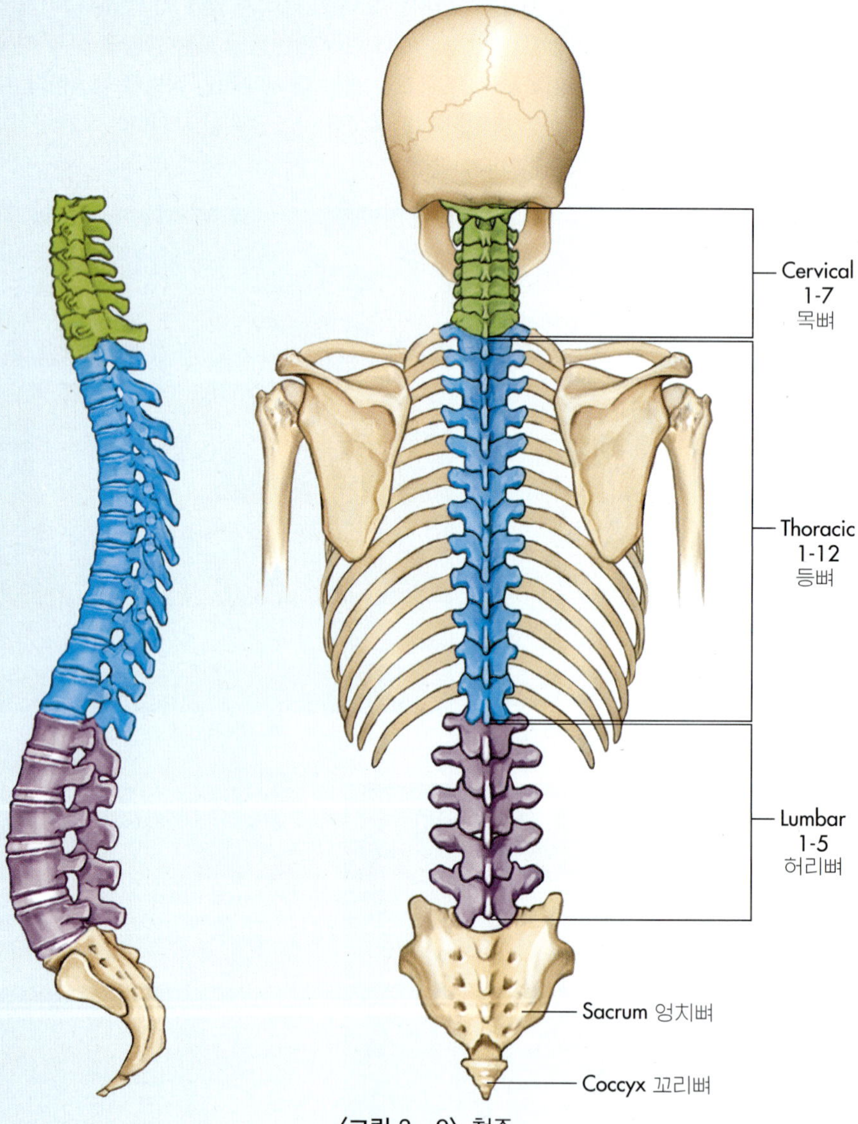

〈그림 2 – 9〉 척주

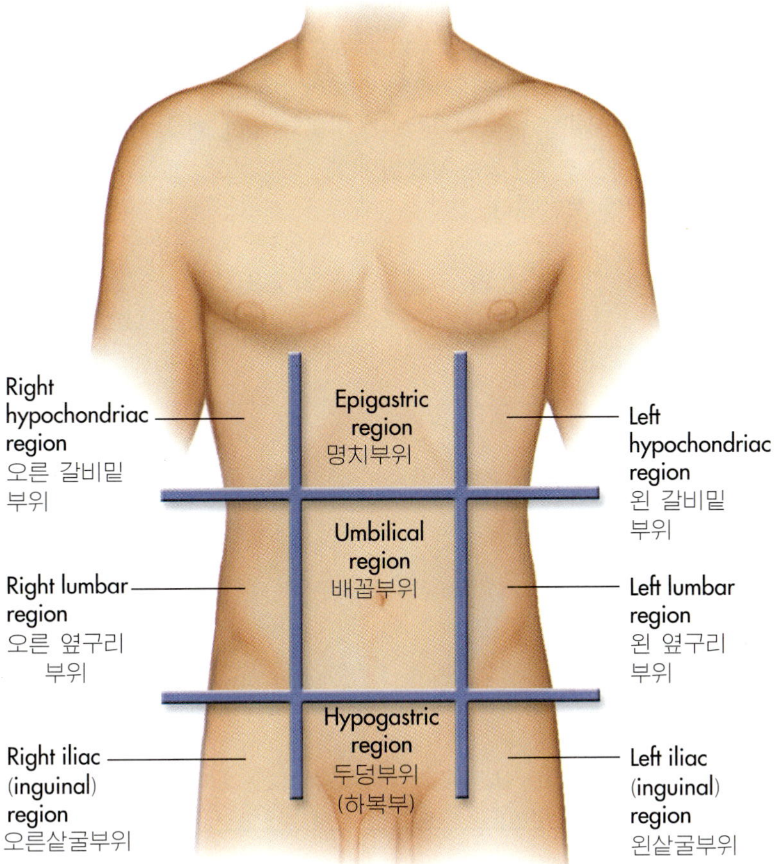

〈그림 2－10〉 복부의 9분역

인체의 구역 body regions

인체의 배 구역은 많은 장기가 모여 있는 곳이다. 해부학자들은 이 구역을 〈그림 2–10〉과 같이 구분하고 있다. **명치부위**(epigastric region)는 배꼽부위의 위쪽에 있고 오른 · 왼 **갈비밑부위**(hypochondriac)는 명치 부위의 양쪽 옆에 있는 부위로, 갈비뼈 아랫부분이 여기에 포함된다.

중앙의 **배꼽부위**(umbilical region)는 배꼽이 있는 부위이다. 이 부분의 옆부분은 오른쪽과 왼쪽 **옆구리부위**(lumbar region)로, 허리뼈부위가 여기에 해당된다. 두덩부위(hypogastric region)는 배꼽부위 아래 부위이고, 그 옆에 오른쪽과 왼쪽 **샅굴부위**(iliac region) 또는 **샅부위**(inguinal region)가 있다.

샅부위는 넓적다리와 몸통이 만나는 곳으로 샅고랑부위(서혜부)라고도 한다.

임상에서는 보다 실질적인 방법으로 배 구역을 구분하는데, 보통 해부학적 사분역을 사용한다.

epi = 위에
gastric = 위
hypo = 아래에
chondriac = 갈비뼈
umbilical = 배꼽
lumbar = 등의 낮은쪽
inguinal = 사타구니

임상적용 CLINICAL APPLICATION

탈장 Hernia

탈장(hernia)이란 일명 장기가 돌출되어 나오는 것으로, 근육벽이 찢어지는 현상이 원인이다. 이는 사소한 상태로 보일 수 있지만 돌출된 장기부위에 혈류가 차단된다면 아주 위험한 상태가 될 수 있다. 혈류가 차단되면 조직이 괴사하여서 심각한 결과를 초래한다. 괴사(necrosis)란 조직이 죽는 것을 말한다.

〈그림 2-11〉은 샅굴탈장과 배꼽탈장의 위치를 보여 준다.

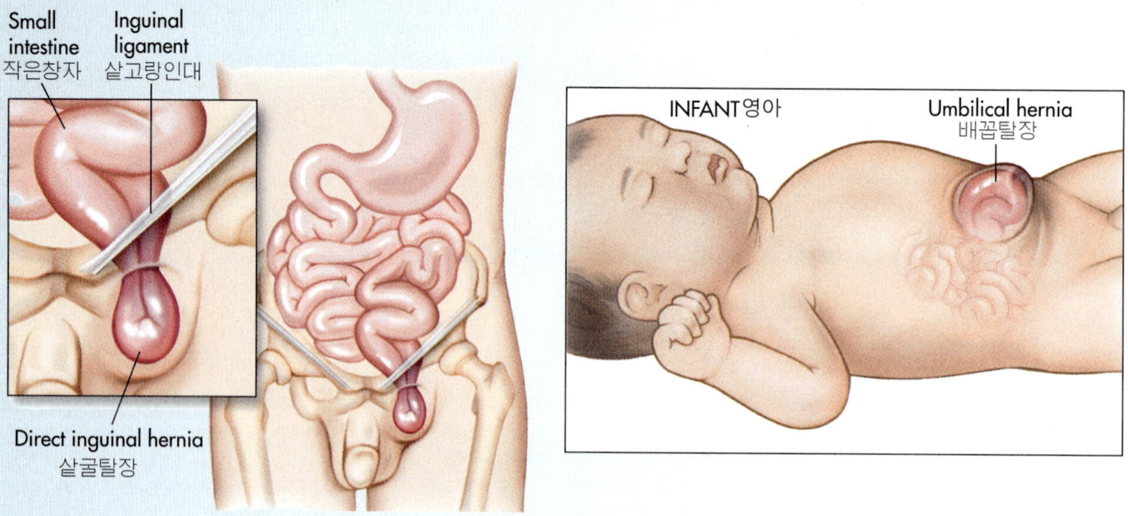

〈그림 2 – 11〉 샅굴탈장과 배꼽탈장

〈그림 2-12〉에 제시된 사분역은 복통의 위치를 설명하는 데 도움을 준다. 사분역 안에 들어 있는 장기를 알고 있으면, 통증을 호소하는 환자가 안고 있는 문제의 실마리를 찾아내는 데 도움이 된다.

예를 들어 오른아래사분역에서 압통을 호소한다면 막창자꼬리염의 증상일 수 있고, 오른위사분역(right upper quadrant, RUQ)의 통증을 호소한다면 간이나 쓸개의 병변일 수 있다.

인체의 구역과 위치를 더 구체적으로 나타낼 수 있다. 〈그림 2-13〉은 일반적인 인체 부위로 뒷장에서도 논의가 있을 것이다. 〈표 2-2〉에는 다양한 인체 부위를 표현하는 의학적으로 중요한 용어들이 소개돼 있다.

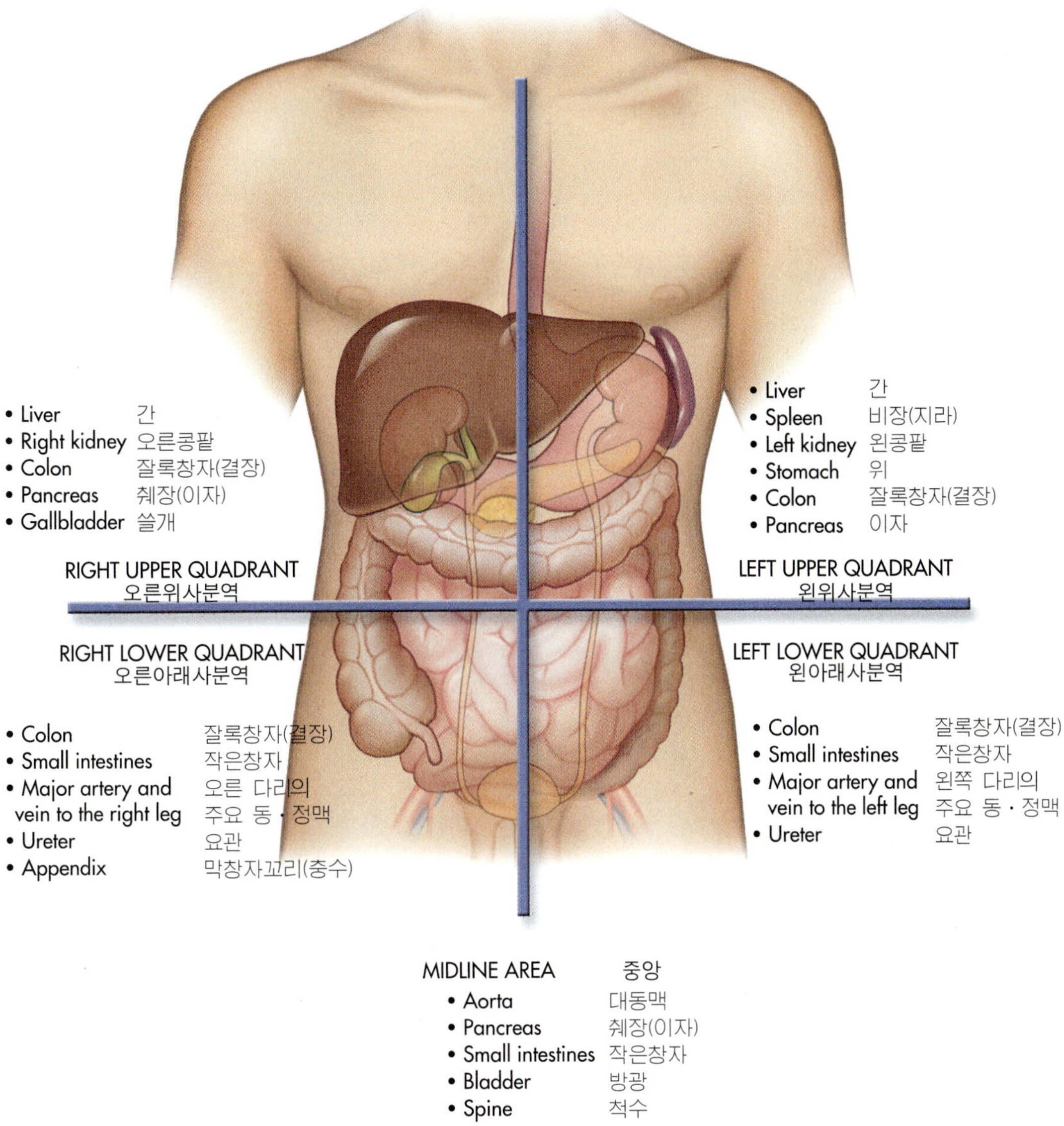

〈그림 2-12〉 장기와 관련된 복부의 사분역

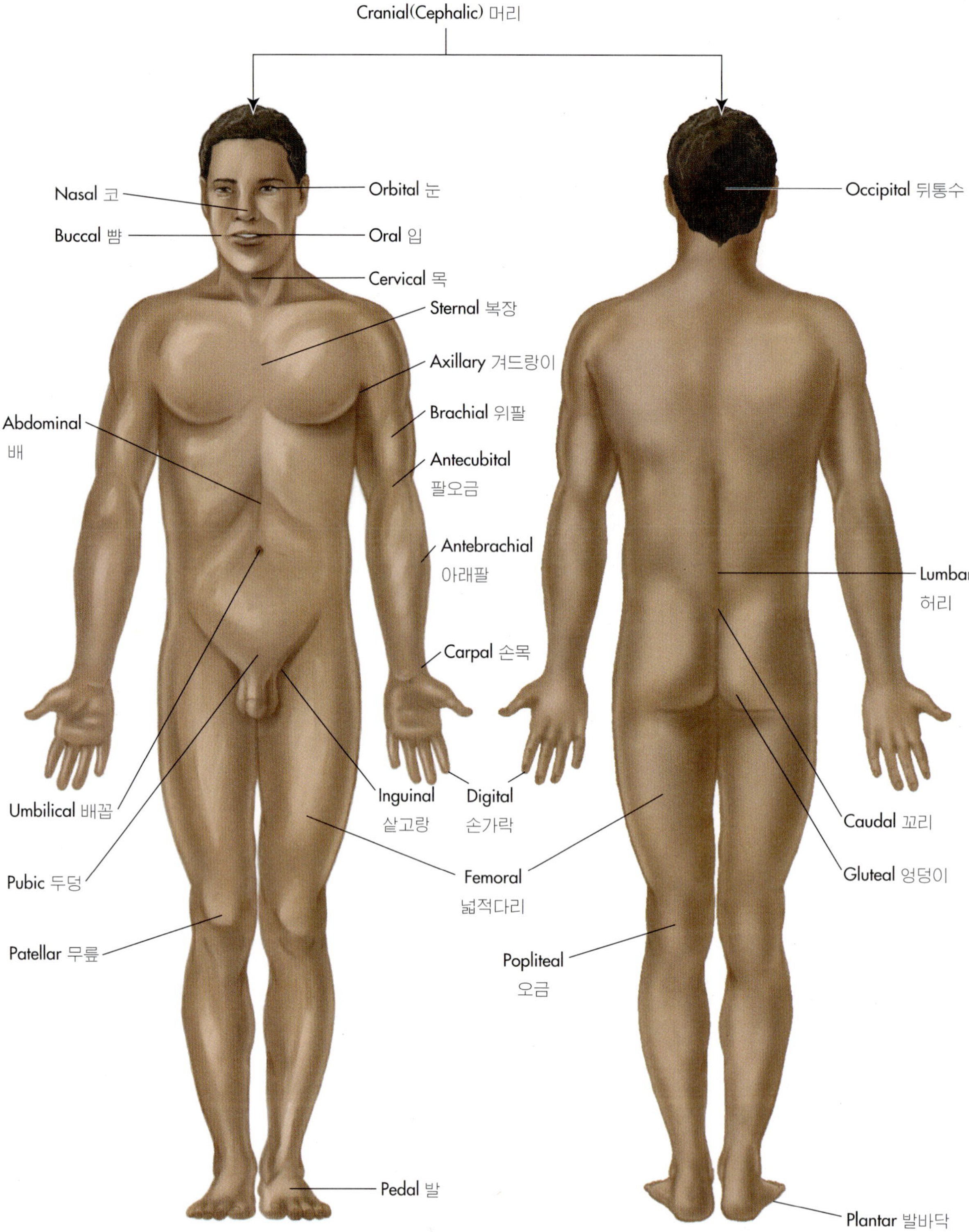

〈그림 22–13〉 인체의 앞쪽과 뒤쪽

〈표 2-2〉 인체 영역과 부위의 예

인체 영역	부위	의학적 적용
antebrachial	아래팔	손목과 팔꿈치 사이
antecubital	팔꿈치앞부위	채혈에 사용되는 부위
axillary	겨드랑이	체온을 잴 수 있는 부위
brachial	위팔	혈압을 측정하는 부위
buccal	뺨	청색증을 측정하는 부위
carpal	손목	손목굴 증후군(carpal tunnel syndrome)
cervical	목	목 부위 상해 시에 목 지지대(ceruical collar)가 필요한 부위
digital	손가락	산소포화도 측정 부위
femoral	넙다리	CPR이 효과가 있는지, 맥박을 확인하는 부위
gluteal	볼기 부위	엉덩이 주사 부위
lumbar	허리	장시간 차를 탔을 때 통증이 자주 옴
nasal	코	분무 형태로 투약할 수 있음
oral	입	약물의 주된 투입 경로
orbital	눈	눈확의 부상은 시력에 장애를 줄 수 있음
patellar	무릎	운동으로 인한 부상이 자주 올 수 있음
pedal	발	심장 문제를 가진 환자는 부종이 있음
plantar	발바닥	사마귀(plantar wart)는 통증이 심함
pubic	두덩부위	이(body lice)가 발견됨
sternal	복장뼈	CPR 시 사용되는 부위
thoracic	가슴	심장과 허파 소리를 들을 수 있는 부위

놀라운 사실 AMAZING FACTS

요근 검사 Psoas Test

Psoas 검사는 명칭은 이상하지만 환자가 맹장염인지 확인하는 데 도움이 되는 방법 중 하나이다. 환자는 반듯이 누운 자세에 놓이고 오른쪽 다리를 올리도록 지시받으며 시술자는 환자의 오른쪽 허벅지에 손을 얹고 약간 반대쪽 아래쪽으로 힘을 준다. 환자가 맹장염을 앓고 있는 경우, 환자는 대개 오른쪽 아래 사분면에 통증을 경험하게 된다.

Points of Interest

- **해부학적 자세**(anatomical position)란 사람이 똑바로 서서 눈은 앞을 바라보고 발은 나란히 하며, 팔은 옆으로 늘어뜨려서 손바닥을 앞쪽으로 향하게 하는 자세를 말한다.
- 인체는 여러 면으로 구분된다.
- **가로면**(transverse plane) 혹은 **수평면**(horizontal plane)은 인체를 위쪽과 아래쪽으로 구분하는 면이다.
- **정중면**(median) 혹은 **정중시상면**(midsagittal plane)은 인체를 오른쪽과 왼쪽으로 동등하게 구분하는 면이다.
- **이마면**(frontal) 혹은 **관상면**(coronal plane)은 인체를 앞쪽과 뒤쪽으로 구분하는 면이다.
- 기타 방향을 나타내는 용어로는 속쪽(internal)과 바깥쪽(external), 가까운쪽(proximal)과 먼쪽(distal), 얕은면(superficial)과 깊은면(deep), 중심(central)과 말초(peripheral) 등이 있다.
- 오른쪽과 왼쪽을 가리킬 때는 행위자 중심이 아니라 항상 환자 입장에서 방향을 지적해야 한다.
- 인체의 주요 안은 뇌가 있는 **머리안**(cranial cavity), 심장과 허파가 들어 있는 가슴안(thoracic cavity), 소화기관과 생식기관이 들어 있는 **배골반안**(abdominopelvic cavity), 그리고 척수가 들어 있는 **척수안**(spinal cavity) 등이다.

사례연구 CASE STUDY

65세의 여성 환자가, 복장통증(sternal pain)이 왼팔쪽(brachial area)으로 방사됨을 호소하였다. 손끝에서 말초청색증이 보이고 발에도 부종이 나타났다. 명치통증(epigastric pain)은 없었고 호흡을 위해 약간의 보조 근육을 사용하면서 고혈압과 빈맥(頻脈)이 나타나고 있다. 환자는 현기증도 호소하였다. 오른쪽 눈에는 멍이 들어 있고 오른쪽 무릎의 얕은 면에는 베인 자국이 있다. 의사는 왼쪽 팔꿈치앞부위(antecubital space)에 정맥주사를 실시하도록 지시하였다.

a. 어디에 붕대를 감아야 한다고 생각하는가?

____

b. 환자의 통증이 시작되는 곳은 어디인가?

____

c. 통증은 어디로 이동하는가?

____

d. 환자의 증상 중에 stomach pain이 있는가?

____

e. 정맥주사는 어디에 놓을 것인가?

____

f. swollen이 있는 곳은 신체의 어느 부위인가?

____

Multiple Choice

1. 마사지 치료사는 등마사지를 위한 자세로 어떤 자세를 요구할 것으로 예측되는가?

a. 엎드린 자세
b. 바로누운 자세
c. 반좌위
d. 책상다리 자세

2. 다음 중 배골반안(abdominopelvic cavity)에 없는 것은?

a. 위 b. 간
c. 생식기 d. 심장

3. 손목터널증후군(Carpal tunnel syndrome)은 신체의 어느 부위에 발생하는가?

a. 머리 b. 뺨
c. 겨드랑이 d. 손목

4. 정중시상면(midsagittal plane)은 몸을 어떻게 나누는가?

a. 위쪽과 아래쪽
b. 앞쪽과 뒤쪽
c. 머리와 꼬리
d. 왼쪽과 오른쪽

5. RLQ에 포함되는 기관은?

a. 충수돌기 b. 심장
c. 폐 d. 뇌

6. 오토바이 운전자가 자동차와 충돌하여 허벅지에 깊은 상처로 심한 출혈이 있다. 어떤 동맥이 손상될 가능성이 가장 높은가?

a. 노뼈의 b. 위팔의
c. 무릎의 d. 넙다리의

Fill in the Blank

1. 사람이 똑바로 서서 얼굴은 앞을 향하고, 발은 나란히 하며, 팔은 옆으로 하고 본바닥을 앞쪽으로 향하는 일반적인 자세를 ________________라고 한다.

2. ________________ 또는 ________________은 얼굴면과 등면으로 나누는 것이다.

3. 코는 입의 ________________에 위치하고 있다. 반면, 입은 코의 ________________에 위치한다.

4. 머리뼈 안(cranial cavity)에 있는 기관은 ________________이다.

5. ________________________________은 사지의 푸른 상태를 나타내며 따라서 신체의 말초부분에 영향을 미친다.

6. 검시관은 제3뇌실, 뇌의 중간선에 있는 구조를 조사해야 한다. ________________________________ 섹션(section)이 가장 유용할 것이다.

[해답] Multiple Choice

1. a **2.** d **3.** d **4.** d **5.** a **6.** d

Fill in the Blank

1. 해부학적 자세(anatomical position)
2. 이마면(frontal plane) 또는 관상면(coronal plane)
3. 위쪽(superior), 아래쪽(inferior) **4.** 뇌(brain)
5. 말초청색증(periphera, peripheral cyaonsis)
6. 정중면(median plane) 또는 정중시상면(midsagittal plane)

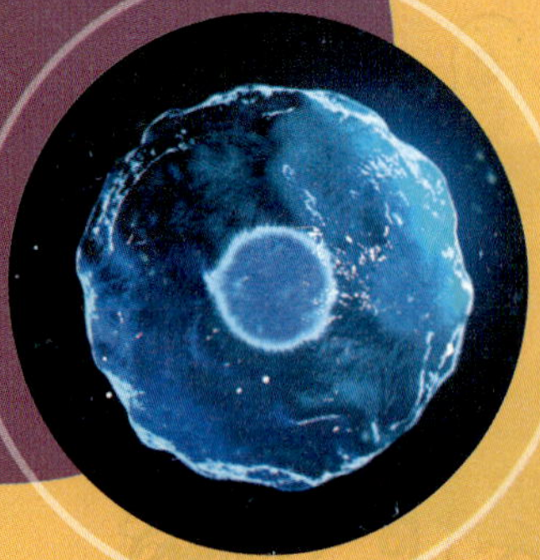

제3장

세포

인체의 기초 요소

여행을 하면서 도시의 풍경을 눈여겨 본 일이 있을 것이다. 도시는 구조와 체계의 복잡한 결합이며, 벽돌이나 시멘트벽은 건물들의 기본구조를 이룬다. 인체도 마찬가지로 구조와 체계의 복잡한 결합이고, 세포는 인체의 기초요소가 된다.

건물의 각 부분들이 각기 다른 종류, 모양, 크기를 가지고 있듯이 세포도 종류, 모양, 크기가 다양하며 혈구세포, 피부세포, 신경세포 등 그 기능도 각기 다르다. 우리는 이 장에서 이러한 세포들에 대해 자세히 배울 것이다.

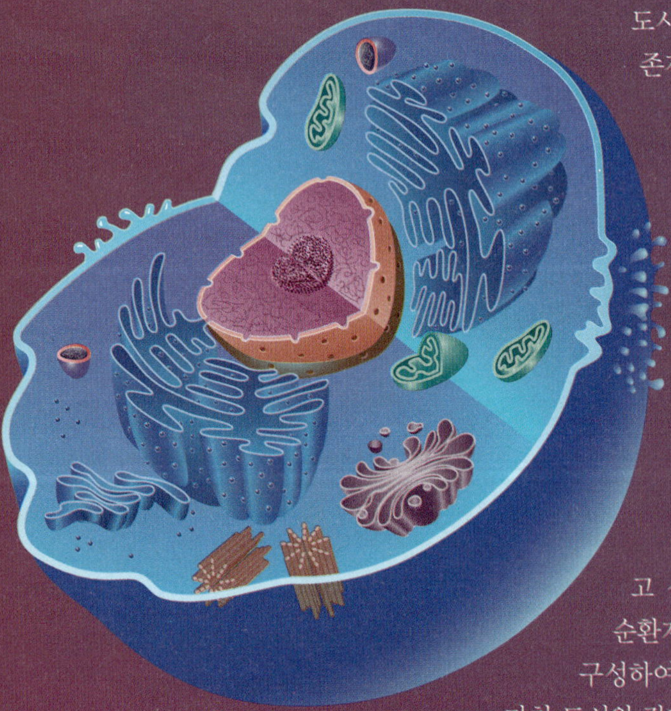

도시는 시멘트벽이 기본구조이지만, 시멘트벽이 존재하려면 모래 · 석회 · 물 등 콘크리트를 만들기 위한 재료들이 필요하다. 세포들 또한 여러 부분들로 이루어져 있고, 세포가 살아가기 위해 필요한 구체적인 기능들을 수행하는 세포기관이라는 작은 세포조직들을 필요로 한다.

좀 더 깊이 설명하면, 비슷한 형태의 세포들은 동일한 기관에서 함께 작용하는 조직(건물)을 형성하고 기관들은 계통(거리)을 이룬다.

예를 들어, 심장세포들은 심장조직을 형성하고 심장조직은 심장기관을 형성하며 심장기관은 순환계통의 부분이 된다. 마침내, 계통들은 인체를 구성하여 함께 활동한다. 이렇게 보면, 인간의 몸은 마치 도시와 같다.

Chapter 3

THE CELLS

THE RAW MATERIALS AND BUILDING BLOCKS

무엇을 학습할 것인가 LEARNING OUTCOMES

- 세포의 다양한 부분을 나열하고 그 기능을 설명할 수 있다.
- 세포 내 수동 및 능동 수송의 유형을 설명할 수 있다.
- 세포분열 과정을 설명할 수 있다.
- 세포호흡을 설명할 수 있다.
- 세균(bacteria), 바이러스(virus), 곰팡이(fungi), 원충(protozoa) 및 프리온(prion)을 구별할 수 있다.

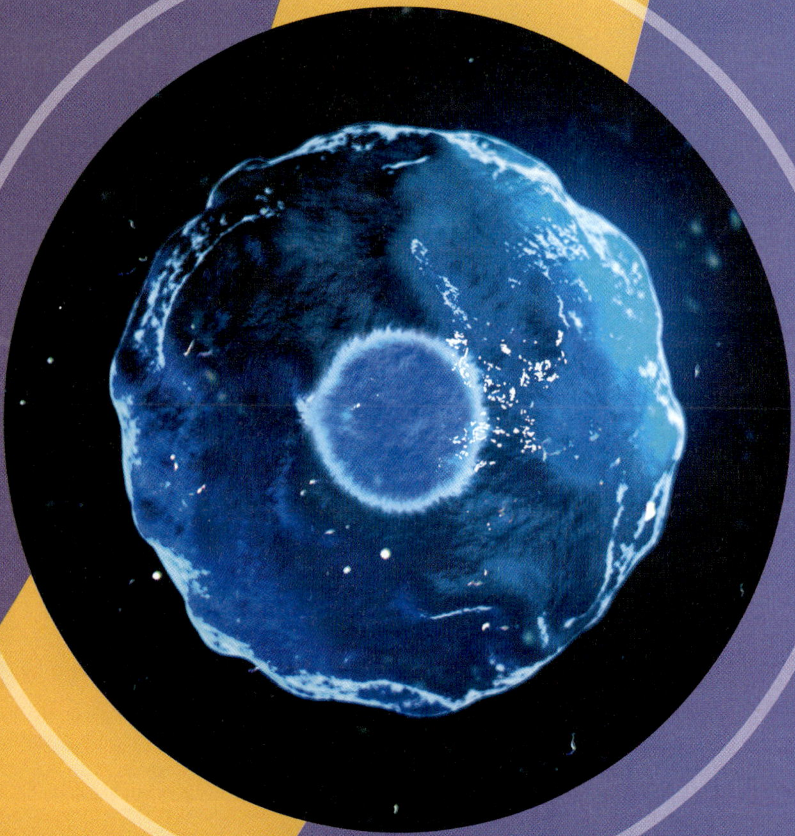

발음안내 *Pronunciation Guide*

이 장에서 다루어지는 중요한 단어의 발음

bacteria [back TEER ee ah]
benign [bee NINE]
capsid [CAP sid]
centrioles [SEN tree olz]
centrosomes [SEN troh soams]
chromatin [CROW ma tin]
cilia [SILL ee ah]
crenation [kree NAY shun]
cytokinesis [SIGH toe kih NEE sis]
cytoplasm [SIGH toe plazm]
deoxyribonucleic acid [dee AWK see rye bow NEW klee ick AHsid]
endocytosis [en doh sigh TOE sis]
endoplasmic reticulum [EN doh PLAZ mic ree TIH cue lum]
eukaryotic cell [you CARE ee AH tic]
exocytosis [EX oh sigh TOE sis]
flagella [flah JELL ah]
flora [FLOOR ah]
fungi [FUN jie]
Golgi apparatus [GAHL jee app uh RAT us]
lysosomes [LIE soh soams]
malignant [muh LIG nant]
metastasis [meh TASS tuh sis]
mitochondria [MITE oh KAHN dree ah]
mitosis [my TOE sis]
mycelia [my SEE lee ah]
organelles [ore ga NELLS]
osmosis [ahss MOE sis]
phagocytosis [fag oh sigh TOE sis]
pinocytosis [pie no sigh TOE sis]
prokaryotic [pro CARE ee AAH tick]
protozoa [pro tuh ZOH uh]
ribonucleic acid [RYE bow new KLEE ick]
ribosomes [RYE bow soamz]
vesicle [VESS ih kuhl]

세포의 개요 Overview of cells

세포(cell)는 화학물질들과 구조들로 형성된 단위이다. 세포는 모든 살아 있는 것들에서 볼 수 있으며, 어떤 기관들은 단지 세포 하나만으로 구성되어 있다.

실제로 우리 몸 안에 있는 대부분의 세포들은 미시적인 크기, 즉 '느낌표(!)'의 점 크기의 1/3~1/13에 해당하지만, 어떤 신경세포는 60cm 또는 그 이상이나 된다니 놀랍지 않은가!

인체를 '벽돌로 지은 건물'이라고 가정했을 때, 세포가 벽돌 모양이라는 생각이 들 수도 있을 것이다. 하지만 세포는 평평하거나 둥글거나 가늘거나 불규칙한 모양 등 그 형태가 매우 다양하다.

인간의 몸에 있는 약 7조 5억 개의 세포들은 크기와 모양과 하는 일이 다르며, 주로 생명유지에 필요한 과정들(소화, 호흡, 생식, 움직임, 열과 에너지 생성 등)을 행하기 위해 함께 일한다.

〈표 3-1〉은 전형적인 세포의 주요 구성요소를 나타낸 것이다. 이 요소들 하나하나에 대해 알아보자.

세포의 구조 Cell Structure

인체의 세포들은 모양 · 크기 · 역할 면에서 다양하지만, 공통적인 특징을 갖고 있다. 앞에서 말했듯이, 세포는 인체라는 건물을 이루는 벽돌이라고 할 수 있다.

〈표 3-1〉 체내에서 발견되는 세포

명칭	근육세포	신경세포	적혈구	백혈구
용어	근원섬유 (myofibril)	신경세포 (neuron)	적혈구 (erythrocyte)	백혈구 (leukocyte)
기능	신체 부위의 움직임/자세 유지를 위한 근육 형성	뇌에서 자극을 전달하거나 뇌로 자극을 전달	산소와 이산화탄소를 조직에 보내고 조직에서 받아 운반한다.	면역 및 염증반응
세포의 모습	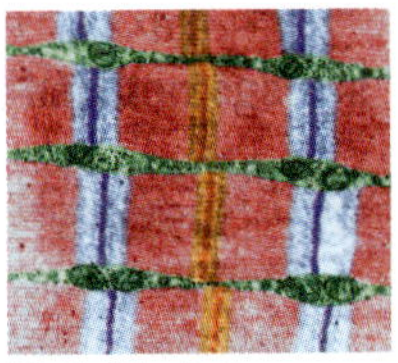 (출처: Biophoto Associates/Science Source)	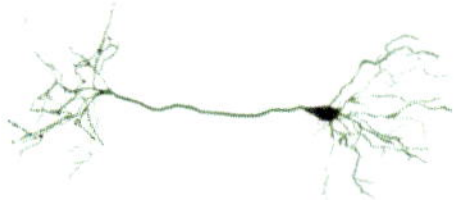 (출처: Juan Gaertner/Shutterstock)	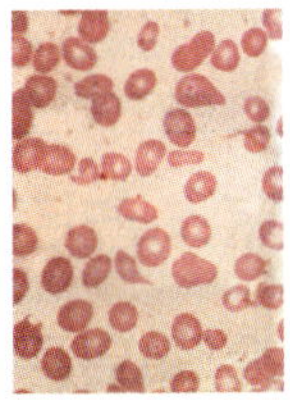 (출처: Clinical Photography, Central Manchester University Hospitals NHS Foundation Trust, UK/Science Source)	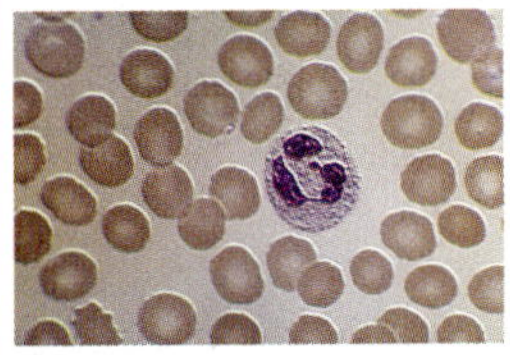 (출처: Michael Abbey/Science Source)
재미있는 사실	당신은 당신이 얻을 모든 근육 세포와 함께 태어났다.	우리 몸에서 가장 긴 단일 세포는 신경 세포이다.	적혈구(RBC)의 수명은 120일이다.	백혈구(WBC)에는 5가지 주요 유형이 있다.

명칭	뼈세포	연골세포	피부, 호흡기 등 세포	샘(선)세포	지방세포
용어	골세포 (osteocyte)	연골세포 (chondrocyte)	상피세포 (epithelial cell)	분비세포 (secretory cell)	지방 (adipose)
기능	뼈의 구조, 성장 및 회복	연결, 지원, 유연성	분비, 흡수, 보호	위치와 기능에 따라 다름	지질의 저장, 보온, 보호
세포의 모습	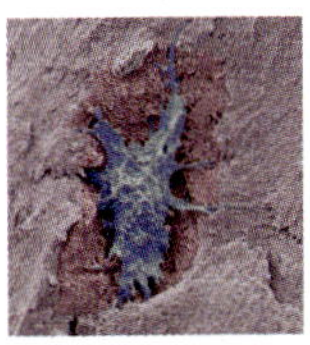 (출처: Steve Gschmeissner/Science Source)	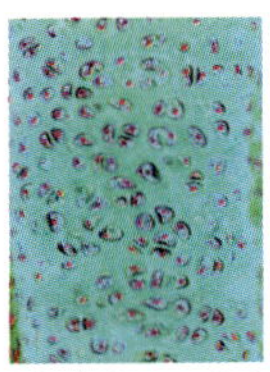 (출처: Garry DeLong/Science Source)	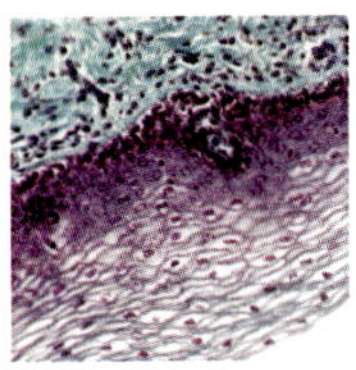 (출처: De Agostini Picture Library/Science	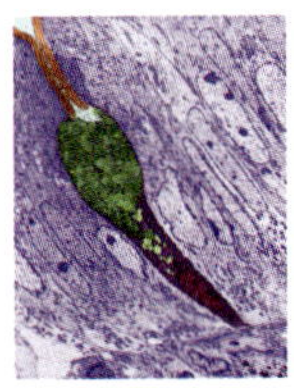 (출처: Biophoto Associates/Science	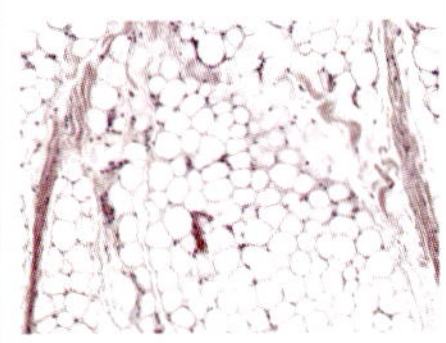 (출처: Alvin Telser/Science Source)
재미있는 사실	성숙한 뼈세포는 광물화된 환경에서 수십 년 동안 살 수 있다.	연골세포는 세포 분열을 할 수 없다.	사람은 평균적으로 약 3억 개의 피부세포를 가지고 있다.	거의 모든 유형의 조직에는 일종의 샘세포가 있다.	지방세포에는 미토콘드리아의 수에 따라 갈색과 흰색의 두 가지 유형이 있다.

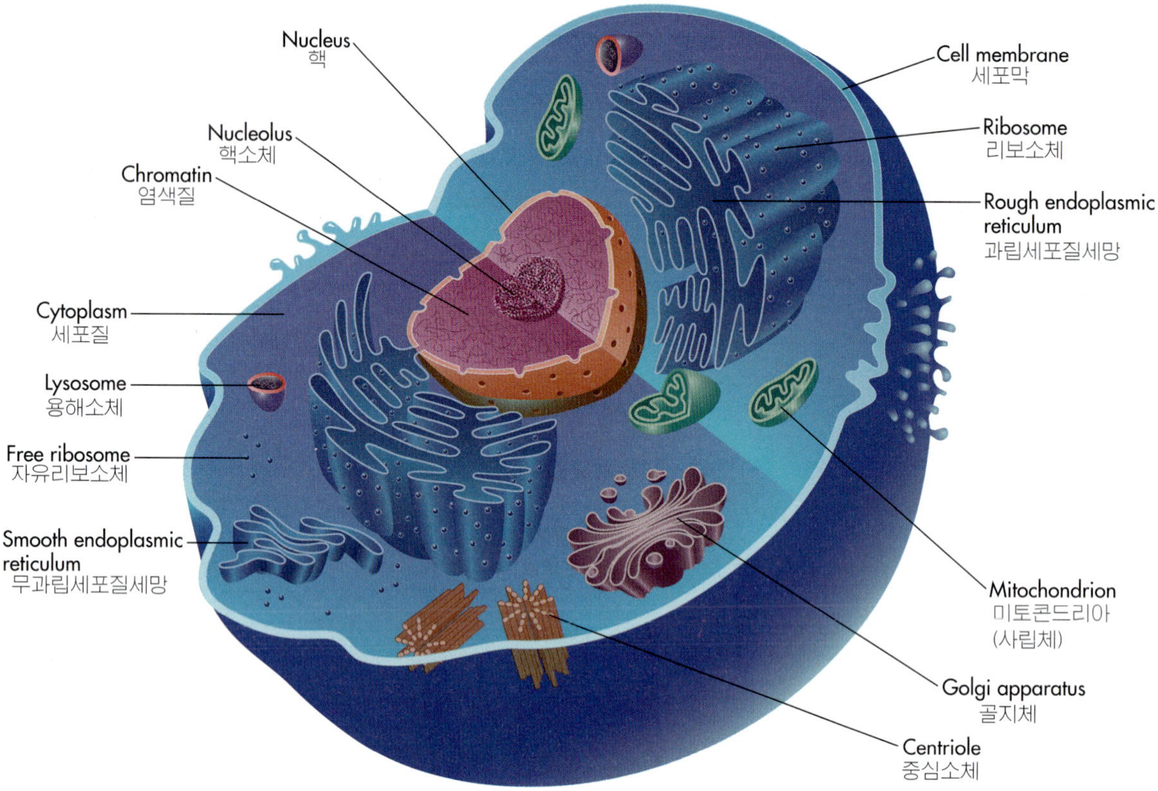

〈그림 3－1〉 세포의 구성요소

세포를 더 잘 이해하기 위해서, 세포를 적절한 기능을 하는 다양한 체계 · 구조 · 기관들을 갖고 있는 작은 도시라고 가정해 보자. 거의 모든 인체 세포들은 핵(적혈구는 제외), 소기관(organelles), 세포질(cytoplasm), **세포막**(cell membrane)을 가지고 있으며, 각각의 구성요소는 특정한 용도를 지니고 있다.

세포막 Cell Membrane

세포막은 일정한 모양을 갖추고 세포의 내용물들을 고정시켜 주는 경계면이라고 정의할 수 있다.

세포막은 또한 보호막 역할을 한다. 도시가 번성하기 위해서는, 사람과 물질들이 도시 안팎으로 이동할 수 있어야 한다. 세포막은 물질의 이동에 중요한 역할을 하고 있으며, 특히 특정한 물질만 이동할 수 있도록 한다는 것은 흥미로운 사실이다. 통과할 대상을 선택하는 성질 때문에 세포막은 선택적 투과성(또는 반투과성) 막이라고 불린다.

이런 특성으로 인해 외부세포가 개체에 나타나면(이식된 기관 등), 몸에서 발생한 신호에 의해 세포는 세포막을 이용해 그 외부세포를 공격한다.

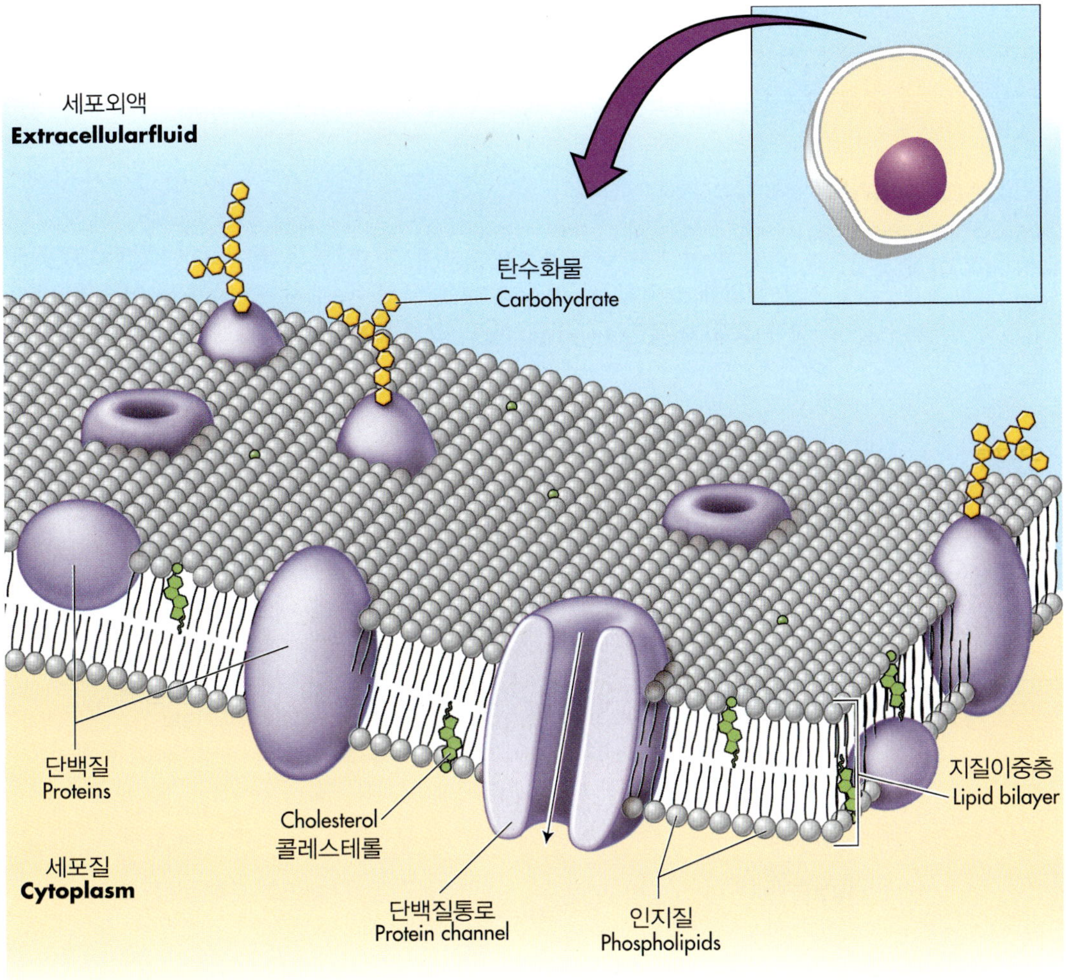

〈그림 3 – 2〉 세포막

학습 힌트 LEARNING HINT

농도 기울기 CONCENTRATION GRADIENT

두 용액의 용질 농도의 차이를 농도 기울기라고 한다. 물질이 더 높은 농도에서 더 낮은 농도로 이동하면 농도 기울기(차이)로 (아래로) 이동한다고 한다. 예를 들어, 식료품점에 사람들이 '밀집'된 긴 줄에 서 있을 때 3개의 새로운 줄이 생긴다면 사람들은 집중도가 높은 줄에서 집중도가 낮은 줄(새로운 줄)로 빠르게 이동할 것이다.

곧 모든 줄이 균일해지면서 사람들도 농도 기울기와 함께 움직이고 평형에 도달한다는 것을 알게 될 것이다. 반면에 저농도에서 고농도로 이동하는 것을 기울기를 거슬러 이동한다고 한다.

이 모든 임무를 맡고 있는 세포막의 두께는 정작 1인치(2.54cm)의 3/10,000,000밖에 안 되며 각 세포는 모양과 기능에 관계없이 자신의 구조를 보전하고 생존하기 위해 세포막을 가지고 있다. 〈그림 3-2〉는 세포막의 구조를 보여 주고 있다.

이동방법 Transport Methods

세포막을 도시의 경계면으로 가정했을 경우에, 어떻게 물질들이 경계면을 지나갈 수 있는지에 대해 알아보자. 이동 방법은 크게 두 가지, 즉 **수동적 이동**(passive transport)과 **능동적 이동**(active transport)으로 나뉜다.

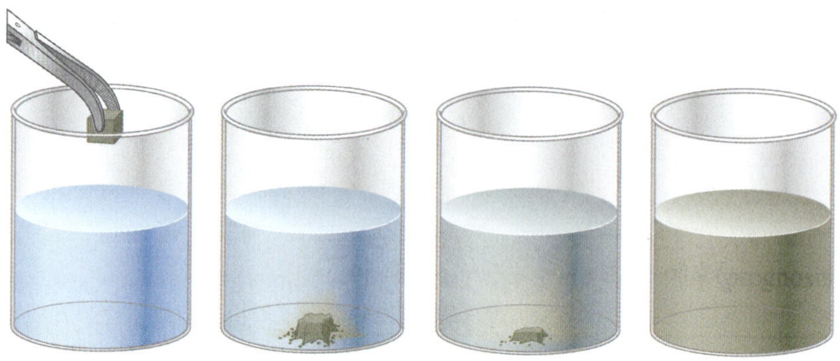

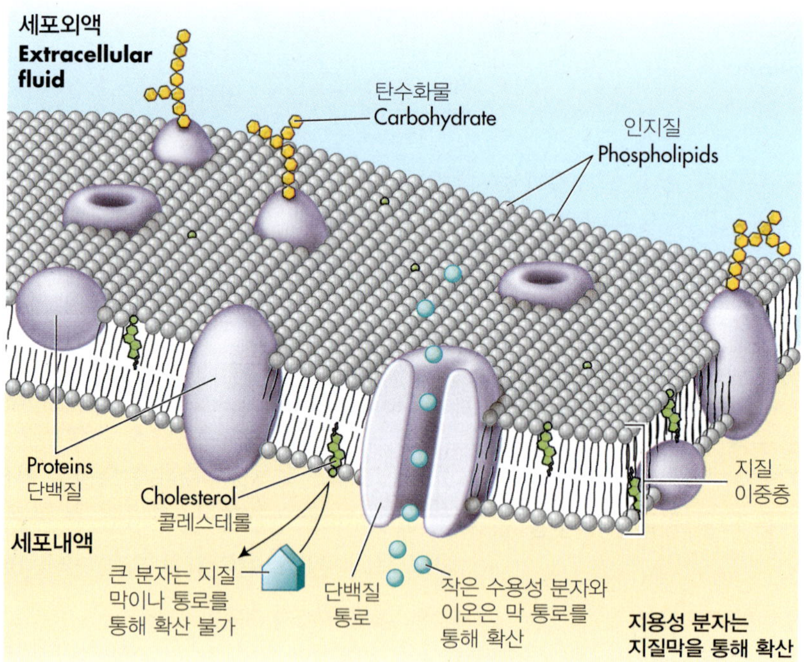

〈그림 3-3〉 확산의 두 가지 사례

수동적 이동은 외부 에너지를 필요로 하지 않는다. 요요(yo-yo)가 손 위에서 줄이 풀리면서 아래로 떨어질 때 에너지를 필요로 하지 않는 것과 비슷한 원리이다. 반면, 능동적 이동은 에너지를 필요로 하는데, 요요를 앞으로 던질 때 팔에 에너지가 필요한 것과 같다.

수동적 이동 Passive transport

수동적 이동은 4가지 종류로 나뉜다.

- 확산(diffusion)
- 촉진확산(facilitated diffusion)
- 삼투현상(osmosis)
- 여과(filtration)

확산(Diffusion) 확산은 수동적 이동의 가장 일반적 현상으로, 물질의 농도가 높은 곳에서 낮은 곳으로 이동하는 것이다. 예를 들어, 물병에 주스 가루를 넣으면 전체 농도와 색깔이 같아질 때까지 퍼지는 현상이 확산이다.

확산은 허파에서 혈액 속으로 산소가 이동하는 데 필요하다. 또한, 혈액에서 허파로, 더 나아가서 노폐물(이산화탄소)을 몸 밖으로 이동시키는 데에도 필요하다. 이 과정은 13장 '호흡기계통'에서 자세히 다룰 것이다. 〈그림 3–3〉은 확산의 예이다. 확산은 본문에서 계속해서 논의되는 주제이다. 많은 세포 과정에는 확산이 작용한다. 그것은 생리학에서 필수적인 구조이자 공통된 주제이다.

촉진확산(Facilitated Diffusion) 촉진확산에서 단백질 통로는 물질이 막을 통과하는 것을 도와주는 확산의 변형이다. 회전문을 상상해 보자. 〈그림 3–4〉에서 문으로 들어가는 사람은 단백질 통로로 들어가는 분자라고 할 수 있으며 이런 식으로 운반되는 대표적 물질로 포도당이 있다.

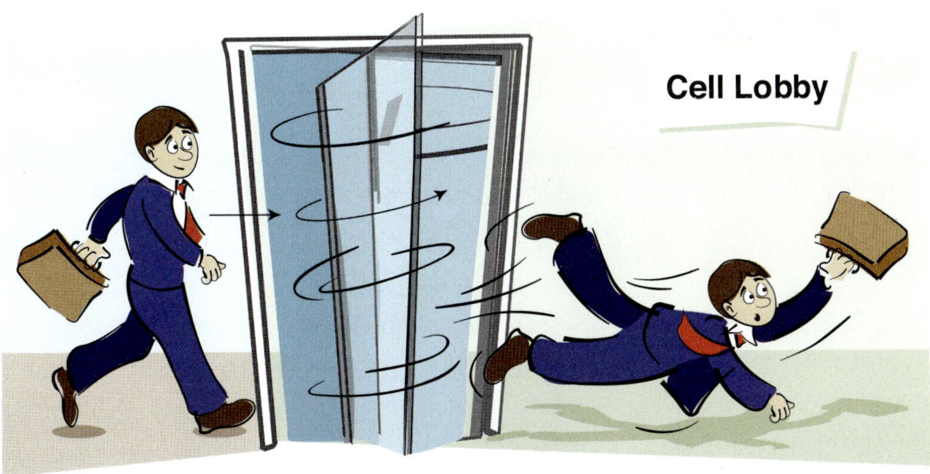

〈그림 3 – 4〉 촉진확산

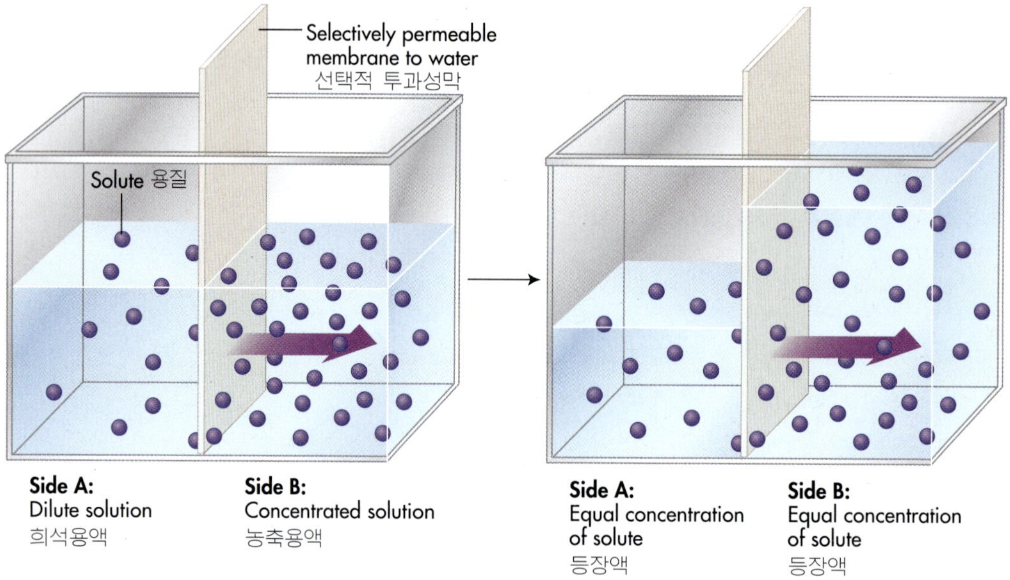

〈그림 3 – 5〉 삼투현상

그렇다면 도움을 받는데 왜 수동적 이동이라고 하는가? 그 이치는 〈그림 3–4〉처럼 포도당이 막을 통과하려고 할 때 이미 회전하고 있는 회전문을 만나 쉽게 통과할 수 있는 것과 같다. 일단 포도당이 문 앞으로 가면, 빠르게 밀리게 되어 막을 통과하게 된다.

촉진확산은 또한 매우 구체적이다. 단백질 통로는 한 종류의 분자만 운반할 수 있다. 단백질 통로는 또한 포화(물질이 너무 많거나 충분하지 않음) 및 억제(통로가 작동하지 못하도록 차단됨)의 영향을 받을 수 있다. 여러 유형의 단백질 통로가 촉진확산을 돕는다. 한 가지 예로 신장에서 중요한 것과 같은 리간드 개폐 통로이고, 또 다른 유형은 전위 게이트 통로이다. 이들은 신경계통의 신호 전도에 관여한다. 그리고 또 다른 유형은 기계적인 문이 있다. 이 통로는 또한 촉각을 돕기 위해 신경계통에서 작동한다. 따라서 이러한 단백질 통로는 생리학의 공통 요소이며 각각의 장에서 논의된다.

삼투현상(Osmosis) 삼투압은 수동적 이동의 또 다른 형태로, 물(용매)이 물질의 농도를 같게 하려고 선택적 투과성 막을 지나가는 현상이다. 자연은 평형과 조화를 선호하기 때문에 막을 중심으로 양쪽의 농도가 같아질 때까지 물은 막을 통과하여 낮은 농도에서 높은 농도로 이동하려고 한다. 항상 염두에 두어야 할 것은, 물은 농도 기울기에 맞추어서 이동한다는 사실이다(그림 3–5 참조).

정확히 말해서, 고농도의 물질이 물을 당기는 힘을 **삼투압**(osmotic pressure)이라고 한다. 물에 녹아 있는 물질을 용질(solute)이라고 하는데, 용질의 농도가 클수록 삼투압이 커져서 물을 더 가져오게 된다. 세포막과 같은 신체의 일부 구조는 일반적으로 물을 투과하지 않는다.

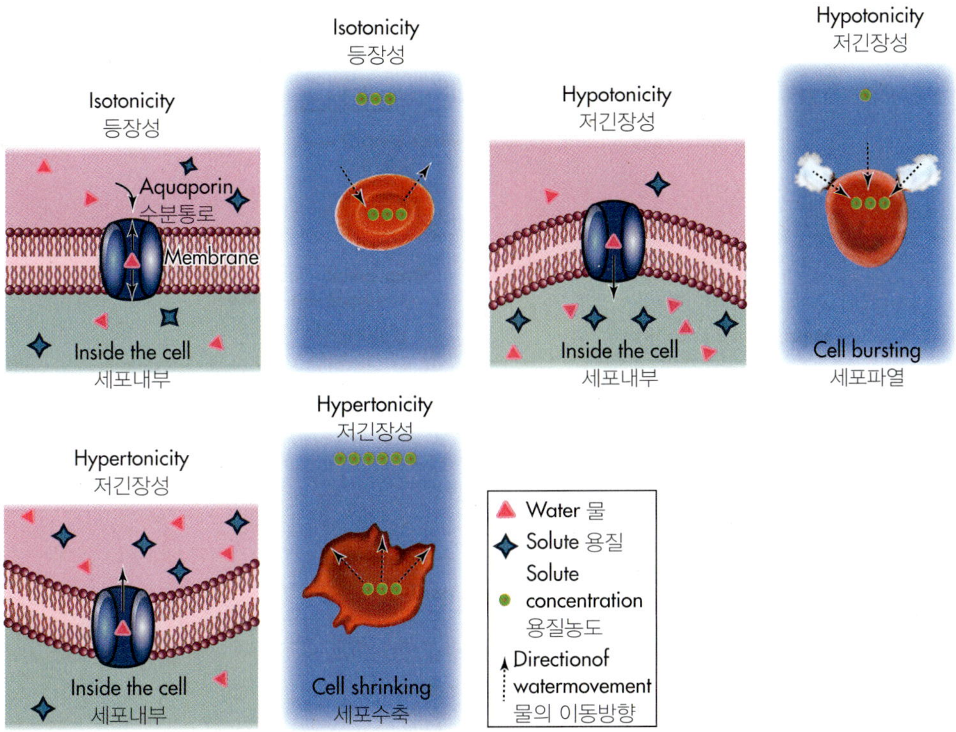

〈그림 3－6〉 긴장성(tonicity)은 용질의 농도이고 삼투는 물의 농도이다. 다양한 긴장성 용액의 임상 사례와 적혈구에 미치는 영향

세포는 적절한 수분 균형을 유지하기 위해 소듐과 같은 용질의 농도를 균형 있게 유지해야 한다.

이 균형은 불투과성 용질이 세포 내부와 외부의 용질 농도의 균형을 맞추기 위해 아쿠아포린이라고 하는 세포막의 특수 통로를 통해 이동할 수 있는 긴장성의 개념을 통해 달성된다(그림 3-6 참조). **고장성 용액**(hypertonic solution)은 세포 내부보다 세포를 둘러싼 용액에 더 큰 불투과성 용질 농도가 있는 경우이다. **저장성 용액**(hypotonic solution)은 세포 내부에 있는 것보다 불투과성 용질이 적다.

등장성 용액(isotonic solution)은 세포 내부와 주변 용액에 동일한 양의 불투과성 용질이 있는 경우이다.

예를 들어, 〈그림 3-6〉을 다시 참조하면 세포 외부의 농도 용액(세포외액)이 세포 내부의 물의 양에 어떻게 영향을 미칠 수 있는지 알 수 있다. 고장성 용액이 세포 외부에 존재하면 수분이 아쿠아포린을 통해 세포 밖으로 쏟아져 나와 긴장성의 균형을 유지하며, 이 경우 수분 손실로 인해 세포가 수축된다. 이것을 무딘톱날꼴이라고 한다.

다시 〈그림 3-6〉을 참조하면, 저장성 세포 외 용액은 세포를 평형으로 만들기 위해 더 많은 물을 끌어들일 것이다. 이것은 세포 파열(cell bursting)로 이어질 수 있다.

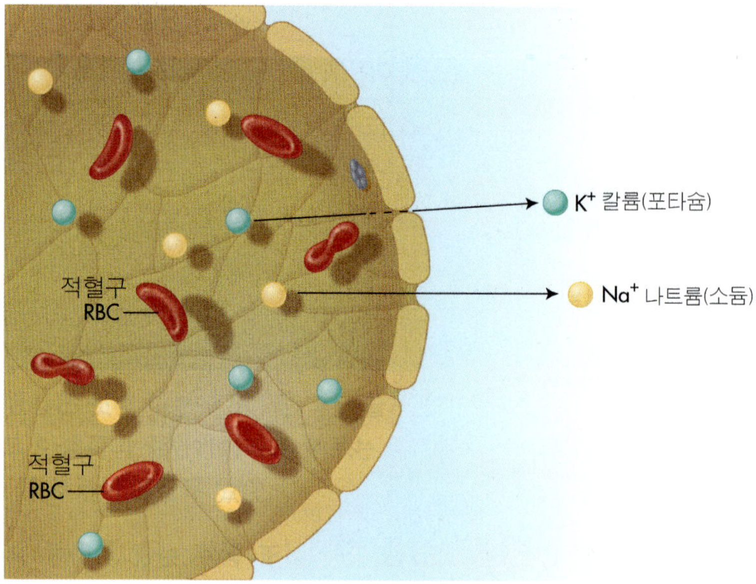

〈그림 3－7〉 콩팥 내에서 이뤄지는 여과과정 : 전해질인 나트륨이나 칼륨 같은 더 작은 용질은 세포막을 통과하지만, 크기가 큰 혈구단백질 세포들은 정상적으로 통과하지 못한다.

여과(Filtration) 여과는 물을 끌어당기는 삼투압과 다르게 압력에 의해 용해된 물질들이 막을 통과하는 것이다. 여과를 일어나게 하는 압력은 많은 사람이 한 사람씩만 통과 가능한 문을 통과하거나, 물총의 방아쇠를 당길 때 발생하는 압력과 유사하다.

인체에서 주로 공급해 주는 힘으로는 심장의 펌프질이 있는데, 이 힘에 의해 혈액이 신장으로 흘러서 여과가 일어날 수 있다. 이에 대해서는 16장 '비뇨기계통'에서 자세히 다룰 것이다. 〈그림 3–7〉은 여과과정을 나타낸 것이다.

능동적 이동 Active Transport

능동적 이동에는 아래와 같이 세 가지 종류로 나뉜다.

- 능동적 이동펌프(active transport pumps)
- 세포내 이입(endocytosis)
- 세포외 유출(exocytosis)

endocytosis
(en doe sigh TOE sis)
endo = ~안에
osis = 세포

능동적 이동펌프(active transport pumps) 능동적 이동펌프는 물질을 이동시키기 위해 아데노신삼인산(ATP)이라는 분자 형태의 에너지를 필요로 한다. 에너지가 필요한 이유는 이 과정이 이미 고농도의 물질을 소유한 곳으로 물질을 보내야 하기 때문이다. 이는, 이미 꽉 찬 가방에 물건을 더 넣으려는 것과 같아서 많은 압력(에너지)을 필요로 한다.

세포에서 일어나는 흔한 예로, K^+(칼륨)을 이동시키는 것이 있다.

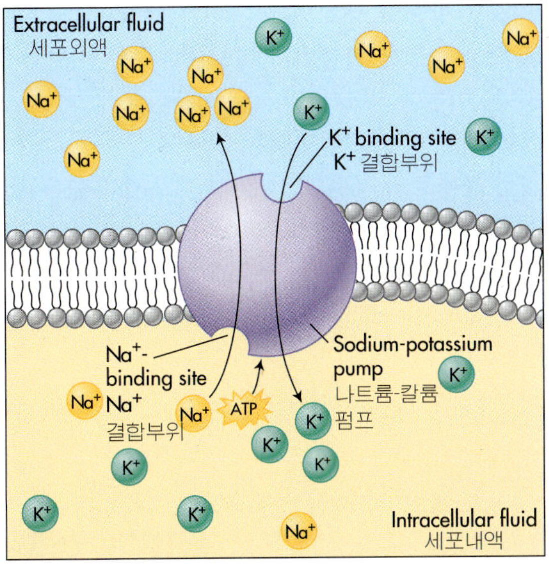

ACTIVE TRANSPORT PUMP
능동수송펌프

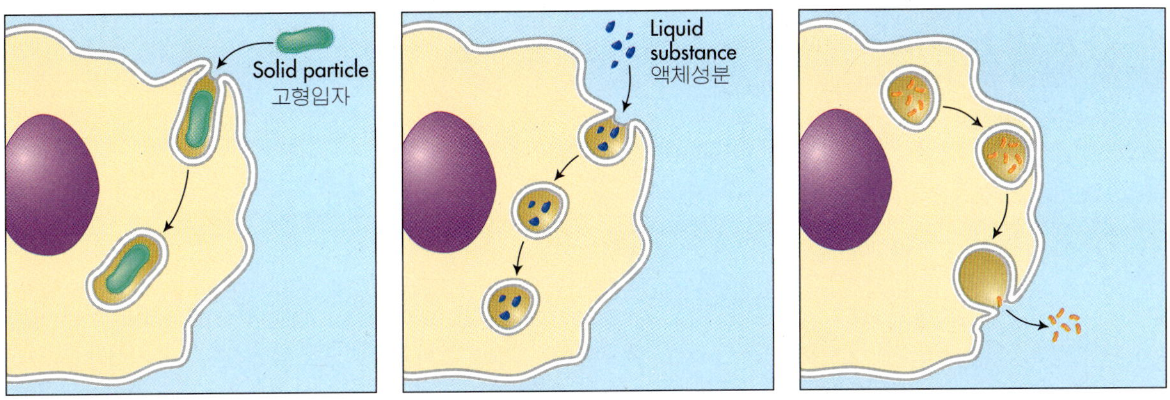

PHAGOCYTOSIS
포식작용(식세포작용)

PINOCYTOSIS
포음작용(음세포작용)

EXOCYTOSIS
세포외유출

〈그림 3 – 8〉 세포 내 · 외의 능동수송의 유형

세포는 이미 많은 양의 칼륨을 가지고 있으므로 칼륨을 세포로 더 넣기 위해서는 에너지를 사용해서 밀어 넣어야 한다.

세포내 이입(endocytosis) 세포내 이입은 물질이 세포막을 통과하기에 너무 클 때 세포가 액체나 음식물을 섭취하기 위해 필요한 방법이다. 그 과정은 세포막이 섭취하려는 물질을 막의 일부로 둘러싸서 소포 또는 액포(vesicle)를 형성한 다음 세포막에서 떨어져 세포 안으로 들어가는 방식으로 진행된다.

그 물질이 고체 입자일 경우엔 **포식작용**(phagocytosis)이라고 한다. 백혈구가 몸에 감염을 막기 위해 박테리아에 작용하는 것이 대표적인 예이다.

반면, 물과 같은 용액을 섭취할 경우에는 **음세포작용**(pinocytosis)이라고 한다.

phago = 먹는

pino = 마시는

exocytosis
(EX oh sigh TOE sis)
exo = 바깥

세포외 유출(exocytosis) 세포가 물질을 밖으로 내보내는 경우가 세포외 유출이다. 어떤 세포는 세포 밖에서 필요로 하는 물질을 만들어서 내보낸다. 일단 물질이 만들어지면, 막에 의해 둘러싸여 소포를 이루어 세포막 쪽으로 이동한다.

이 소포가 세포막과 융합하여 물질이 세포 밖으로 방출되는 것이다.

세포외 유출은 상시성 분비와 조절성 분비로 구분된다. 상시성 세포외 유출은 모든 세포에 존재하는 반면, 조절성 세포외 유출은 분비 세포에 특이적이다. 조절성 세포외 유출을 위해 세포는 먼저 신호를 받아야 한다. 건물 밖으로 나간다고 가정할 때 단순히 문을 나서는 것은 상시성 세포외 유출이고, 나갈 때 신분증을 요구하고 벨을 울리는 것은 조절성 세포외 유출과 유사하다.

〈표 3-2〉는 세포의 이동 방법에 대하여 간략하게 정리하였다.

〈표 3-2〉 세포이동방법

종류	정의
수동적 이동 Passive Transportation (에너지가 필요하지 않음)	
확산(diffusion)	물질의 농도가 높은 곳에서 낮은 곳으로 이동하는 것
촉진확산 (facilitated diffusion)	회전문을 통한 이동처럼 물질의 확산 중 막을 통과할 때에 도움을 받는 것
삼투현상(osmosis)	물이 물질의 농도를 같게 하기 위하여 선택적 투과성 막을 지나가는 현상으로, 막을 중심으로 양쪽의 농도가 같아질 때까지 물은 낮은 농도에서 높은 농도로 막을 통과하려고 함
여과(filtration)	용해된 물질이 막을 통과하는 것
능동적 이동 Active Transport (에너지가 필요함)	
능동적 이동펌프 (active transport pumps)	물질을 이동시키기 위하여 ATP라는 분자 형태의 에너지가 필요함(고농도의 물질을 소유한 곳으로 다시 물질을 보내는 과정이기 때문이다.)
세포내 이입 (endocytosis)	물질이 세포막을 통과하기에 너무 클 때 세포가 액체나 음식물을 섭취하는 방법
포식작용(식세포작용) (phagocytosis)	세포막이 섭취하려는 물질이 고체일 경우 물질의 막을 둘러싸서 소포 혹은 액포를 형성하여 섭취하는 것
음세포작용 (pinocytosis)	섭취하려는 물질이 물 같은 액체일 경우
세포외 유출 (exocytosis)	세포 밖으로 물질이 이동하는 것
상시성(continuous)	모든 세포에서 발견되는 세포외 유출의 유형
조절성(regulated)	분비세포에서 발견되는 세포외 유출의 유형

세포질 Cytoplasm

생물들은 생존하기 위해서 균형 잡힌 환경을 요구한다. 예를 들어, 인간은 산소와 질소가 알맞게 혼합된 공기, 해양생물은 알맞은 염도의 바닷물, 닭의 배아는 달걀의 흰자를 필요로 한다. 마찬가지로, 세포 안쪽은 생존을 위해 특별한 환경을 필요로 하는데 이를 **세포질**(cytoplasm)이라고 한다. 세포질은 유기물(단백질, 탄수화물 및 지질)과 미네랄 및 가스와 같은 무기화학 물질의 수분 용액이다.

핵과 핵소체 Nucleus and Nucleolus

핵은 '세포의 뇌'로 알려져 있다. 세포를 도시에 비유한다면, 핵은 시청에 해당된다. 시청에서 도시의 모든 기관들에게 지시를 내리는 것처럼, 핵도 세포 내 소기관들에게 활동들을 지시한다. 시청이 도시의 핵심 기능을 담당하기 때문에 시청을 공격이나 피해로부터 보호하는 것이 중요하다.

따라서 문에 금속탐지기를 설치하고 경비원을 배치하는 것처럼 핵은 이중막으로 둘러싸여 있고 핵 내외로 물질이 통과할 수 있는 구멍(pores)을 가지고 있다.

또한 시청이 도시의 기능을 유지하고 보완하기 위해 청사진을 수립하며, 무분별한 건축을 규제하는 것처럼 세포의 핵도 '청사진'과 '건축 규정'을 가지고 있다. **염색질**(chromatin)은 핵 안에 있는 물질로 DNA(deoxyribonucleic acid)를 포함한다. DNA는 새로운 세포 생성을 위한 청사진을 갖고 있다. 염색질은 점차 유전자(genes)를 포함하는 염색체로 변하는데, 유전자는 유전적인 특징을 결정하게 된다.

핵 안에서 섬유성 물질로 구성되어 둥근 모양을 갖고 있는 것을 핵소체라고 한다. 핵소체의 주요 기능은 **리보핵산**(ribonucleic acid, RNA)을 합성해서 리보소체(ribosomes)를 형성하는 것이다.

그렇다면 청사진은 있는데, 우리에게 필요한 물질들은 어디에 있는 것일까? 무엇이 이 물질들을 얻는 역할을 하는 것일까?

의료전문직 FOCUS ON PROFESSIONS

세포학(Cytology)은 세포 연구를 설명하는 데 사용되는 일반적인 용어이다. 세포학은 예를 들어, 환자가 암에 걸렸는지 확인하고자 할 때 특히 중요하다. 이때 분석을 위한 조직 샘플은 조직 공학자(임상병리사)가 슬라이드에서 가져와 준비해야 하며, 건강 관리에서 세포 연구는 여러 다른 전문 분야로 세분될 수 있다. 국립조직공학학회, 미국의학기술자(AMT) 및 미국임상실험과학학회(ASCLS)와 같은 국가 협회의 웹사이트를 방문하여 실험실 기술 분야의 이러한 전문 분야에 대해 자세히 알아볼 수 있다.

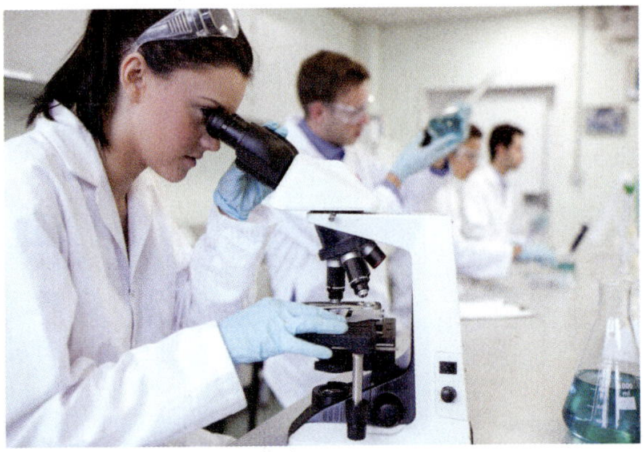

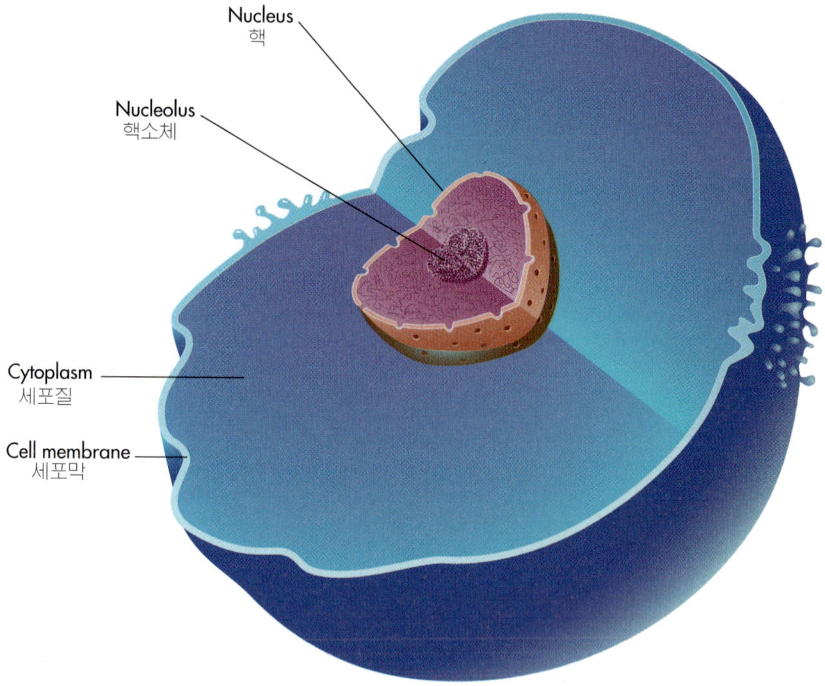

〈그림 3 – 9〉 세포막과 세포질, 핵과 핵소체

리보소체와 중심체(centrosomes)가 그 역할을 한다. 〈그림 3-9〉는 세포막, 세포질, 핵과 핵소체를 보여 주고 있다. 이제 계속해서 세포의 안쪽 구조에서 구체적인 기능들을 알아보자.

리보소체 Ribosomes

리보소체(리보좀)는 세포질에서 둥둥 떠 있거나 소포체에 존재하는 세포소기관이다. RNA로 구성되어 있고 효소와 세포 복구 및 생식에 필요한 단백질들의 생성을 돕는다. 비유하자면, 리보소체는 건물 리모델링이나 복구에 필요한 재료 공급자들에 해당된다.

중심체 Centrosomes

centrosomes
(SEN troh soamz)
centrioles
(SEN tree olz)

도시에서 낡은 건물을 대체하려면 새로운 건물이 필요하다. 세포 역시 새로운 구조를 위해 건물 계약자를 필요로 하는데, **중심체**(centrosomes)가 이 역할을 한다. 중심체는 세포분열에 관여하는 **중심소체**(centrioles)를 가지고 있다.

세포분열과 생식에 관한 내용은 세포에 대한 설명이 끝난 후에 다룰 것이다. 중심소체는 관 모양이고 주로 짝을 이루고 있다.

〈그림 3-10〉은 핵, 핵소체, 리보소체, 다음에 논의될 미토콘드리아뿐만 아니라 중심체를 나타내고 있다.

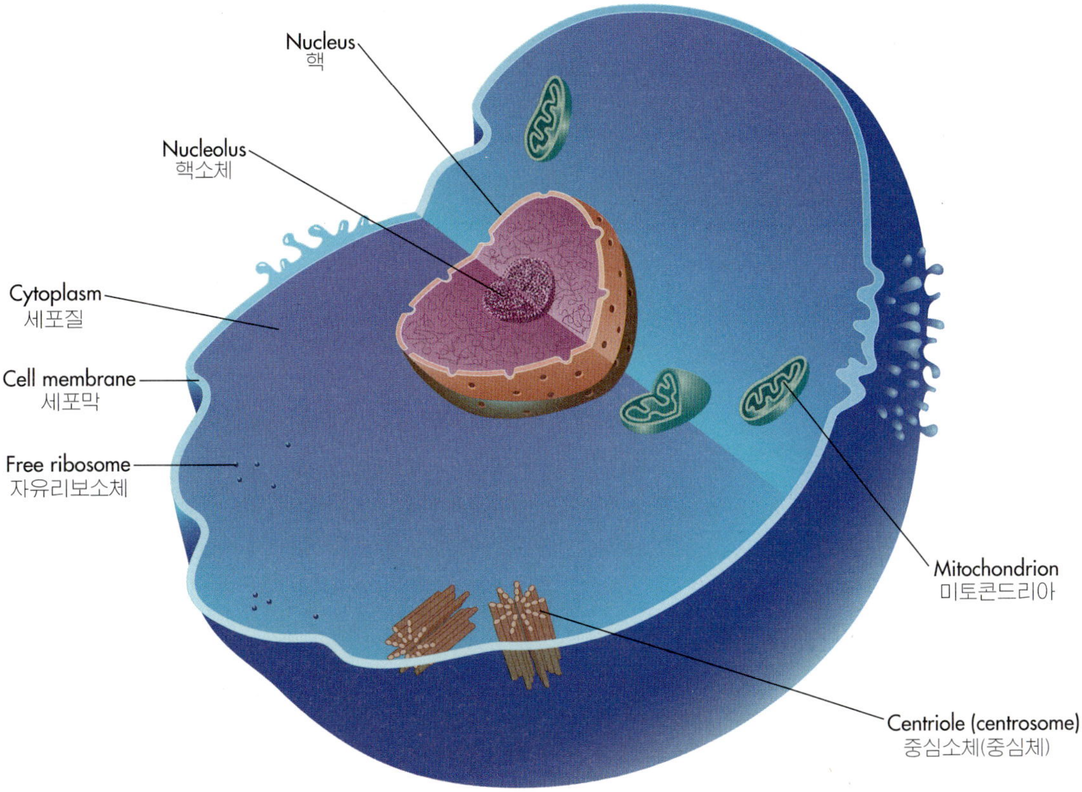

〈그림 3 – 10〉 세포막과 세포질 · 핵소체와 핵 및 자유리보소체 · 중심소체 · 미토콘드리아

미토콘드리아 Mitochondria

Mitochondria
(MITE oh KAHN dree ah)

만약 도시에 전기가 없다면 어떻게 될지 상상할 수 있겠는가? 아마 모든 것이 정지될 것이다. **미토콘드리아**(mitochondria)는 아주 작은 콩 모양의 소기관이지만 발전소 역할을 하며, 우리 몸에서 세포의 복구 · 이동 · 생식을 위해서 필요로 하는 에너지 중 95%를 공급한다.

도시가 더 많은 에너지를 필요로 할수록 더 많은 발전소가 세워지듯이 활동이 왕성한 세포에는 더 많은 미토콘드리아가 존재한다. 예를 들어, 매우 활동적인 간세포(liver cells)는 미토콘드리아를 2000개나 가지고 있다. 정자세포는 꼬리로 헤엄치기 때문에, 꼬리 주변에 단 하나의 코일처럼 꼬인 미토콘드리아를 가지고 있다.

미토콘드리아에 있는 특별한 효소는 산소를 얻는 데 도움이 되고 에너지 생산에도 쓰인다. 도시에서는 대부분 전기를 사용하지만, 세포는 미토콘드리아에서 형성된 ATP를 사용한다.

세포질 그물 Endoplasmic Reticulum

endoplasmic reticulum
(EN doh PLAZ mick ree TIH cue lum)

도시에 도로망이 갖춰져 있듯이 세포질에는 세포질그물이 연속적인 경로로서, 접혀진 막을 형성하고 있다.

소포체는 두 가지 형태로 나뉘는데, 그 중 하나는 표면에 리보소체가 있어서 사포 같은 표면을 가지고 있는 **거친 세포질 그물**(rough endoplasmic reticulum)로, 여기서 단백질이 생성 또는 합성되어 골지체(Golgi apparatus)로 보내진다.

또 다른 형태는, 리보소체가 없는 매끄러운 표면을 가지고 있어서 **매끈한 세포질 그물**(smooth endoplasmic reticulum)이라고 한다. 매끈한 세포질 그물은 지질(lipids)과 스테로이드(steroids)를 합성한다. 이들은 비포장도로와 포장도로, 정육점과 식품공장으로 비유할 수 있다(그림 3-11 참고).

골지체 Golgi apparatus

Golgi apparatue
(GAHL jee app uh RAT us)

도시에는 많은 트럭을 소유한 공장들이 있는데, **골지체**(golgi apparatus)는 공장들과 아주 비슷하다. 이 소기관은 막으로 된 납작한 주머니를 쌓아 놓은 것처럼 보인다. 골지체는 소포체에서 받은 단백질을 가공하여 저장한다.

골지체의 일부는 단백질을 둘러싸서 소기관 밖으로 내보내기도 하는데, 이것은 단백질을 배출하려는 쪽으로 세포막이 작용할 때에 일어나는 것이며, 세포의 배출작용의 예이다.

응용과학 APPLIED SCIENCE

세포 에너지와 ATP(adenosine triphosphate, 아데노신삼인산): 에너지 분자

CELL ENERGY AND ATP: THE ENERGY MOLECULE

세포가 ATP를 만드는 방식은 세포 호흡 과정이다. 세포 호흡은 매우 중요한 과정으로 세포 호흡이 없다면, 세포가 빨리 죽을 것이다. 우리 모두는 에너지를 얻기 위해 먹어야 한다는 것을 알고 있다. 그렇다면 에너지는 음식에서 세포로 어떻게 전달될까? 간단히 말해서 몸은 음식을 섭취하고 분해(소화)하는데, 이 과정에서 음식에서의 에너지가 방출된다. 문제는 세포가 이 에너지를 직접 사용할 수 없다는 것이다. 포도당(단당)으로 전환된 음식만 에너지를 만드는 데 사용할 수 있다. 포도당은 세포 호흡이라고 하는 일련의 화학 반응을 하는 동안 세포에서 사용할 수 있다. 세포 호흡 동안 포도당은 산소와 결합하여 미토콘드리아에서 ATP(아데노신삼인산)라는 고에너지 분자로 변환된다. 세포 호흡 동안 포도당은 산소가 있는 상태에서 연소되어 물, 이산화탄소 및 많은 에너지를 생성한다.

포도당 + 산소 ⟶ 이산화탄소 + 물 + 에너지 (특정화학 반응식)

$$C_6H_{12}O_6 + 6O_2 \longrightarrow 6CO_2 + 6H_2O + \text{ATP(대량)}$$

위의 방정식은 세포 호흡을 나타내는 데 사용할 수 있다. 포도당이 다 소모되고 에너지가 만들어지면 이산화탄소와 물이 부산물로 만들어진다. 세포를 위한 에너지를 만들기 위해서는 포도당(음식에서)과 풍부한 산소가 있어야 하며, 에너지를 만들고 나온 폐기물인 이산화탄소를 제거할 수 있어야 한다. 이것이 숨을 쉬는 이유이다. 세포 호흡의 요점은 ATP의 형태로 에너지를 만드는 것이다. 또한, 아데노신삼인산은 염기, 당, 세 개의 인산염 그룹으로 구성되어 삼인산이라고 한다. 인산염 그룹은 고에너지 결합에 의해 함께 유지되며, 이러한 고에너지 결합이 끊어지면 많은 양의 에너지가 방출되는데, 이러한 에너지는 이제 세포에서 사용할 수 있어서 세포가 기능한다. 결합이 끊어지면 ATP는 이제 인산염이 2개만 있는 아데노신이인산(adenosine diphosphate, ADP)만을 가지고 있다. ADP는 이제 다른 인산염과 결합하여 고에너지 결합을 형성하여 에너지가 저장되고 그 과정을 다시 시작할 수 있다.

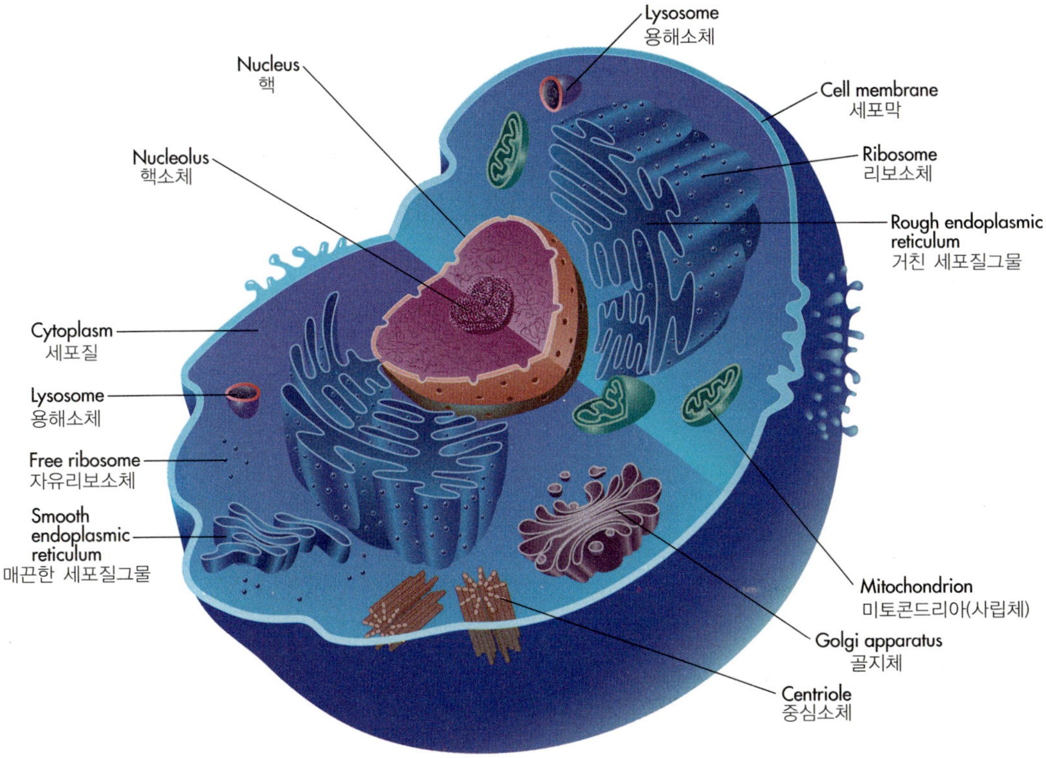

〈그림 3－11〉 세포소기관

기관을 구성하는 세포들은 높은 단계의 배출 또는 저장을 동반하므로 많은 골지체를 필요로 한다. 침샘(salivary glands)과 이자샘(pancreatic glands)은 많은 골지체를 포함하는 세포들로 구성된 기관의 예이다.

용해소체 Lysosomes

모든 도시에서는 쓰레기가 발생하는 즉시 제거되어야 한다. 세포도 마찬가지다. **용해소체(리소좀**, lysosomes)는 세포 사이에 있는 잔해와 노폐물 제거를 담당하는 강력한 효소를 가지고 있는 입자이다. 용해소체는 다양한 기능을 하는데, 식세포작용(phagocytosis)을 통해서 해로운 박테리아를 파괴시키기도 한다. 〈그림 3–11〉은 모든 세포소기관을 보여 준다.

lysis = 무너뜨리다

그 밖의 다른 기관들 Other Interesting Parts

뼈와 비슷한 **세포뼈대**(cytoskeleton)는 미소관과 서로 연결된 '가는 섬유'들이 그물형태로 되어 있으며, 세포와 세포 내부로 신호를 전달해 준다.

골지장치에서 형성된 입자들은 작은 트럭들과 같이 물질들을 싣고 세포 안의 다른 곳이나 세포막으로 이동한 다음 그 물질들을 내려놓는다.

cytoskeleton *(SIGH toe SKELL eh ton)*
vesicle *(VESS ih kuhl)*

flagella *(flah GELL ah)*

물이 가득 채워져 있는 큰 통에 수상도시를 짓는다고 가정해 보자. 어떻게 새로운 위치로 이동하겠는가? 몇몇 세포들은 이 문제를 **편모**(flagella)로써 해결한다. 채찍 모양의 꼬리 같은 편모는 올챙이의 꼬리와 비슷한 방식으로 세포 안에서 움직이게 해준다.

미래에는 새로운 방법으로 사람과 물건들을 수송할 것이다. 예를 들어, 도시의 공항에 설치되어 있는 움직이는 보도(moving side walks)가 생길지도 모른다. 이와 비슷하게 어떤 세포에서는 수송문제를 섬모(cilia)를 통해서 해결하고 있다. 섬모는 짧고, 현미경으로만 볼 수 있을 정도로 작으며, 세포의 바깥쪽 표면에 머리카락처럼 돌출되어 있다.

섬모는 휘어지면서 주어진 방향으로 세포를 이동시킨다. 이 움직임은 공연에서 밴드의 멤버가 관중 속으로 뛰어든 다음에, 관중들에게 몸을 맡긴채 이동하는 것과 유사하다. 이것은 우리가 매일 먼지 입자와 세균을 들이마시는 데도 허파를 깨끗이 유지할 수 있는 방법이기도 하다.

체세포분열 cellular mitosis

세포생식(cellular reproduction)은 새로운 세포를 만드는 과정으로, 한 세포가 두 세포로 나누어지기 때문에 세포분열(cell division)이라고도 한다.

a = ~없이

세포가 또 다른 세포를 만드는 방식 중에서 정자와 관련 없이 한 세포에서 똑같은 세포를 만드는 것을 **무성생식**(asexual reproduction)이라고 한다. 동물세포, 식물세포, 박테리아 중 상당수는 무성생식을 통해 자손을 낳는다.

eukaryotic cell *(you CARE ee AH tic SELL)*

인체를 구성하는 세포는 **진핵세포**(eukaryotic cell)에 해당된다. 진핵세포는 핵, 세포 소기관과 핵 안에 염색체를 가지고 있다. 앞에서 언급한 바와 같이 세포의 유전적 물질인 DNA가 염색질로 뭉쳐서 염색체를 이룬다. 세포에 대한 지시사항들은 염색체가 옮겨 주기 때문에 모든 세포는 생식 후에도 완전한 세트를 지니고 있어야 한다.

이러한 지시사항에는 세포가 몸에서 작용하는 방법과 생식 계획이 포함된다. 세포가 염색체를 박테리아처럼 하나만 가지고 있든지 또는 인간처럼 46개를 가지고 있든지 간에 모든 염색체는 세포분열이 일어나기 전에 복제되어야 한다.

박테리아의 간단한 세포분열을 살펴보자. 박테리아 세포는 원핵생물로 분류되며 진정한 핵이나 핵막을 가지고 있지 않다. 박테리아는 이분법으로 알려진 과정을 통해 매우 쉽게 번식한다. 즉, DNA를 쉽게 복사하고 세포질을 나눈 다음에 몸이 반으로 나뉜다.

mitosis *(my TOE sis)*

좀 더 복잡한 세포생식을 하는 진핵세포는 더 많은 단계를 거쳐서 분열이 일어난다. 사람의 경우, 46개 염색체를 모두 복사해야 하고, 모든 세포가 염색체 46개와 소기관을 가져야 하기 때문이다. 새로 생긴 세포들이 올바른 수의 유전적인 물질들을 갖기 위해 염색체가 나뉘는 과정을 **체세포분열**(mitosis)이라고 한다. 체세포분열은 진핵세포가 무성생식하는 유일한 방법이다.

세포주기 The Cell Cycle

우리 몸에서는 분(minute) 당 약 3억 개의 신체 세포(body cells)가 죽는다. 이것을 세포사멸(apoptosis)이라고 한다. 모든 세포의 수명이 같은 것은 아니며, 특정 혈액 세포는 몇 시간 동안만 살고, 장 세포는 2~3일 동안, 근육 세포는 최대 15년 동안 지속될 수 있는 반면 신경 세포는 평생을 살 수 있다. 또한, 세포는 우리가 살아 있는 동안 여러 번 분열하게 된다.

진핵세포의 생애, 즉 **세포주기**(cell cycle)는 크게 두 기간으로 나뉘며, 그 중에 **사이기**(interphase)가 대부분을 차지한다. 사이기 동안에는 세포가 분리되지 않고 필요한 물질들을 비축하며 DNA 복제와 새로운 세포기관 형성과 같은 세포분열을 위한 준비과정이 진행된다. 다음으로 세포주기의 짧은 부분이면서 실제로 세포분열이 일어나는 **유사분열기**(mitotic phase, 체세포분열기)가 있다.

cytokinesis
(SIGH toe kih NEE sis)

유사분열기에는 유전적인 물질이 나뉘는 유사분열과 세포질이 둘로 나뉘는 **세포질분열**(cytokinesis)이 일어난다. 이 중에서 유사분열은 진핵세포의 세포분열 중 가장 복잡한 과정이다.

유사분열은 다시 **전기**(prophase), **중기**(metaphase), **후기**(anaphase), **종기**(telophase)의 4단계로 나뉜다.

〈그림 3-12〉는 이 모든 과정 및 단계를 전체적으로 나타내고 있다.

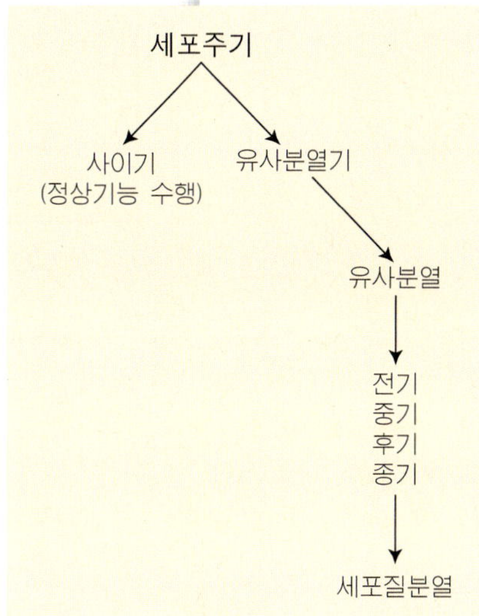

〈그림 3-12〉 세포주기의 흐름도

유사분열 단계 The phases of mitosis

네 가지 단계를 〈그림 3-13〉을 참조하면서 하나씩 알아보자.

1. **전기**(prophase): 핵이 사라지고 염색체가 나타나며 초기 방추사가 형성된다.
2. **중기**(metaphase): 염색체가 세포 중앙에 정렬한다.

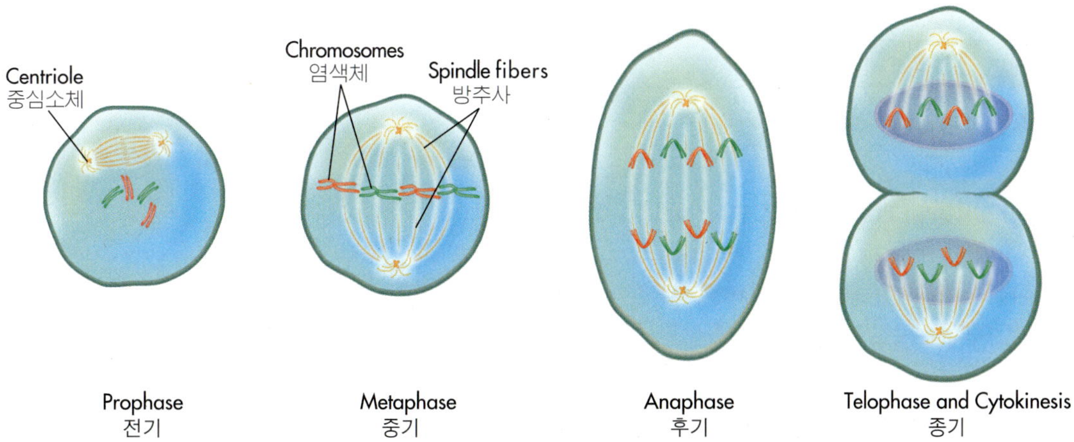

〈그림 3-13〉 유사분열

benign *(bee NINE)*
malignant *(muh LIG nant)*

임상적용 CLINICAL APPLICATION

유사분열 Mitosis run amok

건강한 인체에서 세포는 질서 있는 형태로 성장한다. 즉, 적절한 성장비율로 세포의 수와 모양이 결정되며, 세포가 일렬로 정렬하여 성장한다. 반면에 어떤 상태는 인체의 안팎에 변화를 주어 세포의 성장에 큰 변화를 일으킨다. 그로 인해 세포의 성장은 광범위하고 무제한적이 되며 너무 많은 세포가 만들어져서 덩어리나 종양을 초래한다.

종양은 양성과 악성으로 구분된다. 양성종양(benign tumors)은 생명이 위험하지는 않으며, 천천히 성장한다. 암이라고 부르는 악성종양(malignant)은 성장이 빠르고 정상세포 조직 속으로 보다 넓게 침윤된다. 암(cancer)은 '꽃게'(crab)에 비유할 수 있다. 암세포는 꽃게의 집게발과 다리처럼 정상세포 속으로 퍼져 나간다. 또한 암종의 일부가 혈류나 림프계를 타고 다른 곳으로 갈 수 있으므로 인체의 다른 장기에서 새로운 암종이 성장할 수도 있다.

암세포가 이렇게 퍼져 나가는 것을 전이(metastasis)라고 한다. 인체에 치명적인 폐암은 폐암이라고 진단 받았을 때 이미 오래 전부터 전이가 진행된 상태인 경우가 있는데, 이런 경우에는 암이 이미 간과 뇌 및 다른 장기에 전이되어 생존이 어려울 수 있다.

3. **후기**(anaphase): 염색체가 나뉘고 방추사가 염색체를 당겨서 분리시킨다.
4. **종기**(telophase): 염색체가 세포 끝쪽으로 가고 방추사가 사라지며, 핵이 다시 생긴다.

세포질분열은 종기와 동시에 일어나고 이때 세포가 반으로 분리된다. 모세포에서 두 개의 딸세포가 형성된 것이다. 따라서 진핵세포의 무성생식인 유사분열은 모세포가 동일한 두 개의 딸세포로 분화되는 과정이다.

인체에서 유사분열 mitosis in your body

무성생식인 유사분열은 다양한 목적을 위해 일어난다. 언제라도 인체의 세포가 대체될 필요가 있으면 유사분열이 그 세포를 대체시켜 준다. 그 중에서 뼈 · 상피 · 피부 · 혈구세포 등은 정기적으로 대체된다. 손상된 조직의 복구와 재생도 유사분열에 의해 이뤄진다.

만약에 손가락이 베이면 피부는 콜라겐에 의해 점차적으로 원래 조직으로 대체된다. 이때 유사분열이 손상되거나 파괴된 세포를 대체하기 위해 상처 주위에서 활발하게 일어난다. 부러진 뼈도 같은 방법으로 대체된다.

학습 힌트 LEARNING HINT

유사분열과 감수분열 MITOSIS VERSUS MEIOSIS

유사분열과 감수분열이라는 단어는 발음과 글자 모양이 비슷하여 종종 혼동된다. 감수분열은 염색체의 절반을 포함하는 배우자 또는 성 세포임을 기억해야 한다. 왜냐하면 남성과 여성의 성적 결합이 나머지 절반에 기여하기 때문이다. 유사분열(나는 나 자신을 복제한다)은 무성이며 세포와 전체의 정확한 복사본을 생성한다. 결합이 필요하지 않기 때문에 염색체의 보체이다.

성장도 유사분열에 의해 일어난다. 성장할 때 뼈의 길이는 운동에 의해 근육량이 증가하면서 길어지는데, 대부분의 조직이 커지는 것은 조직이나 기관에서 일어나는 세포의 유사분열에 의한 것이다. 유사분열이 없으면 인체는 성장하지 못하고, 늙거나 손상된 세포는 대체되지 못할 것이다.

유성생식은 유사분열과는 다르다. **감수분열**(meiosis)은 생식을 위해 세포분열이 일어나는 것을 가리킨다. 이 과정은 17장 '생식계통'에서 자세히 다룰 것이다.

미생물 Microorganism

어느 도시에나 다양한 사람들이 살고 있다. 도시에는 긍정적으로 사회에 기여하는 시민이 있는 반면에 문제를 일으키는 사람들도 있다. 이 이론은 미생물의 세계에 똑같이 적용된다. 도시에서 문제를 일으키는 사람들에 해당되는 것들에 대해 알아보자.

- 박테리아(bacteria)
- 바이러스(viruses)
- 곰팡이(fungi)
- 원충(protozoa)

박테리아 Bacteria

박테리아(bacteria)라고 하면 아마 병을 유발하는 **병원체**(pathogen)가 먼저 떠오를 것이다. 이런 생각이 어느 정도는 맞을 수 있는데, 그 이유는 박테리아가 병원체의 상당수를 차지하기 때문이다.

bacteria
(back TEER ee ah)
pathogen *(PATH oh jenn)*
path/o = 질병
gen = 생산하는

놀라운 사실 AMAZING FACTS

세균 번식 Bacterial Reproduction

박테리아는 매우 빠르게 번식하여 개별 세포가 몇 분 안에 두 개의 세포가 될 수 있다. 이 두 세포는 이제 4개의 세포가 되는 식이다. 세균 감염이 순식간에 걷잡을 수 없게 진행되는 것은 당연하다.

자기주자성: 일부 박테리아는 자기장에 반응한다.
Magnetotaxis: Some Bacteria Respond to Magnetic Fields

믿거나 말거나, 일부 박테리아는 자기장을 감지하고 반응할 수 있다. 이러한 유형의 박테리아는 지구의 자기장에 민감하고 이 힘에 의해 방향을 잡는다. 자기력에 반응하여 움직이는 이러한 능력을 자기주자성(磁氣走磁性)이라고 한다. 이 발견은 리처드 블레이크모어(Richard Blakemore)가 호수의 황화물이 풍부한 진흙에 사는 박테리아를 관찰하면서 그가 진흙의 위치를 바꾸면 박테리아는 지구의 자기장으로 방향을 바꿀 것이라고 하였다. 추가 조사 후 Blakemore는 이 박테리아가 마그네토좀(magnetosome)이라고 하는 세포 구조에 저장된 자성 금속 화합물인 산화철 입자를 가지고 있음을 확인하였다.

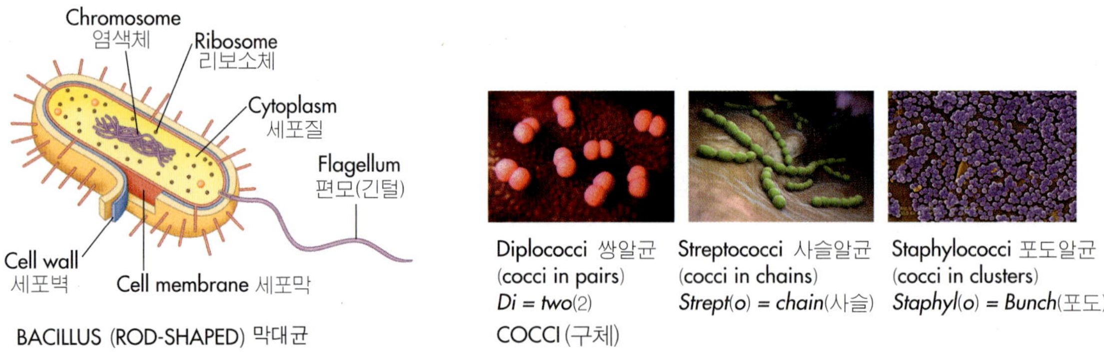

〈그림 3 – 14〉 박테리아의 종류

실제로 어떤 박테리아성 병원체는 인체에 독성물질을 내놓기도 한다. 박테리아는 빠르게 자라고 이분법으로 증식하는데, 30분에 한 번씩 두 배로 증가하기도 한다. 그러나 박테리아는 해롭기도 하고 필요하기도 한 존재이다. 박테리아는 인체 안, 특히 위에서 살아가는 **정상세균층**(normal flora)의 일부분이기도 하다. 예를 들어, 어떤 박테리아는 장에서 음식물의 소화를 돕기도 하고, 비타민 K의 합성을 돕기도 하며, 혈액응고를 도와서 우리 몸에 상처가 났을 때 피가 흐르지 않도록 해준다. 〈그림 3–14〉는 박테리아의 몇 가지 종류를 보여 주고 있다.

normal flora *(FLOOR ah)*

바이러스 Viruses

라틴어로 'poison'을 의미하는 **바이러스**(viruses)는 기본적인 병원체이다(그림 3–15 참고). 또한 바이러스는 감염성 입자로, 유전적인 물질을 포함한 핵산을 가지고 있고 **캡시드**(capsid)라는 단백질층으로 둘러싸여 있으며, 일부는 더 많은 층이나 막을 가지고 있다.

Capsid *(CAP sid)*

흥미로운 점은 바이러스의 성장 · 섭취 · 생식이 스스로의 힘만으로는 불가능하다는 점이다. 바이러스는 다른 세포(숙주세포)로 들어가서 그 일부를 빼앗음으로써 에너지를 비롯하여 생존을 위한 물질들을 공급받는다.

더불어 각각의 바이러스는 특정한 세포를 숙주로 삼아야 위력을 발휘한다.

예를 들어, 감기의 원인이 되는 바이러스는 호흡계통에서, 헤르페스를 일으키는 바이러스는 신경계통 쪽의 조직에서 숙주세포를 찾는다. 대부분의 사람들이 앓는 호흡기계통 감염은 바이러스에 의한 것이며, 바이러스는 항생물질에 반응하지 않는다.

흥미로운 점은 바이러스가 인체에서 지배적으로 존재하며, 나중에 또다시 활동할 수 있다는 것이다. 이것을 잠복(latency)이라고 한다. 바이러스가 재활성화되고 다시 복제되기 시작하는 과정을 용해 단계라고 하는데, 이러한 유형의 용해성/잠복성 바이러스의 예로는 수두 및 대상포진을 일으키는 수두 대상포진 바이러스(Varicella zoster virus, VZV)가 있다.

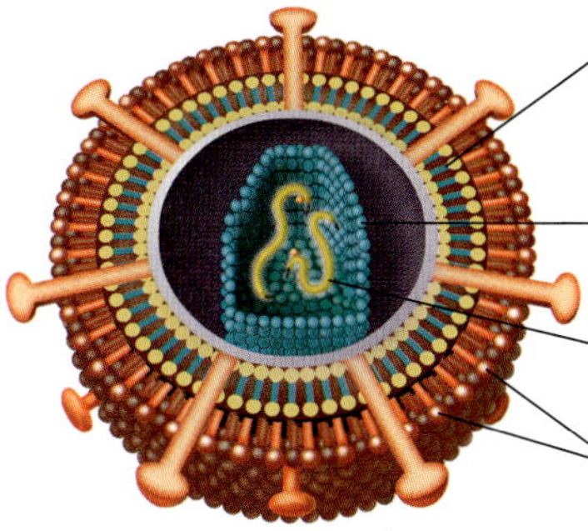

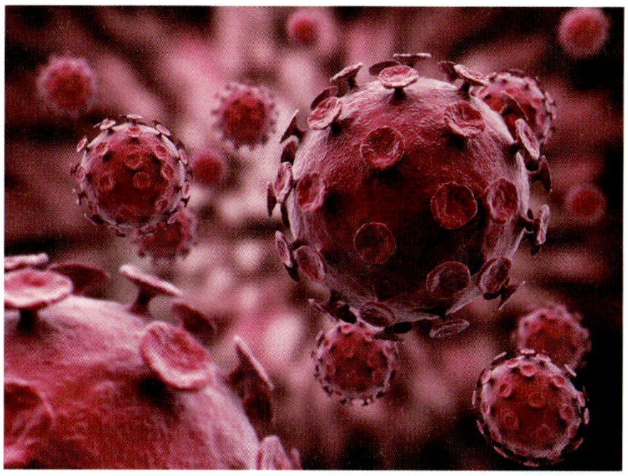

〈그림 3 – 15〉 바이러스

임상적용 CLINICAL APPLICATION

혼란스러운 용어를 명확히 하기 CLARIFYING A CONFUSING TERM

항생제는 기술적으로 '모든 생명에 반대(against all life)'를 의미하지만 일반적으로 항균제만을 의미하므로 세균 감염을 치료하는 데 사용된다. 바이러스 감염에 대한 특정 항바이러스제가 있으며, 바이러스 감염 치료에는 항생제를 사용해서는 안 된다.

항감염제라는 용어는 세균 감염을 치료하기 위한 항생제, 항바이러스제를 포함할 수 있다. 약제, 항진균제 및 항원충제 등에 사용된다. 비 박테리아 감염을 치료하기 위한 항생제의 오용과 항생제 복용에 대한 환자의 순응도가 좋지 않아 내성 균주가 개발되었다. 그러한 균주 중 하나는 메티실린 내성 황색포도상구균(MRSA)이며 심각한 감염 발생 및 사망을 초래하였다.

VZV는 면역 반응에 의해 파괴되지 않으며 수두에서 나온 수두(가려운 발진)가 사라진 후에도 뉴런에 잠복해 있다. 일부 개인에서 VZV는 재활성화 되거나 다시 용해성 복제를 시작하여 대상포진이라고 하는 잠재적으로 고통스러운 피부 상태를 유발한다. 수두와 대상포진은 모두 VZV에 의해 유발되지만, 대상포진은 일반적인 명칭으로 shingles를 사용하나 의학 용어상에서는 herpes zoaste를 사용한다.

곰팡이 Fungi

진균류인 곰팡이는 단세포 또는 다세포로 되어 있다. 각 개체는 **균사체**(mycelia)라고 하는 작은 섬유들을 가지고 있는데, 세포 밖으로 나온 후에 영양분을 찾아서 흡수한다.

fungi *(FUN jie)*

mycelia *(my SEE lee ah)*
anti = 대항하는
bios = 생명

박테리아 · 곰팡이, 식용버섯은 유익하지만 어떤 경우에는 문제를 일으키기도 한다(그림 3–16 참고).

곰팡이는 **포자**(spores)를 발산시켜서 널리 퍼진다. 건강한 상태에서는 영향을 받지 않지만 면역체계에 문제가 생기면 곰팡이가 감염을 일으킬 기회를 가지게 되며, 조직이 손상되면 곰팡이가 더 쉽게 감염을 일으킬 수 있다.

바람이 포자를 옮기면 포자가 흡입되어 잠재적으로 폐 감염을 일으키게 된다. 그러나 포자를 들이마시는 순간에 감염이 이뤄지지는 않는다. 미국의 특정 지역에서는 인구의 최대 80%가 특정 균류 흡입에 대해 양성 반응을 보였다고 추정된다. 곰팡이 감염의 예로는 무좀을 일으키는 백선과 아구창이나 칸디다증이라는 구강 질환을 일으키는 칸디다 알비칸스라는 효모가 있다.

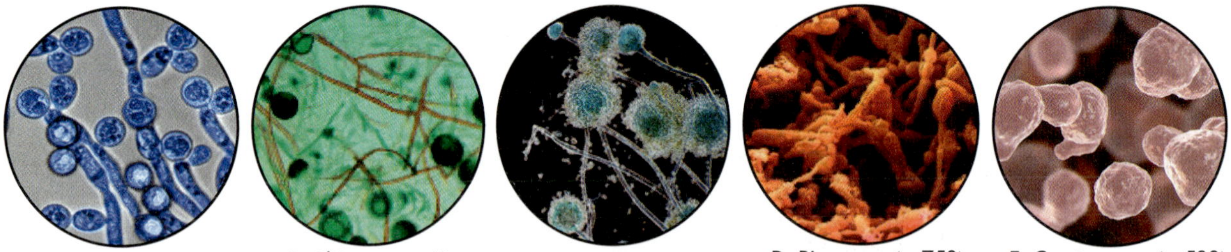

A. Yeast (×750) 이스트

B. Rhizopus (×40) 거미줄곰팡이 속

C. Aspergillus (×40) 아스페르길루스 (누룩곰팡이과)

D. Ringworm (×750) 백선

E. Cryptococcus (×500) 크립토콕쿠스

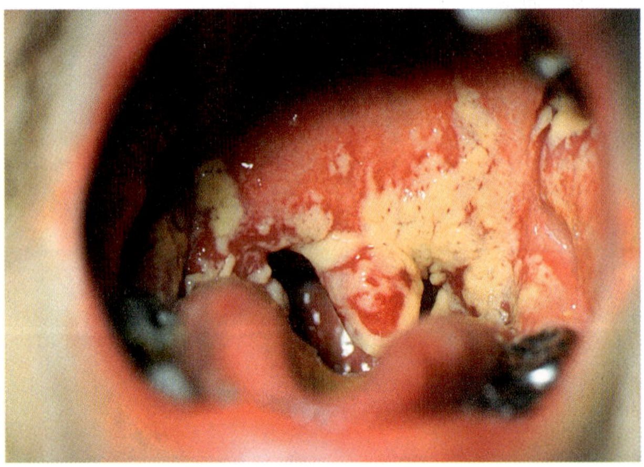

F.혀의 곰팡이 감염

〈그림 3 – 16〉 곰팡이의 종류

원충 protozoa

anatomy *(ah NA tom ee)*

원충(protozoa)은 단세포 동물로 연못과 같은 물이나 토양 속에서 발견된다. 이러한 미생물이 입으로 들어가면(오염된 물을 마시거나 또는 말라리아 모기에 물림) 질병을 일으킬 수 있다(그림 3–17 참고).

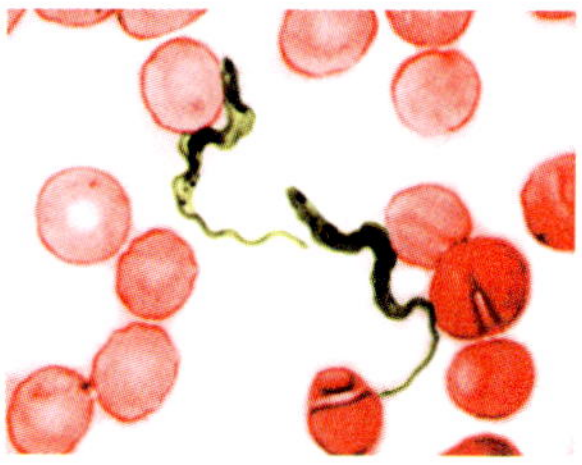

Trypanosoma;
causes sleeping sickness
파동편모충
(수면병의 원인)

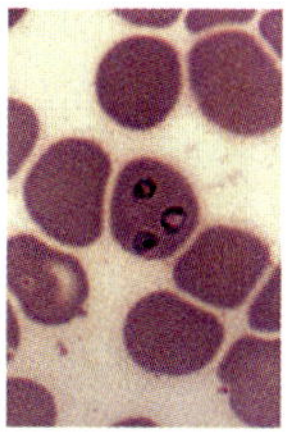

Plasmodium
(in red blood cell);
causes malaria
열원충
(말라리아의 원인)

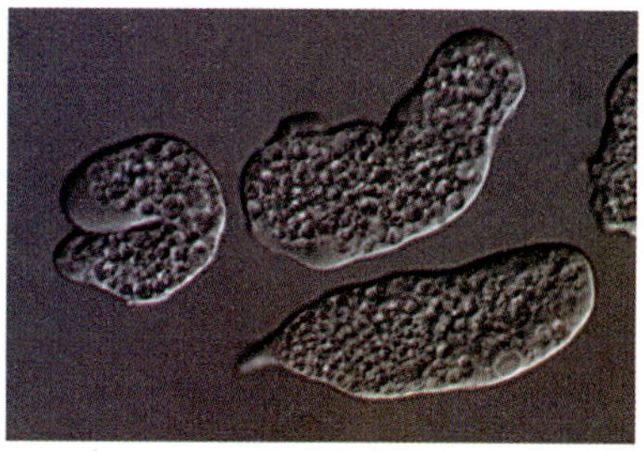

Amoeba;
causes amoebic
dysentery
아메바
(아메바성 이질의 원인)

〈그림 3 – 17〉 원충

프리온 Prions

감염성 단백질인 프리온은 실제 유기체는 아니지만 비정상적인 병원체이며, 관련 토론에서 이 용어를 들을 수 있기 때문에 다른 병원체와 함께 여기에 포함되었다.

1960년대에 처음 가설이 설정되었고, 1980년대 중반에 분리된 이 물질은 특정 정상 세포 단백질의 비정상적인 접힘을 유발할 수 있다. 프리온의 영향을 받는 조직은 미세한 구멍으로 가득 차 있어 조직이 해면질 구조를 나타낸다(그림 3–18 참조).

이러한 단백질의 방대한 양이 뇌에서 발견되기 때문에 프리온은 신경 손실과 뇌염증을 나타내는 특정 뇌질환의 원인 물질로 인식되었다. 드물게 발생하지만 이러한 상태는 빠르게 진행되며 항상 치명적이다. 인간의 경우 크로이츠펠트–야콥병(CJD)과 동물의 만성 소모성 질환(CWD, 광우병) 및 면양 떨림 병인 스크래피(scrappie)가 그 한 예이다.

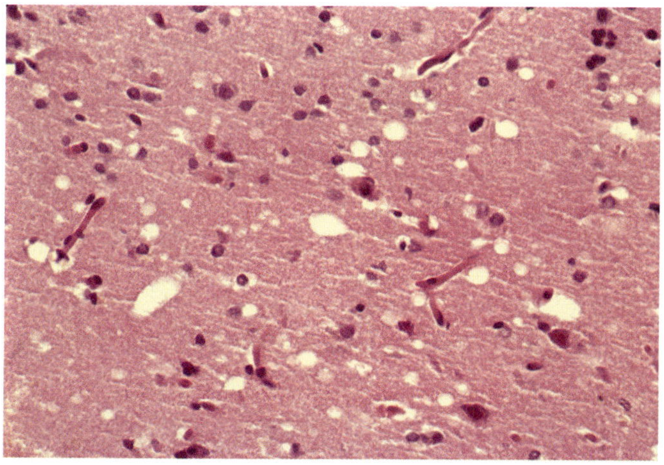

〈그림 3 – 18〉 크로이츠펠트–야콥병에 걸린 환자의 조직학적 슬라이드를 보면 스폰지 같은 구조를 볼 수 있다.

요약 SUMMARY

Points of Interest

- 모든 유기체는 하나 이상의 세포로 되어 있다. 세포는 유기체의 기본단위이다.
- 기본단위인 세포도 그 세포의 적절한 기능을 수행하기 위해 여러 부분으로 구성되어 있는데, 이 작은 부분들을 **소기관**(organelles)이라고 한다.
- 물질은 능동적 이동과 수동적 이동을 통하여 세포막을 통과한다.
- **수동적 이동**(passive transport)은 확산, 촉진확산, 삼투현상, 여과로 나뉜다.
- **능동적 이동**(active transport)은 능동적 이동펌프, 세포내 이입, 세포외 유출로 나뉜다.
- **세포이동**은 편모를 통해 일어난다.
- 섬모는 규칙적인 운동으로써 허파와 기도 내의 이물질을 제거하는 데 도움을 준다.
- 세포주기 중에 단 10%만이 유사분열을 한다.
- **유사분열**의 단계는 전기, 중기, 후기, 종기로 구분된다.
- **감수분열**(meiosis)은 생식세포분열이다.
- **박테리아**는 반드시 나쁜 것은 아니며, 인체가 생존을 위해 박테리아를 필요로 하는 경우도 있다.
- **바이러스**는 단세포 유기물이 아닌 데도 다른 세포에서 필요한 것들을 공급받는다.
- **곰팡이**는 단세포 또는 다세포로 되어 있으며, 인체 내의 감염을 일으킬 수 있다.
- 소화기를 통해 침입하거나 벌레에 물림으로써 원충은 인체에 질병을 일으킬 수 있다.

사례연구 CASE STUDY

다음 예가 주어지면 어떤 유형의 미생물이 원인이 될 수 있을까?

a. 두 소년이 연못의 물을 마신 후에 위통(stomach ache)과 심한 설사를 호소하였다.

b. Julia는 유전질환으로 인하여 면역체계가 약해져 있다. 학교에서 버섯농장을 견학하고 돌아온 지 이틀째 되는 날, Julia는 호흡곤란(shortness of breath)을 호소하였고 호흡기 감염이라는 진단을 받았다.

c. 딜란은 3일 동안 심한 감기를 앓고 항생제를 복용했다. 그런데 별다른 효과없이 감기가 지속되었다.

d. 마리아는 깨진 유리 조각을 밟아 발바닥을 베였다. 이틀 뒤 상처는 빨갛게 부어올랐고, 고름이 나오기 시작했다.

Review Questions

Multiple Choice

1. 세포막을 설명한 것으로 가장 알맞은 것은?

a. 모든 물질에 대한 투과성
b. 비투과성
c. 단단한
d. 선택적 투과성

2. 다음을 제외한 모든 것은 수동적 이동이다. 다음은?

a. 촉진확산 b. 세포외 유출
c. 삼투현상 d. 여과

3. 용질의 농도가 높을 때, 삼투압은 어떻게 되는가?

a. 낮아질 것이다.
b. 높아질 것이다.
c. 그대로 남아있을 것이다.
d. 삼투압과 용질의 농도와는 관계가 없다.

4. 세포가 호흡하는 동안 어떤 분자가 파괴되는가?

a. 산소
b. 물
c. 이산화탄소
d. 포도당

5. 어떤 미생물이 질병을 일으킬 수 있는가?

a. 박테리아
b. 곰팡이
c. 바이러스
d. 위의 모든 것

Fill in the Blank

1. 세포의 다음 부분을 해당 기능과 연결하시오.

핵 •	a. ATP를 만든다
세포막 •	b. 물질의 포장, 저장, 배송
골지체 •	c. 환경에서 세포를 구분
미토콘드리아 •	d. 유전 물질과 세포 구조를 포함
세포질 •	e. 세포 안쪽의 내부적인 액체 환경
용해소체 •	f. 세포 물질을 분해하는 가수분해효소를 포함

[해답] Multiple Choice

1. d **2.** b **3.** b **4.** d **5.** d

Fill in the Blank

1. 핵 → d 세포막 → c 골지체 → b 미토콘드리아 → a 세포질 → e 용해소체 → f

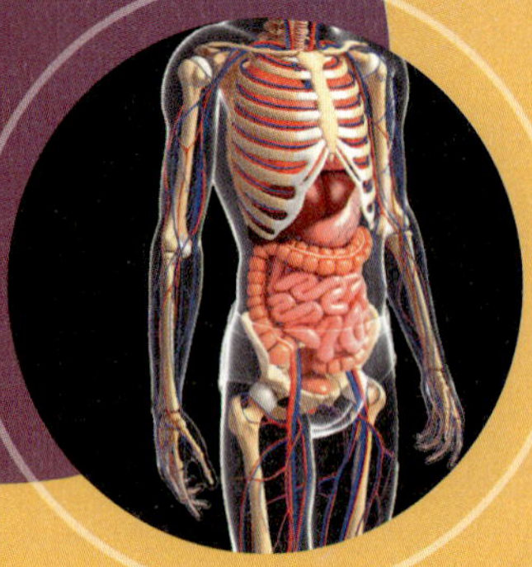

제4장

조직과 계통

인체의 내부

여행을 하면서 도시의 풍경을 눈여겨 본 일이 있을 것이다. 도시는 구조와 체계의 복잡한 결합이며, 벽돌이나 시멘트벽은 건물들의 기본구조를 이룬다. 인체도 마찬가지로 구조와 체계의 복잡한 결합이고, 세포는 인체의 기초요소가 된다.

건물의 각 부분들이 각기 다른 종류, 모양, 크기를 가지고 있듯이 세포도 종류, 모양, 크기가 다양하며 혈구세포, 피부세포, 신경세포 등 그 기능도 각기 다르다. 우리는 이 장에서 이러한 세포들에 대해 자세히 배울 것이다.

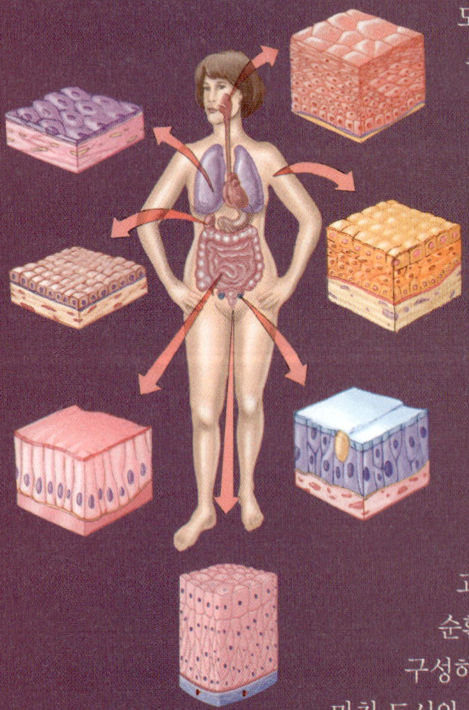

도시는 시멘트벽이 기본구조이지만, 시멘트벽이 존재하려면 모래 · 석회 · 물 등 콘크리트를 만들기 위한 재료들이 필요하다. 세포들 또한 여러 부분들로 이루어져 있고, 세포가 살아가기 위해 필요한 구체적인 기능들을 수행하는 세포기관이라는 작은 세포조직들을 필요로 한다.

좀 더 깊이 설명하면, 비슷한 형태의 세포들은 동일한 기관에서 함께 작용하는 조직(건물)을 형성하고 기관들은 계통(거리)을 이룬다.

예를 들어, 심장세포들은 심장조직을 형성하고 심장조직은 심장기관을 형성하며 심장기관은 순환계통의 부분이 된다. 마침내, 계통들은 인체를 구성하여 함께 활동한다. 이렇게 보면, 인간의 몸은 마치 도시와 같다.

TISSUES AND SYSTEMS

THE INSIDE STORY

Chapter 4

무엇을 학습할 것인가 LEARNING OUTCOMES

- 네 가지 주요 유형의 조직과 각 유형 내의 변이를 나열하고 설명할 수 있다.
- 다양한 체막을 식별하고 설명할 수 있다.
- 근육 조직의 세 가지 주요 유형을 구별할 수 있다.
- 신경조직의 중요한 요소를 설명할 수 있다.
- 조직의 복구과정을 설명할 수 있다.
- 세포, 조직, 기관 및 기관 계통 간의 관계를 설명할 수 있다.
- 11개의 주요 신체계통을 나열하고 각각의 주요 기능을 설명할 수 있다.

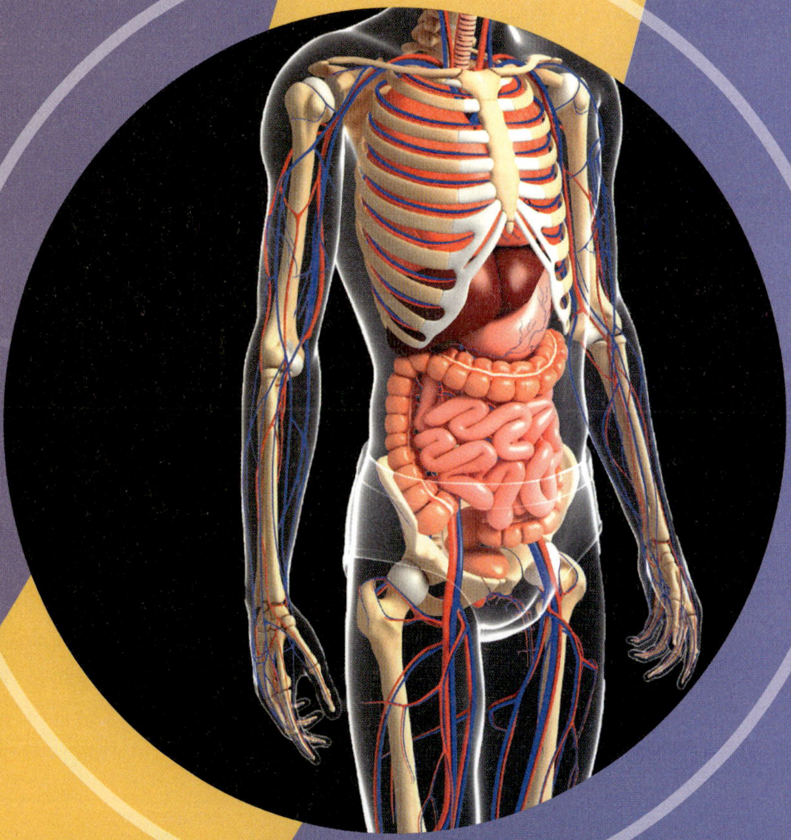

발음안내 *Pronunciation Guide*

이 장에서 다루어지는 중요한 단어의 발음

cuboidal [cue BOYD al]	parietal [pah RYE eh tal]
cutaneous membranes [cue TAY nee us]	serous membrane [SEER us]
epithelial tissue [ep ih THEE lee al]	skeletal muscle [SKELL eh tal]
genitourinary [JEN eh toe YUR ih nair ee]	squamous [SKWAY mus]
glia [GLEE ah]	stratified [STRAT ih fied]
lacunae [luh KOO nay]	striated muscle [STRY ate ed]
meninges [men IN jeez]	synovial membrane [sin OH vee al]
neuroglia [noo ROG lee uh]	transitional [tran ZISH un al]
neuron [NOO ron]	visceral [VISS er al]

조직의 개관 Overview of Tissues

인체에는 각기 다른 기능을 하는 다양한 세포들이 있기 때문에, 조직의 구조(모양이나 크기)도 기능에 따라서 달라진다. 이제 인체의 다양한 조직을 알아보자.

조직의 종류 tissue types

histo = 조직

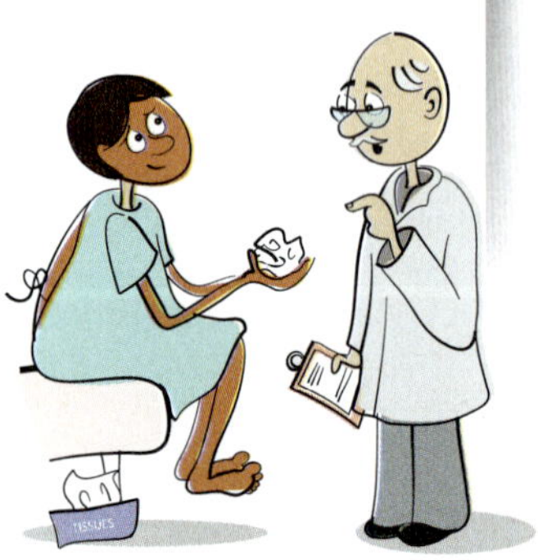

"스미스 씨. 이것은 우리가 필요로 하는 조직 샘플이 아닙니다."

조직(tissue)은 특정한 기능을 수행하기 위해서 비슷한 세포들이 모여 있는 집단이다. 세포를 벽돌이라고 보면, 이 벽돌들이 특이한 패턴으로 쌓여서 다양한 기능을 가지는 건물의 벽(조직)을 만들어 낸다고 생각하면 이해하기가 쉽다. 인체가 필요로 하는 기능에 따라 조직의 종류는 무척 다양하다.

다음은 4가지 중요한 조직이다.

- 상피(epithelial)
- 결합(connective)
- 근육(muscle)
- 신경(nervous)

이러한 주요 유형의 조직과 그 내용을 자세히 살펴보자.

상피조직 epithelial tissue

냉장고 안에 음식을 보관하기 위해 그릇을 싸는 랩처럼, 상피조직은 신체의 많은 부분을 둘러싸고 있다. 이 조직 안의 세포들은 형태를 이루기 위해 단단히 결합된 얇은 판과 같으며, 창자(bowel)의 상피를 제외하고는 대체로 혈관이 없다. 예를 들어, 표피(epi = 외부)라고 하는 피부의 바깥 부분을 상피 조직이라고 한다.

심장, 폐, 혈관과 같은 속이 빈 기관의 내벽에는 상피세포가 늘어서 있다. 이러한 세포는 기관이나 혈관의 내부에 늘어서 있기 때문에 내피(endo = inside)라고 한다. 상피 조직의 세포는 함께 단단히 포장되어 일반적으로 혈관이 없는 덩어리(sheet)를 형성한다. 그러나 모세혈관이 존재하는 위장관의 상피는 예외적이다.

상피조직을 세포의 모양과 배열에 따라 좀 더 구분하면 **편평**(squamous), **입방**(cuboidal), **원주**(columnar) 또는 늘어나면서 모양이 변하는 **이행**(transitional) 등의 상피로 나눌 수 있다.

놀라운 사실 AMAZING FACTS

피부와 비타민 생산 Skin and Vitamin Production

우리는 사람이 먹는 음식과 영양제로부터 비타민과 미네랄을 얻는다는 것은 알고 있겠지만 햇빛을 쬐면 피부가 비타민 D_3를 생성한다는 것도 알고 있는가?

최근 자외선 차단제의 과도한 사용이 피부의 비타민 D_3의 생성 능력을 현저히 감소시킬 수 있다는 논란이 있었다. 그러나 연구 결과에 의하면 정상적인 조건에서 자외선 차단제는 비타민 D 결핍을 크게 유발하지 않는다.

squamous *(SKWAY mus)*
cuboidal *(cue BOYD al)*
transitional *(tran ZISH un al)*

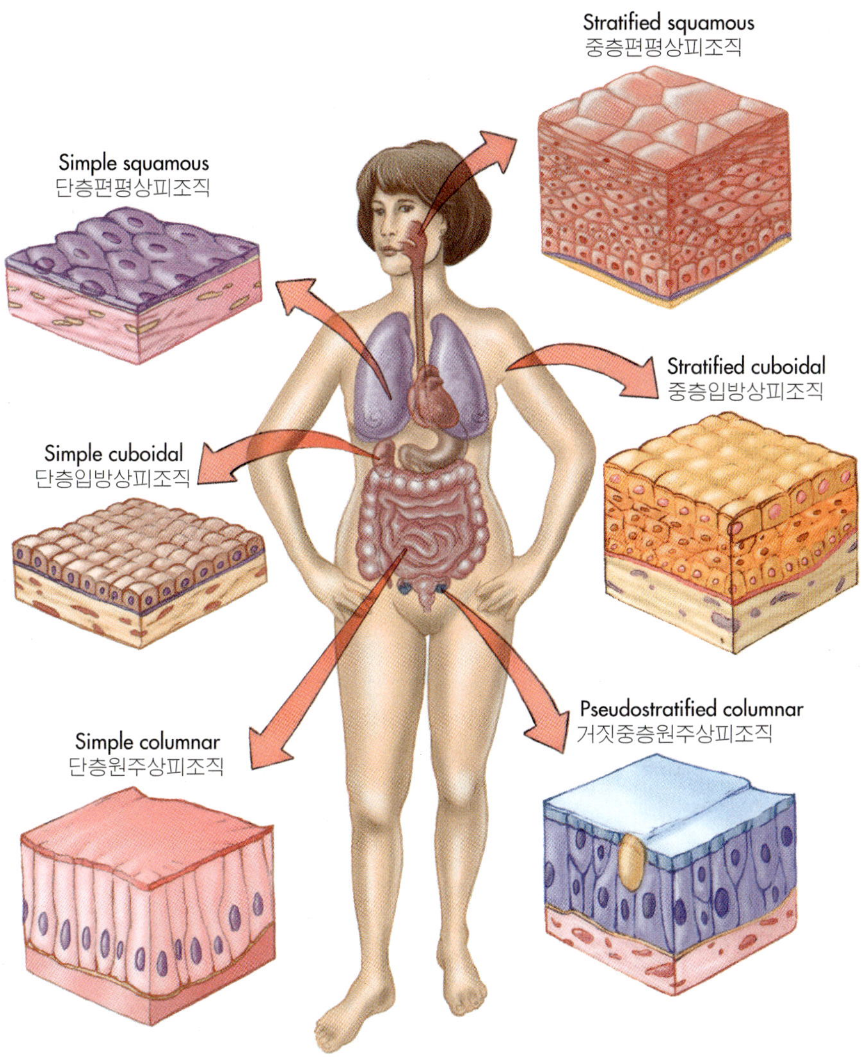

〈그림 4－1〉 상피조직의 위치와 종류

stratified *(STRAT ih fied)*

같은 세포들이 한 개의 층을 이루고 있으면 단층(simple)상피라고 하며, 많은 층을 이루고 있으면 중층(stratified)상피라고 한다.

중층은 **중층원주상피**(stratified columnar)처럼 맨 바깥쪽의 세포 종류에 따라 이름이 붙여진다. 조직의 기능에 맞게 세포들은 제각기 필요한 모양으로 배열된다. 예를 들어, 허파(lungs)의 단층편평세포(simple squamous cells)는 허파와 혈액 사이에서 산소의 이동을 쉽게 하기 위해 얇고 편평하게 되어 있다.

반면에, 성층화된 세포는 벽과 같은 구조를 만드는데 사용되며 가스 확산을 위해 매우 두꺼워진다. 이행상피(transitional epithelium)는 팽창 및 수축할 수 있는 여러 층의 세포로 구성되어 있으므로 방광과 요도에 사용되며, 둘 다 체액과 함께 팽창하고 늘어나는 능력이 필요하다(그림 4-1).

〈표 4-1〉의 현미경 사진에서 다양한 상피세포를 살펴보자.

〈표 4 – 1〉 상피세포의 종류

상피세포의 종류	현미경 사진	설명
단층편평상피세포 (simple squamous epithelium)	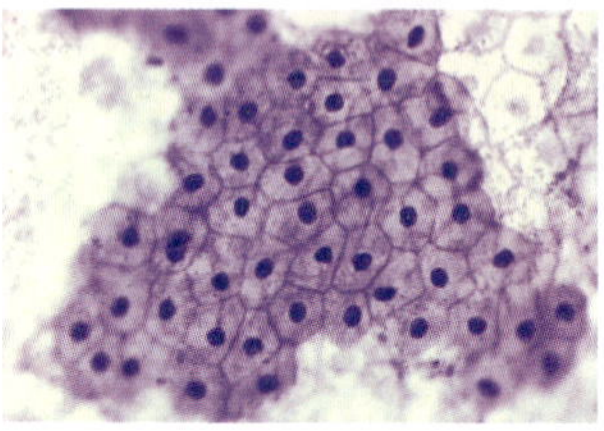	한 층 두께의 시트를 형성한 세포 또는 단순 조직으로 허파와 같은 영역에서 볼 수 있다. 단일편평층은 기체가 조직층 사이를 이동할 수 있게 하여 확산이 일어날 수 있게 한다.
중충편평상피세포 (stratified squamous epithelium)	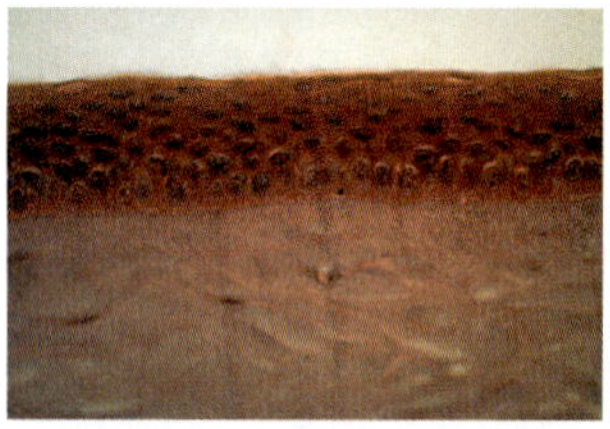	자궁 경부의 중층편평상피에 대한 광학 현미경 사진에서 편평세포들이 많은 층을 이루며 쌓여 편평한 층을 만들고 있는 것을 볼 수 있으며, 이러한 층이 구조를 형성하는데 도움을 주고 있다는 것을 알 수 있다.
거짓중층원주상피세포 (pseudostratified columnar epithelium)	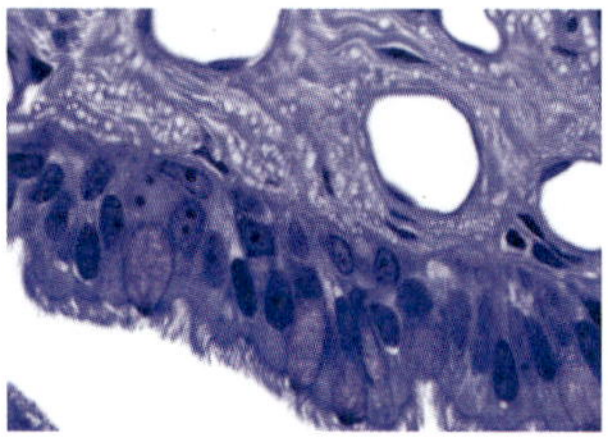	기관지 점막과 기관지 상피를 보여주는 광학 현미경 사진으로 거짓중층원주상피세포를 볼 수 있다. 거짓중층원주라고 불리는 이유는 원주세포가 많은 층을 이루고 있는 것처럼 보이지만, 실제로는 하나의 층이기 때문이다. 또한 세포 꼭대기에 마치 털과 같은 돌출부를 섬모라고 하는데 이것은 기도에서 잔해를 이동시키기 위해 물결 모양으로 앞뒤로 움직인다.
이행상피세포 (transitional epithelium)	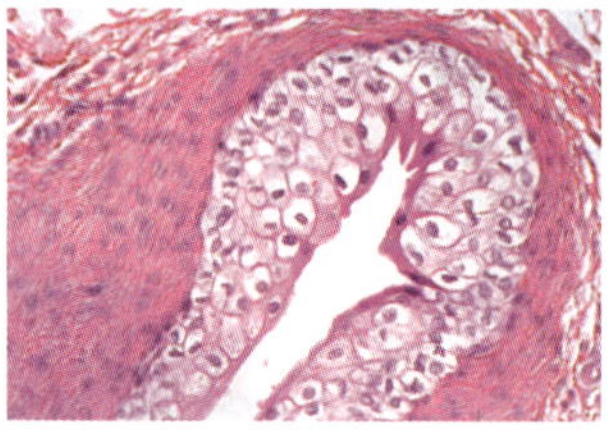	방광의 광학 현미경 사진으로 신축성 있고 다양한 이행상피세포를 볼 수 있다. 이 세포들은 소변이 가득 차면 방광을 팽창시키고, 소변이 비면 방광이 수축할 수 있게 한다.

상피세포의 종류	현미경 사진	설명
단층원주상피세포 (simple columnar epithelium)	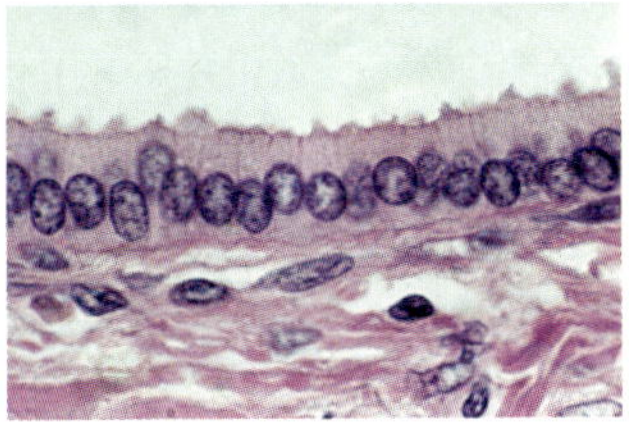	단층원주상피세포를 보여주는 광학 현미경 사진이다. 이 세포는 보호, 분비, 흡수에 사용되며, 관을 통해 다양한 물질이 이동할 수 있도록 도와주는 구체적인 기능을 위해 사용되기도 한다.
입방상피세포 (cuboidal epithelium)	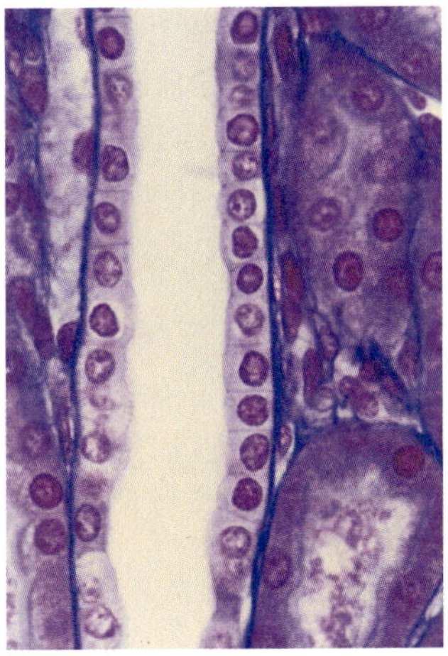	이 광학 현미경 사진은 신세뇨관의 이미지이다. 이 이미지의 중앙에 있는 흰색 공간의 윤곽은 입방상피라고 하는 한 줄로 이루어진 정사각형 모양의 세포로, 흡수와 분비를 돕는다.

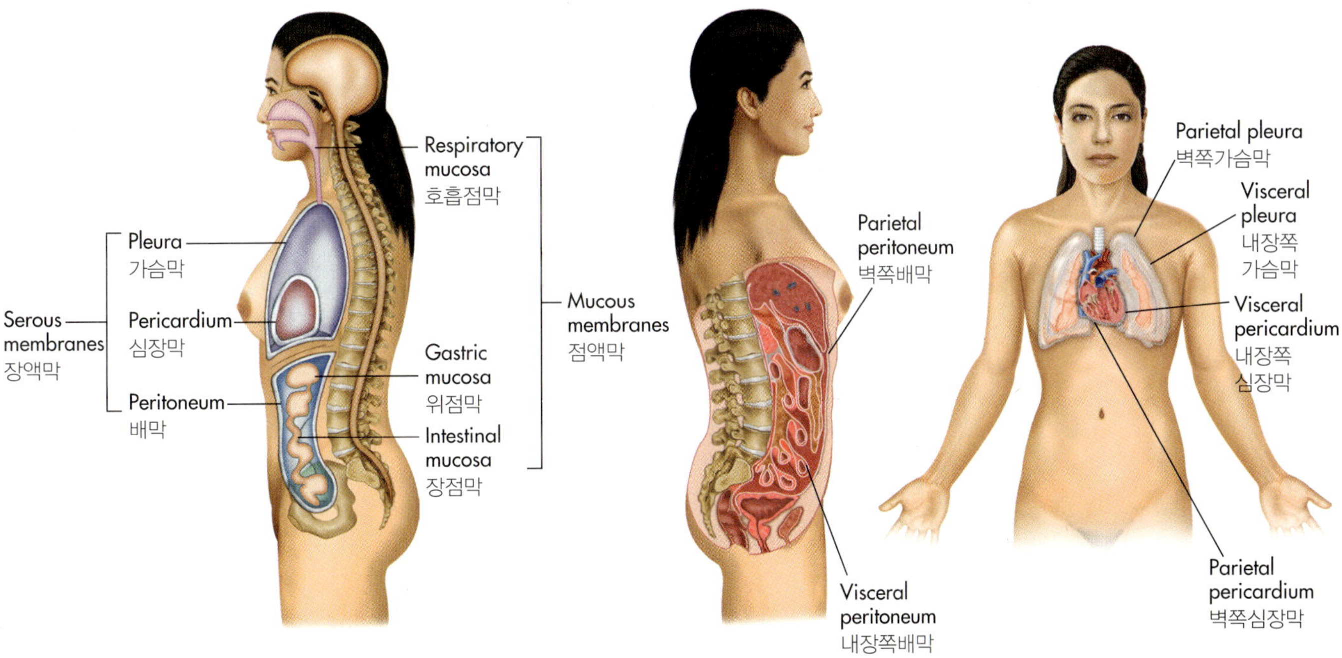

〈그림 4 – 2〉 장액막(serous)과 점액막(mucous membranes)의 위치

막(membranes) 막은 일반적으로 신체 전반에 걸쳐서 특수한 기능을 수행하기 위해 종이와 같은 형태로 이루어져 있다. 막을 기관으로 구분하기도 하지만, 여기서는 간단히 '조직'으로 설명하고자 한다. 상피막(epithelial membranes)은 상피조직층과 결합조직층으로 구성된다. 상피막은 일반적으로 〈표 4-2〉에서 보는 것처럼 3가지 종류로 구분된다.

serous membranes
(SEER us)

parietal=
(pah RYE eh tal)
모든 벽쪽막은 공간의 벽을 따라 이루어진다.

visceral *(VISS er al)*

viscero=
내장쪽막은 기관을 싸고 있다.

〈표 4-2〉 상피막(Epithelials Membranes)의 종류

1. 피부(cutaneous)	• 선박을 덮는 방수포와 같은 기능을 한다. • 피부(skin)는 외피계통의 중요한 기관이다. • 무게는 총 체중의 약 16% 정도이다. • 피부는 눈에 보이는 큰 장기(organ)이다.
2. 장액막(serous)	• 두 개의 층으로 이루어져서 층 사이에 공간이 있다. • 벽쪽(parietal)과 내장쪽(visceral)으로 구분한다.
• 벽쪽(parietal)	• 장기가 있는 공간(안, cavities)의 벽과 맞닿아 있다. • 장액을 만들고, 다른 조직과 장기의 마찰을 줄인다(이런 윤활작용이 없으면, 심장박동이나 호흡 때 불편함을 느낀다).
• 내장쪽(visceral)	• 각각의 장기를 싸고 있다. • 장액을 생산하고, 다른 조직과 장기의 마찰을 줄인다.
3. 점액막(mucous)	• 소화관과 호흡기계통, 그리고 비뇨생식기계통처럼 외부로 열려 있는 입구를 싸고 있다. • 점액을 만드는 세포를 포함하므로 점액막이라고 한다(점액은 자동차의 윤활유처럼 작용하거나 다른 목적을 위해 분비된다).

놀라운 사실 AMAZING FACTS

점액섬모 확장기 Mucociliary Eacalator

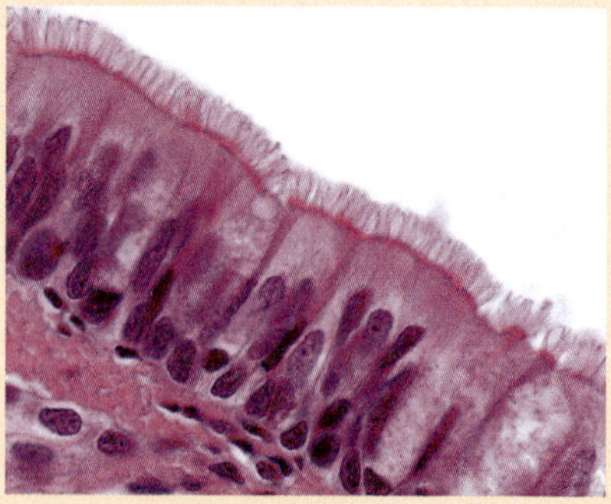

조직 구조가 기능을 결정한다는 점을 명심해야 한다. 많은 층으로 인해 구조적 무결성이 중요한 계층화된 조직을 볼 수 있다. 단층편평상피는 가스 교환이 일어나는 폐포에서 발견되며 따라서 두께는 단 하나의 세포층이다. 호흡기에서는 기도에 이물질이 없도록 하는 것이 중요하며 이 목적을 수행하는 전문화된 상피를 섬모 거짓중층원주상피라고 한다. 섬모는 분당 약 1,500회의 놀라운 속도로 분비물과 이물질을 기도의 위아래로 움직여 기도를 깨끗하게 "털어내는" 데 도움이 된다. 현미경 사진에서 기둥의 긴 단일 층 상단에 있는 섬모에 주목해야 한다. 상피는 핵이 개별 기둥 내부에서 엇갈려 있기 때문에 여러 층으로 잘못 나타난다.

학습 힌트 LEARNING HINT

점액은 항상 점액이 아니다 MUCOUS ISN'T ALWAYS MUCUS

"장미는 다른 이름으로 불려도 똑같이 향기롭다"는 셰익스피어의 희곡 대사와 잘 어울릴 수 있지만 점액이 항상 점액인 것은 아니다. 소리는 같지만 점액(mucous)과 점액(mucus)은 다른 것이다. mucous는 실제 물질인 mucus(명사)를 생성하는 막의 유형을 설명하는 형용사이다.

muc/o; myx/o=
점액과 관련된 형태를 나타내는 결합

결합조직 connective tissue

결합조직은 기관, 뼈, 신경, 근육, 막, 그리고 피부 등 신체 전반에 걸쳐서 가장 많이 볼 수 있는 조직이다. 기질(atrix)은 세포가 포함될 수 있는 비세포 물질이다.

결합조직은 구조물의 구조를 유지하고 지지하는 역할을 한다. 자세히 살펴보면, 성긴결합조직(areolar tissue)은 장기를 붙잡아 두고, 다른 결합조직과 함께 구조를 유지시킨다. 지방(fat)도 지방조직(adipose tissue)으로 알려진 결합조직에 포함된다.

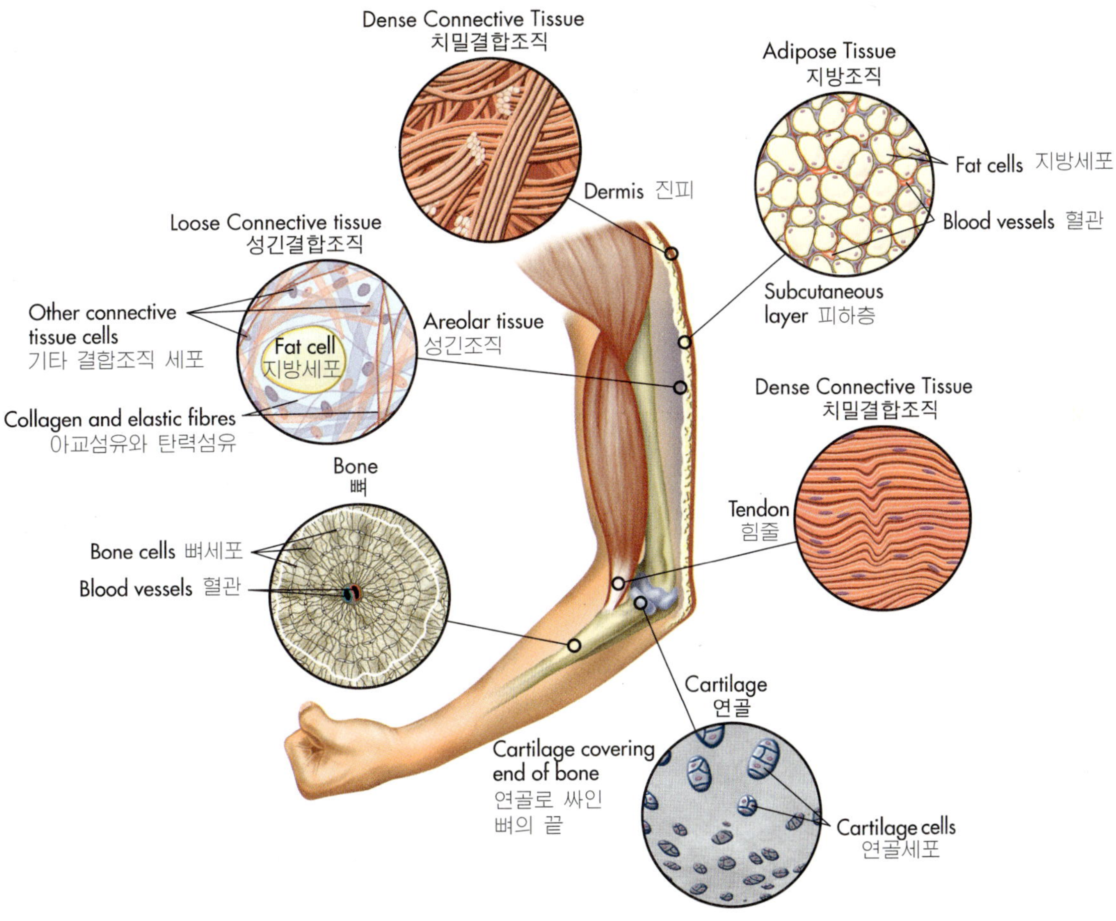

〈그림 4-3〉 결합조직의 형태와 위치

날씬한 몸매를 위해서 지방을 빼려고만 하는 사람들이 많지만 적당한 지방은 우리 몸의 기능을 위해 필요하다. 결합조직 중에는 치밀하게 짜여져서 밧줄과 비슷하게 생긴 힘줄(tendon)과 인대(ligament)가 있으며, 이것들은 치밀결합조직(dense connective tissue)으로 구성되어 있다.

결합조직으로서의 혈액과 림프 혈액과 림프는 액체지만 특수한 기능을 가진 세포 그룹으로 구성된 액체 혼합물이기 때문에 결합조직으로 간주된다. 이러한 유체 결합조직은 특수한 세포와 수분 물질에 용해된 단백질을 함유하고 있다.

다음 장에서 이 두 가지 매우 중요한 조직에 대해서 자세히 알아보자.

피부 또한 외부의 충격에 대해 보호작용을 하기 위해 치밀결합조직으로 이루어져 있다. 〈그림 4-3〉을 보면, 다양한 결합조직의 모양과 그것들이 발견되는 신체의 위치를 알 수 있다.

결합조직과 관련된 막(membrane) 중에 윤활막(synovial membrane)은 뼈와 뼈 사이의 관절에서 발견되는 중요한 막으로 관절이 움직일 때 마찰을 줄이기 위해 윤활액(synovial fluid)을 생산한다. 〈그림 4-4〉는 윤활관절(synovial joint)과 윤활막을 보여 준다.

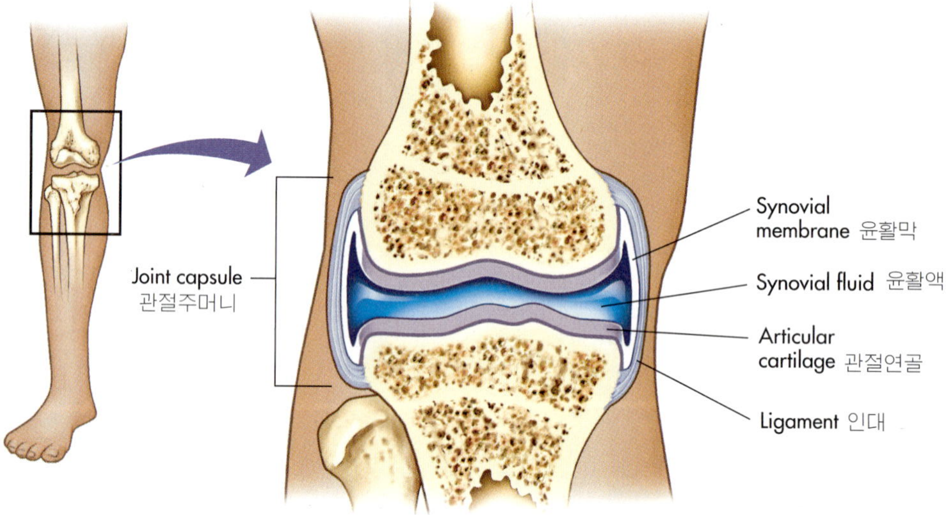

〈그림 4-4〉 윤활관절

striated *(STRY ate ed)*

근육조직 muscle tissue

근육조직은 신체에 움직임을 제공한다. 이런 조직의 형태는 스스로 짧아지는 힘, 즉 수축력(contractility)를 가지고 있다. 근육조직은 **뼈대근육**(skeletal), **심장근육**(cardiac), 그리고 **민무늬근육**(smooth)으로 나누어진다.

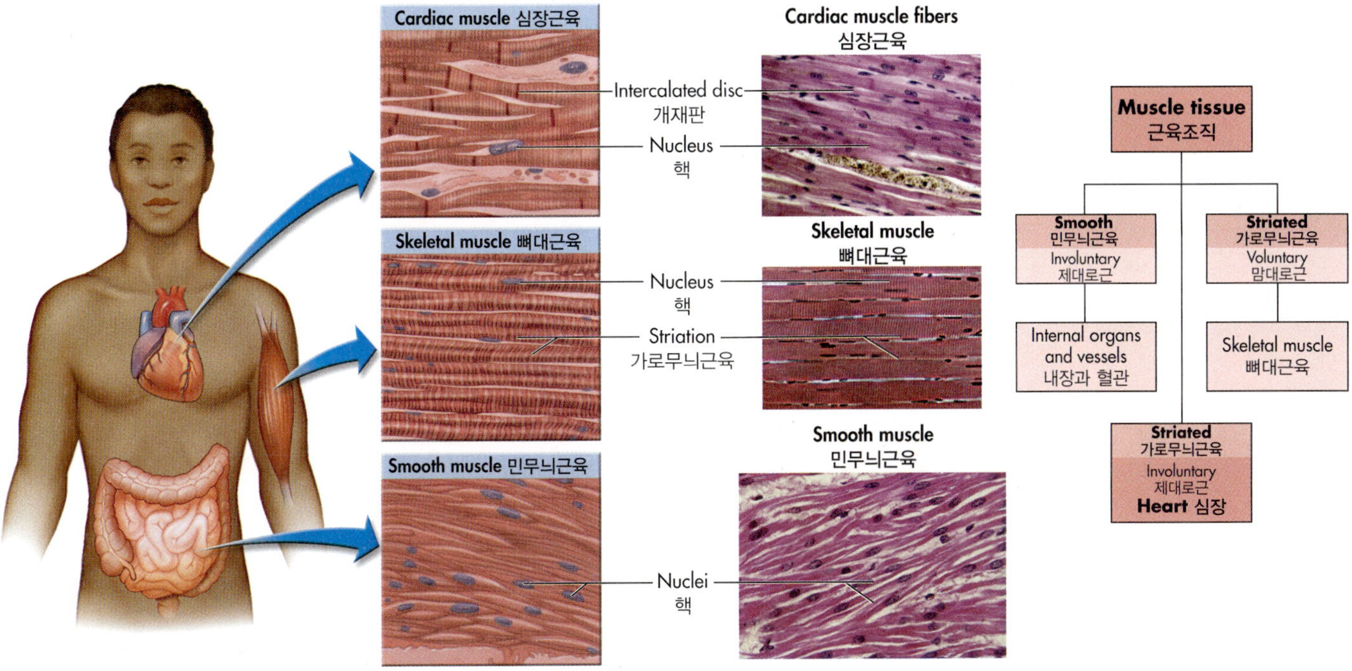

〈그림 4 – 5〉 3가지 근육조직

뼈대근육(skeletal muscle) 뼈대근육(줄 모양 때문에 무늬근육이라고도 함)은 뼈에 붙어 있어서 수축과 이완 시에 움직임을 제공한다. 또한, 신체의 입(mouth)과 같은 개구부의 열리는 크기를 조절하기도 한다. 뼈대근육이 없다면 복화술사(ventriloquist)처럼 입을 다물고 말해야 할 것이다. 뼈대근육을 이루는 세포는 많은 핵을 가지고 있으며, 긴 섬유같은 모양이다. 이런 근육은 우리의 생각대로 수축과 이완을 하여 움직이거나 말을 할 수 있게 하여 맘대로근(수의근, voluntary muscle)이라고 한다.

심장근육(cardiac muscle) 심장근육은 심장의 벽에서 볼 수 있다. 심장은 의지와 상관없이 수축할 수 있는 제대로근(불수의근, involuntary muscle)이다.

심장을 이루는 세포는 좀 더 효율적인 수축을 위해 세포끼리 단단히 맞물려져(interlock) 있으며 뼈대근육처럼 무늬가 있다.

민무늬근육(smooth muscle) 민무늬근은 소화기계통(내장근육, visceral이라고도 불린다)이나 혈관같이 속이 빈 장기의 벽을 이루고 있다. 소화되는 음식을 의식적으로 움직일 필요가 없기 때문에 제대로근에 속한다. 세포는 뼈대근육처럼 길거나 섬유처럼 보이지도 않는다. 그리고 오직 한 개의 핵만을 가진다.

식도를 통해 음식물을 이동시키는 능력은 연동운동이라고 하는 일련의 민무늬근육(smooth muscle) 수축의 결과이다. 또한, 민무늬근육은 혈관과 기도의 특정 직경이나 구멍을 조절하고 유지하므로, 혈압과 호흡 능력에 영향을 줄 수 있다.

신경조직 nervous tissue

신경조직은 신체 내 · 외에서 일어나는 정보를 빠르게 전달하거나, 근육이나 분비선을 작동시키는 메신저의 역할을 한다.

신경세포(nerve cell)는 2가지 종류로 나뉜다. **뉴런**(**신경세포**, neuron)은 정보를 전달하고, **신경아교세포**(neuroglia, **glia**라고도 함)는 신경세포를 지지하고 돕는다. Glia는 문자 그대로 '아교(glue)'를 의미하므로 신경세포를 함께 고정시키는 세포의 이름이다. 이들은 나뭇가지처럼 정보를 세포체(cell body)로 받아들이는 부분인 **가지돌기**(dendrites)와 세포체에서 정보를 전달하는 축삭(axon)으로 구성된다.

neuro = 신경
neuron *(NOO ron)*
glia = *(GLEE ah)* 아교, 신경세포를 함께 잡아주는 세포의 이름
dendr/o = 나무, 가지돌기에서 갈라진 구조 부분의 이름
meninges *(men IN jeez)*

뇌(brain)와 척수(spinal cord)를 싸고 있는 막은 **뇌척수막**(meninges)이라고 한다. 이 막에는 많은 신경세포가 말이집(myelin sheath)이라고 부르는 절연층으로 싸여 있다. 〈그림 4-6〉은 두 가지 신경세포의 형태를 보여 준다.

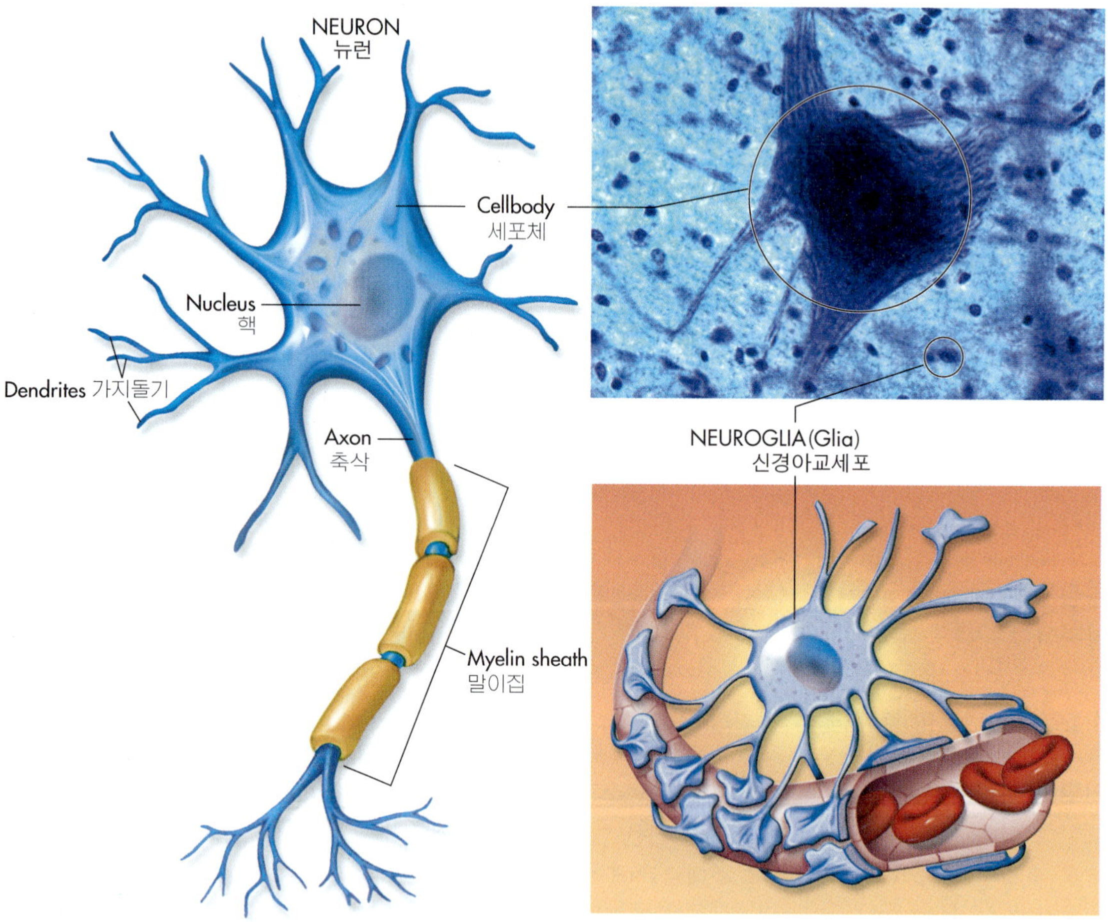

〈그림 4-6〉 2가지 신경세포의 형태

임상적용 CLINICAL APPLICATION

흑색종 melanoma

흑색종은 피부암으로 최근 수십 년간 빠르게 증가해 온 질병이다. 흑색종이 중요한 몇 가지 특징이 있다.

첫째, 사망률이 높다. 피부암 환자 사망자 수의 75%가 흑색종이며, 25~29세의 사람들에게 가장 흔하게 발생한다. 1935년에 1,500명당 1명이 흑색종이라는 진단을 받았으나, 현재는 그 수가 약 75명당 1명으로 늘어났다.

둘째, 예방이 가능한 암 중 하나이다. 햇볕에 피부를 과도하게 그을리거나 노출시키는 것은 피부암 발생의 확률을 높인다. 특히 창백한 피부, 파란눈, 갈색이나 빨간 머리카락을 가진 사람의 발병확률이 높다. 또한 아동기에 햇볕 때문에 생긴 화상은 성인기에 흑색종을 일으킬 확률을 증가시킨다. 과도한 태양광선으로부터 보호하는 것이 예방의 열쇠이다.

기관 organs

기관은 두 개 이상의 조직이 어떤 일을 수행하기 위해 모여 있는 상태이며, 심장, 허파, 위, 간, 콩팥은 신체에서 볼 수 있는 기관들이다.

심장 같은 기관은 하나의 조직으로 되어 있고, 허파는 한 쌍의 조직으로 되어 있는데, 흥미로운 점은 한 쌍으로 된 기관(허파나 콩팥)들은 하나의 기관만 건강해도 생존에 지장이 없다는 것이다.

일반기관과 생명기관(vital organ)의 차이를 이해하는 것도 매우 중요하다. 생명기관은, 그 기관이 없으면 생존할 수 없는 중요한 장기이다. 반면에 막창자꼬리(appendix), 지라(spleen), 그리고 쓸개(gallbladder)는 없어도 생존할 수 있다. 일부 한 쌍으로 된 생명기관은 한쪽이 손상되거나 제거되어도 생존할 수 있으며, 허파와 콩팥이 아주 좋은 예이다. 〈표 4–3〉은 신체의 다양한 기관들을 보여준다.

계통 systems

계통은 기관 단독으로 수행되는 일보다 좀 더 복잡한 일을 수행하기 위해 기관들이 모여서 함께 일하는 것을 말한다. 예를 들면, 심장이 제대로 작동해도 심혈관계통의 다른 기관에 이상이 생기면 생명을 유지할 수 없다.

〈표 4 – 3〉 인체의 계통과 기관

계통 (systems)	계통 내 기관 (organs)	의학용어
외피계통 (integumentary)	피부 (skin), 털 (hair) 손 · 발톱 (nails), 땀샘 (sweat glands) 기름샘 (sebaceous glands)	피부학 (dermatology)

계통 (systems)	계통 내 기관 (organs)	의학용어
근육뼈대계통 (musculoskeletal)	근육 (skin), 뼈 (bones) 관절 (joints), 연골 (cartilage)	정형외과학 (orthopedic)
내분비계통 (endocrine)	갑상샘 (thyroid gland) 뇌하수체 (pituitary gland) 고환 (testes), 난소 (ovaries) 부신 (adrenal glands), 이자 (pancreas) 부갑상샘 (parathyroid gland) 솔방울샘 (pineal gland), 가슴샘 (thymus)	내분비학 (endocrinology)
심혈관계통 (cardiovascular)	심장 (heart), 혈액 (blood) 동맥 (arteries), 정맥 (veins) 관 (vessels)	심장학 (cardiology)
림프와 면역계통 (lymphatic and immune)	지라 (spleen), 림프 (lymph) 가슴샘 (thymus), 관 (vessels)	면역학 (immunology)
호흡기계통 (respiratory)	코 (nose) 인두 (pharynx) 후두 (larynx) 허파 (lungs) 기관지 (bronchial tube)	이비인후과학 (otorhinolaryngology) 호흡기학 (pulmonology)
위장관계통 (gastrointestinal)	입 (mouth) 인두 (pharynx) 식도 (esophagus) 위 (stomach) 작은창자 (small intestine) 잘록창자 (colon) 간 (liver) 쓸개 (gallbladder) 이자 (pancreas)	위장관학 (gastroenterology) 직장병학 (proctology)
비뇨기계통 (urinary)	콩팥 (kidneys) 요관 (ureters) 방광 (bladder) 요도 (urethra)	콩팥학 (nephrology) 비뇨기학 (urology)
생식기계통 (reproductive)	난소 (ovaries) 자궁 (uterus) 나팔관, 자궁관 (fallopian tubes, uterine tubes) 질 (vagina), 젖샘 (mammary glands) 고환, 정소 (testes), 전립샘 (prostate) 요도 (urethra)	부인과학 (gynecology) 산과학 (obstetrics)
신경계통 (nervous)	뇌 (brain) 척수 (spinal cord) 신경 (nerves)	신경과학 (neurology) 신경외과 (neurosurgery)

계통 (systems)	계통 내 기관 (organs)	의학용어
감각계통 (senses)	눈 (eyes) 귀 (ear)	안과학 (ophthalmology) 이비인후학 (otolaryngology)

임상적용 CLINICAL APPLICATION

줄기세포 STEM CELLS

줄기세포는 조직이나 장기 특이적 세포로 유도될 수 있는 미분화 또는 분화되지 않은 세포로, 세포 분열 능력이 있기 때문에 실제로 새롭고 건강한 조직이 자랄 수 있다. 따라서 줄기세포는 특정 조직의 내부 복구 시스템 역할을 할 수 있으며, 또한 성체 및 배아 모두에서 수확할 수 있다. 최근 유형의 줄기세포는 유전적으로 재 프로그래밍 된 성체세포(유도 만능 줄기세포[iPSCs])로부터 줄기세포 상태를 취하기 위해 생산된다.

줄기세포의 다능성(만능)은 세포가 다양한 세포 유형으로 분화할 수 있는 능력을 의미한다. 줄기세포에 대한 연구는 계속 발전하고 있으며, 재생 의학의 영역에서 질병을 치료하기 위한 세포 기반 요법에 대한 큰 잠재력을 제공한다.

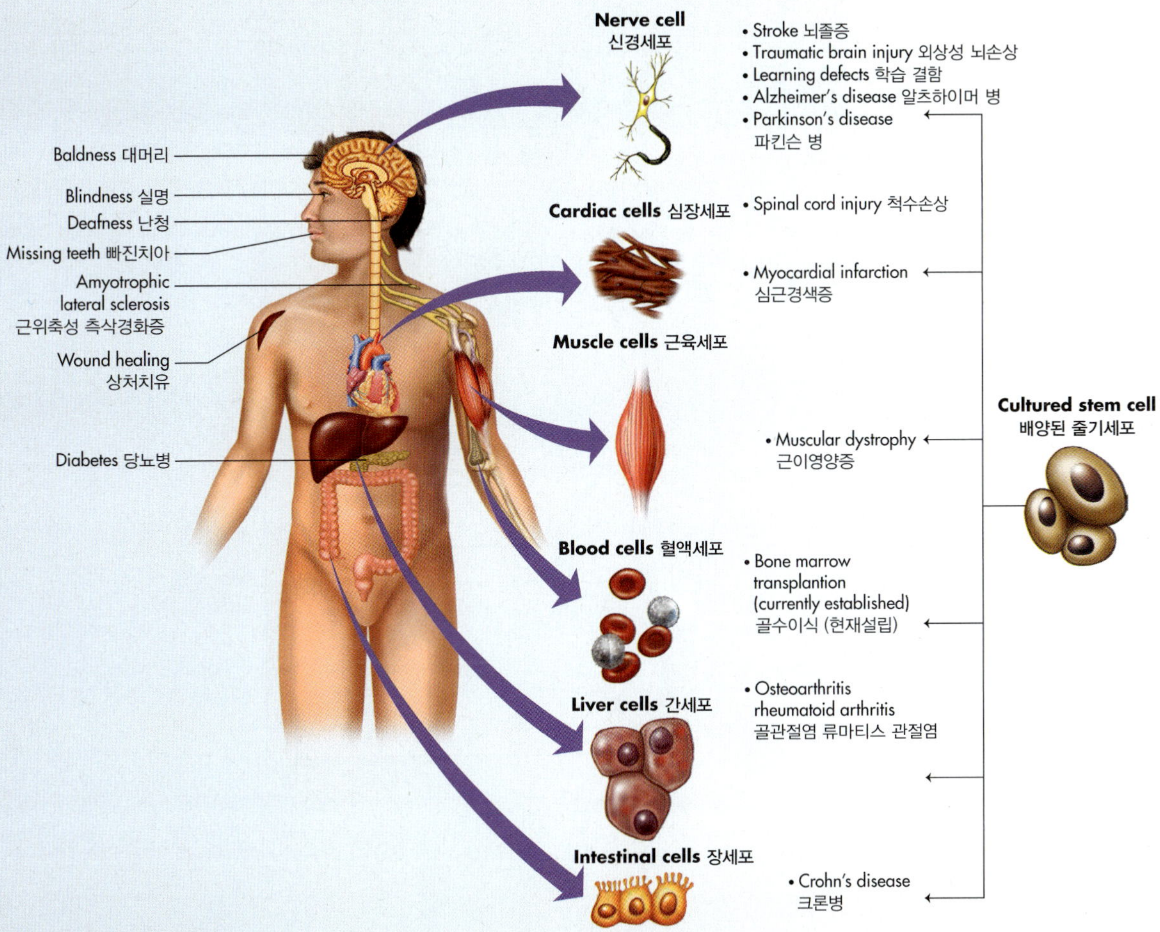

줄기세포의 다양한 활용

뼈대계통 skeletal system

빌딩의 철골구조와 같이 인체를 지지해 주는 것이 뼈대이다. 뼈대는 신체에서 단순히 구조를 이루거나 지지하는 역할뿐만 아니라 뇌와 같은 장기를 보호하고 칼슘이나 인(P) 같은 미네랄을 저장하며, 근육과 함께 움직임을 돕고, 혈구세포를 생산한다. 뼈대계통을 구성하는 것은 뼈(bones), 관절(joints), 인대(ligaments), 연골(cartilage) 등이다(그림 4-7).

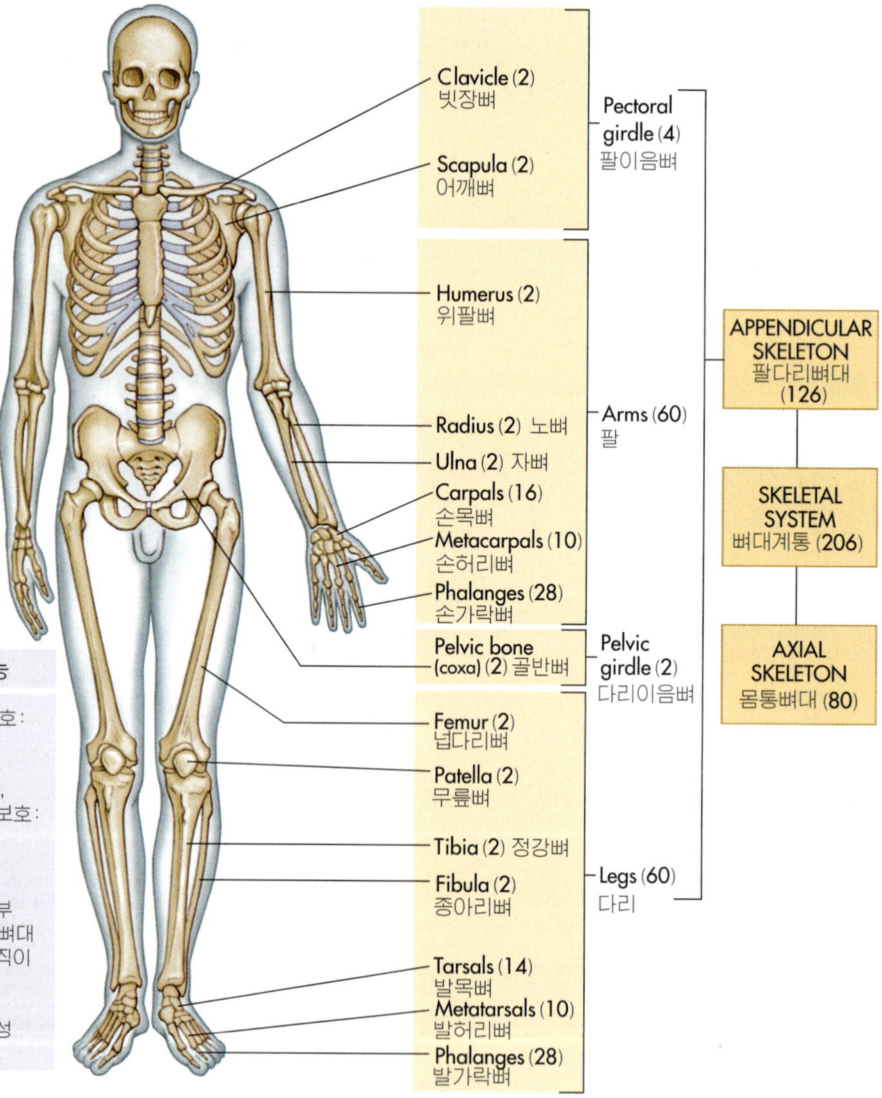

기관	일차적인 기능
뼈(206), 연골, 인대	지지, 연부조직 보호: 미네랄 저장
몸통뼈대 머리뼈, 척추뼈, 엉치뼈, 갈비뼈, 복장뼈	뇌, 척수, 감각기관, 가슴안연부조직 보호: 다리 위에 체중을 지지
팔다리뼈 사지와 지지하는 뼈	사지의 위치와 내부 지지대 제공, 몸통뼈대를 지지하거나 움직이는 기능 수행
골수	일차적인 혈구 생성 장소

〈그림 4-7〉 뼈대계통

근육계통 muscular system

목이 말라서 음료수를 찾을 때 근육계통은 냉장고 쪽으로 신체를 움직이는 역할을 한다. 이런 자발적인 움직임은 뼈에 부착되어 있는 뼈대근육에 의해 이루어진다. 근육은 일반적으로 2가지, 즉 맘대로근(voluntary)과 제대로근(involuntary)으로 나뉜다. 의식없이 움직이는 제대로근에 속하는 민무늬근육은 장기의 벽에서 볼 수 있는데, 주로 내장근(visceral muscle)이라고 부르며, 심장에서 볼 수 있는 심장근육과 함께 제대로근이다. 민무늬근육은 혈관이나 기도(air way)에서 통로의 직경을 조절하는 역할도 수행한다. 그래서 근육계통의 주요한 부분은 뼈대근육, 심장근육, 민무늬근육으로 나뉜다(그림 4-8).

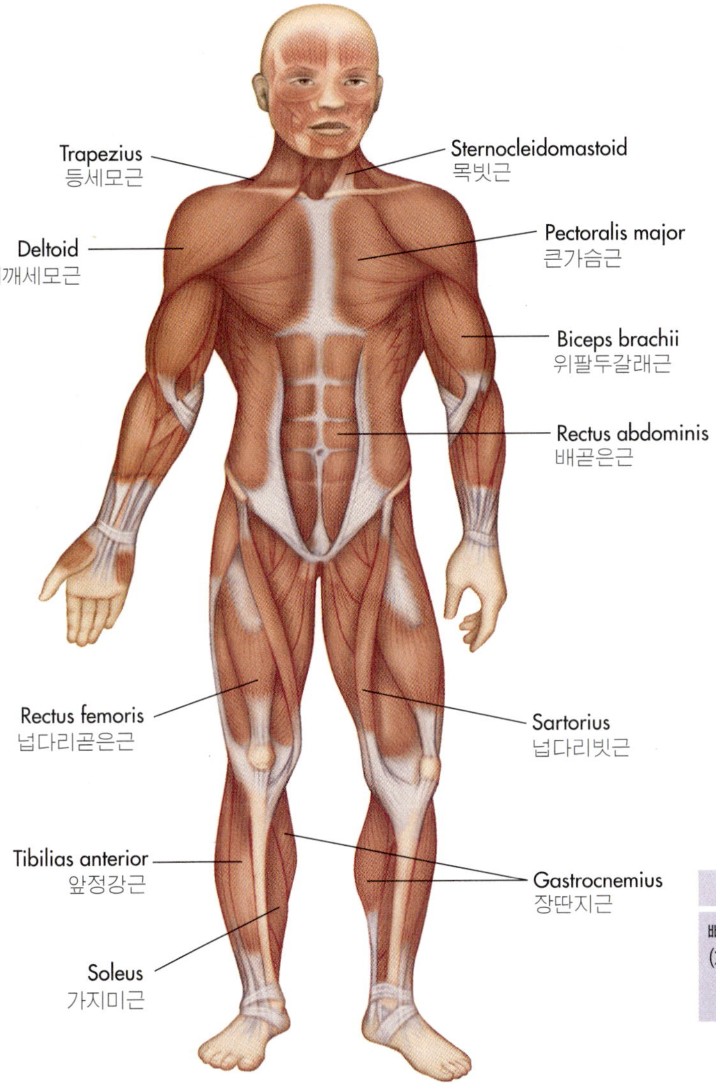

기관	일차적인 기능
뼈대근육 (700)	뼈대의 움직임을 돕고, 소화관의 개구부 조절 열 생산, 뼈대자세 지지 연부조직 보호

〈그림 4-8〉 근육계통

외피계통 integumentary system

인체의 첫 번째 관문인 피부는 외피계통의 주요 부분이다. 피부는 외부의 충격으로부터 몸을 보호하고, 발한이나 떨림으로 체온을 보존하며, 피부에 있는 혈관의 직경을 조절하는 역할을 한다. 외부 세계에서 받는 대부분의 감각(열, 냉, 통증, 압력 등)정보는 피부에 있는 감각기(sensor)에 의해 받아들여진다.

피부에 있는 분비샘(glands)은 피부에서 윤활 · 방수작용, 그리고 박테리아의 성장을 억제하는 작용을 한다. 외피계통은 피부, 털, 땀샘, 기름샘, 손 · 발톱 등으로 구성된다(그림 4-9).

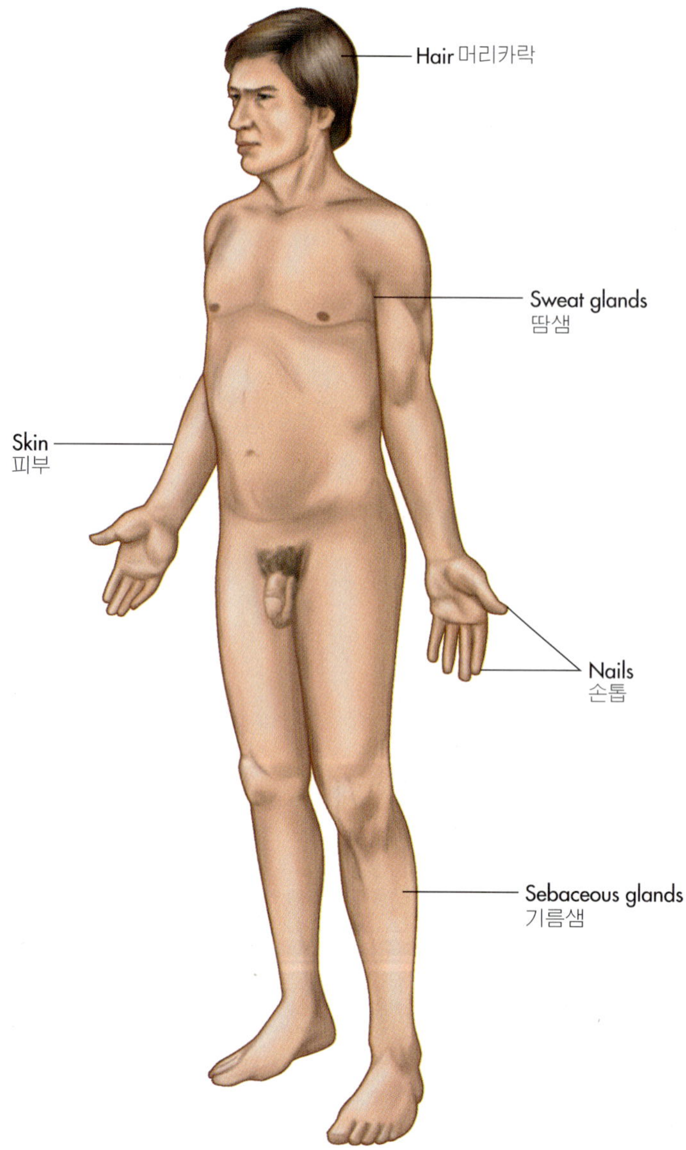

기관	일차적인 기능
피부	
표피	표면을 싸고, 조직을 보호
진피	표피에 영양분 공급, 내구력 제공, 분비샘 포함
털주머니	털을 만듦
털	감각을 제공, 일부 머리 보호 역할
기름샘	털에 윤활작용을 하는 기름 분비
땀샘	체온 냉각을 위한 발한작용
손·발톱	손가락이나 발가락 끝에 보호와 견고함 제공
감각수용기	촉각, 압력, 온도, 통증의 감각을 제공

〈그림 4 – 9〉 외피계통

신경계통 nervous system

신경계통은 신체 외부나 내부에서 자극에 의해 발생하는 정보를 전달하는 역할을 한다. 신경계통은 우리 주변의 환경을 경험하거나, 또는 해로운 환경에서 자신을 보호하는 데 매우 중요하다. 신경계통은 몸의 내부에서 일어나는 일을 모니터링한다. 우리는 몸 안의 감각(sensations)을 통해 배고픔을 느끼고, 언제 배가 부른지를 알 수 있다. 또한 신체 외부나 내부에서 일어나는 상황을 의식적이거나 무의식적인 방법으로 느낄 수 있다(그림 4–10).

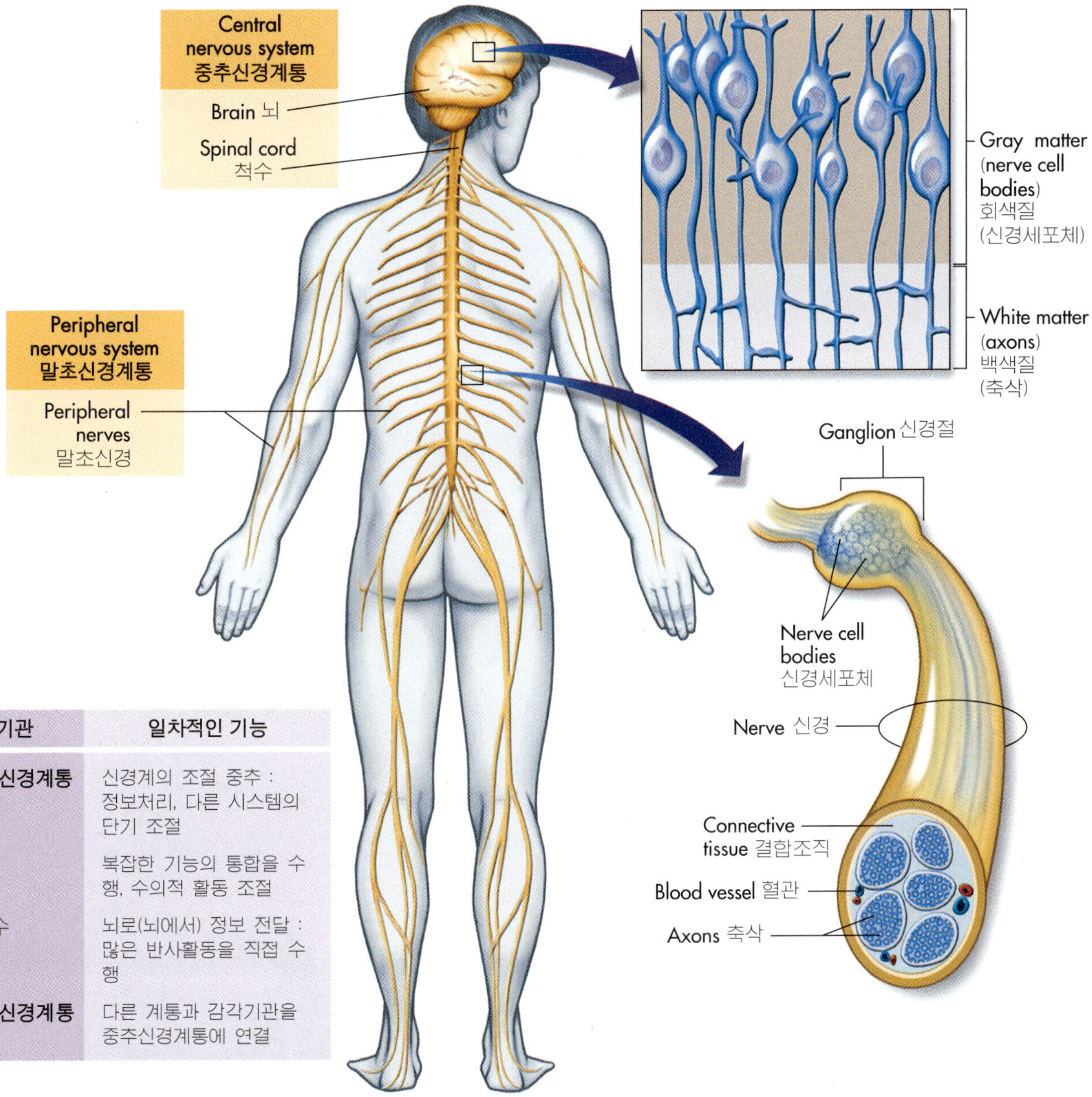

기관	일차적인 기능
중추신경계통	신경계의 조절 중추 : 정보처리, 다른 시스템의 단기 조절
뇌	복잡한 기능의 통합을 수행, 수의적 활동 조절
척수	뇌로(뇌에서) 정보 전달 : 많은 반사활동을 직접 수행
말초신경계통	다른 계통과 감각기관을 중추신경계통에 연결

〈그림 4 – 10〉 신경계통

이러한 감각은 감각수용기(sensory receptors)의 자극에 의해 전달되며, 신경계통의 3가지 주요한 기능, 즉 감각(sensory : 정보를 받는다), 정보처리나 해석, 운동(motor : 일을 수행한다)에 의해 처리된다.

신경계통의 주요한 부분은 신경세포(교세포나 신경원세포), 척수와 척수액, 말초신경, 그리고 뇌(brain)이다. 일반적인 감각 외에 특수감각기관에는 눈(시각), 코(냄새), 혀(맛), 귀(소리와 평형)가 있다.

내분비계통 endocrine system

신경계통이 빠르게 작용하는 반면에, 내분비계통은 천천히 신체기관 전반의 조절을 담당하는 중추이다(그림 4–11).

기관	일차적인 기능
뇌하수체	다른 샘을 조절 성장과 체액균형조절
갑상샘	조직대사율 조절 칼슘 수준 조절
부갑상샘	갑상샘과 함께 칼슘 수준 조절
가슴샘	백혈구 성장 조절
부신	체액균형, 조직대사 조절 심혈관계통·호흡기계통 활동 조절
콩팥	적혈구 생산 조절과 혈압 상승
이자	혈당 수준 조절
생식샘	
고환	남성 성징, 생식기능
난소	여성 성징, 생식기능

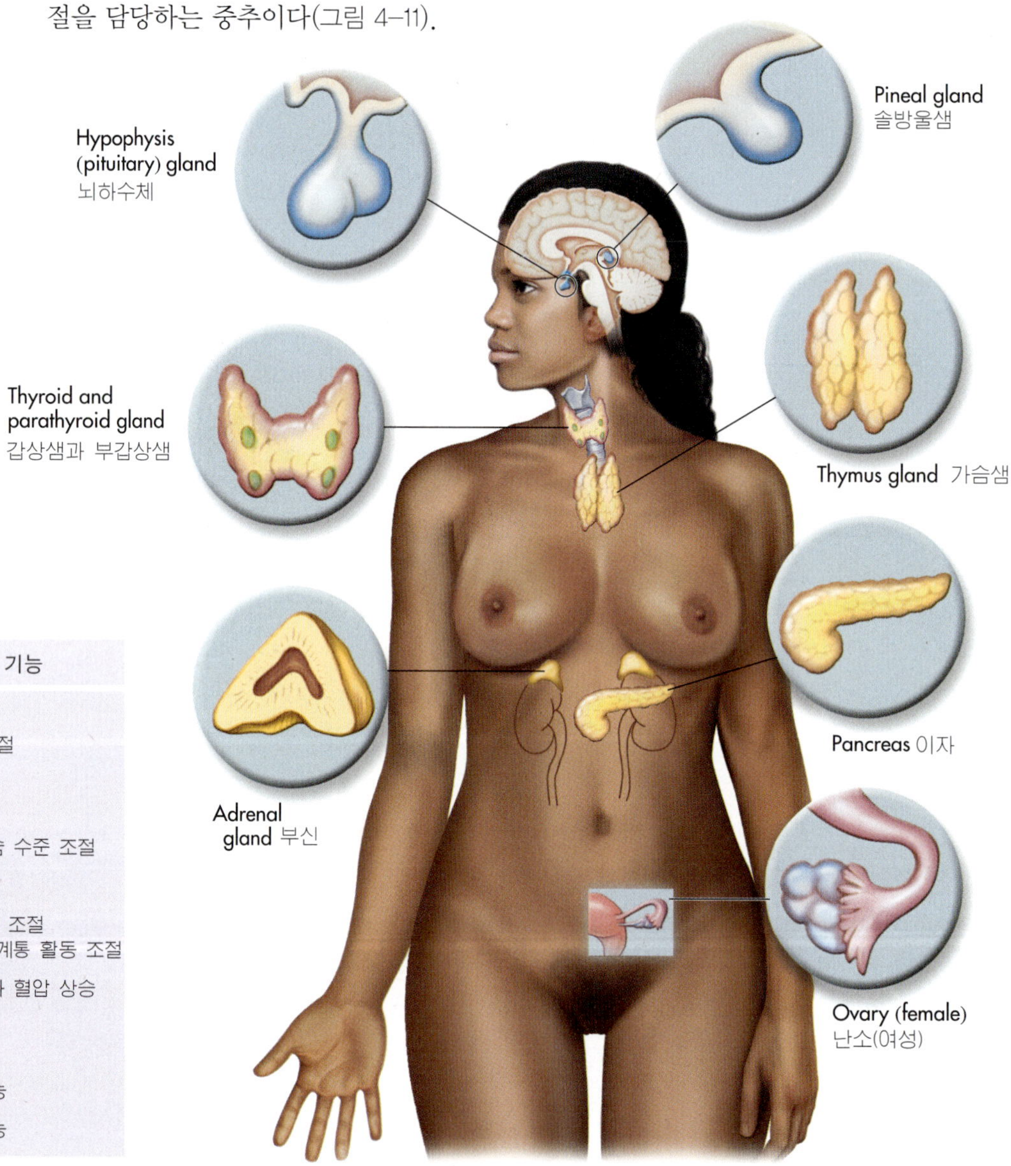

〈그림 4 – 11〉 내분비계통

내분비계통의 조절은 내분비샘에서 분비되는 호르몬이라고 부르는 화학물질이 심혈관계통을 통해 순환하면서 이루어진다. 내분비계통은 신체에서 탄수화물 · 지방 · 단백질 등의 대사과정 조절을 돕고, 성장과 생식에 중요한 역할을 한다. 뿐만 아니라 신체의 체액과 전해질 균형조절도 돕는다.

호르몬이 부족하면, 내분비계통에서는 호르몬을 생산하여 감염이나 손상에 의해 생긴 일반적인 스트레스를 극복할 수 있게 도와준다. 내분비계통의 중요한 기관은 시상하부, 솔방울샘, 뇌하수체, 갑상샘, 부갑상샘, 가슴샘, 부신, 이자, 성샘(남성의 고환이나 여성의 난소), 그리고 다양한 호르몬들이다.

심혈관계통 cardiovascular system

cardio = 심장

vassculo = 혈관

순환계통이라고도 하는 심혈관계통은 도시의 도로, 지하철, 샛길처럼 우리 몸에서 각각의 세포에게 필요한 중요한 이동시스템이다(그림 4-12).

이러한 시스템을 통하여 물 · 산소 · 영양분 등 생명에 필요한 다양한 물질을 세포에 전달하고, 세포가 생산하는 노폐물을 받아들인다.

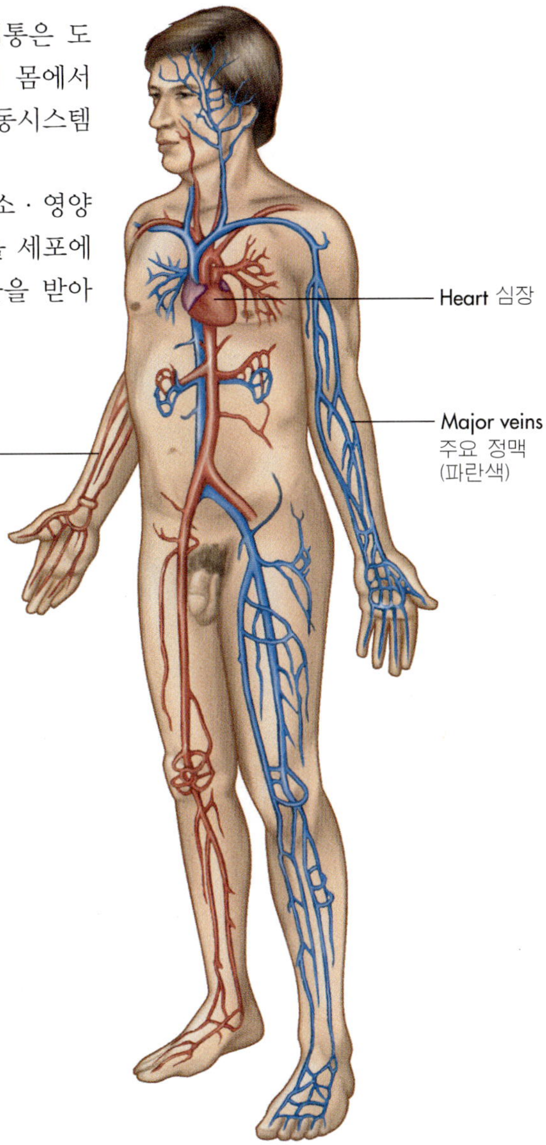

기관	일차적인 기능
심장	펌프 기능, 혈압유지
혈관	혈액을 신체 각 부위로 분배
동맥	심장에서부터 모세혈관으로 혈액을 운반
모세혈관	혈액과 세포간질 사이에 물질교환이 일어나는 장소
정맥	모세혈관에서 심장으로 혈액을 되돌림
혈액	산소와 이산화탄소 교환, 영양물질 전달, 노폐물 제거, 질병에 대한 방어작용 보조

〈그림 4－12〉 심혈관계통

이 시스템은 도시의 도로처럼 다양한 원인에 의해 막히기도 한다. 심혈관계통의 소통이 느리거나 압박을 받는 것은 혈액순환에 울혈(congestion)이 있거나 동맥의 일부분이 막히기 때문이다. 이런 경우에는 고혈압이 생길 수 있다. 심혈관계통의 중요한 부분은 심장, 동맥, 정맥, 모세혈관, 그리고 혈액 등이다.

호흡기계통 respiratory system

수영을 할 때 잠시라도 잠수를 해본 경험이 있다면 호흡기계통이 얼마나 중요한지를 알 수 있을 것이다. 물과 음식 없이 며칠에서 몇 주까지는 살 수 있지만, 공기가 없으면 몇 분도 견디지 못할 것이다. 우리의 허파에 있는 허파꽈리의 전체 면적은 테니스코트만한 크기로, 이곳에서 가스교환이 이루어진다.

우리의 호흡기계통은 건물의 환기장치처럼 신선한 공기를 제공하거나 몇 가지 다른 중요한 일을 수행한다. 허파는 세포대사과정에서 생긴 이산화탄소를 제거한다. 호흡기계통은 흡기 시에 필터, 가습, 가온작용을 하며, 기도를 싸고 있는 점액막은 이물질을 잡아 두는 역할을 한다. 또한, 혈액의 산-염기 균형을 유지하거나 섭취한 알코올을 제거하는 데도 도움을 준다. 호흡기계통의 중요한 부분은 인두, 후두, 기관, 기관지, 그리고 허파 등이다(그림 4-13).

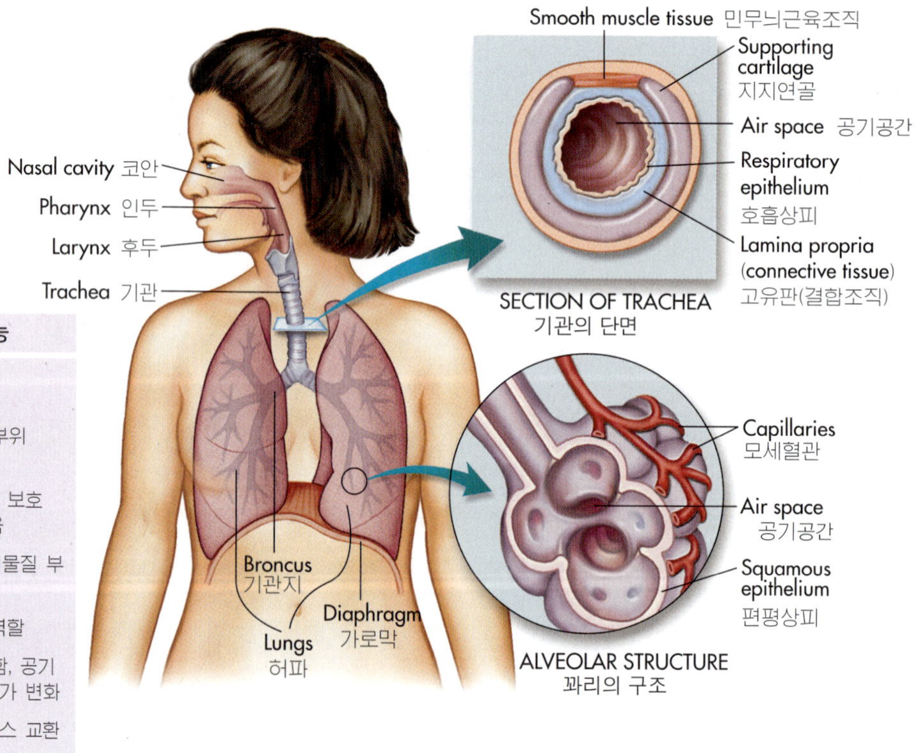

기관	일차적인 기능
코안 nasal cavity	필터, 가습, 가온 : 냄새
인두 pharynx	소화관으로 분배되는 부위 후두로 공기를 전달
후두 larynx	기관(trachea) 개구부를 보호 성대(vocal cord)가 있음
기관 trachea	공기 필터, 점액으로 이물질 부착, 연골로 기도 유지
기관지 bronchi	기관(trachea)과 같은 역할
허파 lungs	기도와 허파꽈리를 포함, 공기의 움직임에 따라 부피가 변화
꽈리 alveoli	공기와 혈액 사이에 가스 교환이 일어나는 곳

〈그림 4-13〉 호흡기계통

림프계통과 면역계통 lymphatic and immune system

림프계통과 면역계통은 체액 균형과 감염으로부터 인체를 보호하는 역할을 한다. 림프절(lymph node)이라고 부르는 특이한 구조는 감염물질을 잡아 두는 필터 역할을 한다. **림프혈관**(lymph vessels)이나 림프관(lymph ducts), 림프절, 가슴샘, 편도선(tonsil), 그리고 지라는 림프계통의 중요한 부분이다.

림프계통의 면역기능은 림프구(lymphocyte)라고 부르는 백혈구에 의해 일어난다. 면역계통은 인체에 해로운 물질이 침입했는지 확인하기 위해 순찰하는 역할을 한다(그림 4–14).

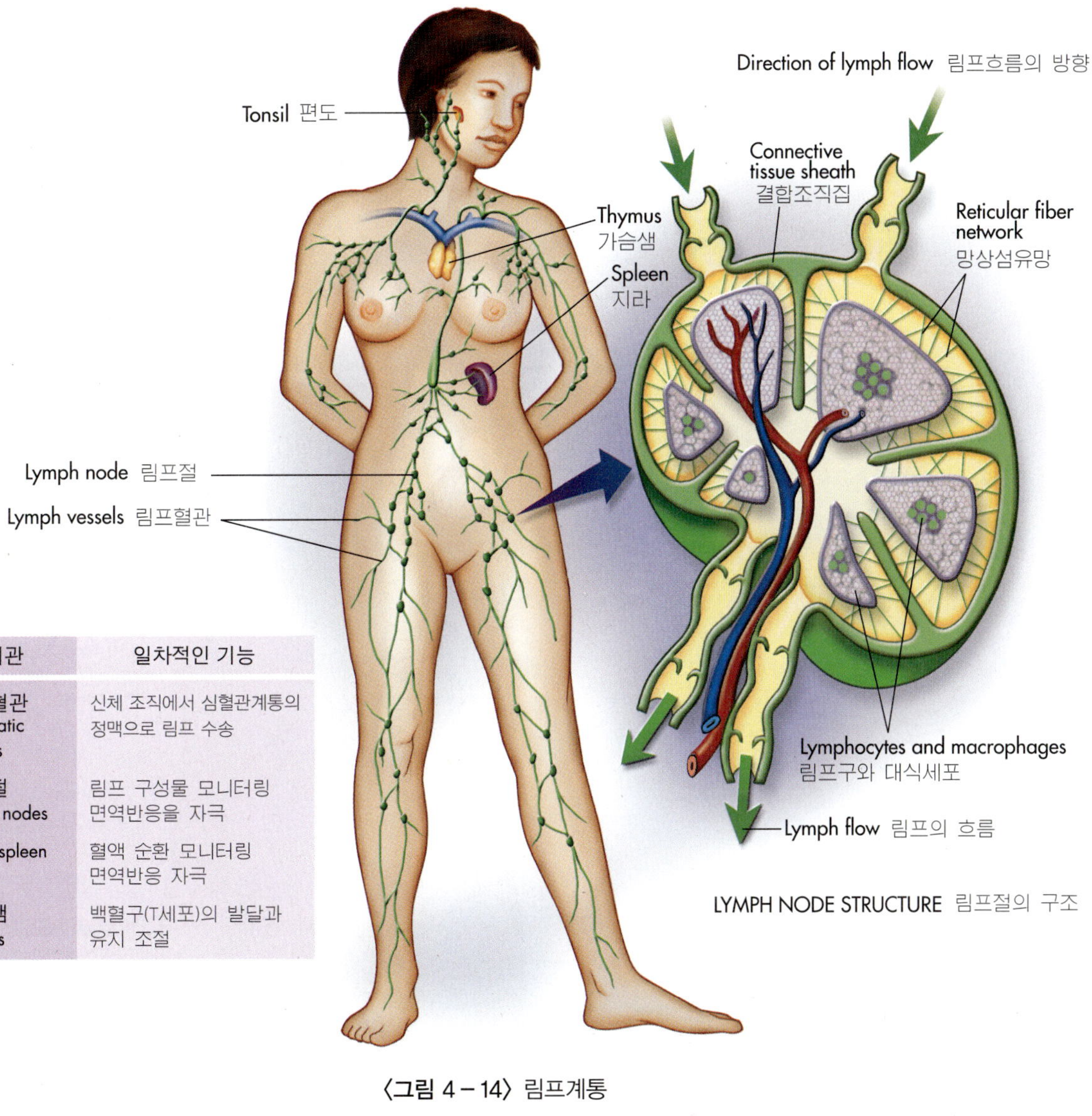

기관	일차적인 기능
림프혈관 lymphatic vessels	신체 조직에서 심혈관계통의 정맥으로 림프 수송
림프절 lymph nodes	림프 구성물 모니터링 면역반응을 자극
지라 spleen	혈액 순환 모니터링 면역반응 자극
가슴샘 thymus	백혈구(T세포)의 발달과 유지 조절

〈그림 4 – 14〉 림프계통

위장관계통 또는 소화기계통 gastrointestinal or digestive system

소화기계통(gastrointestinal, GI)은 음식물을 기계적인 방법과 화학적인 방법을 이용하여 잘게 부수는 역할을 한다(그림 4-15).

인체에 필요한 물질을 흡수하여 세포로 이동시키고, 세포의 노폐물은 이 시스템을 이용하여 밖으로 배출한다. 소화기계통의 중요한 부분은 입(mouth), 인두(pharynx), 식도(esophagus), 위(stomach), 장(intestine), 부속 기관(accessary organs), 항문(anal canal) 등이다.

기관	일차적인 기능
침샘 salivary glands	윤활작용, 완충제나 소화를 시작하는 효소 생산
인두 pharynx	식도와 연결된 통로
식도 esophagus	음식물을 위로 전달
위 stomach	산과 효소 분비
작은창자 small intestine	소화효소 분비와 흡수
간 liver	담즙 분비 혈액내 화학물질 조절
쓸개 gallbladder	소장에 분비될 담즙 저장
이자 pancreas	소화효소와 완충제 분비 : 내분비세포 포함
큰창자 large intestine	대변에서 수분을 흡수 대변 저장

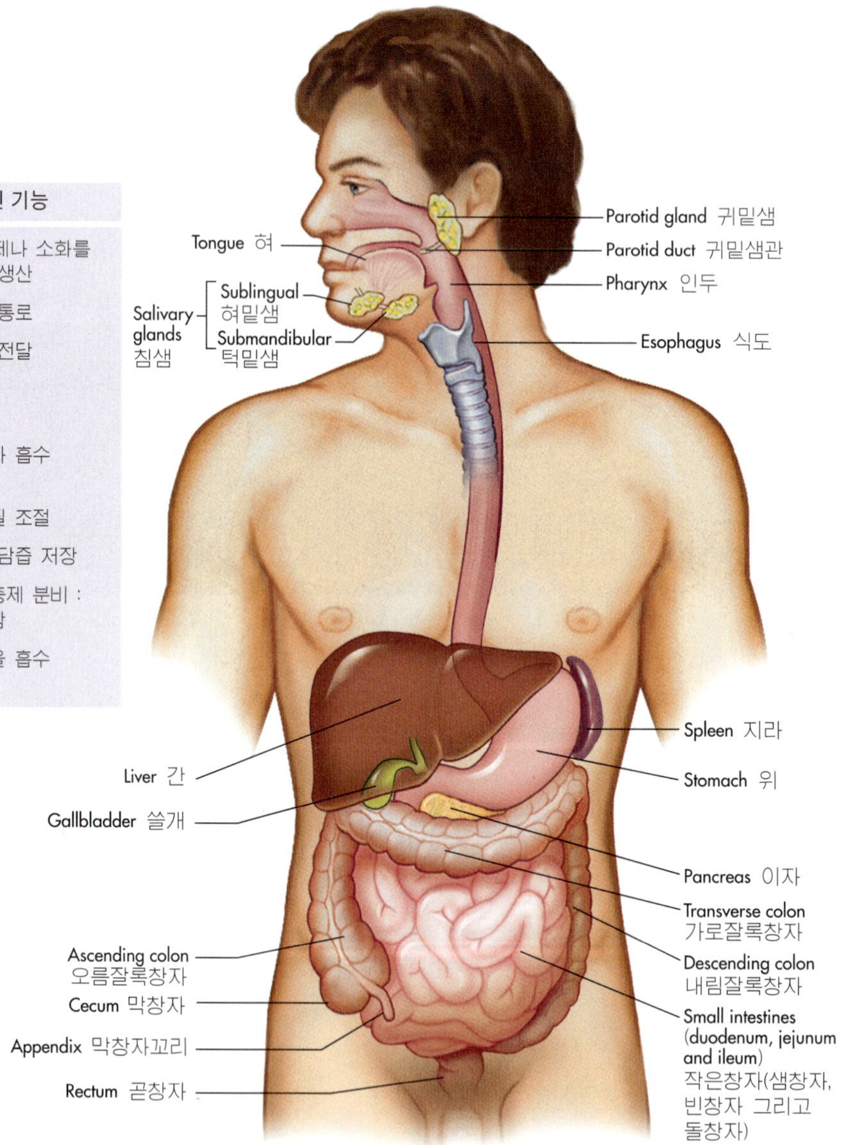

〈그림 4-15〉 소화기계통

비뇨기계통 urinary system

소화기계통이 소화된 노폐물을 제거하는 중요한 역할을 하는 반면, 비뇨기계통은 질소와 같은 노폐물, 전해질 · 약물 · 독성물질, 그리고 과도한 수분 등을 제거하는 역할을 한다. 또한 비뇨기계통은 적당한 체액균형을 유지하여 혈압을 조절한다.

그 밖에 이 시스템은 적혈구 수를 조절하는 작용과 혈액의 산-염기 및 전해질 균형을 유지하는 작용을 돕는다. 비뇨기계통의 중요한 부분은 콩팥(kidneys), 요관(ureters), 방광(urinary bladder), 요도(urethra) 등이다(그림 4-16).

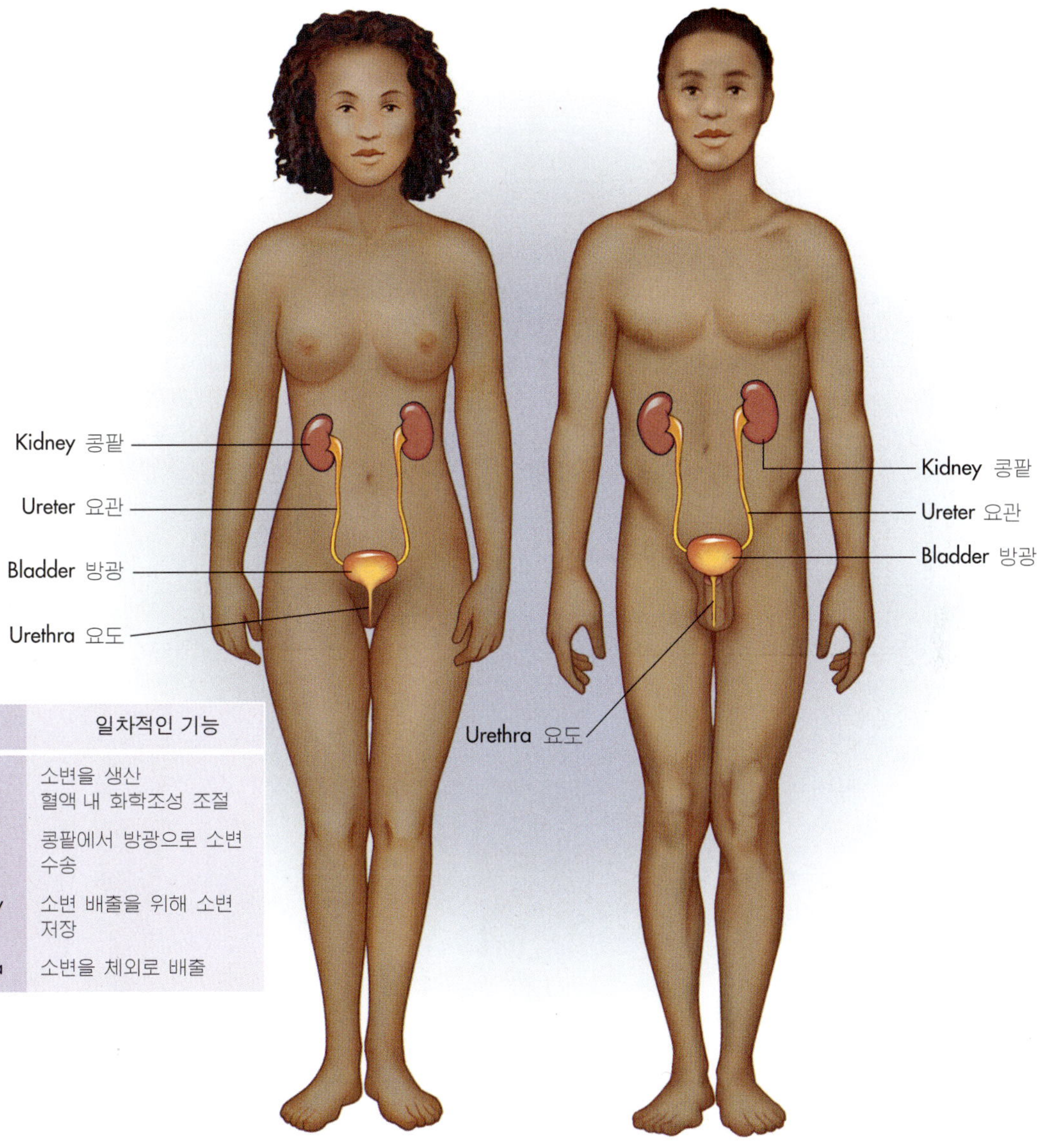

기관	일차적인 기능
콩판(신장) kidneys	소변을 생산 혈액 내 화학조성 조절
요관 ureters	콩팥에서 방광으로 소변 수송
방광 urinary bladder	소변 배출을 위해 소변 저장
요도 urethra	소변을 체외로 배출

〈그림 4-16〉 남성과 여성의 비뇨기계통

생식기계통 reproductive system

genitourinary
(JEN eh toe YUR ih nair ee)

생식기계통은 새로운 자손을 만든다. 간단히 말해서 이 시스템이 없다면, 우리는 존재할 수 없다. 생식기계통은 생식비뇨기계통(genitourinary) 혹은 **GU 계통**이라고 부른다.

생식기계통 중 여성에게 중요한 부분은 난소 · 난자 · 나팔관 · 자궁 및 질이며, 남성에게 중요한 부분은 고환 · 정자 및 음경이다(그림 4-17).

기관	일차적인 기능(여성)
난소 ovaries	난자와 호르몬 생성
자궁관 uterine tubes	난자와 배아를 자궁으로 이동 : 수정이 일어나는 정상부위
자궁 uterus	태아가 성장하는 곳
질 vagina	정자가 지나는 장소, 출생시 통로, 월경기간 중 액체이동로
외부생식기 external genitlaia	
음핵 clitoris	발기기관, 성행위시 흥분을 제공하는 부위
음순 labia	질에 윤활작용을 하는 분비샘을 포함
젖샘 mammary glands	신생아에게 영양분을 제공할 우유 생산

기관	일차적인 기능(남성)
고환 testes	정자와 호르몬 생산
부속기관 accessory organs	
부고환 epididymis	정자가 성숙하는 곳
정관 ductus deferens	부고환과 전립샘 사이에 정자가 지나는 연결 통로
정액낭 seminal vesicle	정자 이외에 정액(semen)의 많은 부분을 분비
전립샘 prostate	완충액과 정액의 일부를 분비
요도 urethra	외부로 정액을 보내는 통로
바깥생식기 external genitlaia	
음경 penis	여성의 질에 정자를 주입하는 발기기관, 성행위시 흥분을 느끼는 부위
음낭 scrotum	고환을 둘러싼 주머니

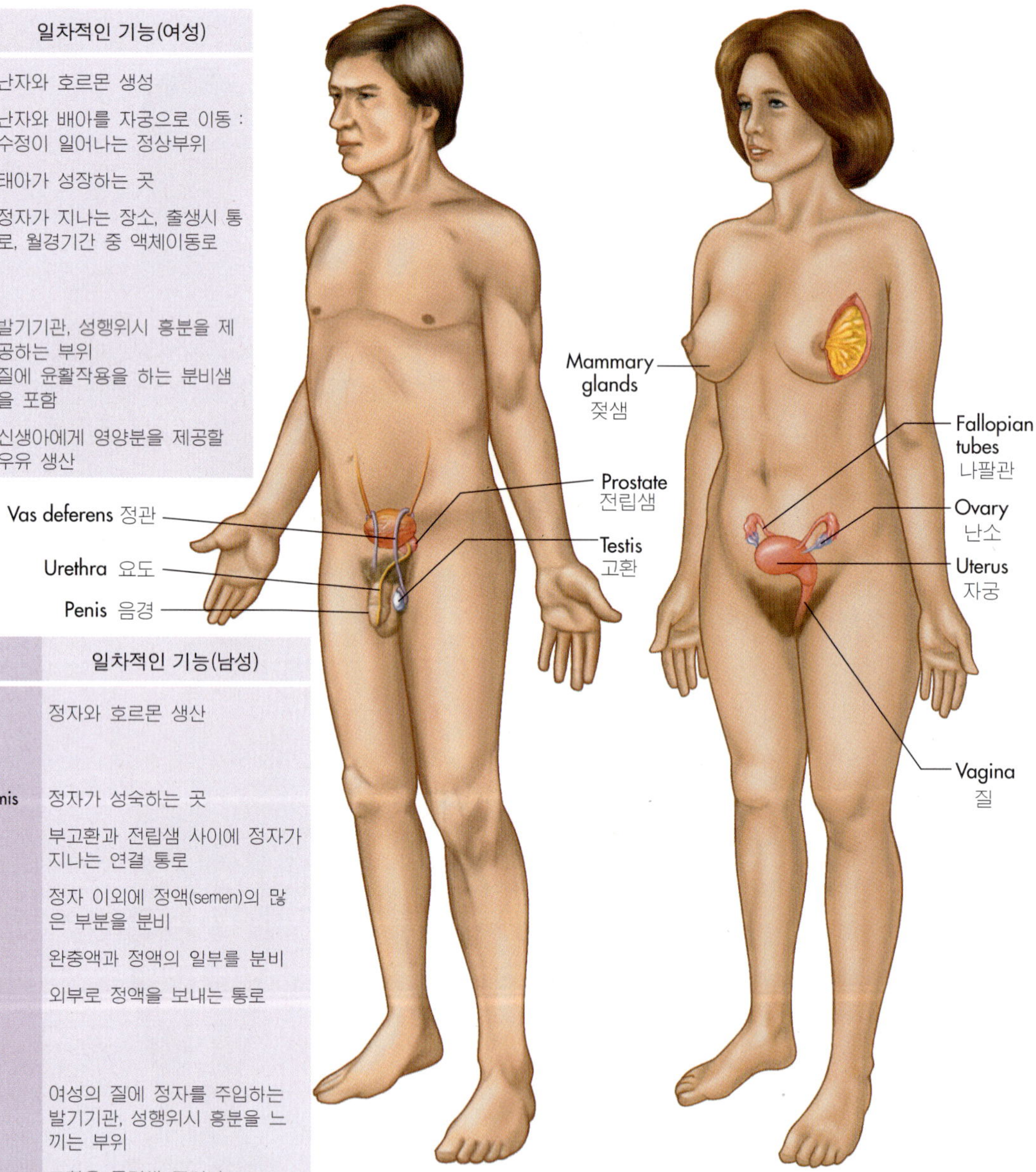

〈그림 4-17〉 남성과 여성의 생식기계통

요약 SUMMARY

Points of Interest

- 인체를 이루는 기본단위는 **세포**이다.
- **조직**은 같은 기능을 수행하는 비슷한 세포들의 집단으로, 네 가지 기본 조직은 상피조직 · 결합조직 · 근육조직 · 신경조직이다.
- **막**은 종이와 비슷한 구조로 신체 전반에 걸쳐서 볼 수 있다. 또한, 막은 특별한 기능을 수행한다.
- 네 가지 중요한 막의 형태는 피부, 장액막, 점액막, 윤활막이다.
- 특별한 기능을 수행하는 조직들이 모여 있는 것을 **기관** 혹은 **장기**라고 한다.
- 여러 기관들이 모여서 특별한 활동을 수행하는 것을 **계통**이라고 한다.
- 인체의 **11개의 중요한 계통**: 뼈대계통, 근육계통, 외피계통, 신경계통, 내분비계통, 심혈관계통, 호흡기계통, 림프/면역계통, 위장관계통, 비뇨기계통, 생식기계통. 이러한 계통은 단독으로 활동하기보다는 상호 밀접한 관계를 형성하고 있다.

사례연구 CASE STUDY

73세의 남성이 응급실로 내원하였다. 초기 평가는 다음과 같았다.

- 무열성(afebrile)
- 약하고 짧고 빠른 호흡(mild tachypnea with shortness of breath)
- 말단청색증(acrocyanosis)
- 흡연경력(history of smoking)
- 당뇨병력(history of diabetes)
- 중증도의 과체중(moderately overweight)

- 위의 정보에 추가적으로 검사해야 할 계통들은 무엇인지, 왜 응급실로 실려 왔는지, 어떤 전문가에게 이 환자의 진찰을 의뢰해야 하는지 설명하고 그 이유를 덧붙여라.

Multiple Choice

1. 혈액은 조직의 형태가 무엇으로 분류되는가?

a. 결합조직 b. 심장조직
c. 신경조직 d. 근육조직

2. 체강과 체강 안에 들어있는 장기를 덮는 부분을 나누는 막은 무엇인가?

a. 피부 b. 장액막
c. 점액막 d. 점액

3. 이 근육의 형태는 더 효율적인 수축을 위해 서로 맞물려져 있는 세포를 가진다. 다음 중 어떤 세포인가?

a. 뼈대근육세포
b. 신경아교세포
c. 심장근육세포
d. 민무늬근육세포

4. 당신의 몸에서 산-염기 균형은 다음 중 어떤 시스템에 의해 중요하게 통제되는가?

a. 뼈대계통
b. 비뇨기계통
c. 내분비계통
d. 위의 해당사항 없음

5. 다음 장기 중에 위장관계통에 속하는 것은?

① 요도	② 쓸개
③ 지라	④ 작은 창자

a. ①, ② b. ①, ③, ④
c. ②, ③, ④ d. ②, ④

6. 인체에서 조직의 샘플을 채취할 수 있다. 보라색 매트릭스 형태에 핑크색 세포가 작은 구멍 안에 자리잡고 있는 조직을 무엇이라 하는가?

a. 상피 b. 연골
c. 심장근육 d. 신경

7. 야구선수가 머리에 야구공을 맞아 혼수상태에 빠져있다. 그는 병원에서 어떤 전문가에게 보여야 하는가?

a. 안과 전문의
b. 류마티스 전문의
c. 신경과 전문의
d. 소화기 전문의

8. 농구를 하다가 무릎을 다쳤다. 어떤 전문가를 만날 가능성이 가장 높을까?

a. 류마티스 전문의 b. 족부 전문의
c. 치열교정 의사 d. 정형외과

Fill in the Blank

1. 모든 신체의 기능을 조정하는 시스템은 ________________이다.

2. ________________은 몸의 움직임을 가능하게 한다.

3. 연골(Cartilage)은 ________________조직의 특수한 형태이다.

4. 특정 기관을 보호하는 장액막의 층은 ________________ 층이다.

5. 이 시스템은 호르몬을 생산한다. ________________________________

6. 칼슘을 저장하는 시스템은 무엇인가? ________________________________

[해답] Multiple Choice

1. a **2.** c **3.** c **4.** b **5.** c **6.** b **7.** c **8.** d

Fill in the Blank

1. 신경계통(nervous system)
2. 근육계통시스템(muscular system)
3. 결합(connective)
4. 내장쪽(visceral)
5. 내분비계통(endocrine system)
6. 뼈대계통(skeletal system)

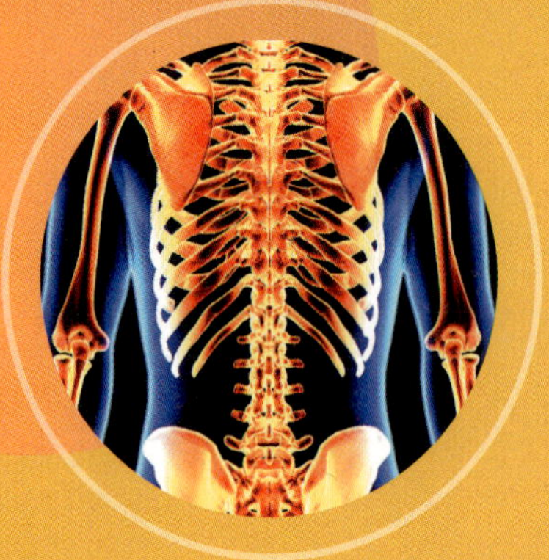

제5장

뼈대계통

뼈의 구조와 기능

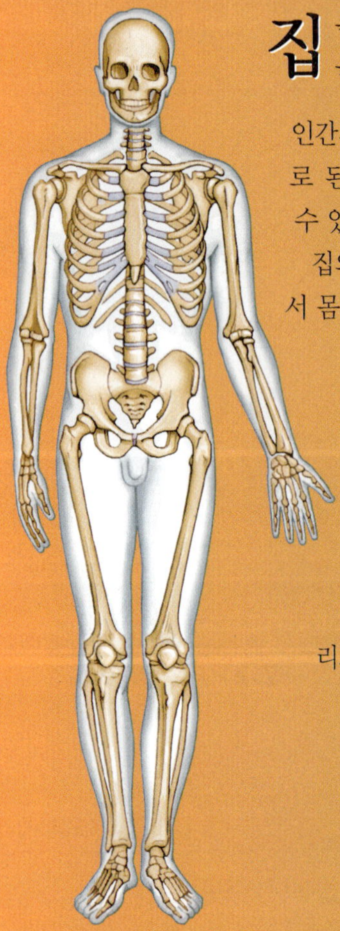

집은 우리를 보호해 주며 잠잘 수 있는 장소를 제공해 준다. 그러나 집을 지탱하는 하부구조가 없다면 집은 금방 무너질 것이다.

인간의 몸도 집으로 생각해 볼 수 있다. 인체의 뼈대와 뼈는 골조나 나무로 된 하부구조와 같이 강한 재료의 역할을 수행해 주는 기둥에 비유할 수 있다. 뼈대를 둘러싸고 근육과 피부가 인체를 완전하게 한다.

집의 벽과 문이나 창문을 연결해서 여닫게 해 주는 경첩은 뼈대에 붙어서 몸의 움직임을 가능케 해 주는 관절이나 근육과 같다.

누군가 뼈대의 기능에 대하여 물었을 때, 첫 번째로 생각할 수 있는 것은 무엇인가? 아마 구조를 지지하고 움직임을 만드는 것이라고 대답할 수 있을 것이다.

뼈대를 만드는 뼈는 몸의 연약한 부위를 보호하고, 혈구를 생산하며, 미네랄과 지방을 저장하는 역할을 한다. 이 장에서는 성인의 뼈대를 구성하고 있는 206개의 뼈 구조와 중요성 및 연골과 인대, 그리고 관절에 대해 논의할 것이다.

Chapter 5

THE SKELETAL SYSTEM
THE FRAMEWORK

무엇을 학습할 것인가 LEARNING OUTCOMES

- 뼈대계통의 기능을 설명할 수 있다.
- 모양에 따른 뼈의 일반적인 분류에 대해 논의할 수 있다.
- 뼈 해부학과 생리학을 이해하고 설명할 수 있다.
- 뼈의 성장 및 복구 과정을 설명할 수 있다.
- 뼈의 노화 과정에 대해 설명할 수 있다.
- 뼈, 연골, 인대, 관절, 힘줄의 차이를 설명할 수 있다.
- 다양한 관절과 몸의 운동의 종류를 서술할 수 있다.
- 뼈대계통의 일반적인 질환을 설명할 수 있다.
- 축뼈대와 팔다리뼈대의 다양한 뼈를 찾아 설명할 수 있다.
- 신체의 특정 부위에 포함된 특정 뼈를 나열할 수 있다.
- 뼈대계통의 일반적인 장애를 설명할 수 있다.

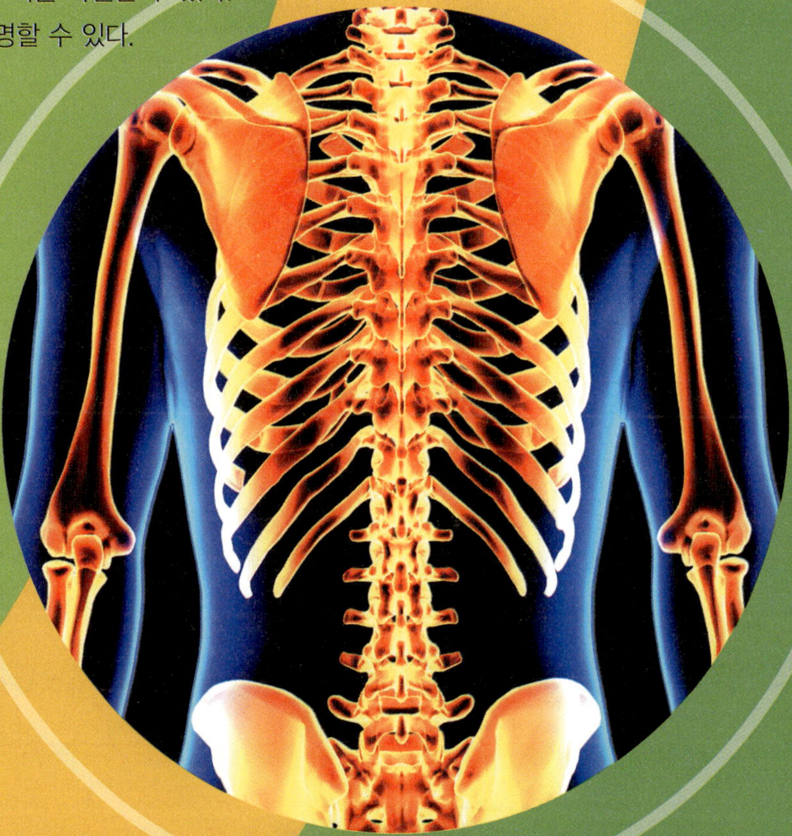

발음안내 *Pronunciation Guide*

이 장에서 다루어지는 중요한 단어의 발음

appendicular skelecton [app en DIK yoo lahr SKELL eh ton]
arthritis [ahr THRYE tiss]
articulation [AHR tick you LAY shun]
axial skeleton [AK see al SKELL eh ton]
cancellous bone [CAN cell us]
diaphysis [dye AFF ih sis]
epiphyseal plate [eh FEEZ ee al]
epiphysis [eh PIFF ih sis]
erythropoiesis [eh RITH roh poy EE sis]
haversian systems [haa VER zhin]
ischium [IS kee um]
medullary cavity [MED uh LAIR ee]
osseous tissue [OSS see us]
ossification [OSS ih fih KAY shun]
osteoarthritis [OSS tee oh are THRYE tiss]
osteocytes [OSS tee oh site]
osteons [OSS tee ons]
periosteum [pair ee OSS tee um]
sternum [STUR num]
synovial fluid [sin OH vee al]
trabeculae [tra BECK you lay]
vertebrae [VER teh bray]

전체 개요 More Than The Bare Bones About Bones

뼈대와 마찬가지로 뼈 역시 몸을 지지하는 것 이상의 많은 역할을 수행한다. 혈액세포의 생산 · 장기보호 · 숨쉬기를 돕는 역할, 미네랄을 저장하는 역할, 운동을 할 때 지지대의 역할 등이 모두 뼈의 기능에 해당된다.

일반적인 뼈의 분류 General Bone Classification

뼈대의 주요 구성요소는 뼈 성분이다. 뼈는 칼슘이나 인과 같은 미네랄 등으로 구성되어 있어서 생체가 아닌 것으로 여겨지기 쉬우나 사실은 활발하게 성장하며 스스로를 재구성하기도 한다. Skeleton의 본뜻이 그리스어의 '말라 버린 몸'에서 유래했다는 것은 아이러니가 아닐 수 없다.

뼈는 다음과 같이 분류한다.

- 긴뼈
- 짧은뼈
- 납작뼈
- 불규칙뼈

sternum *(STUR num)*
vertebrae *(VER teh bray)*

긴뼈는 팔과 다리를 형성하며, 너비에 비해 길이가 긴 뼈를 가리킨다. 짧은뼈는 손목과 발목에 많으며, 너비와 길이가 거의 같다. 납작뼈는 편평하거나 휘어진 형태로 되어 있는 얇은 모양의 뼈로서 머리뼈, 갈비뼈, 복장뼈(sternum) 등이 이에 해당된다.

엉치뼈와 척추뼈는 퍼즐의 일부처럼 불규칙적이며 뼈와 뼈를 이어 줄 때에 필요한 형태의 불규칙뼈이다. 〈그림 5-1〉에서는 다양한 형태의 뼈들을 볼 수 있다.

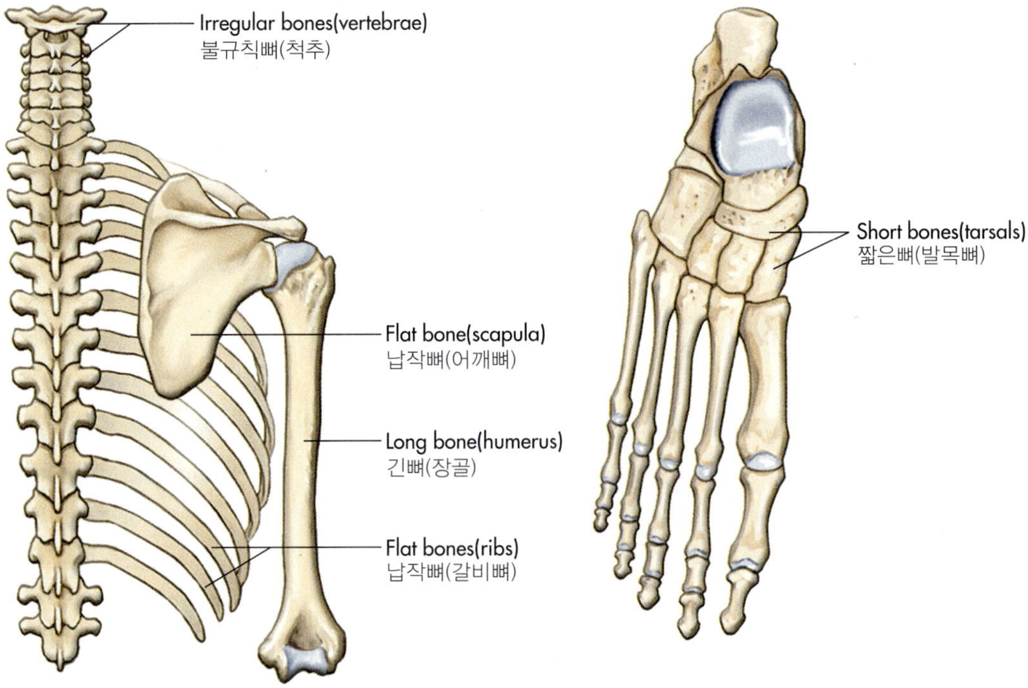

〈그림 5-1〉 다양한 뼈의 형태

놀라운 사실 AMAZING FACTS

때때로 잊혀진 뼈 유형 the sometimes forgotten bone type

많은 해부학 서적에서 뼈는 우리가 제시한 네 가지 유형으로 분류된다. 그러나 다섯 번째 유형의 뼈가 있다. 참깨를 뜻하는 sesamum에서 유래한 종자뼈는 일반적으로 크기가 작아(무릎뼈 제외) 힘줄이나 근육에 박혀 있는 뼈이다. 이 뼈는 도르래 역할을 하여 힘줄이 뼈 위로 더 쉽게 미끄러지도록 하고 근육의 힘을 전달하는 힘줄의 능력을 증가시킨다. 신체는 발 관절 근처와 같은 신체의 특정 부위에서 지속적인 긴장에 대한 반응으로 이러한 유형의 뼈를 생성할 수 있다.

기초적인 뼈 해부학 Basic Bone Anatomy

〈그림 5-2〉에 소개된 긴뼈를 보면서 뼈의 전체적인 구조를 확인해 보자. 뼈는 **뼈바깥막**(periosteum)이라는 섬유질로 된 두꺼운 결합조직으로 덮여 있으며, 그 표면에는 혈액과 영양분을 뼈세포에 공급해 주는 혈관과 림프관과 신경이 분포해 있다. 뼈바깥막은 인대와 건이 부착되는 지점이다.

〈그림 5-2〉에서 보는 바와 같이 긴뼈의 양끝으로 갈수록 그 크기가 커진다. 각 뼈의 끝은 **뼈끝**(epiphysis)이라고 하며, 뼈끝과 뼈끝 사이를 **뼈몸통**(diaphysis)이라고 한다.

뼈 속은 비어 있다. 이 공간을 뼈골수공간(medullary cavity)이라고 하는데, 골수를 보관하는 역할을 수행한다.

periosteum *(pair ee OSS tee um)*
peri = 둘레의
osteum = 뼈

epiphysis *(eh PIFF ih sis)*
epi = 이상, 또는 ~에
diaphysis *(dye AFF ih siss)*
dia = ~을 통해
medullary cavity *(MED uh LAIR ee)*

뼈 골수는 황색과 적색의 두 가지가 있다. 태어날 때는 모든 골수가 붉지만 나이가 들어감에 따라 더 많은 골수가 노랗게 변한다. 성인의 경우 약 50%의 적색 골수를 가지고 있다. 적색 골수는 적혈구, 백혈구 및 혈소판을 포함하는 다양한 혈액 세포 유형을 만든다. 황색 골수는 지방 함량이 높다. 다량의 혈액 손실 시에 적혈세포의 생산을 돕기 위해 적색 골수로 변환되기도 한다.

뼈조직 Bone Tissue

뼈는 조직에 따라 치밀뼈와 해면뼈의 두 종류로 나뉜다.

치밀뼈(compact bone)는 긴뼈의 축과 다른 뼈의 바깥을 구성하며 밀집도가 높고 단단하다. 자세히 관찰해 보면, 치밀뼈는 단단한 물질로 되어 있는 것을 알 수 있는데, 그것이 뼈를 치밀하고 단단하게 만들어 준다. 이 물질들은 **뼈단위**(osteon) 혹은 하버시안계(Haversian systems)라고 부르는 아주 미세한 실린더 형태의 단위를 구성하며, 각각의 단위는 혈관 주위에 원의 형태로 형성된 성숙한 뼈세포(Osteocytes)를 가진다.

성숙한 뼈세포 주위는 단백질섬유, 칼슘, 그리고 그 밖의 미네랄로 채워져 있다. 뼈단위는 뼈세포에 충분한 산소와 영양분을 공급하기 위해 혈관과 연결되어 있으며, 혈관 옆을 서로 평행하게 지나간다.

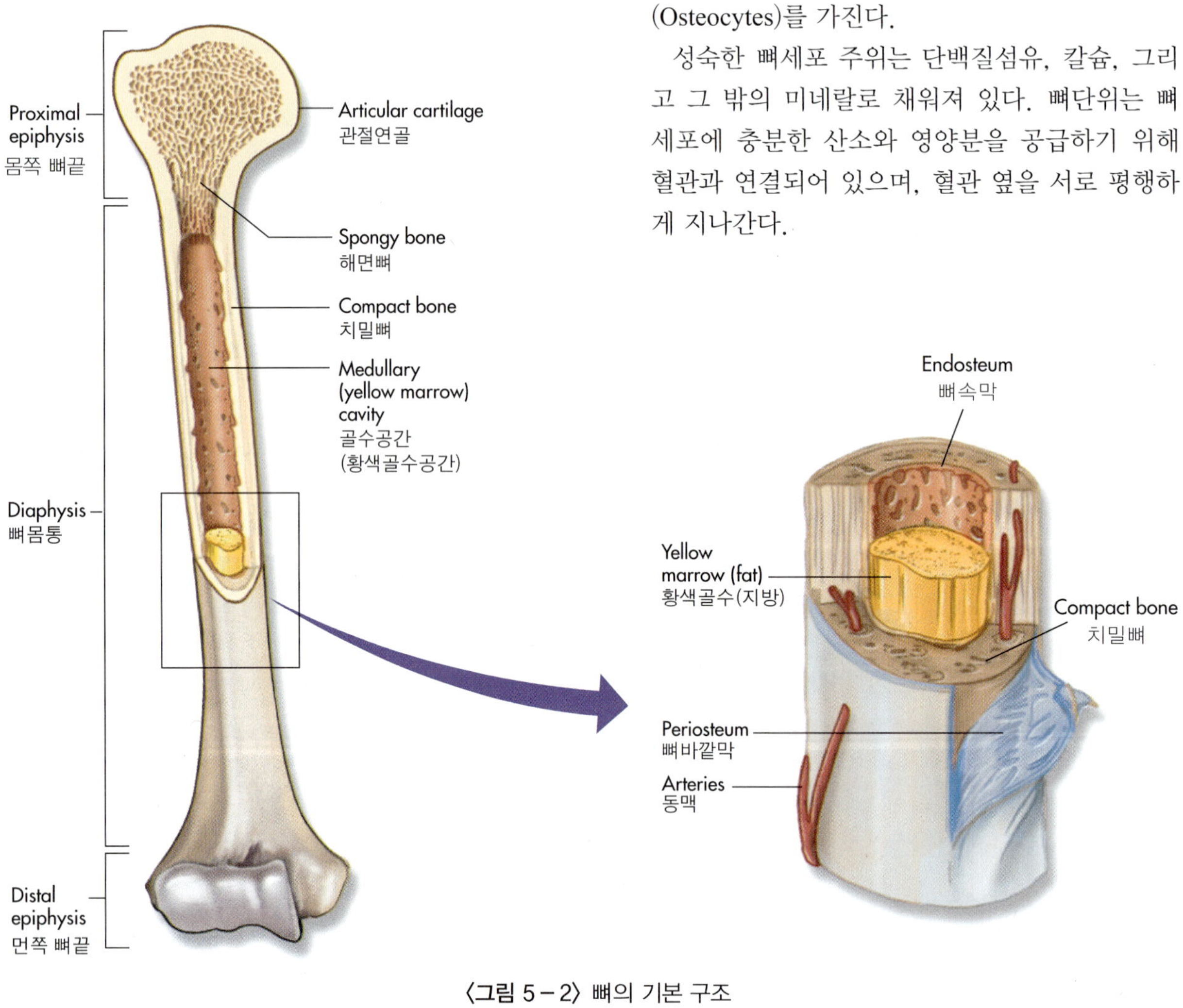

〈그림 5－2〉 뼈의 기본 구조

해면뼈(spongy bone)는 치밀뼈와 다르다. 하버시안계 대신에 막대기처럼 생긴 **뼈잔기둥**(Trabeculae)에 해면뼈의 조직이 달라붙어 있으며, 기둥 사이의 불규칙적인 구멍이 스펀지 모양을 만든다. 해면뼈는 뼈바깥막과 비슷하게 생긴 **뼈속막**(endosteum)과 함께 줄지어 있어서, 뼈를 더 가볍게 하고 적혈세포를 생산하는 적색 골수에게 공간을 제공한다(그림 5–3).

osteons *(OSS tee ons)*
osteocytes *(OSS tee oh site)*

뼈의 표면 구조 Surface Structure of Bones

cancellous bone *(CAN cell us)*
trabeculae *(tra BECK you lay)*

뼈의 표면을 자세히 관찰해 보면, 다양한 형태의 울퉁불퉁한 부위를 발견할 수 있다. 일반적으로 돌출된 부위는 근육 · 인대 · 힘줄의 부착점을 제공해 주고, 들어간 부위는 신경과 혈관이 지나가는 통로 역할을 한다. 또한 들어가고 나온 부위는 엉치의 절구관절과 같은 관절을 구성한다.

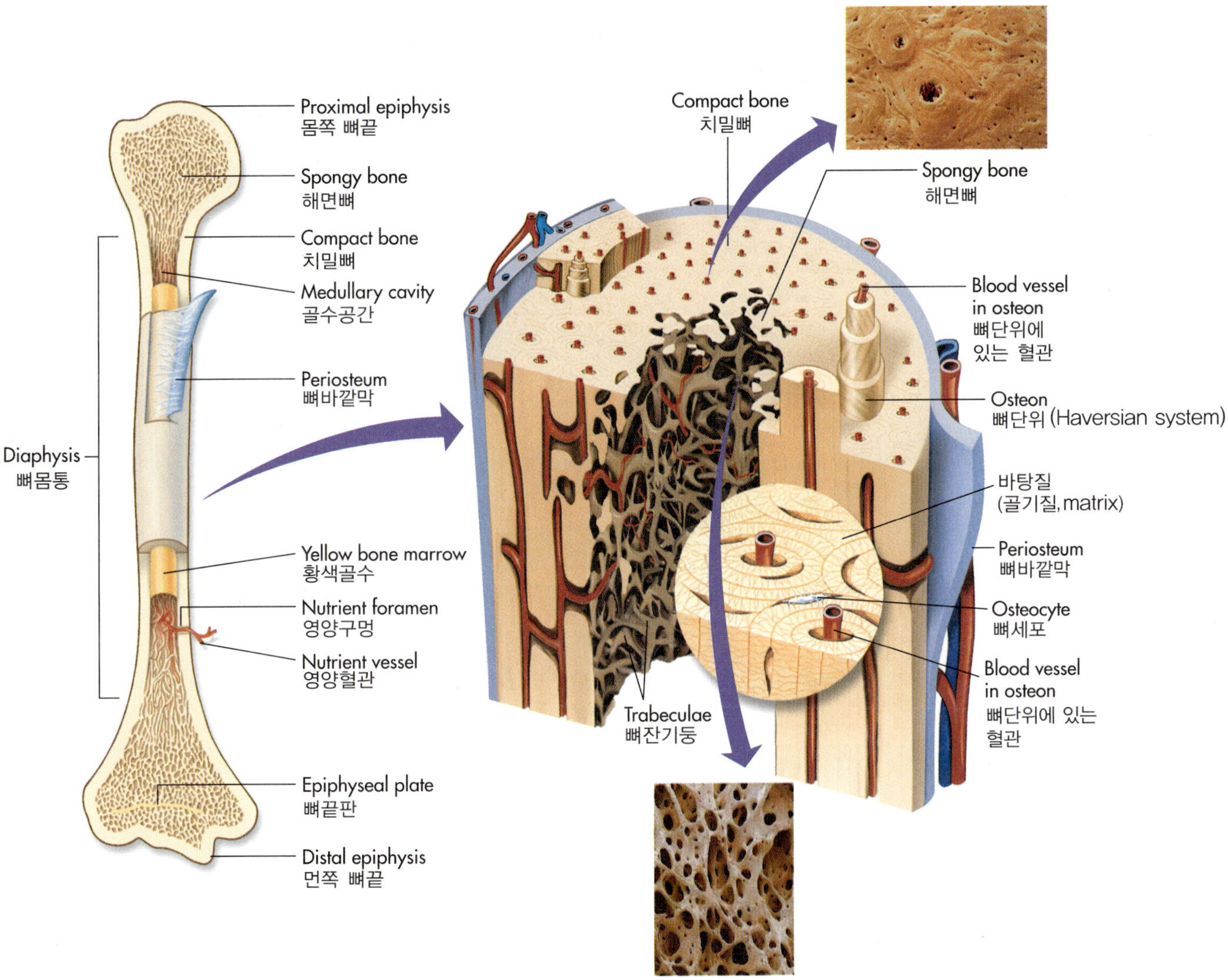

〈그림 5 – 3〉 치밀뼈와 해면뼈의 비교

놀라운 사실 AMAZING FACTS

적색 골수와 적혈 세포 Red Bone Marrow and Red Blood Cells

적혈구를 생산하는 적색 골수는 머리뼈, 빗장뼈(collarbones), 척추의 척추뼈, 복장뼈, 갈비뼈, 골반과 긴뼈의 뼈끝을 구성하는 해면뼈에서 발견된다. 에리드로포이시스(erythropoiesis)로 알려진 적혈구 생성은 정말 놀라운 과정이다. 적혈구의 수명은 약 120일 정도이기 때문에 인체에 존재하는 25조 개의 적혈구를 유지하기 위해 지속적으로 생산이 이루어져야 한다. 즉, 매초마다 약 300만 개의 새로운 적혈구가 생성되는 것이다. 또한, 심각한 혈액 손실의 경우 신체가 생산량을 10배까지 높일 수 있다. 적색 골수가 필요한 생산량을 유지할 수 없으면 황색 골수의 일부를 적색 골수로 전환하여 보조할 수 있다.

〈표 5－1〉 뼈의 특징(Bone Features)

표면 구조	특징
튀어나온 구조와 돌기	
관절융기 condyle	커다랗고 둥근 손잡이, 다른 뼈와 관절로 연결됨
능선 crest	좁게 벌어진 틈
위관절융기 epicondyle	관절융기 위 혹은 옆에 있는 튀어나온 부위
면, 단면 facet	조그맣게 편편한 지역
머리 head	둥글고 크게 된 뼈의 연결되는 끝 부위
돌기 process	두드러지게 튀어나온 부위
가시 spine	날카롭게 튀어나온 부위
돌기 trochanter	넙다리뼈에 위치, 큰 결절
결절 tubercle	작고 돌기 같은 투영
오목과 구멍 Depressions and Openings	
구멍 foramen	뼈에 있어서 혈관 · 신경 · 인대가 지나가는 길, 구멍
오목 fossa	고랑, 얇게 들어간 부위
길 meatus	뼈에 난 터널과 같은 길
굴 sinus	뻥 뚫린 지역

뼈의 성장과 재생 bone Growth And Repair

'뼈되기' 혹은 '뼈생성'은 신체에서 뼈가 생성되는 것이다. 뼈는 길이 성장과 두께 성장을 함으로써 우리 몸의 무게를 충분히 버틸 수 있도록 한다.

뼈 성장과정의 네 가지 세포는 다음과 같다.

- 뼈생성촉진세포(Osteoprogenitor cells)
- 뼈모세포(Osteoblasts)
- 뼈세포(Osteocytes)
- 뼈파괴세포(Osteoclasts)

ossification *(OSS ih fih KAY shun)*

뼈생성촉진세포(Osteoprogenitor)는 뼈막, 뼈내막, 치밀골의 중앙관에서 발견되는 분화되지 않는 세포이다. 뼈를 형성하는 세포인 **뼈모세포**(Osteoblasts)는 분화되지 않는 뼈생성촉진세포로부터 생기며, 뼈 본래의 형태를 가지게 하는 칼슘과 그 밖에 미네랄을 분비한다. **뼈세포**(Osteocytes)는 뼈모세포가 성숙한 것이다.

osteo = 뼈
progeny = 새끼(동식물의)
blast = 세포 발달이 미숙한 단계

뼈모세포는 스스로를 칼슘망으로 둘러싼 다음에 성숙한 뼈세포가 된다. 따라서 뼈는 뼈생성촉진세포에 의해 만들어져서 뼈모세포가 된 후, 스스로를 뼈망으로 둘러쌈으로써 성숙한 뼈세포가 되는 과정을 거쳐서 형성된다.

뼈는 계속해서 뼈를 생성할 뿐만 아니라 오래된 뼈를 파괴해야 한다. 이러한 일은 **뼈파괴세포**(Osteoclast)가 담당한다.

clast = 부분이 파손되는 원인

뼈파괴세포는 단핵세포라고 부르는 백혈구의 일종으로 적색 골수에서 발견된다. 놀랍게도 뼈파괴세포의 일은 뼈 재료를 파괴하여 칼슘과 인이 혈액 속으로 들어가게 돕는 것이다. 뼈파괴세포는, 말하자면 주택 리모델링 회사의 직원과 같은 역할을 한다. 뼈파괴세포는 벽돌공과 같이 새로이 바깥벽을 만들기 위해 벽돌을 깔며, 리모델링을 하기 위해 안쪽부터 벽을 부수는 일을 한다. 따라서 뼈파괴세포의 일은 뼈의 성장과 재생에 아주 중요하다.

뼈의 성장과 발전은 내막/연골 내 뼈되기를 통해 자궁 속에서 성장하면서 시작된다.

내막뼈되기는 머리뼈 형성과 같이 섬유질 결합 조직으로 구성된 두 개의 얇은 판(sheet) 사이에서 뼈가 발달할 때 발생한다.

놀라운 사실 AMAZING FACTS

노화 및 뼈 형성 Aging and Bone Building

성인의 경우에도 뼈는 계속해서 분해되고 재생된다. 실제로 매년 인체 뼈의 약 10%가 분해되고 재생된다. 뼈는 20대까지 계속해서 질량이 증가하며, 뼈파괴세포(osteoclast)는 노화된 뼈세포를 분해 및 제거하고 칼슘을 혈액에 침착시키는데, 이는 약 3주 동안 지속된다. 그리고 나서 뼈모세포는 혈액에서 칼슘을 뽑아내고 우리가 학습하려고 하는 광물화된 기질을 형성하고 둘러싸며 성숙하여 뼈세포가 된다. 이와 같이 지속적으로 노화된 뼈와 새로운 뼈가 소멸·생성되기 때문에 성인은 실제로 어린이보다 식단에 더 많은 칼슘이 필요하게 된다. 뼈를 분해하고 재건하는 과정은 40대까지 계속되므로 일반적으로 뼈의 순 증가나 손실이 없다. 이와 같은 지속적인 과정을 통해 신체는 뼈를 신체 활동에 알맞게 만든다.

예를 들어, 달리기나 역도와 같은 운동은 칼슘이 뼈에 머물게 하여 앉아 있는 사람보다 뼈를 두껍고 조밀하고 강하게 만든다. 지속적이고 반복되는 동작이나 자세는 뼈를 재구성하게 만드는 경향이 있다. 예를 들어, 쪼그리고 앉는 습관으로 인해 엉덩이, 정강이 및 무릎의 뼈에 특정 패턴의 요철(bump)이 형성되며, 이러한 패턴의 결과로 네안데르탈인은 편하게 앉기보다는 쪼그리고 앉았던 것으로 판명되었다.

endo = 이내에
chondral = 연골과 관련된

결합조직에서 세포가 뼈모세포로 바뀌고 해면뼈의 기둥과 비슷한 형태의 조직을 형성하면 뼈모세포는 해면뼈 표면 위에 치밀뼈를 만든다. 일단 조직이 뼈모세포를 둘러싸면 뼈세포가 된다. 이런 과정이 머리뼈의 발달과정이다.

뼈의 대부분은 **연골내뼈되기**(endochondral ossification) 과정을 통해 만들어지며, 일단 형성된 연골은 뼈로 대체된다(그림 5–4 참고).

태어나기 몇 개월 전에 이러한 과정이 시작되는데, 뼈막은 연골의 뼈몸통을 둘러싸며 연골은 스스로 분해되기 시작한다. 뼈모세포가 이 부분에 들어와서 해면뼈를 만들며, 이 부분을 주요한 뼈되기 중심부라고 한다.

다른 뼈모세포는 뼈막 아래에서 치밀뼈를 형성하기 시작한다. 이때 뼈파괴세포는 뼈속질 공간을 만들기 위해 뼈몸통의 해면뼈를 파괴한다.

epiphyseal plate
(ep ih FEEZ ee al)

생후부터 긴뼈 끝에 있는 뼈끝이 계속해서 성장한다. 이 판이 존재하는 한 뼈가 계속 자랄 것이므로 중요하다. 즉 태어나자마자 이 부근에서 2차 뼈되기가 해면뼈와 함께 시작된다. 연골의 얇은 둘레가 1차와 2차 뼈되기 중심부 사이에서 **뼈끝성장판**(epiphyseal growth plate)을 형성한다. 이 부위에서 뼈가 길어지고 두꺼워진다. 뼈가 어떻게 치유되는지 더 잘 이해하려면 〈그림 5–5〉를 참조한다.

모든 골절이 같은 것은 아니지만 흔하게 마주칠 수 있는 골절들이 있다. 엑스레이에서 머리카락처럼 보이는 가는 골절은 뼈가 완전히 부러지거나 변위되지 않는 미세한 골절이다.

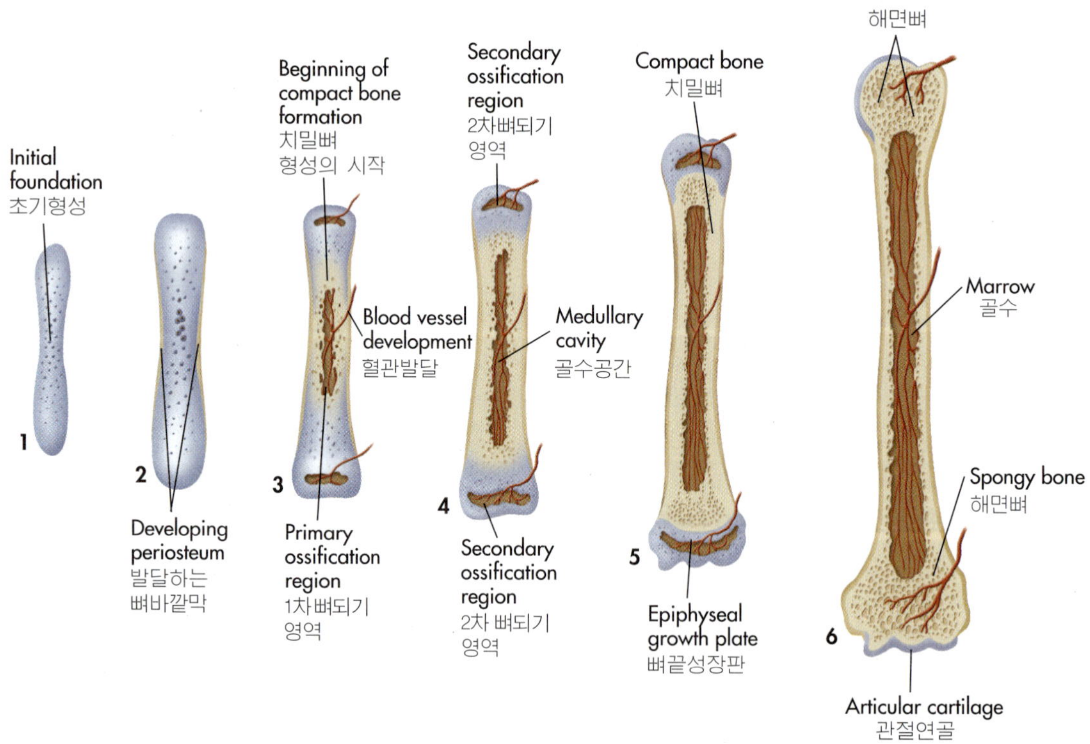

〈그림 5 – 4〉 긴뼈의 연골내뼈되기

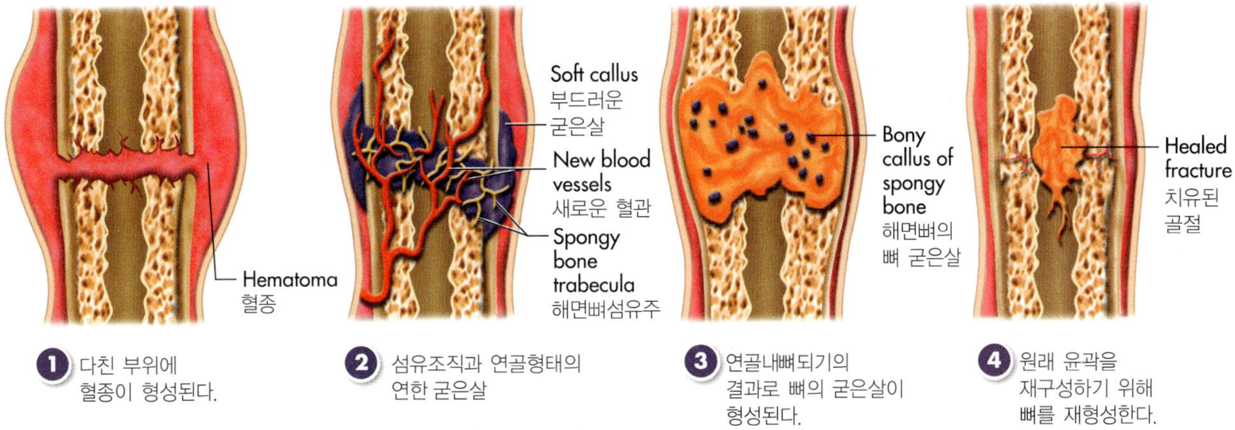

〈그림 5 – 5〉 뼈의 치유 과정

의료전문직 FOCUS ON PROFESSIONS

직업 조명

정형외과 기술자는 정형외과 의사와 협력하는 의료 전문가이다. 실무자들은 석고 및 합성 주조물의 숙련된 적용 및 주조 전문가이다. 그들은 정형외과 수술을 위한 장비와 장치를 준비하고 간단한 교정기와 보철 장치를 만들고 지팡이, 목발, 보행기 등으로 조정한다.

정형외과 기술자는 견인 설정을 준비하고 환자를 위한 풍부한 관련 교육 정보도 제공한다. 자세한 정보는 미국 정형외과기술자협회(www.naot.org)에서 확인할 수 있다.

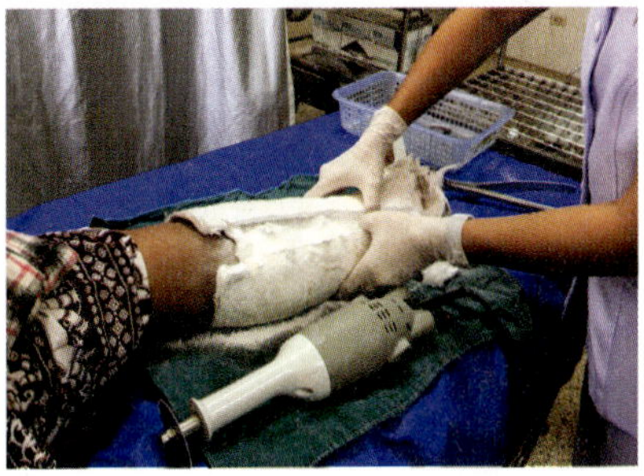
(출처: Chanpen Supagoson/Shutterstock)

단순골절 또는 **폐쇄골절**은 피부에 구멍이 없는 골절이다. **횡단골절**은 뼈의 장축과 직각을 이루는 골절이며 **사선(경사)골절**은 장축과 직각이 아닌 모든 각도를 형성한다. **선형골절**은 뼈의 장축과 평행한다. 뼈가 심하게 뒤틀린 사고를 당한 사람은 **나선형 골절**을 받을 수 있다.

약목골절(Greenstick)은 불완전한 골절로, 성인(나뭇가지와 같은)보다 더 부드럽고 유연한 뼈(예: 묘목)를 가지고 있기 때문에 어린이에게 자주 발생한다.

응용과학 APPLIED SCIENCE

뼈의 복제 COPYING BONES

흥미로운 일로 새로운 의학 분야에서는 손상되거나 결함이 있는 뼈를 대체하기 위해 3차원(3D) 프린터를 사용하여 뼈를 정확하게 복제하는 기술이 발달하였다. 3D 바이오 프린터를 이용하여 뼈와 같은 구조를 만드는 폴리락트산으로 만든 잉크를 이용해 '비계(scaffold)'나 '뼈대(framework)'를 만들고, 환자의 줄기세포가 만들어지기 위한 기반으로 알긴산염(alginate)이라는 물질(젤과 유사)을 염기로 사용한다. 비계(scaffolding)는 줄기세포가 실제 뼈와 새로운 혈관을 형성함에 따라 분해되어 생생하게 살아있는 대체품을 만든다. 이것은 모두 새롭고 진화하는 기술로써 매우 미래가 촉망된다.

catilage *(KAR tih lij)*

뼈가 조각이 될 정도로 찌그러지거나 쪼개진 것은 **분쇄골절**로 분류된다. 뼈가 피부를 통해 밀려나는 골절을 **복합골절** 또는 **개방골절**이라고 한다. 이러한 골절은 일단 뼈가 제자리에 고정되면 깊은 조직이 박테리아에 노출될 가능성이 있으므로 특히 심각하다. 따라서 골절 외에도 감염의 가능성이 증가한다. 일반적인 골절의 예는 〈그림 5-6〉을 참조한다.

10장에서 다시 언급되겠지만, 내분비계통 호르몬이 뼈의 성장을 조절하며, 어느 단계에 이르면 성장판이 칼슘화하면서 뼈는 성장을 멈춘다.

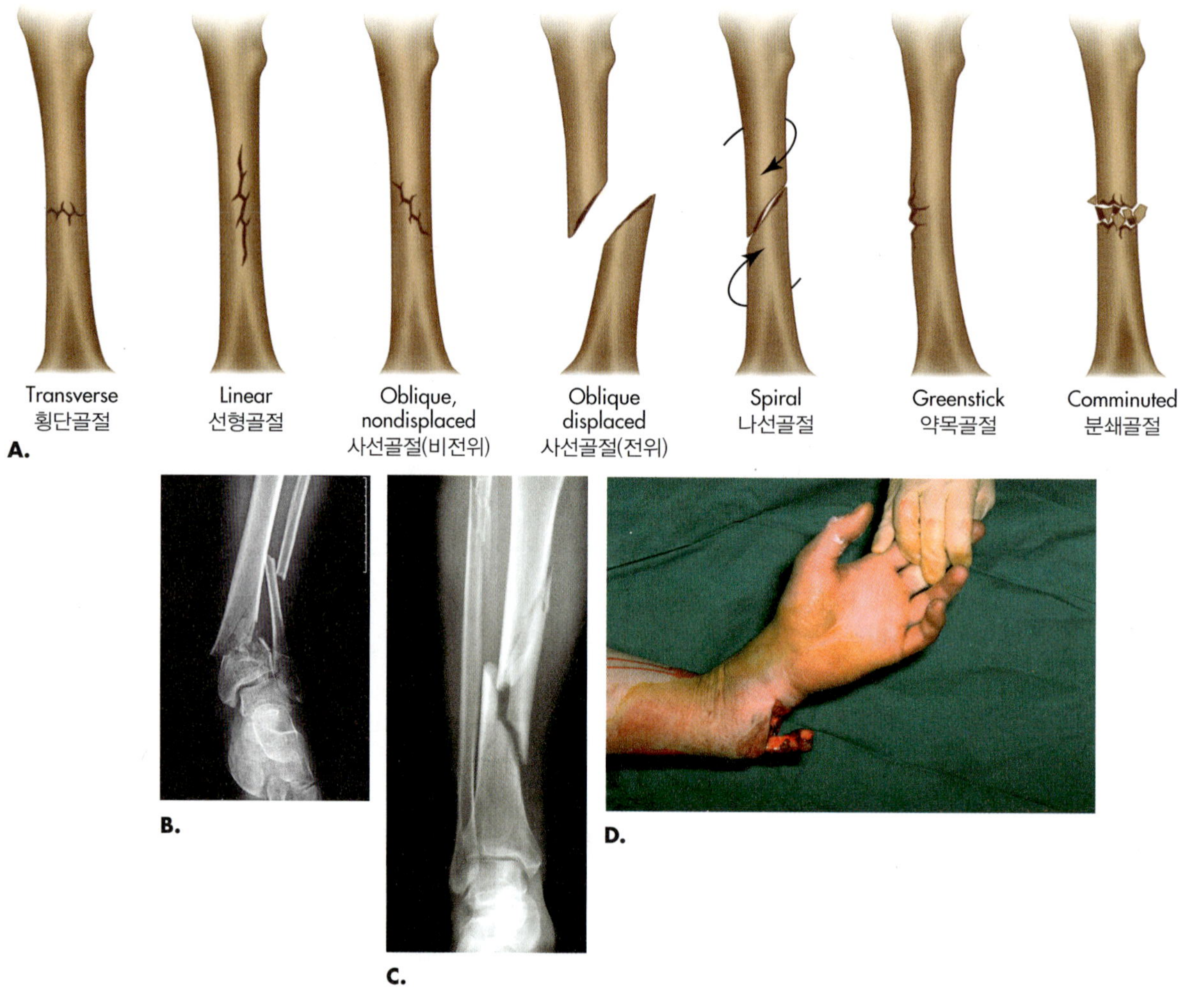

〈그림 5 – 6〉 A. 다양한 유형의 골절
B. 비골 및 경골 분쇄골절(출처: China song/Shutterstock)
C. 단순, 횡단골절(출처: Itsmejust/Shutterstock)
D. 왼쪽 팔의 개방골절(출처: Mediscan/Alamyy Stock Photo)

연골 Cartilage

연골은 특수한 형태의 밀집된 결합조직으로서 인체가 접힘, 장력, 압력을 견딜 수 있게 해 준다. 코와 귀의 일부도 연골로 되어 있다. 코와 귀의 연골은 항상 연골로 남아 있기 때문에 **영구연골**이라고 한다. 어떤 사람들은 나이가 들어감에 따라 영구연골이 계속 성장할 수 있으므로 귀와 코가 더 커지기도 한다.

연골은 또한 뼈 사이를 유연하게 연결한다. 예를 들면, 복장뼈(흉골)와 갈비뼈 사이의 연골은 가슴이 구부러지는 것을 가능케 하고, 다른 물체와 부딪쳤을 경우에는 갈비뼈가 부러지지 않게 해 준다. 그것은 숨을 들이쉬고 내쉬는 것이 더 쉽고 축구 경기 중에 부딪히거나 다른 선수와 충돌할 때 갈비뼈가 부러질 확률을 줄인다.

이 놀라운 조직은 뼈와 뼈 사이에서 쿠션 역할도 한다. 〈그림 5-7〉에서 보는 것과 같이, 관절연골은 뼈끝에 위치함으로써 뼈가 움직일 때 충격을 흡수하여 뼈끝이 서로 부딪치는 것을 방지해 준다. 이 부분에는 연골 외에도 **윤활주머니**(bursa)라고 부르는 작은 주머니가 있어서 **윤활액**(synovial fluid)을 담고 있다.

연골과 윤활막이 뼈를 보호한다고 해도 관절은 닳아 없어져서 결국 염증이 생기는데, 이러한 현상을 **관절염**(arthritis) 혹은 **뼈관절염**(osteoarthritis)이라고 한다.

관절과 인대 Joints and Ligaments

2개 이상의 뼈가 합쳐져서 **관절**(joint 혹은 articulation)을 이룬다. 관절이 없다면 뼈는 움직일 수 없다. 관절이 움직일 수 있는 것은 다른 형태의 특수한 결합조직인 **인대**(ligament) 덕분이다. 띠처럼 생긴 인대는 뼈와 뼈를 연결하며 체중의 스트레스를 견딜 수 있을 만큼 강하다. 인대와 **힘줄**(tendon)을 혼동하면 안 된다. 인대가 뼈와 뼈를 연결하는 반면, 힘줄은 근육과 뼈를 연결한다.

catilage *(KAR tih lij)*

bursa *(BER sah)*

synovial fluid *(sin OH vee al)*

arthritis *(ahr THRYE tiss)*
arth = 관절
itis = ~의 염증

osteoarthritis *(OSS tee oh are THRYE tiss)*
oste = 뼈

Articulation *(ahr TICK you LAY shun)*

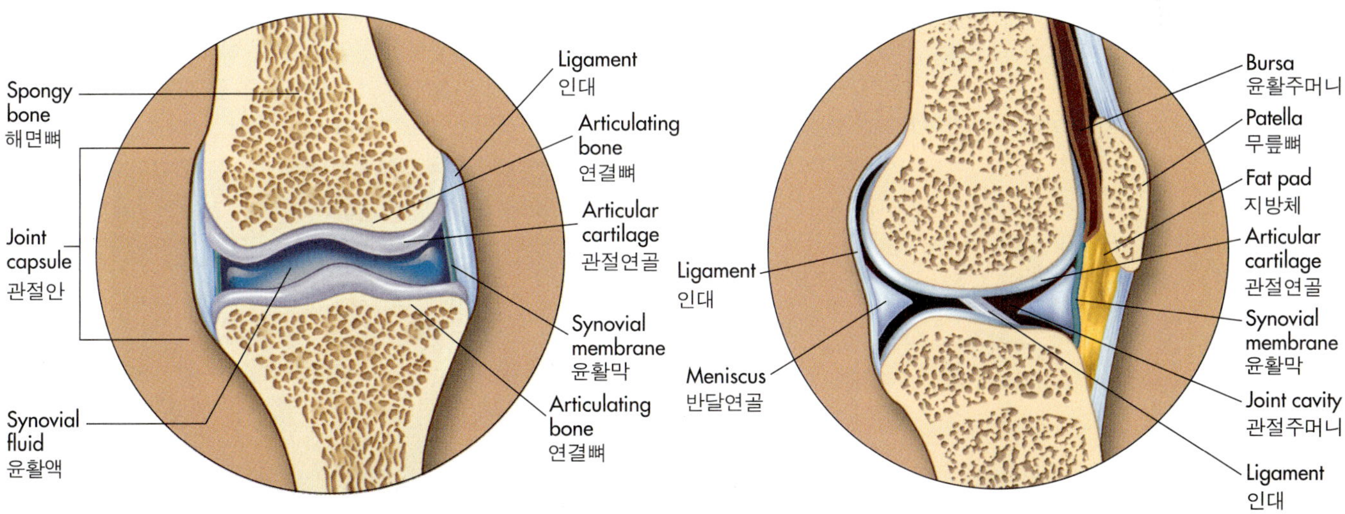

〈그림 5-7〉 관절연골과 윤활관절

〈표 5 – 2〉 관절의 분류

해부학적 구조	운동범위	예
1. 섬유관절		(관절강이 없다)
봉합	부동관절	머리뼈 사이의 관절, 시상봉합
인대결합	반가동관절	노뼈와 자뼈, 정강뼈와 종아리뼈 사이 관절
못박이 관절(정식)	부동관절	치아와 치조골
2. 연골관절		(관절강이 없다)
(초자)연골결합	부동관절	성장판(골단판), 제1갈비뼈와 복장뼈 사이
섬유연골결합	반가동관절	두덩(치골)결합
3. 활막관절		(관절강이 있다)
① 중쇠(차축)관절	가동관절	고리중쇠관절(환축관절), 노자관절(요척관절)
② 절구(구상)관절	가동관절	어깨(견)관절, 엉치(고)관절
③ 경첩(접번)관절	가동관절	팔(주)관절, 무릎(슬)관절
④ 미끄럼(평면)관절	가동관절	손목뼈사이관절, 발목뼈사이관절
⑤ 안장(안상)관절	가동관절	엄지의 수근중수관절
⑥ 융기관절	가동관절	손가락관절
⑦ 타원(과상)관절	가동관절	손목관절(요골수근관절)

임상적용 CLINICAL APPLICATION

관절 교체 JOINT REPLACEMENT

때때로 관절은 스포츠 또는 업무 관련 부상, 시간 경과에 따른 반복적인 동작, 질병 또는 노화 과정으로 인한 단순한 마모와 같이 반복적인 외상으로 인해 마모된다. 근육 강화, 체중 감소, 비스테로이드성 항염증제(NSAID) 또는 스테로이드 주사와 같은 이전 교정 수술 또는 비수술적 개입이 더 이상 효과적이지 않으면 정형외과 의사와 상의하여 영향을 받은 관절을 인공 관절로 교체할 수 있다. 이때 뼈의 퇴화 또는 연골의 보호층이 마모되어 문제가 발생할 수 있다. 관절 교체 절차에는 영향을 받는 관절의 전체 또는 부분적 제거와 인공적인 교체가 포함될 수 있다.

이 수술의 목적은 통증을 제거하고 관절의 움직임을 회복시켜 일상생활의 활동을 개선하는 것이다. 엉덩이, 무릎, 어깨, 그리고 손가락관절까지 거의 모든 관절이 교체될 수 있다. 회복 시간은 환자의 나이와 이전 상태, 정도 및 절차의 심각성, 후속 재활 수준에 따라 다르다. 인간의 기술은 향상되고 있지만 인공 관절은 여전히 원래만큼 좋지는 않다(자연 관절이 완성되기까지 10만년 이상이 소요되었다). 일반적으로 인공 관절은 마모되기까지 15년 이상 지속된다.

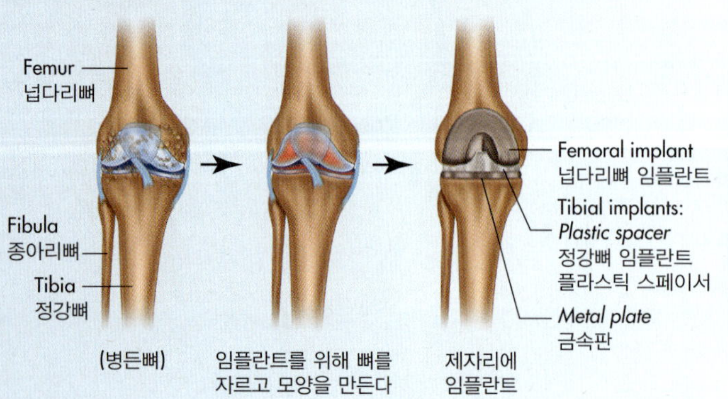

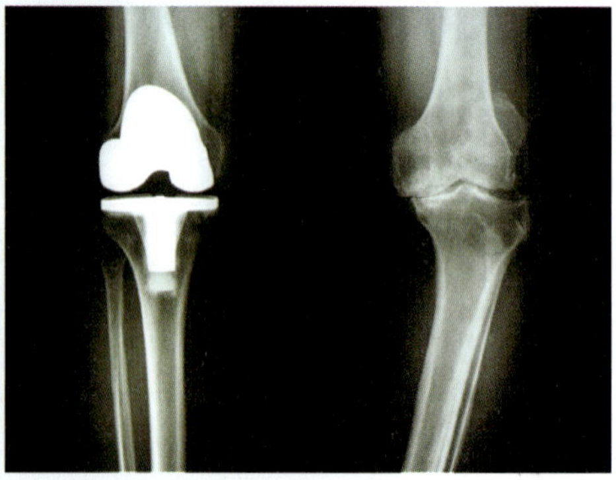

티타늄 경첩관절로 교체한 무릎의 모습

〈표 5－3〉 인체의 관절과 뼈

관절명	관절 아래의 뼈
두개골관절	
① 봉합	머리뼈 사이(두개골 사이)
② 턱(악)관절	관자뼈와 아래턱뼈(측두골과 하악골)
척주관절	
① 고리뒤통수(환추후두)관절	뒤통수뼈와 고리뼈(후두골과 환추)
② 고리중쇠(환축)관절	고리뼈(C_1)와 중쇠뼈(C_2) (환추와 축추)
③ 추간관절	척추몸체 사이
④ 관절돌기간관절	위 · 아래(상 · 하)관절돌기 사이
흉곽관절	
① 늑골두관절	척추몸체와 갈비뼈 머리(추체와 늑골두)
② 늑횡돌관절	등뼈의 가로돌기－갈비뼈결절(흉추의 횡돌기－늑골결절)
③ 흉늑관절	복강뼈와 제1갈비뼈(흉골과 제1늑골)
	복강뼈와 제2∼7갈비뼈(흉골과 제2∼7늑골)
상지관절	
① 복장빗장(흉쇄)관절	복장뼈와 빗장뼈(흉골과 쇄골)
② 견봉빗장뼈(견쇄)관절	견봉과 빗장뼈(쇄골)
③ 어깨(견)관절	어깨뼈와 위활뼈(견갑골과 상완골)
④ 팔(주)관절	노뼈와 자뼈 · 위활뼈(척골과 요골 · 상완골)
⑤ 상 · 하요척관절	노뼈와 자뼈(요골과 척골)
⑥ 손목(요골수근)관절	노뼈와 손목뼈(요골과 근위수근골)
⑦ 손목뼈 사이(수근간)관절	인접한 손목뼈(수근골) 사이
엄지의 수근중수관절	(큰마름뼈와 엄지손허리뼈) 대능형골과 무지중수골
⑧ 손목손허리(수근중수)관절	손목뼈와 제2∼5 손허리뼈(원위수근골과 제2∼5중수골)
⑨ 손허리손가락(중수지절)관절	손허리뼈와 손가락뼈(중수골과 기절골)
⑩ 손가락뼈사이(지절간)관절	인접한 손가락뼈(지절골) 사이
하지관절	
① 엉치엉덩(천장)관절	엉치뼈와 엉덩뼈(천골과 장골)
② 두덩(치골)결합	두덩뼈와 두덩뼈(치골과 치골) 사이
③ 엉덩이(고)관절	볼기뼈와 넙다리뼈(관골과 대퇴골)
④ 무릎(슬)관절(경대퇴)	넙다리뼈와 정강뼈(대퇴골과 경골)
⑤ 무릎(슬)넓적다리관절(대퇴슬개)	넙다리뼈와 무릎뼈(대퇴골과 슬개골)
⑥ 근 · 원위경비관절	정강뼈와 종아리뼈(경골과 비골)
⑦ 발목(거퇴)관절	정강뼈 · 종아리뼈와 발목뼈(경골 · 비골과 거골)
⑧ 발목뼈사이(족근간)관절	인접한 발목뼈(족근골) 사이
⑨ 발목허리(족근중족)관절	발목뼈와 발허리뼈(족근골과 중족골)
⑩ 발목허리뼈발가락(중족지절)관절	발허리뼈와 발가락뼈(중족골과 기절골)
⑪ 발가락뼈사이(지절간)관절	인접한 발가락뼈(지절골) 사이

관절에는 여러 가지가 있으며, 각각의 특색에 따라 다르게 작용한다. 관절은 기능 혹은 구조에 따라 분류한다. 기능면에서의 관절은 전혀 움직임이 없거나, 조금 움직일 수 있거나, 자유롭게 움직일 수 있는 것들이 있다. 예를 들면, 머리뼈는 움직임이 전혀 없고, 두덩결합은 약간 움직이며, 팔꿈치는 자유롭게 움직일 수 있다.

관절은 뼈를 연결하고 있는 결합조직에 따라 나눌 수도 있다.

섬유관절(fibrous joints)은 짧은 결합조직에 의해 연결되어 있다. 이 관절은 전혀 움직임이 없거나 혹은 약간 움직일 수 있다. 머리뼈에 있는 봉합이 섬유관절이다.

연골관절(cartilaginous joints)은 연골원판에 의해 연결되어 있다. 두덩결합과 갈비뼈와 복장뼈 사이의 관절이 이에 해당한다. 이 관절은 전혀 움직일 수 없거나 혹은 약간 움직일 수 있다.

윤활관절(synovial joints)은 윤활막으로 둘러싸이고 윤활막으로 채워진 관절공간으로 연결되어 있다. 자유롭게 움직일 수 있는 윤활관절은 여러 형태로 만들어져 있으며, 그에 따라 움직임이 결정된다.

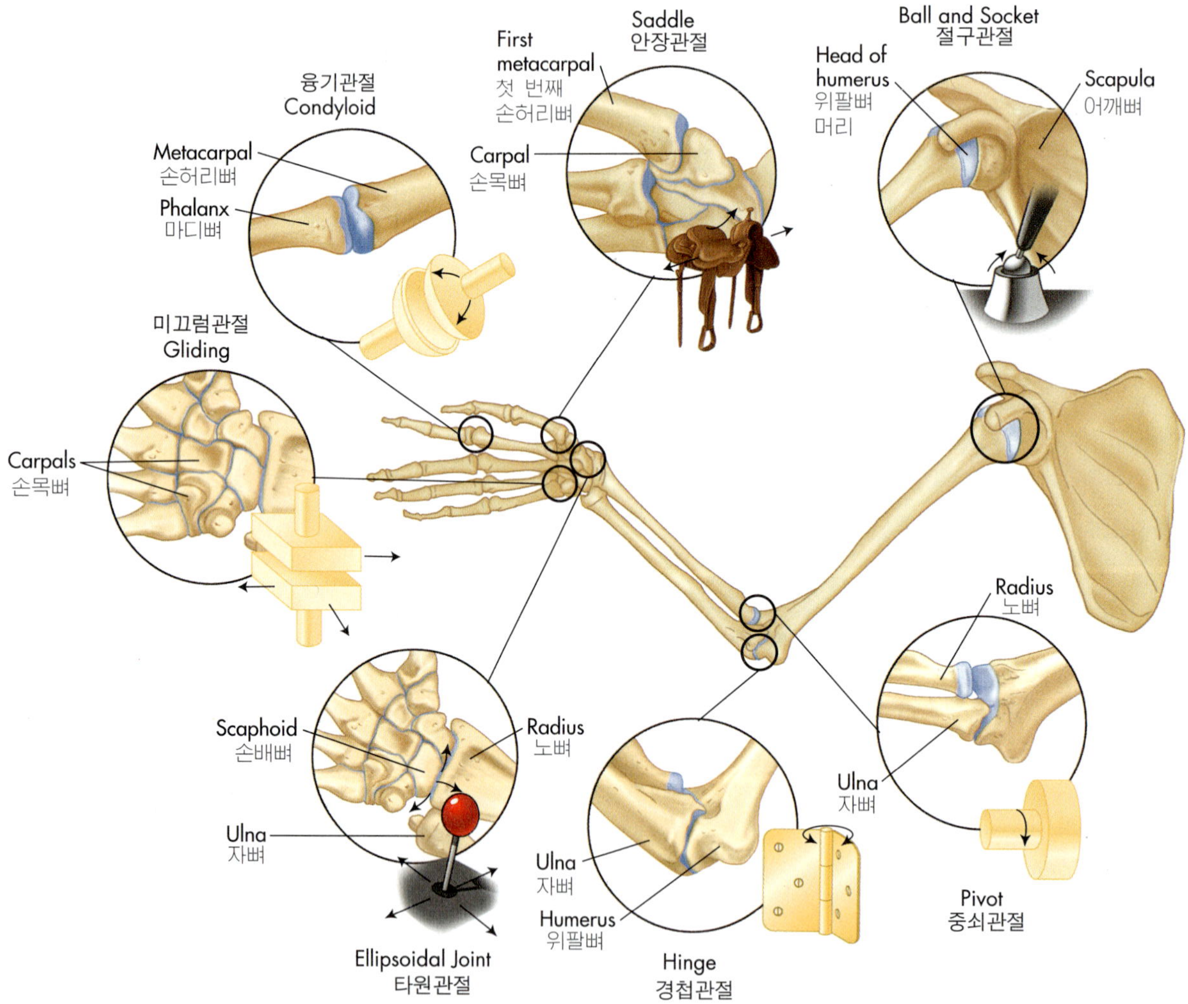

〈그림 5-8〉 관절의 종류

- **중쇠관절**(pivot joints): 목과 아래팔에서 발견된다. 중쇠관절은 회전만 한다.
- **절구관절**(ball and socket joints): 엉치와 어깨에 있으며, 회전을 포함한 모든 종류의 운동이 가능하다.
- **경첩관절**(hinge joints): 무릎과 팔꿈치에서 발견된다. 벌리거나 오므릴 수 있다.
- **미끄럼관절**(gliding joints): 손목과 발목에서 발견되며, 편평하거나 약간 커브가 진 접시 모양의 뼈이다. 앞뒤로 미끄러질 수 있다.
- **안장관절**(saddle joints): 안장형태의 뼈와 말의 등과 비슷한 서로 다른 뼈로 이루어진다. 엄지의 밑 쪽에서 발견된다. 위아래와 좌우로 움직인다.
- **융기관절**(condyloid joints): 타원형의 튀어나온 뼈끝이 다른 끝의 타원형 공간과 맞춰짐으로써 생겨나며, 한 면에서 다른 면으로 운동이 일어나지만 회전운동은 없다. 손가락관절 마디가 이에 해당한다.
- **타원관절**(ellipsoidal joints): 자뼈와 노뼈가 있는 손목관절에서 형성되는 관절과 같이 똑같은 뼈를 통해 2개의 축 운동을 제공한다(표 5–3과 그림 5–8).

운동 분류 Movement Classification

관절은 〈그림 5–9〉에 소개된 개개의 운동을 가능하게 해 준다.

굽힘(flexion)은 관절이 구부러질 때에 발생하며, 무릎이 굽혀지는 경우에서 볼 수 있는 것처럼 관련된 뼈 사이의 각도가 작아진다. **폄**(extension)은 관절을 펼 때 발생하고 발차기 동작과 같이 관련된 뼈 사이의 각도가 증가한다. 발레리나가 발끝으로 춤을 출 때는 발바닥굽힘(plantar flexion)을 사용한다. 발등굽힘(dorsiflexion)은 발이 다리쪽으로 굽혀질 때에 나타난다. 그리고 과다폄(hyperextension)은 관절이 정상범위 이상으로 펴졌을 때에 나타난다.

벌림(abduction)과 모음(adduction)은 혼동될 수 있는 단어다. 벌림은 몸의 중앙에서 멀어지는 것이고, 모음은 몸의 중앙으로 움직이는 것이다.

소포나 메일이 왔을 때에 받는 동작을 모음과 연결해 기억해 보라. 벌을 쫓아내기 위해 손을 위와 뒤로 움직이는 동작을 벌림과 연결해서 생각해 보라.

안쪽번짐(inversion)은 발의 한쪽 바닥이 안쪽으로 움직이면서 다른쪽 발을 지시하며, **가쪽번짐**(eversion)은 반대로 발이 바깥쪽으로 향하면서 다른쪽 발의 반대방향을 지시한다. **뒤침**(supination)은 손바닥이 위로 향하는 것(스프를 뒤침으로 들고 있는 것을 연상해 봄)을 나타내며, **엎침**(pronation)은 손바닥이 아래로 향한다.

휘돌림(circumduction)은 소프트볼 투수가 공을 던질 때 취하는 동작과 같이 팔의 회전운동이다. **돌출**(protraction)은 몸의 일부가 앞으로 나가는 동작이고, **후퇴**(retraction)는 뒤로 나가는 동작이다. 거북이가 목을 내미는 동작은 돌출이고 목을 넣는 동작은 후퇴이다.

돌림(rotation)은 축에 대해 뼈가 돌 때 일어난다. 큰 길을 건너면서 좌우를 둘러볼 때, 실행하는 동작이 돌림이다.

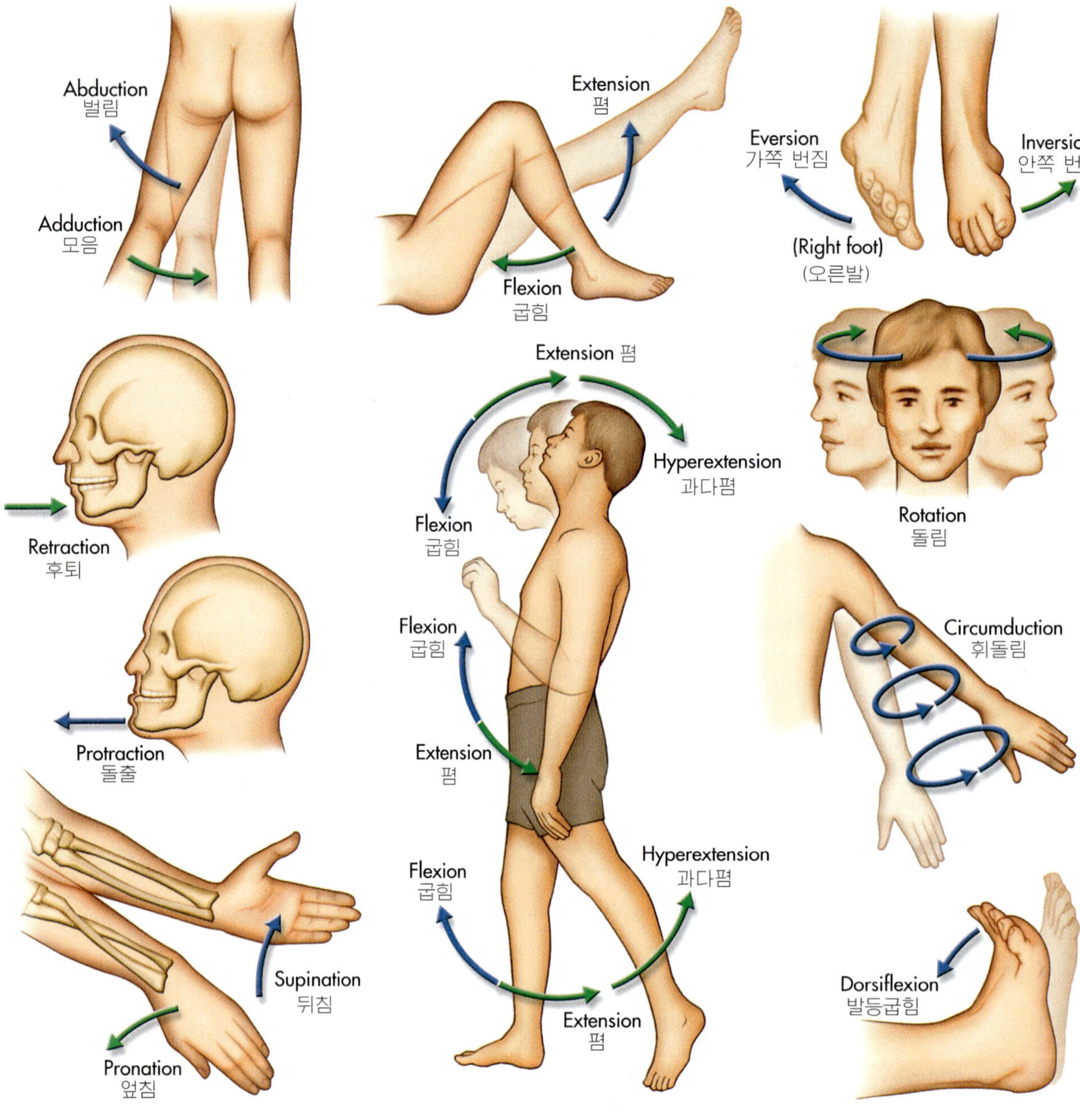

〈그림 5 – 9〉 관절운동의 종류

뼈대 The Skeleton

해부학적으로 뼈대는 두 부분으로 나눈다. **축뼈대**(axial skeleton)는 가슴뼈, 척추뼈, 목뿔뼈, 귓속뼈, 머리뼈로 구성된다. 이 뼈들은 몸 안의 내장을 보호하는 80개로 구성되어 있다. **팔다리뼈대**(appendicular skeleton)는 팔과 다리 엉덩이, 어깨부위의 연결뼈를 포함하여 126개의 뼈로 구성되어 있다(그림 5–10).

놀랍게도 전체 뼈의 거의 반이 손과 발에 있다.

뼈대계통의 특별한 부위 Special Regions of the Skeletal System

뼈대는 각기 다른 특별한 부위로 구성되어 있다. 이러한 차이점으로 인해 수백 개의 뼈와 관련된 부위를 쉽게 찾아낼 수 있고 설명할 수 있다. 각각의 부위에 대해 간략히 살펴보자.

〈표 5－4〉 성인의 뼈대

1. **축뼈대** axial skeleton		2. **팔다리뼈대** appendicular skeleton	
a. 머리뼈(두개골) skull	**22**개	a. 팔이음뼈(상지대) pectoral gidle	**4**개
뇌머리뼈(뇌두개골) cranial bone or cranium	8	어깨뼈(견갑골) scapula	2
이마뼈(전두골) frontal bone	1	빗장뼈(쇄골) clavicle	2
마루뼈(두정골) parietal bone	2	b. 상지뼈(상지골) upper limb	**60**
뒤통수뼈(후두골) occipital bone	1	위팔뼈(상완골) humerus	2
관자뼈(측두골) temporal bone	2	노뼈(요골) radius	2
나비뼈(접형골) sphenoid bone	1	자뼈(척골) ulna	2
벌집뼈(사골) ethmoid bone	1	손목뼈(수근골) carpal	16
안면골 facial bone	**14**	손허리뼈(중수골) metacarpal	10
위턱뼈(상악골) maxilla	2	손가락뼈(지골) phalanx	10
입천장뼈(구개골) palatine bone	2	c. 다리이음뼈(하지대) pelvic girdle	2
광대뼈(관골) zygomatic bone	2	볼기뼈(관골) coxal, hip bone	2
눈물뼈(누골) lacrimal bone	2	엉덩이뼈(장골) ilium	
코뼈(비골) nasal bone	2	두덩뼈(치골) pubic bone	
보습이뼈(서골) vomer	1	궁둥뼈(좌골) ischium	
아래코선반(하비갑개) inferior nasal concha	2	d. 하지뼈(하지골) lower limb	**60**
아래턱뼈(하악골) mandible	1	넙다리뼈(대퇴골) femur	2
b. 귓속뼈(이소골) auditory ossicles	**6**	정강뼈(경골) tibia	2
망치뼈(추골) malleus	2	종아리뼈(비골) fibula	2
모루뼈(침골) incus	2	무릎뼈(슬개골) patella	2
등자뼈(등골) stapes	2	발목뼈(족근골) tarsal	14
c. 목뿔뼈(설골) hyoid bone	**1**	발허리뼈(중족골) metatarsal	10
d. 척주뼈(척주) vertebral column	**26**	발가락뼈(지골) phalanx	28
목뼈(경추) cervical vertebrae	7		
등뼈(흉추) thoracic vertebrae	12		
허리뼈(요추) lumbar vertebrae	5		
엉치뼈(천골) sacrum	1		
꼬리뼈(미골) coccyx	1		
e. 가슴뼈(흉곽) thoracic cage	**25**		
갈비뼈(늑골) rib	24		
복장뼈(흉골) sternum	1	합계	**206**개

〈표 5－5〉 머리뼈

머리뼈(6종 8개) cranial bones		얼굴뼈(8종 14개) facial bones	
이마뼈(전두골) frontal bone	1개	코뼈(비골) nasal bone	2개
마루뼈(두정골) parietal bone	2개	위턱뼈(상악골) maxilla	2개
관자뼈(측두골) temporal bone	2개	광대뼈(관골) zygomatic bone	2개
뒤통수뼈(후두골) occipital bone	1개	아래턱뼈(하악골) mandible	1개
나비뼈(접형골) sphenoid bone	1개	눈물뼈(누골) lacrimal bone	2개
벌집뼈(사골) ethmoid bone	1개	입천장뼈(구개골) palatine bone	2개
		아래코선반(하비갑개) inferior nasal concha	2개
		보습뼈(서골) vomer	1개

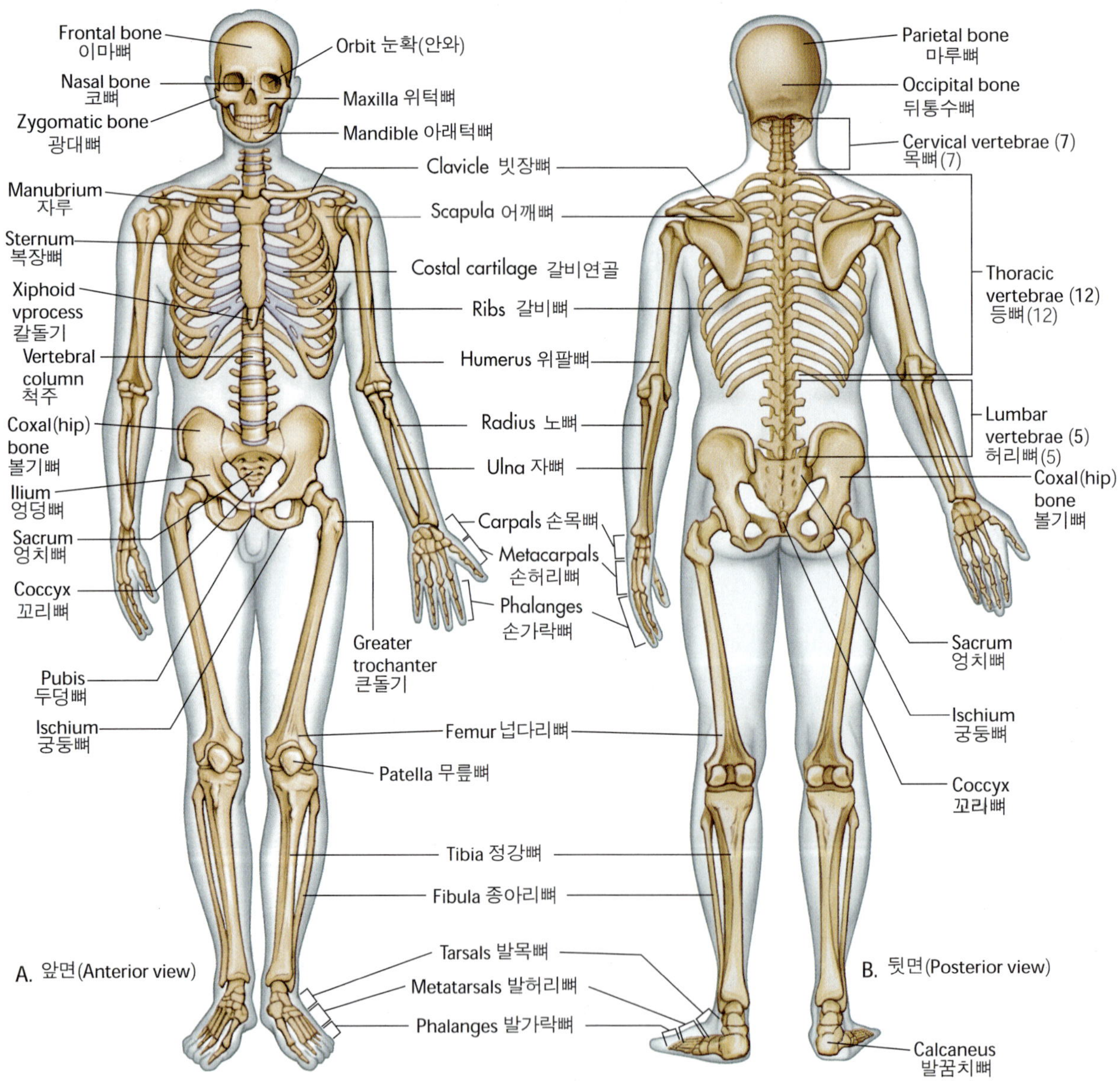

〈그림 5－10〉 사람 뼈대(앞면과 뒷면)

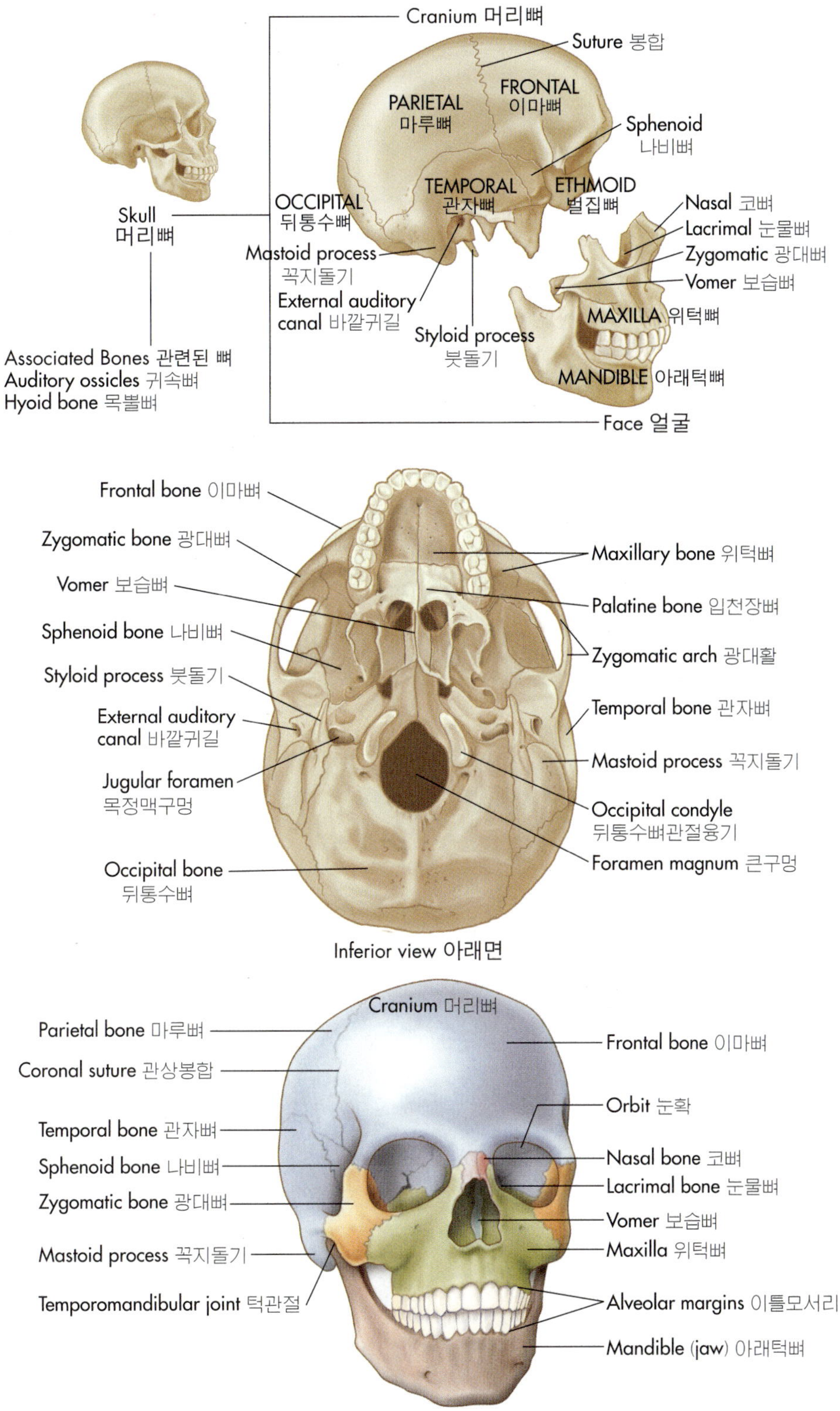

〈그림 5-11〉 머리뼈의 구조

머리뼈 The Human Skull

머리뼈는 뇌를 담고 보호하며 눈 · 코 · 귀 등의 감각기관을 위한 구멍이 있다. 또한 머리뼈는 소화와 호흡의 통로 역할을 하는 구강(oral cavity)을 포함한다.

섬유결합조직은 여러 머리뼈를 붙여주는 봉합이라고 불리며 움직일 수 없는 머리뼈의 연결 관절들이 머리에 대한 충격을 흡수해서 골절을 줄이는 것과 같은 유연성을 제공해 준다.

〈그림 5-11〉은 머리뼈를 자세히 보여준다.

가슴뼈 The Bony Thorax

가슴의 뼈는 가슴우리 역할로 심장, 폐, 혈관 등을 보호해 준다(그림 5-12). 가슴우리는 연골로 연결되어 있으므로 숨 쉬는 동안에 움직일 수 있는 유연성이 있다. 복장뼈는 그 위치로 인해 심폐소생술을 실시하는 동안에 심장에 압박을 가하는 장소로 쓰인다. 복장뼈는 세 부분으로 이루어져 있다.

심장을 압박하는 동안, 심장은 복장뼈의 몸체에 의해 앞쪽으로, 척추의 뼈에 의해 뒤쪽으로 압축된다.

자루는 가장 윗부분이며, 몸통은 가장 큰 중앙부위이다. 칼돌기는 마지막 가장 아랫부분이며 25세쯤에 뼈되기가 이루어지므로 심폐소생술을 잘못 시행할 경우에는 골절이 일어날 수 있다.

가슴우리는 12쌍의 갈비뼈로 이루어졌다. 갈비뼈는 연골로 연결되어 있으므로 사람이 숨 쉴 때 운동이 일어난다. 참갈비뼈는 1번부터 7번까지이다. 앞쪽에서는 복장뼈에 연결되고 뒤쪽에서는 등뼈에 연결됨으로써 척추복장뼈의 갈비뼈(Vertebrosternal)라고 부른다.

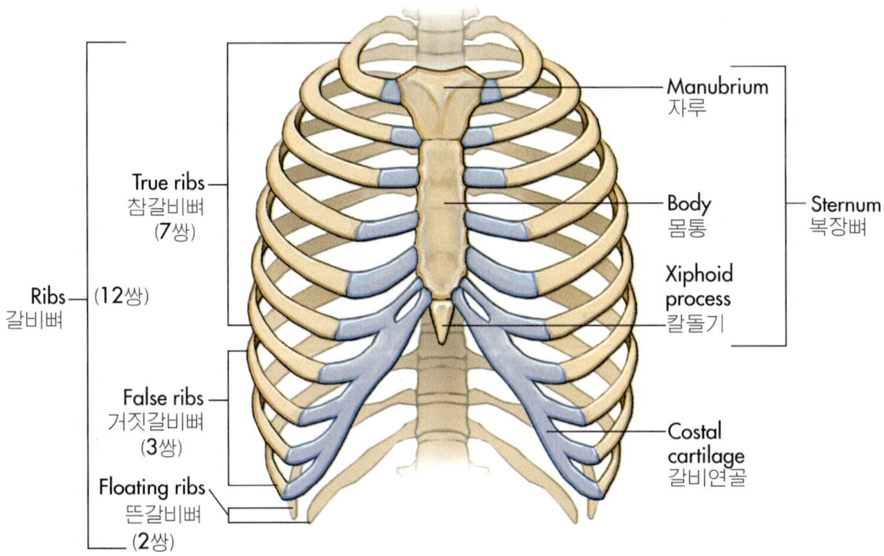

〈그림 5 – 12〉 가슴뼈

갈비뼈의 8번에서 10번까지는 거짓갈비뼈 혹은 척추늑골 갈비뼈(Vertebrocostal)라고 부른다. 앞쪽으로는 위갈비뼈의 갈비연골과 연결되고 뒤쪽으로는 등뼈에 연결된다. 11번과 12번은 앞쪽에 연결부위가 없으므로 뜬갈비뼈라고 부른다.

척주 The Spinal Column

척주는 중추신경에서 나가고 들어오는 정보를 전달하는 초고속도로인 척수를 보호한다. 척추뼈(vertebrae)는 위치에 따라 번호가 붙여져서 분류된다(그림 5–13).

목뼈에는 7개의 척추뼈가 있으며 C1~C7과 같이 표기된다(표 5–6).

〈표 5 – 6〉 목뼈, 등뼈, 허리뼈의 구조 비교

구조	목뼈(C_3–C_7)	등뼈	허리뼈
몸체	타원형 작다.	심장형, 목뼈보다 크다. 상 · 하 갈비오목 가짐	신장형 크다.
가시돌기	짧고 후방으로 돌출 C1, C7 제외하고 2분됨	길고 하방으로 돌출	짧고 후방으로 돌출
척추뼈구멍	삼각형	원형	좁은 삼각형
가로돌기	가로구멍이 있다.	T11, T12를 제외하고 가로갈비 오목이 있다.	앞뒤로 납작함
위관절돌기의 관절면의 방향	후상방	후방 갈비뼈머리와 갈비뼈 결절	내측 혹은 후방내측
갈비뼈와 관절면	없다.	있다.	없다.
엉치뼈(천골)	정중 엉치뼈능선, 뒤엉치뼈구멍, 엉치뼈곶, 가쪽엉치뼈능선		
꼬리뼈(미골)	꼬리뼈각		

〈그림 5–13〉에서 볼 수 있듯이 목 부근에 7개, 등 부위에 12개, 허리 부위에 5개, 엉덩이 부위에 5개의 척추뼈가 융합된 형태로 되어 있다. 그리고 끝부위에는 3~5개의 조그만 뼈가 있다.

학습 힌트 LEARNING HINT

척추의 수 기억하기 NUMBER OF VERTEBRAE

각 부위의 척추 뼈 수를 기억하기 위해 목뼈는 일주일에 7일, 등뼈는 1년에 12개월을 생각하면 된다. 마지막으로 허리뼈 부위에는 손가락과 같은 수(5)의 척추가 있다.

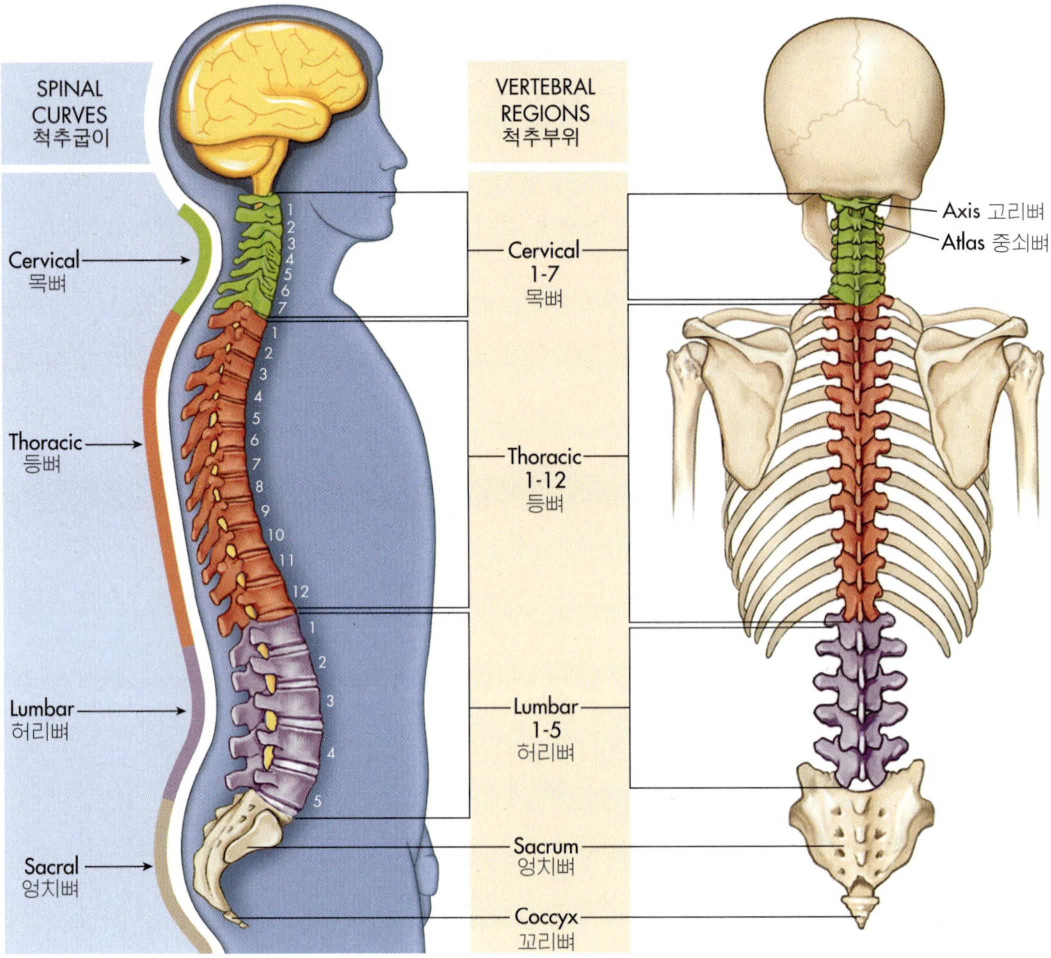

〈그림 5 – 13〉 척추

태어날 때 척주는 태아의 자세(**1차 만곡**)와 비슷하게 앞으로 오목한 형태이지만, 유아가 걷기 시작하면서 일어나고 머리를 잘 가누게 됨에 따라 반대방향으로 구부러진다. 아동이 2살 때쯤에 **2차 만곡**이 만들어진다.

2살을 지나면서 척주는 목 부위와 허리 부근에서는 2차 만곡이, 등 부위와 엉덩이 · 꼬리뼈 부근에서는 1차 만곡이 각각 발달한다. 선천적인 변형 · 부상 · 나쁜 자세 · 질병 등의 원인으로 만약에 몸이 제대로 균형을 잡지 못하면 만곡들이 과도해지면서 **척추후만증**(kyphosis, 척추뒤굽음, 보통 흉부), **척추전만증**(lordosis, 척추앞굽음, 보통 허리뼈 부위) 또는 **측만증**(scoliosis, 척추옆굽음) 등을 일으킨다. 척추옆굽음은 옆쪽으로 굽으며 척주 전체가 굽는다(그림 5–14).

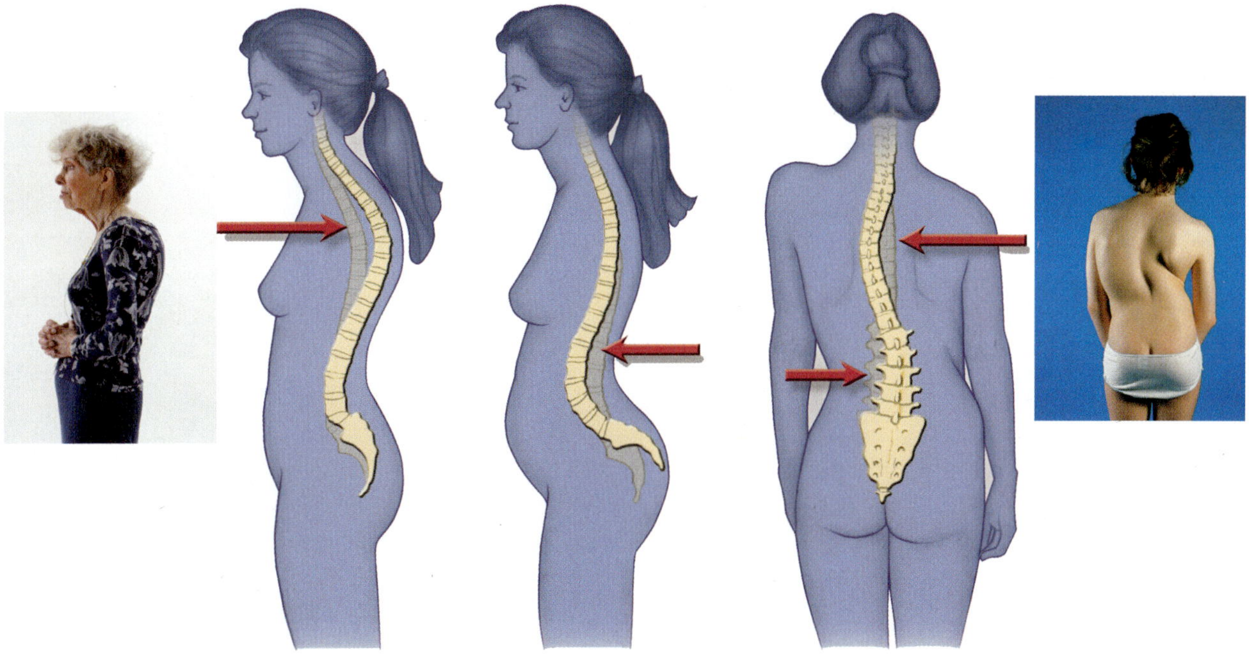

〈그림 5－14〉 일반적인 척추 손상

〈표 5－7〉 성인 남녀 골반의 비교

구분	여성	남성
일반적 특징	출산을 위한 산도로 작용	강한 근육이 부착되고 무거운 체중을 지탱해야 함
골반출구	넓고 얕으며, 용적은 크다.	좁고 깊으며 용적은 작다.
입구	넓고 타원형	좁고 심장형
엉덩뼈(장골)	넓다.	좁다.
두덩(치골)결합	짧다.	길다.
두덩궁(치골하각)	크다(80～90°)	작다(50～60°)
폐쇄구멍	삼각형	난형
절구	앞쪽	외측
엉치뼈	넓고 짧고, 덜 구부러짐	좁고 길고, 많이 구부러짐
꼬리뼈	움직임, 덜 구부러짐	덜 움직임, 구부러짐

상지와 하지 Upper And Lower Extremities

팔다리 부분은 팔과 다리로 구성되어 있다. 이 부분에서 몸 운동의 대부분이 일어나므로 스포츠와 관련된 부상이 거의 이곳에서 일어난다.

〈그림 5–15〉는 상지와 하지의 뼈를 나타낸다. 이 그림은 특히 근육이 연결된 부위를 배우는 데 도움이 되는 팔다리의 주요 부분을 나타내고 있다.

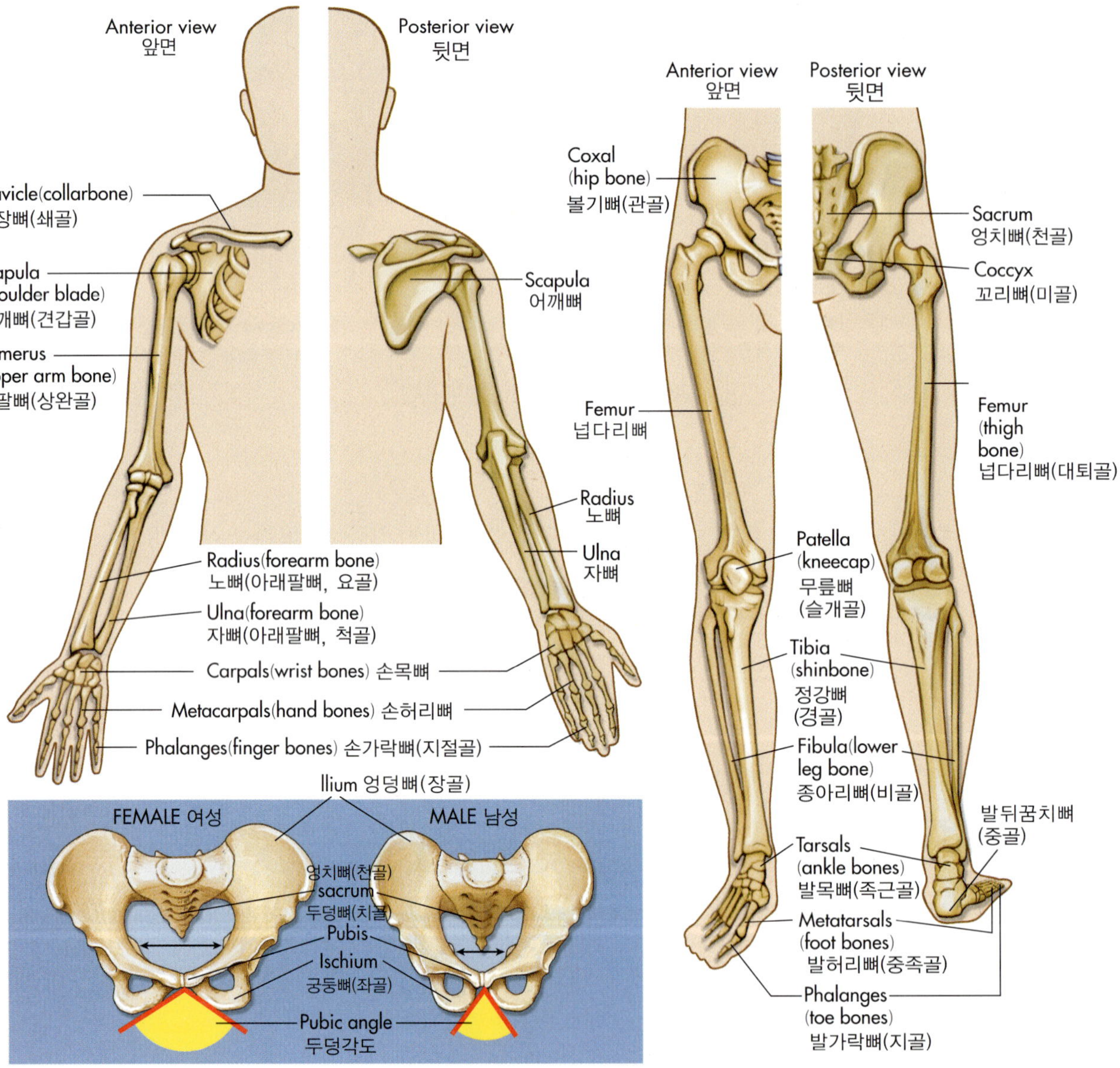

〈그림 5 – 15〉 팔뼈와 다리뼈

여성의 다리이음뼈는 남성의 것과는 다르다. 여성은 출산을 용이하게 하는 더 큰 두덩각도와 발달 중인 태아의 몸무게를 지탱할 수 있는 상대적으로 넓은 다리이음뼈를 가지고 있다. 이러한 뼈대의 차이는 살인사건이나 고고학적인 발견에서 남녀 차이를 구분하는 지표로 사용된다(표 5-7 참조).

뼈대에 흔한 질환 Common Disorders of The Skeletal System

나이가 들수록 연골과 뼈는 퇴행성 변화를 겪는다. 비록 자연현상이긴 해도 어느 정도 이러한 과정을 지연시킬 수는 있다. 사람의 몸은 나이가 들수록 연골의 화학적 성분이 변화한다. 푸른 빛을 띠고 유연했던 연골은 부서지기 쉬우며 엷은 노란색을 띤 형태로 바뀐다. 연골의 칼슘화와 굳어지는 현상은, 연골을 더욱 약하게 만든다. 일단 관절연골이 부서지기 쉬운 상태로 변한다면 건강한 연골과 같이 기능할 수 없으며 관절염이 유발된다.

관절염(Arthritis)은 관절에 염증이 생긴 상태이며, 관절염에는 여러 종류가 있다. 예를 들어, 나이, 관절의 과도한 사용, 부상, 자가 면역 문제 및 감염과 같은 상태. 관련된 힘줄과 인대도 유연성이 떨어져 관절의 운동 범위가 감소한다.

뼈의 양 또한 노화와 함께 변화를 겪는다. 50대부터 뼈대는 변화를 겪기 시작한다. 뼈의 파괴가 생성보다 많아지는데, 특히 세포단위에서 뼈파괴세포는 뼈모세포가 생성되는 것보다 더 많은 뼈를 파괴하므로 결과적으로 전체 뼈의 양은 점점 줄어든다.

현미경으로 뼈의 이러한 과정을 자세히 관찰하면, 뼈에서 점차 구멍이 늘어나는 것을 알 수 있다. 뼈는 점점 가볍고 약해지며 부서지기 쉬운 형태로 변화한다.

남성은 전체 뼈 양의 25% 이하를 잃는 반면, 여성은 평균적으로 35% 가량을 잃는다. 이렇게 뼈의 밀도가 감소하는 것을 **골다공증**(osteoporosis)이라고 하는데, 최근 들어 아주 심각한 문제가 되고 있다.

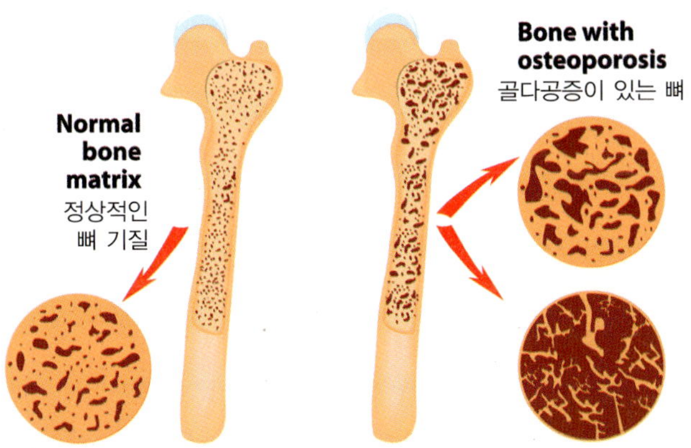

〈그림 5-16〉 골다공증

congenitus = 곡식을 모은 (아이와 상태)
osteopporosis
(OSS tee oh poor OH siss)
osteo = 뼈
porosis = 다공성 상태
osteomalacia
(OSS tee oh mah LAY she ah)
malacia = 연화
chondrosarcoma
(KON droe sar KOE ma)
chondr = 연골
oma = 결합조직의 종양

〈표 5－8〉 뼈의 질환(Bone Disorders)

분류	예
선천성 장애 (congential disorders)	비정상적인 척추만곡(척추뒤굽음증, 척추앞굽음증, 척추옆굽음증), 입천장갈림증, 휜발
퇴행성 장애 (degenerative disorders)	골다공증
감염 (infection)	골수염
영양성 질환 (nutritional disorders)	뼈연화증(비타민 D 부족), 구루병(비타민 D 부족), 괴혈병(비타민 C 부족)
2차성 질환 (secondary disorders)	내분비계통 이상 : 거인증, 뇌하수체 난장이증
외상 (trauma)	타박상, 골절
종양 (tumors)	연골육종, 골수종, 뼈육종

미국 골다공증재단(National Foundation of osteoporosis)은 1천만 명의 미국인이 이 질병으로 고통 받고 있으며, 약 3,400만 명이 골량이 적은 것으로 추산하고 있다.

골다공증과 관절염 이외에도 뼈와 관절에 관련된 여러 형태의 질병이 있다. 〈표 5–8〉과 〈표 5–9〉에서 보는 것과 같이, 이러한 질병들은 다음의 요인들에 의해 선천성, 퇴행성, 영양문제, 2차적 질병, 감염, 염증, 외상, 종양 등으로 분류될 수 있다.

〈표 5－9〉 관절 질환(Joint Disorders)

분류	예
퇴행성 장애 degenerative disorders	골관절염, 류마티스성 관절염
감염 (infection)	임균성 관절염, 류마티스열, 패혈성 관절염, 바이러스성 관절염
염증 (inflammation)	윤활낭염, 관절염
2차성 질환 (secondary disorders)	면역계통 이상(류마티스성 관절염), 대사성 관절염(통풍)
외상 (trauma)	발목과 발 부상, 탈구, 엉덩이 관절 골절, 무릎 부상

비록 뼈의 양에 대한 손실이 자연적인 현상이긴 해도, 건강한 생활 습관에 의해 그 과정을 어느 정도 늦출 수 있다.

첫째, 매일 필요한 양의 칼슘을 섭취하는 것이다. 특히 10대부터 나이가 들 때까지 계속해서 칼슘 섭취를 하는 것이 좋다.
둘째, 비타민 D를 꾸준히 섭취하는 것이다. 비타민 D는 소화기관에서 칼슘 섭취를 도와주는 역할을 한다.
셋째, 몸무게를 지탱하면서 할 수 있는 운동은 뼈를 발달시키고 유지하는 데 중요한 역할을 한다.
넷째, 과도한 카페인의 섭취나 흡연은 뼈 밀도를 감소시킨다. 평생 동안 하루에 2잔 정도의 카페인이 든 커피를 마시는 것은 뼈 밀도의 손실을 증가시킬 수 있으며, 특히 흡연자의 경우 5~8%의 뼈 밀도가 감소된다.

요약 SUMMARY

Points of Interest

- **뼈대**는 몸을 보호하는 역할 이외에도, 혈액세포를 생산하며 미네랄과 지방을 저장하는 역할을 한다.
- 뼈대를 이루는 206개의 뼈는 그 모양에 따라 긴뼈, 짧은뼈, 납작뼈, 불규칙뼈로 분류한다.
- **뼈**는 질긴 섬유 결합조직인 뼈막으로 덮여 있다. 각 뼈의 끝은 **뼈끝**(epiphysis)이라고 하며, 뼈 축을 **뼈몸통**(diaphysis)이라고 한다. 뼈몸통은 비어 있는데, **뼈골수공간**(medullary cavity)이라고 부르는 이 공간은 골수를 보관하는 역할을 한다.
- 밀집도가 높고 단단한 치밀뼈는 긴뼈의 축과 다른 뼈의 바깥을 구성한다. 해면뼈는 뼈 안에 불규칙한 구멍이 있어서 뼈를 가볍게 하고 적혈세포를 생산하는 적골수에게 공간을 제공한다.
- **뼈되기** 혹은 **뼈생성**은 신체에서 뼈가 생성되는 것이다. 이때 뼈생성촉진세포(osteo-progenitor)는 미분화된 세포로서, 뼈를 형성하는 **뼈모세포**(osteoblasts)가 된다. 뼈모세포가 성숙하면 **뼈세포**(osteocytes)가 된다. **뼈파괴세포**는 적골수에서 발견되는 단핵세포(monocytes)라고 부르는 일종의 백혈구에서 유래한다. 뼈파괴세포는 뼈재료를 파괴함으로써 칼슘과 인이 혈액 속으로 들어가도록 돕는다.
- **연골**의 얇은 둘레가 뼈끝성장판을 형성하며, 이 부위에서 뼈가 길어지고, 두꺼워진다.
- **연골**은 특수한 형태의 밀집된 결합조직으로서 접힘 · 장력 · 압력을 견딜 수 있게 해주며, 젖가슴뼈와 갈비뼈 사이와 같이 뼈 사이에서 유연한 연결부위 역할을 한다. 또한, 뼈와 뼈 사이에서 쿠션 역할도 한다.
- 많은 종류의 **관절**은 2개 혹은 그 이상의 뼈를 연결한다. 뼈들이 만나는 관절에서는 다양한 운동이 일어난다. 인대는 뼈와 뼈를 연결하며 체중의 스트레스를 견딜 수 있는 강한 띠와 같다.
- **뼈대**는 두 부분으로 나뉜다. 축뼈대는 가슴뼈, 척추뼈, 목뿔뼈, 중이뼈, 머리뼈로 구성된다. 팔다리뼈대는 팔과 다리와 엉덩이와 어깨 부위의 연결뼈를 포함한 뼈로 구성되어 있다.
- 나이가 들수록 연골의 화학적인 구성은 변화를 겪게 되며, 이는 뼈를 더 약하게 만든다. 노화되거나 손상된 관절연골은 관절에 염증이 생긴 상태인 관절염이 된다. 뼈의 양은 노화가 진행됨에 따라 50대부터 점차 감소하며, 이러한 뼈의 양의 감소는 비록 자연스런 노화의 과정이긴 하나, 건강한 생활습관을 가짐으로써 그 진행을 늦출 수 있다.

사례연구 CASE STUDY

76세의 쇠약해 보이는 할머니가 정기건강검진을 위해 내원하였다. 할머니는 하루에 담배 한 갑을 피우며, 커피도 많이 마신다. 또한, 과거 5년 동안에 골절로 인하여 여러 번 치료를 받았다. 초기진단에 의하면 환자는 그 동안 키가 2.5센치미터 가량 줄었다. 몸무게 또한 몇 킬로그램이 줄긴 하였으나, 같은 크기의 옷을 여전히 입는다고 한다.

a. 어디에 붕대를 감아야 한다고 생각하는가?

---

b. 이 상황에 맞는 뼈의 변화를 서술하라.

---

c. 어떤 치료 혹은 생활의 변화가 환자에게 필요한가?

Multiple Choice

1. 당신의 팔꿈치는 관절의 어떤 형태의 예인가?

a. 경첩관절 b. 절구관절
c. 미끄럼관절 d. 섬유관절

2. 흉골(sternum)은 어떤 뼈의 올바른 의학용어인가?

a. 정강이뼈 b. 흉부뼈
c. 어깨 납작뼈 d. 빗장뼈

3. 장골(long bone)의 끝단은 무엇이라고 하는가?

a. 뼈몸통 b. 뼈끝
c. 관절융기 d. perla

4. 골격에 이것이 존재하는 것은 골격이 아동기 또는 학령기라는 것을 암시한다. 이것은 무엇인가?

a. Torger center
b. ossifier
c. Mantoux membrane
d. 뼈끝성장판

5. 노화과정이나 과도한 카페인, 흡연은 어떤 골질환을 가져오는가?

a. 인대협착
b. 골다공증
c. 치매
d. 뼈되기

6. Joel은 어려서 팔꿈치를 다쳤고, 성인이 된 지금 다친 팔은 다른 팔보다 짧다. 그 이유는 무엇인가?

a. 골절된 뼈는 항상 더 짧다.
b. 성장판이 손상 당해서 자랄 수가 없다.
c. 관절염이 있어서 뼈의 성장이 감소한다.
d. 더 짧은 뼈와 손상이라는 두 가지 원인을 선천적인 문제로 가지고 있다.

7. 피부를 관통하는 골절을 ____________골절이라고 한다.

a. 개방 b. 나선
c. 폐쇄 d. 분쇄

Fill in the Blank

1. 세 개의 큰 팔다리뼈대(appendicular bones)의 이름 : ________________________________

____

2. 인체에서 발견되는 연골(cartilage)의 위치 3곳을 나열하라.

____

3. ________________은 관절이 원활하게 유지되도록 하는 액체이다.

4. 지속적으로 뼈를 재건하는 분화되는 세포(specialized cells)를 ________________라 한다.

5. 뼈를 조각내서 파괴하는 분화되는 세포는 ________________이다.

6. 뼈가 골절 후 치유되기 위해 ________________되어야 한다.

7. 복장뼈의 윗부분을 ________________라고 한다.

8. 대퇴골의 의학적 용어는 ________________이다.

[해답] Multiple Choice

1. a **2.** b **3.** b **4.** d **5.** b **6.** b **7.** a

Fill in the Blank

1. 상지뼈(upper limbs), 하지뼈(lower limbs), 다리이음뼈(pelvic girdle)
2. 코(nose), 귀(ears), 가슴(chest)
3. 윤활액(synovial fluid)
4. 뼈세포(osteocytes)
5. 뼈파괴세포(osteoclast)
6. 재생(repair)
7. 자루(manubrium)
8. 넙다리뼈(femur)

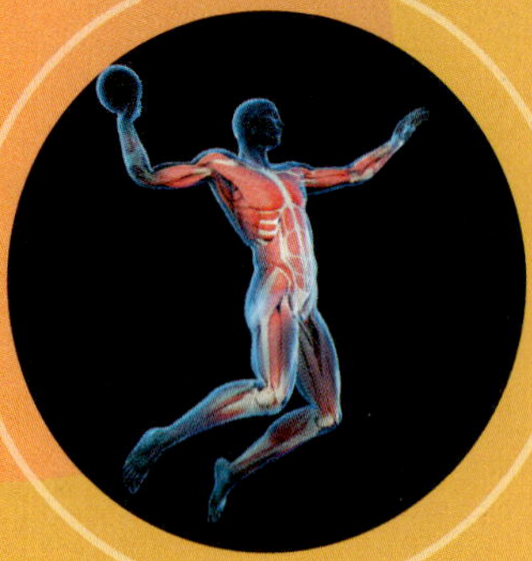

제6장

근육계통

걷고 달리고, 들어올리기

여행할 때, 목적지에 가기 위해 우리는 비행기, 기차, 자동차 등을 이용한다. 하지만 어떤 교통 수단을 이용하든지, 우리는 몸의 근육계통을 움직여야 한다.

뼈대계통이 신체의 골격이 돼 주지만 신체는 근육계통과 같이 움직임이나 보행할 수 있게 하는 시스템을 별도로 필요로 한다. 우리에게 가장 익숙한 형태는 걷고, 달리고, 물건을 들어 올리는 것을 가능케 하는 외부 근육의 사용이다.

이러한 형태의 근육은 우리에게 여러 곳을 갈 수 있도록 해 주며, 우리가 이 장을 공부하면서 페이지를 넘길 수 있는 것도 이러한 근육 덕택이다. 하지만 운동은 몸 안에서도 필요하다. 이러한 내부 운동은 음식, 공기, 노폐물, 피와 같은 액체성분이 우리 몸 안으로 이동할 때 일어난다.

예를 들어, 더러운 물을 마셨을 경우, 소화기관에 있는 민무늬근육은 급성 설사의 형태로 더러운 물을 배출시킨다. 근육계통에 포함돼 있는 우리 몸 안의 특별한 형태의 근육은, 외부 및 내부 운동을 일으킨다.

이 장에서는 외부 및 내부의 운동을 일으키는 데 필요한 여러 종류의 근육을 정의하고 설명하였다.

Chapter 6

THE MUSCULAR SYSTEM

MOVEMENT FOR THE JOURNEY

무엇을 학습할 것인가 LEARNING OUTCOMES

- 힘줄과 인대의 기능을 설명할 수 있다.
- 수의근과 불수의근의 차이를 설명할 수 있다.
- 골격근 운동의 종류와 근육의 관계를 설명할 수 있다.
- 운동 용어를 검토할 수 있다.
- 뼈대 근육운동의 여러 가지 형태를 설명할 수 있다.
- 근육세포의 구성요소를 확인하고 설명할 수 있다.
- 근육운동에 필요한 화학적 활동을 설명할 수 있다.
- 뼈대근육, 민무늬근육, 심장근육의 활동을 설명할 수 있다.
- 근육이 기능하는 데 필요한 연료를 어떻게 받는지 토론할 수 있다.
- 다양한 신체 부위의 특정 뼈대근육을 식별할 수 있다.
- 내장근육 또는 민무늬근육의 기능과 위치를 정의할 수 있다.
- 심장근육의 기능과 작용을 설명할 수 있다.
- 근육뼈대계통의 일반적인 장애를 설명할 수 있다.

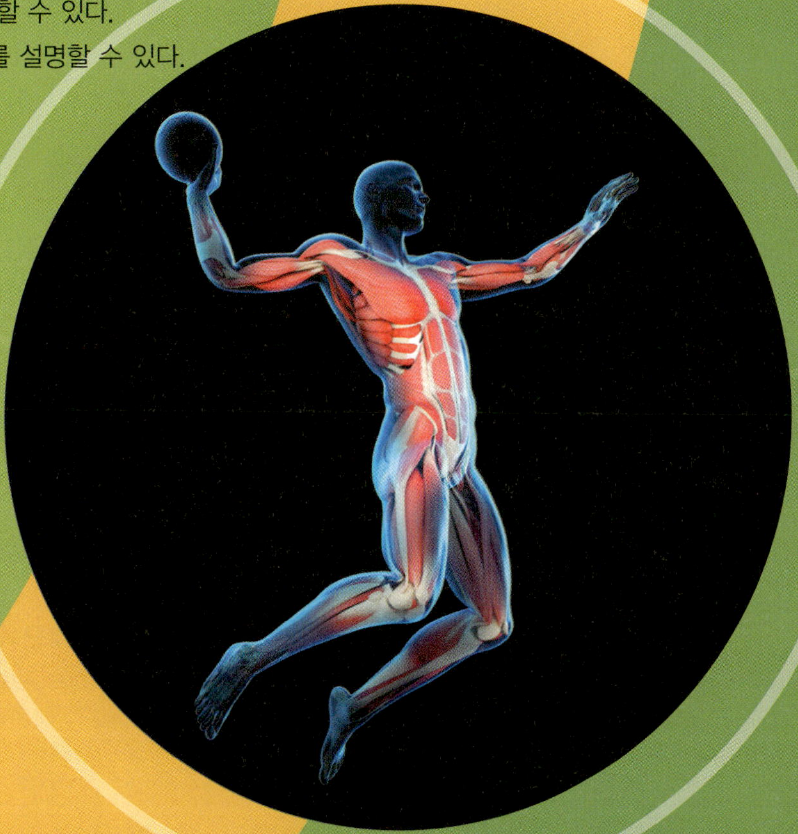

발음안내 *Pronunciation Guide*

이 장에서 다루어지는 중요한 단어의 발음

acetylcholine [ah SEET ul KOH leen]
actin [ak TIN]
adenosine triphosphate [ah DEN oh sin try FOSS fate]
aponeurosis [APP oh new ROH sis]
ataxia [ah TAK see uh]
atrophy [AT roh fee]
biceps brachii [BRA key eye]
diaphragm [DYE ah fram]
electromyography [ee LEK troh my OG rah fee]
fibromyalgia [FIE broh my AL jee uh]
flaccid [FLAS sid]
flexion [FLEK shun]
glycogen [GLIE koh jen]
Guillian-Barré syndrome [GEY yan bar RAY]
hypertrophy [high PER troh fee]
intercalated discs [in TER kuh LATE ed]
muscular dystrophy [MUS kyoo lahr DIS troh fee]
myalgia [my AL jee uh]
myasthenia gravis [my as THEE nee uh GRAV iss]
myofibril [my oh FIE bril]
myosin [MY oh sin]
rigor mortis [RIG or MORE tiss]
sarcomeres [SAR koh meerz]
sphincters [SFING ter]
tetanus [TET ah nus]
tonus [TONE us]

근육계통 개요 Overview of muscular system

근육은 수많은 기능을 수행하기 때문에 형태와 크기가 다양하며, 근육의 구조는 수행하는 기능에 맞게 만들어져 있다.

근육의 종류 Types of muscles

근육(muscles)은 수축성 있는 모든 조직을 칭하는 일반적인 용어이다. mus는 '생쥐'를 의미하는 라틴어에서 왔는데, 근육의 움직임이 마치 뛰어다니는 생쥐와 유사하다고 해서 붙여졌다. 근육조직은 수축하는 특성이 있어 신경조직의 자극에 반응하여 짧거나 두꺼워지고, 자극이 사라지면 원래의 길이로 이완된다.

근육세포는 길쭉하고 케이블에서 발견되는 것과 같은 금속 가닥과 유사하다. 근육조직은 이러한 근육섬유의 다발로 구성되어 있다. 이러한 섬유는 사람의 머리카락처럼 가늘다. 신경계통의 통제하에 모든 근육은 여러 종류의 운동을 일으킨다.

인체에는 3가지 중요한 근육, 즉 **뼈대근육**(skeletal muscles), **민무늬근육**(smooth muscles), **심장근육**(cardiac muscles)이 있다. 근육의 일반적인 형태와 각 근육의 비교, 그리고 각 근육에 대한 구체적인 사항에 대해 알아보도록 하자.

뼈대근육은 우리가 의식해서 사용할 수 있기 때문에 맘대로근(수의근)이라고 하며, 뼈에 부착되어 있다. 뼈대근육에 있는 섬유는 줄무늬가 있어서 **줄무늬근육**(striped muscle)이라고도 부른다. 이러한 근육은 달리기, 들어올리기, 긁는 것과 같은 외부의 동작을 일으킨다. 운동이나 스포츠를 통해 우리가 발달시키고자 하는 근육이 바로 뼈대근육이다.

뼈대근육과는 다르게, 민무늬근육은 제대로근(불수의근)이며 의식적인 통제하에 있지 않다. 뼈대근육과 같은 줄무늬가 없기 때문에 **민무늬근육**이라고 부르며, 내장기관, 혈관, 기도 등에 있다. 내장을 이루는 근육이기 때문에 **내장근육**(visceral muscle)이라고도 한다.

민무늬근육은 위나 다른 소화기관에서 **꿈틀운동**(peristalsis)을 일으키며, 또한 혈관의 직경을 변화시켜서 피의 흐름을 촉진한다(혈관수축, 혈관확장). 또 허파에 있는 기도의 직경을 변화시켜서 공기의 움직임을 촉진시키는 역할도 한다.

놀라운 사실 AMAZING FACTS

근육 Muscles

- 근육은 체중의 거의 절반을 차지한다.
- 인체에는 650개의 서로 다른 근육이 있다.
- 근육의 크기는 근육을 얼마나 사용하느냐에 따라 달라지며, 이것이 스피드 스케이팅 선수의 다리 근육이 굵은 이유이다.
- 길쭉한 개별 근육세포의 길이는 최대 12인치(40cm)이다.
- 모든 움직임은 근육 그룹 간의 반대 근육 수축의 결과이다. 따라서 동작이 미는 동작을 유발하더라도 근육은 당기고 절대 밀지 않는다.
- 40세 경에 근섬유의 수와 직경이 감소하기 시작하여 80세까지 근육량의 최대 50%가 손실될 수 있다. 운동과 고열량 영양섭취는 이러한 손실을 최소화하는 데 도움이 된다.

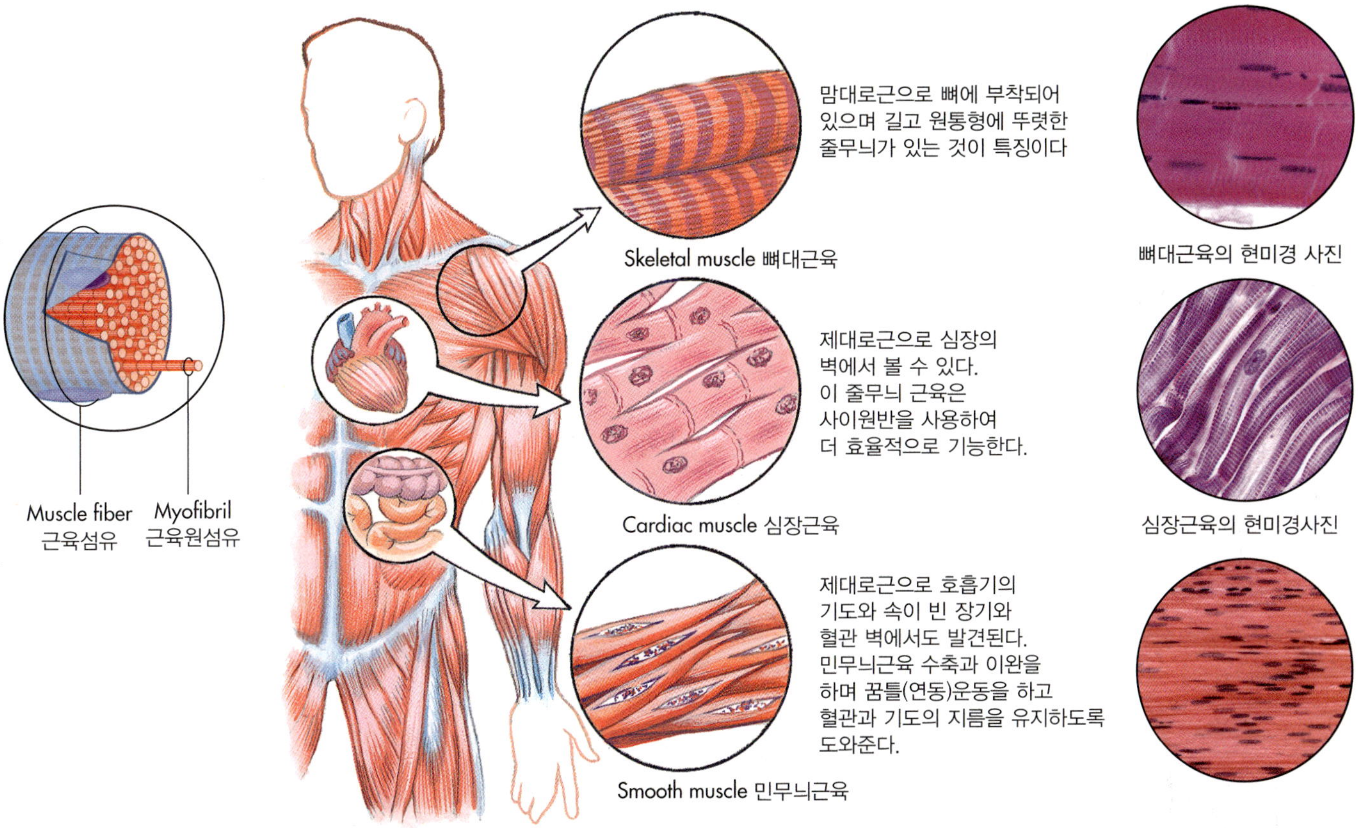

〈그림 6－1〉 근육 : 뼈대근육, 심장근육 및 민무늬근육

임상적용 CLINICAL APPLICATION

근긴장 MUSCLE TONE

오랜 기간 동안 깁스(cast)를 한 적이 있는가? 깁스를 제거할 때, 팔이나 다리는 깁스가 없는 팔다리보다 훨씬 작아 보이고 약한데, 왜 이런 일이 발생할까? 일반적으로 모든 근육은 근긴장도(tonus)를 나타낸다. 긴장은 스트레칭에 대한 저항력이 있는 근육의 부분 수축이다. 규칙적으로 운동하는 운동선수들은 근긴장도가 높아져서 근육은 더 뚜렷해진다. 운동선수의 근섬유는 직경이 증가(비대)하고 강해진다. 비대는 성장 또는 발달이 증가하는 것을 말한다. 근육을 사용하지 않을 때, 근육은 탄력을 잃고 이완되기 시작(부드럽고 물렁해짐)한다.

예를 들어, 환자가 장기간 침대에 누워 있어야 하는 경우(병상), 사용 부족으로 인해 근육이 쇠약해진다(위축). 환자가 가능한 한 빨리 병상에서 일어나도록 권장하는 이유 중 하나는 위축이 발생하는 것을 방지하기 위한 것이다. 뼈대근육이 손상되면 뼈나 상피만큼은 아니지만 스스로 재생될 수 있다. 그러나 손상이 심하면 흉터가 생긴다.

세 번째 종류의 근육은 줄무늬 모양을 보이는 **심장근육**이다. 이런 종류의 근육은 심장에서만 발견된다. 이 근육은 심장벽을 만들며 심장을 수축하게 한다.

이러한 수축은 우리 몸 안에서 혈액의 흐름(순환)을 일으킨다. 다행히 심장근육은 제대로근이다. 만약에 심장을 뛰게 할 때마다 우리가 생각해야 한다면 큰 문제일 것이다. 모든 근육은 신장성이라고 하는 스트레칭 능력과 같은 특정한 특성을 공유한다. 예를 들어, 많은 양의 음식물을 삼키려면 식도의 민무늬근육이 늘어나며 통과할 수 있어야 한다. 그렇지 않으면 삼키기가 고통스럽게 된다. 또한, 그들은 모두 근육 섬유를 강제로 수축 또는 단축시키는 능력인 수축성을 공유한다. 모든 근육은 신경이나 호르몬의 자극에 대한 근육 반응인 흥분성을 나타낸다.

마지막으로 모든 근육은 어느 정도의 탄력성을 보이며, 이는 스트레칭 후 원래의 휴식 상태로 돌아가는 능력이다. 〈그림 6-1〉에서는 세 가지 종류의 근육을 대비시켜 놓았다. 각각의 근육에 대해 자세히 습득해보자.

뼈대근육 Skeletal Muscles

뼈대근육은 뼈에 부착되어 있고 운동을 일으킨다. **힘줄**(tendons)은 뼈대근육과 뼈를 연결하고 **인대**(ligaments)는 뼈와 뼈를 연결한다. 어떤 근육은 힘줄 없이 뼈나 연조직에 직접 부착된다. 그러한 근육들은 **널힘줄**이라고 부르는 넓고 얇은 결합조직을 사용한다. 이러한 종류의 예는 얼굴근육과 혀에서 볼 수 있다.

앞서 언급한 바와 같이 뼈대근육은 운동이 의지에 의해 일어나므로 수의근육이라고 부른다. 많은 뼈대근육은 운동을 일으키고, 자세를 유지시키며, 열을 발생시킨다. 〈그림 6-2〉는 주요한 뼈대근육을 보여 준다.

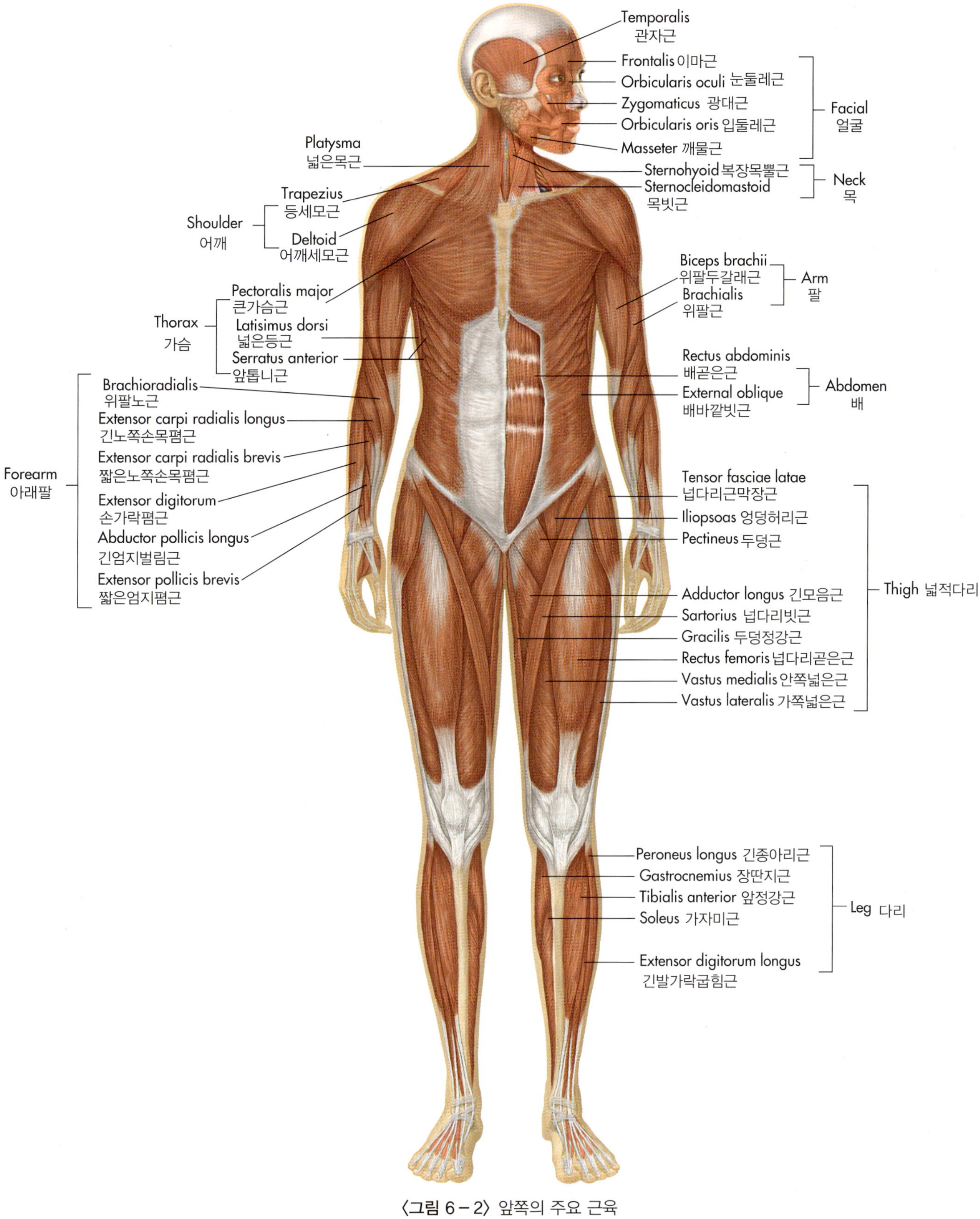

〈그림 6－2〉 앞쪽의 주요 근육

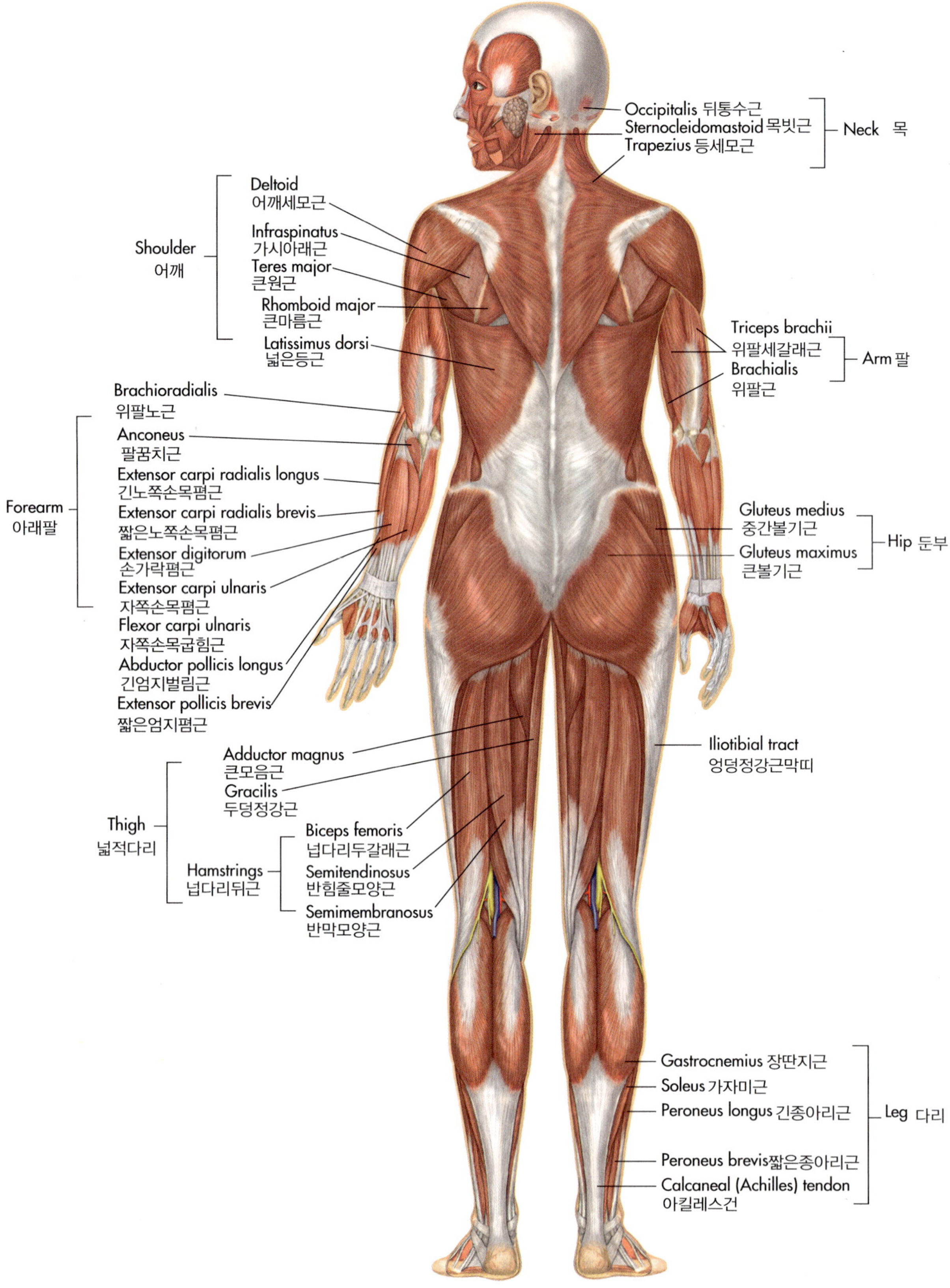

〈그림 6 – 3〉 뒷모습의 주요 근육

특정부위에 있는 뼈대근육

Skeletal muscles of specific regions

여행 중에 도로지도가 필요하듯이 근육을 공부하는 데도 우리 몸의 각 부분을 나누어서 나타내는 지도가 필요하다.

얼굴뼈대근육(facial skeletal muscles)은 〈그림 6–4〉과 〈표 6–1〉을 참고한다.

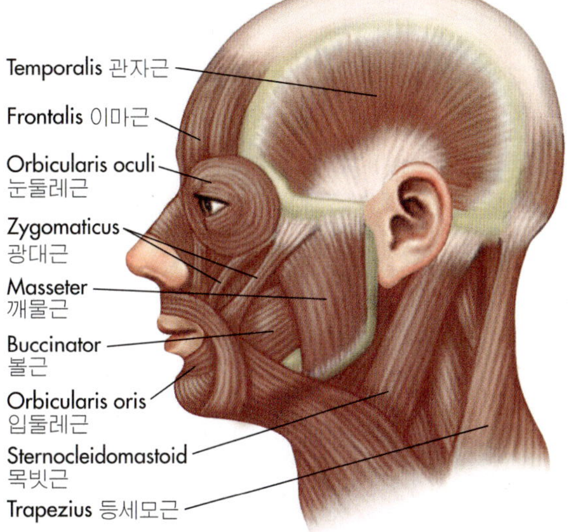

〈그림 6 – 4〉 얼굴뼈대근육

〈표 6 – 1〉 얼굴뼈대근육

근육 이름	이는 곳	닿는 곳	작용
얼굴근육(안면근)			
머리덮개근			
뒤통수이마근(후두전두근) occipitofrontalis	• 이마힘살 : 머리덮개널힘줄 • 뒤통수힘살 : 위목덜미선 가쪽 꼭지돌기	• 눈썹과 피부	• 눈썹을 올려 놀란 표정을 지음 • 이마에 주름을 만듦
관자마루근(측두두정근) temporoparietalis	• 귀의 위와 앞부분의 관자근막 • 뒤통수힘살 : 위목덜미선 가쪽 꼭지돌기	• 머리덮개널힘줄의 가쪽	• 머리덮개를 팽팽하게 함 • 관자부분의 피부를 뒤로 당김
눈주위근			
눈둘레근(안륜근) orbicularis oculi	• 눈확의 안쪽모서리	• 눈 주위 피부	• 눈꺼풀을 조임 • 눈을 감음
눈썹주름근(추미근) corrugator supercili	• 눈확 위 모서리 안쪽부분	• 눈썹 안쪽의 피부	• 눈썹을 내리고 이마에 주름 형성 • 눈살을 찌푸릴 때 주름을 짓게 함
입주위근			
입둘레근(구륜근) orbicularis oris	• 입술 주위 근육섬유	• 입술의 피부와 점막	• 입을 닫고 입술을 오므림
큰광대근(대관골근) zygomaticus major	• 광대뼈	• 입꼬리	• 입꼬리를 뒤 위로 당김(웃을 때)
작은광대근(대관골근) zygomaticus minor	• 눈둘레근의 근육섬유	• 입꼬리(윗입술)	• 코입술고랑을 깊게 함(슬플 때)

근육 이름	이는 곳	닿는 곳	작용
윗입술올림근(상순거근) levator labii superioris	• 위턱뼈 이마돌기의 윗부분 광대뼈 눈확면	• 윗입술 가쪽부위	• 윗입술을 가쪽으로 올려 싫은 표정을 지음
입꼬리올림근(구각거근) levator anguli oris	• 위턱뼈	• 입꼬리	• 입꼬리를 올림
볼근(협근) buccinator	• 위턱뼈와 아래턱뼈	• 입둘레근	• 볼을 압박하여 공기를 내뿜음
입꼬리당김근(소근) risorius	• 넓은 목근보다 얕은 층의 깨물근 위 근막	• 입꼬리의 피부	• 입꼬리를 들임
아랫입술내림근(하순하체근) depressor labii inferioris	• 아래턱뼈 가쪽면	• 아랫입술의 피부	• 아랫입술을 내리고 가쪽으로 당김
입꼬리내림근(구각하체근) depressor anguli oris	• 아래턱뼈 빗선 위의 넓은목근	• 입둘레근이나 이곳의 피부	• 입꼬리를 내리고 슬픈 표정을 지음
턱근(이근) mentalis	• 아래턱뼈의 앞니오목	• 턱 끝의 피부	• 아랫입술을 위로 당기거나 앞으로 내밂
코주위근(비근) nasalis	• 위턱뼈 송곳니융기	• 코연골의 널힘줄	• 콧방울을 당김 • 콧구멍을 누름
씹기근육(저작근)			
관자근(측두근) temporalis	• 관자우묵의 바닥 관자근막	• 아래턱뼈의 근육돌기	• 아래턱을 올림 • 아래턱을 내림
깨물근(교근) masseter	• 얕은부분 : 광대활의 아래모서리 • 깊은부분 : 광대활의 안쪽면	• 아래턱뼈의 근육돌기 가쪽면	• 아래턱을 올림
안쪽날개근(내측익돌근) medial pterygoid	• 가쪽날개판의 안쪽면	• 아래턱뼈의 턱뼈가지의 안쪽면	• 아래턱을 내밀고 올림 • 씹을 때 치아를 돌림
가쪽날개근(외측익돌근) lateral pterygoid	• 가쪽날개판의 가쪽면	• 아래턱뼈 턱뼈목의 앞턱관절주머니	• 아래턱을 내밈 • 관절원반을 앞으로 당김
목근육(천경근)			
넓은목근(광경근) platysma	• 큰가슴근과 어깨세모근 부위의 피부 밑조직	• 아래턱뼈의 아래모서리 입술 밑의 피부 입꼬리 턱끝	• 아래턱을 내림 • 입술을 내림 • 목의 피부를 당김
목빗근(흉쇄유돌근) sternocleido mastoid	• 복장갈래 : 복장뼈자루의 앞면 • 빗장갈래 : 빗장뼈 안쪽 1/3의 윗면	• 꼭지돌기의 가쪽 반과 위목덜미선의 가쪽 반	• 양쪽작용 : 머리를 굽힘 • 한쪽작용 : 머리를 굽히고 돌림
척주앞근육			
긴목근(경장근) longus colli	• 아래비스듬부분 : 위쪽 3개 등뼈와 아래쪽 3개 목뼈 • 위비스듬부분 : 3～5번째 목뼈 가로돌기 앞 결절	• 2～4번째 목뼈 몸통과 5～6번째 목뼈 가로돌기	• 양쪽작용 : 목뼈와 머리를 굽히고 돌림 • 한쪽작용 : 척주를 작용하는 쪽의 가쪽으로 굽힘

근육 이름	이는 곳	닿는 곳	작용
긴머리근(두장근) longus capitis	• 3~6번째 목뼈가로돌기	• 뒤통수뼈바닥의 아랫면	• 목뼈와 머리를 굽히고 돌림
앞머리곧은근(전두직근) rectus capitis anterior	• 고리뼈 가로돌기	• 뒤통수뼈바닥	• 머리를 굽히고 돌림
가쪽머리곧은근(외측두직근) rectus capitis lateralis	• 고리뼈 가로돌기	• 뒤통수뼈 목정맥구멍돌기 아랫면	• 머리를 가쪽으로 굽힘
가쪽척주근육			
앞목갈비근(전사각근) anterior scalene	• 3~6번째 목뼈의 가로돌기	• 첫째 갈비뼈	• 양쪽작용 : 목뼈를 굽히고 돌림 • 한쪽작용 : 작용하는 쪽으로 가쪽 굽힘
중간목갈비근(중사각근) medius scalene	• 아래쪽 6개 목뼈의 가로돌기	• 첫째 갈비뼈	• 양쪽작용 : 목뼈를 굽히고 돌림 • 한쪽작용 : 작용하는 쪽으로 가쪽 굽힘
뒤목갈비근(후사각근) posterior scalene	• 4~6목뼈의 가로돌기	• 둘째 갈비뼈	• 양쪽작용 : 목뼈를 굽히고 돌림 • 한쪽작용 : 작용하는 쪽으로 가쪽 굽힘
목뿔위근육(설골상근)			
두힘살근(악이복근) digastricus	• 뒤힘살 : 관자뼈 꼭지패임 • 앞힘살 : 아래턱뼈 두힘살근 오목	• 목뿔뼈 몸통과 큰뿔 옆	• 목뿔뼈와 혀 바닥 올림
턱목뿔근(악설골근) mylohyoid	• 아래턱뼈의 턱목뿔근선	• 턱끝부터 목뿔뼈까지 정중솔기 목뿔뼈	• 목뿔뼈와 혀 바닥 올림
붓목뿔근(경동설골근) stylohyoid	• 관자뼈 붓돌기 시작부위	• 목뿔뼈 몸통과 큰뿔이 만나는 부위	• 목뿔뼈와 혀 바닥 올림
턱목뿔근(이설골근) geniohyoid	• 아래턱뼈 턱끝가시	• 목뿔뼈 몸통의 앞면	• 목뿔뼈와 혀를 올림
목뿔아래근육(설골하근)			
복장목뿔근(흉골설골근) sternohyoid	• 복장뼈자루의 뒷면	• 목뿔뼈 몸통의 아래 모서리 안쪽부분	• 후두와 목뿔뼈를 내림
어깨목뿔근(흉골설골근) omohyoideus	• 아래힘살 : 어깨뼈 윗모서리 • 위힘살 : 가시위인대 목빗근 뒤의 힘줄	• 목뿔뼈 모서리의 아래 모서리	• 후두와 목뿔뼈를 내리고 들임
복장방패근(흉골갑상근) sternothyroideus	• 복장뼈자루의 뒷면 첫째 갈비뼈연골의 끝	• 방패연골의 비스듬선	• 후두와 방패연골을 내림
방패목뿔근(갑상설골근) thyrohyoid	• 방패연골의 비스듬선	• 목뿔뼈 몸통의 아래 모서리	• 후두와 목뿔뼈를 내림 • 방패연골을 올림

앞뒤 몸통의 뼈대근육(Anterior and posterior trunk skeletal muscles)

〈그림 6–5〉와 〈표 6–2〉에서 뒷면과 앞면의 몸통 뼈대근육을 자세히 살펴보자.

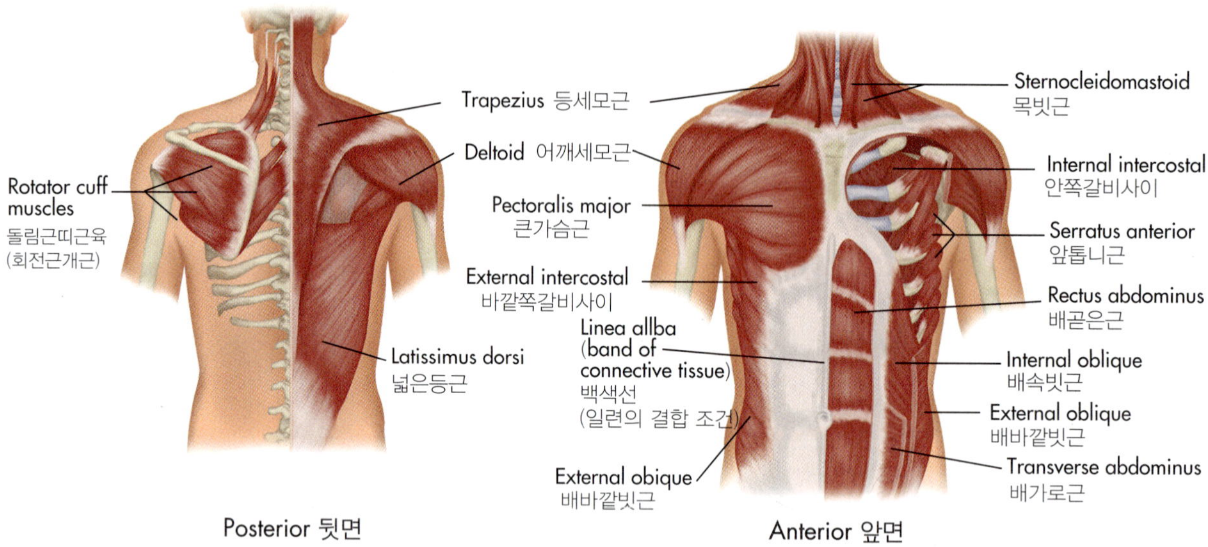

〈그림 6 – 5〉 뒤와 앞 몸통의 뼈대근

〈표 6 – 2〉 앞뒤 몸통의 뼈대근육

근육 이름	이는 곳	닿는 곳	작용
얕은가슴부위근육(천층 흉부근)			
큰가슴근(대흉근) pectoralis major	• 빗장뼈 복장쪽 반, 복장뼈 2~6번째 갈비뼈 연골, 배바깥빗근 널힘줄	• 위팔뼈의 큰결절	• 팔을 벌림 • 팔을 앞으로 당김 • 팔을 안쪽으로 돌림
작은가슴근(소흉근) pectoralis minor	• 2~5번째 갈비뼈의 바깥쪽	• 어깨뼈의 부리돌기 • 어깨뼈를 아래로 당김	• 어깨뼈를 앞으로 당김
앞톱니근(전거근) serratus anterior	• 위쪽 8~9개의 갈비뼈 바깥면	• 어깨뼈 안쪽모서리 갈비면	• 어깨뼈를 모음 • 어깨뼈가 고정되어 있을 때 갈비뼈를 올림
빗장밑근(쇄골하근) subclavius	• 첫째 갈비뼈	• 빗장뼈 아랫면	• 빗장뼈를 아래로 당김
깊은가슴부위근육(심층 흉부근)			
바깥갈비사이근(외늑간근) external intercostales	• 갈비뼈 아래모서리	• 갈비뼈의 위모서리	• 호흡 때 갈비사이공간 지지 • 갈비뼈를 올림
속갈비사이근(내늑간근) internal intercostales	• 갈비뼈 연골과 갈비뼈의 윗면	• 갈비뼈고랑의 모서리 • 갈비뼈연골	• 호흡 때 갈비뼈를 올려 갈비 사이 공간을 좁힘

근육 이름	이는 곳	닿는 곳	작용
가슴가로근(흉횡근) transversus thoracis	• 복장뼈몸통 아래 안쪽과 칼돌기	• 위쪽 6개 갈비 사이의 신경의 앞가지	• 숨을 내쉴 때 갈비뼈 연골을 내림
갈비아래근(늑하근) subcostalis	• 갈비뼈각 가까운 곳의 갈비뼈 안쪽면	• 2~3개 아래의 갈비뼈의 위 모서리	• 갈비뼈를 내림
갈비올림근(늑골거근) levatores costarum	• 7~11번째 등뼈 가로돌기	• 갈비뼈의 바깥면	• 척주를 세움 • 척주를 돌림
배의 근육(복부의 근)			
배곧은근(복직근) rectus abdominis	• 두덩뼈 앞면 두덩뼈인대	• 칼돌기 5~7번째 갈비뼈 연골	• 배를 누름 • 내장 보호 • 강하게 숨을 내쉴 때 작용
배세모근(추체근) pyramidalis	• 두덩뼈 앞면 두덩뼈 인대	• 배꼽과 두덩뼈 사이의 백색선	• 배를 누름 • 내장 보호
배바깥빗근(외복사근) external abdominal oblique	• 아래쪽 8개 갈비뼈의 바깥면	• 엉덩이능선 앞쪽, 백색선	• 배를 누름 • 내장보호 • 강하게 숨을 내쉴 때 작용
배속빗근(내복사근) internal abdominal oblique	• 등허리근막, 엉덩뼈능선, 샅고랑인대의 가쪽	• 아래쪽 3개의 갈비뼈 연골 백색선 두덩뼈능선	• 배를 누름 • 내장 보호 • 강하게 숨을 내쉴 때 작용
배가로근(복횡근) transversus abdominis	• 아래쪽 6개 갈비뼈 연골의 속면 등허리 근막의 중간층, 엉덩뼈능선의 앞쪽 2/3	• 백색선 두덩뼈능선	• 배를 누름 • 내장 보호 • 강하게 숨을 내쉴 때 작용
허리네모근(요방형근) quadratus lumborum	• 엉덩허리인대 엉덩뼈능선의 뒷부분	• 12번째 갈비뼈의 아래모서리 위쪽 4개 허리뼈의 가로돌기	• 양쪽작용 : 마지막 갈비뼈를 내리고, 몸통을 굽힘 • 한쪽작용 : 척주를 가쪽으로 굽히고 숨을 들이 쉴 때 가로막의 작용을 도움
등근육			
등세모근(승모근) trapezius	• 바깥뒤통수뼈융기위목덜미선 안쪽 1/3 목덜미인대 일곱번째 목뼈 가시돌기 모든 등뼈 가시돌기	• 빗장뼈의 가쪽 1/3 어깨뼈가시 봉우리	• 어깨뼈를 모음 • 턱을 기울임 • 어깨를 돌림
어깨올림근(견갑근) levator scapulae	• 고리뼈 가로돌기 중쇠뼈 가로돌기 3~4번째 목뼈 가로돌기	• 어깨뼈의 안쪽모서리 윗부분	• 어깨뼈를 올림
작은마름근(소능형근) rhomboid minor	• 목덜미인대 일곱 번째 목뼈가시돌기 첫째 등뼈 가시돌기	• 어깨뼈 안쪽모서리	• 어깨뼈를 돌림 • 어깨뼈를 모음
큰마름근(대능형근) rhomboid major	• 2~5번째 등뼈 가시돌기	• 어깨뼈 안쪽모서리	• 어깨뼈를 돌림 • 어깨뼈를 모음

근육 이름	이는 곳	닿는 곳	작용
넓은등근(광배근) latissimus dorsi	• 7~12번째 등뼈의 가시돌기 등허리 근막 엉덩뼈능선 아래쪽 3~4 갈비뼈	• 위팔뼈 결절사이고랑	• 위팔뼈를 모음 • 위팔뼈를 폄 • 위팔뼈를 안쪽으로 돌림
머리널판근(두판상근) splenius capitis	• 목덜미인대의 아랫부분 일곱번째 목뼈 가시돌기 위쪽 3~4번째 등뼈의 가시돌기	• 관자뼈 꼭지돌기 위목덜미선의 가쪽부분	• 머리와 목을 폄 • 머리와 목의 가쪽 굽힘
목널판근(경판상근) splenius cervicis	• 3~6번째 등뼈의 가시돌기	• 위쪽 3~4개의 목뼈 가로돌기 뒤결절	• 머리와 목을 폄 • 머리와 목의 가쪽 굽힘
허리엉덩갈비근(요장늑근) iliocostalis lumborum	• 엉덩뼈능선 허리뼈 가시돌기	• 아래 6~7개 갈비뼈 갈비뼈각	• 척주를 폄 • 척주의 가쪽 굽힘 • 척주의 돌림
등엉덩갈비근(흉장늑근) iliocostalis thoracis	• 허리엉덩갈비근의 닿는 곳 안쪽의 아래 6개 갈비뼈의 갈비뼈각	• 위쪽 6개 갈비뼈 갈비뼈각의 위모서리	• 척주를 폄 • 척주의 가쪽 굽힘 • 척주의 돌림
목엉덩갈비근(경장늑근) iliocostalis cervicis	• 3~6번째 갈비뼈의 갈비뼈각	• 3~6번째 목뼈의 가로돌기	• 척주를 폄 • 척주의 가쪽 굽힘 • 척주의 돌림
등가장긴근(흉최장근) longissimus thoracis	• 허리뼈 가로돌기 엉치뼈 뒷면	• 등뼈 가로돌기	• 척주를 폄 • 척주의 가쪽 굽힘 • 척주의 돌림
목가장긴근(경최장근) longissimus cervicis	• 위쪽 4~5개 등뼈 가로돌기	• 2~6 목뼈 가로돌기	• 척주를 폄 • 척주의 가쪽 굽힘 • 척주의 돌림
머리가장긴근(두최장근) longissimus capitis	• 위쪽 4~5등뼈 가로돌기 아래쪽 3~4 목뼈 관절돌기	• 꼭지돌기의 뒤모서리	• 척주를 폄 • 척주의 가쪽 굽힘 • 척주의 돌림
등가시근(흉극근) spinalis thoracis	• 1~2번째 허리뼈 가시돌기 11~12 등뼈 가시돌기	• 위쪽 4~8개 등뼈 가시돌기	• 척주를 폄 • 척주의 가쪽 굽힘 • 척주의 돌림
목가시근(경극근) spinalis cervicis	• 1~2번째 등뼈 가시돌기 일곱번째 목뼈 가시돌기	• 둘째(또는 3~4번째) 목뼈 가시돌기	• 척주를 폄 • 척주의 가쪽 굽힘 • 척주의 돌림
머리가시근(두극근) spinalis capitis	• 위쪽 6~7개 등뼈 가로돌기 일곱째 목뼈 가시돌기 목덜미인대 아래 부분	• 위목덜미선과 아래목덜미선 사이의 뒤통수뼈	• 척주를 폄 • 척주의 가쪽 굽힘 • 척주의 돌림
등반가시근(흉반극근) semispinalis thoracis	• 아래 6개 등뼈 가로돌기	• 위쪽 4개 등뼈 가시돌기 아래 2개의 목뼈 가시돌기	• 척주를 폄 • 척주의 가쪽 굽힘 • 머리 · 갈비뼈 · 골반을 폄

근육 이름	이는 곳	닿는 곳	작용
목반가시근(경반극근) semispinalis cervicis	• 위쪽 6개 등뼈의 가로돌기 아래 4개의 목뼈 관절돌기	• 2~5번째 목뼈의 가시돌기	• 척주와 머리 폄 • 머리 회전과 폄
머리반가시근(두반극근) semispinalis capitis	• 위쪽 6개 등뼈의 가로돌기 일곱 번째 목뼈의 가로돌기	• 뒤통수뼈의 위목덜미선과 아랫목덜미선	• 두부의 신전, 동측으로 측굴 • 머리를 중력에 반하여 조절
뭇갈래근(다열근) multifidus	• 엉치뼈 뒷면 뒤엉치 엉덩인대 허리뼈 꼭지돌기 등뼈 가로돌기 아래쪽 4개의 목뼈 관절돌기	• 위 척추뼈의 가시돌기	• 척주를 폄 • 척주의 가쪽 굽힘 • 척주의 돌림
돌림근(회전근) rotator	• 척추뼈 가로돌기	• 위 척추뼈의 척추뼈 고리판	• 척주 돌리는 것을 도움
가시사이근(극간근) interspinalis	• 허리뼈에서 둘째 목뼈까지 척추뼈의 가시돌기	• 위 척추뼈의 가시돌기	• 척주를 펴는 것을 도움
가로돌기사이근(횡돌간근) intertransversus	• 모든 척추뼈의 가로돌기	• 위 척추뼈의 가로돌기	• 척주가 가쪽 돌리는 것을 도움

팔과 어깨의 뼈대근육(Skeletal muscles of the arm and shoulder)

〈그림 6–6〉과 〈표 6–3〉에서 손, 팔, 어깨의 뼈대근육을 자세히 살펴보자.

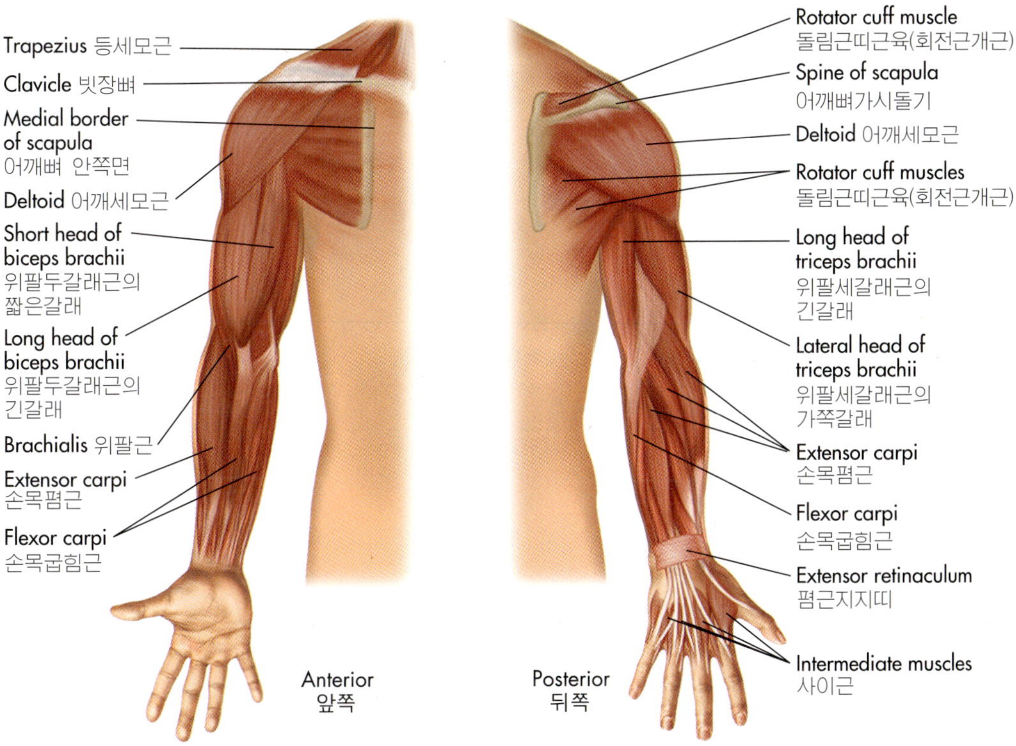

〈그림 6 – 6〉 어깨, 팔, 손의 뼈대근육

〈표 6-3〉 팔과 어깨의 뼈대근육

근육 이름	이는 곳	닿는 곳	작용
어깨(견부)의 근육			
어깨세모근(삼각근) deltoideus	• 빗장뼈 가쪽 1/3 어깨뼈가시 봉우리	• 위팔뼈의 세모근거친면	• 팔을 벌림
가시위근(극상근) supraspinatus	• 어깨뼈가시위오목	• 위팔뼈 큰결절의 위관절면 어깨관절의 관절주머니	• 팔을 벌릴 때 어깨세모근을 도움 • 위팔뼈머리를 가쪽으로 돌림
가시아래근(극하근) infraspinatus	• 어깨뼈가시아래오목	• 위팔뼈 큰결절의 중간관절면 어깨관절의 관절 주머니	• 작은원근과 함께 위팔뼈머리의 가쪽을 돌림
작은원근(소원근) teres minor	• 어깨뼈 가쪽모서리 뒷면	• 위팔뼈 큰결절의 아래관절면 어깨관절의 관절주머니	• 위팔뼈머리를 벌림 • 가쪽돌림, 뒤로 당김
큰원근(대원근) teres major	• 어깨뼈 아래각의 뒷면	• 위팔뼈 결절사이고랑의 안쪽	• 위팔뼈의 벌림 • 위팔뼈의 안쪽돌림 • 위팔뼈를 뒤로 당김
어깨밑근(견갑하근) subscapularis	• 어깨뼈밑오목	• 위팔뼈 작은결절 어깨관절의 어깨주머니	• 위팔뼈의 안쪽돌림 • 위팔뼈를 앞으로 당김
위팔(상완부)의 근육			
위팔두갈래근(상완이두근) biceps brachii	• 관절위결절 부리돌기	• 노뼈 거친면	• 아래팔의 뒤침 • 아래팔을 굽힘
위팔근(상완근) brachialis	• 위팔 앞면의 아래쪽 2/3 • 가쪽갈래 : 위팔뼈 뒤가쪽면 위쪽 반 • 안쪽갈래 : 위팔뼈 뒷면 아래쪽반	• 자뼈의 갈고리돌기 아래팔 깊은 근막	• 아래팔을 굽힘 • 위팔을 벌렸을 때 긴갈래는 위팔을 모으는 데 도움을 줌
팔꿈치근(주근) anconeus	• 가쪽위관절융기 팔꿈치관절의 뒤인대	• 팔꿈치머리의 가쪽면 자뼈의 뒷면	• 아래팔을 펼 때 위팔세갈래 근을 도움
아래팔(전완부)의 근육			
원엎침근(원회내근) pronator teres	• 위팔갈래 : 안쪽위관절융기 • 자갈래 : 자뼈 갈고리돌기 안쪽 면	• 노뼈 가쪽면 중간부	• 아래팔의 엎침
노쪽손목굽힘근(요측수근굴근) flexor carpi radialis	• 안쪽위관절융기 아래팔근막	• 2~3번째 손허리 뼈바닥	• 손목의 굽힘 • 손의 엎침과 모음
긴손바닥근(장장근) palmaris longus	• 안쪽위관절융기	• 가로손목인대 손바닥 널힘줄	• 손목의 굽힘 • 아래팔의 엎침
자쪽손목굽힘근(척측수근굴근) flexor carpi ulnaris	• 위팔갈래 : 안쪽위관절융기 • 자갈래 : 자뼈갈고리돌기 안쪽면 자뼈 뒤모서리	• 콩알뼈 갈고리뼈갈고리 다섯 번째 손허리뼈바닥	• 손목의 굽힘 • 손목을 모음

근육 이름	이는 곳	닿는 곳	작용
얕은손가락굽힘근(천지굴근) flexor digitorum superficialis	• 위팔자갈래 : 안쪽위관절융기 자뼈 갈고리돌기 안쪽면 • 노갈래 : 노뼈 앞면	• 안쪽 4개 손가락 중간마디뼈	• 안쪽 네개 손가락 중간뼈와 첫마디뼈의 굽힘 • 손목과 팔꿈치의 굽힘
깊은손가락굽힘근(심지굴근) flexor digitorum profundus	• 자뼈몸통의 앞안쪽면 뼈사이막 아래팔 깊은근막	• 안쪽 네 개 손가락의 끝마디뼈	• 안쪽 4개 손가락 끝마디뼈의 굽힘 • 손목을 굽힘
긴엄지굽힘근(장무지굴근) flexor pollicis longus	• 노뼈몸통의 앞면 이웃하는 뼈사이막 자뼈갈고리돌기의 안쪽 모서리	• 엄지손가락 끝마디뼈	• 엄지손가락 끝마디뼈의 굽힘
네모엎침근(방형회내근) proonator quadratus	• 자뼈몸통의 앞면 먼쪽 1/4	• 노뼈몸통의 앞면 가쪽 모서리 먼쪽 1/4	• 아래팔의 엎침
위팔노근(완요근) brachioradialis	• 가쪽관절융기위능선의 먼쪽 2/3 가쪽근육사이막	• 노뼈 붓돌기 바닥의 가쪽면	• 위팔두갈래근과 위팔근에 의해 굽힘이 일어난 이후 아래팔을 굽힘 • 약간의 엎침과 뒤침
긴노쪽손목폄근(장요측수근신근) extensor carpi radialis longus	• 가쪽관절융기위능선의 먼쪽 2/3 가쪽근육사이막	• 둘째 손허리뼈바닥의 등쪽면	• 손목을 폄 • 손을 벌림
짧은노쪽손목폄근 extensor carpi radialis brevis	• 가쪽위관절융기 근육사이막	• 셋째 손가락뼈바닥 뒷면	• 손목을 폄 • 손을 벌림
손가락폄근 extensor digitorum	• 가쪽위관절융기 근육사이막	• 안쪽 4개 손가락 중간마디뼈와 끝마디뼈 뒷면	• 안쪽 4개 손가락을 폄 • 손목을 폄
새끼폄근 extensor digiti minimi	• 가쪽위관절융기 근육사이막	• 새끼손가락 첫마디뼈 뒷면	• 새끼손가락을 폄
자쪽손목폄근(척측수근신근) extensor carpi ulnaris	• 가쪽위관절융기 자뼈 뒷모서리	• 다섯째 손허리뼈바닥의 안쪽면	• 손목을 폄 • 손을 벌림
손뒤침근(회의근) supinator	• 가쪽위관절융기 팔꿉관절의 가쪽인대 노뼈머리띠인대 자뼈의 뒤침근능선	• 노뼈목 노뼈몸통 몸쪽 1/3	• 아래팔의 뒤침
긴엄지벌림근(장무지외전근) abductor pollicis longus	• 자뼈 뒷면 뼈사이막 노뼈 뒷면의 중간 1/3	• 첫째 손허리뼈바닥의 노쪽면	• 엄지손가락의 벌림 • 손목의 벌림
짧은엄지폄근(단무지신근) extensor pollicis breivs	• 노뼈 뒷면 뼈사이막	• 엄지손가락의 첫마디뼈바닥	• 엄지손가락의 첫마디뼈를 폄
긴엄지폄근(장무지신근) extensor pollicis longus	• 자뼈 뒷면의 중간막 1/3 뼈사이막	• 엄지손가락 끝마디뼈의 바닥	• 엄지손가락 끝마디뼈를 폄
집게폄근(시지신근) extensor indicis	• 자뼈 뒷면 뼈사이막	• 둘째손가락의 첫마디뼈 등쪽면	• 둘째손가락의 첫마디뼈를 폄

근육 이름	이는 곳	닿는 곳	작용
손의 고유근			
짧은엄지벌림근(단무지외전근) abductor pollicis brevis	• 가로손목인대 손배뼈 큰마름뼈	• 엄지손가락 첫마디뼈 바닥의 노쪽부분	• 손바닥에 직각인 방향으로 엄지손가락을 벌림
짧은엄지굽힘근(무지굴근) flexor pollicis brevis	• 가로손목인대 큰마름뼈	• 엄지손가락의 첫마디뼈바닥	• 엄지손가락 첫마디뼈를 굽힘
엄지맞섬근(무지대립근) opponens pollicis	• 가로손목인대 큰마름뼈	• 첫째 손허리뼈 노쪽부분 앞면	• 첫째 손허리뼈를 앞안쪽으로 돌림 • 각 손가락과 엄지손가락을 맞서게 함
엄지모음근(무지내전근) adductor pollicis	• 빗갈래 : 큰마름뼈 작은 마름뼈 알머리뼈 2~3번째 손허리뼈 • 가로갈래 : 셋째 손허리뼈 손바닥면	• 엄지손가락 첫마디 뼈 바닥의 자쪽 부분	• 엄지손가락의 모음맞섬에 도움을 줌
벌레근(충양근) lumbricales	• 깊은 손가락굽힘근 힘줄	• 안쪽 4개 손가락의 끝마디뼈바닥	• 손허리손가락관절에서 손가락 굽힘 • 손가락 사이관절에서 손가락 폄
바닥쪽뼈사이근(장측골간근) plamar interossei	• 둘째 : 손허리뼈 자쪽 부분 • 셋째 : 넷째 손허리뼈 노쪽 부분 • 넷째 : 다섯째 손허리뼈 노쪽 부분	• 첫째 : 엄지손가락의 첫마디뼈 자쪽 부분 • 둘째 : 둘째 손가락의 첫마디뼈 자쪽 부분 • 셋째 : 넷째 손가락의 첫마디뼈 노쪽 부분 • 넷째 : 새끼손가락의 첫마디뼈 노쪽 부분	• 각각의 근육이 닿는 손가락을 가운데 손가락으로 모음
등쪽뼈사이근(배측골간근)(4) dorsal interossei	• 손허리뼈가 이웃하는 부분에서 두 갈래로 일어남	• 첫째 : 둘째 손가락의 첫마디뼈 노쪽 부분 • 둘째 : 셋째 손가락의 첫마디뼈 노쪽 부분 • 셋째 : 셋째 손가락의 첫마디뼈 자쪽 부분 • 넷째 : 넷째 손가락의 첫마디뼈 자쪽 부분	• 2~4번째 손가락을 벌림
새끼벌림근(소지외전근) abductor digiti minimi	• 콩알뼈 자쪽 손목굽힘근의 힘줄	• 새끼손가락 첫마디뼈바닥	• 새끼손가락을 벌림
짧은새끼굽힘근(소지굴근) flexor digiti minimi brevis	• 가로손목인대 갈고리뼈갈고리 바닥 자쪽 부분	• 새끼손가락 첫마디뼈의 바닥 안쪽 부분	• 새끼손가락 첫마디뼈의 굽힘
새끼맞섬근(소지대립근) opponens digiti minimi	• 가로손목인대 갈고리뼈갈고리	• 다섯째 손허리뼈 자쪽 모서리	• 다섯째 손허리뼈를 앞으로 돌림

다리의 뼈대근육(Skeletal muscles of the legs)

〈그림 6–7〉과 〈표 6–4〉에서는 엉덩이와 다리의 뼈대근육을 보여 주고 있다.

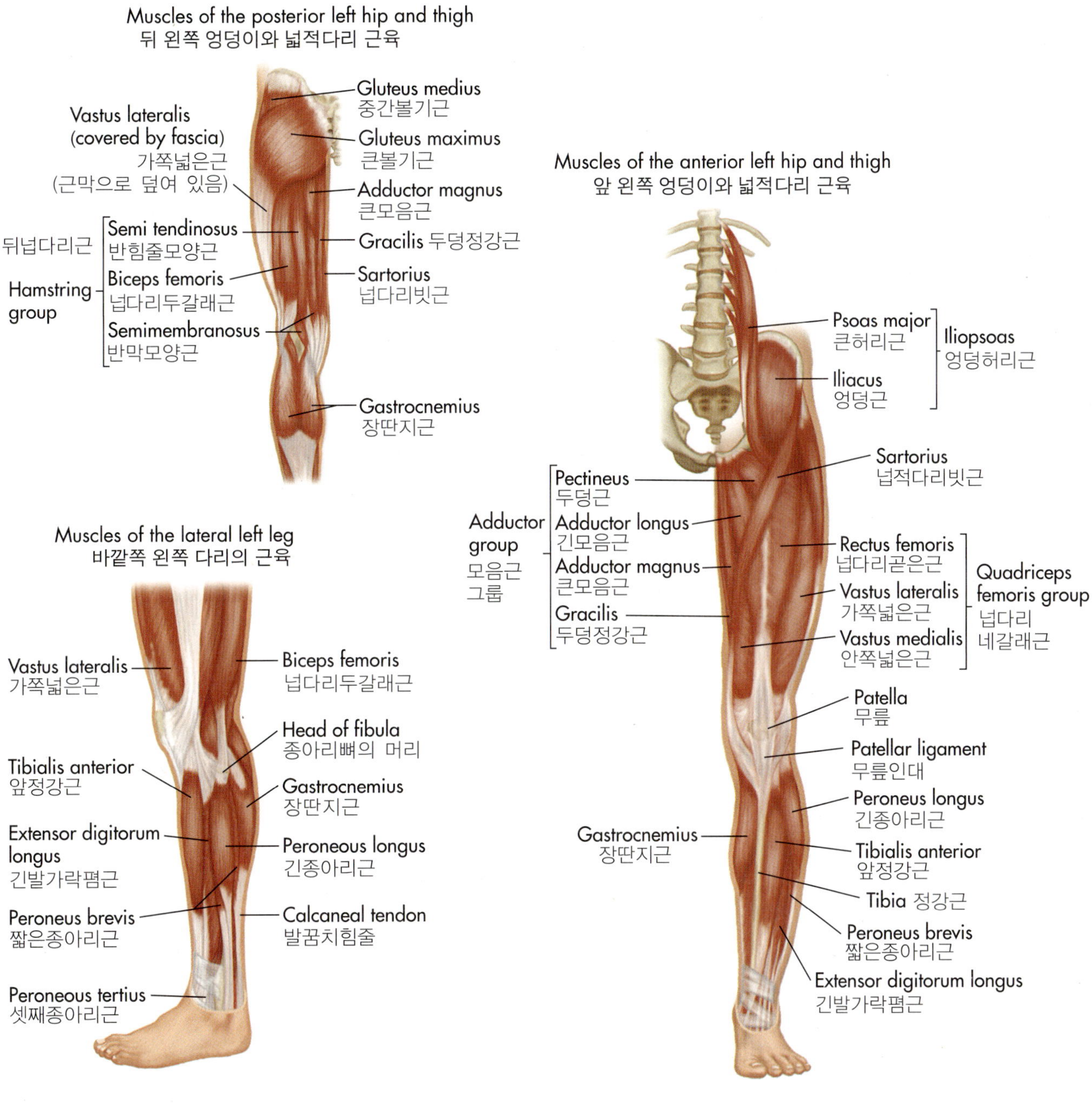

〈그림 6–7〉 엉덩이와 다리의 뼈대근

〈표 6－4〉 다리의 뼈대근육

근육 이름	이는 곳	닿는 곳	작용
엉덩근육(골반 내측근)			
큰허리근(대요근) psoas major	• 허리뼈 가로돌기	• 넙다리뼈 작은돌기	• 넓적다리를 굽힘 • 다리가 고정돼 있을 때 척주를 굽힘
작은허리근(소요근) psoas minor	• 12번째 등뼈 첫째 허리뼈	• 두덩근선	• 골반을 굽힘 • 척주를 굽힐 때 큰허리근을 도움
엉덩근(장골근) iliacus	• 엉덩뼈오목의 위쪽 2/3 앞엉치엉덩인대	• 큰허리근의 힘줄 넙다리뼈 작은돌기	• 넓적다리를 굽힘
볼기(골반외측)근육			
큰볼기근(대둔근) gluteus maximus	• 뒤볼기근선 엉치가시인대 • 엉치뼈와 꼬리뼈의 뒷면	• 넙다리뼈의 볼기근	• 넓적다리를 폄 • 넓적다리를 모으고 가쪽으로 돌리는 데 도움을 줌
중간볼기근(중둔근) gluteus medius	• 엉덩뼈 바깥면	• 넙다리뼈 큰돌기	• 넓적다리를 벌림 • 다리를 펼 때 넓적다리를 돌림
작은볼기근(소둔근) gluteus minimus	• 엉덩뼈 바깥면	• 넙다리뼈 큰돌기	• 넓적다리를 벌림 • 다리를 펼 때 넓적다리를 돌림
넙다리근막긴장근(대퇴근막장근) tensor fasciae latae	• 엉덩뼈 바깥 능선의 앞면	• 엉덩정강근막띠의 중간	• 넓적다리를 굽힘 • 넓적다리를 안쪽으로 돌림
궁둥구멍근(이상근) piriformis	• 엉치뼈 골반면 • 큰궁둥구멍의 엉치결절인대	• 넙다리뼈 큰돌기	• 넓적다리를 가쪽으로 돌림 • 다리를 굽힐 때 넓적다리를 벌림
속폐쇄근(내폐쇄근) obturator internus	• 폐쇄구멍의 주변	• 넙다리뼈 큰돌기의 안쪽면	• 넓적다리를 가쪽으로 돌림 • 다리를 굽힐 때 넓적다리를 벌림
위쌍동이근(상쌍자근) gemellus superior	• 궁둥뼈가시의 바깥면	• 넙다리뼈 큰돌기의 안쪽면	• 넓적다리를 가쪽으로 돌림
아래쌍동이근(하쌍자근) gemellus inferior	• 궁둥뼈결절의 윗부분	• 넙다리뼈 큰돌기의 안쪽면	• 넓적다리를 가쪽으로 돌림
넙다리네모근(대퇴방형근) quadratus femoris	• 궁둥뼈결절의 가쪽 모서리	• 돌기사이능선	• 넓적다리를 모으고 가쪽으로 돌림
바깥폐쇄근(외폐쇄근) obturator externus	• 폐쇄구멍의 모서리 • 폐쇄막 폐쇄구멍의 뒤	• 넙다리뼈의 돌기오목	• 넓적다리를 모으고 가쪽으로 돌림
안쪽넙다리근육			
두덩근(치골근) pectineus	• 두덩뼈활의 위쪽	• 정강뼈 안쪽 윗부분	• 종아리의 굽힘과 안쪽 돌림 • 넓적다리를 모음
긴모음근(장내전근) adductor longus	• 두덩뼈능선과 두덩뼈결합 사이의 두덩뼈 각 앞부분	• 넙다리뼈의 거친선	• 넓적다리를 모음 • 넓적다리를 굽히고 안쪽으로 돌리는 것을 도움

근육 이름	이는 곳	닿는 곳	작용
짧은모음근(단내전근) adductor brevis	• 두덩뼈 아래가지의 바깥면	• 넙다리뼈의 거친선	• 안쪽넙다리 휘돌이
큰모음근(대내전근) adductor magnus	• 궁둥뼈결절 궁둥뼈가지 두덩뼈아래가지	• 넙다리뼈 큰돌기에서 거친선을 잇는 선 거친선 안쪽관절 융기위선 모음근결절	• 몸쪽 부분은 넓적다리를 모으고 굽힘 • 먼쪽 부분은 넓적다리 펴는 것을 도움
두덩정강근(박근) gracilis	• 두덩결합	• 정강뼈 안쪽면의 윗부분	• 종아리 굽힘 • 종아리 안쪽 돌림 • 넓적다리를 모음
앞넙다리근육			
넙다리빗근(봉공근) sartorius	• 위앞엉덩뼈가시 엉덩뼈패임의 위	• 정강뼈 안쪽면의 위	• 넓적다리와 종아리를 굽힘 • 넓적다리를 가쪽으로 돌림
넙다리곧은근(대퇴직근) rectus femoris	• 아래앞엉덩뼈가시 볼기뼈절구 위	• 무릎뼈 윗모서리에 닿아 무릎인대를 거쳐 정강뼈 거친면	• 종아리를 폄 • 넓적다리를 굽힘
안쪽넓은근(내측광근) vastus medialis	• 돌기사이선 아래쪽 거친선	• 무릎뼈의 안쪽에 닿아 무릎인대를 통해 정강뼈 거친면	• 종아리를 폄 • 무릎뼈를 안쪽으로 당김
중간넓은근(중간광근) vastus intermedius	• 넙다리뼈 앞쪽과 가쪽면의 위	• 넙다리곧은근과 넓은근의 힘줄 깊은 면에 닿아 무릎인대를 통해 정강뼈 거친면	• 종아리를 폄
가쪽넓은근(외측광근) vastus lateralis	• 넙다리뼈 큰돌기 볼기근 거친면 거친선	• 무릎뼈 가쪽모서리에 닿아 무릎인대를 통해 정강뼈 거친면	• 종아리를 폄
뒤넙다리근육			
넙다리두갈래근(대퇴이두근) biceps femoris	• 긴갈래 : 궁둥뼈결절 • 짧은갈래 : 넙다리뼈 거친선	• 종아리뼈 머리 정강뼈의 가쪽관절융기	• 종아리를 굽힘 • 무릎을 절반만 굽힐 때 종아리를 가쪽으로 돌림
반힘줄모양근(반건양근) . semitendinosus	• 궁둥뼈결절의 위 안쪽면	• 정강뼈의 안쪽면 윗부분 종아리의 깊은 근막	• 종아리를 굽힘 • 무릎을 반쯤 굽힐 때 종아리를 안쪽으로 돌림
반막모양근(반막양근) semimembranosus	• 궁둥뼈결절의 위 가쪽면	• 정강뼈 안쪽관절융기	• 종아리를 굽힘 • 무릎을 반쯤 굽힐 때 종아리를 안쪽으로 돌림
종아리(하퇴) 앞칸의 근육			
앞정강근(전경골근) tibialis anterior	• 정강뼈 가쪽과 정강뼈 가쪽 위의 2/3	• 안쪽쐐기뼈의 안쪽과 첫째 발허리뼈 바닥	• 발의 등쪽 굽힘 • 발의 안쪽 번짐

근육 이름	이는 곳	닿는 곳	작용
긴발가락폄근(장지신근) extensor digitorum longus	• 정강뼈의 가쪽관절과 종아리뼈 앞면의 위쪽 3/4 앞	• 가쪽 네 개 발가락의 중간마디뼈와 끝마디 뼈의 등쪽면	• 발가락을 폄 • 발의 등쪽 굽힘
긴엄지폄근(장무지신근) extensor hallucis longus	• 종아리뼈 중간의 1/3 앞면과 뼈사이막	• 엄지발가락 끝마디뼈의 바닥	• 발가락을 폄 • 발의 등쪽 굽힘
셋째종아리근(제3비골근) peroneus tertius	• 종아리뼈 앞면의 아래쪽	• 다섯째 발허리뼈의 바닥 등쪽면	• 발의 등쪽 굽힘 • 발의 가쪽 번짐
종아리(하퇴) 가쪽칸의 근육			
긴종아리근(장비골근) peroneus longus	• 정강뼈 가쪽과 종아리뼈 머리와 가쪽의 위쪽 2/3	• 안쪽쐐기뼈의 가쪽면 첫째 발허리뼈의 바닥	• 발의 바닥쪽 굽힘 • 발의 가쪽 번짐
짧은종아리근(단비골근) peroneus brevis	• 종아리뼈의 가쪽면 아래쪽 2/3	• 다섯째 발허리뼈 바닥의 가쪽면	• 발의 바닥쪽 굽힘 • 발의 가쪽 번짐
종아리(하퇴) 뒤칸의 얕은층 근육			
장딴지근(비복근) gastrocnemius(2heads)	• 안쪽갈래 : 넙다리뼈 안쪽관절융기와 이웃하는 부분 • 가쪽갈래 : 무릎관절의 관절주머니	• 발꿈치힘줄을 통하여 발꿈치뼈	• 발의 바닥쪽 굽힘 • 넙다리뼈를 굽힘
가자미근(넙치근) soleus	• 종아리뼈의 머리와 몸통 위쪽 1/3의 뒷면과 정강뼈의 중간	• 발꿈치힘줄을 통하여 발꿈치뼈	• 발의 바닥쪽 굽힘
장딴지빗근(족저근) plantaris	• 넙다리뼈의 가쪽관절융기위선	• 발꿈치힘줄 발꿈치뼈의 뒷면 안쪽 부분	• 발의 바닥쪽 굽힘
오금근(슬와근) popliteus	• 넙다리뼈의 가쪽관절융기	• 정강뼈 가자미근선 위쪽의 1/4	• 종아리를 굽힘 • 정강뼈를 안쪽으로 돌림
긴발가락굽힘근(장지굴근) flexor digitorum longus	• 정강뼈 중간 뒷면	• 가쪽 네 발가락 끝마디뼈	• 발가락을 굽힘 • 발의 바닥쪽 굽힘
긴엄지굽힘근(장무지굴근) flexor hallucis longus	• 종아리뼈 뒷면의 아래쪽	• 엄지발가락의 끝마디뼈 바닥	• 엄지발가락을 굽힘
뒤정강근(후경골근) tibialis posterior	• 정강뼈 뒷면의 가쪽과 종아리뼈 안쪽의 위쪽	• 발배뼈 거친면, 모든 쐐기뼈의 바닥면, 2~4번째 발허리뼈 바닥의 발바닥면	• 발의 바닥쪽 굽힘 • 발의 안쪽 번짐
발등의 근육			
짧은발가락폄근(단지신근) extensor digitorum brevis	• 발꿈치뼈의 위와 가쪽면의 앞	• 첫째 힘줄은 엄지발가락 첫마디뼈 바닥, 나머지 3개의 힘줄은 긴발가락폄근	• 안쪽 네 발가락을 폄
짧은엄지폄근(단무지사근) extensor hallucis brevis	• 발꿈치뼈의 윗면 노뼈 뒷면 뼈사이막	• 엄지발가락 첫마디뼈	• 엄지발가락을 폄

근육 이름	이는 곳	닿는 곳	작용
발바닥 첫째 층의 근육			
엄지벌림근(무지외전근) abductor hallucis	• 발꿈치뼈의 안쪽돌기	• 엄지발가락 첫마디뼈바닥의 안쪽면	• 엄지발가락을 벌림
짧은발가락굽힘근(단지굴근) flexor digitorum brevis	• 발꿈치의 안쪽돌기	• 가쪽 네 발가락의 중간마디뼈	• 중간마디뼈를 굽히고 첫마디뼈 굽힘에 관계
새끼벌림근(소지외전근) abductor digiti minimi	• 발꿈치뼈 가쪽돌기와 안쪽돌기	• 새끼발가락 첫마디뼈바닥의 가쪽면	• 새끼발가락을 벌림 • 새끼발가락을 굽히는 데 도움을 줌
발바닥 둘째 층의 근육			
발바닥네모근(족저방형근) quadratus plantae	• 안쪽갈래 : 발꿈치뼈의 안쪽면 • 가쪽갈래 : 발꿈치뼈의 발바닥면 가쪽모서리	• 긴발가락굽힘근의 힘줄	• 가쪽 네 발가락을 굽힘
벌레근(충양근)(4) lumbricales	• 긴발가락굽힘근의 힘줄	• 가쪽 네 발가락의 끝마디 뼈바닥	• 발허리발가락뼈관절에서 발가락을 굽힘 • 발가락뼈사이관절에서 발가락을 폄
발바닥 셋째 층의 근육			
짧은엄지굽힘근(단무지굴근) flexor hallucis brevis	• 입방뼈 발바닥면의 안쪽 부분과 가쪽쐐기뼈에 옆부분	• 엄지발가락의 첫마디뼈	• 엄지발가락을 굽힘
엄지모음근(무지내전근) adductor hallucis	• 빗갈래 : 3~4번째 발허리뼈 바닥 • 가로갈래 : 2~5번째 발허리 발 가락인대, 발바닥가로인대	• 엄지발가락의 첫마디뼈 바닥의 가쪽면	• 엄지발가락을 모음 • 엄지발가락 굽힘을 도움
짧은새끼굽힘근(단소지굴근) flexor digiti minimi brevis	• 다섯째 발허리뼈바닥	• 새끼발가락의 첫마디뼈 바닥의 가쪽면	• 새끼발가락을 굽힘
발바닥 넷째 층의 근육			
등쪽뼈사이근(배측골간근)(4) interossei dorsalis	• 발허리뼈의 이웃 면	• 둘째 발가락의 첫마디뼈 안쪽면, 2~4번째 발가락의 첫마디뼈 가쪽면	• 둘째발가락을 중심으로 셋째 · 넷째발가락 벌림 • 첫마디뼈를 굽힘 • 중간마디뼈와 끝마디뼈를 폄
발바닥뼈사이근(족저골간근)(3) interossei plantaris	• 3~5번째 발허리뼈바닥과 안쪽면	• 3~5번째 발가락의 첫마디뼈 바닥의 안쪽면	• 둘째발가락을 중심으로 셋째 · 넷째발가락 모음 • 첫마디뼈를 굽힘 • 둘째마디뼈와 끝마디펴를 폄

뼈대근육운동 Skeletal Muscle Movement

몸은 여러 종류의 일에서 필요로 하는 운동을 한다. 이러한 운동은 다양한 근육의 수축과 이완의 협응에 의해 이루어진다.

수축과 이완 Contraction and Relaxation

몸의 운동은 특정한 근육의 수축과 다른 근육의 이완의 결과이다. 팔을 구부려서 손가락으로 어깨를 만져 보자. 위팔두갈래근에 손가락을 올리고 다른쪽 팔을 굽혀서 손가락으로 어깨를 만지면 위팔두갈래근의 수축에 의해 아래팔이 어깨 부위로 젖혀진다.

agonist *(AG on ist)*

위팔두갈래근이 짧아지고 부풀어오르는 것을 느꼈는가? 이렇게 운동을 일으키는 근육을 **작용근**(agonists) 혹은 **주작용근**(primary movers)이라고 한다. 앞의 예에서 위팔두갈래근이 이에 해당한다. 근육은 쌍으로 작동하여 움직임을 조정한다. 사람에게는 운동을 일으키는 주작용근(primary movers)이 있고, 주작용근의 반대 근육인 작용근(agonists)이 있다. 근육은 당기고 절대 밀지 않기 때문에 쌍으로 작동해야 한다. 이때의 주작용근은 이두근이다.

근육이 수축하면 뼈 중에 하나는 움직이며(아래팔뼈), 나머지(위팔뼈)는 고정된다. 뼈에 붙어 있는 고정 근육의 끝부분을 **'이는 곳'**(point of origin)이라고 하며, 앞의 예에서는 어깨부위가 해당된다. 움직이는 뼈에 부착된 근육의 끝은 **'닿는 곳'**(point of insertion)이라고 하며, 앞의 예에서는 팔목부위가 해당된다(그림 6–8 참조). 주작용근은 근육이 수축하면서 닿는 곳에서 이는 곳으로 움직이는 역할을 한다.

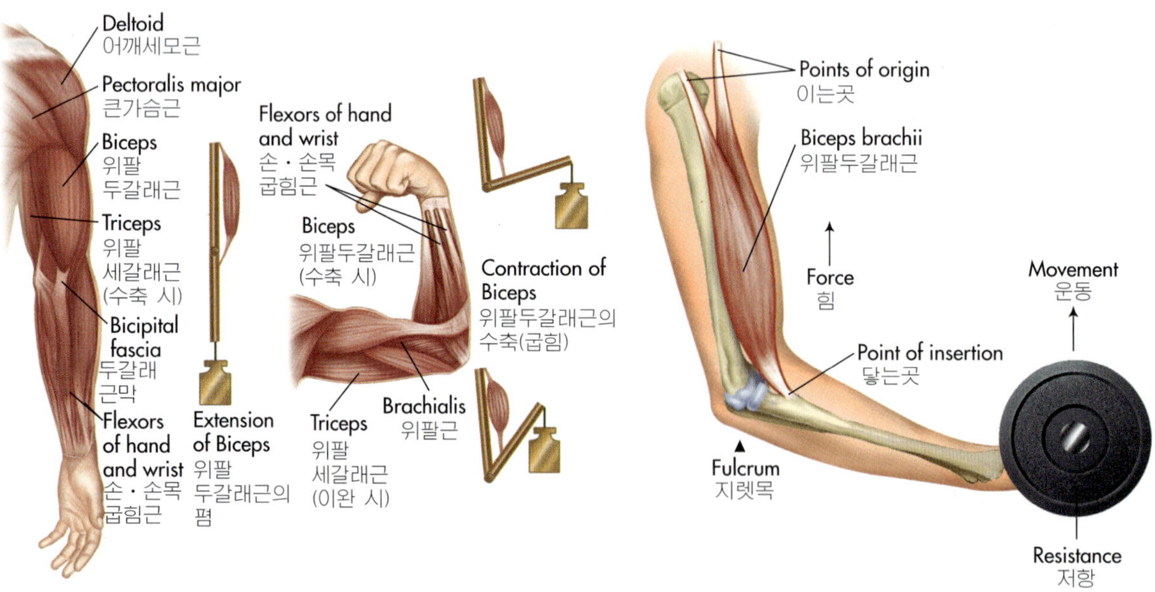

〈그림 6 – 8〉 운동을 수행하기 위한 대항근의 협응

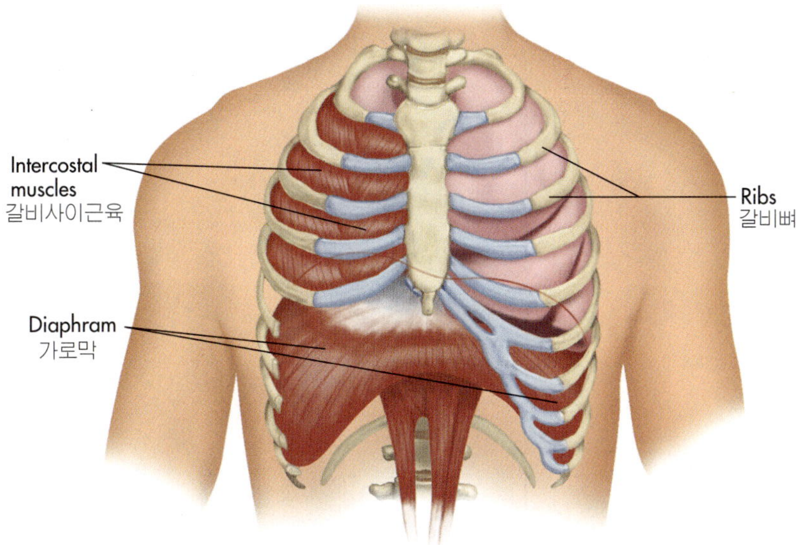

〈그림 6-9〉 가로막(횡격막) : 숨 쉬는 데 필요한 주요 근육

손과 팔목에 있는 근육들도 팔이 움직이는 동작을 돕는다. 주동근을 도와주는 이러한 근육들을 **협동근**(synergistic muscle)이라고 한다(위팔노근은 팔꿈치를 구부리기 때문에 위팔두갈래근과 시너지 효과를 냄). 팔을 펴기 위해서는 위팔두갈래근을 이완시키고 위팔세갈래근을 수축시켜야 한다. 운동은 보통 근육의 수축방향과 반대로 일어나므로 이완되는 근육을 **대항근**(antagonists)이라고 한다.

synergistic *(sin er GIS tic)*

이러한 내용은 매우 중요한 개념임을 암시해 준다. 즉, 모든 운동은 주동근의 수축과 대항근의 이완의 결과이다. 위의 예에서 위팔두갈래근을 수축시키면서 팔을 펼 수는 없다. 〈그림 6-8〉은 위팔두갈래근과 위팔세갈래근을 보여 준다.

호흡을 제어하는 뼈대근육은 가로막(diaphragm)이라고 부른다. 돔 모양의 이 근육은 배안과 가슴안을 나누며 공기를 폐속으로 가져오는 중요한 일을 한다. 이에 대해서는 13장 '호흡기계통'에서 더 자세히 배우게 될 것이다. 가로막은 우리가 스스로 제어하기도 하고 그렇지 않을 수도 있다는 점에서 독특하다.

매회 숨을 쉴 때마다 생각할 필요가 없으나, 의식적으로 호흡하는 방법을 변화시킬 수 있기 때문이다. 〈그림 6-9〉는 주요 호흡근육을 보여 준다.

임상적용 CLINICAL APPLICATION

아플 때까지 웃다 LAUGHING UNTIL IT HURTS

심하게 웃거나 너무 오래 뛰면 왜 옆구리가 아플까? 숨을 깊게 들이마실 때 폐가 가로막을 누르는 동시에 복근이 수축하면서 가로막을 밀어 올리기 때문이다. 가로막의 반복적인 압박이 근육 경련을 일으키는 원인이 되는데, 이를 '옆구리 결림(runner's stitch)'이라고 한다.

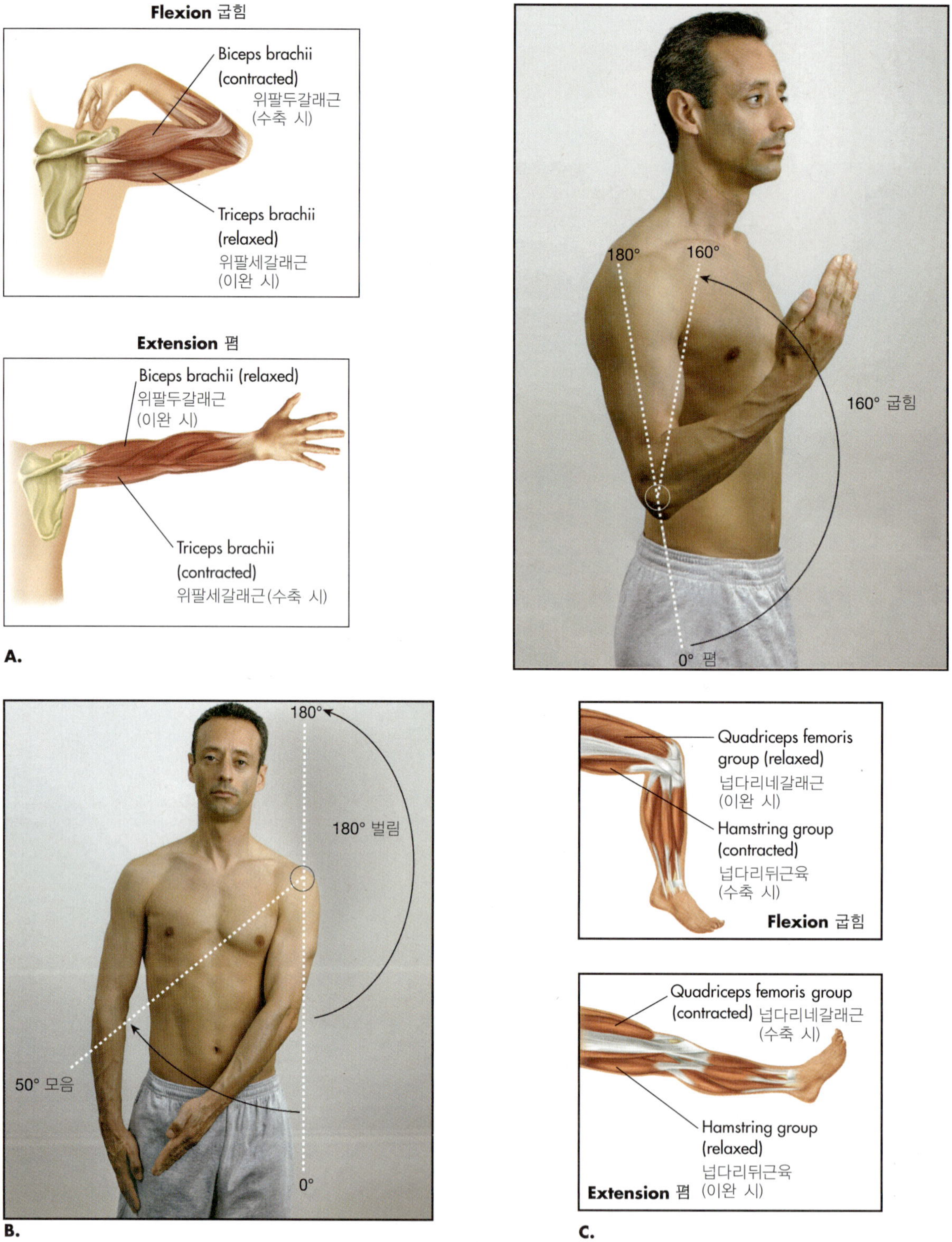

〈그림 6 – 10〉 뼈대근육 운동의 종류 : A. 아래팔과 팔꿈치관절의 굽힘과 폄
B. 어깨관절의 벌림과 모음
C. 다리의 굽힘과 폄

운동용어 Movement Terminology

운동의 방향을 서술하기 위해서는 특정한 용어가 사용된다. 5장에서 뼈대와 관절에 관련된 운동을 다루었으므로 이 장에서는 간단히 근육과 관련된 운동에 대해 살펴보고자 한다. **돌림**(rotation)은 축을 중심으로 일어나는 운동으로서, 머리를 좌우로 움직일 때 일어난다. **휘돌림**(**원 회전**, circumduction)은 원 안에 있는 사지(팔다리)의 움직임이다. 팔을 둥글게 만드는 것은 휘돌림의 한 예이다. **벌림**(abduction)은 몸의 중심부로부터 벗어나서 움직이는 것을 말하는데, 팔을 올릴 때 바깥으로 도는 것을 알 수 있다. **모음**(adduction)은 몸의 중심부 쪽으로 향하는 운동이다. 위로 올린 팔을 몸통 옆으로 다시 이동시키는 것이 모음이다.

abduction *(ab DUK shun)*
ab = 떨어진, 납치 또는 비정상적인
adduction *(add DUK shun)*
ad = ~방향으로

폄(extension)은 관절을 이루는 두 뼈의 각도가 증가되는 현상을 나타내는 용어이다. 공을 차거나 다리를 펼 때에 폄이 일어나며, 관절을 펴는 근육을 **폄근육**(extensor muscle)이라고 한다.

extension *(aks TEN shun)*

굽힘(flexion)은 폄과 반대로 두 뼈 사이의 각도가 줄어드는 운동으로 의자에 앉을 때 굽힘이 일어난다. 굽힘과 돌림은 팔씨름을 할 때 일어난다. 관절을 굽히는 근육을 **굽힘근육**(flexor muscle)이라고 한다(그림 6–10).

flexion *(FLEK shun)*

의료전문직 FOCUS ON PROFESSIONS

운동과학(Kinesiology)은 근육과 운동에 대한 학문이다. 운동학자는 운동(움직임)을 연구하고 특정 운동이나 운동을 활용한 치료(운동요법)를 할 수 있는 사람이다. 미국운동학회(AKA), 전국고등교육운동 및 체육협회(NAKPEHE)와 같은 전국 협회의 웹사이트를 방문하면 운동과학 전문 분야에 대해 자세히 알아 볼 수 있다.

세포 수준에서의 근육운동
Muscular Movement At The Cellular Level

근육의 수축과 이완은 어떻게 일어날까? 근육세포가 어떻게 잘 조화된 근육수축을 일으키는 걸까? 이제부터 근육이 작동하는 방법을 살펴보자.

근육의 기능적 단위 Functional Unit of the Muscle

뼈대근육은 거시적 해부학 측면에서 보면 매우 단순해 보인다. 그러나 뼈대근육을 자세히 들여다보면 여러 층의 원통으로 나누어져 서로 꽉 차 있다. 위팔두갈래근(상완이두근)과 같은 전형적인 근육은 결합조직으로 둘러싸여 있으며 **근육바깥근**(**상완골**, epimysium)이라고 하는 힘줄과 연결되어 있다. 근육 내부에는 **근육다발막**(perimysium)으로 둘러싸인 근육섬유묶음(세포)이 있다. 이 묶음들을 다발(fascicles)이라고 한다. 근육 섬유 자체는 12인치(약 40cm)의 길쭉한 세포이다.

각 근육섬유는 근육속막(endomysium)이라고 하는 결합조직말이로 둘러싸여 있고 근육원섬유(myofibrils) 실린더 모양에 채워져 있다.

근육원섬유는 한가닥 금속과 같으며, 이 다발들이 모여서 케이블을 형성하고 근육분절을 이룬다(그림 6–11의 A).

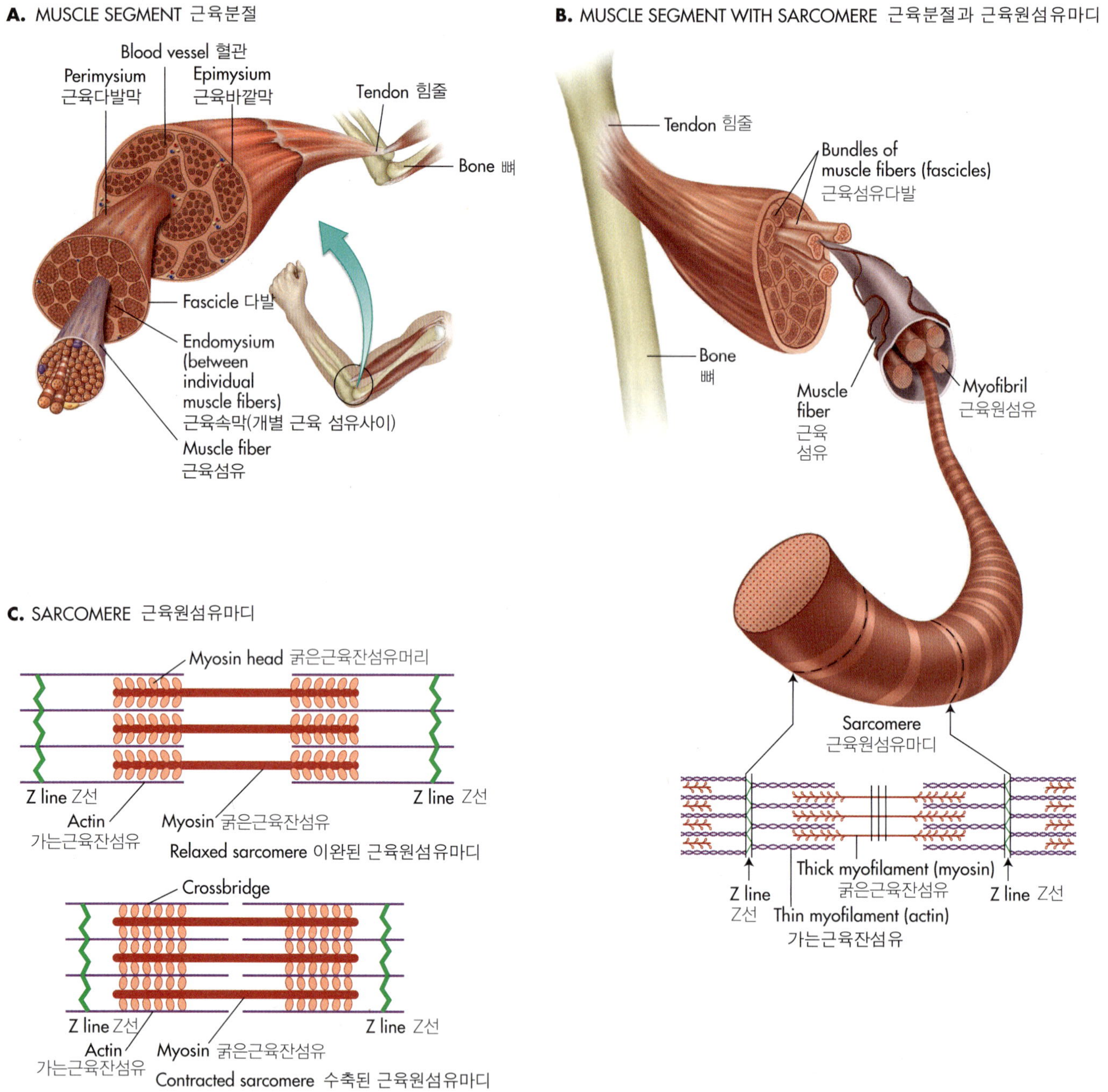

〈그림 6 – 11〉 근육의 구조

수축이 일어나기 위해서 각각의 섬유는 **근육원섬유마디**(sarcomeres)라고 부르는 많은 기능적 수축 단위를 가지고 있어야 한다. 각각의 근육섬유는 이러한 근육원섬유마디의 변형으로 인해 수축할 수 있게 된다. 각각의 근육원섬유마디 단위는 굵은근육잔섬유와 가는근육잔섬유로 분류된다.

myosin *(MY oh sin)*

actin *(AK tin)*

굵은근육잔섬유는 단백질 **미오신**(myosin)으로 이루어져 있으며, 가는근육잔섬유는 단백질 **액틴**(actin)으로 이루어져 있다. 근육원섬유마디에서는 **Z선**(Z lines)이라고 부르는 어두운 띠(뼈대근육에서는 줄무늬근육의 모습)에 의해 서로가 분리된 채 굵은근육잔섬유와 가는근육잔섬유가 반복적으로 정렬돼 있다. 근섬유의 배열은 뼈대근육에 줄무늬를 유발한다(그림 6–11 B 및 C 참조).

또한, 근육섬유에는 특수 세포막인 근육속막(sarcolemma)을 포함하여 수축을 위한 몇 가지 다른 변형이 있다. 칼슘을 저장하는 변형된 소포체인 근육세포질그물(SR) 및 세포 내부로 확산시키는 것을 돕는 가로세관(횡세관, T-tubules, transverse tubules)이 있다(그림 6–12 참조).

온/오프 스위치 역할을 하는 두 개의 조절 단백질도 있다. 트로포미오신(Tropomyosin)은 이완된 근육의 미오신(myosin) 결합 부위를 덮어 일정한 수축 상태에 있지 않도록 한다. 트로포닌(Troponin)은 트로포미오신을 제자리에 고정시킨다.

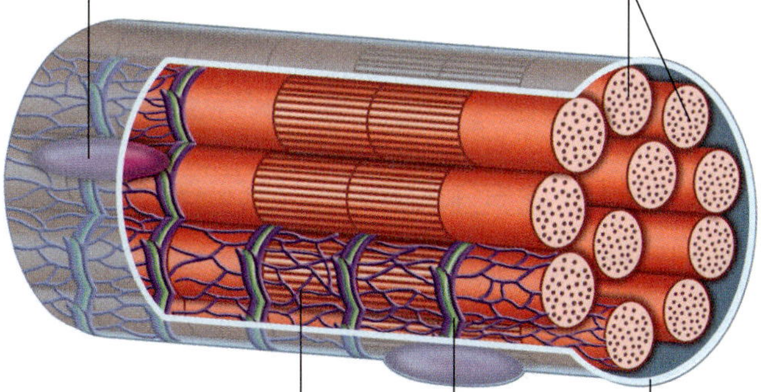

〈그림 6 – 12〉 뼈대근육의 근육세포질그물의 분포와 근육원섬유 주변의 관

응용과학 APPLIED SCIENCE

신경근육계통의 상호관련성 INTERRELATEDNESS OF NEUROMUSCULAR SYSTEM

뼈대근육의 수축은 근육과 신경계통의 조화를 필요로 한다. 뼈대근육 수축의 시작은 신경계통의 운동뉴런으로부터 자극을 받아 신경전달물질인 아세틸콜린(ACH)의 방출을 유발하여 나트륨 채널을 열고 근육수축의 과정을 운동으로 설정한다. 이 모든 것은 신경근 접합부에서 발생한다. 이 작용에서 신경계통의 역할과 신경근육의 연결은 8장과 9장에서 자세히 볼 수 있다.

근육 수축의 메커니즘 The Mechanism of Muscle Contraction

〈그림 6–11〉의 (C)는 두 종류의 근육잔섬유가 근육원섬유마디를 짧게 하면서 서로를 향해 미끄러져 들어가 결과적으로는 전체 근육을 수축케 하는 모습을 보여준다. 튜브 안에 튜브가 미끄러져 들어가는 모습을 떠올려 보기 바란다.

미세섬유가 미끄러지고 이에 따라 근육의 수축이 시작되면 근육원섬유마디를 잡아당기기 위해 굵은근육잔섬유머리(미오신머리)와 가는근육잔섬유(액틴) 사이에 일시적인 연결부위가 생긴다. 근육이 이완되면 이러한 교차 다리가 형성되지 않는다. 근육이 수축하기 위해서는 근육이 자극되어야 한다. 어떻게 그런 일이 발생할까?

이 과정을 시작하려면(학습 힌트 '근육의 단계별 수축' 참조) 신경계통에서 방출되는 신경전달물질(이 경우 아세틸콜린)이라는 화학 신호가 있어야 한다. (이는 9장, 신경계(I부)에서 더 자세히 논의된다.) 아세틸콜린은 근육속 막의 특수 부위에 결합하여 나트륨 이온이 근육 세포로 들어갈 수 있도록 하는 통로를 열어 근육을 자극한다. 근육이 자극되면 칼슘이 근육세포질그물(SR)에서 방출되어 근섬유의 세포질로 흘러 들어간다.

이완된 근육에는 교차 다리가 없다는 것을 기억하는가?

칼슘은 트로포닌과 트로포미오신이 액틴(켜기/끄기 스위치)에 대한 미오신의 결합 부위에서 멀어지도록 하는 방아쇠이다. 다음은 작업 울림(stroke)이다. 근육이 수축하려면 미오신이 액틴과 결합해야 하며, 미오신은 머리를 돌려 액틴을 결합한다. 이 작업에는 에너지가 필요하다. 몸은 아데노신삼인산(ATP)을 사용하는데, 이것은 미오신 머리가 형성되고 액틴과 교차 다리를 끊는 데 도움이 되는 에너지를 제공한다. 미오신과 액틴 사이의 연결을 해제하려면 새로운 ATP가 결합해야 한다. 마지막으로 미오신 머리는 수축 전 상태로 돌아간다.

학습 힌트 LEARNING HINT

근육의 단계별 수축 MUSCLE CONTRACTION STEP-BY-STEP

1. 신경전달물질인 아세틸콜린이 뉴런에서 방출된다.
2. 아세틸콜린은 근육에 결합하여 나트륨 채널을 연다. 나트륨이 근섬유로 흘러들어가 근섬유가 흥분하게 된다.
3. 근섬유의 흥분은 칼슘이 근육세포질그물에서 세포질로 방출되도록 한다.
4. 칼슘은 미오신 머리와 액틴 근섬유 사이에 가교를 형성한다.
5. 아데노신삼인산(ATP)이 소진되어 교차 다리가 끊어지고 변형되어 액틴 근섬유가 미오신 근섬유를 따라 미끄러질 때 서로 더 가깝게 당겨져 근절이 짧아진다.
6. 단축된 근절은 많은 근섬유의 단축을 초래하는데, 이것은 근육 수축 때문이다.
7. 아세틸콜린에스테라아제는 아세틸콜린을 분해하여 근육이 이완될 수 있도록 한다.

의료전문직 FOCUS ON PROFESSIONS

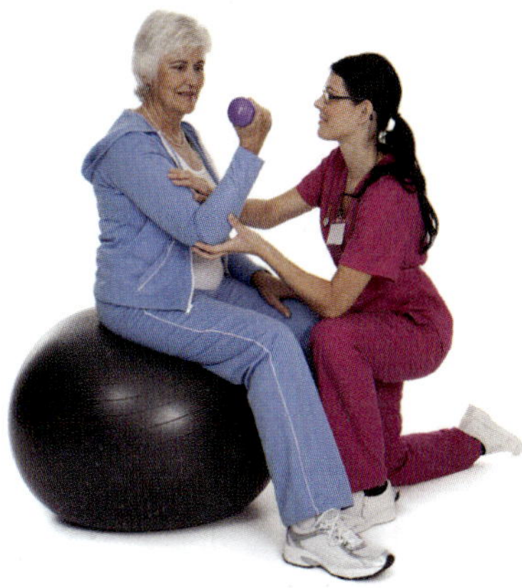

뼈대근육은 움직임을 촉진할 뿐만 아니라 신경계통과 통합되어 서 있거나 앉아 있는 동안 자세를 지원한다. 적절한 근육 기능과 함께 균형과 자세를 개선하는 것은 물리치료사의 책임 중 하나이다.

물리치료사(physical therapist)라는 이 분야 전문가들은 완전한 근육 운동을 보장하기 위해 ROM(가동 범위) 운동과 같은 많은 요법을 수행한다. 작업치료사(Occupational therapist, OT)는 고객이 일상 활동을 수행하고 삶의 질을 향상시키기 위해 근육 기능을 사용하고 적응하도록 돕는다. 미국 물리치료협회(APTA) 및 작업치료협회(AOTA)와 같은 전국협회의 웹사이트를 방문하면 이러한 직업에 대해 자세히 알아 볼 수 있다.

이 과정은 아세틸콜린이 효소 아세틸콜린에스테라아제(ase = 분해)에 의해 분해될 때까지 계속된다. 근육섬유는 더 이상 자극되지 않으므로 칼슘은 SR로 다시 펌핑되고 트로포닌과 트로포미오신은 결합 부위를 덮기 위해 돌아온다. 테이블에서 시체가 일어나거나 움직임의 징후를 보이는 것에 대해 들어 본 적이 있는가? 이것은 좀비나 '언데드(undead, 죽지 않은)'에 관한 영화의 오프닝처럼 들릴 수 있다. 사실 SF가 아닌 과학으로 설명할 수 있는 것은 사후경직(rigor mortis)이라고 하는 정상적인 생리학적 과정이다.

죽은 시체는 저장된 모든 칼슘이 근육세포질그물로 다시 펌프 될 수 없다. 따라서 과도한 칼슘은 몸 전체의 근육에 남아 근육섬유를 단축(수축)하고 몸 전체를 경직시킨다. 또한, ATP는 사체에 존재하지 않아 가교를 끊는다.

내장근육 혹은 민무늬근육 Visceral Or Smooth Muscle

이 장의 앞에서 간략히 언급한 **민무늬근육**(smooth muscle)을 자세히 살펴보자. **내장근육**(visceral muscle) 혹은 민무늬근육은 심장을 제외한 위, 소화기관, 자궁, 혈관 및 기관지 기도와 같은 속이 빈 장기에서 발견된다. 수축하고 이완된 상태로 돌아가는 민무늬근육의 능력은 신체의 많은 내부 작용에서 매우 중요한 역할을 한다.

예를 들면, 혈압은 혈관의 **확장**(vasodilation)이나 **수축**(vasoconstriction)의 영향을 받는다. 즉, 혈관확장은 민무늬근육이 이완됨으로써 혈관을 크게 만들어서 혈압을 낮추는 것이다. 커진 혈관은 저항을 더 적게 받으므로 혈압이 내려간다. 역으로, 민무늬근육이 혈관을 수축시키면 혈압이 증가한다.

의료전문직 FOCUS ON PROFESSIONS

신체 활동과 일상생활의 스트레스로 근육이 종종 아프고 피로해질 때 마사지 치료사는 근육에 직접 작용하여 이완과 최적의 기능을 돕는다. 마사지 기술은 혈류를 자극하고 긴장된 근육을 이완시키는 데 도움이 된다.

또 다른 예는, 천식 때 기도에 있는 민무늬근육이 수축해서 폐에 공기의 진입과 진출을 어렵게 만드는 것이다.

민무늬근육의 특별한 형태는 소화기관에서 발견되는 **조임근**(sphincters)이다. 이 도넛 같은 형태의 근육은 수축과 이완을 반복함으로써 물질이 들어오고 나가는 문 역할을 한다.

위의 조임근은 음식물이 식도로부터 들어오고 소장으로 나갈 수 있도록 해주는 문 같은 역할을 한다. 큰 빵과 같은 것을 삼키다가 목에 걸렸다면 조임근은 음식물이 통과해 위로 들어갈 수 있도록 이완해서 크게 벌어져야 한다. 소화기에 관한 내용은 15장 '소화기계통'에서 자세히 다루기로 한다.

내장근육 혹은 민무늬근육은 제대로근이며, 뼈대근육과 같이 빨리 수축하지 못한다. 뼈대근육은 일단 자극을 받으면 민무늬근육보다 50배 빠르게 수축한다. 민무늬근육은 활동이 느리고 대사율이 낮아서 보통 양의 혈액 공급을 받으므로 일단 상처가 나면, 스스로 치유되는 경우가 드물고 흉터를 남긴다.

심장근육 Cardiac Muscle

심장근육은 심장의 벽을 형성한다. 심장근육이 수축하면 심방에서 혈액이 분출되어 몸 안에서 돌게 한다. 심장근육은 제대로근이며, 심장근육섬유는 다른 근육보다 조금 짧다. 심장은 죽을 때까지 계속 박동해야 하므로 산소 · 영양분을 공급받고 노폐물을 제거하기 위해 충분한 양의 혈액을 필요로 한다. 따라서 심장근육은 다른 어떤 근육보다 혈액공급이 많은 기관이다.

intercalated disk
(in ter KUH late ed)
hyper = 보통보다 더 큰
trophy = 성장 또는 발전
a = ~없이

심장근육섬유는 **사이원반**(intercalated discs)에 의해 서로 연결되어 있다. 이러한 이유로 한 섬유가 수축하면 인접한 섬유도 수축하는데, 이 현상은 도미노 효과와 비슷하게 진행된다. 이것은 심장근육의 독특한 특성이다. 일련의 수축이 일어나면 혈액은 심장 밖으로 나와서 몸속으로 들어간다. 이러한 수축은 심장에 있는 피를 완전히 효과적으로 비운다는 점에서 중요하다. 만약에 모든 사람이 치약을 가운데부터 짜서 사용한다면, 마지막에 튜브에 남겨질 치약 찌꺼기를 생각해 보자. 과연 효과적인 사용법이라고 할 수 있겠는가(그림 6-13 참조)?

심장근육은 심각하게 손상된 후에는 다시 재생되지 않는다. 이것은 심각한 심장마비 때 발생하는 것과 같은 **괴사**(necrosis)로 알려진 조직의 죽음으로 이어진다.

〈표 6-5〉 주요 근육의 이는 곳과 닿는 곳 및 근육의 작용

근육 이름	근육 위치	이는 곳	닿는 곳	작용
위팔두갈래근 beceps brachii	앞쪽 팔뚝	어깨뼈	노뼈	팔꿈치에서 팔을 구부린다.
위팔세갈래근 triceps brachii	뒤쪽 팔뚝	몸쪽위팔뼈와 어깨뼈	자뼈뒤쪽(몸쪽)	팔꿈치에서 팔을 뻗는다.
눈둘레근 orbicularis oculi	눈을 둘러싼	이마, 위턱뼈 및 눈확	눈꺼풀	눈꺼풀을 감다.
깨물근 masseter	턱 또는 아래턱	광대뼈 아치	아래턱	턱을 닫는다.
목빗근 sternocleidomastoid	목 앞쪽	복장뼈와 빗장뼈	유양돌기	머리의 굽힘과 회전
큰가슴근 pectoralis major	가슴	빗장뼈, 갈비뼈, 복장뼈	몸쪽위팔뼈	구부리고, 회전하고, 팔을 내전시킴
삼각근 deltoid	어깨	빗장뼈와 어깨뼈	몸쪽위팔뼈	팔을 외전시킴
갈비사이근 intercostals	갈비뼈 사이			환기에 도움
바깥 external		아래갈비뼈	상부 갈비뼈	가슴우리 올리기
속 internal		상부 갈비뼈	아래갈비뼈	가슴우리 내리기
가로막 diaphragm	가슴안 바닥	아래 가슴우리 및 복장뼈	중심 힘줄	들숨의 원동력
큰볼기근 gluteus maximus	엉덩이	엉덩뼈, 엉치뼈 및 꼬리뼈	몸쪽넙다리뼈	허벅지 확장
넙다리뒤인대 모음 hamstring group	허벅지 뒤쪽 부분	궁둥뼈	정강뼈	무릎에서 다리 구부리기
넙다리네갈래근 모음 quadriceps group	허벅지 앞쪽 부분	골반	무릎뼈 및 정강뼈	무릎에서 다리를 확장
앞쪽 정강뼈 tibialis anterior	다리의 앞쪽	몸쪽정강뼈	발허리뼈	발등굽힘
장딴지근 gastrocnemius	종아리의 주요근육 (뒤쪽다리)	먼쪽 넙다리뼈	발꿈치뼈를 통한 발꿈치뼈(아킬레스) 힘줄	발바닥굽힘
가쪽넓은근 vastus lateralis	허벅지 앞쪽	넙다리뼈	정강뼈	다리를 확장; 주사 부위로도 사용

관상동맥으로 가는 혈액이 막힌다면, 심장근육이 손상을 입어 심장에 흉터가 남게 된다.

흉터부위는 건강한 심장근육이 수축하는 것을 돕지 못한다. 만약 흉터부위가 광범위하다면 남은 심장근육만으로는 혈액을 충분하게 펌프질하지 못한다.

흉터조직을 가진 사람은 심장기능이 떨어지고 이로 인해 심각한 장애가 와서 결국 사망에 이를 수도 있다.

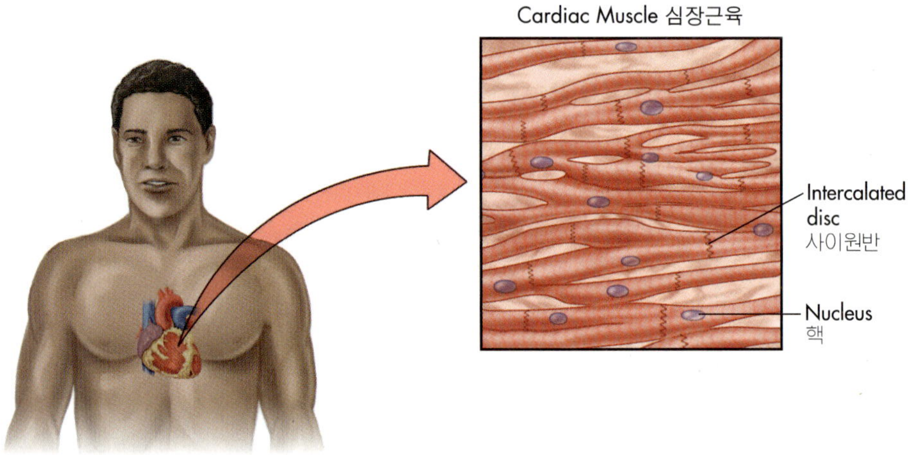

〈그림 6 – 13〉 심장과 사이원반

근육의 연료 Muscular Fuel

glucose *(GLOO kohs)*

모든 조직과 마찬가지로 근육도 제대로 기능하기 위해 영양소와 산소 형태의 연료가 필요하다. 우리 몸은 근육에 **글리코겐**(glycogen)이라고 하는 탄수화물을 저장하여 에너지원으로 전환시킨다.

근육은 필요할 때마다 글리코겐을 **포도당**(glucose)으로 전환시키며, 포도당은 근육이 기능하는 데 필요한 에너지를 분비한다. 다리근육과 같이 사용량이 많은 근육은 지방을 축적해서 에너지원으로 사용한다. 에너지의 분비는 열을 생산하기 때문에 오랫동안 격렬하게 운동하고 나면 몸이 더워진다.

응용과학 APPLIED SCIENCE

심부 체온 유지 MAINTAINING A CORE BODY TEMPERATURE

근육은 운동을 일으킬 뿐만 아니라 자세를 유지하고 관절을 안정시키며 열을 생성하는 데 도움이 된다. 체온을 유지하기 위해서는 열을 생성하는 것이 중요하다.

에너지가 풍부한 아데노신삼인산(adenosine triphosphate, ATP)이 근육 수축에 사용되기 때문에 에너지의 4분의 3이 열로 빠져나간다. 이 과정은 근육을 사용할 때 열을 생성하여 체온을 유지하는 데 도움이 된다. 이것이 운동을 할 때 체온이 올라가는 이유이자 매우 추울 때 몸이 떨리는 이유이다. 떨리는 것은 몸이 너무 춥다고 말하는 방식이며, 근육 수축(떨림)을 통해 많은 열을 생성해야 한다. 또한, 이것은 체온을 증가시킨다.

학습 힌트 LEARNING HINT

근육 이름 MUSCLE NAMES

근육의 이름을 짓는 방법에는 여러 가지가 있다. 아래 예를 기억하면 근육을 더 쉽게 기억할 수 있다. 근육은 다음 기준 중 하나에 따라 이름을 지정할 수 있다.

1. 근육 위치(예: 위팔두갈래근이 팔에 있다. 위팔(brachii) = 팔)
2. 기점의 수(예: 위팔두갈래근에는 2개의 기점이 있다. 이두근 = 2개의 머리)
3. 작용(예: 긴모음근이 허벅지를 모음한다)
4. 크기(예: 큰볼기근. 최대(maximus) = 가장 큼)
5. 부착 위치(예: 위팔노근(brachioradialis). 노뼈쪽(radialis)은 반경을 나타낸다)
6. 모양(예: 삼각근(deltoid)은 삼각형이다. Delta = 삼각형)
7. 섬유의 방향(예: 외부 경사. 경사 = 각진)
8. 조합(예: 큰가슴근(pectoralis major). pectoral = 가슴, 대(major) = 크다)

자주 사용하는 근육은 지방을 에너지원으로 사용할 뿐만 아니라 혈액공급이 많다. 이러한 근육들은 장거리 달리기와 같이 인내력을 필요로 하는 곳에서 볼 수 있다. 힘든 일을 하는 근육은 산소가 추가로 제공되므로 진한 색으로 변한다.

손에 있는 근육들은 적은 양의 일만 하므로 적은 양의 혈액공급만 필요로 한다.

따라서 옅은 색깔을 띤다. 이러한 근육들은 민첩하지만, 힘을 쓰는 근육이 가지고 있는 지구력은 없다. 장거리를 걸을 때 손을 계속 움직이면 다리근육보다 빨리 움직일 수 있는 반면에 더 빨리 피로해진다.

또 다른 예는 새, 닭에서 찾을 수 있다. 왜냐하면 가슴과 날개 근육이 많이 사용되지 않고 흰 살코기 가슴과 날개가 있기 때문이다. 하지만 계속 사용하는 다리의 살은 짙은 색깔이다. 이에 비해 딱따구리는 멀리 날아야 하므로 짙은 색의 가슴살을 가지고 있다.

근육계통에 흔한 질환
Common disorders of the Muscular System

근육은 그 종류가 다양하고 계속 사용되기 때문에 많은 질병에 노출돼 있다. 여기서는 그 예를 몇 가지만 들어 보겠다. **근육통**(myalgia)은 근육에서 통증, 즉 압통을 느끼는 것이다. **섬유근통증후군**(fibromyalgia)은 40대 이하의 여성에게 영향을 미치는 가장 흔한 근육뼈대계통의 질환이지만, 아직까지 원인이 완전히 밝혀지지 않았다. 증상은 몸의 일정한 곳에서 통증과 함께 근육이 뻐근해지는 것을 느끼는 것이다. 정확한 원인은 밝혀지지 않았으나, 증거에 따르면 신경계통의 통증에 과민 반응이 나타날 수 있다.

myalgia *(my AL jee uh)*

fibromyalgia *(FIE broh my AL jee uh)*

algia = 고통

ataxia *(ah TAK see uh)*
a = ~없이
tax/o = 협조, 조정
lysis = ~의 파괴
itis = ~의 염증

운동실조(ataxia)의 증상은 근육의 활동이 불규칙적이며 조화롭지 못한 것이다. **마비**(paralysis)는 근육이 움직이는 능력 중 일부 또는 전체를 상실한 것이다. 이는 일시적으로 발생할 수 있지만, 마비는 영구적일 수도 있다. 근육이 오랜 기간 불수의적으로 수축하는 것은 **연축**(spasm) 또는 **경련**(cramp)이라고 한다.

연축은 단일 근육 혹은 근육다발에서 생길 수 있다. **염좌**(sprains)는 인대가 찢어지거나 심하면 끊어진 경우인 반면, **좌상**(strains)은 근육이나 힘줄이 찢어지거나 손상된 경우이다. 정강뼈를 둘러싼 결합 근육의 일반적인 달리기 관련 염증 상태를 '내측 정강뼈 스트레스 증후군' 또는 일반 용어로 '**정강이 부목**(shin splint)'이라고 한다.

탈장(hernia)은 장기나 구조물이 일반적으로 그것을 포함하는 벽을 통해 돌출될 때 발생한다. 예를 들어, 복부 탈장에서는 **장**(intestine)의 일부가 복벽의 근육을 통해 돌출되어 질식될 수 있다.

근육의 질병은 근육을 전기로 자극해서 테스트하는 근전도(electromyography)로 진단한다. 이 자극은 근육의 수축을 야기하므로 이를 통해 근육의 강도를 기록할 수 있다. 어떤 질병은 근육의 강도에 주목할 만한 변화를 일으킨다.

electromyography
(ee LEK troh my OG rah fee)
electro = 전기의
myo = 근육
graphy = 그래프

신경계통과 근육계통은 아주 밀접하게 연결되어 있어서 몇 가지 질병은 **신경근육**(neuromuscular)의 질병으로 인정된다. **근육무력증**(myasthenia gravis)은 신경근육질환으로, 환자의 근육이 점차적으로 심각하게 약화된다. 초기에는 한쪽 혹은 양쪽 눈꺼풀이 처지면서 차츰 마비가 나타난다. 흥미롭게도 힘줄반사는 정상이다.

응용과학 APPLIED SCIENCE

치명적인 독소의 유용한 응용 A USEFUL APPLICATION OF A DEADLY TOXIN

보툴리누스 중독은 클로스트리듐 보툴리눔(Clostridium botulinum) 박테리아에 의한 식중독으로 치명적인 질병이다. 독소는 아세틸콜린의 방출을 감소시켜 뼈대근육의 자극을 감소시킨다. 이 박테리아에 의해 생성된 독을 의료 및 미용 치료에 활용하는 방법을 발견했으며, 소량의 보툴리눔 독소를 사용하여 수술 없이 주름을 치료한다. 이 치료법은 보톡스(botox)로 알려져 있다.

미용 용도 외에도 보툴리눔 독소 주사는 과민성 방광, 편두통, 만성 근육경련, 뇌성마비, 과도한 발한(다한증) 및 사시(눈 정렬 불량)를 비롯한 여러 가지 다른 질환을 치료하는 데도 사용된다.

근이영양증(muscular dystrophy)은 유전병으로, 근섬유가 퇴행성 변화를 일으키고 점차적으로 근육이 약해지는 것이 특징이다. **길랭바레증후군**(Guillain-Barré syndrome)은 말초신경계통의 질환으로, 이완마비를 일으키며 반사가 사라진다.

muscular dystrophy
(MUS kyoo lahr DIS troh fee)
dys = 어려운
trophy = 성장 또는 영양분
Guillain-Barré syndrome
(GEY yan bar RAY)

흥미롭게도 이 질환은 상행성이며 발에서 시작하여 하지를 거쳐 머리까지 올라간다. 마비는 약 10~14일 내에 크게 악화되며, 대부분의 환자는 몇 주 혹은 몇 달 안에 정상으로 돌아온다. 반면에 **파상풍**(tetanus)은 경직성 마비와 관련되는데, 약간의 자극만 주어도 큰 연축을 야기한다.

자극에는 큰 소리나 방안에 불을 켜는 것 등도 포함된다. 파상풍은 흙에서 발견되는 박테리아에 의해 만들어지는 독이 원인이며, 녹슨 못에 의한 천공에 의해서도 발생할 수 있다.

요약 SUMMARY

Points of Interest

- 세 가지 중요한 **근육**은 뼈대근육, 민무늬근육, 심장근육이다.
- **뼈대근육**은 섬유의 줄무늬로 인해 줄무늬근육이라고도 부른다. 이 근육은 맘대로근(수의근육)으로서 동작을 일으키고 관절을 안정시키며, 체온을 유지하는 데 도움을 준다.
- **민무늬근육**은 우리 몸 안에 있는 장기와 혈관벽을 구성하며 몸 안에서 내부운동을 촉진한다.
- **심장근육**은 오직 심장에서만 발견되는 제대로(불수의) 줄무늬근육이다.
- 모든 운동은 주작용근의 수축과 대항근의 이완에 의해 일어난다.
- 근육은 보통 힘줄을 통해 뼈에 부착된다.
- 큰 근육은 근육원섬유로 구성된 많은 단일 근육섬유로 이뤄져 있다. 근육형질막은 기능적으로 수축할 수 있는 가장 작은 단위이다.
- 각각의 **근육형질막 단위**는 실과 같이 가는, 수축할 수 있는 단백질 미오신(myosin)과 액틴(actin)으로 이루어져 있다.
- 액틴과 미오신 단백질 잔섬유는, ATP와 칼슘이 있으면 교차결합을 형성하여 근육을 수축시키거나 줄어들게 함으로써 근육의 수축을 일으킨다.
- 신경전달물질의 분비를 통하여 신경계통의 운동 신경세포가 근육의 수축을 시작하는 것과 같이, 신경계통과 근육계통 사이에는 상호작용이 존재한다.
- 다양한 신경계통도 밀접하게 연관되어 있기 때문에 근육과 관련된 다양한 질환에는 신경근육계통의 질환이 상당수 존재한다.

사례연구 CASE STUDY

30세인 환자가 엄지발가락의 저림과 근육약화를 시작으로 상행성 이완마비를 호소하고 있다. 그는 바이러스성 독감에서 방금 회복되었다. 환자는 다리 근육의 약화가 심해져서 이미 걸을 수 없는 상태였으며, 팔의 약화가 진행된 이후에야 응급실에 내원하였다. 진단한 결과 반사의 소실도 나타났다.

a. 이 환자가 앓고 있는 질병은 무엇인가?

b. 이 환자가 뼈대근육을 사용할 수 있는 능력을 잃었다면 생명을 위협할 수 있는 조건은 무엇인가?

c. 어떤 활력징후를 모니터링해야 하는가?

d. 왜 근육 위축이 문제되는가?

e. 환자를 돌볼 때, 어떤 부위에 중점을 둬야 하는가?

f. 환자에게 어떤 진단이 내려졌는가?

Multiple Choice

1. 맘대로근(voluntary muscle)의 또다른 이름은 무엇인가?

a. 뼈대근육　　b. 민무늬근육
c. 심장근육　　d. 줄무늬없는 근육

2. 다음 중 민무늬근육(smooth muscle)에 포함되지 않는 구조는 무엇인가?

a. 혈관　　b. 심장
c. 소화관　　d. 기관지

3. 뼈와 뼈대근육을 연결하는(붙이는) 것을 무엇이라 하는가?

a. 인대　　b. 관절
c. 굴근　　d. 힘줄

4. 부분적인 뼈대근육의 수축상태를 무엇이라 하는가?

a. 항상성　　b. 근긴장도
c. 부분적인 수축　　d. 굽힘

5. 다음 중 심장근육에 대한 설명으로 옳은 것은?

> ① 맘대로근이다.
> ② 수축을 보조하기 위한 사이원반 (intercalated discs)을 가지고 있다.
> ③ 손상 후 재생된다.
> ④ 혈관과 나란히 위치한다.

a. ①　　b. ①, ②, ④
c. ②　　d. ①, ②, ③, ④

6. Jill은 넘어져서 발목이 꼬였다. 그녀는 발목을 만질 수 없을 만큼 고통을 호소했다. 의사는 힘줄(tendon)이 찢어져서 수술이 필요하다고 했다. 어떤 힘줄이 손상된 것일까?

a. 무릎힘줄　　b. 발꿈치힘줄
c. 돌림근띠　　d. 전방십자인대

7. Sam은 어느 날 아침 잠에서 깨어나 발가락을 움직일 수 없었다. 몇 시간 동안 다리를 움직일 수 없어서 119의 도움을 받았다. 일주일 안에 그는 완전히 마비되었다. 대부분 어떤 질환이라고 할 수 있을까?

a. 파상풍
b. 길랭바레 증후군
c. 근이영양증
d. 근위축

8. 어떤 박테리아가 소량으로 주름을 치료하는 독소를 생성하는가?

a. 클로스트리디움 파상풍
b. 클로스트리디움 보툴리눔
c. 황색포도상구균
d. 대장균

Fill in the Blank

1. 갑작스럽게 또는 극심한 근육수축(muscle contraction)은 ______________이다.

2. 자발적인 근육사용의 일부 또는 전체 손실은 ______________이다.

3. 근육 벽이 찢어져서 장기가 빠져나오는 것은 ______________이다.

4. 몸은 근육 안에 ______________이라 불리는 탄수화물을 저장한다. 그것은 가능한 에너지 원으로 변환할 수 있다

5. ______________은 근육의 통증(pain)이나 압통(tenderness)을 의미한다.

6. 팔꿈치 굴곡은 ______________________________의 동작이다.

[해답] Multiple Choice

1. a **2.** b **3.** d **4.** c **5.** c **6.** b **7.** b **8.** b

Fill in the Blank

1. 연축(spasm) 또는 경련(cramp) **2.** 마비(paralysis)
3. 탈장(hernia) **4.** 글리코겐(glycogen)
5. 근육통(myalgia)
6. 굽힘근육(flexor muscle)인 위팔두갈래근(biceps branchii)

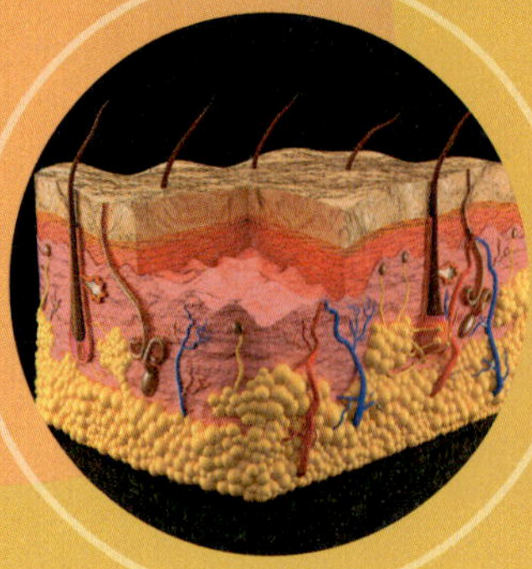

제7장

외피계통

인체의 보호막

5장에서는 집이나 빌딩의 뼈대에 해당하는 뼈대계통에 대하여 학습하였다. 뼈대가 주로 내부에서 틀을 만드는 데 비해, 외피계통은 지붕이나 외벽처럼 외부환경의 변화를 막아주는 인체의 보호막 역할을 한다.

외피계통에 속하는 피부는 병원체로부터 보호벽을 만들고 생명과 관련된 다양한 기능을 수행한다. 따라서 피부는 우리의 건강과 밀접한 관계가 있다. 피부가 없다면 체온을 조절할 수도 없고, 외부환경에 의해 쉽게 손상을 입게 된다.

우리는 집을 보호하기 위해 페인트를 칠하고 해변에서는 햇볕을 차단하기 위해 차광막을 친다. 외피계통에는 피부뿐만 아니라 손·발톱, 털, 분비샘 등 다양한 부속기관들이 포함된다.

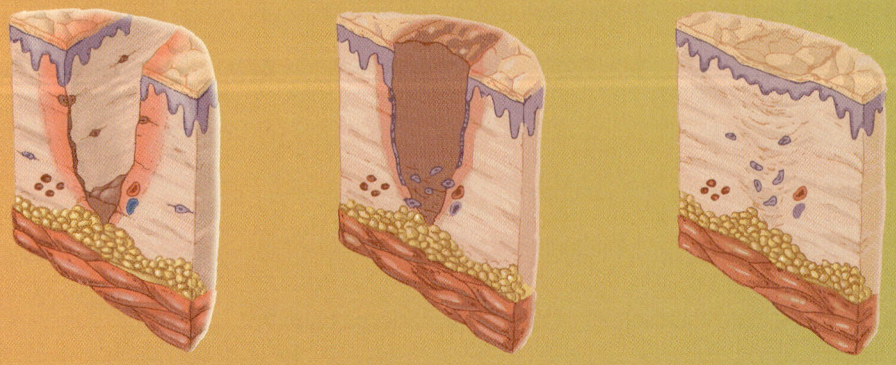

THE

INTEGUMENTARY SYSTEM

THE PROTECTIVE COVERING

Chapter

7

무엇을 학습할 것인가 LEARNING OUTCOMES

- 외피계통의 기능에 대하여 서술할 수 있다.
- 피부의 층(layers)을 나열할 수 있다.
- 피부 손상의 치유과정을 설명할 수 있다.
- 화상을 평가하는 데 사용되는 두 가지 요소를 설명할 수 있다.
- 외피계통을 통해 약물이 전달되는 방식을 설명할 수 있다.
- 손톱과 머리카락의 목적, 구조 및 성장을 설명할 수 있다.
- 외피계통에서 일어나는 체온조절을 설명할 수 있다.
- 외피계통의 일반적인 장애를 설명할 수 있다.

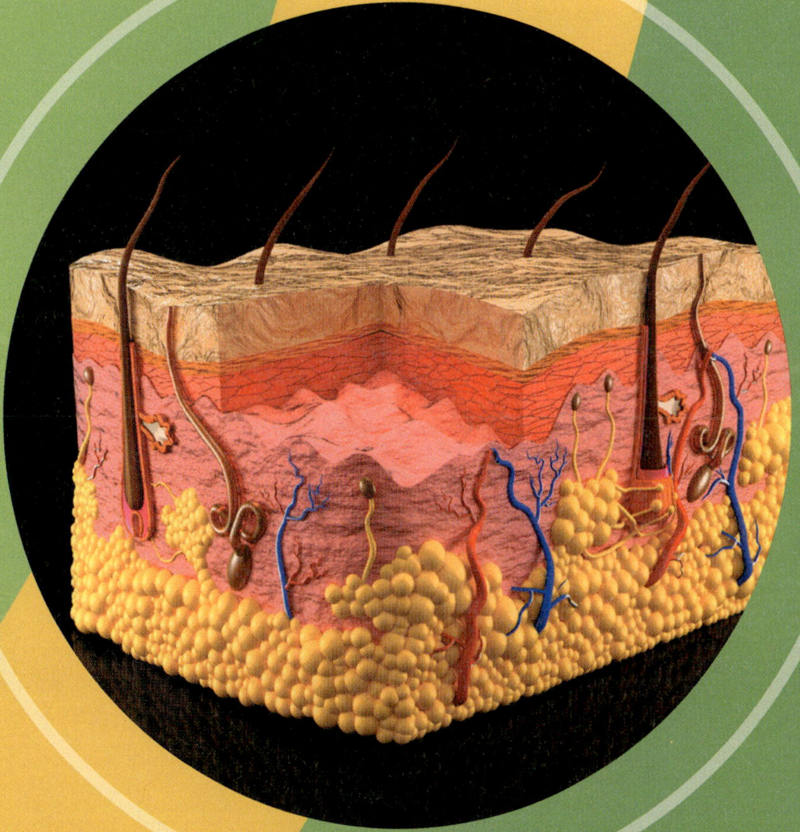

발음안내 Pronunciation Guide

이 장에서 다루어지는 중요한 단어의 발음

apocrine glands [APP oh krin]
avascular [ay VAS cue lair]
carotene [CARE oh teen]
corium [CORE ee um]
eccrine [EKK rin]
epidermis [ep ih DER miss]
epithelial cells [ep ih THEE lee al]
integumentary [in teg you MEN tuh ree]
keratin [KAIR eh tin]
keratinization [KAIR eh tin eye ZAY shun]
lesion [LEE zhum]
lunula [LOO nyoo lah]
melanin [MELL an in]
melanocytes [MELL an oh sights]
pustule [PUS tyool]
sebaceous gland [see BAY shus]
sebum [SEE bum]
squamous cells [SKWAY mus]
stratum basale [STRAY tum BAY sell]
stratum corneum [STRAY tum core NEE um]
stratum germinativum [STRAY tum JER meh NAY tee vum]
subcutaneous fascia [sub cue TAY nee us FASH ee uh]

조직의 개관 overview of tissues

외피계통은 인체의 계통 중에서 외부에 가장 많이 노출되어 있으며, 신체를 보호하는 막의 작용을 한다.

외피계통의 기능 integumentary system functions

피부와 머리카락(털), 손(발)톱, 부속 분비샘으로 구성된 외피계통은 미생물의 침입을 막는 등 여러 가지 생명기능을 수행한다. 즉, 신체의 건조를 막고, 지방조직에 에너지를 저장하며, 성장과 뼈 및 치아에 필요한 칼슘이나 인을 사용하기 위한 비타민 D를 만들어 낸다. 게다가 피부는 감각자극(압력이나 온도 같은 좋거나 나쁜 감각들)을 뇌로 보내고 체온조절을 돕는다.

피부 the skin

피부는 상당히 큰 기관으로 뇌의 두 배에 달하는 무게가 나가며, 실제로는 9kg에 육박하고 평균 성인의 신체에서 약 1.9m^2의 면적을 차지한다.

피부는 다음과 같은 세 층으로 구성된다(그림 7–1).

- 표피(epidermis)
- 진피(dermis)
- 피하근막(subcutaneous fascia) : 진피 아래에 있으므로 피부밑층(hypodermis)이라고도 한다.

epidermis *(ep ih DER miss)*
epi = ~위에
dermis *(DER miss)* 진피
subcutaneous fascia *(sub cue TAY nee us FASH ee uh)*
sub = 아래
cutane/o = 피부
fascia = 띠(끈)

표피 epidermis

표피는 우리가 볼 수 있는 피부로서 5~6개의 작은 중층상피세포로 이루어져 있다. 표피에서는 다음과 같은 흥미로운 사실을 발견할 수 있다. 첫째, 혈관이나 신경이 없다. 둘째, 가장 아래쪽의 기저층에서 생성되는 새로운 세포로 인해 계속해서 위층으로 재생되며, 이 세포 출생 영역을 **배아층**이라고 한다. 새로운 중층편평상피세포가 태어나 피부 표면으로 이동하는 데 2~4주가 걸린다.

맨 윗층은 각질층이라고 부르는 사실상 죽은 세포로 되어 있다. 바닥층에서 만들어진 피부는 표면으로 밀려 올라가면서 죽고, 결국에는 단백질과 각질(keratin)로 채워진다. 매일 5억 개의 세포가 죽어 나가는데, 이것은 1년에 약 0.7 kg에 해당된다. 이와 같이 지속적인 재생은 피부가 손상을 받은 경우에 재빨리 회복되는 데 매우 중요한 역할을 한다.

흑색세포(melanocytes)라고 부르는 특별한 세포는 표피에 깊숙이 위치해서 피부색을 결정한다. 흑색세포는 **멜라닌**(melanin)을 만들어서 피부색에 영향을 주는데, 흥미로운 점은 모든 사람들이 비슷한 수의 흑색세포를 가지고 있다는 것이다.

a = ~없이
vascular = 혈관의

stratum corneum
(STRAY tum core NEE um)
stratus = 퍼지다
kerat/o = 각질

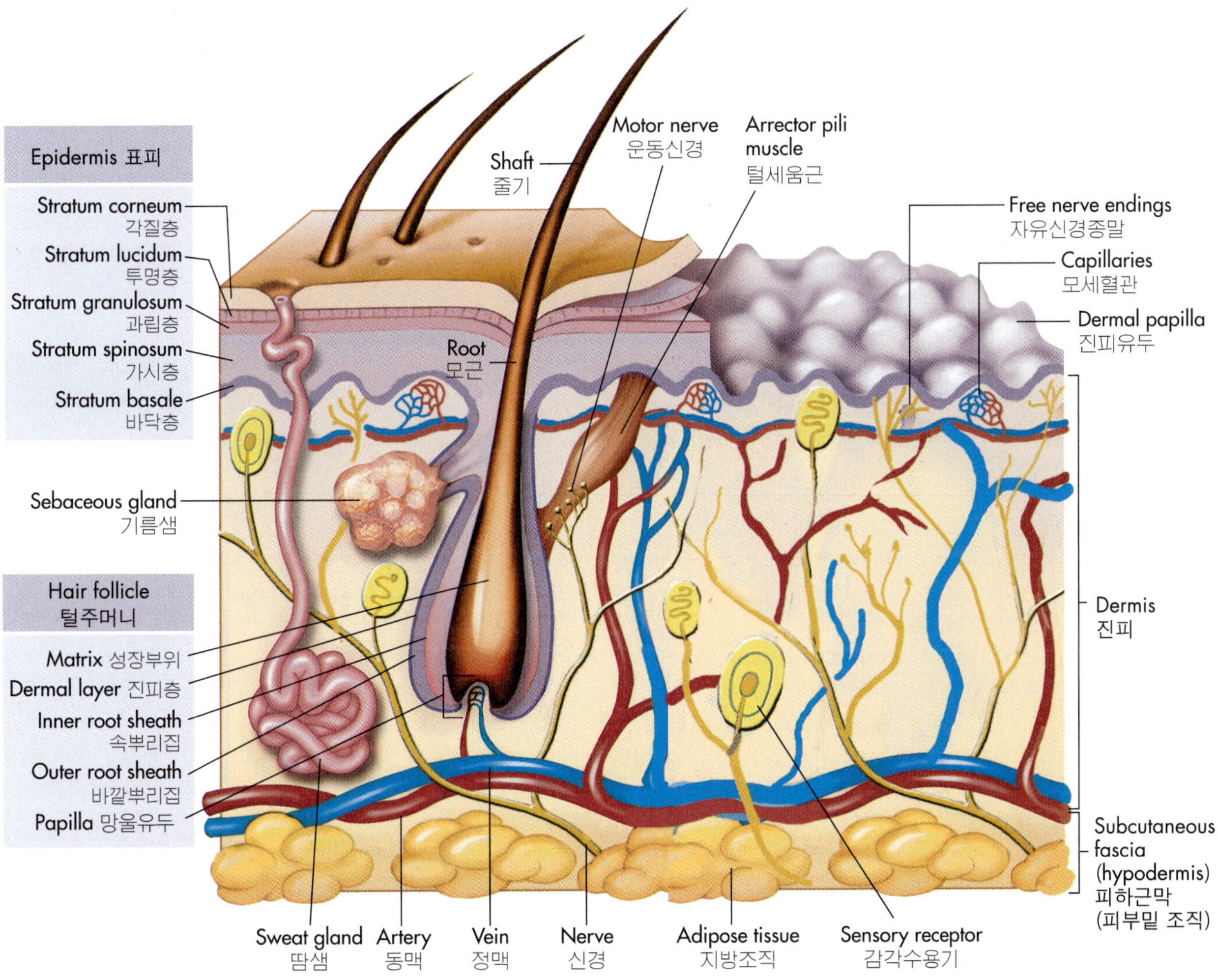

〈그림 7-1〉 피부의 3개층

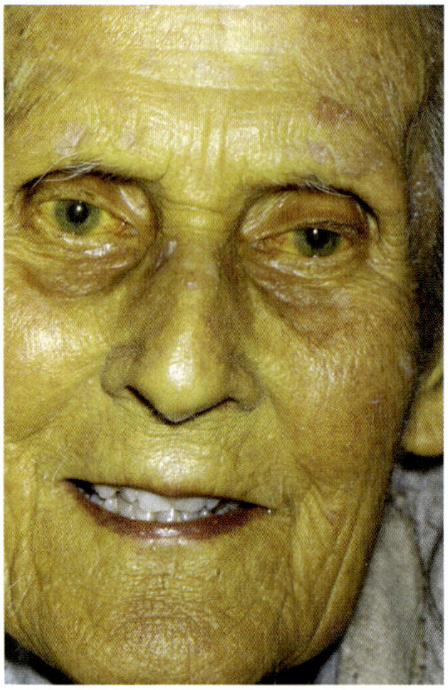

〈그림 7-2〉 황달의 주요 증상인 노란색 피부와 공막

따라서 다양한 피부색은 멜라닌의 양으로 결정되며 그 분포양상에 따라 달라진다. 이것은 자외선에 노출되었을 때 한층 더 분명하게 나타난다. 피부의 색이나 톤에 관계없이, 모든 피부는 태양광선 노출에 반응하여 피부를 보호하기 위해서 좀 더 많은 멜라닌을 생성함으로써 검게 타게 된다.

일부 사람들의 경우 멜라닌이 패치 형태로 피부에 위치하여 주근깨(freckle)를 만든다. **카로틴**(carotene)은 또 다른 피부 색소로서 피부가 노란색을 띠게 한다. 분홍색을 띠는 피부는 혈액에 있는 헤모글로빈이 원인이다. **백색증**이라고 하는 피부 상태를 가진 사람들은 피부, 눈, 머리카락에 색소가 거의 없다. 이는 체세포가 정상적인 양의 멜라닌을 생성하지 못하게 하는 유전자를 물려받았기 때문이며, 백색증이 있는 사람은 눈에 색소가 부족하여 시력에 문제가 있을 수 있다. 또한, 피부암 발병 위험이 더 높을 수 있다.

피부색으로 질병을 알 수도 있는데, 정상적인 카로틴 대신 간에 생긴 질병으로 인해 밖으로 배출되지 않고 인체 안에 누적된 빌리루빈(bilirubin)에 의해 진한 노란 빛을 띠는 경우도 있다. 이를 황달(yellow jaundice)이라고 한다(그림 7–2).

carotene *(CARE eh teen)*

이러한 피부색의 변화는 검은 피부에서는 잘 발견되지 않으나, 눈에서는 쉽게 확인된다. 황달은 일반적으로 얼굴과 눈의 공막에서 시작하여 몸통 아래로 내려간 다음 사지 바깥쪽으로 내려간다. 황달이 '치료'되면 순서가 역전된다. 즉, 사지가 먼저 정상 색상으로 돌아온 다음 몸통 위쪽으로 올라간 후 얼굴과 눈이 마지막으로 정상적인 색상을 되찾게 된다.

외부활동이 활발한 사람들은 갈색피부를 갖지만, 부신(adrenal gland)의 기능에 이상이 생긴 탓에 과도한 멜라닌 색소의 침착으로 피부가 갈색이 될 수도 있다. 신체적인 학대에 의해 생긴 멍(bruising 또는 ecchymosis, 피하혈종)뿐만 아니라 피부, 혈액, 순환문제도 피부의 색을 변화시킨다.

진피 dermis

corium *(CORE ee um)*

표피 아래의 두꺼운 층인 진피(dermis, corium)는 치밀하고 불규칙적인 결합조직(connective tissue)으로서 다음과 같이 구성된다.

- 모세혈관(capillaries)
- 교원질 섬유와 탄력섬유(collageneous and elastic fibers)
- 제대로근(involuntary muscles)
- 림프혈관(lymph vessels)
- 땀샘(sudoriferous glands)
- 신경종말(nerve edings)
- 모낭(hair follicles)
- 기름샘(sebaceous glands)

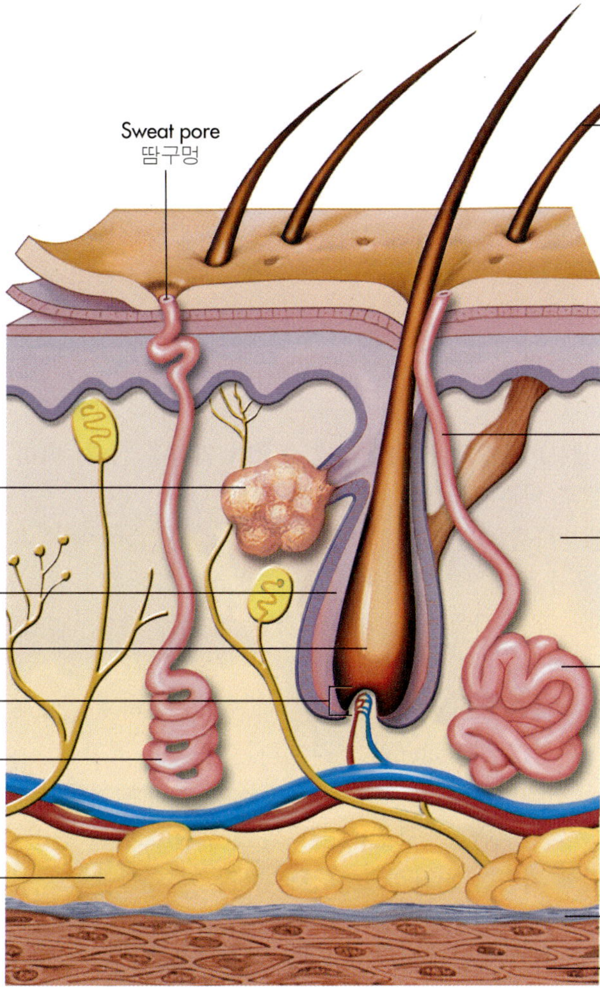

〈그림 7－3〉 땀샘과 기름샘

진피의 표면에 손가락 모양으로 돌출되어 있는 작은 피부 돌기는 진피가 표피에 부착되는 것을 도와준다. 지문(fingerprint)이나 기타 피부의 패턴은 이 층이 돌출되어서 형성된다. 손가락과 발가락 지문을 형성하는 융기 부분은 물체를 잡는 능력을 향상시키는 데 도움이 된다. 또한, 저마다 다른 고유성으로 인해 손가락과 발가락 지문을 이용하여 각 개인을 식별할 수도 있다. 또한 진피에는 신경섬유가 있어서 외부환경을 감지할 수 있으며, 혈관이 있어서 부끄럼을 느낄 때 얼굴을 붉게 만든다.

진피의 교원질섬유(collageneous fibers)와 탄력섬유(elastic fibers)는 일상생활의 모든 움직임에서 피부의 굴곡을 돕는다. 이런 성질이 없으면 움직일 때 피부가 찢어지게 될 것이다. 한 번 늘어났던 피부는 휴식 때 원래의 모양으로 돌아오지만, 노인이나 태양광선에 노출이 많은 사람들은 피부가 단단해지고, 탄성이 줄어든다.

apocrine *(APP oh krin)*
eccrine *(EKK rin)*

가령, 젊은 사람이 손등의 피부를 엄지와 검지를 이용해서 당겼다가 놓으면 바로 정상 형태로 돌아가지만, 노인의 경우는 좀 더 시간이 걸릴 것이다. 피부가 변형된 후 정상으로 돌아오는 능력을 **팽압**(turgor)이라고 한다. 부종이 생긴 손상부위에서도 탄성이 쉽게 회복되지 않는다.

땀샘과 기름샘 Sweat and Sebaceous Glands

땀샘(sweat glands)에는 2가지 종류, 즉 **부분분비샘**(apocrine glands)과 **샘분비샘**(eccrine glands)이 있다(그림 7–3 참고). 부분분비샘은 겨드랑이, 샅부위, 항문부위의 모낭(hair follicle)에서 땀을 분비한다. 이 분비샘들은 사춘기 이후에 성적인 매력을 발산할 때 활성화된다고 알려져 있다. 피부에 전반적으로 퍼져 있는 땀샘은 샘분비샘으로 체온조절에 중요한 역할을 한다. 따라서 땀샘은 일반적으로 내분비샘과 외분비샘으로 분류된다.

샘분비샘은 손바닥 · 발바닥 · 이마 · 윗입술에 많으며, 신체 전체에 걸쳐 약 3백만 개가 존재한다. 하루 평균 약 500mL의 땀을 흘릴 수 있다. 땀은 약 99%가 수분이며, 땀 자체에는 냄새가 없지만, 분비된 땀에 박테리아들이 화학작용을 일으켜서 체취(odor)를 발생시킨다.

기름샘(Sebaceous gland)은 피부가 건조하지 않도록 유지하는 기름(유분) 또는 피부기름(피지, sebum)을 분비하는 중요한 역할을 한다. 피부기름은 본질적으로 다소 산성이기 때문에 피부 표면의 일부 병원체를 파괴하는 데에도 도움이 된다. 기름샘은 일반적으로 털주머니와 연결된 모발로 덮인 부위에서 발견된다. 땀샘은 모발에 기름을 침착시켜 모간을 따라 피부 표면으로 가져온다. 또한, 기름샘은 눈꺼풀, 음경, 소음순, 유두와 같이 모낭이 없는 부위에서도 발견된다. 이 부위에서 피부기름은 피부 표면의 땀구멍으로 끝나는 관을 통해 이동한다.

놀라운 사실 AMAZING FACTS

생활 속 성가신 사실 A Bothersome Fact of Life

때때로 피부 내의 기름샘이 막히게 되면 피부기름이 정체되어 공기에 노출돼 건조해진다. 이때 피부기름이 검게 변해 악명 높은 블랙헤드가 생긴다. 블랙헤드의 의학용어는 코메돈(comedone)이다. 설상가상으로 그 블랙헤드가 감염되면 여드름이 생긴다(의학적으로는 구진으로 알려져 있음). 일반적으로 중요한 데이트 직전에 발생한다. 블랙헤드를 짜면 그 자리에 패임(crater)이 생길 수 있으므로 짜지 않아야 한다.

가장 좋은 방법은 비누와 물로 부드럽게 씻어서 그 부분을 깨끗하게 유지하고 그대로 두는 것이다. 매우 뜨거운 물이나 거친 비누로 너무 자주 씻지 않도록 주의하고 과도한 건조는 피해야 한다. 과도한 세정은 피부를 건조하게 만들고 피부기름의 항균층을 제거할 가능성이 있기 때문에 유의한다. 사실 pH 균형이 맞지 않는 비누(피부와 같은 산도)로 세게 씻으면 세안 후 45분 동안 피부가 항균력을 잃을 수 있다. 일상에서와 마찬가지로 절제가 핵심이다.

피하근막 subcutaneous fascia

피부의 가장 안쪽에 위치하며 **피하밑층**(hypodermis)이라고도 부르는 피하근막은 탄성 · 섬유성 결합조직과 지방조직(fatty tissue)으로 구성된다. 이 층에는 신체 깊숙한 곳에 위치한 조직을 보호하거나 체온조절을 위한 절연체 역할을 하는 지방을 만드는 **지방세포**(lipocytes, fat cells)가 있다.

지방은 에너지를 저장하는 역할도 수행하는데, 피하층은 근육과 근접해 있다.

마이봄샘(meibomian)이라고 하는 눈꺼풀 가장자리에 위치한 특수한 형태의 기름샘은 눈을 덮고 있는 눈물로 피지를 분비하여 증발을 늦춘다.

hypo = ~아래에, ~속에
tipo = 뚱뚱한
cyte = 세포

피부의 치유 How skin heals

폭풍이 강풍, 번개 또는 얼음으로 지붕널(shingle)이나 판자벽(siding)을 찢고 집에 피해를 줄 수 있는 것처럼 피부도 부상(injury)의 위험이 있다. 피부는 이러한 손상을 방어해 주는 첫 번째 관문이다.

만약 피부에 구멍이 생기거나 상처가 나서 혈관이 손상되면, 〈그림 7–4〉에 나타난 것처럼 상처에 혈액이 차오르게 된다. 혈액에는 응고물질(clot)이 포함되어 있으므로, 응고물질의 외부가 공기에 노출되면 단단해져서 가피(scab)를 형성한다. 이렇게 피부는 자연적인 밴드를 형성하여 상처와 외부환경 사이에서 병원체의 침입을 막아주므로 상처부위의 딱지를 떼면 안 된다.

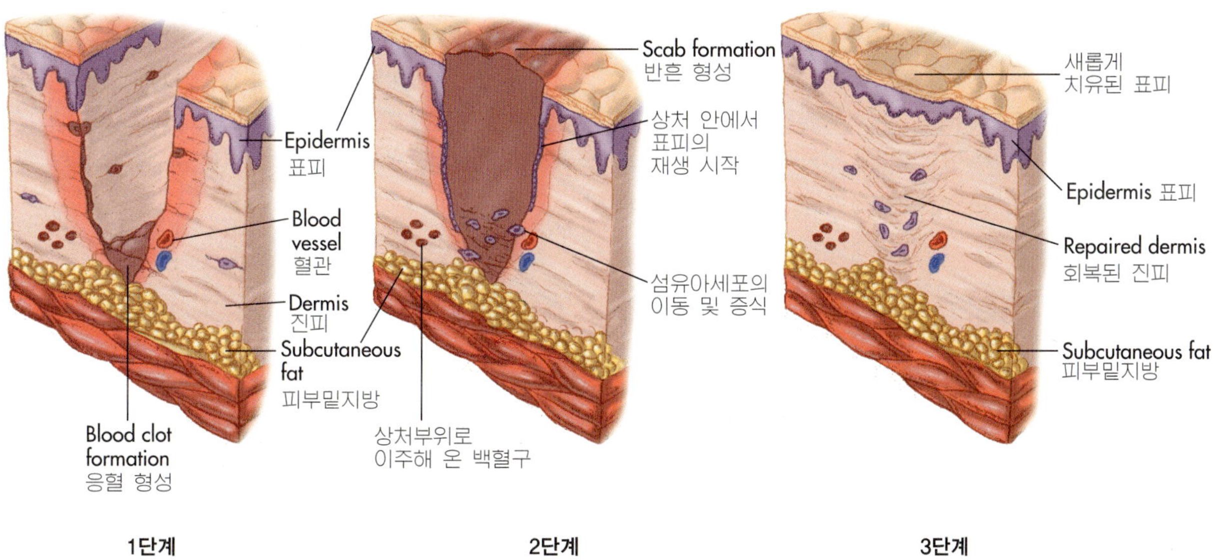

〈그림 7 – 4〉 상처의 회복 단계

임상적용 CLINICAL APPLICATION

상처 치유: 1차 결합 대 2차 결합

WOUND HEALING: PRIMARY UNION VERSUS SECONDARY UNION

어떤 상처가 다른 상처보다 빨리 낫는 이유가 궁금하다면? 다른 요인이 치유 역할을 할 수도 있지만 일반적으로 상처가 작고 외과 절개 상태와 같이 이물질이나 박테리아가 없는 깨끗한 절단 가장자리가 있는 경우 훨씬 빠르게 치유된다. 이것을 1차 결합 또는 **1차 의도 치유**라고 한다. 반면에 상처가 크거나 가장자리가 찢기거나 톱니모양이 있거나 이물질이나 박테리아가 포함된 경우 치유 시간이 훨씬 더 길어지는데, 이것을 2차 결합 또는 **2차 의도 치유**라고 한다. 이 경우 일반적으로 어느 정도의 흉터가 발생한다. 이때 상처가 너무 크면 몸이 스스로 제대로 된 치유를 할 수 없기 때문에 피부 이식이 필요하다.

다음으로, 백혈구가 손상된 부위로 이동하여 상처가 났을 때 감염될 수 있는 병원체를 파괴하며 염증 반응이 일어난다. 거의 동시에 **섬유아세포**(fibroblast: 결합 조직으로 발달할 수 있는 세포)라는 세포가 모여들어 상처 양쪽 끝을 당기기 시작한다. 표피의 기저층은 상처 복구를 위해 새로운 세포를 과잉 생산하기 시작한다(그림 7-4 3단계 참조). 상처가 매우 심한 경우 콜라겐 섬유로 구성된 거친 흉터가 형성될 수 있다.

흉터에는 일반적으로 피부의 부속 기관과 같은 느낌이 없다. 치유 과정이 시작되기 전에 봉합(stitch)하거나 접착밴드(adhesive strip) 또는 특수 아교(specialized glue) 등을 사용하면 상처의 양끝을 당겨 흉터 생성을 크게 최소화할 수 있다.

놀라운 사실 AMAZING FACTS

켈로이드(흉터종) Keloids

켈로이드는 '상처가 없어진 것'으로 간주될 수 있다. 이것은 솟아오르고 단단하며 불규칙한 모양을 가진 흉터 조직 덩어리로(그림 7-5 참조), 종종 초기 상처 부위를 넘어 퍼진다. 켈로이드는 외상이나 외과적 절개로 인해 종종 발생하며 귀 피어싱(ear piercing) 후에도 형성될 수 있다. 이 덩어리의 형성은 영향을 받은 부위에서 결합 조직의 과잉 생산의 결과이다. 외과 제거는 의미가 없으므로(더 많은 켈로이드가 형성되기 때문에) 일반적으로 병변 부위에 스테로이드 주사와 냉동 요법(cryotherapy, 동결)으로 치료한다.

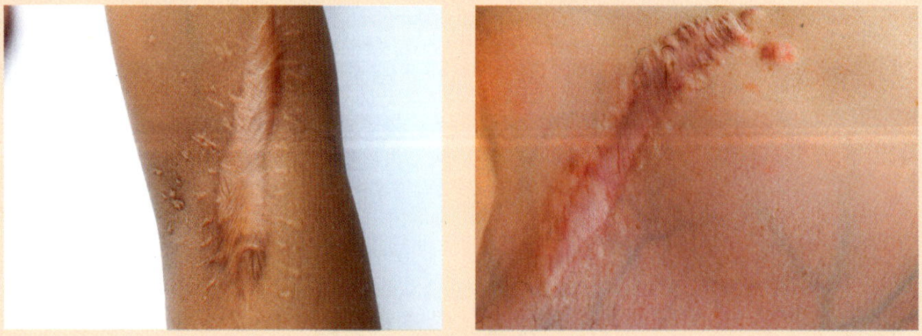

〈그림 7-5〉 켈로이드의 예시

때로는 앞의 놀라운 사실에서 본 것처럼 초기 상처에 비해 지나치게 큰 흉터가 생길 수 있다. 다행스러운 것은 상처가 바깥쪽에서 치유되기 전에 안쪽에서 먼저 치유되기 시작한다. 이것은 병원체가 치유된 표면과 피부의 더 깊은 층 사이에 갇혀 감염의 주요 원인으로 발전할 수 있는 것을 방지하는 데 도움이 된다. 당뇨병이 있는 사람들은 혈류와 손상된 부위에 대한 백혈구(WBC) 활동의 감소로 인해 상처 치유에 어려움을 겪는 경우가 많다.

화상 Burn to the Skin

화상은 치유가 이뤄지는 동안 특별한 문제를 남긴다. 보통 화상은 열에 의해서 생기지만, 화학물질 · 전기 · 복사(radiation)에 의해서 생기는 경우도 있다. 화상은 깊이와 크기에 의해 평가된다.

화상의 깊이는 피부층의 손상과 연관돼 있다. **1도 화상**은 표피만 손상된 것으로, 발적(redness)과 통증이 수반되지만 물집(blistering)은 없다. 통증은 보통 2~3일 정도면 사라지고, 손상된 층은 약 1주 정도면 허물을 벗는다.

2도 화상은 표피 전체와 진피에 손상을 주며 통증, 발적, 물집이 생긴다. 물집은 화상의 깊이에 비례하며, 지속적으로 커진다. 감염 같은 합병증을 제외하면 이런 물집은 10~14일 정도면 치유된다. 그러나 화상이 진피의 깊숙한 곳까지 파고든 경우에는 4~14주 정도의 치유기간이 필요하다. 2도 화상에서는 일반적으로 반흔 조직이 생긴다.

3도 화상은 3개의 피부층이 모두 손상된 상태이다. 재생된 피부의 표면은 가죽과 같은 느낌을 주고, 검은색 · 갈색 · 황갈색 · 붉은색 · 흰색 등 다양한 색을 나타낸다. 피해자는 통증수용기가 파괴되어 통증을 느낄 수 없으며, 땀샘이나 기름샘, 털주머니나 혈관 등도 파괴된다. 3도 화상은 잠재적으로 생명을 위협하지만, 화상 치료의 개선으로 사망률이 감소했다.

4도 화상(전층 화상)은 뼈나 근육 및 힘줄과 같은 다른 기본 구조를 관통하는 화상이다(그림 7–6 참조). 또한 이 환자들은 영향을 받은 부위에서 통증을 느끼지 않는다. 4도 화상의 영향을 받을 때 사지의 전체 또는 부분 절단이 필요한 경우가 있다.

임상에서는 **9법칙**(rule of nines)을 사용하여 손상 정도를 측정할 수 있다(그림 7–6). 먼저 신체부위에 따라 표면을 백분률로 나타낸다. 머리와 목 9%, 두 팔의 합 18%, 두 다리의 합 36%, 가슴 전면 18%, 가슴 후면과 엉덩이 18%, 회음부(perineum, 항문과 비뇨생식 부위) 1%.

이 영역은 〈그림 7–6〉에서 볼 수 있듯이 어린이와 영아를 위해 더 나눌 수도 있다.

화상환자의 임상문제는 박테리아 감염, 수분손실, 열손실 등이다. 심한 화상은 원래의 피부로 돌아가기 어렵기 때문에 집중적인 치료과정이 필요하다. 손상된 피부는 피부이식을 하기 위해 가능한 한 빨리 제거하고 건강한 피부를 이식해야 한다.

auto = 스스로

이상적인 방법은 자가이식(auto grafting)으로, 자신의 피부를 이용하면 이식거부 반응을 최소화할 수 있다.

하지만 환자 자신의 조직이 충분하지 않아서 외부의 피부제공자로부터 이종이식(heterografting)을 해야 하는 경우에는 한 번에 넓은 부위의 이식이 어렵기 때문에 반복적인 수술이 필요하다. 그 밖에 실험실에서 피부조직을 배양하는 방법도 있다.

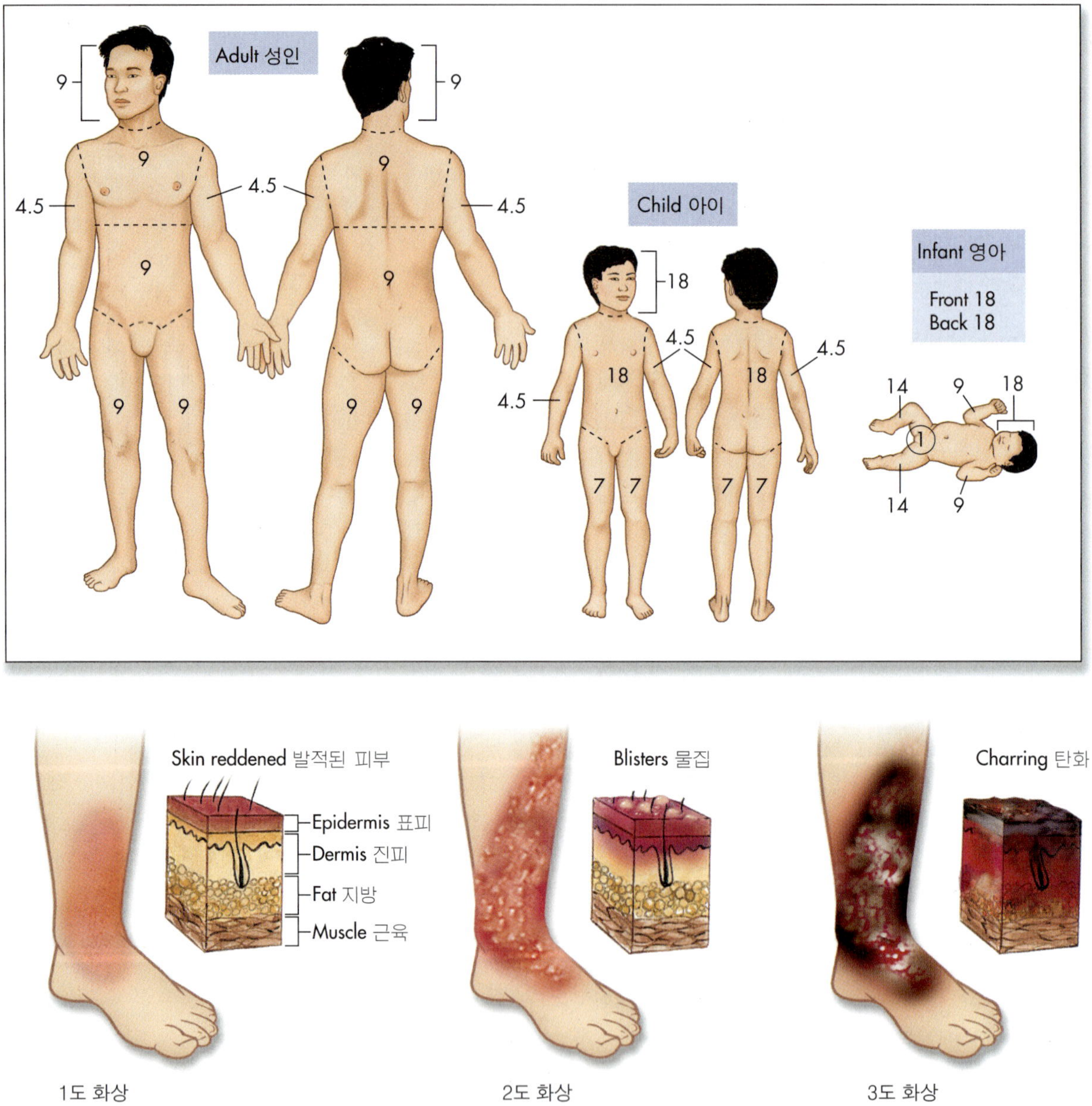

〈그림 7 – 6〉 화상의 평가

임상적용 CLINICAL APPLICATION

외피계통을 통한 의약품 전달 MEDICINE DELIVERY VIA THE INTEGUMENTARY SYSTEM

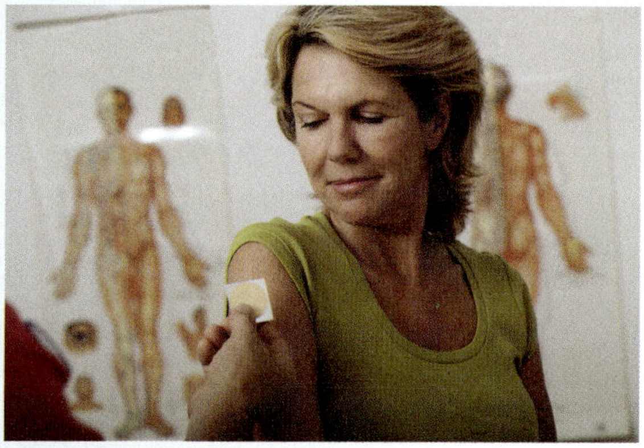

외피계통을 통해 다양한 약물을 내부로 전달할 수 있다. 약물을 혈류로 천천히 흡수시키기 위해 피부에 부착하는 접착 패치를 사용한다.

경피 경로(trans = 가로질러)는 적용하기 쉽고 장기간 효과적이므로 빈번한 약물 투여가 필요하지 않다. 이것을 경피 패치라고 한다. 경피 패치는 다양한 형태와 크기로 약물 분자를 다양한 속도로 흡수할 수 있게 한다. 예를 들어, 니코틴(금연용), 니트로글리세린(심장혈관 확장용), 피임 화합물 및 진통제가 이러한 방식으로 전달될 수 있다. 더 빠른 반응이 필요한 경우 심장 약물인 니트로글리세린을 혀 아래(설하)에 놓을 수 있다. 이 약은 해당 부위 점막의 높은 혈관화로 인해 혈류로 빠르게 흡수된다.

여드름, 옻(poison ivy), 상처와 같은 국소 피부 상태는 환부에 직접 바르는 국소 로션이나 연고로 치료할 수 있다. 물론 약물 전달의 다른 방법인 주사는 조금 더 고통스럽지만 매우 효과적이다.

이 방법은 약물을 경구로 복용할 수 없거나 소화계통이 약물의 원하는 효과를 변경할 수 있는 경우에 사용된다. 주사기와 바늘을 사용하여 약물을 피하(피부 안쪽) 또는 피내(피부 내)로 주입할 수 있다. 다른 주사 경로에는 근육 내, 척수 내 및 정맥 내(IV) 경로도 포함된다.

손 · 발톱 nails

손 · 발톱은 손 · 발톱뿌리(nail root)에 자리잡고 있는 특수한 상피세포에 의해 형성된다(그림 7–7).

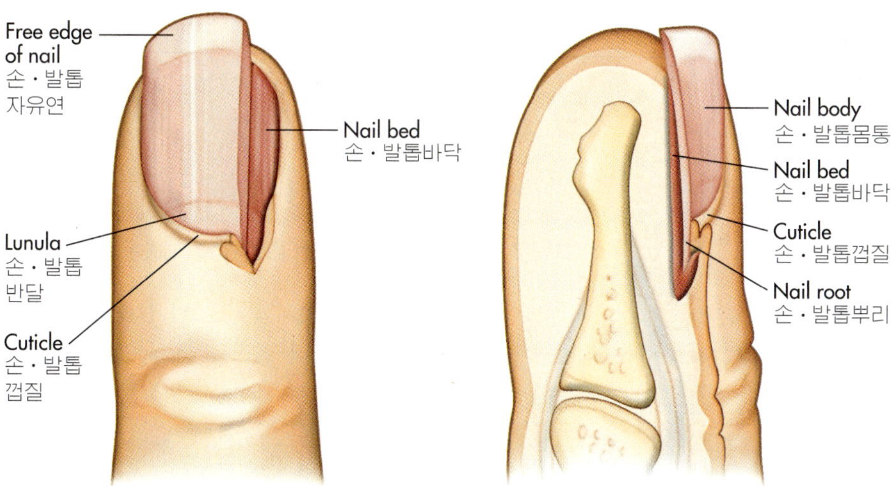

〈그림 7 – 7〉 손 · 발톱의 구조

keratinized
(KAIR ah tin ized)
kerat/o = 단단한 또는 각질의

이 세포들이 자라서 손 · 발톱바닥(nail bed)을 이루고 실질적인 표피층 부위가 되면 황소의 뿔처럼 각질층(stratum corneum)이 단백질로 채워지는 **각질화**(keratinization) 과정을 거친다.

이 과정에서는 세포가 건조되고 수축(shrink)되어 표면으로 밀려 올라가면서 세포 내부가 케라틴(keratin)이라고 하는 단단한 단백질로 채워진다.

손 · 발톱껍질(cuticle)은 손 · 발톱뿌리를 덮는 조직의 주름이며, 우리가 보는 손 · 발톱 부위는 손 · 발톱몸통(nail body)이다. 무균(손톱) 기질은 손발톱 성장을 유발하는 빠르게 성장하는 세포층이다. 손톱은 정상적으로 매주 1mm 정도 자란다. 손톱은 일반적으로 발톱보다 빨리 자라며 손톱의 성장은 다양한 요인에 의해 영향을 받을 수 있다.

일반적으로 남성의 손톱은 여성보다 빠른 속도로 자란다. 다만, 호르몬 변화로 인해 손톱이 더 빨리 자라는 임산부는 예외이다. 주로 사용하는 손의 손톱은 사용하지 않는 손의 손톱보다 빨리 자란다. 반면에 특정한 만성 질환과 노화로 인해 손톱 성장은 느려질 수 있다. 손톱은 보통 겨울보다 여름에 더 빨리 자라게 된다. 손톱 아래 부위는 혈관 때문에 분홍빛을 띠지만, 반달 모양의 **손 · 발톱반달**(lunula)은 기저부가 좀 더 두껍기 때문에 흰색을 띤다.

lunula *(LOO nyoo lah)*
luna = 날

임상적용 CLINICAL APPLICATION

말초관류 검사 assessing peripheral perfusion

손 · 발톱바닥(nail bed) 부위의 핑크색은 임상적으로 사지의 혈류검사나 산소섭취(oxygenation)를 결정할 때 중요하다. 엄지와 검지로 손톱 부위를 5초 동안 눌렀다가 놓으면, 손 · 발톱바닥 부위가 흰색에서 바로 핑크색으로 돌아온다. 이것은 정상적으로 관류가 일어나고 있음을 보여주는 것으로, 관류가 비정상적인 경우에 핑크색으로 돌아오는 시간이 다소 지연된다. 3초 이내에 핑크색으로 돌아오면 정상이고, 3초 이상이 걸리면 사지의 관류가 느려진 것으로 생각할 수 있다. 5초 이상이 걸리면, 분명히 비정상적인 상황이 발생한 것이다. 이 테스트를 모세혈관 재충전 시간이라고 한다.

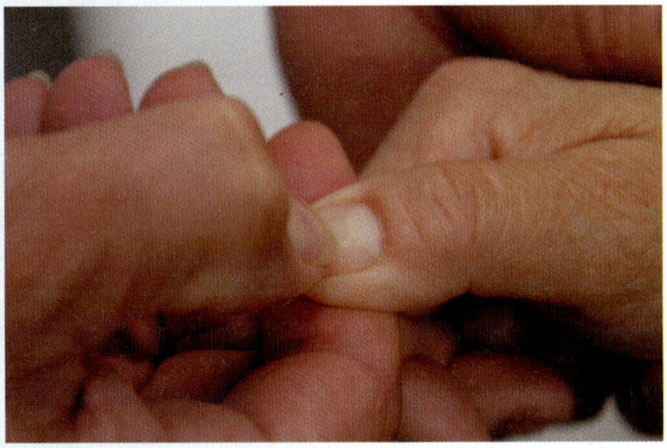

〈그림 7－8〉 모세혈관 재충전 평가를 수행하는 의료진

당뇨병(diabetes)에서는 말초혈관장애(PVD, peripheral vascular disease)로 알려진 사지혈류 감소가 나타난다. 말초혈관장애는 손 · 발톱바닥 부위의 재관류 시간을 지연시키는 원인이 된다. 혈전이나 혈관경직(vascular spasm)은 혈류를 감소시키고, 재충전 시간을 지연시키기 때문에 열을 보존하기 위한 말초부위의 혈관수축은 저체온증(hypothermia)의 원인이 된다.

다른 상태에서도 손 · 발톱바닥 부위의 색깔이 변하는데, 가령 조직의 산소가 감소하면 엷게 푸른색을 띤다.

털, 머리카락 hair

체모는 필요에 의해 진화된 중요한 부위이다. 털은 체온을 조절하고, 피부에 닿는 물체를 감지한다. 속눈썹(eyelashes)은 이물질로부터 눈을 보호하고, 코털은 이물질을 여과하는 역할을 한다.

털은 손톱과 같이 **케라틴**(keratin)이라고 부르는 섬유성 단백질로 이루어진다. 샤프트(shaft, 축)는 큐티클이라는 평평한 세포의 보호층으로 덮여 있고, 피질층은 큐티클 아래에 있다. 피질은 꼬인 단백질과 머리카락에 색을 주는 멜라닌 색소로 이루어져 있으며, 거친 모발은 피질 아래에 수질(medulla)이라고 하는 또 다른 세포층이 있다. 또한, 각 모발에는 털주머니(모낭)에 이르는 진피 아래로 뻗어 있는 뿌리를 가지고 있다(그림 7–9 참조).

keratin *(KAIR eh tin)*

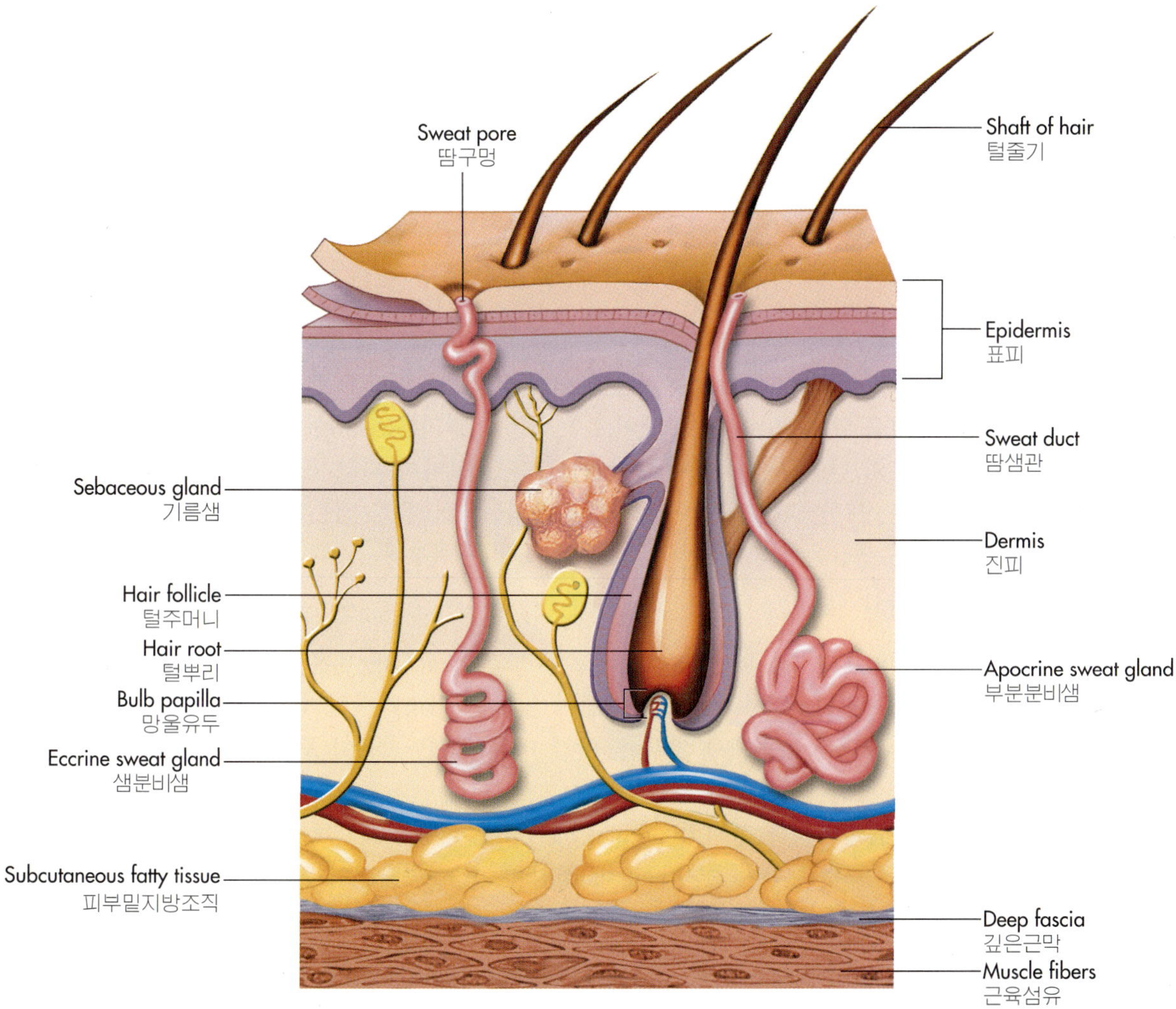

〈그림 7 – 9〉 털주머니의 도해

응용과학 APPLIED SCIENCE

법의학과 모발 FORENSICS AND HAIR

모발에 관한 흥미로운 측면은 사람이 납이나 비소와 같은 특정 약물이나 기타 물질을 섭취한 경우 모발의 구성이 병리학자에게 드러날 수 있다는 것이다. 섭취한 물질의 미량은 모발의 일반적인 구성의 일부가 될 수 있으며, 결과적으로 모발 샘플을 분석하면 섭취한 내용과 섭취 기간을 알 수 있다. 머리카락이 길수록 그 개인이 소비한 것에 대한 기록이 길어진다.

털주머니는 상피세포로 형성되며 진피의 혈관을 통해 영양공급을 받는다. 털주머니의 기저부에서 세포가 분열하면서 성장하는데, 새로운 세포가 지속적으로 만들어지고 오래된 세포는 표면으로 밀려 올라간다. 이렇게 올라간 세포는 혈관에서 멀어지면서 영양공급이 중단돼 결국 죽게 되고, 각질화 과정을 거친다. 결과적으로 우리가 보는 머리카락은 단계적으로 죽은 세포들이다.

이발을 자주하면 모발이 빨리 자라고 두꺼워진다는 속설은 잘못된 상식이다. 면도나 이발은 털주머니 기저부의 세포 성장률에 어떠한 영향도 미치지 않는다. 평균적으로 머리카락은 한 달에 약 1.27cm 자란다. 털주머니의 수명은 위치에 따라 다르다. 속눈썹은 약 3~4개월간 지속되는 반면, 두피의 모발은 약 3~4년 동안 지속된다. 그러나 신경을 많이 쓰는 선생님들은 훨씬 더 빨리 머리카락이 뽑힐 수 있다.

〈그림 7-9〉를 보면, **기름샘**(sebaceous gland)이 털주머니와 많은 관련이 있는 것을 알 수 있다. 기름샘이 분비하는 **피부기름**(sebum)은 털주머니를 코팅하고 피부의 감염을 감소시키는 산성물질을 포함하여 피부 표면에서 항생제의 역할을 한다. 또한, 피부와 털에서 방수작용과 윤활작용을 하는데, 나이가 들수록 피부기름의 생산은 감소한다. 결과적으로 노인은 피부가 건조해지고 머리카락이 쉽게 부스러진다.

피부색처럼 머리카락의 색도 우리 몸이 생산해 내는 멜라닌의 양과 형태에 따라 달라진다. 일반적으로 멜라닌이 많으면 머리카락의 색은 더 검다. 흰머리카락은 멜라닌이 부족해서 생기며, 빨간 머리카락은 철분이 포함되어 변형된 멜라닌 때문에 생긴다.

곱슬머리나 생머리(straight hair)를 부러워하는 경우가 있는데, 그럴 필요가 없다. 그것은 단지 줄기(hair shaft)일 뿐이다. 종단면이 편평한 줄기가 곱슬머리를 만들고, 둥근 줄기는 생머리를 만든다.

체온조절 temperature regulation

외피계통은 체온조절에 중요한 역할을 한다. 우리가 다양한 환경에서 수많은 일을 하면서 어떻게 상대적으로 '좁은' 체온 범위를 유지할 수 있는지는 놀랍다. 물론 옷을 입기도 하지만, 여전히 외피는 체온조절에 중요한 역할을 한다.

체온조절은 피부의 혈관 크기를 변화시킴으로써 일어난다. 체온이 상승하면, 생체신호는 피부에 있는 혈관의 직경을 크게 한다. 이를 **혈관확장**(vasodilation)이라고 한다. 혈관이 확장되면 따뜻한 혈액을 외부의 찬 환경에 노출시켜서 열을 몸 밖으로 방사시킨다. 게다가 땀샘은 물(질소노폐물이나 염화나트륨 같은 노폐물도 포함)을 표면으로 내보낸다.

발한(evaporation)이 일어나면 냉각이 시작되며, 수분공급이 이뤄지는 한 땀을 계속 생산할 수 있다. 갈증을 피하기 위해서는 운동 전 · 후에 수분을 공급하는 것이 중요하다. 갈증을 느낀다는 것은 이미 탈수현상이 시작되고 있다는 것을 의미하기 때문이다.

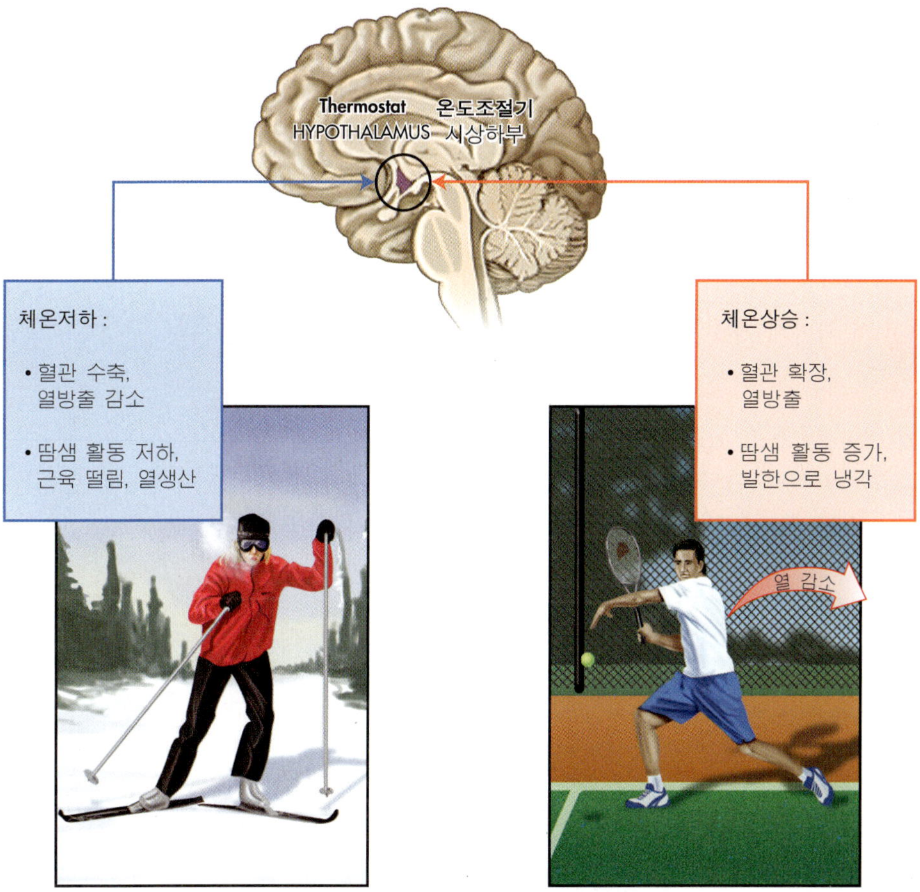

〈그림 7－10〉 외피계통의 체온 조절

손과 발에는 피부 6.5cm^2 당 3000개의 땀샘이 있고 하루에 12 L의 땀을 배출한다. 탈수는 인체에 매우 심각한 상태를 초래할 수 있다.

vasocontrict
(vaz oh kon STRIKT)

반대로 우리가 추운 환경에 있으면, 열을 저장해야 하므로 피부의 혈관 직경은 작아진다. 이를 **혈관수축**(vasocontrict)이라고 한다. 혈관수축은 피부나 등쪽에서 열을 몸의 중심으로 모으는 작용을 한다.

이러한 현상은 약간 쌀쌀한 여름날 풀장에서 발가벗고 뛰노는 아이의 입술이 파래지는 것에서 볼 수 있다. 이는 혈관수축이 원인이다. 혈관수축은 또한 손가락에 낀 반지가 추운 날에 더 잘 빠지게 만드는 효과의 또 다른 예이다.

체온조절은 피부에 있는 털의 도움도 받는다. 털세움근(arrector pili)이라고 부르는 피부의 근육에는 털이 부착되어 있으며 수축 시 털을 수직으로 세운다.
이러한 수축은 오한(chill)을 느낄 때 소름(goose flesh)이 돋게 만든다.

흥미롭게도 벽과 천장에 단열재를 배치하는 현재 일반적이고 효과적인 관행이 있기 전에 지어진 오래된 주택은 실제로 외벽과 내벽 사이에 죽은 공기(움직이지 않는) 공간을 만들어 단열하였다(그림 7-10). 이것은 겨울철에 오리털 점퍼를 입음으로써 보온을 하는 것과 같은 원리이다.
〈그림 7-10〉은 신경계통의 도움으로 외피계통에서 체온을 조절하는 과정을 보여준다.

일반적인 외피계통 질환
common disorders of the integumentary system

이제 외피계통과 관련된 기본적인 용어와 질환을 알아보자.

피부질환은 피부에 발생한 부분적인 감염이나 손상 등이 병리학적으로 피부조직을 변화시키는 것이다.
〈그림 7-11〉은 다양한 피부질환을 보여 준다. 〈표 7-1〉은 흔한 외피계통의 질환을, 그리고 〈그림 7-12〉는 외피계통 질환의 사례들을 보여주고 있다.

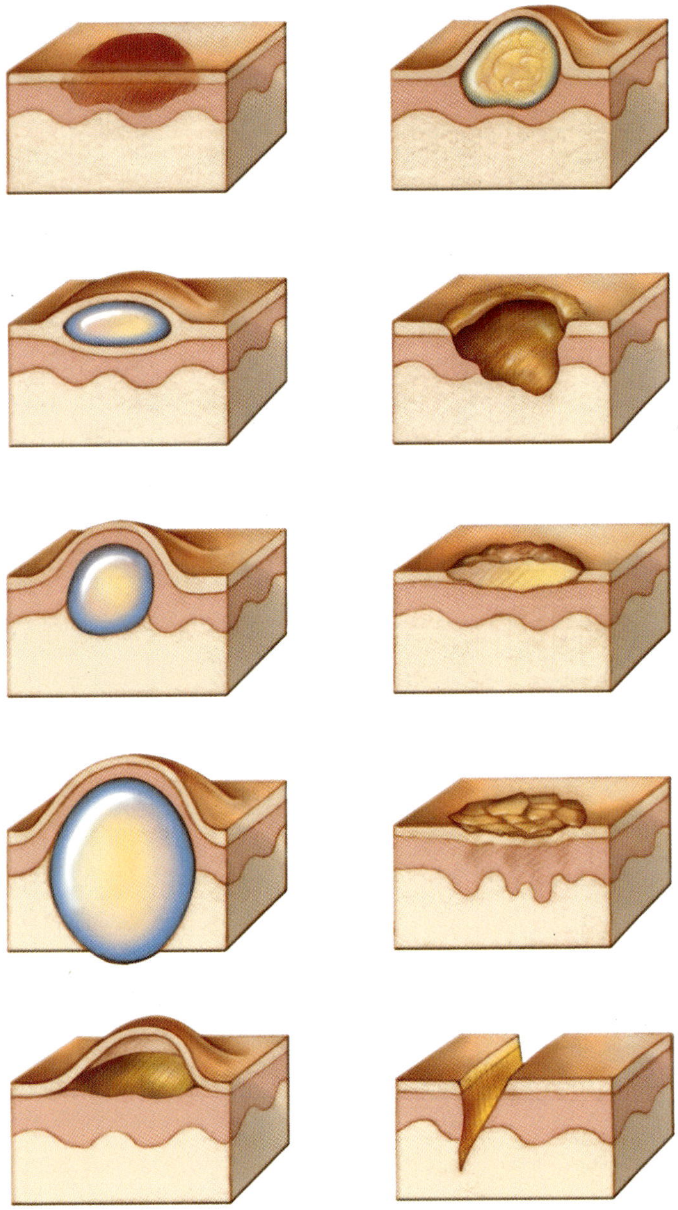

〈그림 7－11〉 다양한 피부병변의 형태

〈표 7－1〉 일반적인 외피계통 질환

질환명	특징
찰과상 (abrasion)	피부층의 기계적인 손상이나 수술을 위한 절개
여드름 (acne)	기름샘에서 피부기름의 과도한 분비로 각질화된 세포를 따라서 털주머니가 막히고 박테리아에 감염됨으로써 여드름이 커진다.
무좀 (athlete's foot)	백선은 모든 곰팡이 피부 질환을 말하며, 족부 백선은 무좀을 의미한다. 일반적인 진균감염. 지속적으로 습한 발가락 사이나 손바닥 혹은 손가락에 잘 생긴다. 완선(고부백선, tinea cruris)은 서혜부에 생긴 진균감염
욕창 (bedsores)	피부의 혈액순환장애로 뼈돌출부위에 압력이 가해져서 생긴다. 혼자서 돌아다니지 못하는 장기 침상환자에게서 호발한다.
종기 (boil)	표피, 털주머니, 분비샘에 생긴 급성염증이다.
포진 (cold sore)	단순 포진 바이러스에 의해 생긴 물집
타박상 (contusion)	골절 같은 손상은 없고, 피부에 외상, 즉 멍, 부종이 생김
피부염 (dermatitis)	식물이나 화학물질 같은 다양한 자극으로 피부에 염증, 즉 홍반(erythema), 구진(papule), 소포, 딱지가 생긴다. 덩굴옻나무나 떡갈나무를 만지면 접촉성 피부염이 생긴다.
습진 (eczema)	발적, 구진, 소포, 부스럼 등이 생기는 비감염성 질환으로 피부가 딱딱하거나 비늘처럼 벗겨진 상태
두드러기 (hives)	알레르기 반응으로 생기며, 심한 가려움을 동반한다.
발진건선 (psoriasis)	'가려움증'을 의미하는 그리스어에서 유래한 만성 자가 면역 염증성 피부질환으로, 피부가 건조해지며 발적, 딱딱한 발진이 원형의 비늘처럼 생긴다.
옴, 개선 (scabies)	진드기가 원인인 감염성 질환. 일반적으로 어린이에게 잘 나타나며, 무척 가렵다.
대상포진 (shingles)	통증이 심한 염증성 피부질환으로 신경계에 침범하며 몸통에 소포가 패치처럼 형성된다. 대상포진바이러스(herpes zoster)의 zoster는 그리스어로 '벨트'라는 뜻이다. 통증은 소포가 나은 뒤에도 지속된다.
피부암 (skin cancer)	다양한 피부암 가운데 기저세포암종(basal cell carcinoma) 및 편평세포암종(squamous cell carcinoma)이 가장 흔하다. 기저세포암종은 국소적이어서 치료가 쉬운 편이다. 편평세포암종은 조직 깊숙이 침투하나, 일반적으로 전이되지는 않는다. 가장 심각하고 치유가 어려운 피부암은 악성흑색종(malignant melanoma)으로, 초기에는 멜라닌세포에 손상을 주지만, 후에는 신체 전반에 걸쳐서 여러 장기에 전이된다.

*염증(inflammation)은 "불을 포함한"이라는 사전적 의미를 가지고 있다. 염증반응은 손상에 대한 조직의 반응으로 통증(pain), 발적(redness), 열(heat), 부종(swelling) 등이 나타난다.

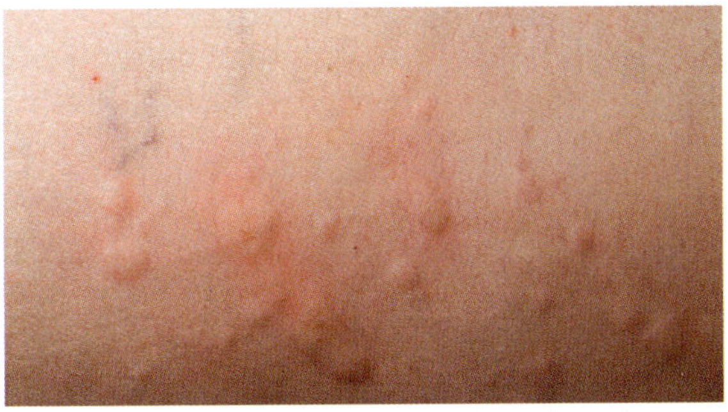

A. 두드러기(hives) (출처: Rob Byron/Shutterstock)

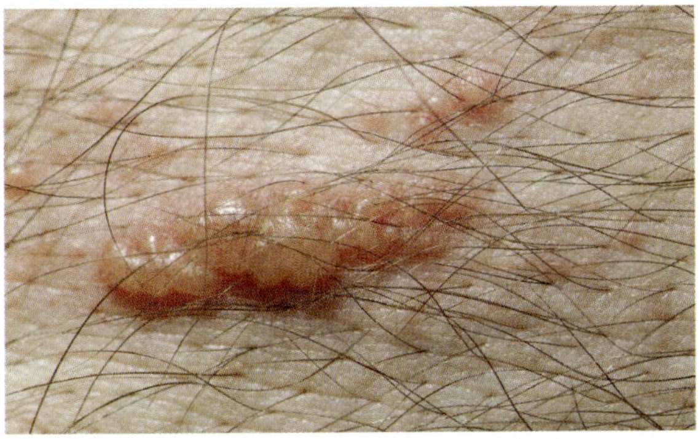

B. 단순 포진 (출처: 씨엘에스디자인/Shutterstock)

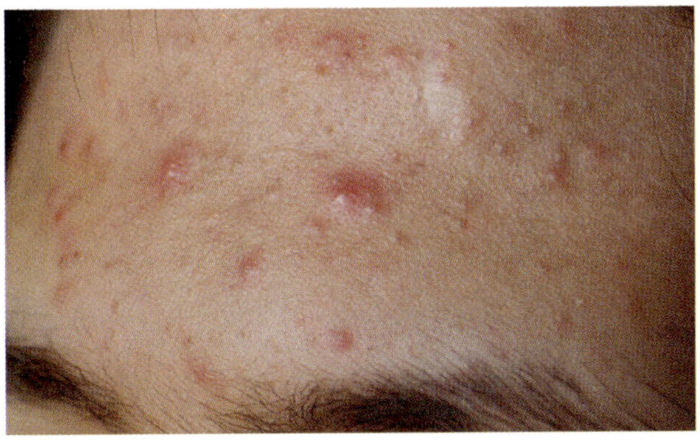

C. 여드름 (출처: Olavs/Shutterstock)

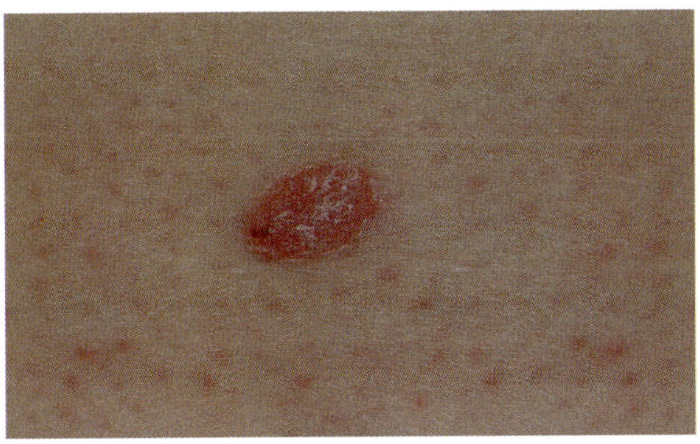

D. 건선 (출처: Bahadir Yeniceri/Shutterstock)

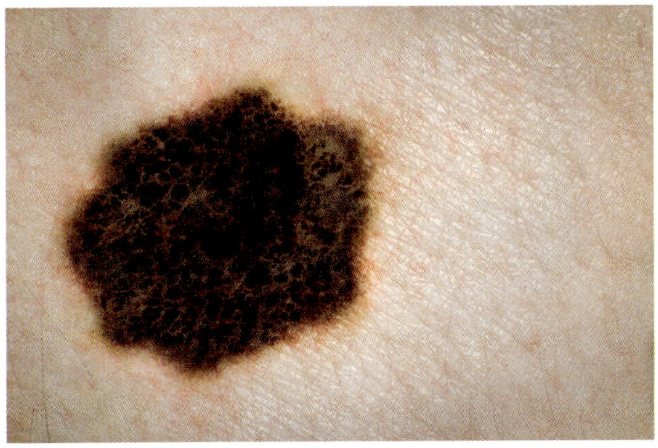

E. 흑색종 (출처: Australis photography/Shutterstock)

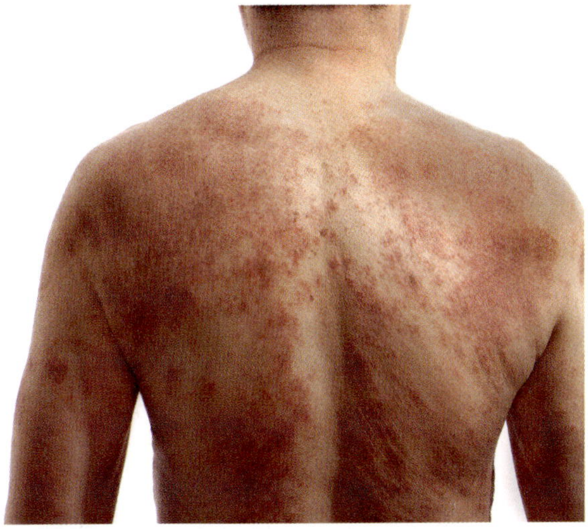

F. 피부염 (출처: Joseph S.L. Tan Matt/Shutterstock)

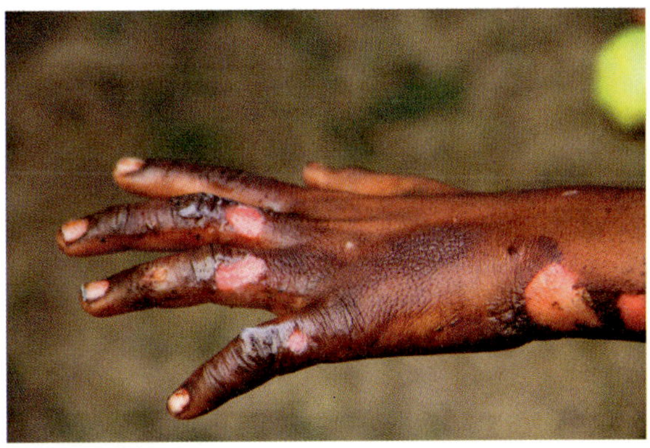

G. 2° 화상 (출처: Jahanzaib Naiyyer/Shutterstock)

〈그림 7－12〉 다양한 유형의 외피 상태

요약 SUMMARY

Points of Interest

- 피부는 가장 큰 장기이다.
- 피부는 다음과 같은 기능을 한다.
  a. 항바이러스성 물질을 분비하거나, 물리적인 방패처럼 감염을 막는 역할을 한다.
  b. 손상에 대해 물리적인 장벽의 역할을 한다.
  c. 지방을 저장한다.
  d. 태양광선의 도움으로 비타민 D를 합성한다.
  e. 탈수로부터 몸을 보호한다.
  f. 체온을 조절한다.
  g. 땀을 흘려 수분, 염분, 요소를 제거하는 소량의 배설 기능을 제공한다.
  h. 감각수용기를 가지고 있다.
- 피부는 3개의 층으로 되어 있다 : 표피, 진피, 피하근막
- 피부는 지속적으로 재생된다.
- 피부의 다양한 분비샘들이 피부의 방수나 가습작용을 돕고, 노폐물을 배출하거나 체온을 조절한다.
- 화상의 정도는 깊이와 범위로 평가한다.
- 손톱은 죽은 조직으로 보호작용을 하는 장치이다.
- 털 또한 죽은 조직으로 체온을 조절한다.

사례연구 CASE STUDY

27세의 여성이 진료실에서 발적, 가려움, 삼출성 피부(oozing skin)가 이틀 동안에 생겼다고 호소했다. 신체검사와 과거력은 다음과 같다.
일반적으로 건강해 보이는 백인으로 알레르기는 없었고 활력징후(vital sign)는 정상적이었으며, 동공(pupil)반응 반사 · 호흡 또한 정상이었다. 다만, 양말밴드부터 반바지 끝까지 물집이 잡힌 소포와 딱지가 양쪽 다리에 있었으며, 눈가에 새로운 소포가 형성되어 있었다. 환자는 이틀 전에 버지니아에 캠핑과 하이킹을 다녀왔다.

a. 이 정보를 기초로 어떤 진단을 내릴 수 있는가?

b. 눈가에 생기기 시작한 소포는 무엇이 원인인가?

Review Questions

Multiple Choice

1. 피부색에 주로 관여하는 물질은 무엇인가?

a. melanin b. pigmentin
c. carotene d. luna

2. 어떤 사람이 자연스럽게 곱슬머리가 될지, 그렇지 않을지는 무엇의 모양에 따라 달라지는가?

a. 털주머니(모낭)
b. 털줄기(모간)
c. 피부기름(피지)
d. 멜라닌

3. 머리카락과 손톱을 구성하고 표피세포를 채우는 섬유성 단백질을 무엇이라 하는가?

a. carotene
b. myelin
c. keratin
d. dermasene

4. 추운 환경에서 체온을 유지하기 위한 말초혈관의 중요한 작용은 무엇인가?

a. 혈관확장
b. 혈관경련
c. 오한
d. 혈관수축

5. 과도한 혈액손실은 외피계통에서 어떤 징후를 보일까?

a. 머리카락 성장이 감소된다.
b. 혈관이 차오르는 것이 감소된다.
c. 상처치유가 증가된다.
d. 부서지기 쉬운 손톱

6. 손톱 바닥의 꼬집음과 해제를 통하여 평가할 수 있는 것은?

a. 피부 통증
b. 말초관류
c. 체온
d. 피부 팽압

Fill in the Blank

1. 피부의 세 가지 주요층은 _______________, _______________, 그리고 _______________이다.

2. 온도 조절에 주로 관여하는 땀샘은 _______________이며, _______________의 분비는 교감신경계통과 관련이 있다.

3. 기름샘(sebaceous glands)은 _______________이라고 불리는 물질을 분비한다.

4. 멜라닌이 작은 패치형태로 피부에 위치한 것을 _______________라 한다.

5. 간질환과 관련된 황달은 _______________의 누적된 결과로 발생한다.

6. 두피에 위치한 털주머니의 정상적인 수명은 대략 _______________이다.

[해답] Multiple Choice

1. a **2.** b **3.** c **4.** d **5.** b **6.** b

Fill in the Blank

1. 표피(epidermis), 진피(dermis), 피하근막(subcutaneous)
2. 샘분비샘(eccrine glands), 부분분비샘(apocrine glands)
3. 피부기름(sebum)
4. 주근깨(freckle)
5. 빌리루빈(bilirubin)
6. 3, 4년

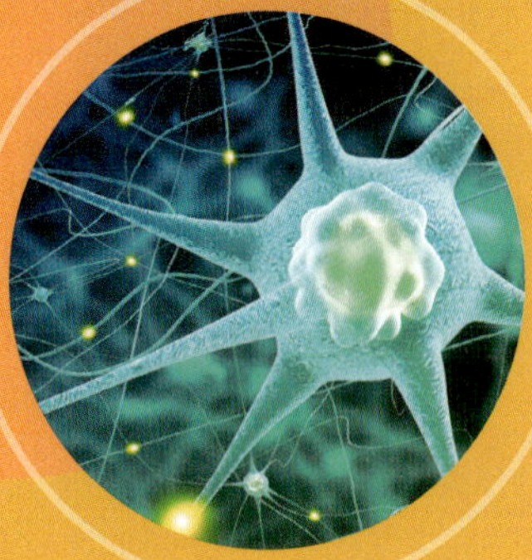

제8장

신경계통 (1)

초고속 정보 통신망

지금까지의 인체 여행에서, 우리는 도시를 구성하는 하부구조와 빌딩 블럭들, 그리고 지지시스템에 대해 살펴보았다.

이제 우리는 운반과 방어, 그리고 에너지전달시스템을 살펴보고자 한다. 유서깊은 도시와 같이 인체는 조절시스템을 가지고 있으며, 그 시스템은 인체의 구성요소를 감시하면서 필요할 때마다 적절한 수정을 가하여 인체의 모든 것이 유연하게 잘 이루어지도록 한다.

인체의 조절시스템은 특정한 감각의 도움을 받는 신경계통과 내분비계통으로 구성되며, 때로는 이해하기 어려운 다양하고 복잡한 기능을 수행한다. 인체의 조절시스템은 인체에서 일어나는 모든 과정들을 통제하므로 가장 복잡하고 생동적인 시스템이다.

신경계통 공부를 위한 여행을 좀 더 쉽게 하기 위해, 두 부분으로 신경계통을 나누고자 한다. 1부에서는 조절 사다리의 가장 아랫부분인 세포와 척수에서 시작하고자 하며, 2부에서는 뇌의 고위 조절기능에 중점을 두고자 한다.

THE

NERVOUS SYSTEM

THE INFORMATION SUPER HIGHWAY

Chapter

8

무엇을 학습할 것인가 LEARNING OUTCOMES

- 신경계통의 기본적인 운영원리와 구성요소를 열거하고 설명할 수 있다.
- 중추신경계통과 말초신경계통을 비교할 수 있다.
- 감각계통과 신경계통의 관계를 설명할 수 있다.
- 신경아교세포와 뉴런의 해부학 및 기능을 정의할 수 있다.
- 신경근 접합의 과정을 설명할 수 있다.
- 흥분성 세포, 활동전위, 등급 전위 및 신경 충동 전도뿐만 아니라 뉴런의 기능에 대해 정리할 수 있다.
- 화학적 시냅스와 전기적 시냅스의 차이점을 설명할 수 있다.
- 척수 의 외부 및 내부 해부학과 생리학에 대해 설명할 수 있다.
- 반사작용이 어떻게 작동하는지 설명할 수 있다.
- 신경과 척수의 일반적인 장애를 나열하고 설명할 수 있다.

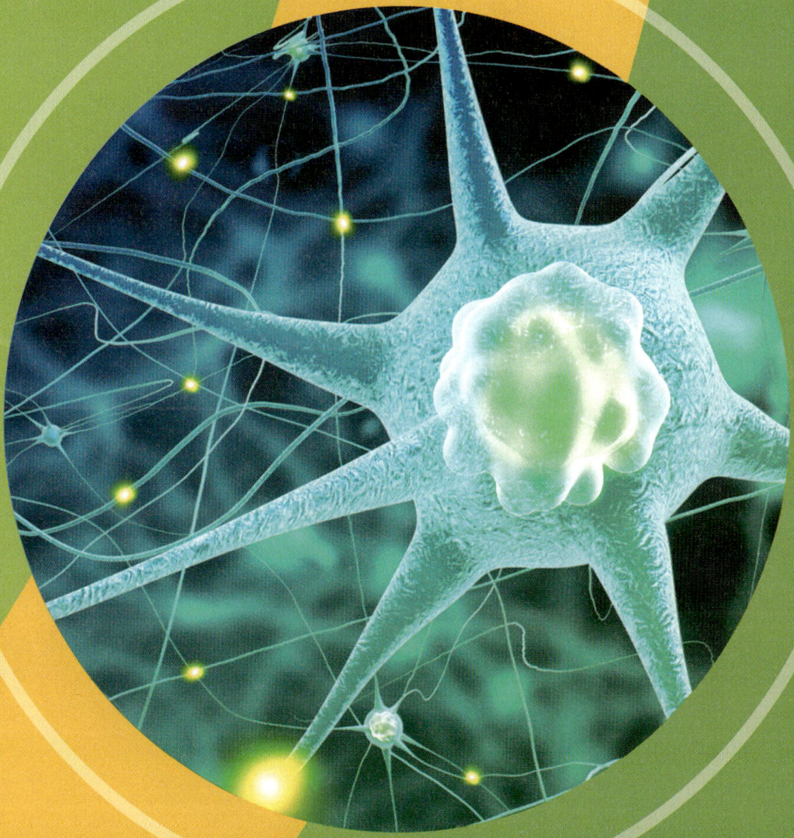

발음안내 *Pronunciation Guide*

이 장에서 다루어지는 중요한 단어의 발음

arachnoid mater [ah RACK noyd MAY ter]
astrocytes [ASS troh SITES]
axon [AK sahn]
cerebrospinal fluid [SER eh broh SPY nal FLOO id]
chemical synapse [KEH mih cull SIN aps]
commissures [KAHM ih shoorz]
dendrites [DEN drites]
dorsal root ganglion [DOR sal ROOT GANG lee on]
dura mater [DOO rah MAY ter]
ependymal cells [eh PEN deh mall]
epidural space [epp ih DOO rall]
ganglia [GANG lee ah]
glial cells [GLEE all]
gyri [JIE rie]
meninges [men IN jeez]
microglia [mie crow GLEE ah]
myelin [MY eh lin]
neuroglia(glial cells) [noo ROG lee uh]
nodes of RANvier [ron vee AYE]
oligodendrocytes [AH li go DEN droe sites]
pia mater [PEE ah MAY ter]
plexus [PLECK sus]
Schwann cells [SHWAN sells]
somatic nervous system [so MAT ick]
spinocerebellar tract [SPY no ser eh BELL ar]
spinothalamic tract [SPY no THAL uh mic]
subarachnoid space [SUB ah RACK noyd]
subdural space [sub DOO ral]
sulcus [SULL cus]
vesicles [VES ih kuhl]

구성 Organization

먼저 모든 구성요소가 서로 어떻게 연결되어 있는지를 보여주는 전체적인 시스템 개요부터 소개하고자 한다.

신경계통의 구분과 작동원리 The Parts and Basic Operation of the Nervous System

신경계통은 컴퓨터에 비교될 수 있다. 정보가 키보드, 마우스, 터치 스크린, 음성 인식, 인터넷 연결 등 다양한 도구에 의해 컴퓨터로 입력되듯이 인체에도 정보의 입력을 담당하는 감각이 존재한다. 이것은 뇌에 대한 감각 입력과 유사하다. '뇌'는 하드 드라이브(장기기억, long-term memory), RAM(단기기억, short-term memory), 중앙처리장치(사고와 의사결정 담당) 등의 역할을 하는 기관으로 이뤄져 있다.

또한 컴퓨터의 출력장치(외부로의 연결)가 포트와 케이블을 통해 프린터, 액정 화면, 스피커와 연결되듯이 인체에도 정보의 출력을 담당하는 기관이 존재한다.

이 중에서 **중추신경계통**(central nervous system, CNS)은 일반적으로 뇌와 척수로 구분한다.

입력과 출력의 경로가 되는 **말초신경계통**(peripheral nervous system, PNS)은 뇌와 척수 이외의 모든 것이 해당된다. 신경계통 가지의 조직은 〈그림 8-1〉에서 설명하였다.

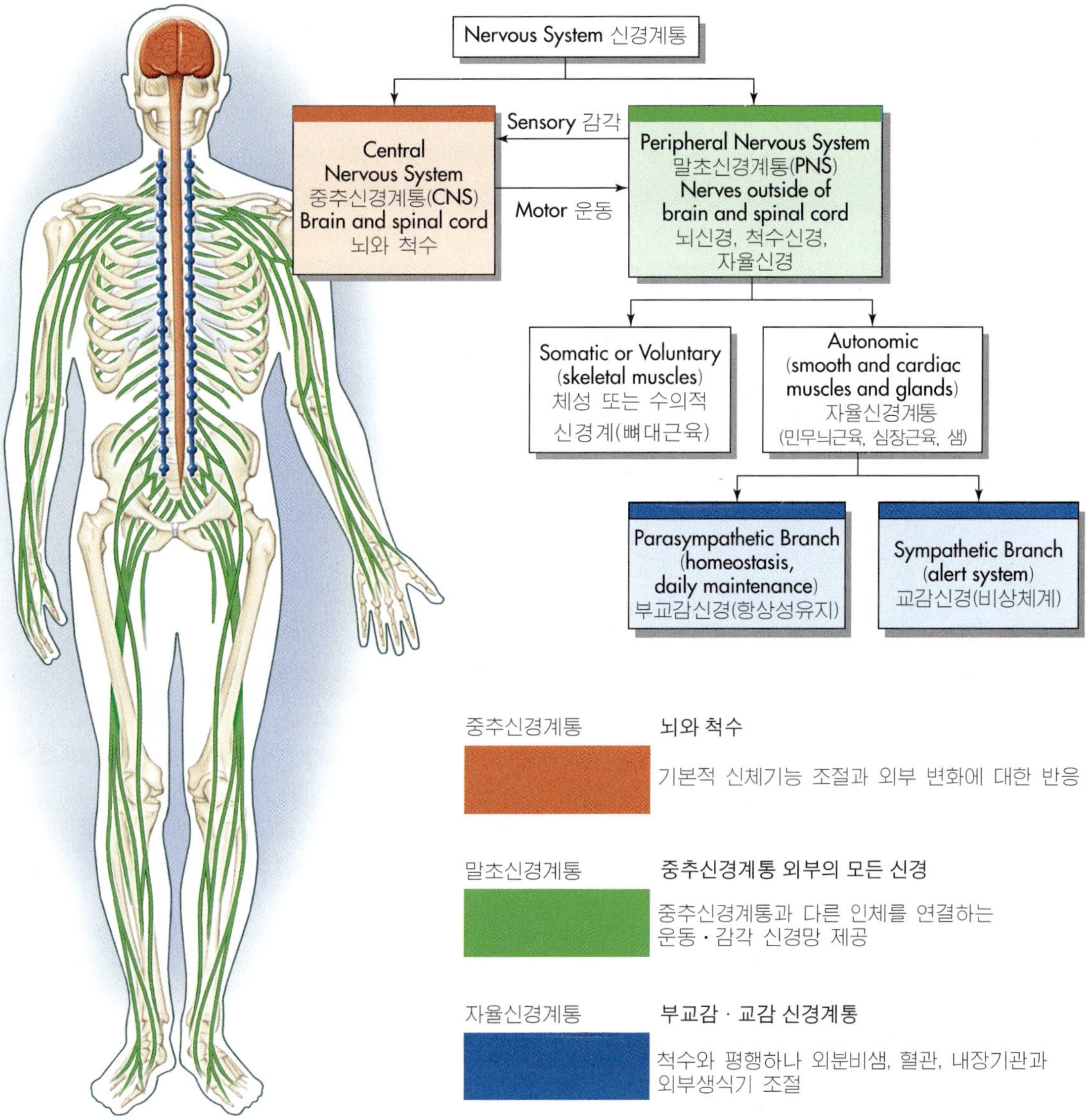

〈그림 8-1〉 신경계통의 조직구성

말초신경계통의 '입력장치'에 해당되는 **감각계통**(sensory system)은 외부환경에서 감각정보를 획득하여 중추신경계통으로 전달한다. 신경계통에 대한 자세한 내용은 11장에서 다룰 것이다. 감각계통에 의해 측정된 우리의 몸을 둘러싼 환경에 대한 정보는 뇌와 척수에 의해 조절되는 중추신경계통으로 전달된다.

뇌와 척수는 이를 과거의 경험으로 얻었던 정보와 비교하여 이 정보에 어떻게 반응할지 결정을 내린다. 뇌와 척수가 새로운 정보에 대처하기 위한 반응의 종류를 결정하고 나면, 출력 부분이 활성화되어 뇌와 척수의 명령을 수행한다.

놀라운 사실 AMAZING FACTS

총알보다 빠름 Faster Than a Speeding Bullet

말 그대로 신경계통은 자극에 매우 빠르게 반응해야 한다. 뜨거운 스토브에서 손을 떼거나 차 앞에서 물체가 나타났을 때 브레이크를 밟는 속도를 생각해 본다. 신경 충동은 매우 빠르게 움직일 수 있다. 일부 뉴런의 속도는 시속 200마일(321 km)에 근접한다. 반면에 총알은 시속 2,000마일(3,218 km)을 이동할 수 있다.

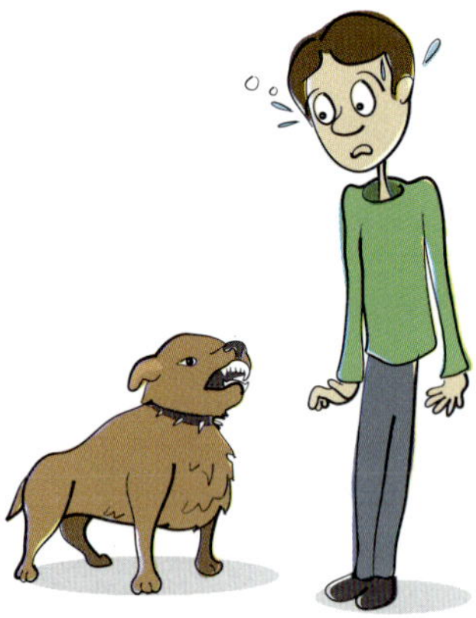

운동계통(motor system)이라고 부르는 출력부분은 모든 근육(뼈대근육, 심장근육, 민무늬근육)과 분비샘에 명령을 전달하고 새로운 정보에 대해 어떻게 반응할지를 알려준다. 운동계통은 뼈대근육 조절과 수의적 운동을 담당하는 **체성신경계통**(somatic nervous system), 그리고 민무늬근육과 심장근육의 다양한 분비샘을 조절하는 **자율신경계통**(autonomic nervous system)으로 구분된다. 다시 자율신경계통은 **부교감신경계통**(parasympathetic nervous system)과 **교감신경계통**(sympathetic nervous system)으로 구분된다. 부교감신경은 '휴식과 소화상태(resting and digesting)', 즉 정상적인 인체기능을 담당한다. 반면에, 교감신경은 인체의 비상시스템으로서 '싸움–도피(fight-or-flight)'와 같은 반응시스템으로 알려져 있다.

신경계통의 각 부분은 떨어져 있으나, 상황을 파악하고 이에 대해 적절히 반응할 수 있도록 잘 연결되어 있으며, 평생 동안 쉬지 않고 활동한다. 비우호적인 개와 마주쳤을 때 갑작스런 혈압강하, 혹은 아주 심한 교통사고와 같은 상황은 자칫 생명을 위협할 수 있지만 개미가 발에서 기어가거나 손이 닿을 수 없는 곳으로 연필이 떨어지는 것은 쉽게 무시할 수 있다. 신경계통은 인체와 관련된 모든 일들을 점검해서 반응의 종류를 결정한다.

응용과학 APPLIED SCIENCE

신경계통의 활동 THE NERVOUS SYSTEM IN ACTION

실제 예를 들어 살펴 보면, 신경계통의 조직에 대하여 이해하기 더 쉽다. 당신은 친구의 집으로 차를 몰고 간다. 그녀의 집 통로에 발을 디디면 큰 개가 당신을 향해 짖고 으르렁거리며 현관 계단을 뛰어 내려온다. 말초신경계통(PNS)은 새로운 자극에 대해 다음과 같은 정보를 수집한다. 무서운 대형 개, 차까지의 거리, 도움을 받을 수 없는 상황. 정보는 척수와 뇌로 들어가 몇 가지 결정을 내린다(중추신경계통, CNS). 당신은 위험에 처해 있으니, 뭔가를 해야 한다고. 이때 뇌와 척수는 자율신경을 통해 지시를 보낸다. 말초신경계통(PNS)은 행동을 준비하기 위해 장기에 전달하고, 심박수, 혈압 및 호흡수가 모두 상승하며 땀이 나기 시작한다. 더 많은 혈액이 뼈대근육과 심장으로 전달되어 충분히 반응할 준비가 된다. 이것은 모두 무의식적이며 의식적으로 통제할 수 없음을 의미한다.

신경계통은 당신이 거기에서 빠져나갈 수 있도록 뼈대근육을 준비시킨다 (이 싸움–도피 반응은 나중에 더 자세히 설명). 두려움을 제어할 수 있다면 그 상황에서 천천히 물러나야 하고, 무섭고 겁이 나면 최대한 빨리 마당에서 뛰쳐나온다. 어느 쪽이든, 피부와 자존심이 손상되지 않은 상태에서 위험을 벗어날 수 있기를 바란다.

신경조직 Nervous tissue

신경계통은 신경조직으로 이루어져 있으며, 신경조직은 신경세포(neuron)와 신경아교(neuroglia)로 구성된다.

신경아교 Neuroglia

신경아교(neuroglia) 또는 **아교세포**(glial cell)는 신경계통의 기능을 담당하는 신경조직의 특수한 세포이다. 사실, glial은 '아교'를 의미한다. 중추신경계통에는 네 종류의 아교세포가 있다.

neuroglia *(noo ROG lee uh)*
glial cells *(GLEE all sells)*

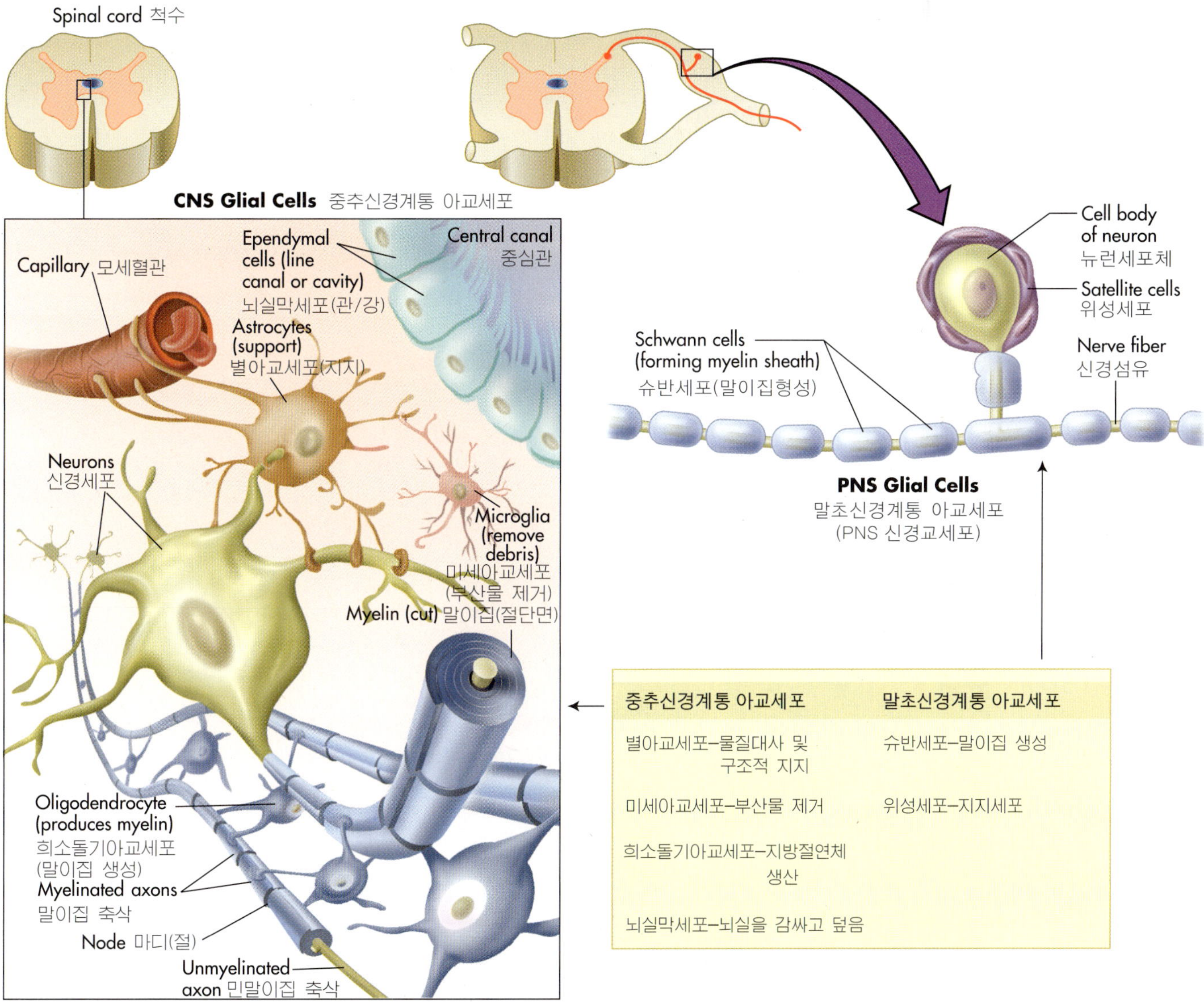

중추신경계통 아교세포	말초신경계통 아교세포
별아교세포–물질대사 및 구조적 지지	슈반세포–말이집 생성
미세아교세포–부산물 제거	위성세포–지지세포
희소돌기아교세포–지방절연체 생산	
뇌실막세포–뇌실을 감싸고 덮음	

〈그림 8－2〉 아교세포의 종류와 기능

astrocytes *(ASS troh SITES)*
astro = 별
cyte = 세포
microglia *(mie crow GLEE ah)*
ependymal cells *(eh PEN deh mall)*
oligodendrocytes *(AH li go DEN droe sites)*
aligo = ~거의없는
dendro = 가지를
myelin *(MY eh lin)*
Schwann cells *(SHWAN sells)*

별아교세포(**성상교세포**, astrocyte)는 지지세포로서 대사작용을 담당하며, **미세아교세포**(microglia)는 미생물을 공격하고 불순물을 제거할 수 있다. **뇌실막세포**(ependymal cell)는 상피세포의 역할을 담당하여 빈 공간(뇌실)을 덮고 있으며, **뇌척수액**(erebrospind fluid)을 생성한다. **희소돌기아교세포**(oligodendrocyte)는 신경 섬유를 함께 잡고 **말이집**(수초, myelin; 신경 섬유의 축삭을 감싸는 피막)이라고 하는 지질 절연체를 만든다. 이에 대해서는 뒤에서 자세히 설명할 것이다.

말초신경계통에는 두 종류의 아교세포가 있는데, **슈반세포**(schwann cell)는 말초신경계통의 말이집을 생성하며, **위성세포**(satellited cell)는 지지세포가 된다.

〈그림 8-2〉는 중추신경계통의 척수 단면과 네 종류의 신경아교세포를 보여준다.

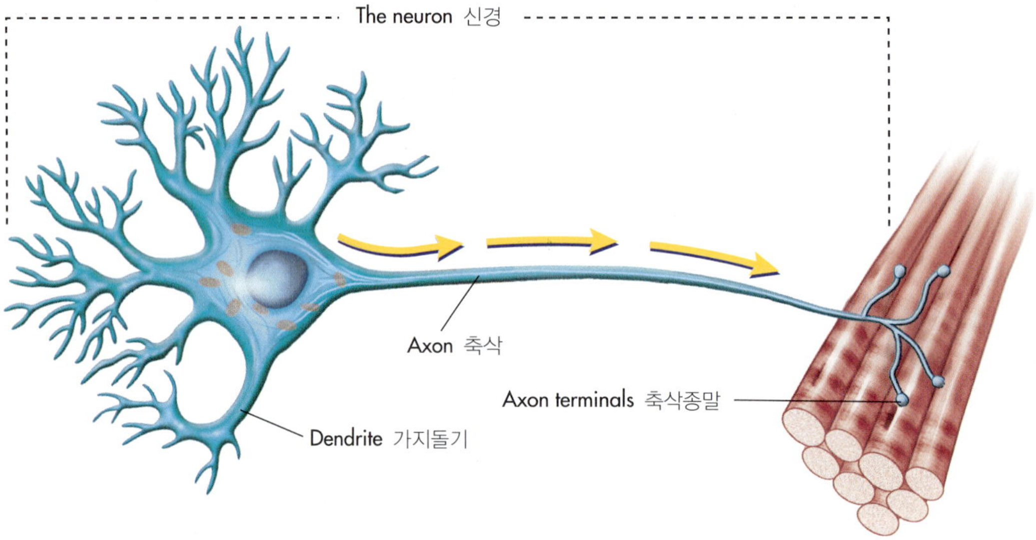

A. 뼈대근육에 연결된 뉴런

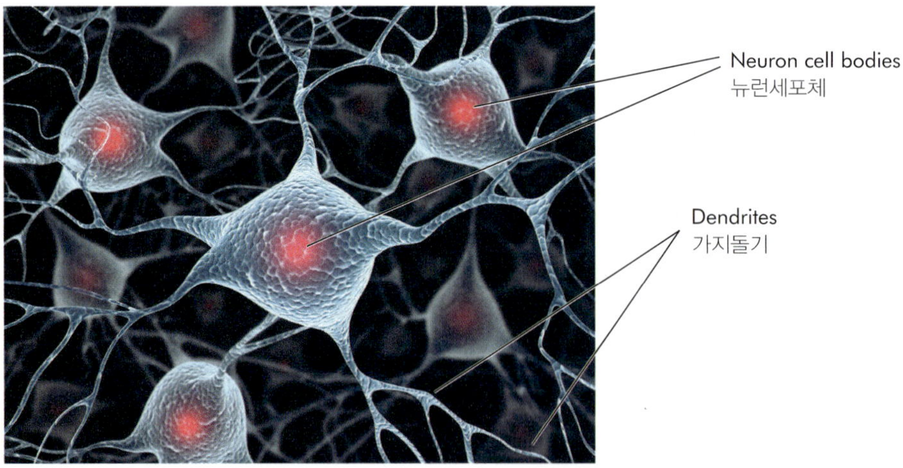

B. 연합신경세포 또는 사이신경세포

〈그림 8－3〉 뼈대근육과 신경의 연결

신경세포/뉴런 Neurons

신경아교세포(Neuroglial cell)는 빈 공간을 덮거나 또는 구조물을 지지 · 보호하면서 신경계통을 유지하기 위한 모든 활동을 수행한다. 그러나 어떠한 신경아교세포도 스스로 외부 환경을 파악하거나, 의사결정 및 명령을 내릴 수는 없다.

신경계통의 모든 조절기능은 **뉴런**(neuron)이라고 하는 신경세포가 수행한다. 뉴런은 다소 이상한 모양으로 보이는 굉장히 많은 가지(branches)를 가지고 있다(그림 8-3 참조).

뉴런의 각 부위는 특수한 기능을 담당한다. 세포체의 **가지돌기**(dendrite)는 다른 세포나 환경에서 정보를 받아들이고, **신경체**(neuron body)는 신호를 생성하여 다른 세포에 보내고, 세포의 기본적인 대사 과정을 수행한다. 이러한 신호는 세포체를 떠나 **축삭종말**(axon terminal)에 도달할 때까지 축삭을 따라 이동한 다음, **시냅스 틈새**(synaptic cleft)라고 하는 작은 틈을 통과한 후 수용 세포에 연결된다.

dendrites *(DEN drites)*
axon *(AK sahn)*

synapse *(SIH naps)*

축삭종말과 정보를 받는 세포의 결합을 **연접**(synapse)이라고 한다. 만약 정보를 받는 세포가 뼈대근육이라면, 〈그림 8-3B〉에서 볼 수 있듯이 이러한 연접을 **신경근연접**(neuromuscular synapse) 혹은 **신경근접합**(neuromuscular junction)이라고 한다.

뉴런은 구조와 기능에 의해 구분될 수 있다. 구조적 관점에 따르면, 뉴런은 하나의 축삭과 하나의 가지돌기를 가진 것(**두극**, bipolar), 하나의 축삭과 많은 가지돌기를 가진 것(**뭇갈래극**, multipolar), 또는 하나의 가지는 중추와 말초 방향으로 갈라지는 것(**단극**, unipolar) 등이 있다.

기능적인 분류로는 **감각신경**(sensory neuron)으로 알려진 **들신경세포**(afferent neuron), **운동신경**(motor neuron)으로 알려진 **날신경세포**(efferent neuron)가 있다. 〈그림 8-3B〉에서 볼 수 있듯이 뉴런은 **중간뉴런**(interneuron) 혹은 **연합뉴런**(association neuron)이라고 하는 뉴런들 사이로 정보를 전달한다.

interneurons
(연합신경세포)
(in ter Noo rons)

뉴런의 활동

흥분성 세포 Excitable cells

뉴런은 **흥분성 세포**(excitable cell)로, 쉬는 동안 전하(電荷, electrical charge; 전자기장 내에 전기를 일으키는 원인)를 운반한다. 전하가 세포막을 통과하면 미세한 전류가 발생한다(전기는 전하가 한 곳에서 다른 곳으로 이동하는 움직임일 뿐이다). 뉴런 이외에 흥분성 세포로는 근육세포, 샘세포(gland cell)가 있지만, 뉴런은 미세한 전류를 통해 정보를 주고 받는다. 뉴런이 전기를 전달하는 방법은 신비로울 정도다. 뉴런은 작은 배터리 모형과 같아서 세포막의 투과도를 변화시킴으로써 전류를 쉽게 생성할 수 있다.

활동전위 Action Potential

세포가 재분극이 되기 전까지는 다른 자극을 받아들일 수가 없는데, 이를 불응기(refractory period)라고 한다. 이와 같이 세포의 투과도가 변화하는 전체적인 과정과 이것으로 인한 세포 안팎 전하의 변화를 **활동전위**(action potential)라고 한다.

뉴런의 활동전위는 신경 자극으로 알려져 있으며 신호가 세포 간 통신을 위해 이동할 수 있도록 한다. 다른 세포에서 활동전위는 뼈대근육 및 심장근육 수축 또는 인슐린 방출과 같은 세포 내 과정을 활성화 할 수 있다.

활동전위의 개념을 좀 더 이해하기 위해서는 〈그림 8–4〉를 참조한다.

휴식 시 뉴런은 휴식전위라고 하는 일정한 음전하를 띠고 있다. 또한, 셀은 음전하 때문에 분극화되었다고 한다. 뉴런이 자극(흥분)되면 세포막의 소듐 통로가 열린다. 이것은 소듐 이온(Na^+)이 세포막을 가로질러 이동할 수 있도록 한다. 이때 소듐 이온은 양전하를 띠기 때문에 소듐이 더 많이 들어갈수록 세포는 양전하를 띠게 되며, 뉴런이 덜 음성이 되기 때문에 세포는 **탈분극**(depolarization)을 겪는다.

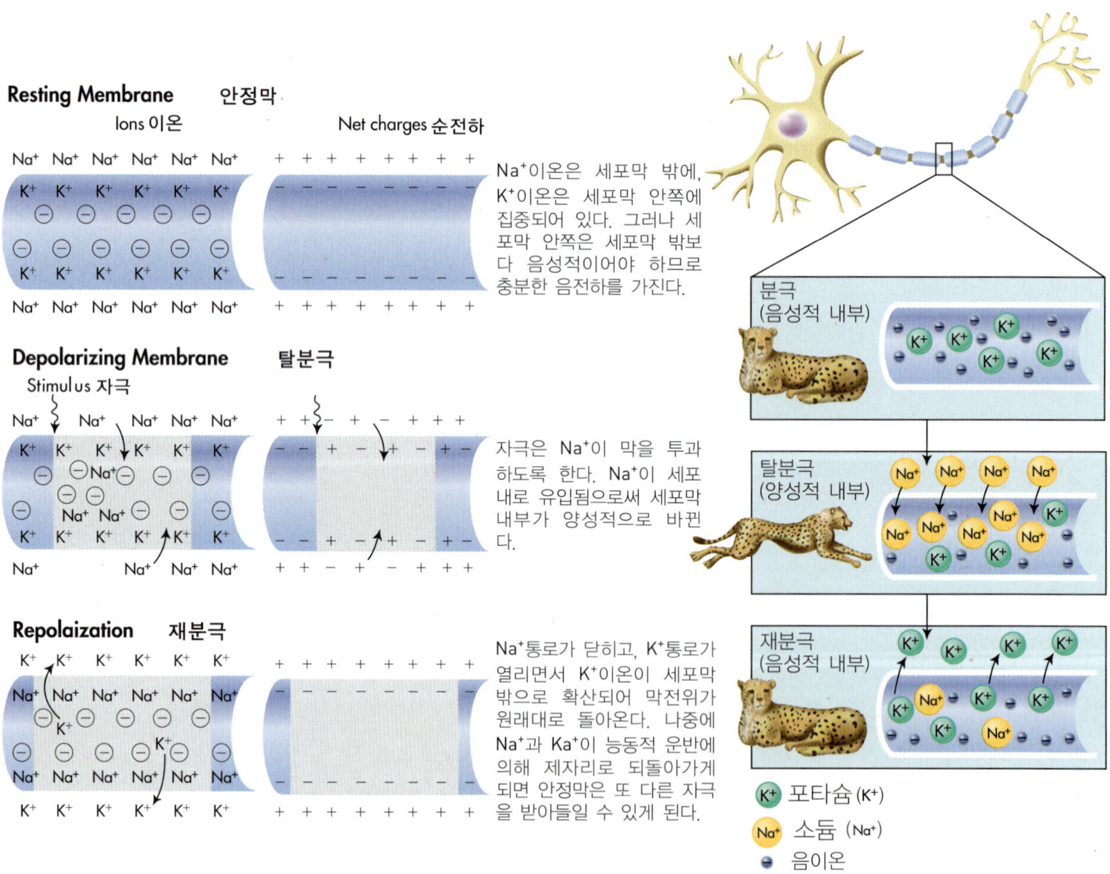

〈그림 8 – 4〉 탈분극과 재분극

더 많은 소듐 이온이 들어갈수록 소듐 이온이 보다 더 쉽게 들어간다. 이로 인해 세포가 더욱 탈분극화 된다. 점점 더 많은 이온이 들어가도록 하는 이러한 행위를 양성되먹임(positive feedback loop)이라고 한다. 슈퍼마켓의 자동문이 저절로 닫히듯이 100분의 1초도 되지 않아 소듐 통로의 문이 닫힌다.

이것은 양성되먹임을 차단한다. 거의 동시에 세포막의 포타슘 통로에 있는 문이 열린다. 역시 양성인 포타슘(K^+)은 세포를 떠나 양전하를 띠게 된다. 세포 내부는 다시 더 부정적이 되어 결국 휴식으로 돌아간다. 이것은 음성되먹임(negative feedback loop)의 예인 **재분극**(repolarization)이다(그림 8-4 참조).

소듐 이온(Na^+)이 세포 안팎으로 이동하면 전하를 생성하는 이온 흐름이 생성된다. 때때로 세포는 휴식 상태일 때보다 과잉(overshoot)되어 더 음이 된다. 그런 다음 세포가 **과분극**(hyperpolarized)된다(이 과분극은 종종 후전위라고 불린다.).

결국 세포는 휴식 상태로 돌아간다. 그 후 세포는 완전히 재분극 되고(휴식 전위로 돌아가고) 세포막 양쪽의 Na^+ 및 K^+ 농도를 보정할 때까지 다른 자극을 받아들일 수 없게 된다.

단계적 전위 graded potentials

신경은 전기를 발생하여 보내거나 받아들여서 신호를 해석하는 능력을 가지고 있다.

이것이 어떻게 작동되는지 이해하기 위해 벽에 액자를 걸기 위해 망치질을 하다가 실수로 엄지손가락을 찧게 된 경우를 생각해 보자. 망치로 맞은 엄지손가락의 가지돌기(dendrites in your thumb)를 자극하여 탈분극이 된다.

만약에 손가락을 가볍게 쳤다면, 세포는 매우 적은 자극을 받을 것이고 탈분극이 크게 일어나지 않을 것이다(그러므로 고통도 그렇게 크지는 않을 것이다).

그러나 손가락을 매우 강하게 쳤다면, 세포의 탈분극도 매우 커질 것이다(고통 또한 매우 클 것이다). 이때 발생한 전류(통증)를 **단계적 전위**(graded potential)라고 한다.

응용과학 APPLIED SCIENCE

까치복 FUGU

복어(puffer fish)의 일종인 푸구(fugu)는 잘못 먹으면 죽을 수도 있지만 일본에서는 별미로 여긴다. 복어는 안전하게 먹을 수 있도록 인증된 복어 요리사가 요리를 제공할 수 있다. 복어 조직에는 독극물인 테트로도톡신(TTX)을 함유하고 있어 소듐 통로를 차단하여 소듐이 세포로 들어가는 것을 막는다. TTX에 노출된 세포는 탈분극할 수 없다. 따라서 뉴런은 활동전위를 발화할 수 없다. 따라서 부적절하게 준비된 복어를 섭취하면 신경이 마비되며, 증상은 섭취 후 15분에서 20시간 이내에 마비로 발전한다. 치료하지 않으면 증상 발병 후 4~6시간 내에 사망할 수 있다.

임상적용 CLINICAL APPLICATION

다발성 경화증 Multiple sclerosis

다발성 경화증(Multiple sclerosis, MS)은 중추신경계의 말이집에 생기는 질병으로, 다발성 경화증 환자는 인체의 여러 부위에서 말이집이 파괴된다. 말이집이 없는 부위는 자극의 전도가 느려지거나 불가능해진다. 전선의 피복이 벗겨지거나 절연체가 아예 없다고 상상해 보라.

손상된 말이집의 부위에 따라, 환자마다 다발성 경화증의 증상이 다르게 나타난다. 그러나 대부분은 시력, 균형, 말하기나 움직임에 어려움을 느낀다. 다발성 경화증은 여성에게 더 빈발하고, 50세 이하에서 흔하게 진단된다.

단계적 전위의 세기는 세포의 흥분 정도를 결정하며, 강한 자극은 약한 자극의 경우보다 큰 탈분극을 일으키게 된다.

많은 감각세포들은 단계적 전위에 의해 활동하며, 이것은 중추신경계가 외부 환경의 변화 정도를 알게끔 해준다.

가지돌기는 탈분극을 감각신경의 세포체로 전달하는데, 만약 자극이 충분히 크다면 세포체는 활동전위를 일으킨다. 활동전위와 단계적 전위의 차이점은 활동전위가 실무율(all or none)을 따른다는 것이다. **실무율**이란 한 번 활동전위가 시작되면 항상 같은 크기이고 함께 종료되는 것으로, 역치 이하의 자극에서는 전혀 반응하지 않지만, 자극이 역치에 도달하면 최대의 반응을 나타내는 것을 의미한다.

단계적 전위와 달리 작거나 큰 활동전위는 없다. 어떤 활동전위가 생성되면 세포체에서 축삭종말로 이동하는데, 이러한 이동을 **자극전도**(impulse conduction)라고 한다.

자극전도 Impulse conduction

축삭을 따라가는 자극의 전도속도는 두 가지 특성, 즉 말이집(myelin) 유무와 축삭의 직경에 의해 결정된다. 미엘린(myelin)은 중추신경계(CNS)의 희소돌기아교세포(oligodendrocyte)와 말초신경계(PNS)의 슈반세포(schwann cell)에 의해 형성된 지질(lipid) 및 단백질(protein) 절연체 또는 외피이다.

해부된 뇌에서 말이집(myelinated) 축삭은 희게 보이고, 중추신경계에서 민말이집(unmyelinated) 축삭은 세포체와 같이 회색으로 보인다. 그래서 우리는, '백색질(white matter)'은 축삭으로 이루어져 있고 '회백색질'은 세포체로 이루어져 있다고 말한다.

희소돌기아교세포나 슈반세포의 세포막은 붕대와 같이 축삭을 감싼다. 말이집과 말이집 사이에 있는 미세한 벗겨진 부위는 **랑비에 마디**(nodes of Ranvier)라고 한다(그림 8-5 참조).

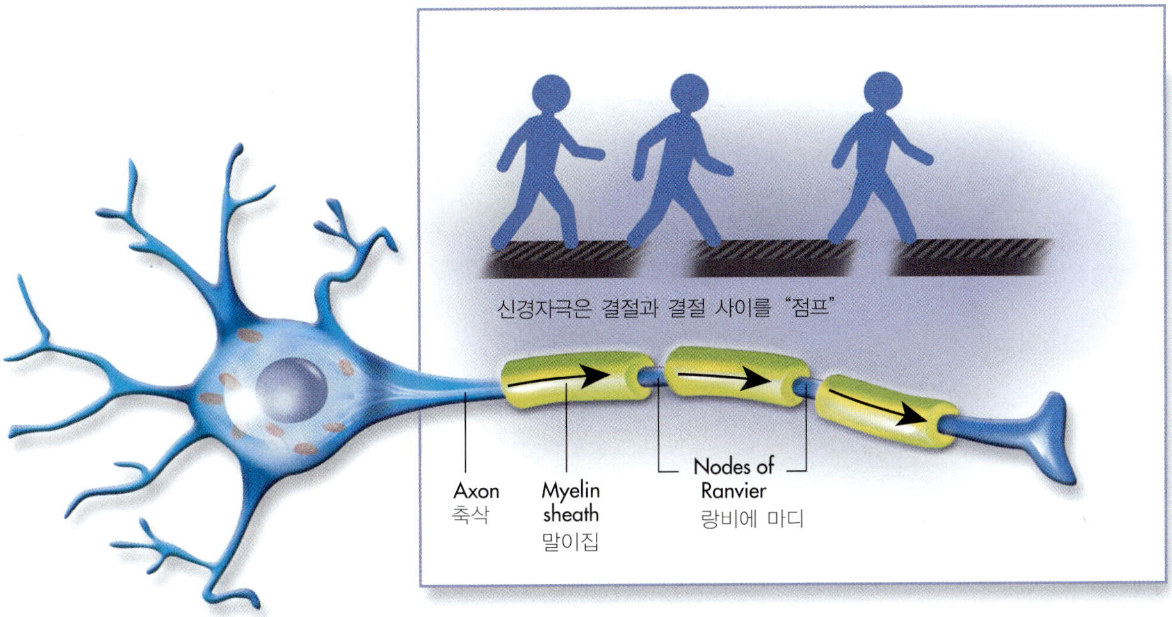

〈그림 8－5〉 말이집 축삭을 통한 자극 전도

말이집에 싸여 있는 축삭을 '말이집 축삭'이라고 부른다. 말이집 축삭은 활동전위를 축삭의 아래쪽으로 빠르게 전달한다. 소듐 이온은 축삭(axon) 돌기에 들어갈 때 사용한 통로(문)를 통해 다시 누출될 수 있다. 이러한 누출은 전도율을 느리게 한다.

반면에 말이집 축삭에서는 랑비에 마디에 있는 소듐 통로만이 열려서 축삭의 아래쪽으로 활동전위를 전달하는데, 이온들은 수용성이고 말이집은 지방이기 때문에, 말이집은 이온들이 통로를 통해 통과할 수 없게 한다(전하는 지방을 통과할 수 없다는 것을 기억할 것). 대신 소듐 이온은 마디(node, 결절)에만 들어갈 수 있다. 이때 열린 통로에서 말이집이 있는 축삭 부분으로 빠르게 이동하는데, 이는 소듐 이온이 밖으로 누출되는 것을 방지한다. 따라서 활동전위는 축삭의 길이를 따라 천천히 속도를 잃기보다는 마디 사이에서 속도를 높여(결절 전달) 축삭을 '지퍼로 잠그는(zip)' 것처럼 보인다. 이러한 유형의 전도를 **염전도**(saltatory conduction)라고 한다. 공항에서 빠르게 이동하기 위한 무빙워크처럼 염전도의 통로 섹션 사이의 '마디' 또는 공간은 소듐이 중앙 홀을 타고 빠르게 이동할 수 있도록 한다.

축삭 직경 Axon Diameter

축삭 돌기의 직경은 활동전위 흐름의 속도에도 영향을 미친다. 놀이터나 장애물 코스와 같이 두 개의 다른 파이프를 통해 움직이는 것을 생각해 보면 이해가 될 것이다.

하나의 파이프는 지름이 0.5m(2피트 미만)여서 파이프를 통해 이동하려면 기어가야 하지만, 다른 파이프는 직경이 2m(6피트 이상)이다. 대부분의 사람들은 여유 공간이 있는 이 파이프에 서 있을 수 있다. 어느 여행이 더 빠를까? 두말할 필요없이 큰 직경의 파이프를 통하는 것이다. 이온의 경우 축삭은 본질적으로 파이프와 같은 것이므로 축삭 돌기가 넓을수록 더 많은 방 이온이 그들이 들어갔던 통로에서 더 멀리 이동해야 하므로 더 적은 수의 방 이온이 다시 누출된다.

말이집 형성과 큰 직경의 조합은 속도에서 큰 차이를 만든다. 작고 말이집이 없는 축삭은 초당 0.5m만큼 낮은 속도를 갖는 반면, 직경이 큰 말이집이 있는 축삭은 초당 100m만큼 빠를 수 있다. 이는 200배나 빠른 속도이다.

연접/시냅스는 어떻게 작용하는가? How Synapses Work

뉴런이 서로 교통(communicate)하는 것은 연접(synapse)에 의한 것으로, 한 뉴런에서 다른 뉴런으로 메시지를 보내기 위해서 활동전위가 생성되어 축삭종말(axon terminal)로 전달된다.

화학적 시냅스/연접 CHEMICAL SYNAPSES

자극이 축삭종말에 도달하면 종말은 탈분극되고 소듐 통로가 열려서 소듐 이온이 세포 내로 들어온다. 유입된 세포 내 소듐은 축삭종말의 변화를 가져온다. 즉, 축삭종말에는 **소포**(vesicle)라고 부르는 작은 주머니들이 있는데, 세포 내로 소듐이 유입되면, 세포외 배출(exocytosis)에 의해 소포 내에 있는 물질들을 유리시킨다. 이러한 소포들 안에는 **신경전달물질**(neurotransmitters)들이 가득 들어 있다.

신경전달물질은 시냅스(연접)를 통과하여 뉴런에서 시냅스 후 뉴런(postsynaptic neuron)에 신호를 전달한다. 신경전달물질은 시냅스 후 뉴런과 결합하여 이온통로를 개방하거나 폐쇄한다.

일부 신경전달물질은 수신 세포(receiving cell)를 자극하고 일부는 수신 세포를 과분극(hyperpolarize) 시킨다. 예를 들어 엄지손가락이 망치에 맞은 경우에 신경전달물질은 척수로 유리되어 통증 뉴런을 흥분시키고, 이어서 시냅스 후 뉴런을 흥분시켜서 엄지손가락의 정보를 뇌에 전달한다.

화학 물질은 신호를 보내는 데 사용되기 때문에 최종 단계는 화학 물질 정화이다. 신경전달물질이 연접(synapse)에서 제거되지 않으면 시냅스 후 뉴런과 계속 결합되어 있게 된다. 이와같은 제거과정은 불활성화 물질을 통해 일어난다. 예를 들면, 아세틸콜린(Acetylcholine, ACh)이라는 신경전달물질은 아세틸콜린에스테라아제(Acetylcholinesterase)라는 분해효소에 의해 불활성화된다.

끝의 'ase'는 물질을 의미하는데, 이 경우 아세틸콜린을 분해하는 효소를 의미한다.

신경전달물질을 이용한 정보의 전달방식을 **화학적 시냅스**(chemical synapse)라고 부르는데, 이는 화학물질(신경전달물질)을 통해 뉴런 사이에 정보를 전달하기 때문이다(그림 8–6 참조).

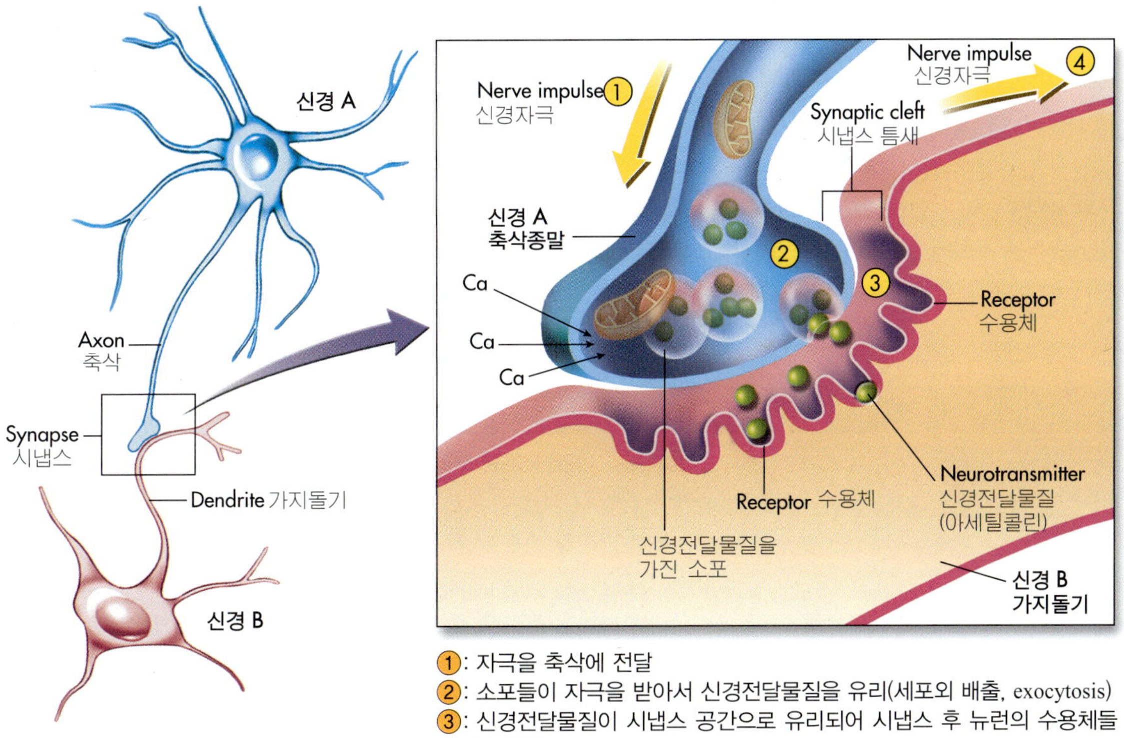

①: 자극을 축삭에 전달
②: 소포들이 자극을 받아서 신경전달물질을 유리(세포외 배출, exocytosis)
③: 신경전달물질이 시냅스 공간으로 유리되어 시냅스 후 뉴런의 수용체들과 결합
④: 자극이 가지돌기를 따라 이동

〈그림 8－6〉 화학적 시냅스

전기적 시냅스 ELECTRICAL SYNAPSES

어떤 세포가 정보를 전달할 때 화학물질을 필요로 하지 않는 시냅스(연접)를 전기적 시냅스(electrical synapse)라고 한다. 전기적 시냅스에서 세포들은 자유롭게 정보를 전달하는데, 그들이 가지고 있는 **간격접합**(gap junction)이라는 특수한 연결 때문이다.

이러한 연결방식은 많은 종류의 흥분성 세포 사이에 존재하며, 심장근육섬유들의 사이원반(intercalated disc)이 그 예가 될 수 있다.

신경근접합 THE NEUROMUSCULAR JUNCTION

신경근접합은 화학적 시냅스의 하나로, 특히 운동계통의 기능에 매우 중요하기 때문에 '6장 근육계통'에서도 짧게 언급하였다. 신경근 접합은 체성(수의적) 운동뉴런과 뼈대근육 사이의 특수한 시냅스이다. 근육의 표면은 리간드(ligand gated)에 의해 열리는 소듐 통로로 밀집되어 있다.

리간드-개폐성 통로(ligand-gated channel)는 마치 자물쇠에 맞는 열쇠와 같이 수용체(receptor)에 어떤 분자물질이 결합하면 이 수용체의 일부분인 이온통로가 열리거나 닫히는 식으로 작동한다.

임상적용 CLINICAL APPLICATION

의학에서 화학적 시냅스 조작 MANIPULATING CHEMICAL SYNAPSES IN MEDICINE

화학적 시냅스에 대한 우리의 이해는 정신질환 치료를 위한 몇 가지 돌파구로 이어졌다. 오늘날 시장에 나와 있는 많은 약물은 시냅스를 수정하도록 설계되었다. 선택적 세로토닌 재흡수 억제제(SSRI)가 좋은 예로, 이러한 약물은 신경전달물질 세로토닌이 시냅스에서 제거되는 것을 방지하여 세로토닌이 수용 세포에 미치는 영향을 증가시킨다.

세로토닌은 기분 조절에 관여하는 것으로 시냅스 틈에 세로토닌이 많을수록 웰빙과 행복감이 배가 된다. 많은 항우울제, 강박관념 장애 및 항불안제는 SSRI이다. 〈표 8-1〉은 임상적으로 중요한 신경전달물질의 다른 예를 포함한다.

〈표 8-1〉 일반적인 신경전달물질

신경전달물질	위치	기능	설명
아세틸콜린 Acetylcholine	중추, 말초신경계통	대부분 흥분성이나 몇몇 내장효과기에서는 억제성	뼈대근육을 조절하고, 민무늬근육을 자극하며, 심장 근육을 억제함
노르에피네피린 Norepinephrine	중추, 말초신경계통	수용체에 따라서 흥분성 혹은 억제성	교감신경 자극의 경로 및 반응
에피네피린 Epinerphrine	중추, 말초신경계통	수용체에 따라서 흥분성 혹은 억제성	교감신경 자극의 경로 및 반응
세로토닌 serotonin	중추신경계통	대부분 억제성	체온, 감각인지, 감성, 수면 등의 조절과 관련된 경로에서 발견
엔돌핀 Endorphins	중추신경계통	대부분 억제성	통증을 유발하는 신경전달물질의 유리를 억제

임상적용 CLINICAL APPLICATION

생물학적 살상무기 BIOTERRORISM

만약 아세틸콜린에스테라아제의 작용을 억제하게 되면 아세틸콜린은 계속적으로 근육을 흥분시키고, 결국에는 마비에 이르게 만든다. 몇몇 살충제와 1995년 도쿄 지하철 테러사건으로 수백 명의 목숨을 위협한 신경가스 사린은 아세틸콜린 에스테라아제 억제제이다.

유기인산염은 중추신경계통, 신경근 접합부 및 직접적으로 호흡을 방해할 수 있는 효과가 있어 폐에서 분비물 증가 및 기관지 수축이 일어난다. 모든 아세틸콜린에스테라아제 억제제가 독극물은 아니며, 일부는 약물로 사용된다. 사린이나 유기인산염 살충제에 과잉 노출된 사람들은 호흡마비로 사망할 수 있다.

뼈대근육의 경우, 열쇠 역할을 하는 리간드(수용체에 결합하는 항체 · 호르몬 · 약제 등의 분자)는 신경전달물질인 아세틸콜린이다. 아세틸콜린은 운동 뉴런의 종말에서 유리된 후 뼈대근육 표면에 결합하여 소듐 통로를 열어 줌으로써 뼈대근육이 탈분극되도록 한다.

6장에서 언급하였듯이 이러한 탈분극은, 근육의 수축을 일으킨다. 모든 화학적 시냅스(연접)와 같이 신경근접합에서도 마지막에 필요한 신경전달물질의 제거과정은 아세틸콜린에스테라아제(acetylcholinesterase)가 담당한다.

척수와 척수신경 SPINAL CORD AND SPINAL NERVES

지금까지 우리는 신경계통의 세포와 조직에 대해 살펴보았다. 이제 자극이 신경계통으로 어떻게 전달되는지를 살펴보고자 한다.

외부 구조 External anatomy

척수(spinal cord)는 **큰구멍**(foramen magnum)부터 시작하여 두 번째 허리뼈(second lumbar, L_2) 척추까지 이어지는 척주 안의 빈 공간에 위치한다. 척수는 중추신경계통과 말초신경계통을 연결하는 매우 정교한 신경 정보 고속도로로 생각할 수 있다.

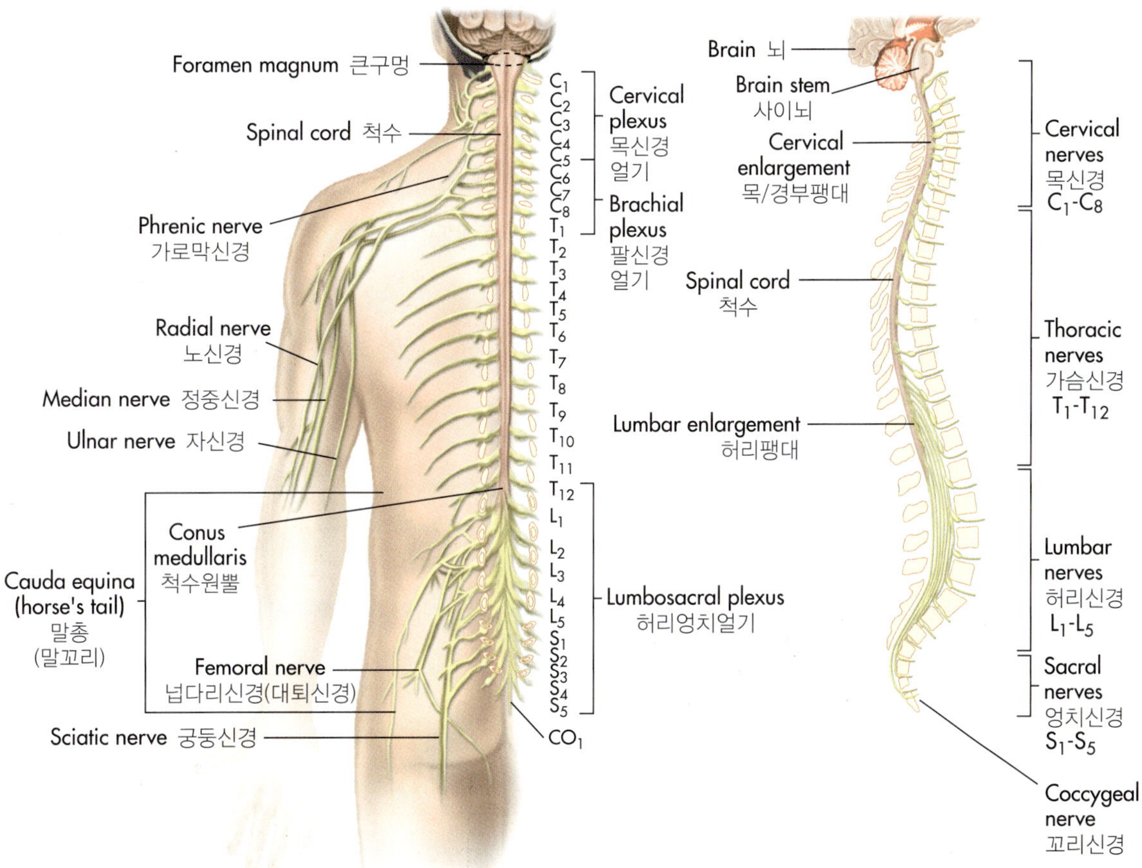

〈그림 8－7〉 척수

이것은 31개 부분으로 나뉘고, 각 부분에서 1쌍의 **척수신경**(spinal nerve)이 나온다.

척수분절과 척수신경의 명칭은 해당되는 척추뼈의 명칭과 동일하다. 척수는 두 번째 허리척추(L_2)에서 끝나며, 이 부위를 **척수원뿔**(conus medullaris)이라고 한다. 척수원뿔에 매달려 있는 것은 **말총**(cauda equina, 말꼬리)이다.

cauda = 꼬리
equina = 말
cerebrospinal fluid *(SER eh broh SPY nal FLOO id)*

말총은 노란 **뇌척수액**(cerebrospinal fluid, CSF)의 수조에 느슨하게 매달려 있는 꼬리신경(coccygeal nerve)에서 뻗어나온 L_2 척수신경의 가지이다. 척수에 있는 두 군데의 넓은 구역, 즉 목팽대(cervical enlargement)와 허리팽대(lumbar enlargement)에는 팔과 다리로 나가는 신경들이 위치한다.

뇌척수막 MENINGES

중추신경계통에서 뇌와 척수는 보호막으로 잘 싸여져 있는데, 이 막을 뇌척수막(meninges)이라고 한다. 뇌척수막의 역할은 뇌와 척수의 섬세한 구조를 둘러싸서 쿠션처럼 외부 충격을 흡수하여 뇌와 척수를 안전하게 보호하는 것이다.

pia mater *(PEE ah MAY ter)*
epidural space *(epp ih Doo rall)*
epi = 맨 위
subrarachnoid space *(SUB ah RACK noyd)*
subdural space *(sub DOO ral)*
sub = 아래에

가장 안쪽의 막은 중추신경계통의 신경조직에서 분리된 **연질막**(pia mater)인데, 이 막에는 뇌와 척수에 분포된 혈관들이 들어 있다.

뇌척수막 주변에는 여러 개의 공간이 있다. 경질막과 척주 사이에는 지방과 혈관으로 채워져 있는 **경질막밖공간**(epidural space)이 있다. 경질막과 거미막 사이의 **경질막밑공간**(subdural space)은 약간의 액체로 채워져 있고, 거미막과 연질막 사이의 넓은 **거미막밑공간**(subarachnoid space)은 뇌척수액으로 채워져 있다. 또한, 뇌척수액은 용해된 가스와 영양소뿐만 아니라 화학 전달 물질 및 노폐물을 운반할 수도 있다.

3개의 층은 모두 액체로 가득 채워져 있어서 머리뼈 · 척주와 함께 중추신경계통의 손상을 방지한다(그림 8-8 참조).

임상적용 CLINICAL APPLICATION

경(질)막밖 마취 EPIDURAL ANESTHESIA

분만이나 제왕절개 수술을 하는 경우에 종종 여성들은 경(질)막밖 마취를 받는다. 경(질)막밖 마취는 경(질)막 윗공간에 국소마취 주사를 하는 것으로, 주로 카테터를 통해 이루어진다. 이상적으로 경(질)막밖 마취는 여성들이 분만 시에 통증 없이 분만과정을 계속할 수 있게 한다. 때때로 스테로이드의 경(질)막밖 주입은 만성 요통을 가진 환자의 통증 경감과 염증치료를 위해 처방되기도 한다.

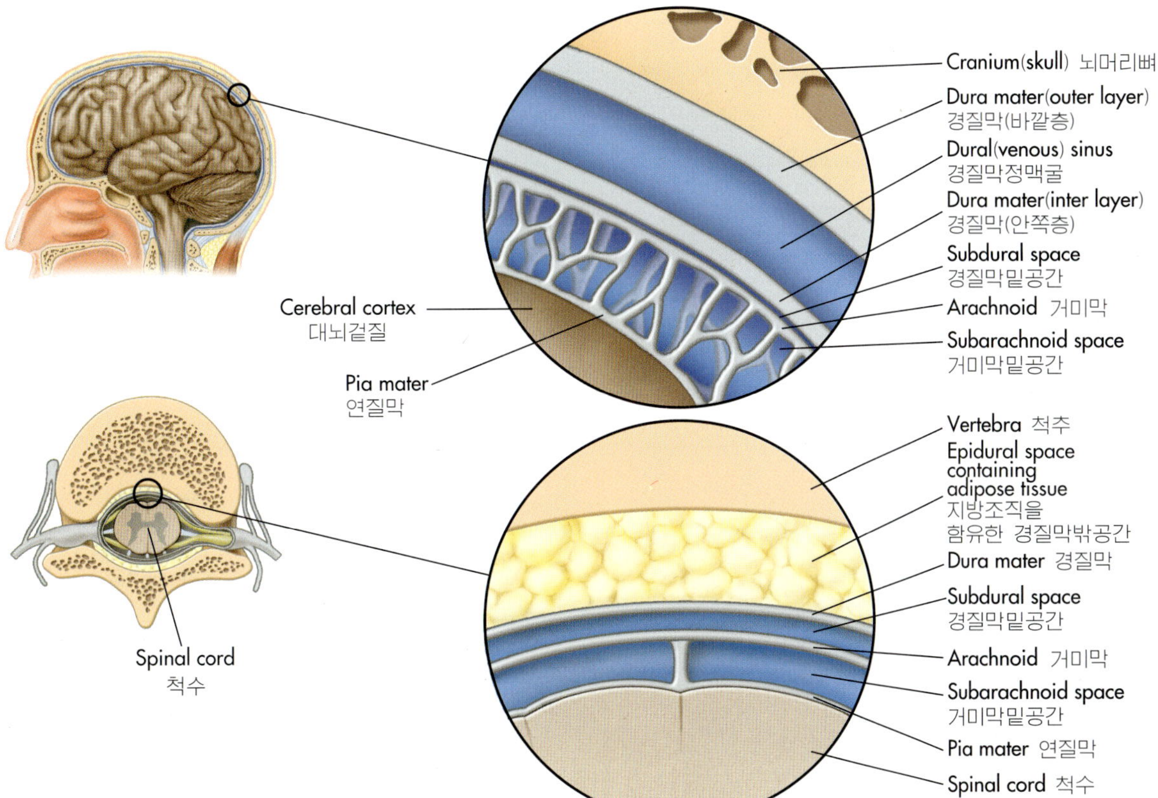

〈그림 8－8〉 뇌와 척수의 뇌척수막

학습 힌트 LEARNING HINT

방향지시 용어 DIRECTIONAL TERMS

척수에서는 기능이 위치와 연결되어 있기 때문에 방향성 용어인 전방, 후방, 등쪽 및 복부가 매우 중요하다. 일부 구조에는 앞뒤를 사용하고 다른 구조에서는 등쪽과 복부를 사용하여 혼동하기 쉽다.

사람의 경우 앞쪽이 복부이고 뒤쪽이 등쪽이다. 이름은 척수 뿌리를 제외한 모든 구조에 대해 서로 바꿔 사용할 수 있으며, 척수 뿌리(spinal root)는 항상 등쪽과 복부라고 한다.

척수의 내부 구조 Internal anatomy of the spinal cord

척수(spinal cord)는 앞쪽정중틈새(ventral median fissure)와 뒤쪽정중고랑(dorsal median sulcus)으로 구분된다. **틈새**(fissure)란 중추신경계 표면에 있는 깊게 패인 홈을 말하고, **고랑**(sulcus)은 얕게 패인 홈을 말한다(그림 8–9 참조).

척수의 내부는 백색질인 **섬유단**(columns)과 회색질인 **뿔**(horns)로 구성돼 있다. 뿔에는 세 종류가 있는데, 뒤뿔(dorsal horn)은 감각기능에 관여하고, 앞뿔(ventral horn)은 운동기능을 담당하며, 가쪽뿔(lateral horn)은 자율신경기능을 담당한다. 각 뿔에는 뉴런의 세포체가 위치해 있다.

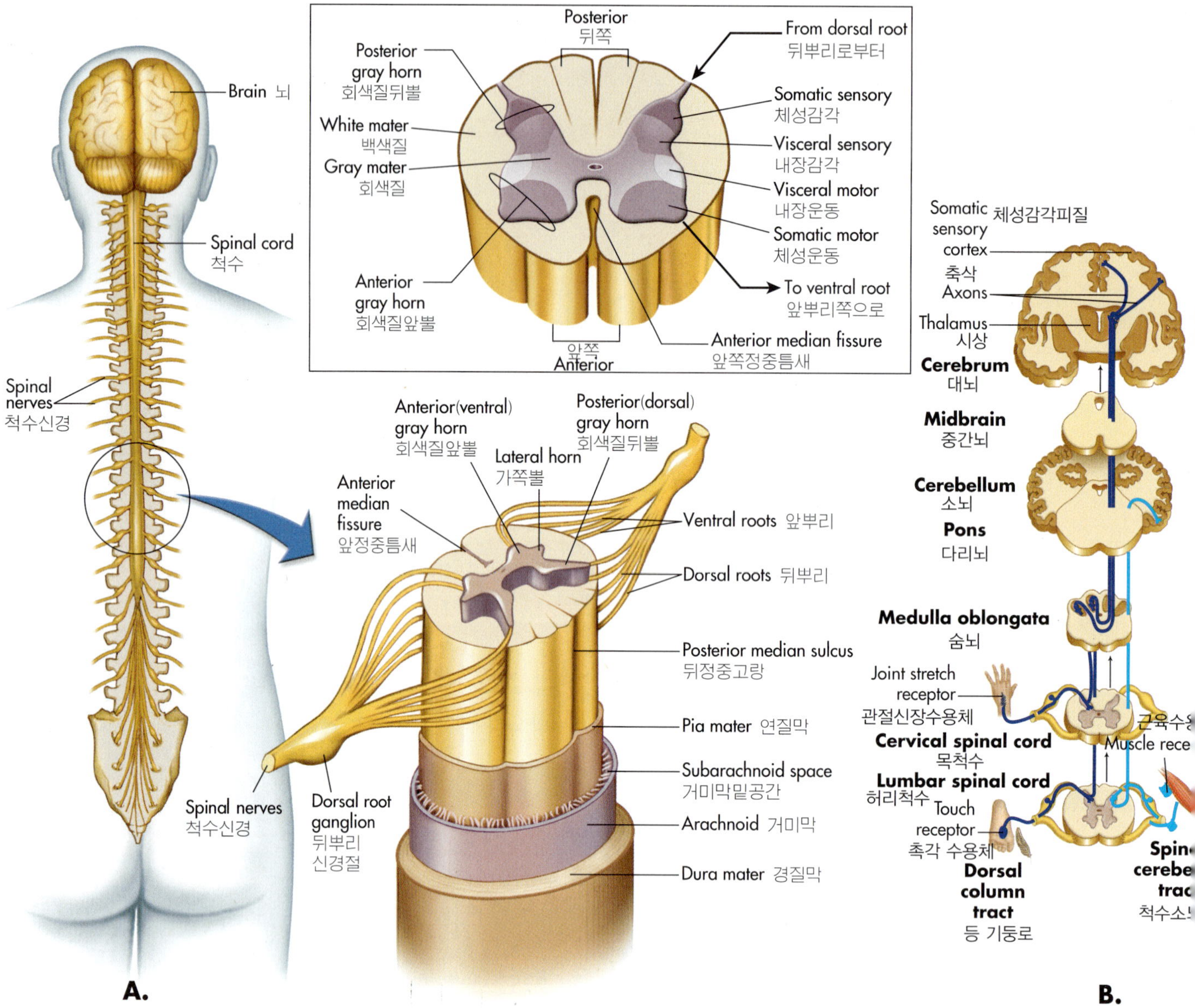

〈그림 8－9〉 A. 척수의 내부 모습. B. 오름척수관

학습 힌트 LEARNING HINT

터치의 정도 DEGREES OF TOUCH

감각 정보는 종종 다른 수준의 강도로 제공된다. 조잡한 터치는 자세한 정보를 제공하지 않고 피부에 닿는 무언가만 제공하는 반면에 미세한 터치는 질감을 포함한 세부 사항을 제공한다.

예를 들어, 당신이 거칠게 복숭아를 꽉 잡고 있었다면, 당신은 손에 동그랗고 단단한 것을 들고 있다는 것만 느낄 수 있을 것이다. 부드럽게 만져보면 복숭아의 '솜털' 때문에 복숭아와 천도복숭아를 구별할 수 있다.

섬유단에는 앞쪽 · 뒤쪽 · 가쪽이 있고, 이것들은 신경의 경로가 되거나, 척수와 뇌 사이를 오르내리는 축삭의 통로 역할을 한다.

경로가 오름차순(ascending tract)이든 내림차순(descending tract)이든 간에 기둥을 통신선으로 생각하면 이해에 도움이 된다. 통신선은 방대한 전선망의 일부이며 정보를 체계의 적절한 부분으로 전달하므로, 이것을 신경 정보의 초고속도로라 할 수 있다.

척수에는 여러 다른 구조도 존재한다. 여기에는 중추신경계가 서로 교통할 수 있도록 척수의 좌우에 위치해 있는 회색질과 백색질이 서로 연결되는 **맞교차**(commissures)도 포함된다.

중심관(central canal)은 척수의 중심 공간으로서, 뇌척수액으로 채워져 있다. **척수뿌리**(spinal roots)는 척수의 양쪽에서 뻗어나와 척수신경으로 연결된다(뿌리는 신경의 초고속도로에서 신호등의 역할을 한다).

뒤뿌리(dorsal root)는 감각뉴런과 **척수신경절**(dorsal root ganglion)을 가지고 있어서 기관의 감각정보를 척수에 전달하는 반면, **앞뿌리**(ventral root)는 운동정보를 척수에서 해당기관으로 전달한다.

척수신경 SPINAL NERVES

신경(nerves)들은 중추신경과 중추신경 외부를 연결하기 때문에 척수신경은 말초신경계에 포함된다. 어두운 상자 속에 들어 있는 뇌가 말초신경계통에서 신경정보를 받고 해석함으로써 주위의 세계를 인식한다는 것은 놀라운 일이다.

모든 신경은 축삭과 혈관, 그리고 결합조직으로 이루어져 있으며, 중추신경계와 기관 및 조직 사이에 위치하고 있어서 기관의 정보를 중추신경계로 전달하거나, 중추신경계의 정보를 기관에 전달한다.

임상적용 CLINICAL APPLICATION

불과 몇 센티미터의 차이 A MATTER OF CENTIMETERS

척수손상(spinal cord injury) 후에 자가호흡을 하는 것과 인공호흡기(ventilator)에 의한 호흡을 하는 것의 차이는 단지 몇 cm에 불과하다.

가로막(횡격막)신경(phrenic nerve)은 목신경얼기(cervical plexus)에서 나오는 신경 중의 하나로서, 가로막(diaphragm)운동을 관장한다. 만약에 척수손상이 목신경얼기 아랫부분, 즉 가슴 위쪽에서 일어났다면, 가로막신경은 뇌에서 정보를 받아서 가로막운동을 일으킴으로써 자가호흡을 할 수 있을 것이다.

그러나 손상이 뇌와 목신경얼기 사이에 일어났다면, 뇌와 가로막 사이의 신경경로가 차단되어 신호의 전달이 불가능하기 때문에 가로막이 마비되어 자가호흡을 할 수 없게 된다. 이 차이는 단지 몇 cm에 불과하다.

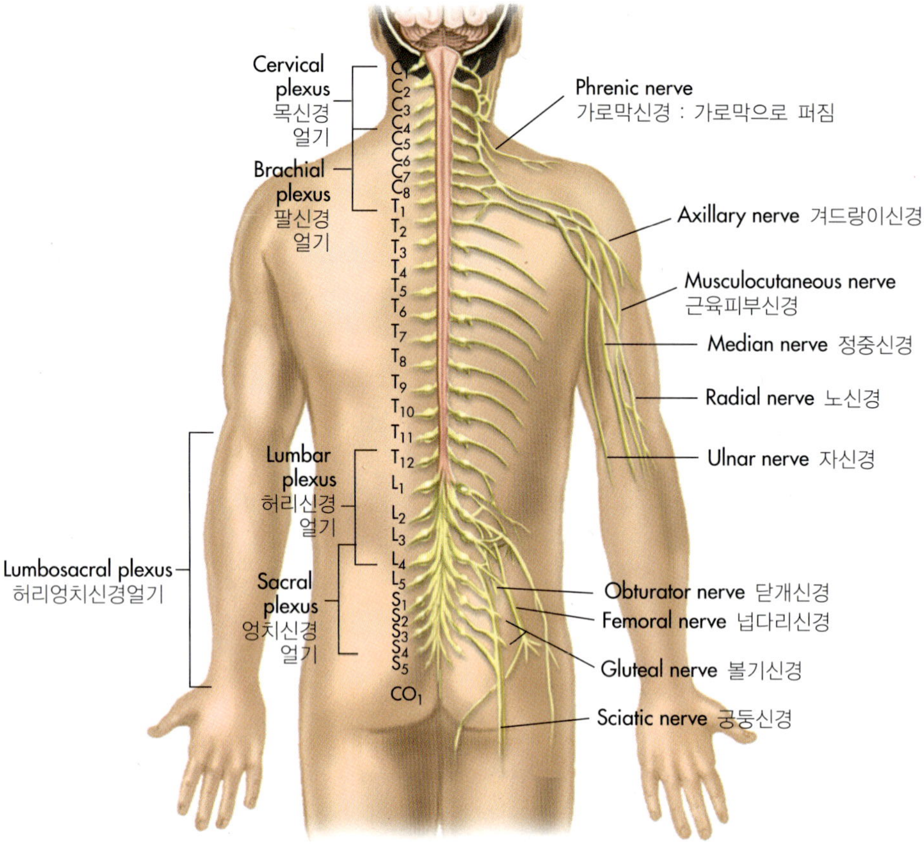

척수신경얼기 SPINAL NERVE PLEXUSES

신경얼기	위치	척수신경	관련부위	주요 신경
목 Cervical	목의 심층부, 목빗근 아래	C_1~C_4	목, 어깨의 피부와 근육	Phrenic(Diaphragm) 가로막
팔 Brachial	빗장뼈의 심층부, 목과 겨드랑이 사이	C_5~C_8, T_1	상지의 피부와 근육	Musculocutaneous 근육피부신경 Ulnar 자신경 Median 정중신경 Radial 노신경 Axillary 겨드랑이신경
허리엉치 Lumbosacral	등의 허리부위	T_{12}, L_1~L_5, S_1~S_4	하복벽 하지, 궁둥이, 외부생식기의 피부와 근육	Obturator 닫개신경 Femoral 넙다리신경 Sciatic Pudendal 궁둥다리신경

〈그림 8－10〉 척수신경얼기

척수와 연결된 31쌍의 척수신경(spinal nerve)은 그들이 위치한 척수의 분절에 해당하는 명칭으로 불린다. 각각의 척수신경은 뒤뿔과 앞뿔이 서로 연결되어 있으며, 감각과 운동정보 두 가지 모두를 전달하므로 **혼합신경**(mixed nerve)이라고도 한다.

척수신경은 척주에서 뻗어 나와서 다양한 경로를 통해 말초 조직에 도달한다. 가슴척주에서 나온 척수신경은 다른 가지 없이 가슴우리(흉곽, thoracic body)의 갈비뼈 사이로 직접 뻗어 있다. 반면에 목 · 허리 · 엉치 부분에서 출발하는 척수신경들은 말초조직에 도달하기 전에 다른 척수신경들과 혼합가지 방식으로 섞이면서 말초조직에 도달하게 되는데, 이를 **신경얼기**(plexuses)라고 한다(그림 8–10 참조).

반사작용 REFLEXES

반사작용은 운동기능의 가장 단순한 형태로서, 사람을 위험으로부터 보호해 주는 역할을 담당한다. 반사작용은 불수의적으로 일어나므로 일반 자극에 대해 적합한 반응이다. 손가락이 난로에 닿았거나 망치에 맞았을 때 일어나는 **위축반사**(withdrawal reflex), 똑바로 설 수 있게 해 주는 **안뜰반사**(vestibular reflex), 커다란 소리에 깜짝 놀라게 되는 **놀람반사**(startle reflex) 등이 모두 반사작용에 속한다.

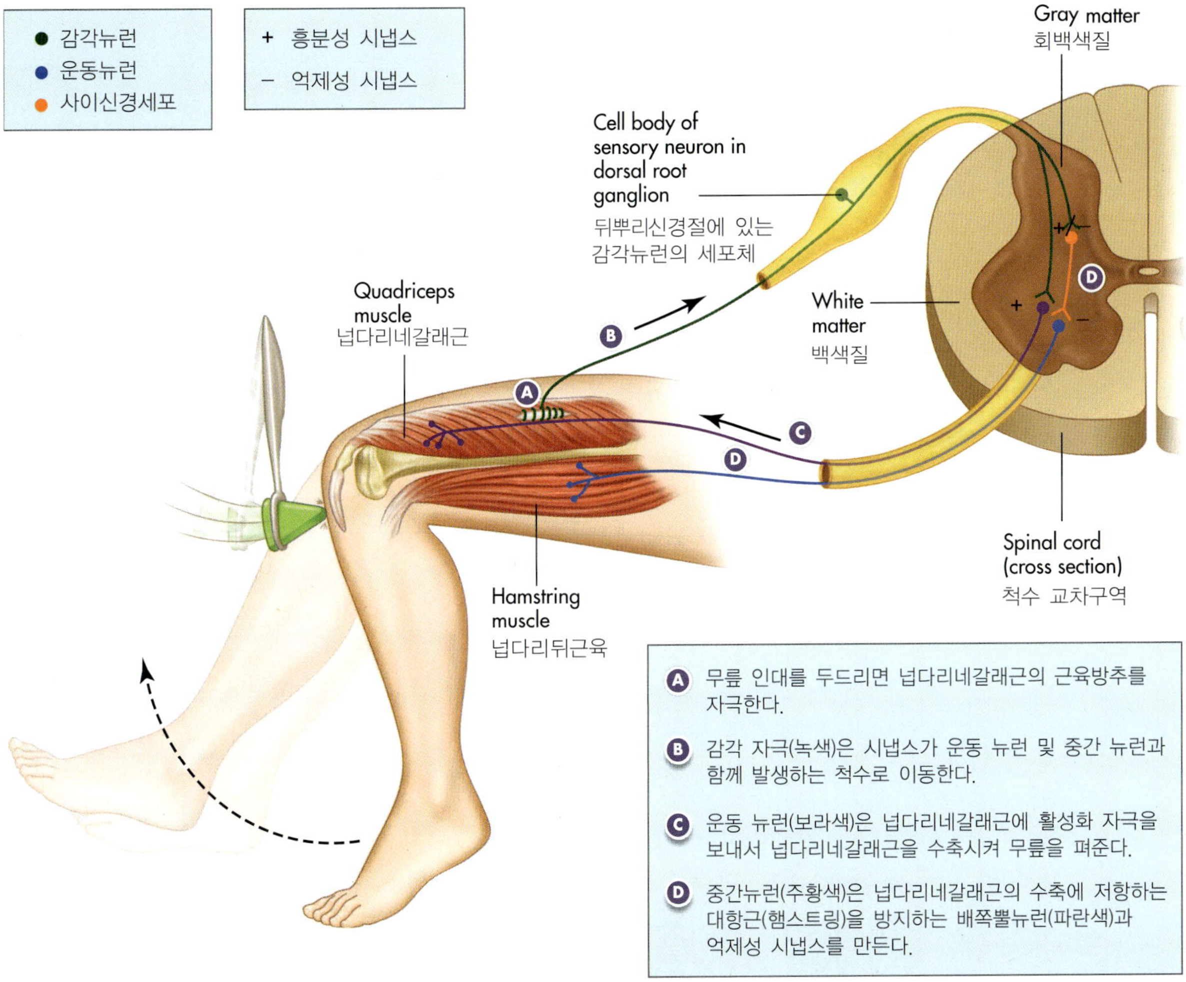

〈그림 8 – 11〉 무릎반사

놀라운 사실은 반사작용이 뇌와 상관없이 단지 척수 수준에서 일어난다는 것이다. 가장 일반적인 반사의 예는, 무릎반사(patellar tendon, knee-jerk reflex)인데, 병원에서 의사가 무릎을 망치로 툭 치면 의지와 상관없이 다리가 차듯이 나가는 현상이다.

의사가 망치로 무릎을 치는 순간 망치는 무릎인대를 당겨서 넙다리네갈래근이 약간 늘어나게 만든다. 이 길이의 변화에 대한 정보는 감각뉴런에 의해 척수까지 이동하여 앞뿔에서 연접돼 있는 운동뉴런에 전해진다.

정보를 받은 운동뉴런은 넙다리네갈래근이 더 이상 늘어나지 않도록 지시한다. 운동뉴런의 지시에 의해 넙다리네갈래근은 수축되기 시작하며, 근육이 짧아지는 순간 다리가 차듯이 앞으로 나가는 것이다. 이 모든 것이 무릎을 가볍게 두드리는 것만으로도 발생한다. 이 반사작용을 통하여 의사는 신경계통의 기본 작동을 검사할 수 있다. 반사가 어떻든 비정상적이라면 근육, 신경 또는 척수 문제를 나타낼 수 있다.

아무리 발차기를 멈추려고 애를 써도 소용없다. 이 현상은 뇌와 상관없이 척수에서 조절되는 반사작용이기 때문이다(그림 8-11 참조).

신경계통의 주요 질환

COMMON DISORDERS OF THE NERVOUS SYSTEM

말초신경병리(peripheral neuropathy)는 말초신경 손상을 포함한 수많은 질환을 포함하며, 감각 · 운동 · 자율신경기능을 포함한 말초신경 손상 시에 말초신경병리의 증상이 다양하게 나타난다.

증상으로는 근육 약화, 반사작용 감소, 저림, 얼얼한 느낌, 마비, 통증, 혈압조절의 어려움, 비정상적인 발한, 소화이상 등이 나타난다.

비유전적인 신경병리는 크게 3가지, 즉 전신적인 질환(systemic disease), 외상(trauma) 및 감염, 자가면역질환(autoimmune disease)으로 나뉜다.

낙상이나 자동차 사고와 같은 외상은 신경에 기계적 손상을 가져와서 심하게 으깨지고 멍이 들게 만든다.

반면에, 전신적 질환은 말초신경병리를 초래한다. 여기에는 콩팥질환(kidney disorder), 호르몬 불균형, 알코올 중독, 혈관성 손상(vascular damage), 재발되는 스트레스, 만성 염증, 당뇨, 독소(toxin), 종양 등이 포함된다.

대상포진(shingles), 엡스타인-바 바이러스(Epstein-barr virus, EBV), 헤르페스(herpes), HIV, 라임병(Lyme disease), 소아마비(polio)와 같은 감염은 말초신경병리를 일으키는데, 길랭-바레 증후군(Guillain-Barre syndrome)은 말초신경병리의 급성 형태이다. 신경병리의 몇몇 종류는 유전되는 것으로 알려져 있다.

비록 척수가 뼈와 뇌척수막에 의해 잘 보호되고 있지만, 외상은 섬세한 신경조직에 손상을 초래하여 척수에 부분적으로나 전체적으로 심각한 피해를 줄 수 있다.

척수의 타박상은 시간이 지나거나 재활치료를 하면 나아질 수 있으나, 심하게 으깨진 척수는 대부분 회복이 불가능하다. 척수손상은 대부분 마비와 손상부위 이하의 감각상실을 일으킨다. 마비되는 부위는 손상받은 위치와 관련이 있다.

목 척수(cervical spinal cord)에 손상을 입은 환자의 경우, 사지 마비(quadriplegic)가 일어난다. 목척수 위쪽에 손상을 입은 사지 마비의 경우는 가로막 마비로 인해 자가호흡이 불가능한 경우도 있다. 가슴 척수(thoracic spinal cord)나 그 이하에 손상을 입은 경우 하지 마비(paraplegia)가 일어나 팔은 움직일 수 있으나, 다리는 마비된다.

길랭–바레 증후군(Guillain-Barre Syndrome, GBS)은 말초신경의 염증으로 인해 발생한다. 환자들의 증상은 여러 형태로 나타나는데, 주로 사지와 얼굴, 그리고 가로막의 허약(weakness)과 상행성 마비가 일어난다. 증세가 심한 경우에는 마비가 풀릴 때까지 인공호흡기를 사용하기도 한다.
이 질환을 앓고 있는 많은 환자들이 바이러스에 감염된 이후에 발병된 것으로 알려져 있으며, 일부에서는 자가면역계가 말초신경의 말이집(myeline)을 공격하는 것이 주원인이라고 주장한다. 환자를 돌봐주는 것 외에는 특별한 치료법은 없으나 환자의 대부분은 시간이 흐르면 자연치유된다. 그러나 말초신경이 회복된 후에는 재활이 필요하다.

중증 근무력증(myasthenia gravis)은 환자의 면역시스템이 신경근접합의 아세틸콜린 수용체를 공격하는 자가면역질환이다. 운동뉴런은 아세틸콜린을 계속 유리시키지만 수용체의 숫자가 감소하여 운동뉴런이 뼈대근육과 연결될 수 없게 된다. 전형적인 증상에서는 눈의 근육이 주로 손상을 받으나, 일부 환자들은 씹거나 삼키거나 말하는 데 어려움을 경험하기도 한다. 대부분의 자가면역질환과 같이 이 질환도 진행적이고 환자마다 경과가 매우 다양하게 나타난다.

중증 근무력증 치료에는 아세틸콜린에스테라아제 억제제(acetylcholinesterase inhibitor), 부신피질호르몬제(corticosteroid), 면역억제제와 혈장수혈 등이 이용된다. 아주 희귀한 경우이지만 질병이 자연적으로 사라지는 사례도 있다.

보튤리즘(Botulism)은 **클로스트리듐 보튤리늄**(*Clostridium botulinum*)이라는 박테리아가 생성하는 독소에 의해 일어나는 마비현상이다. 보튤리즘은 독소가 들어있는 음식을 섭취했거나 상처감염을 통해 중독된다. 박테리아는 부적절하게 제조된 통조림 음식, 특히 가정에서 만든 통조림 음식에서 가장 잘 번식한다.

이 독소는 신경근육접합부위에 유리되는 신경전달물질을 유리되지 못하게 하여 마비를 일으킨다. 초기 증상으로 시력 악화(vision disturbances), 분명치 않은 발음(slurred speech), 구강건조(dry mouth), 근육약화(muscle weakness) 등이 알려져 있다.

만약 치료하지 않으면, 마비는 사지와 호흡근육으로 퍼져 간다. 보튤리즘은 보기 드문 질환으로 2001년에 미국에서 169명의 환자가 발생된 바 있다. 치료법으로는 해독제를 쓰거나 지지요법이 주로 이용된다. 질병통제예방센터(CDC)에 따르면 미국에서는 연간 평균 145건의 사례가 발생하고 있다.

뇌척수막염(meningitis)은 바이러스나 박테리아에 의한 감염질환이다. 박테리아성 수막염은 치명적인 감염성 질환으로, 상기도 감염을 일으킨 박테리아가 뇌척수막으로 들어간다. 고위험군은 면역계가 저하되어 있는 노인층과 매우 어린 아이들, 기숙사 생활을 하는 대학생들이다.

박테리아성 수막염에서 생존한 환자들은 종종 심각한 신경학적 장애를 가지게 되며, 귀가 먹거나 심한 뇌손상을 입기도 한다. 바이러스성 수막염은 매우 가벼운 질환으로서, 입으로 들어와서 수막에 침범한 바이러스에 의해 일어난다.

근육계통과 신경계통의 관계는 손의 굽힘힘줄(flexor tendon)을 싸고 있는 힘줄집(tendon sheath)의 염증과 부종으로 인해 일어나는 **손목굴증후군**(carpal tunnel syndrome, CTS)에서 볼 수 있다. 이 상태의 전형적인 병인(病因)은 키보드 입력과 같은 반복적인 동작의 결과일 수 있지만, 특정 처방약, 높은 콜레스테롤 수치, 심지어 당뇨병으로 인해 발생할 수도 있다.

학습 힌트 LEARNING HINT

경관개요 SCENIC OVERVIEW

여행을 하다 보면 큰 그림을 보거나 감상할 수 없는 경우가 많다. 예를 들어, 그랜드 캐년의 부분적 장면도 매우 인상적일 수 있지만 그랜드 캐년의 가장자리 정상에 서면 '전체 그림(whole picture)'이 선명하고 장관이다. 이 장에서는 신경계에 관하여 신경 조직과 신경 전달이 어떻게 일어나는지에 대한 그림을 제공한다. 또한 이 장에서는 척수의 역할을 발전시키기 시작하였다.

Points of Interest

- 신경계통은 컴퓨터와 유사하게 감각(입력)시스템, 통합센터, 중추신경계통, 운동(출력)시스템을 가진다. 말초신경계통에는 입력과 출력을 담당하는 뇌신경과 척수신경이 있고, 중추신경계통에는 뇌와 척수가 있다.

- 신경계통의 조직은 두 종류의 세포로 이루어져 있다. 뉴런은 정보를 보내거나 받으며, 신경아교는 뉴런을 지지한다.

- **뉴런**은 흥분성 세포로, 흥분은 특정 이온의 막 투과도 변화에 의한 미세한 전류에 의해 일어난다.

- 이러한 미세한 전류를 **실무율**(활동전위)이라고 하는데, 자극(단계적 전위)의 크기에 따라 변화한다. 축삭을 따라 이동하면서(자극전도) 하나의 세포에서 다른 세포로 정보를 전달(시냅스)하기도 한다.

- **중추신경계통**은 뇌와 척수로 구성된다.

- 뇌 안에 있는 공간은 **뇌실**이라고 하며, 척수 안의 공간은 **중심관**이라고 한다. 이러한 공간은 뇌척수액으로 채워져서 중추신경계통을 보호한다.

- 중추신경계통은 3층의 막, 즉 경질막 · 거미막 · 연질막으로 싸여 있는데, 이를 합쳐서 **뇌척수막**이라고 한다. 뇌척수액은 거미막과 연질막 사이에 있는 거미막밑 공간에 채워져 있다.

- **척수**는 31분절로 되어 있고, 각 분절마다 한 쌍의 척수신경이 나온다. 척수신경은 말초신경계의 한 부분이다.

- **척수신경**은 한 쌍의 척수뿌리로 형성된다. 앞뿌리는 운동기능을 통합하며, 뒤뿌리는 운동기능을 담당한다. 척수신경은 두 뿌리가 혼합되어 감각과 운동정보 모두를 전달한다.

- **신경로**(tract)는 뇌와 척수 사이에서 위와 아래로 다니는 통로이다. 뇌로 가는 신경로는 뇌에 감각정보를 전달하고, 뇌에서 나온 신경로는 척수에 운동정보를 전달한다.

사례연구 CASE STUDY

고등학교 미식축구팀에서 우수한 리시버(receiver)인 딜런은, 게임에서 터치다운을 하기 위해 높이 뛰어올랐다. 이때 상대편 선수가 그를 강하게 밀쳤고, 딜런은 골대 뒤편으로 쓰러졌다. 딜런은 꼼짝도 하지 못했다. 구급의료팀이 도착했을 때, 그의 몸은 마비돼 있었고, 호흡도 정지된 상태였다.

• 딜런의 어느 부분이 손상되었다고 생각하는가? 설명하시오.

Multiple Choice

1. 신경계통의 입력장치에 해당하는 것은 무엇인가?

a. 감각계통 b. 운동계통
c. 연합계통 d. 위의 모두 해당

2. 상행 척추관은 ____________ 정보를 뇌로 전달한다.

a. 호르몬 b. 운동
c. 감각 d. 감각과 운동

3. 탈분극 동안 ____________ 이온이 신경세포 ____________으로 이동한다. 옳은 것은?

a. 포타슘, 밖 b. 포타슘, 안
c. 소듐, 밖 d. 소듐, 안

4. 척수의 앞뿌리는 어떤 정보를 전달하는가?

a. 감각정보
b. 운동정보
c. 연합정보
d. 위의 해당 사항 없음

5. 척수신경은 어떤 종류의 정보를 전달하는가

a. 감각신경 b. 운동신경
c. 혼합신경 d. 척추

6. T3 척수손상으로 야기되는 결과는?

a. 사지마비
b. 흉부 이하 마비
c. 사지마비와 호흡정지
d. 팔마비

7. 소듐 통로를 막는 소듐 통로 억제제는 잠재적인 활동의 어떤 부분을 차단하는 것인가?

a. 과분극화 b. 탈분극
c. 재분극 d. 후전위

8. 다발성 경화증은 종종 신경교 감소와 연결된다. 이 신경교는 무엇인가?

a. 별아교세포
b. 슈반세포
c. 희소돌기아교세포
d. 미세아교세포

Fill in the Blank

1. 자극전위의 속도는 ________________와 ________________에 의해 결정된다.

2. ________________전위(potentials)는 실무율(all or none)을 따른다.

3. 척수는 백질인 ________________과 회백질인 ________________이 있다.

4. ________________________________은 연질막(pia mater)과 거미막(arachnoid mater) 사이의 ________________________________에 포함되어 있다.

5. ________________은 뇌와 상관없이 만들어지는 무의식적인 방어적인 움직임이다.

6. 소아마비(polio) 바이러스는 신경을 감염시켜서 감각기능은 잃지 않고 운동기능만을 상실하게 한다. 이 뉴런은 척수의 ________________________________에 위치해 있다.

[해답] Multiple Choice

1. a **2.** d **3.** d **4.** b **5.** c **6.** b **7.** b **8.** c

Fill in the Blank

1. 말이집 유무, 축삭의 직경
2. 활동(action)
3. 섬유단(columns), 뿔(horns)
4. 뇌척수액(cerebrosppinal fluid, CSF), 거미막밑 공간(subarachnoid space)
5. 반사작용(reflexes)
6. 회백질 앞뿔(anterial gray horn)

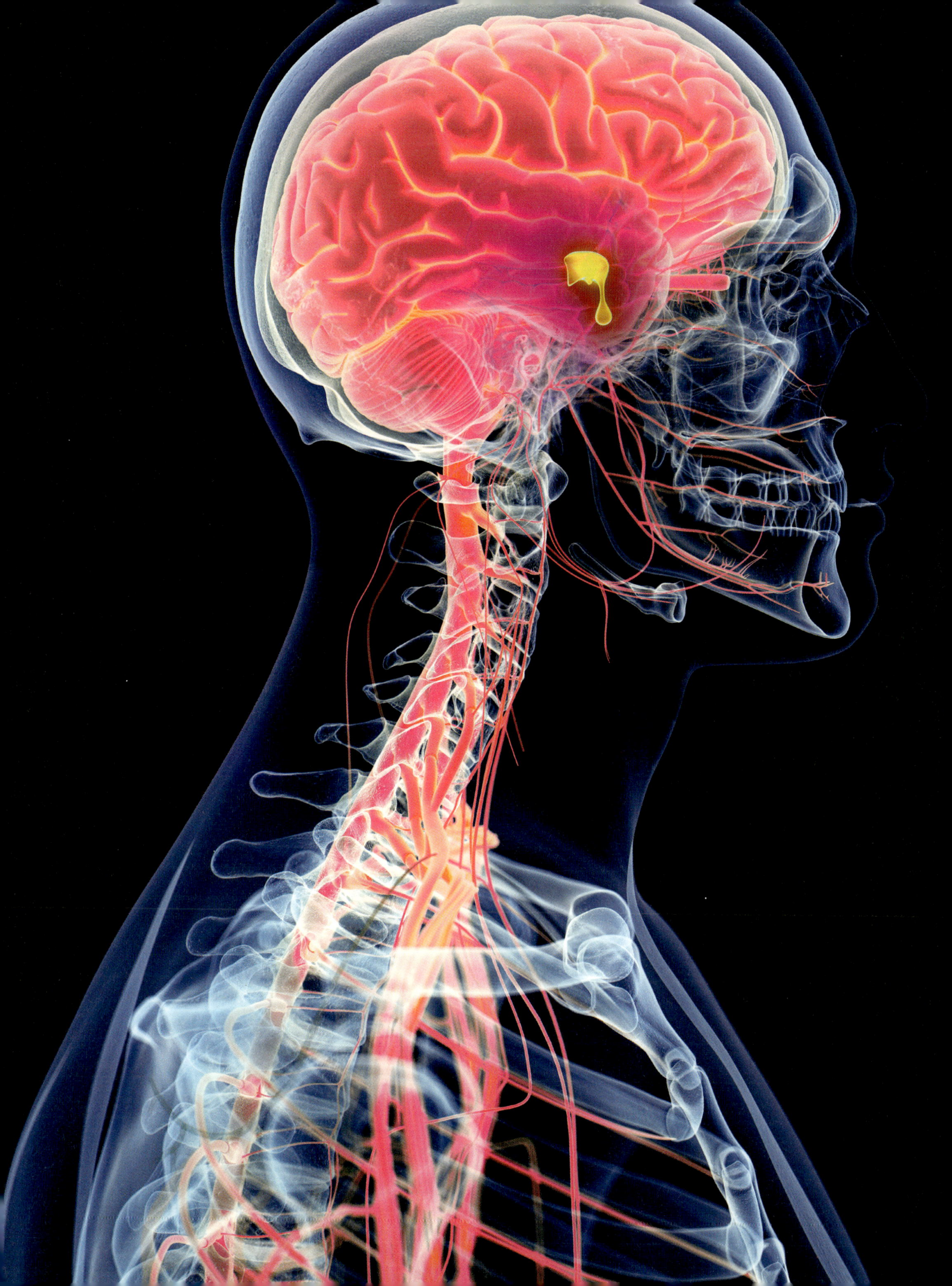

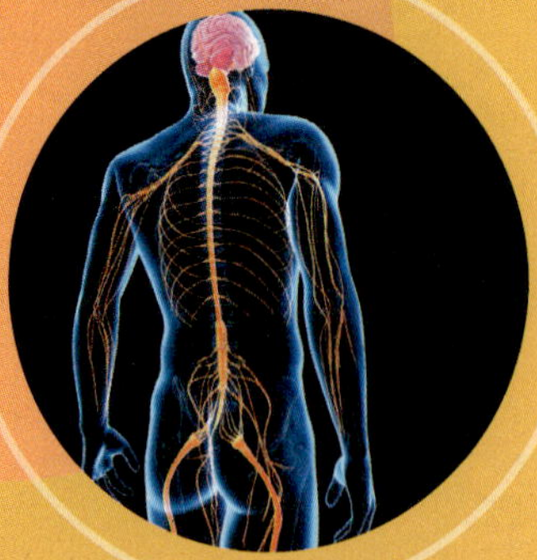

제9장

신경계통 (2)

교통 통제 센터

이 장에서는 신경계통의 주요 조절을 담당하는 뇌에 초점을 맞추고자 한다. 이제 퍼즐 조각을 모두 끌어 모아서 큰 그림을 그려야 한다.

8장에서 우리는 여러 도로를 통하여 다양한 장소로 갈 수 있지만, 교통의 흐름을 정밀하게 조절하지 않으면 인체 역시 혼란과 파괴가 일어난다는 사실을 알았다.

도로의 조절시스템이 신호등과 교통표지판으로 교통을 통제하듯이 뇌는 신경계통 초고속도로의 조절시스템으로서 모든 것이 원할하게 운행되도록 조절한다.

Chapter 9

THE NERVOUS SYSTEM

THE TRAFFIC CONTROL CENTER

무엇을 학습할 것인가 LEARNING OUTCOMES

- 신경계통을 체계적으로 정리할 수 있다.
- 외부 구조와 뇌에서 해당되는 기능을 알아내고 규명할 수 있다.
- 뇌신경과 그 기능을 설명하고 척수신경과 어떻게 다른지 토론할 수 있다.
- 뇌, 척수 및 말초신경계통의 통합에 대해 토론할 수 있다.
- 신체감각계통을 설명할 수 있다.
- 관련 구조를 가진 뇌의 운동계통 기능을 설명할 수 있다.
- 뇌의 운동기능을 관계된 구조와 함께 설명할 수 있다.
- 자율신경계통에서 교감가지와 부교감가지를 비교할 수 있다.
- 신경계통의 몇몇 대표적인 질환을 토의할 수 있다.
- 변연계통과 망상체 형성에 대해 논의할 수 있다.

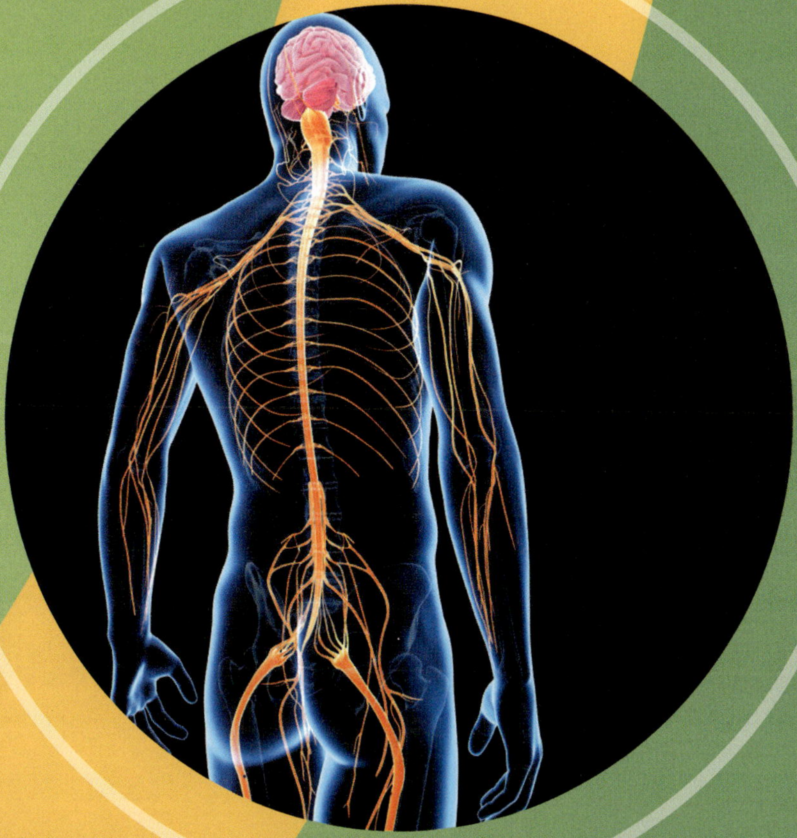

발음안내 *Pronunciation Guide*

이 장에서 다루어지는 중요한 단어의 발음

anterior commissure
[an TEE ree or KAHM ih shur]
basal nuclei [BAY zal NOO klee eye]
cerebellum [ser eh BELL um]
cerebrum [ser EE brum]
corpus callosum [KOR pus kah LOH sum]
corticobulbar tract [KOR ti coe BUL bar]
corticospinal tract [KOR ti coe SPY nal]
diencephalon [DYE in SEFF ah lon]
fornix [FOR niks]
gyri [JIE rie]
hypothalamus [high poh THAL ah mus]
limbic system [LIM bick]
medulla oblongata [meh DULL ah OB long GA ta]
occipital lobe [awk SIP eh tal]
parietal lobe [pah RYE eh tal]
pineal body [PIN ee al]
subarachnoid space [sub ah RACK noyd]
sulcus [SULL cus]
thalamus [THAL ah mus]

뇌와 뇌신경 THE BRAIN AND THE CRANIAL NERVES

뇌와 뇌신경은 신경계통의 주요 조절시스템이다. 뇌는 전체 시스템의 주요 처리자이자, 명령자로서 작용하며, 뇌신경은 뇌에서 시작되어 특정 신체부위까지 이어진다. 말초에서 정보를 받아 뇌로 보내고(**감각**), 이 정보를 바탕으로 뇌가 지시한 반응이 뇌신경을 통해 신체부위로 전해진다(**운동**).

척수의 가장 꼭대기, 즉 뒤통수뼈의 큰구멍(foramen magnum)에서 시작하여 머리뼈 안(cranial cavity)을 채우고 있는 것이 뇌(brain)이다. 뇌는 마치 백화점 내부가 식품코너와 공산품코너 등으로 구분돼 있는 것처럼, 해부학적 · 기능적 부위로 구분돼 있다. 뇌의 각 부분을 세부적으로 살펴보고, 뇌의 각 영역과 척수 사이의 상호작용을 알아보고자 한다.

뇌의 외부구조 The brain's external anatomy

cerebrum *(ser EE brum)*
cerebellum *(ser eh BELL um)*

이제 뇌의 외부에서 시작된 인체 여행을 내부구조까지 넓혀 보고자 한다. 뇌의 외부구조는 **대뇌**(cerebrum)와 **소뇌**(cerebellum), 그리고 **뇌줄기**(brain stem)로 나누어진다(그림 9-1 참조).

대뇌 CEREBRUM

뇌에서 가장 큰 부분을 차지하는 **대뇌**(cerebrum)는, 대뇌세로틈새(longitudinal fissure)에 의해 두 개의 좌 · 우 **대뇌반구**(hemispheres)로 구분되며, 대뇌가로틈새(transverse fissure)에 의해 소뇌와 구분된다. 대뇌의 표면은 **뇌회**(convolution)라고 부르는 **이랑**(gyri)과 **고랑**(sulci)으로 이루어져서 울퉁불퉁하다. 이러한 뇌회의 구조는 한정된 공간을 차지하는 뇌의 표면적을 증가시켜 준다.

gyri *(JIE rie)*
sulci *(SULL kie)*

놀라운 사실 AMAZING FACTS

뇌는 왜 매끄럽지 않을까? Why Not a Smooth Brain?

뇌의 표면은 접혀서 주름의 연속으로 물결을 일으키고 있는데, 이러한 주름은 많은 뇌 표면적을 매우 작은 공간에 맞출 수 있도록 한다. 주름을 평평하게 놓을 수 있다면 베개 커버 크기에 해당한다. 또 다른 사실은 산소가 부족하면 뇌가 4~8분 안에 죽을 수 있다는 것이다.

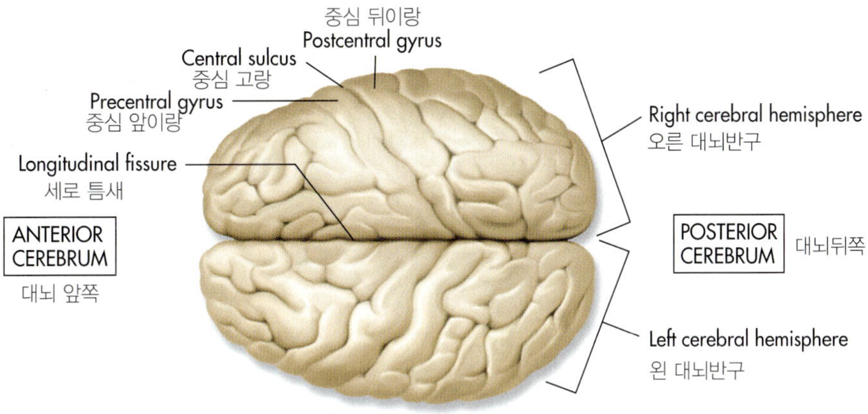

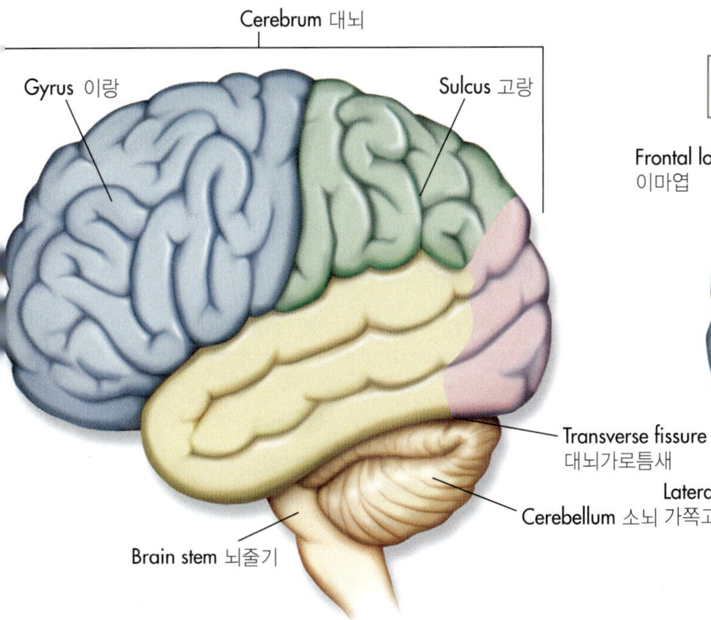

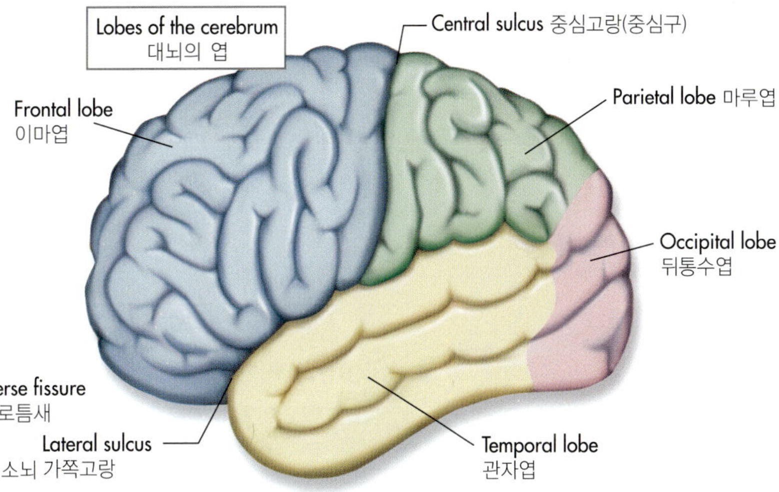

〈그림 9－1〉 뇌의 외부와 엽

고랑은 사람마다 매우 다양하지만, 이들 중 몇몇은 모든 뇌에서 기본적으로 같은 장소에 위치하여 이에 따라 뇌를 4개의 엽(lobe)으로 나눈다.

parietal lobe
(pah RYE eh tal)
occipital lobe
(awk SIP eh tal)

contra = ~에 대항하는, 적절한
lateral = 가쪽

엽(표 9-1 참조)은 머리뼈의 명칭과 같은데, 좌우 대뇌반구에서 하나씩 쌍을 이루고 있다. 가장 앞쪽의 엽은 중심고랑(central sulci)에 의해 뇌의 다른 부분과 분리된 **이마엽**(frontal lobes)이다. 이마엽은 운동 기능, 의식적인 사고, 언어 기능을 담당한다. 이마엽의 뒷부분은 **마루엽**(parietal lobes)으로 신체 감각, 지각 및 언어 이해와 관련이 있다.

마루엽 뒷부분은 **뒤통수엽**(occipital lobes)으로 시각을 담당한다(마루엽과 뒤통수엽 사이의 경계는 분명치 않으며, 뒤통수엽은 머리뼈의 뒷부분에 위치하므로 가장 뒤쪽에 있는 엽이다). 가장 아랫부분의 엽은 가쪽틈새(lateral fissure)에 의해 구분되는 **관자엽**(temporal lobes)으로 청력 및 감각 정보와 기억의 통합에 관여한다.

다시 〈그림 9-1〉을 살펴보면, 뇌의 여러 엽들과 이들을 구분하는 고랑들을 볼 수 있다. 관자엽 안쪽의 깊은 곳에 있는 **뇌섬엽**(insula)은 다섯 번째 엽으로, 뇌의 표면에서는 볼 수 없지만 자율신경 기능을 조정한다. 또한, 뇌섬엽(insula)은 다른 많은 기능에 관여한다는 증거가 있다.

대부분 인체의 정보는 반대편의 뇌에서 전달된다. 즉, 인체의 왼쪽 면은 오른쪽 대뇌가 지배하고, 오른쪽 면은 왼쪽 대뇌가 지배한다.

〈표 9-1〉 대뇌엽과 소뇌의 주요 기능

구조	주요 기능
대뇌엽 cerebral lobes	
이마엽 frontal lobe	운동 기능, 행동과 감정, 기억저장, 사고, 후각
마루엽 parietal lobe	신체의 감각, 인지, 언어 이해
뒤통수엽 occipital lobe	시각
관자엽 temporal lobe	청력, 감각 정보의 통합, 기억
뇌섬엽 insula	자율(내장) 기능, 기타 여러 기능(예: 미각)
통합소뇌 cerebellum	'작은 뇌', 감각 · 운동의 조정과 균형, 인지 기능, 사회적 행동

〈표 9-2〉 뇌줄기(brain stem)

구조	기능
중간뇌 midbrain	감각과 운동 정보의 통합
다리뇌 pons	감각과 운동 정보의 통합 : 호흡 기능
숨뇌 medulla oblongata	심박동 · 혈압 · 호흡 등의 생명기능을 조절하고, 기침과 재채기, 연하와 구토반사 중추

소뇌 CEREBELLUM

소뇌(cerebellum)는 뇌줄기(brain stem)의 뒤편에 위치하며, 감각과 운동기능의 조정과 균형, 그리고 인지 기능이라는 매우 중요한 역할을 담당한다. 소뇌 표면도 대뇌처럼 주름져 있으며 엽(lobe)으로 나누어져 있다. 소뇌의 외부 모습을 보면, 해부학자들이 '작은 뇌(little brain)'라고 명명한 이유를 쉽게 알 수 있다.

뇌줄기 THE BRAIN STEM

뇌줄기는 대뇌에 의해 일부가 덮여 있으며, 줄기와 같은 구조로서 아래를 향하고 있다. 이는 세 부분으로 구분된다.

숨뇌(medulla oblongata)는 척수의 연장선상에 있으며, 심장박동과 호흡조절 및 심혈관계 근육의 강도를 조절하여 혈압을 정상적으로 유지한다. **다리뇌**(pons)는 숨뇌의 바로 윗부분에 위치해서 숨뇌, 소뇌, 뇌의 상부를 연결하며, 호흡도 조절한다. 뇌줄기의 가장 윗부분에 위치해 있는 **중간뇌**(midbrain)는 시각과 청각 자극을 중계하는 이중경로(two-way conduction)로 작용한다(그림 9-2 참조).

medulla oblongata
(meh DULL lah ob long GA ta)

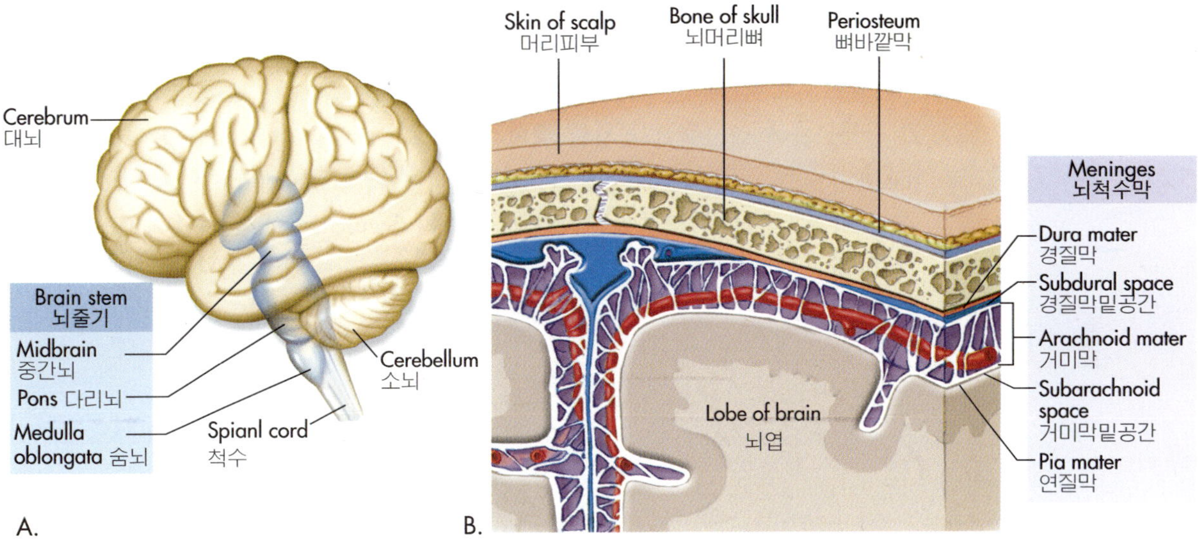

〈그림 9-2〉 뇌줄기(A)와 뇌척수막(B)

임상적용 CLINICAL APPLICATION

뇌 손상에도 생존하는 이유 SURVIVING BRAIN INJURIES

심각한 뇌 손상을 입었지만 뇌줄기(brain stem)가 손상되지 않은 환자는 영양이 지원되는 한 혼수상태나 식물인간 상태로 계속 생명을 유지할 수 있다. 수면-각성 주기가 있을 수 있으며, 일부 자극에 반응하기도 하지만 환경과 의미있는 방식으로 상호작용할 수는 없다.

뇌줄기는 감각정보를 받아들이며 혈압 · 심박동 · 호흡 등과 같은 중요한 생명기능을 조절한다.

뇌도 척수처럼 **뇌척수막**(meninges)이라는 보호막으로 싸여 있다. 〈그림 9-2〉를 살펴보면, 뇌의 뇌척수막과 척수의 뇌척수막이 연결되어 있는 것을 볼 수 있다. 그러므로 뇌막염과 같은 감염이 뇌와 척수를 감싸고 있는 뇌척수막을 통해 빠르게 퍼져 나아가서 인체에 치명적인 결과가 나타날 수 있다.

뇌의 내부 구조 The brain's Internal Anatomy

뇌의 내부는 척수와 같이 백색질(white matter)과 회색질(gray matter) 및 뇌척수액으로 채워진 빈 공간으로 이루어져 있다. 그러나 뇌는 척수와는 달리, 회색질이 백색질을 둘러싸고 있다(척수에서는 회백질이 백색질에 의해 둘러싸여 있다).

백색질을 둘러싸고 있는 회색질을 **겉질**(cortex)이라고 하는데, 대뇌에서는 대뇌겉질(cerebral cortex), 소뇌에서는 소뇌겉질(cerebellar cortex)이라고 한다. 뇌의 곳곳에는 백색질로 둘러싸인 회색질의 독립된 구조가 있다. 이를 **핵**(nuclei)이라고 부른다.

ventricles *(VEN trik lz)*

subarachnoid space *(sub ah RAK noyd)*

뇌 안에서 4개의 액체로 가득찬 공간을 **뇌실**(ventricle)이라고 부르며, 이는 척수의 중심관(central canal)으로 연결되어 있다.

뇌척수액은 뇌와 척수의 **거미막밑공간**(subarachnoid space)에 흐르고 있다. 이와 같이 뇌실에서 생성된 뇌척수액은 뇌 전체를 순환하게 된다. 가쪽 뇌실(lateral ventricle: 첫째 뇌실과 둘째 뇌실)은 대뇌 안에 위치하고, 셋째 뇌실(third ventricle)은 대뇌와 뇌줄기 사이인 사이뇌(diencephalon)에 위치한다. 또 넷째 뇌실(fourth ventricle)은 뇌의 아랫부분인 숨뇌와 소뇌 사이에 위치한다(그림 9-3 참조).

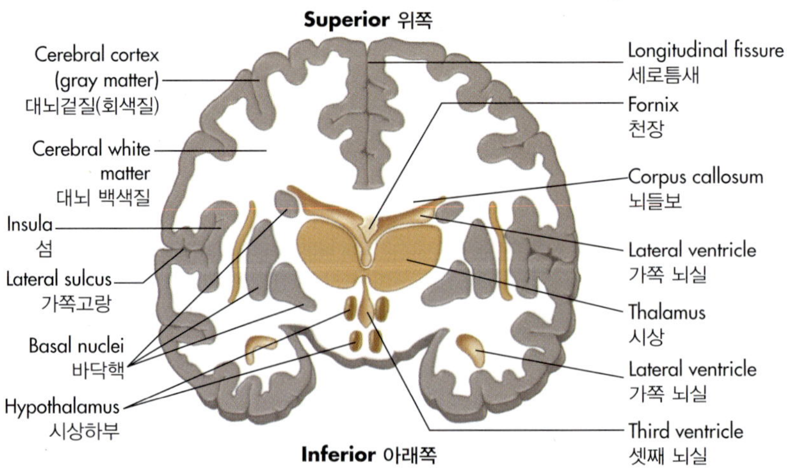

〈그림 9-3〉 뇌의 이마면 단면도

대뇌의 안쪽 면은 외부 구조인 머리뼈의 명칭을 반영한다(그림 9–4 참조).

중심고랑(central sulcus)을 중심으로 앞쪽을 **중심앞이랑**(precentral gyrus)이라고 부른다. 이곳에는 1차 운동영역이 위치해 있다. 중심고랑 위쪽은 **중심뒤이랑**(postcentral gyrus)이라고 한다. 이곳에는 1차 감각영역이 위치하고 있다.

이랑들의 중요성에 대해서는 다음 장에서 뇌의 기능을 다룰 때 자세히 설명할 것이다.

gyrus *(JIE rus)*

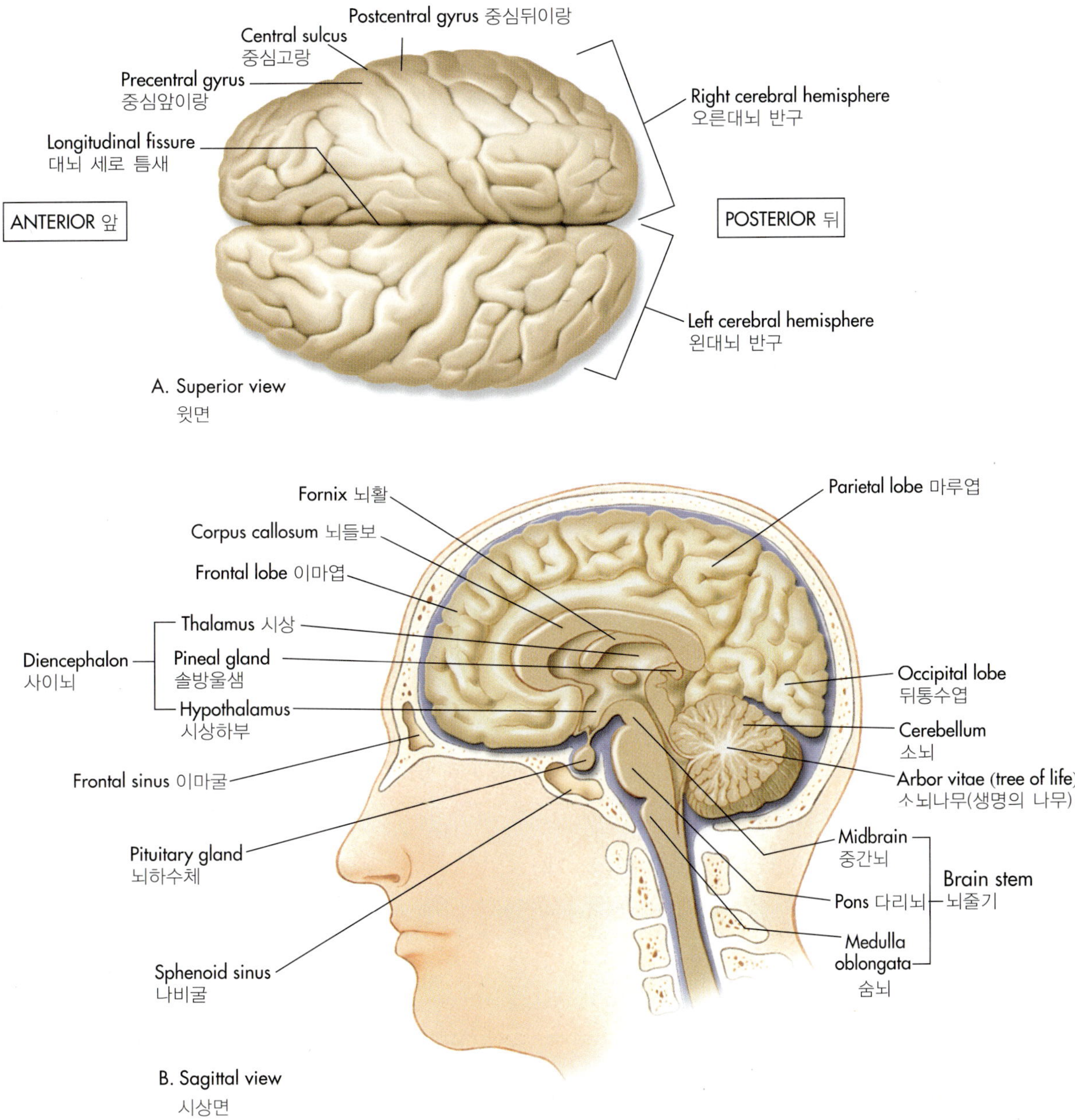

〈그림 9 – 4〉 뇌의 윗면(A)과 시상면(B)

학습 힌트 LEARNING HINT

회색 대 백색 물질 GRAY VERSUS WHITE MATTER

회색질은 뉴런의 세포체로 구성된다. 백색질은 말이집으로 둘러싸인 축삭으로 구성되어 있고, 미엘린(말이집)은 메시지가 더 빨리 전송되도록 한다.

corpus callosum *(KOR pus kah LOH sum)*

좌 · 우 대뇌반구는 가쪽 뇌실 주위의 백색질 집합체인 **뇌들보**(corpus callosum)에 의해 연결되어 서로 교통된다. 걷거나 운전하는 것과 같은 대부분의 활동을 수행하려면 신체의 양쪽 면을 잘 조정해야 한다. 걸어갈 때, 다리가 독립적으로 작동하는 모습을 상상해 보면 쉽게 이해할 수 있을 것이다.

사이뇌 THE DIENCEPHALON

diencephalon *(DYE in SEFF ah lon)*
thalamus *(THAL ah mus)*
hypothalamus *(high poh THAL ah mus)*
pineal body *(PIN ee al)*

대뇌의 아래쪽 부분에 위치하여 바깥에서는 볼 수 없는 부분으로, **사이뇌**(diencephalon)는 **시상**(thalamus), **시상하부**(hypothalamus), **솔방울샘**(pineal body), **뇌하수체**(pituitary gland)로 구성되어 있다(표 9–3 참조). 시상은 대뇌로 가는 정보를 전달하고 처리한다.

시상하부와 솔방울샘 및 뇌하수체는 10장에서 다룰 내분비계통과의 상호작용을 나타낸다. 사이뇌에는 셋째 뇌실, 바닥핵(basal nuclei)과 변연계통(limbic system)의 일부분인 핵들이 있다. 사이뇌에 있는 특수한 핵은 호르몬 수치의 조절, 공복과 갈증, 체온, 수면/각성과 뇌를 둘러싼 정보의 흐름을 조정한다.

소뇌 THE CEREBELLUM

소뇌의 모습도 대뇌처럼 바깥쪽이 회색질로 되어 있고 안쪽이 백색질로 되어 있다(그림 9–4). 소뇌는 회색질의 겉질과 생명나무(arbor vitae)라고 부르는 중심부분의 백색질로 이루어져 있다. 소뇌는 운동과 감각을 조절하는 핵을 가지고 있으며, 수의적 뼈대근육 활동을 매우 정교하게 조절하고 균형을 유지하는 일을 돕는다.

또한, 소뇌는 사회적 행동, 주의력 및 기억력과 같은 더 높은 기능을 모니터링하고 조정하는 데에도 관여한다(그림 9–4 참조).

〈표 9 – 3〉 사이뇌(Diencephalon)

구조	기능
시상 thalamus	대뇌로 가는 정보를 통합하고 처리
시상하부 hypothalamus	호르몬 수치, 체온, 수분균형, 갈증, 식욕과 감정(즐거움과 두려움)의 조절; 뇌하수체와 내분비계를 조절
솔방울샘 pineal body	멜라토닌(생체시계) 분비에 관여
뇌하수체 pituitary gland	다양한 기능을 위한 호르몬 분비

임상적용 CLINICAL APPLICATION

뇌척수액 순환 및 뇌수종 CEREBROSPINAL FLUID CIRCULATION AND HYDROCEPHALUS

뇌의 뇌실과 척수의 중심관 및 거미막밑공간은 중추신경계통의 양쪽 부분을 모두 둘러싸고 있고 뇌척수액(CSF)으로 채워져 있다. CSF는 혈액에서 맥락얼기(choroid plexus)라는 조직에 의해 뇌실로 여과된다. 가쪽 뇌실에서 매일 750ml가 생산되는 CSF는 좁은 관을 통해 셋째 뇌실로 들어간 후, 가는 관을 통해 넷째 뇌실로 들어간다. 넷째 뇌실에서 CSF는 척수의 중심관과 거미막밑공간으로 흐른다. CSF는 거미막밑공간과 경질막정맥굴(dural sinuses) 사이의 특수한 '출입구'(거미막융모, arachnoid villi)를 통해 혈액으로 되돌아간다.

뇌척수액(CSF)의 생성과 재흡수의 균형은 매우 중요하다. 뇌는 머리뼈와 뇌척수액에 둘러싸인 매우 섬세한 기관이므로, 만약에 CSF가 너무 많아지면 머리뼈 내부의 압력이 증가하게 되어 결과적으로 뇌조직을 파괴하게 된다. 이러한 상태, 즉 CSF가 너무 많은 것을 물뇌증(수두증, hydrocephalus)이라고 한다. 수두증은 뇌실 사이의 좁은 통로가 외상이나 출생 시의 결함 또는 종양으로 인해 폐쇄됨으로써 일어나거나, 거미막밑 출혈로 인해 CSF의 재흡수가 줄어들었을 때 일어날 수 있다. 수두증은 약물로 치료할 수도 있지만, 튜브를 넣어서 측로를 만든 후에 과잉의 CSF를 환자의 심장이나 배 안으로 배액시키는 방법을 주로 이용한다.

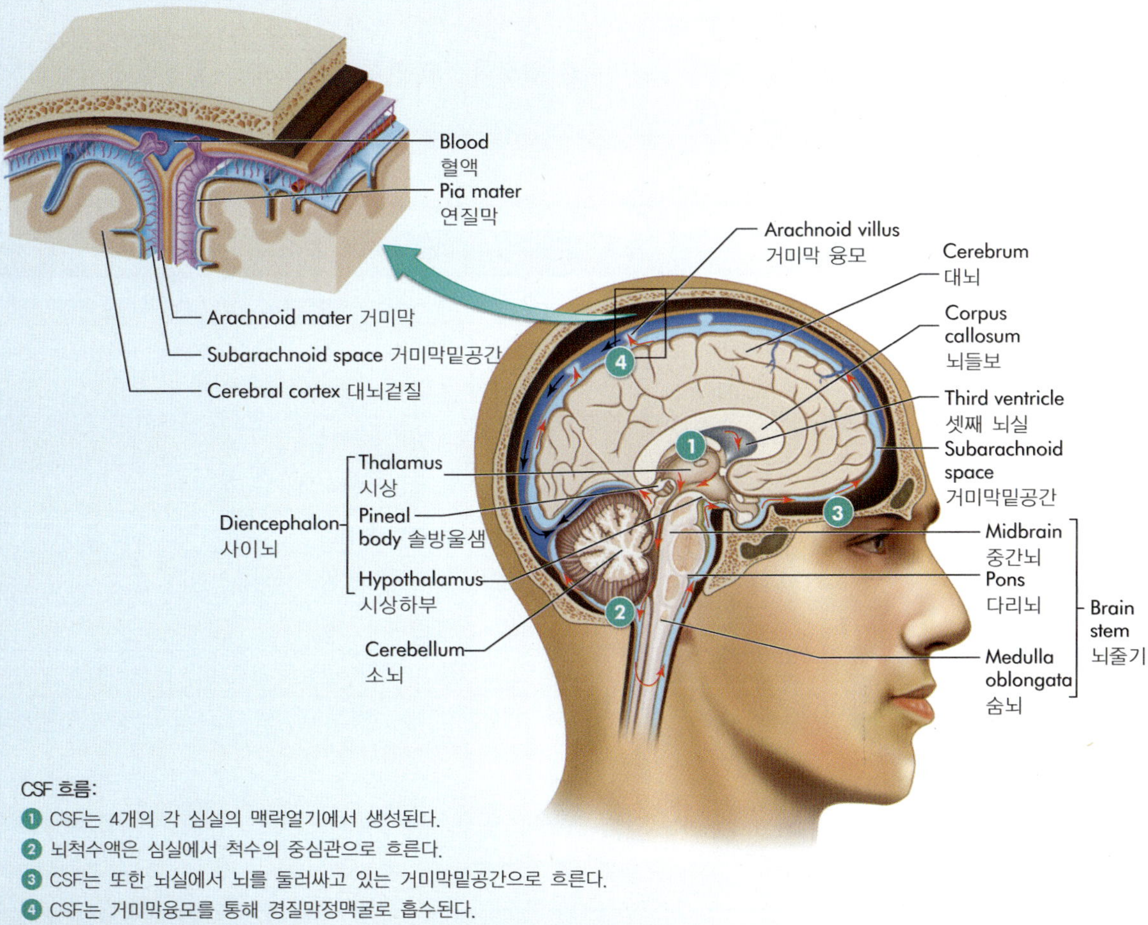

〈그림 9－5〉 뇌척수액 순환 및 뇌의 내부 모습

뇌신경 CRANIAL NERVES

중추신경계통이 제대로 기능하기 위해서는 말초신경계통의 신경을 통해 외부세계와 연결되어 있어야만 한다. 우리는 척수가 척수신경을 통해 외부로 연결되어 있다는 사실을 알고 있다. 뇌 역시 외부로 연결되는 신경을 가지고 있는데, 이를 뇌신경이라고 한다(그림 9-6).

뇌신경에도 척수와 마찬가지로 들어오는 경로와 나가는 경로가 있다. 31쌍의 척수신경을 떠올려 보면, 그들 모두가 혼합신경이었음을 알 수 있을 것이다. 즉, 척수신경은 뒤뿌리와 앞뿌리가 결합된 형태이기 때문에 모든 감각과 운동정보를 전달할 수 있다.

뇌신경은 12쌍으로, 정보를 받아들이는 감각신경, 활동을 지시하는 운동신경, 그리고 감각과 운동신경이 혼합되어 있는 혼합신경으로 구분된다. 뇌신경은 척수신경보다 훨씬 더 특수화되어 있으며, 그 기능에 의해 명칭이 붙여진다.

일부 뇌신경은 머리 · 얼굴 · 목의 감각과 운동정보를 전달하기도 하고, 일부는 시각, 청각, 후각 또는 미각을 담당하기도 한다. 〈표 9-4〉는 뇌신경과 그들의 기능을 열거하고 있다.

〈표 9-4〉 뇌신경과 기능

구조	기능
후각신경 olfactory (I)	감각신경(후각)
시각신경 optic (II)	감각신경(시각)
눈돌림신경 oculomotor (III)	혼합신경, 주로 눈 움직임에 대한 운동
도르래신경 trochlear (IV)	운동신경, 눈의 움직임
삼차신경 trigeminal (V)	혼합신경, 얼굴의 감각, 씹기 위한 운동
갓돌림신경 abducens (VI)	운동신경, 눈의 움직임
얼굴신경 facial (VII)	혼합신경, 얼굴의 운동, 맛에 대한 감각
속귀신경 vestibulocochlear (VIII)	감각신경, 청각과 균형
혀인두신경 glossopharyngeal (IX)	혼합신경, 혀와 인후근육의 운동, 미각과 생리에 대한 감각
미주신경 vagus (X)	혼합신경, 심장, 허파, 내장의 자율운동, 내장과 맛봉오리의 감각
더부신경 accessory (XI)	운동신경, 후두, 연구개, 등세모근(trapezius), 목빗근(sternocleidomastiod muscle)에 대한 운동
혀밑신경 hypoglossal (XII)	운동신경, 혀 근육의 운동

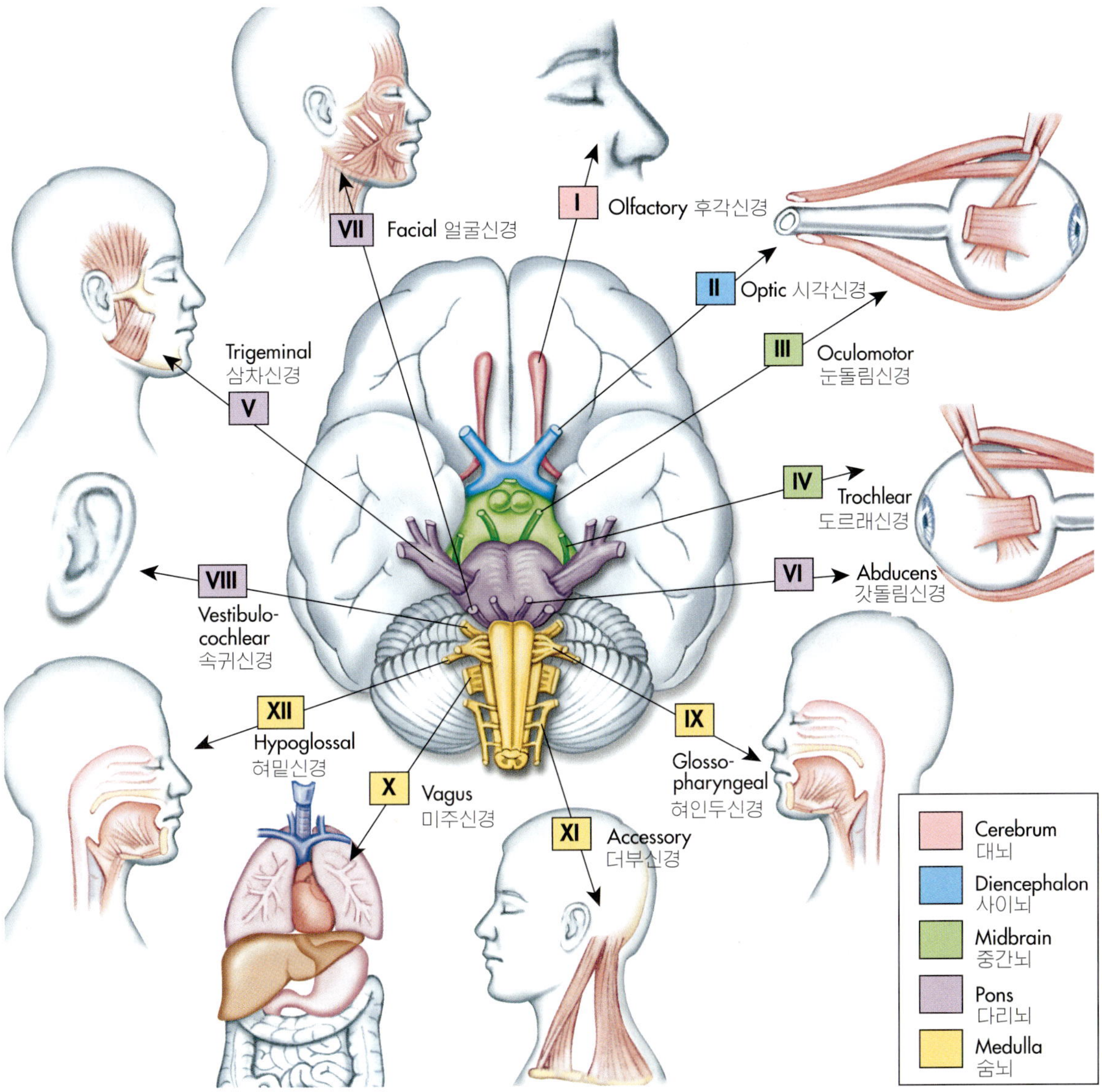

〈그림 9 – 6〉 뇌신경

학습 힌트 LEARNING HINT

기억술 MNEMONIC DEVICES

기억술은 긴 목록을 암기하는 데 사용되는 도구로 해부학에서 매우 유용할 수 있다. 기억술로 암기하려면 목록의 각 부분의 첫 글자를 가져와 문장으로 만든다. 예를 들어, 서쪽에서 동쪽으로 5개의 큰 호수는 Superior, Michigan, Huron, Erie 및 Ontario이다. 올바른 순서를 기억하는 데 사용되는 기억술은 Sam Made Harry Eat Onions로 호수 자체보다 훨씬 기억하기 쉽다.

뇌, 척수, 말초신경계통의 통합

INTERGRATION OF BRAIN, SPINAL CORD, AND PNS

뇌는 척수와 말초신경에 어떻게 작용하는가? 신경계통의 전체 흐름도를 〈그림 9–7〉에서 확인해 보자.

somatic *(soh MAHT ik)*

체성감각계통 Somatic sensory system

우리는 이미 특수감각인 시각(뒤통수엽)·청각(관자엽)·미각(섬엽), 그리고 후각(이마엽)에 대하여 배웠으나, 아직 **체성감각**(somatic touch)이라고 부르는 촉감에 대해서는 다루지 않았다. 체성감각은 우리 주위에서 많이 접하는 것으로서, 복숭아와 천도복숭아 또는 골프공과 탁구공의 차이와 같은 매우 미세한 촉감뿐만 아니라, 거친 감각·진동·통증·온도, 그리고 체위(body position)와 같은 감각도 포함한다. 모든 특수감각이 뇌신경을 통해 뇌로 전달되는 반면, 체성감각은 뇌와 척수 양쪽으로 전달된다.

우선 척수에서 일어나는 반사작용을 살펴보자. 체성감각 정보는 뒤뿌리(dorsal root)를 통해 척수로 전달되고, 척수 앞뿔(ventral horn)의 운동뉴런과 연접된다. 뜨거운 다리미에 손이 닿았을 때 감각뉴런이 통증 정보를 척수에 전달하면 운동뉴런이 근육을 수축시켜서 자극에 대해 즉각적인 반응(손을 잡아당김)을 보여주는데, 이는 손상을 최소화하기 위한 것이다.

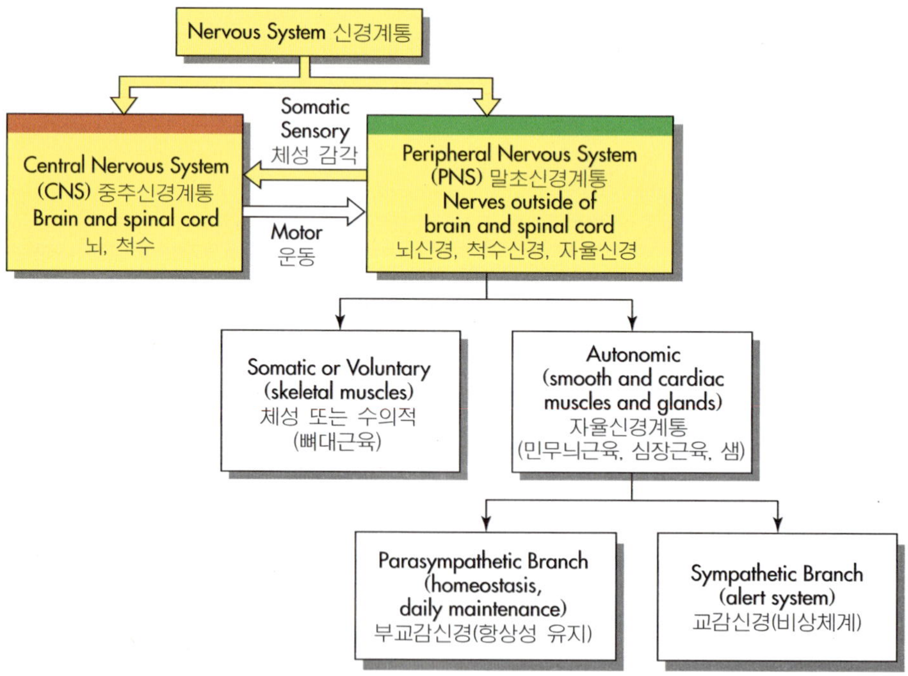

〈그림 9 – 7〉 주요 영역의 신경계통 흐름도

운동뉴런에 정보를 전달하는 동일한 축삭은 감각정보를 척수의 백색질을 통해 뇌에 전달하여 뜨거운 다리미로부터 손을 뺀 이유를 알게 해준다.

'촉각(touch)' 정보는 매우 다양하기 때문에 좀 더 효과적으로 정보를 뇌로 전달하기 위해 신체 모든 부분에서 오는 특수한 신경고속도로(neural highway)를 필요로 한다. 신경로는 **뒤섬유단신경로**(dorsal column tract), **척수–시상신경로**(spinothalamic tract), 그리고 **척수–소뇌신경로**(spinocerebellar tract) 등의 3가지 경로로 구성되며, 피부 · 관절 · 인대에서 오는 감각정보를 척수를 거쳐서 뇌로 전달한다.

spinothalamic tract
(SPY no THAL ah mic)
spinocerebellar tract
(SPY no ser eh BELL ar)

- **뒤섬유 단신경로**(dorsal column tract)는 예리한 촉각과 진동의 정보를 대뇌겉질(cortex)로 전달
- **척수–시상신경로**(spinothalamic tract)는 온도, 동통, 불분명한 촉각 정보를 대뇌겉질로 전달
- **척수–소뇌신경로**(spinocerebellar tract)는 자세와 체위를 소뇌로 전달

뇌로 들어온 감각정보는 처리과정을 위해 특정한 부위로 가야 하는데, 〈표 9–5〉에서 볼 수 있듯이 척수의 신경로는 뒤섬유단신경로(dorsal column tract)로 전달하고 척수–시상신경로(spinothalamic tract)는 피부와 관절의 정보를 마루엽(parietal lobe)의 뒤중심이랑에 위치한 1차 체성감각 겉질(primary somatic sensory cortex)로 전달한다고 알려져 있다.

축삭은 각 인체 부위에 대응하는 체성감각 겉질의 특정 부위로 감각정보를 전달한다. 이 경로는, 신체 부위와 해당 부위에 제공된 감각 입력 간의 관계를 보여주는 1차 체성감각 영역을 제공한다. 〈그림 9–8〉과 같이 도식화(mapping)하였다.

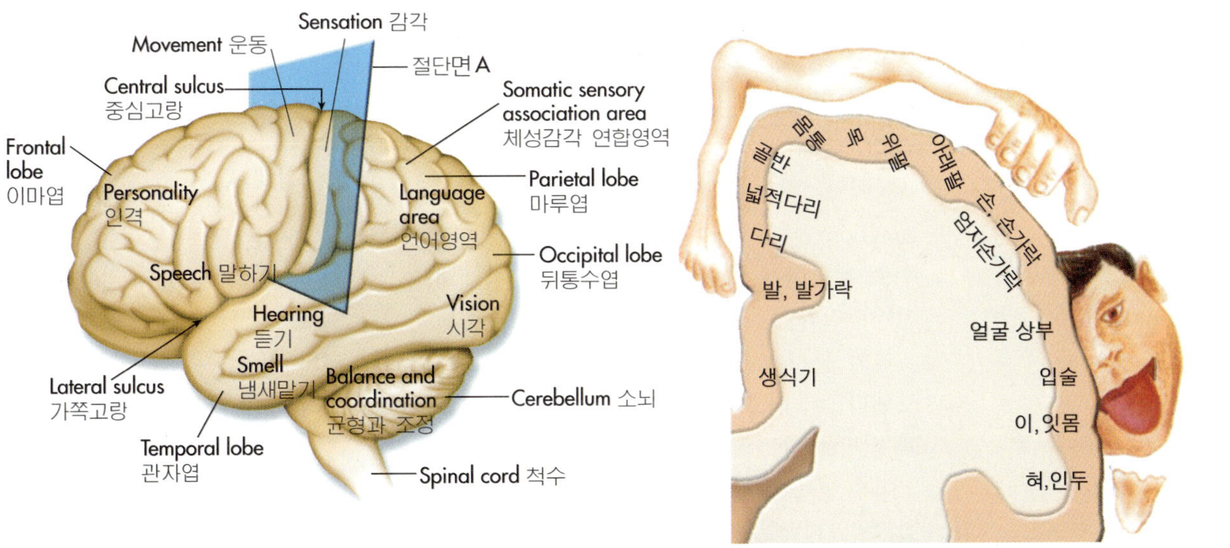

관상절단면 A

〈그림 9 – 8〉 대뇌겉질의 체성감각 영역

팔에 벌레가 기어가면 이를 느낄 수 있는 것은 체성감각 겉질의 '팔' 뉴런이 벌레에 의해 자극되었기 때문이다.

예를 들어, 다리의 뒤쪽 부분에서 작은 발가락까지 방사되는 통증은 S_1 피부분절(dermatome) 경로를 따르며, S_1 신경근을 압박하는 디스크 탈출을 나타낼 수 있다(그림 9–9 참조).

〈표 9 – 5〉 운동 정보를 위한 척수 경로(Spinal Cord Pathways for Motor Information)

경로	정보	이는 곳	닿는 곳
척수–시상 spinothalamic		피부	체성감각 겉질
가쪽 lateral	통증, 온도		
앞쪽 anterior	가려움, 압박, 간지러움		
뒤섬유단 dorsal column	예리한 촉각, 사지의 위치	피부, 관절	체성감각 겉질, 소뇌
척수–소뇌 spinocerebellar	자세	관절, 힘줄	소뇌

체성감각 연합부위: 어떻게 촉각을 파악하는가?

SOMATIC SENSORY ASSOCIATION AREA: HOW DO WE INTERPRET TOUCH?

대뇌겉질의 또 다른 부위는 체성감각 정보를 파악하고 판단한다. 이 부위를 체성감각 연합부위(somatic sensory association area)라고 하는데 뒤통수엽의 체성감각 겉질의 바로 뒤에 위치한다.

체성감각계통은 정보를 수집하고 처리하기 위해 시상, 소뇌, 대뇌겉질 등의 부위를 지나는 척수와 뇌줄기(brain stem)의 감각뉴런으로 이루어진 체계를 활용한다. 이러한 복합적인 감각정보에 대한 실제적인(actual) 파악은 체성감각 겉질과 체성감각 연합부위에 정보가 도달한 이후에 이루어진다.

망치로 엄지손가락을 쳤을 때의 상황을 생각해 보자. 뒤뿌리신경절(dorsal root ganglion)에 위치한 통증 뉴런은 탈분극하여 신호를 척수신경과 뒤뿌리를 통해 척수로 전달한다. 뉴런은 운동 뉴런과 연접하여 손을 신속히 자극에서 멀어지도록 잡아당긴다.

거의 동시에 통증 뉴런은 척수의 척수–시상신경로와 연결돼 통증 신호를 뇌로 보낸다. 이 신호는 먼저 시상과 사이뇌(diencephalon)의 다른 부분으로 가서, 발한과 심박동 증가와 같은 생리학적 증상을 일으킨다.

이후 통증은 체성감각 겉질(cortex)로 계속 이동하여 통증의 정확한 위치를 파악할 수 있게 해준다. 그러나 아직 이를 통증으로 인식하지는 못하며, 통증의 파악은 정보가 체성감각 연합부위에서 감각을 통합할 때 이뤄진다. 이러한 정보를 받아들이고 처리하고 연상하는 모든 행동은 거의 본능적으로 일어난다.

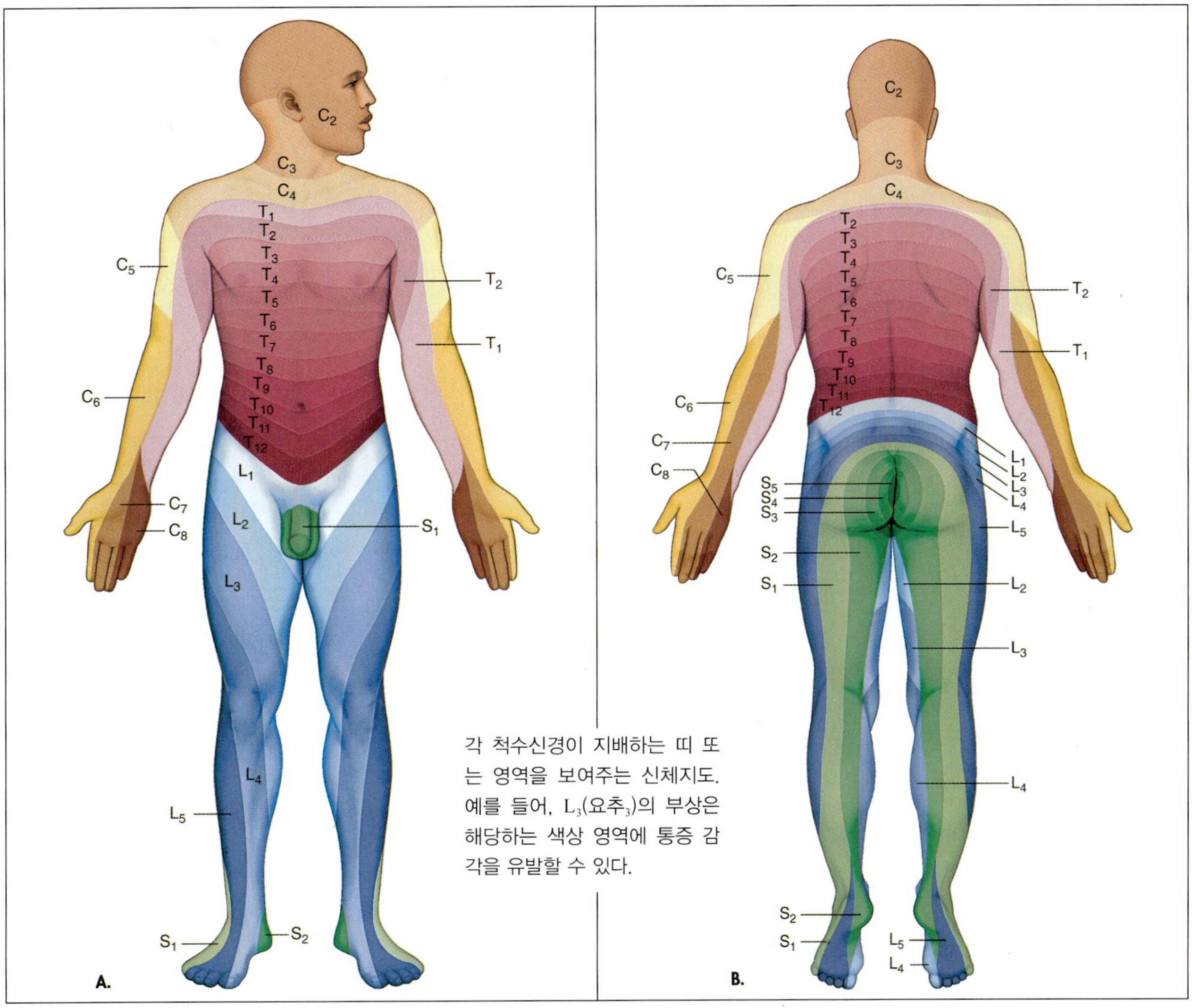

각 척수신경이 지배하는 띠 또는 영역을 보여주는 신체지도. 예를 들어, L_3(요추$_3$)의 부상은 해당하는 색상 영역에 통증 감각을 유발할 수 있다.

〈그림 9－9〉 피부분절(dermatomes)

운동계통 THE MOTOR SYSTEM

운동계통 또한 체성감각계통과 같은 병렬식의 체계이다. 그러나 이제 정보는 신체에서 척수에서 뇌로가 아니라 뇌에서 척수에서 신체로 반대 방향으로 이동하고 있다(그림 9–10 참조). 신경계통 흐름도(그림 9–7)를 보면, 체성운동계통은 대뇌겉질에서 정보를 받아 수의적 움직임을 조절한다. 또한 이마엽(frontal lobe)에 위치한 전운동(premoter)영역과 전이마엽(prefrontal) 영역에서 움직임을 계획한다.

이 두 영역에서 세워진 계획은 1차 운동겉질(primary motor cortex)로 보내진다. 1차 운동겉질은 이마엽의 중심앞이랑(precentral gyrus), 즉 체성감각 겉질(somatic sensory cortex) 바로 앞에 위치해 있다.

운동겉질(motor cortex)과 인체의 비교되는 부분을 도식화(mapping)시키면 더 미세한 움직임이 필요한 손과 혀는 몸통이나 팔뚝보다 더 크게 나타난다(그림 9–10).

겉질밑 구조 Subcortical Structure

basal nuclei *(BAY zal NOO klee eye)*
limbic system (*LIM bick)*

대뇌의 백색질로 둘러싸인 깊은 곳에 있는 대뇌 회색질들을 **핵**(nuclei)이라고 한다. 대뇌의 핵은 운동을 조절하는 **바닥핵**(basal nuclei; 때때로 기저핵이라고도 하지만, 기술적으로는 뇌에 있기 때문에 핵이다)과 감정과 정서를 조절하는 **변연계통**(limbic system)으로 나뉜다. 이 장에서는 운동 뉴런을 다루기 때문에, 바닥핵에 초점을 맞추고자 한다.

움직임에 대한 계획은 운동겉질을 떠나서 사이뇌에 위치한 시상(thalamus)의 뉴런과 연결된다. 시상과 바닥핵, 그리고 소뇌는 운동조절고리(motor coordination loop)에 연관된 부분들이다. 여기에서 움직임은 정교하게 조절되고, 자세와 사지의 위치가 고려된 움직임과 감각이 통합된다. 이 고리는 기본적인 것으로, 만약 겉질밑 구조에 이 고리가 없다면 움직임은 매우 부정확해지거나 심지어 어떤 움직임은 전혀 불가능할 수도 있을 것이다.

척수경로 Spinal cord pathways

corticospinal tract *(KOR ti coe SPY nal)*
corticobulbar tract *(KOR ti coe BUL bar)*

운동정보는 시상 바닥핵과 소뇌에 의해 처리된 후에 **겉질척수신경로**(corticospinal tract)와 **겉질숨뇌신경로**(corticobulbar tract), 그리고 몇몇 신경로로 이동한다. 운동겉질에서 오는 겉질척수로와 겉질다리뇌로는 직접 경로(pyramidal tract:

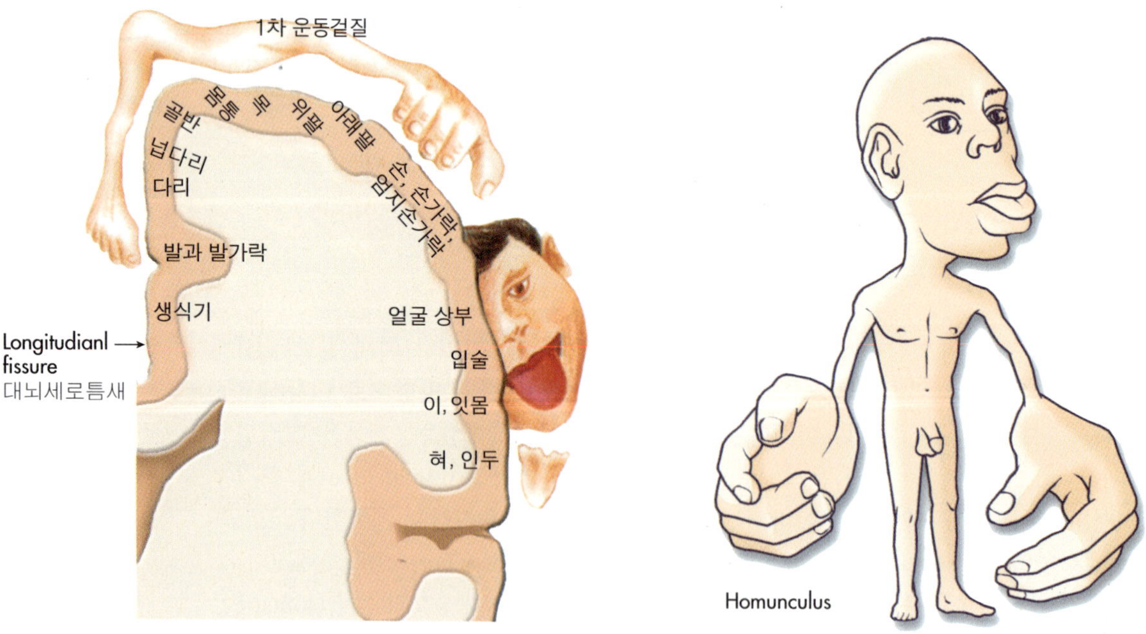

〈그림 9 – 10〉 뇌의 운동영역과 호문쿨루스

놀라운 사실 AMAZING FACTS

대뇌겉질의 기능적 영역 크기 size matters

〈그림 9–10〉에서 각 인체의 부분을 담당하는 1차 운동겉질의 크기를 살펴보자. 이 그림에 나타난 기능적 영역의 크기는 인체의 크기와 정확히 비례하지는 않는다. 즉, 손 · 입술 · 머리는 매우 큰 영역을 차지하는 반면, 다리 · 팔은 매우 작은 부분을 차지한다. 무엇이 기능적 영역의 크기를 결정하는가?

손과 입술이 일반적으로 하는 일이 팔과 다리가 하는 일과 어떻게 다른지 생각해 보자. 손 · 입술 · 머리는 말하기 · 쓰기(또는 타이핑)와 같이 좀 더 정교하게 조정된 움직임을 필요로 하며, 더 많은 운동 정보를 필요로 한다.

그래도 이해되지 않는다면 발과 손 중에서 어느 것이 타이핑하는 데 어려운지 생각해 보자. 기능적 영역으로 본다면 큰 손과 입술과 머리를 가진 호문쿨루스(homunculus: '작은 인간'이라는 뜻의 라틴어)를 그리는 편이 이해하기가 더 쉬울 것이다.

추체로)로 인식되지만, 겉질밑 핵에서 오는 경로들은 간접 경로(extra-pyramidal tract: 추체 외로)로 인식된다. 모든 경로에서 오는 축삭은 앞뿔(ventral horn)의 운동신경과 연접한다.

이러한 운동신경은 뇌줄기에서 나온 뇌신경(cranial nerve)이나 척수에서 나온 척수신경을 통하여 뼈대근육과 연결됨으로써 계획된 움직임이나 잘 조정된 계속적인 움직임을 수행하도록 뼈대근육에 명령을 보낸다. 이때 뉴런은 신경근접합(neuromuscular junction)을 통해 연결되고 신경전달물질인 아세틸콜린을 유리한다.

운동경로의 두 번째 기능은 잘 조정된 반사작용(fine-tunning of reflex)이다. 망치로 손가락을 쳤을 때로 다시 돌아가 보자. 손가락을 치고 난 후에 실행되는 최초의 운동기능은 위축반사(withdrawal reflex)이다. 이 반사는 손가락을 고통스러운 자극에서 멀어지도록 잡아당긴다.

앞에서 설명하였듯이, 이는 계획된 수의적 움직임이 아니라, 단지 척수운동 뉴런이 위축작용을 필요로 했을 뿐이다. 하지만 최초의 위축 이후에 사람들은 펄쩍 뛰면서 망치질을 멈추고 생각한다. 다음엔 어떻게 할까? 그런 다음 손가락을 쳐다보는데, 이는 계획된 움직임이다.

이를 위해서는 운동 시스템 사이의 조정이 필요하다. 여기에는 손가락을 감싸고, 눈 앞으로 손가락을 이동시켜서 손가락을 쳐다보는 동작 등이 모두 포함된다.

임상적용 CLINICAL APPLICATION

파킨슨병 PARKINSON'S DISEASE

파킨슨병 환자는 바닥핵 중 하나에 장애가 있으며, 새로운 움직임을 시작하거나 다른 움직임을 끌 수 없다. 환자는 걷거나 삼키는 데 어려움이 있으며, 일반적으로 가만히 앉아 있으려고 할 때 제어할 수 없는 떨림이 있다.

그 다음 주방으로 걸어가서 냉동고의 문을 열고 얼음을 꺼낸 후에 얼음주머니를 만들기 시작한다.

이 모든 활동은 계획되고 조정된 운동을 필요로 한다. 정확하게 냉동고 문 앞에 도착해야 하고 문을 열어야만 하며, 똑바로 서서 비닐 봉지를 연 다음 그 안에 얼음을 넣어야 한다. 이러한 일들은 매우 세심하게 계획되고 조정된 운동이 없이는 불가능하다.

소뇌의 역할 The role of the cerebellum

소뇌는 운동과 감각정보를 대뇌겉질, 시상, 바닥핵, 그리고 척수에서 받기도 하고 보내기도 한다. 소뇌는 계획된 움직임과 실제 움직임의 정보를 받아 실제와 계획의 차이를 비교한다. 만약에 계획과 실제가 맞지 않게 되면 소뇌는 실제 행동을 계획에 맞추게 된다. 소뇌의 기능은 미묘하고 아직 밝혀지지 않은 부분이 많으나, 소뇌가 없으면 최상의 정확한 움직임이 실행되지 않을 것이다.

자율신경계통 THE AUTONOMIC NERVOUS SYSTEM

말초신경계는 크게 뼈대근육을 조절하는 체성신경계통(somatic system)과 제대로근을 조절하는 자율신경계통(autonomic system)으로 구분된다.

제대로근육들은 혈관과 기도의 민무늬근육(smooth muscles)과 심장근육(cardiac muscles)의 구조에서 볼 수 있으며, 샘(gland) 또한 자율신경계통에 의해 조절된다. 그러므로 자율신경계통은 주로 혈압, 심장박동, 호흡률, 소화, 발한과 같은 생리적 특성들을 조절한다.

자율신경계통의 뉴런(신경세포)은 체성운동신경들과 같이 척수와 뇌줄기에 위치하여 신경전달물질을 분비하며, 종착지도 비슷하다. 자율운동뉴런(autonomic motor neuron)들은 모두 앞뿔(ventral horn)보다는 가쪽뿔(lateral horn)에 위치하며 체성운동뉴런(somatic motor neuron)과 다르게 근육과 직접적으로 연결되지는 않는다. 그 대신에 이들은 중추신경계통 밖에 있는 **신경절**(ganglia)과 연접한다.

신경절은 중추신경계통 밖에 신경세포체가 모여 있는 것으로, 신호를 다음 회로로 보내기 위한 일종의 중계소라고 생각하면 이해하기 쉽다. 그래서 두 번째 운동뉴런을 신경절이후 뉴런(postganglionic neuron)이라고 한다. 이는 민무늬근육과 샘에 연결된다.

교감신경 가지 The sympathetic branch

자율신경계통은 **교감신경**(sympathetic nerve)과 부교감신경(parasympathetic nerve)으로 구분된다(그림 9-11 참조). 교감신경은 싸움-도피(fight-or-flight) 반응을 조절하고, 인체가 에너지를 발산하도록 충전시킨다.

교감신경의 효과는 심박동 증가 · 혈압 상승 · 발한과 구강건조 등으로, 아드레날린이 분출되는 모든 증후들이 여기에 해당된다. 무서운 개를 만났을 때 나타나는 반응인 두근거리는 심장, 빠른 호흡, 진땀 등은 자율신경계통의 흥분으로 일어난다.

심장은 근육으로 더 많은 혈액을 공급하기 위하여 더 빨리 뛰게 될 것이고, 허파는 더 많은 산소를 얻어서 싸우거나 도망가도록 긴장시킨다. 다른 교감신경의 반응으로는 망치로 손가락을 쳤을 때에 상황을 좀 더 잘 처리할 수 있도록 동공을 확대시키는 것을 들 수 있다.

교감신경계의 **신경절이전 뉴런**(preganglionic neuron)은 가슴(T_1)척수에서 허리(L_2)척수까지 위치하므로 **등허리 뉴런**(thoracolumbar neuron)이라고 한다. 신경절이전 뉴런 말단에서는 아세틸콜린을 분비하며, 교감신경절(sympathetic ganglion)에서 **신경절이후 뉴런**(postganglionic neuron)과 연접한다. 그러나 교감신경 부분의 신경절이후 뉴런 말단에서는 **노르에피네프린**(norepinephrine)을 분비한다.

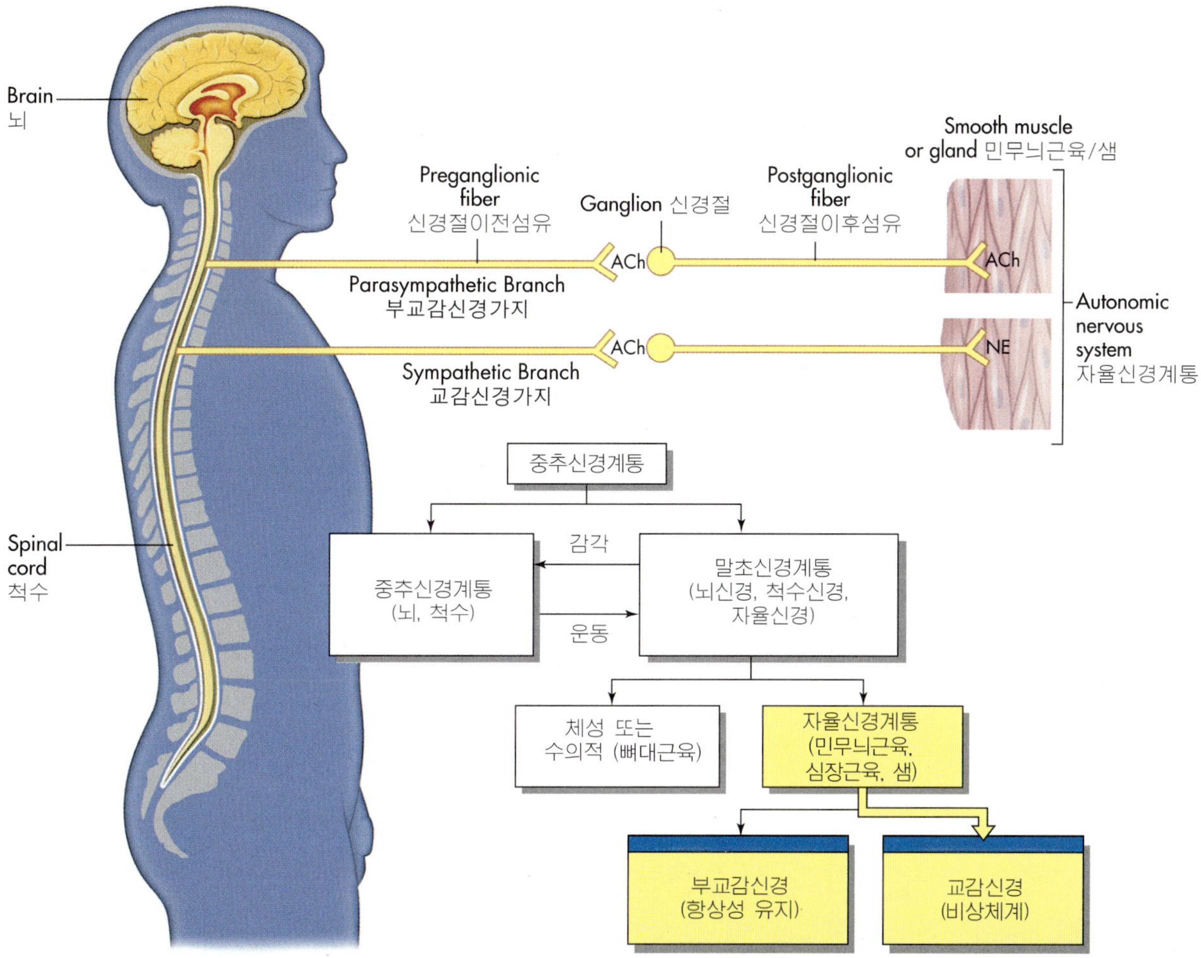

〈그림 9 – 11〉 자율신경계통의 일반적 기능

교감신경계통이 담당하는 가장 중요한 기능 중의 하나는 부신(adrenal gland)에서 에피네프린(epinephrine: 아드레날린) 호르몬 유리를 자극하여 혈류에 순환되도록 하는 것이다.

부교감신경 가지 The parasympathetic branch

가속페달이 있다면, 또한 브레이크도 필요하다. **부교감신경**은 교감신경과 상반된 효과를 가진다. 흔히 그것을 '**휴식과 소화**(resting and digesting) **효과**'라고 부르는데, 일상생활에서 활동을 유지하는 데 중요하다.

부교감신경은 교감신경이 흥분된 상태에서 정상으로 다시 돌아오도록 돕는 역할을 한다. 즉, 심박동 · 호흡 · 혈압을 감소시켜서 망치에 맞은 손가락에 얼음찜질을 한 후, 또는 짖어대는 개를 개집 안에 안전하게 들어가게 하고 난 후의 편안함을 제공하는 것은 부교감신경이 하는 일이다.

부교감뉴런은 뇌줄기(brain stem)와 엉치(sacrum)척수에 위치하기 때문에 머리엉치(craniosacral) 뉴런이라고 부른다. 이 신경말단에서는 아세틸콜린을 분비한다. 신경절이전 뉴런은 신경절이후 뉴런과 **부교감신경절**(parasympathetic ganglia)에서 연접한다.

부교감신경절은 내부 장기 근처에 위치해 있다. 신경절이후 뉴런 말단에서도 역시 신경전달물질인 아세틸콜린을 분비한다. 아세틸콜린은 뼈대근육을 흥분시키고, 심장근육 및 일부 민무늬근육 활동을 억제시킨다.

자율신경계통 통합하기 Putting the autonomic system all together

짖어대는 개를 만난 상황을 생각해 보자. 이때 교감신경계통은 흥분하고, 척수의 가슴허리부분(T_1 ~ L_2)에서는 아세틸콜린을 분비(유리)하는 신경절이전 섬유로 자극을 보내게 될 것이다.

신경절이후 섬유에서 아세틸콜린과 결합한 수용체는 활동전위를 유발하고, 자극을 노르에피네프린을 유리하는 표적기관으로 전달하게 될 것이다. 만약 이것이 심장에서 일어나게 되면, 싸움-도피 반응을 일으키기 위해 더 많은 혈액공급을 필요로 하므로 이를 위해 심장의 박동수와 힘이 증가할 것이다.

긴급상황이 끝나면 교감신경계는 활성화되지 않으며, 노르에피네프린의 대사로 부교감신경계는 이제 천천히 인체의 시스템을 정상으로 되돌아오게 한다. 이는 정상 심박동률이 이처럼 두 가지 시스템의 균형에 의해 잘 조절되는 또 다른 항상성의 예이다. 〈그림 9-12〉 교감신경계와 부교감신경계의 비교를 보여준다.

기타 시스템 OTHER SYSTEMS

기타 시스템으로는 복잡하면서도, 특정한 위치를 갖지 않으나 뇌 전체에서 볼 수 있는 **변연계통**(limbic system)과 **망상형성**(reticular formation)을 들 수 있다.

변연계통 The limbic system

변연계통은 대뇌(cerebrum) · 사이뇌(diencephalon) · 위뇌줄기(superior brain stem)에 있는 핵들의 연속적인 시스템으로, 이 핵들은 감정과 정서, 그리고 기억에 관여한다. 어떤 핵은 움직임에 감정이나 강도를 부여하는 데 도움이 되고, 다른 것들은 후각과 감정을 조절한다. 그밖의 것들은 감정을 저장하고 다시 재현하는 작용을 하기도 한다.

망상형성 The reticular formation

망상형성은 뇌줄기의 핵들이 분산된 신경망으로, 대뇌겉질을 '깨우는(waking up)' 데 관여하여 망상 활성화 시스템의 일부로 사용된다. 망상형성의 활동은 주변 인식(conscious)을 위한 의식 상태에 필요하다. 아침에 자명종이 울릴 때, 망상형성은 겉질을 슬쩍 건드림으로써 잠에서 깨어나게 한다.

신경계통의 일반적인 질환 COMMON DISORDERS OF THE NERVOUS SYSTEM

마비는 수의적 움직임을 조절할 수 없는 상태로서 강직성(spastic) 또는 이완성(flaccid)으로 나뉜다.

강직성 마비는 근육의 강직 또는 과긴장(hypertonia)과 반사작용의 **과잉반응**(hyperreflexia)이라는 특징을 가지고 있다.

강직성 마비에서 근육 강직과 반사작용이 과도하게 나타나는 것은 뇌와 앞뿔(ventral horn)의 운동 뉴런 사이의 소통이 감소되었기 때문이다. 즉, 근육은 수시로 수축하고, 반사작용은 뇌로부터 어떤 조절 신호도 받지 못한다. 뇌졸중, 두부 손상, 척수 손상 등은 강직성 마비의 원인이 된다.

이완성 마비는 축 늘어진 근육(근육 강도의 감소, *hypotonia*)과 반사작용의 저하가 특징이다. 이완성 마비는 척수신경을 손상시킴으로써 운동 뉴런의 자극이 근육에 도달하지 못하게 만든다. 그러므로 근육은 처지고 반사작용은 사라진다. 이완성 마비는 말초 손상이나 소아마비, **길랭-바레 증후군**(Guillian-Barre syndrome)과 같은 질환에 의해 일어난다.

뇌성마비(cerebral palsy, CP)는 진행되지 않는 운동질환으로서 어린이에게 주로 발생한다. 뇌성마비 환자는 전형적인 강직성 마비의 증세를 보인다.

이 질환은 부적합한 발달과정이나 뇌의 운동신경계통의 손상에 의해서 일어난다. 뇌성마비의 증상은 미세한 운동력 상실부터 보행과 말하기조차 할 수 없는 심각한 운동기능 장애까지 그 폭이 넓다. 환자들의 몸은 심각하게 발달이 지체되거나 실명에 이르기도 하지만, 지능은 평균이나 평균 이상을 가지고 있다.

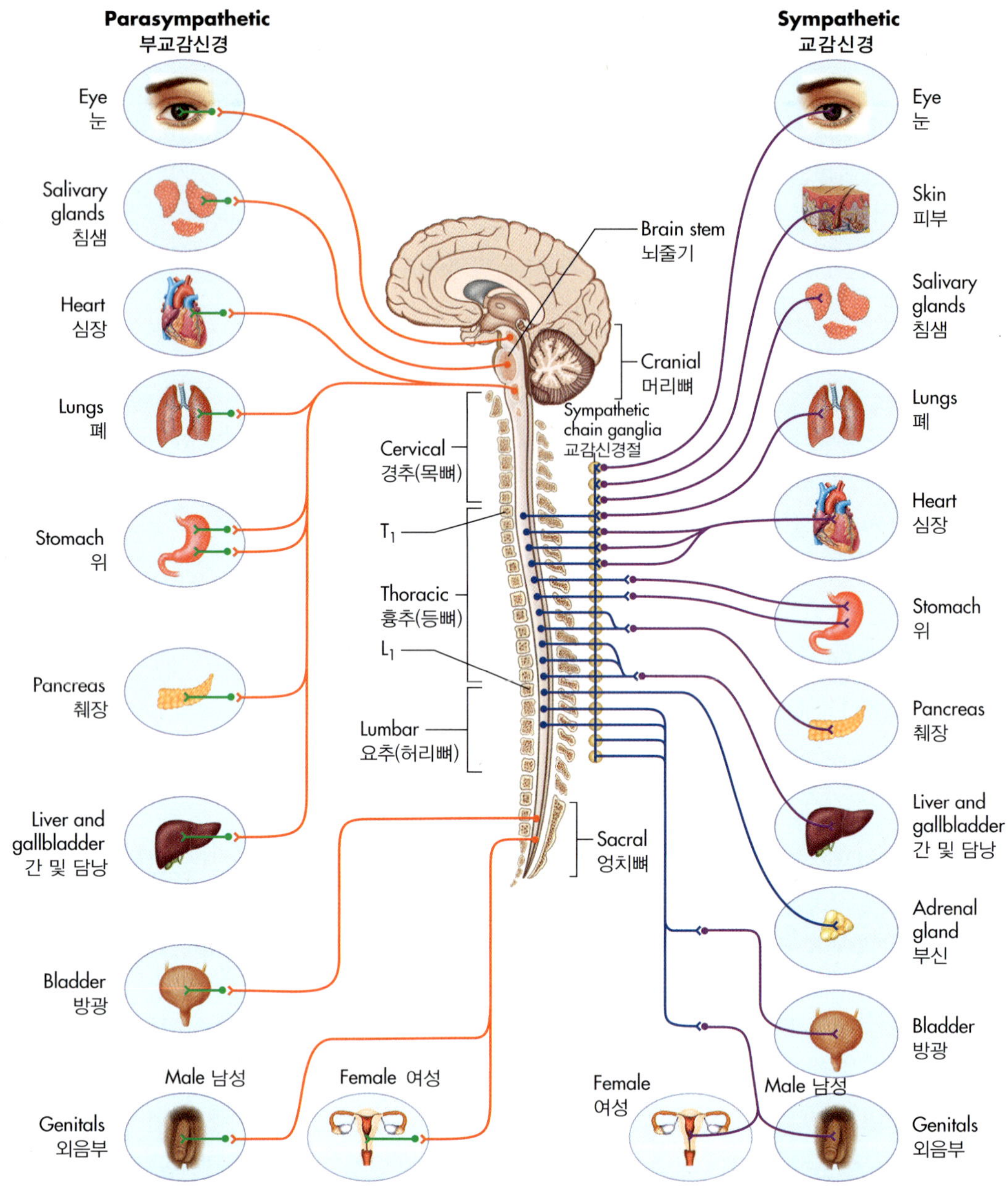

기관 또는 체계	부교감신경 효과	교감신경 효과
심장(heart)	속도와 수축력 감소	속도와 수축력을 증가시키고 관상 동맥을 확장시킴
폐(lungs)	기관지 수축	기관지 확장
눈(eyes)	동공 수축	동공 확장
모발 근육(hair muscles)	이완	수축하여 머리카락이 끝까지 서게 하고(털세움), '소름(닭살)'이 끼침
위장관(gastrointestinal)	소화를 증가시킴	소화를 감소시킴
부신(adrenal gland)	효과 없음	수질을 자극하여 에피네프린과 노르에피네프린을 분비함
방광(urinary)	방광 수축, 요도 괄약근 이완, 배뇨 촉진(배뇨)	방광 이완, 요도 괄약근 수축, 배뇨 억제

〈그림 9－12〉 부교감신경계와 교감신경계의 비교

중풍(stroke)으로 알려진 **뇌졸중**(cerebral vascular accident, CVA)은 출혈(hemorhage)이나 혈전(blood clot)에 의해 뇌의 일부분으로 가는 혈류가 장애를 받음으로써 발생한다. 만약 산소가 부족하게 되면, 뇌조직은 죽게 된다. 중풍의 증세는 중풍이 일어난 위치에 따라 매우 다양하며, 중풍이 일어난 부위의 반대편의 근위축(muscle weakness)과 마비(paralysis) 또는 감각상실 등이 온다(오른쪽 대뇌반구는 왼쪽 신체를 조절한다는 사실을 기억하라.).

중풍환자는 언어장애뿐만 아니라, 실명과 기억상실을 일으키기도 한다. 중풍의 증세는 갑작스럽게 나타나며, 어떤 환자는 작은 중풍이 연속적으로 일어나는 등 미미하고 일시적인 증세가 큰 중풍이 오기 전에 나타나기도 한다.(대부분 큰 지진 전에 발생하는 작은 지진과 비슷하다.) 이러한 작은 중풍을 **일시적 허혈성 손상**(transient ischeic attacks, TIAs)이라고 한다.

외상성 뇌 손상(Traumatic brain injury, TBI)은 머리뼈에 힘이 가해져 뇌 손상을 일으킬 때 발생한다. 가벼운 뇌 손상은 뇌진탕이라고 한다. 수년 동안 뇌진탕은 중요하지 않은 부상으로 여겨졌다. 최근 반복되는 뇌진탕의 영향이 너무 명백해져서 NFL(National Football League, 프로미식축구연맹) 및 NHL(National Hockey League, 북미하키리그)과 같은 주요 스포츠 조직에서는 뇌진탕이 있는 선수의 재경기를 허용하기 전에 엄격한 테스트를 실시하고 있다. 뇌진탕은 심한 경우 부상부위에 붓기 및 출혈이 발생할 수 있으며, 이는 머리뼈 내부의 압력을 증가시켜 영구적인 손상을 일으킬 수 있다. 이러한 두개 내압의 증가는 뇌 조직을 손상시킬 뿐만 아니라 뇌줄기에도 압력을 가하여 때때로 구멍을 통해 밀어낸다. 이로 인해 혈류가 감소하고 호흡기 센터를 손상시켜 더 많은 피해를 입힐 수 있다.

헌팅턴 병(Huntington's disease)은 진행성 유전성 질환으로 바닥핵의 뉴런을 악화시키고, 최종적으로는 대뇌겉질까지 손상시킨다. 이 질환은 몸을 흔들기 시작하면서 기억 장애, 손과 얼굴의 뒤틀림, 서툰 몸짓 등의 증상을 나타내는 것이 특징이다. 결국 이 질환은 연하작용과 말하기 및 걷기를 힘들게 할 뿐만 아니라, 기억상실을 비롯하여 정신병과 인지장애에 이르게 만든다.

헌팅턴 병의 치료제는 없으며, 대부분의 환자가 우발적인 손상이나 감염, 또는 다른 합병증으로 사망한다. 이 질환은 유전학 검사로 유전자를 가지고 있는지 여부를 확인할 수 있다. 환자의 후손 중 50%는 유전자를 물려받을 가능성이 있고, 유전자 보유자는 결국에는 그 질환에 걸리게 된다.

의료전문직 FOCUS ON PROFESSIONS

많은 약물이 신경계 장애를 치료하는 데 사용된다. 약사, 약국 기술자, 제약 영업 담당자를 포함하여 제약 업계에는 다양한 직업 기회와 수준이 있다. 약사협회(NCPA), 미국약사협회(APhA), 전국약국기술자협회(NPTA), 미국약국기술자협회(AAPT) 등 National Community와 같은 국가기관의 웹사이트를 방문하여 이 흥미로운 분야에 대해 자세히 알아 볼 수 있다.

Points of Interest

- **신경계통**은 인체의 컴퓨터시스템에서 정보를 전달하는 초고속도로에 해당된다. 신경계통이 없으면 사람은 환경을 인지할 수 없게 되고, 의사를 결정하거나 자극에 반응할 수 없게 된다. 신경계통은 엄청난 정보를 취급하고 인체의 모든 시스템이 잘 작동되도록 하며, 어떤 문제가 생겼을 때에 고칠 수 있게 해준다.

- 뇌는 계통적 기관으로, 이들은 여러 구역(엽)으로 구분되며 각 부분은 매우 특수한 기능을 가진다. 뇌는 뇌에서 나오는 12쌍의 뇌신경을 지니고 있는데, 감각 · 운동 · 혼합 신경으로 구성되어 있다.

- **대뇌**는 의식적인 움직임과 감각을 조절하며, 대뇌 아랫쪽에는 사이뇌, 뇌줄기 및 소뇌가 있다. 각 부분은 감각과 운동정보를 조정하는 중요한 역할을 담당하고 있다. 뇌의 다른 부분은 연합영역으로 불리며, 다른 형태의 감각정보들을 연결시켜 주고 최근의 경험과 기억을 비교할 수 있게 해준다.

- **체성감각 겉질**은 마루엽의 중심뒤이랑에 있다. 척수신경로를 통해 이곳으로 감각정보가 들어오면 감각을 느끼게 된다.

- **대뇌겉질**은 인체에 대한 운동과 감각을 지시한다. 수의적 운동에 대한 명령은 이마엽에 있는 중심앞이랑의 1차 운동겉질에서 시작하여 직접적인 척수신경로(pyramidal tract)를 통해 척수로 내려간다. 겉질밑핵은 이런 정보를 간접적인 경로(extrapyramidal tract)를 통해 조절한다.

- 신경계통에서는 불수의적인 운동을 자율신경계통을 통해 조절하는데, 교감신경계통은 싸움-도피 반응(fight-flight response)을 조절하고 부교감신경은 일상생활의 활동을 조절한다.

사례연구 CASE STUDY

젊은 딸은 침대에 누워 있는 연로한 아버지를 찾아 평소의 기상 시간에 찾는다. 그는 여전히 잠옷을 입고 반무의식 상태였으며, 오른쪽 몸에 마비가 있었으나 감각을 느낄 수 있는 것처럼 보였다. 병원에 이송하여 진찰을 받게 한 결과, 중풍으로 진단되었다.

• 뇌의 어느 부분이 손상되었겠는가?

Review Questions

Multiple Choice

1. 다음 뇌 부분 중 하나는 대뇌피질의 구조이다. 어떤 것인가?

a. 시상하부　　b. 숨뇌
c. 중심앞이랑　　d. 솔방울샘

2. 복부내장을 통제하는 뇌신경은 어느 것인가?

a. 후각신경 (I)　　b. 삼차신경 (V)
c. 속귀신경 (VIII)　　d. 미주신경 (X)

3. 중심뒤이랑에 위치한 각 신체 부위의 도식(map)의 크기는 무엇에 의해 결정되는가?

a. 신체의 민감성
b. 신체의 사이즈
c. 신체의 중요성
d. 신체 부분의 미세운동 통제

4. 교감신경계에 해당하는 것은 어떤 것인가?

a. 맥박이 감소한다.
b. 장기 근처에 신경절이 있다.
c. 척수 가까이에 신경절이 있다.
d. 위의 모두가 해당한다.

5. 뇌의 이 부분은 인체의 정점(set points)과 혈압과 배고픔의 정도를 포함하여 생리기능의 대부분을 조절하는 것을 포함한다. 어느 부분인가?

a. 시상　　b. 시상하부
c. 편도체　　d. 해마

6. Jill은 머리에 심한 타격을 받은 후 통제할 수 없는 배고픔과 갈증에 시달리고 있으며, 체온의 변동이 심하다. 따라서 혈압조절이 잘 되지 않기 때문에 때로는 기절을 한다. 신경학적 검사에서 출혈을 발견할 수 있다. 어디에 출혈이 있겠는가?

a. 이마엽　　b. 시상하부
c. 바닥핵　　d. 척수

7. Charlie는 뇌수막염을 앓은 후 시력을 잃었다. 신경계통의 어느 부분이 손상된 것일까?

a. 이마엽　　b. 뇌신경
c. 척수　　d. 브로카 영역

8. Ramón은 파티를 하는 동안 이상한 느낌이 들었다. 심장이 뛰고 숨소리가 거칠고 식은 땀이 나며 허둥대었다. 누군가가 그의 음료에 약을 탔다는 의심이 든다. 신경계 어느 부위가 자극된 것일까?

a. 시상하부
b. 부교감신경
c. 이마엽
d. 해당 사항 없음

Fill in the Blank

1. ________________은 움직임 결과를 통합하는 부분이다.

2. 뒤통수엽은 이 감각을 담당한다. ________________

3. 척수의 백색질은 운동신경인 ________________과 감각신경인 ________________이 포함되어 있다.

4. 감정, 기분을 기억하는 이 부분의 수집에 의해 통제된다. ________________

5. 뇌줄기의 이 부분은 호흡과 심혈관계통의 생명유지에 필수적인 부분이다. ________________

6. Bea는 최근 통제가 잘 안되어 움직임은 느리고 과장되며, 쉽지 않다. 신경과 전문의는 그녀의 이런 움직임은 이 부분이 손상된 작은 뇌졸중이라고 결정한다. ________________

[해답] Multiple Choice

1. c **2.** d **3.** a **4.** c **5.** b **6.** b **7.** b **8.** d

Fill in the Blank

1. 이마엽(frontal lobe)
2. 시각(visual sense 또는 vision)
3. 내림차순(descending track), 오름차순(ascending track)
4. 변연계(limbic system)
5. 숨뇌(medulla oblongata)
6. 소뇌(cerebellum)

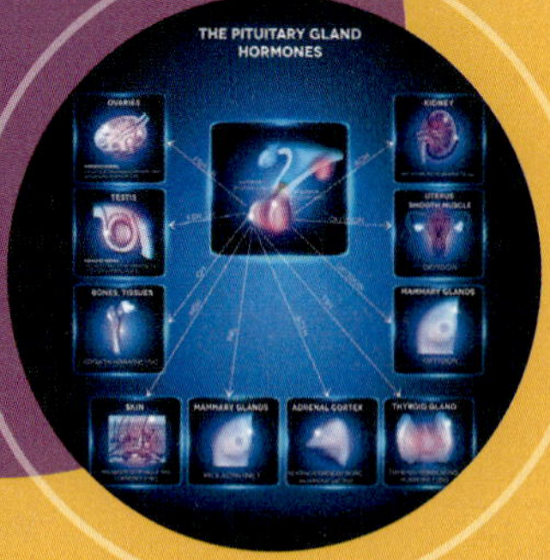

제10장

내분비계통

인체의 또 다른 조절 센터

이제 또 다른 조절(control)에 대해서 논해 보자. 이미 앞에서 우리는 조절계통(control system)의 한 부분으로서 복잡한 구조의 세포와 연접회로를 가지고 있는 신경계통을 살펴보았다.

내분비계통(endocrine system) 역시 조절계통으로서, 신경계통과 분리된 것처럼 보이지만, 사실은 서로 연결되어 있고, 항상 서로 돕는 상호 보완적인 관계에 있다.

신경계통은 정보를 수집하여 빠르게 다른 곳으로 전달하는 구조를 가진 반면, 내분비계통 역시 정보를 수집하고 다른 곳에 전달하지만 전달 속도가 느리고 좀 더 복잡한 구조를 가지고 있다. 또한 내분비계통의 경우 명령의 지속시간이 신경계통에 의해 이루어지는 명령의 지속시간보다 훨씬 더 오랫동안 유지된다.

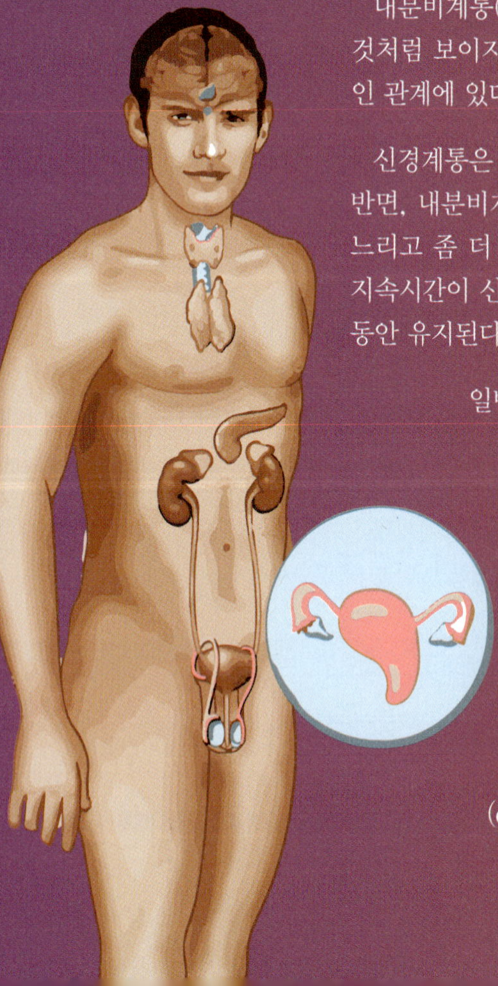

일반적으로 내분비계통에 의한 명령은 상황에 따라 그때그때 변화될 수 있는 '상시 처방(standing orders) 전달체제'라고 할 수 있다. 그리고 그 명령은 조직에서 일어나는 기본 활동을 미묘하게 변화시키지만 효과가 지속적인 것이 특징이다.

반면에 신경계통은 즉시 시행되는 상황으로 짧은 순간에도 반응한다. 즉, 신경계통은 목적하는 장기에서 즉시 반응이 나타나지만, 내분비계통은 신경계통에 의한 반응이 중단된 뒤에도 장기들의 반응이 '계속 진행(carry on)'되도록 조절한다.

Chapter
10

THE
ENDOCRINE SYSTEM

THE BODY'S OTHER CONTROL
SYSTEM

무엇을 학습할 것인가 LEARNING OUTCOMES

- 체내 호르몬의 용도와 효과를 설명할 수 있다.
- 호르몬과 신경전달물질의 차이점을 설명할 수 있다.
- 호르몬이 어떻게 작용하는지를 설명할 수 있다.
- 항상성, 음성되먹임, 호르몬 수치 조절의 세 가지 기전을 포함하여 신체 내 내분비 활동의 조절을 설명할 수 있다.
- 시상하부, 뇌하수체, 갑상샘, 가슴샘, 솔방울샘, 췌장, 부신, 생식샘을 포함하는 주요 내분비 기관 및 땀샘의 위치와 기능에 대해 토론할 수 있다.
- 내분비계통의 일반적인 장애에 대해 논의할 수 있다.

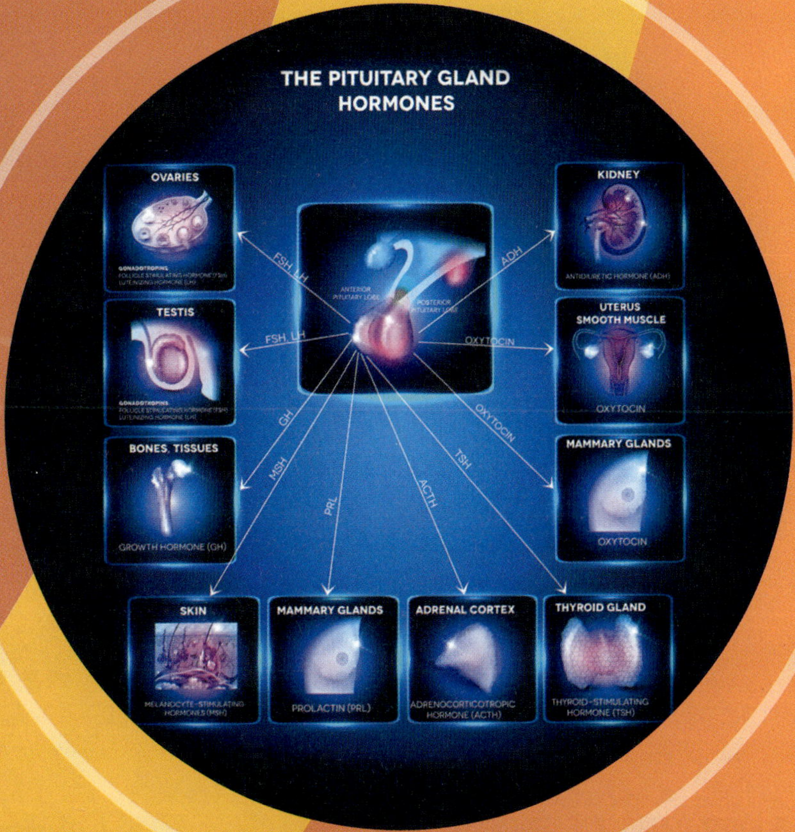

발음안내 *Pronunciation Guide*

이 장에서 다루어지는 중요한 단어의 발음

adrenal cortex [ah DREE nal KOR teks]
adrenal medulla [ah DREE nal meh DULL lah]
endocrine [EHN doh krin]
epinephrine [ep ih NEFF rinn]
homeostesis [HOH mee oh STAY siss]
hypothalamus [high poh THAL ah mus]
norepinephrine [nor EP ih NEFF rinn]
oxytocin [AHK see TOH sin]
parathyroid gland [PAIR ah THIGH royd]
pheochromocytoma [fee oh KROH mo sie TOH ma]
pineal gland [PIN ee al]
pituitary [pih TOO ih tair ee]
prolactin [proh LAK tinn]
tests [TESS teeze]
thymus [THIGH muss]

내분비계통의 구성
ORGANIZATION OF THE ENDOCRINE SYSTEM

내분비계통은 다양한 종류의 화학물질을 분비하는 많은 장기로 이루어져 있다. 먼저 내분비계통의 기본적인 구성에 대해 살펴보도록 하자.

내분비 장기 Endocrine Organs

내분비계통(endocrine system)은 혈류 속으로 호르몬(hormone)이라고 하는 화학적 전령을 분비하는, 신체에 존재하는 여러 종류의 장기와 샘들로 이루어져 있다(그림 10-1 참조). 땀샘과 같이 신체의 외부로 분비하는 것도 역시 샘이라고 하지만, 분비물이 신체 밖으로 나오기 때문에 내분비계통에는 포함시키지 않는다.

때때로 분비샘(gland)과 장기(organ)를 구별하는 데 혼동할 수 있다. 샘(gland)은 신체에서 분비되거나 신체 내에서 사용되는 물질을 만드는 유일한 기능을 하는 조직화된 세포 또는 조직 클러스터이다. 장기는 물질을 분비할 수 있지만 추가 기능도 가지고 있는 두 가지 이상의 특수 조직 유형의 집합체다. 예를 들어, 콩팥은 에리트로포이에틴(erythropoietin) 호르몬을 생성 및 방출하며, 혈액을 여과하고 전해질 및 체액 균형을 유지하는 기능도 있다.

endocrine *(EHN doh krin)*
endo = ~ 안에서
crine = ~을 분비하는

신경계통을 다룰 때 이미 살펴본 시상하부(hypothalamus), 뇌하수체(pituitary), 솔방울샘(pineal gland)과 같은 몇 종류의 내분비샘들은 신경계통(nervous system)의 일부로서 두 조절계통을 연결한다.

다른 몇 가지 내분비 장기에 대해서는 나중에 비뇨기계통(urinary), 생식기계통(reproductive), 소화기계통(digestive)을 다룰 때 다시 언급하겠지만, 시상하부나 이자(pancreas)와 같은 많은 샘들은 다양한 기능을 가지고 있다.

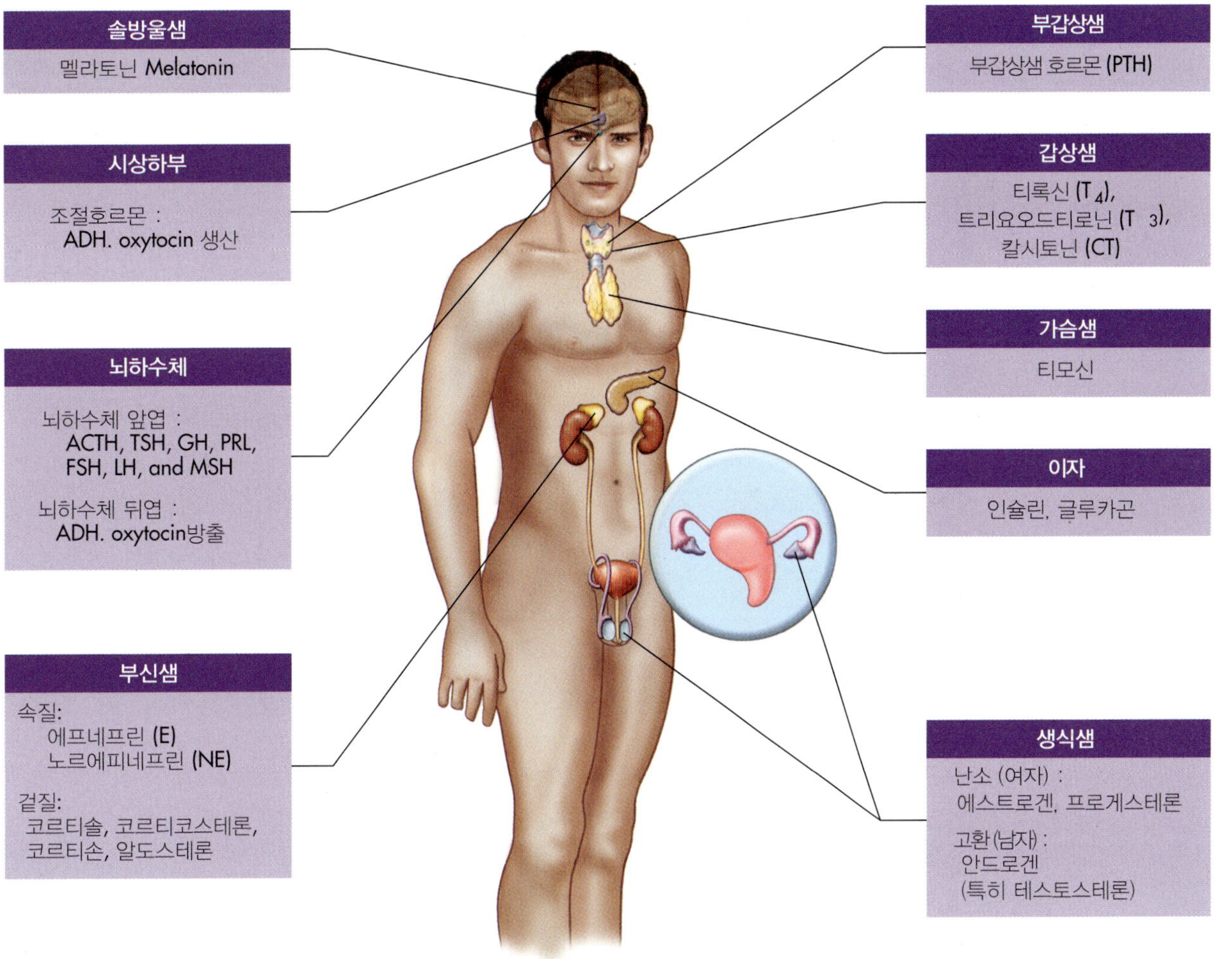

〈그림 10－1〉 내분비샘과 보유 호르몬

사실 모든 종류의 내분비샘과 그것들과 관련된 모든 호르몬들을 습득한다는 것은 쉬운 일이 아니다. 따라서 여기서는 내분비계통에 대한 전반적인 이해를 돕기 위해 기본적이며, 간단한 개요를 중심으로 설명할 것이다. 그러나 이 장을 검토한 후에는 내분비계통에 대한 개념이 명확해지고, 이해의 폭이 넓어질 것이다.

놀라운 사실 AMAZING FACTS

덜 알려진 내분비 기관 Lesser-Known Endocrine Organs

심장, 콩팥, 소장, 위, 태반과 같은 많은 기관에서도 호르몬을 분비할 수 있다는 사실을 아는가? 이들 기관과 그 밖에도 많은 기관은 내분비 기관으로 분류되지 않는데, 그 이유는 주요 기능이 혈액 펌프, 음식 저장 및 소화 또는 배아 영양 공급과 같은 다른 작용에 집중되어 있기 때문이다. 그렇지만, 이러한 기관에서 분비되는 호르몬도 여전히 신체 조절 시스템의 중요한 부분에 해당한다.

〈표 10-1〉 내분비 장기의 기능

내분비 장기 ENDOCRINE ORGAN	호르몬 유리 HORMONE RELEASED	효과 EFFECT
시상하부 hypothalamus	〈표 10-3〉 참조	뇌하수체 호르몬 분비 조절
솔방울샘 pineal	멜라토닌 melatonin	수면을 조절한다고 함
뇌하수체 pituitary	〈표 10-3〉 참조	다른 내분비 장기들을 조절
갑상샘 thyroid	티록신 thyroxine	세포 대사 조절
	삼요드티로닌 triiodothyronine	
	칼시토닌 calcitonin	혈중 칼슘 저하
부갑상샘 parathyroid glands	부갑상샘 호르몬 parathyroid hormone	혈중 칼슘 증가
이자 pancreas	인슐린 insulin	혈당 저하(인슐린)
	글루카곤 glucagon	혈당 증가(글루카곤)
부신샘 adrenal glands	에피네프린 epinephrine	싸움-도피 반응
	노르에피네프린 norepinephrine	
	부신겉질스테로이드 adrenocorticosteroid	다양한 효과
난소/고환 ovaries/testes	에스트로겐 estrogen, 프로게스테론 progesterone	유성생식 조절(난포/정자 성숙), 2차 성징 발현
	테스토스테론 testosterone	
가슴샘 thymus	티모신 thymosin	면역체계, 백혈구의 성숙 유발

학습 힌트 LEARNING HINT

호르몬의 이름 HORMONE NAMES

호르몬의 대부분은 기능이나 분비되는 기관에 따라 이름이 붙여진다. 그러므로 호르몬의 이름에 대한 의미를 알게 되면 호르몬에 대해서 바로 무언가 말할 수 있을 것이다. 예를 들어, 성장 호르몬은 세포가 자랄 수 있도록 활성화시키는 호르몬이고, 프로락틴은 우유 생산을 증가시키는 호르몬임을 알 수 있다.

부신겉질 자극호르몬(adrenocorticotropic hormone)과 같이 복잡한 이름의 호르몬도 쉽게 구분할 수 있다. Adreno는 부신을, cortico는 겉질을, tropic은 '~의 활동에 영향을 준다.'는 뜻이다. 따라서 부신겉질 호르몬은 부신겉질을 활성화하는 호르몬인 것이다. 또한 부신겉질 호르몬을 ACTH로 줄여서 표기하는데, 대부분의 호르몬은 말하고 쓰기 쉽게 줄임말을 사용한다.

본 장의 내용에 앞서 내분비 장기의 폭넓고 다양한 기능들에 대한 목록이 정리된 〈표 10-1〉을 참조하자(시상하부와 뇌하수체는 이 장의 후반부에 나오는 '주요 내분비 장기'에서 더 깊게 다뤄질 것이다).

호르몬 Hormones

hormone *(HOR moan)*

내분비샘에서 유리되는 화학적 전령들을 우리는 **호르몬**이라고 부른다. 우리는 이미 화학적 전령의 한 가지 유형, 즉 신경전달물질(neurotransmitter)에 대해 살펴보았다. 신경전달물질은 신경의 말단부 소포 속에 있다가 자극에 의해 화학적 연접부(chemical synapse)로 유리된다.

그것들은 매우 좁은 공간인 연접부를 가로질러 인접한 세포까지 확산된 후, 인접세포에 있는 수용기(receptor)에 결합된다. 신경전달물질은 자신의 역할을 빠르게 수행하지만, 효과가 국소적이고 지속시간이 짧은 것이 특징이다.

그 반면에 호르몬은 혈류 속으로 분비되어 온몸을 돌게 되는데, 몇 가지 호르몬은 동시에 수백만 개의 세포에 영향을 줄 수 있다. 이들 호르몬은 효과 면에서도 몇 분에서 심지어 몇 시간 또는 며칠까지 지속될 수 있다. 또한, 많은 호르몬이 끊임없이 분비되고 있으며, 필요에 따라 분비되는 양이 변화된다.

이와 같이 신경전달물질과 호르몬 사이에는 유사점과 차이점이 존재하는데, 〈표 10-2〉에 이 두 가지 화학적 전달자의 유사점과 차이점을 소개하였다.

〈표 10-2〉 신경전달물질과 호르몬

신경전달물질 Neurotransmitters	호르몬 Hormones
화학적 전령	화학적 전령
수용세포와 결합	수용세포에 있거나 수용세포와 결합
세포 흥분 조절	세포 활동 조절
신경에서 유리	신경이나 샘에서 유리
화학적 연접부에 유리	혈류 속으로 유리
의도하는 목표지점과 매우 근접	원거리 목표지점까지 여행
효과가 빨리 발생 (1초가 채 안 걸릴 정도로 빠름)	효과가 목표지점에 도달할 때까지 지연 (몇 초 혹은 몇 분)
효과의 소멸이 빠름(몇 초 정도)	효과가 오랫동안 지속(몇 분 혹은 몇 시간)
단독 세포에 영향	많은 세포에 영향

호르몬의 작용방법 HOW HORMONES WORK

호르몬 역시 신경전달물질과 마찬가지로 표적세포에 있는 수용기와 결합하여 작용한다. 하지만 호르몬의 작용방법은 신경전달물질과 다소 차이가 있다.

놀라운 사실 AMAZING FACTS

프로스타글란딘: 단기 호르몬 Prostaglandins: Short-Range Hormones

세포에서 세포로 신호를 보내는 두 가지 유형의 세포 신호를 알아보자. 즉, 자가분비(autocrine)와 주변분비(paracrine)가 그것이다. 자가분비 신호는 세포가 세포 자체에 영향을 미치는 신호를 보낼 때 발생하고, 주변분비 신호는 세포가 신호를 보내는 세포와 다른 주변 세포에 영향을 미치는 신호를 보낼 때 발생한다. 프로스타글란딘은 주변분비 신호의 예가 되는데, 빠르게 형성되고 영역에서 즉각적인 작용을 하는 단기 호르몬 분자로, 많은 다른 신체 조직에서 프로스타글란딘을 생성한다. 이러한 분자는 생성된 위치에 따라 다양한 기능을 하는데, 일부 프로스타글란딘은 혈관, 소화관 또는 폐의 기관지에서 민무늬근육(smooth muscle)을 수축하거나 확장하는 데 도움이 된다. 또 조직의 염증에도 관여하는데, 각각 신체의 작은 영역에서 작용하며, 프로스타글란딘은 이러한 국소 조직에 짧지만 강력한 영향을 미친다. 이부프로펜과 같은 비스테로이드성 항염증제(NSAIDs)는 염증과 관련된 프로스타글란딘 방출을 억제함으로써 작용한다.

신경전달물질은 세포 밖의 수용기뿐만 아니라 세포 안의 수용기에 직접 결합하여 작용하기도 한다. 만약 호르몬이 세포 바깥에 있는 수용기에 결합된다면 상황에 따라 세포 투과성을 변화시키거나 표적세포에 메시지를 전달하여 세포 안 효소의 활성을 변화시키는 등 서로 다른 효과를 나타낼 수 있다. 즉, 표적세포가 만들고 있던 단백질을 완성하거나, 차단하거나, 지금까지 해오던 일을 변화시켜 새로운 단백질을 만들기도 한다. 이러한 호르몬은 보통 변형된 아미노산 또는 폴리펩타이드이다.

여러가지 호르몬 중 **스테로이드**(steroid)와 갑상샘 호르몬은 특히 강한 효력을 발휘하는데, 세포 안까지 들어가서 직접 수용기에 결합할 수 있다. 이 호르몬들은 표적세포의 막을 쉽게 통과할 수 있는 지질 분자로 되어 있으므로 세포의 유전정보를 전달하는 DNA에 직접 작용하여 세포의 활성을 변화시킨다. 이 호르몬은 표적세포를 조절할 목적으로 신체에서 만들어지긴 하지만, 그 양을 매우 조심스럽게 조절하고 있는데, 매우 적은 양일지라도 효과가 강력하기 때문이다. 스테로이드 호르몬과 스테로이드 복용의 위험성에 대해서는 '부신(The Adrenal Gland)'에서 더 논의할 것이다.

내분비 활성의 조절 CONRTOL OF ENDOCRINE ACTIVITY

많은 내분비 기관은 하루 종일 활동한다고 해도 과언이 아니다. 분비하는 호르몬의 양은 필요에 따라 변하지만, 신경세포(neurons)와는 달리, 내분비기관을 이루는 세포들은 지속적으로 호르몬을 분비한다. 그러면 내분비 세포들의 활동은 어떻게 조절되는가? 내분비 기관은 분비해야 할 호르몬의 양을 어떻게 알 수 있을까?

항상성과 음성되먹임 Homeostasis and Negative Feedback

내분비계통이 어떻게 조절되는지 이해하기 위해서 제1장에서(그림 10–2 참조) 논의되었던 **항상성**(homeostasis)의 개념을 되짚어 보아야 한다.

일반적으로 인체는 인체에서 일어나는 화학적 · 물리적 특성을 나타내는 특정한 값들에 대한 이상적 수치인 평균치나 **기준치**(setpoint)를 가지고 있다.

예를 들어, 혈압, 혈중 산소, 심장 박동, 혈당은 모두 '정상' 범위를 가지고 있다. 이러한 화학적 · 물리적 특정 값을 정상 수준이나 이상적 수준에 가깝도록 조절하는 역할을 담당하고 있는 것이 조절계통(신경과 내분비)이다.

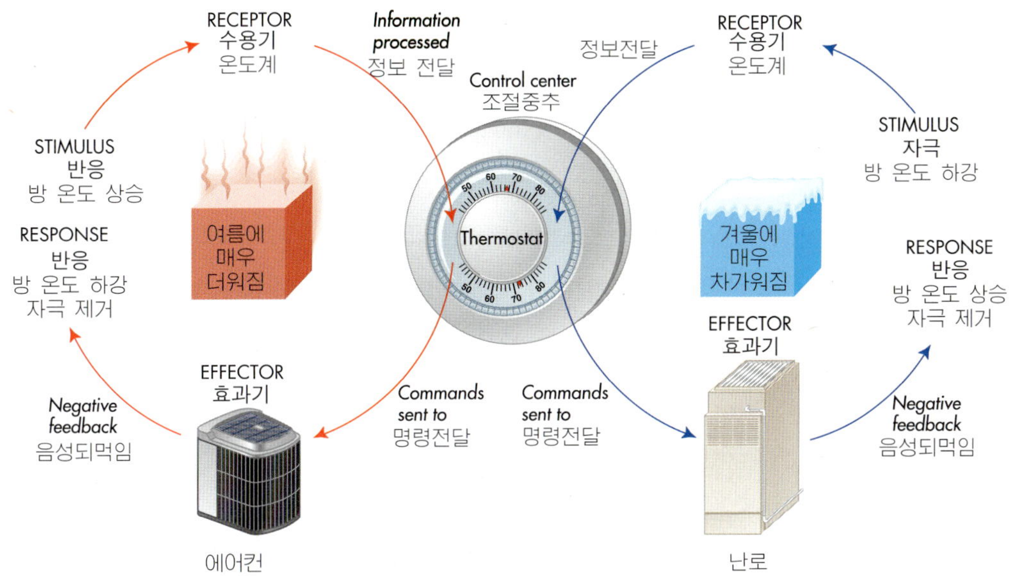

〈그림 10 – 2〉 항상성은 온도조절기가 실내온도를 조절하는 과정과 유사하다.

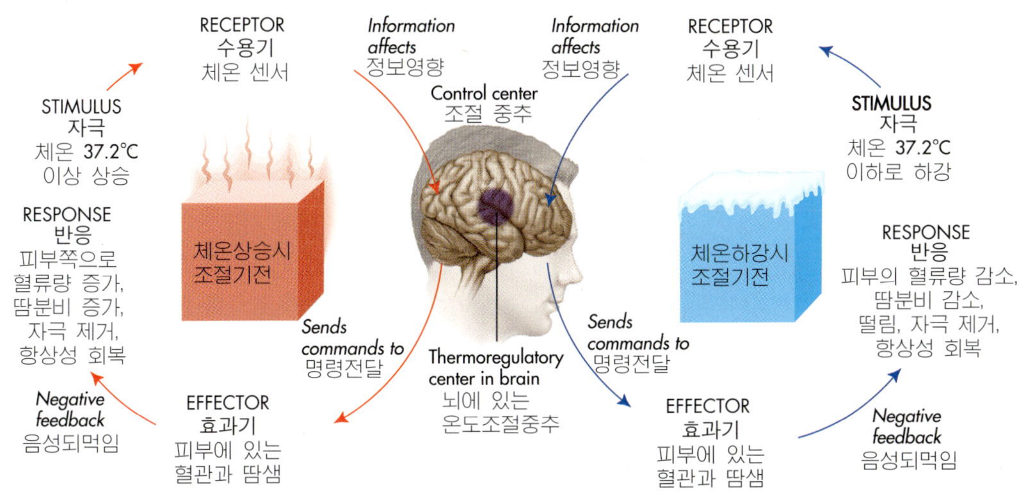

〈그림 10 – 3〉 항상성과 음성되먹임은 신체 온도를 조절하는 과정에서 서로 이어져 있다.

놀라운 사실 AMAZING FACTS

열 Fever

감염이 되었을 때 때때로 체온이 정상(설정 점) 이상으로 상승하는데, 이것을 '열이 난다'라고 하는데, 의학 용어로는 '발열(febrile)'이라고 한다. 발열은 시상하부에서 의도적으로 체온 설정 값을 높이는 것이다. 처음의 새로운 설정 점은 정상 온도보다 높으므로 당신의 몸은 춥다고 생각하고 체온을 새로운 설정 점으로 올리기 위한 조치를 취하게 되는데 이때 열이 나는 것이다. 혈관이 확장되면서 머리가 아프고, 심장 박동수와 혈압이 상승한다. 이때 고통을 느끼게 되는데 이는 시상하부에 문제가 생긴 것이다. 때때로 독소를 방출하는 박테리아의 침입으로 열이 나기도 한다.

신체를 구성하는 여러 구조물들은 각각 나름대로 이상적인 수준의 값을 기억하고 있다. 그러한 장소에서는, 이미 저장된 '이상적' 수치의 변화를 측정할 수 있는 방법을 보유하고 있을 뿐만 아니라, 변화된 수치를 이상적인 수치로 다시 회복시키는 방법도 제시되고 있다.

예를 들어, 신경원은 체온을 측정할 수 있고, 시상하부는 기준치를 저장하고 있다. 만약 우리의 체온이 기준치 이하로 떨어진다면, 시상하부는 추가적인 열을 생산하기 위해 오한을 발생시킨다. 그 반면에 체온이 기준치 이상으로 오른다면, 시상하부는 땀을 흘리도록 하여 체온을 낮추게 된다.

만일 신체의 어떤 부위에서 항상성 수치가 심각하게 붕괴된다면, 조절계통이 붕괴된 수치를 기준치(setpoint)로 되돌리기 위해 작용하게 된다. 이 과정을 **음성되먹임**(negative feedback)이라고 부른다(그림 10–3).

음성되먹임은 보통 실생활에서 쉽게 접할 수 있다. 예컨대 가스를 주입할 때, 노즐에 센서가 있다면 탱크가 꽉 차게 될 때 가스의 흐름이 중지되는데, 이러한 현상이 바로 음성되먹임이다. 음성되먹임에 의해 가스가 흘러 들어가다가 탱크가 가득 차거나 목표하는 지점까지 차게 되면 가스의 흐름이 중지된다.

임상적용 CLINICAL APPLICATION

출산과 양성되먹임 CHILD BIRTH AND POSITIVE FEEDBACK

양성되먹임은 악순환(vicious cycle)이 소멸되지 않는다면 위험스러운 반면, 출산하는 동안 자궁의 지속적인 수축 과정에서는 양성되먹임이 필요한 좋은 예이다. 아기가 태어날 준비가 되었고 신호가 있을 때, 시상하부는 뇌하수체 뒤엽에서 옥시토신(Oxytocin)이라는 호르몬을 유리하도록 기능한다. 옥시토신은 자궁의 수축 강도를 증가시키며, 자궁이 수축함에 따라 산도(birth canal)로 아기가 내려가면서 생긴 자궁 내 압력은 시상하부로 보내는 신호를 더욱 증가시키며, 이로 인해 옥시토신이 더욱 많이 유리되고 자궁 수축은 더 커지게 된다.

자궁 내 압력이 높이 상승함에 따라, 시상하부는 더 많은 옥시토신이 유리되도록 신호를 보내면서 자궁 수축은 더욱 강해지고, 자궁 수축이 다시 시상하부를 자극해 옥시토신의 유리를 더욱 증가시키는 이 현상은 자궁 내 압력이 감소할 때까지, 즉 아기가 태어날 때까지 지속된다.

개구쟁이 아이들의 장난을 막기 위한 '차단(timeout)' 기능 역시 음성되먹임이다. 차단기능은 비정상적 기능을 제어하도록 설계되어 있다.

신체에서 음성되먹임은 변화를 억제하는 방향으로 작용한다.

예를 들어, 혈압이 상승하면 신체는 그것을 '정상'인 기준치로 낮추려고 한다. 호르몬 역시 같은 방법으로 조절되는데, 만일 호르몬 수치가 상승하면 음성되먹임은 호르몬을 분비하는 내분비 장기의 활동을 중지시켜서 호르몬의 수치를 낮추려고 한다.

또한, 신체는 변화의 폭을 더 크게 하는 **양성되먹임**(positive feedback)을 일으킬 수 있는 능력이 있다. 신경원에서 탈분극을 일으키는 소듐(sodium)의 작용현상은 실생활에서 우리가 접할 수 있는 양성되먹임의 예이다.

신경원에서 탈분극이 진행될수록 소듐의 양은 증가한다. 소듐의 양이 증가하면 탈분극은 더욱 커지며, 이는 다시 소듐의 흐름을 증가시키는데, 목적을 다 이룰 때까지 이러한 현상은 반복된다.

이러한 과정을 다른 말로 악순환(vicious cycle)이라고 부르기도 한다. 따라서 양성되먹임은 기준치에서 멀어지는 변화를 증가시키기 때문에 인체의 항상성을 조절하는 방법이 되지는 못한다. 예를 들어, 날씨가 추워졌을 때 체온을 높이기 위해 떨림 현상을 일으키는 대신에 몸을 더욱 차갑게 만든다면 어떻게 되겠는가?

호르몬 수준의 조절 근거 Source of Control of Hormone Levels

호르몬의 수준은 신경계통(신경성 조절)이나 다른 호르몬(호르몬성 조절), 또는 혈액과 같은 체액(체액성 조절)에 의해 조절된다.

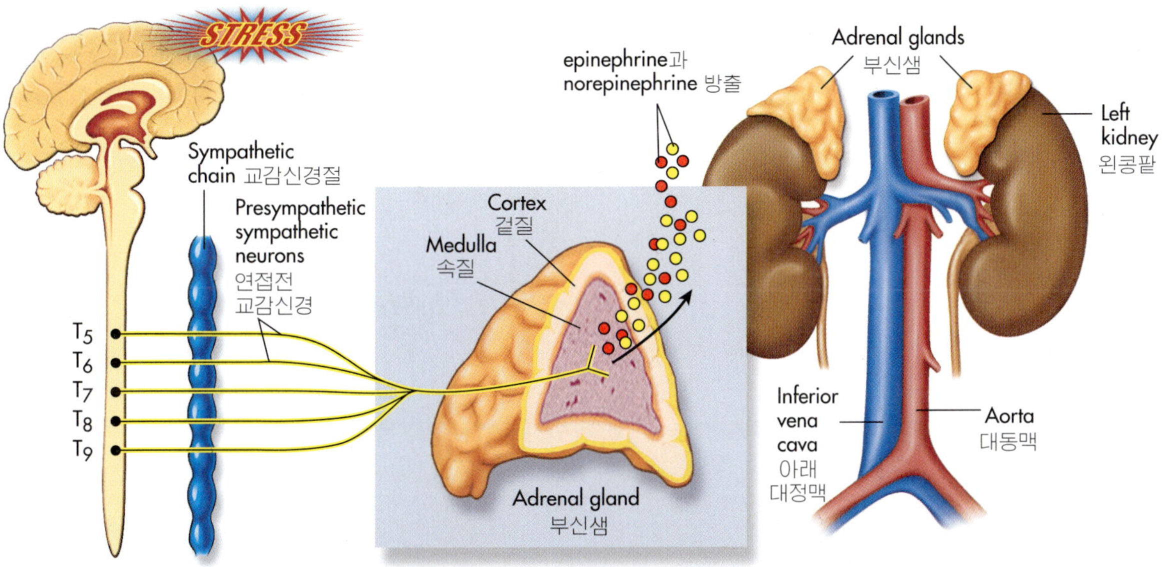

〈그림 10 – 4〉 부신샘에 대한 교감신경성 조절

신경성 조절 NEURAL CONTROL

내분비 장기는 기본적으로 세 가지 방법을 통해 호르몬의 수준과 신체의 기능을 유지하게 된다. 몇몇 호르몬은 신경계통의 직접적인 조절을 받는다. 예를 들어, 부신샘은 교감신경계에서 오는 신호를 받는다. 교감신경계가 활동하게 되면, 그 신호를 부신샘으로 보내서 호르몬인 에피네프린과 노르에피네프린을 유리하여 교감신경의 활성효과를 연장하게 한다(그림 10–4 참조).

호르몬성 조절 HORMONAL CONTROL

하나의 샘(gland)을 보다 상위인 중추의 샘에서 분비되는 호르몬에 의해 조절되는 호르몬성 조절체계의 일부분으로 본다면, 상위 중추에서 유리되는 호르몬에 의해 나머지 호르몬들이 조절된다고 말할 수 있다. 다시 말해서, 명령이 하나의 내분비계통 장기에서 다른 내분비계통 장기로 보내진다는 것이다.

이러한 과정은 마치 결승점에 도달할 때까지 배턴(baton)을 쥐고 달리는 선수가 다음 주자에게 매끄럽게 배턴을 건네주고, 그 다음 선수는 다시 그 다음 선수에게 배턴을 건네주는 릴레이 경주와 비슷하다고 할 수 있다.

이 과정에서 음성되먹임은 호르몬을 통한 명령이 '명령전달고리(chain of command)'에 포함되어 있는 하나의 장기에서 다른 장기로 이어지도록 조절한다.

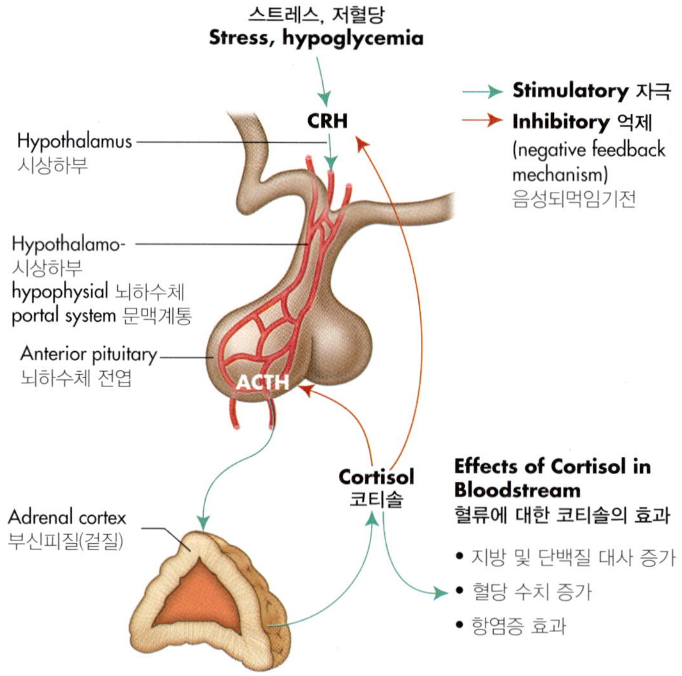

〈그림 10 – 5〉 부신샘의 호르몬성 조절

예를 들면, 코티솔(cortisol)을 분비하는 과정에서는 먼저 시상하부가 호르몬을 보내 부신샘을 조절하는 뇌하수체를 조절해서 부신샘을 조절하는 호르몬을 유리하도록 하고, 뇌하수체는 부신샘을 조절하는 호르몬을 보내어 부신샘을 조절함으로써 코티솔을 분비하게 한다.

이렇게 분비된 코티솔은 신체가 받는 스트레스를 감소시키는 데 사용되지만, 코티솔의 수치가 혈중에 높아지면 코티솔(cortisol)을 분비하도록 신호를 보냈던 시상하부에서 뇌하수체를 조절하는 호르몬의 분비를 감소시킨다(그림 10–5 참조).

체액성 조절 HUMORAL CONTROL

일부 내분비 장기는 혈액과 같은 체액을 지속적으로 감시하는 방법으로, 신체의 내부 환경을 직접 감시할 수 있으며, 포착된 내부 환경에 맞게 반응한다. 체액성(humoral)이라는 말의 의미는 체액(body fluid)뿐만 아니라 그 속에 있는 물질(substance)도 포함한다는 것이다. 체액은 소위 체액성 조절에 의해 조절된다. 체액성 조절의 예는 〈그림 10–6〉에서 볼 수 있다.

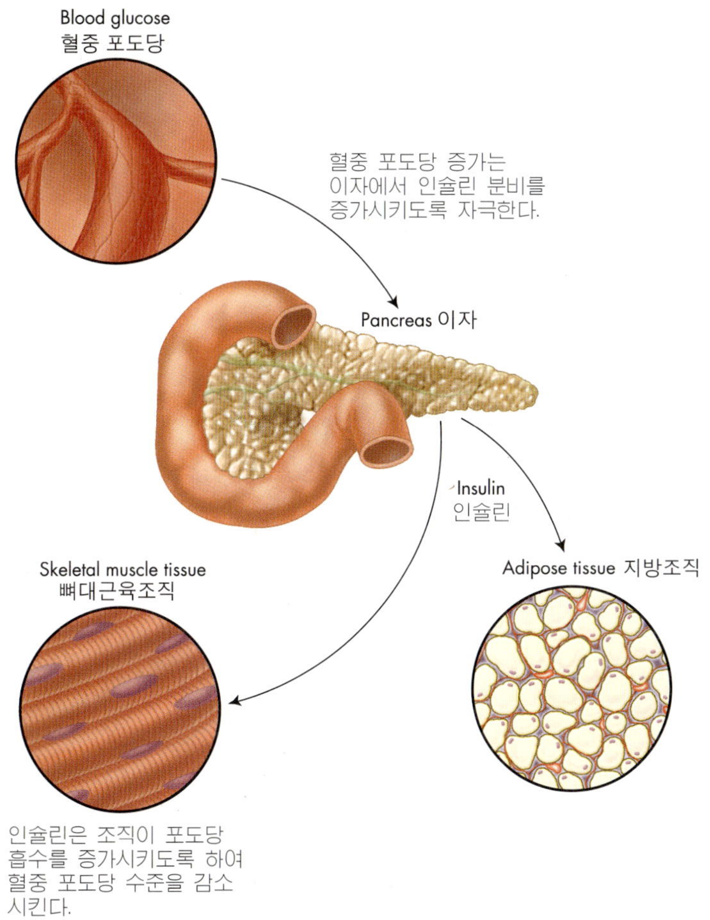

〈그림 10 – 6〉 혈당수준에 대한 체액성 조절

그림에서 볼 수 있는 것처럼, 혈당이 상승하면 이자(pancreas)는 혈액을 감시하다가 이를 확인한 다음, 혈당 수준을 낮추기 위하여 인슐린을 분비하게 된다. 이러한 일련의 과정을 **체액성 조절**이라고 한다. 그리고 인슐린(insulin)은 차례로 조직에 의한 포도당 흡수를 증가시켜 총 혈당수치를 감소시킨다.

주요 내분비 장기 The major endocrine organs

내분비계통은 여러 개의 장기로 이루어져 있으며, 각각의 장기는 인체 내에서 특정한 임무를 담당하고 있다. 각각의 장기들이 임무를 수행하도록 하는 정보전달은 그들이 유리하는 호르몬과 관련되어 있다.

시상하부 The Hypothalamus

hypothalamus
(high poh THAL ah mus)

우리는 앞에서 중추신경계통(central nerve system)에 대해 논할 때 **시상하부**를 접한 바 있다. 사이뇌(diencephalon)에 위치한 시상하부는 신경계통과 내분비계통을 연결하는 중요한 역할을 한다(그림 10–7 참조).

시상하부는 자체의 고유한 기능, 예를 들면 배고픔, 갈증, 체액 균형, 체온 조절과 같은 몇 가지 기능을 포함하여 인체에서 발생하는 많은 생리현상을 조절한다. 또한, 시상하부는 내분비계통에서 '총사령관(commander-in-chief)'의 역할을 하고 있는데, 뇌하수체(pituitary gland)와 내분비계통을 이루고 있는 대부분의 샘을 조절한다. 시상하부와 뇌하수체에서 유리되는 호르몬의 종류는 〈표 10–3〉에 열거되어 있다.

뇌하수체 The Pituitary

lactin = 우유
pituitary *(pih TOO ih TAIR ee)*

사이뇌의 한 부분인 **뇌하수체**는 흔히 다른 내분비샘을 조절하는 중요한 역할 때문에 '지배 샘(master gland)'으로 알려져 있다. 하지만 지배 샘이라는 이름으로 인해 간혹 뇌하수체가 모든 샘을 지배하는 것으로 오해할 수 있는데, 사실은 뇌하수체가 단독으로 움직이는 것이 아니라 시상하부에서 오는 명령이 있을 때에만 작용한다. 따라서 시상하부가 '총사령관(commander-in-chief)'이라면, 뇌하수체는 명령을 받는 고위 장교(high-ranking soldier) 정도로 생각하면 될 것이다.

뇌하수체 뒤엽(신경 하수체) THE POSTERIOR PITUITARY(NEUROHYPOPHYSIS)

뇌하수체는 뇌하수체 뒤엽과 뇌하수체 앞엽의 두 영역으로 나뉜다. 뇌하수체 뒤엽은 시상하부의 확장이라고 할 수 있는데, 시상하부에 있는 신경원이 축삭(axon)을 뻗어 뇌하수체의 뒤엽까지 확장되어 있고, 축삭의 말단부위에 신경전달물질 대신에 호르몬을 가지고 있기 때문이다.

뇌하수체 뒤엽에서는 항이뇨호르몬(ADH, vasopressin)과 옥시토신(oxytocin)이라는 두 종류의 호르몬을 분비한다.

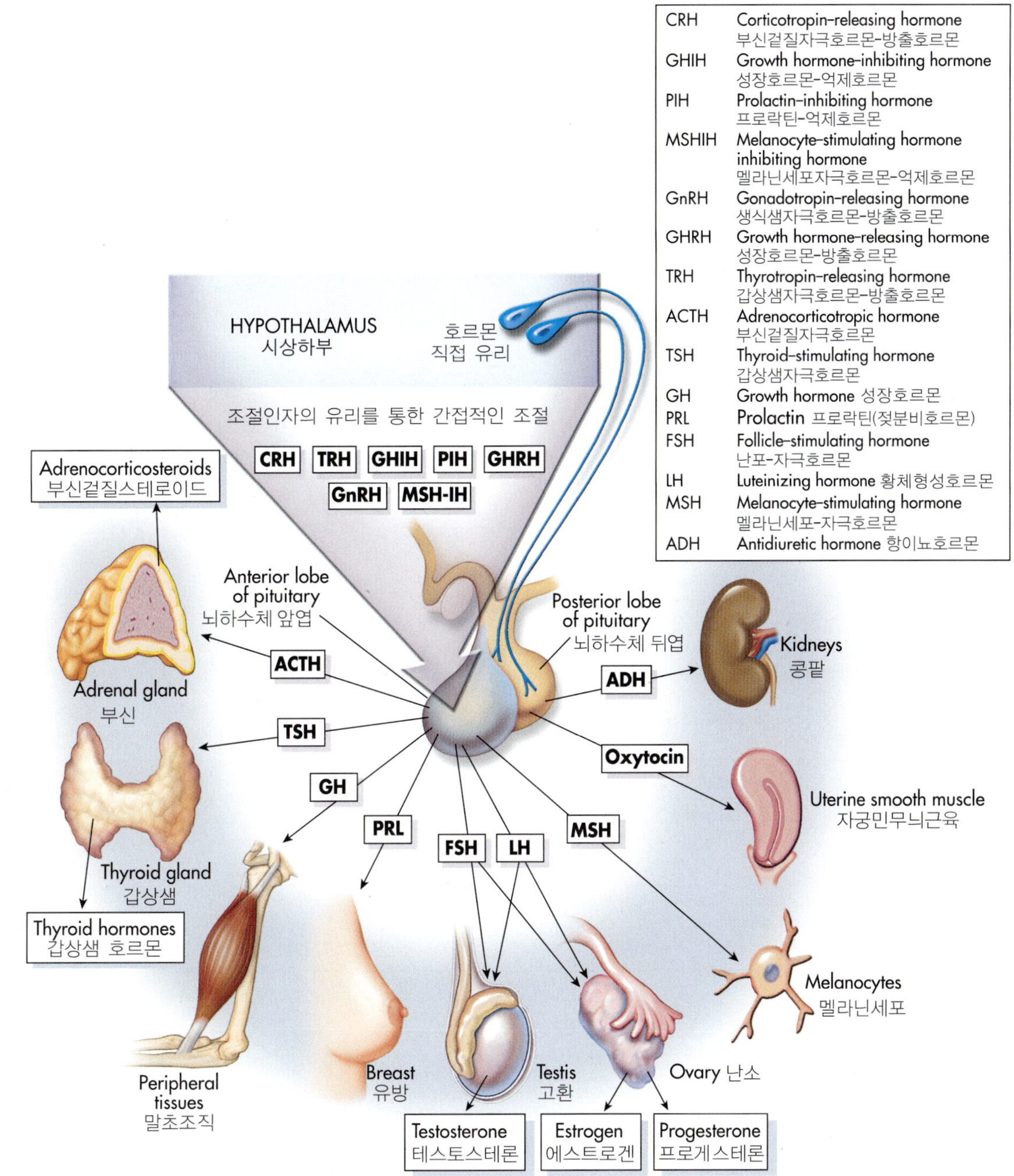

〈그림 10－7〉 시상하부와 뇌하수체 앞엽 · 뒤엽 및 표적장기와 연관된 호르몬들

두 호르몬 모두 뇌하수체 뒤엽에서 분비되지만, 시상하부에서 만들어진다.

항이뇨호르몬은 그 이름에서 기능이 무엇인지를 정확하게 제시하고 있다. 이뇨제는 배뇨작용을 증가시키는 화학물질이며, 항이뇨제는 배뇨작용을 감소시키는 화학물질이다. 그러므로 항이뇨호르몬의 효과는 배뇨를 억제하여 배뇨로 인해 생기는 체액 손실을 줄여서 체액량을 증가시키는 것이다.

antidiuretic hormone *(AN tye dye yoo RET ik)*
oxytocin *(AHK see TOH sin)*

prolactin *(proh LAK tinn)*
pro = ~을 위한

항이뇨호르몬은 혈액량이 감소되거나 혈액 삼투질 농도가 증가(혈액 속에 더 많은 고형물이 방출된 경우)된 것을 시상하부가 감지했을 때에 분비된다. 항이뇨호르몬은 혈류를 통해 순환하다가 표적 장기인 콩팥(신장)에 도달하여, 콩팥이 수분을 더 많이 흡수하게 한다.

이 과정은 장기간에 걸쳐 혈압을 조절해야 하는 상황에서 매우 중요하며, 특히 탈수가 있는 경우에는 더욱 중요하다(항이뇨호르몬에 대한 더 자세한 내용은 16장 '비뇨기계통' 참조).

뇌하수체 뒤엽에서 분비되는 두 번째 시상하부성 호르몬은 옥시토신(oxytocin)이다. 옥시토신은 출산 중에 자궁(uterine)을 수축시키는 기능과 수유 중에 유방에서 유즙이 사출되도록 하는 중요한 기능을 가지고 있다. 그 반면, 남성에 대한 옥시토신의 작용은 잘 알려져 있지 않다. 수축을 증가시키기 위해 여성에게 투여되는 피토신(pitocin)은 옥시토신(oxytocin)의 합성 형태이다.

뇌하수체 앞엽(선하수체) THE ANTERIOR PITUITARY(ADENOHYPOPHYSIS)

뇌하수체 앞엽 역시 시상하부에 의해 조절되기는 하지만 내분비샘의 고유한 기능을 가지고 있다. 뇌하수체 앞엽은 시상하부에서 유리되는 호르몬의 조절에 의해, 다른 내분비샘을 조절하는 많은 양의 호르몬을 만들고 분비한다.

〈표 10 – 3〉 시상하부와 뇌하수체에서 분비되는 호르몬

호르몬 HORMONE	기능 FUNCTION
시상하부 Hypothalamus	
성장호르몬 방출호르몬 GHRH	뇌하수체에서 성장호르몬의 방출을 증가시킨다.
성장호르몬 억제호르몬 GHIH	뇌하수체에서 성장호르몬의 방출을 감소시킨다.
부신겉질자극호르몬 방출호르몬 CRH	뇌하수체에서 부신겉질자극호르몬의 방출을 증가시킨다.
생식샘자극호르몬 방출호르몬 GRH	뇌하수체에서 황체형성호르몬과 난포자극호르몬의 방출을 증가시킨다.
갑상샘자극호르몬 방출호르몬 TRH	뇌하수체에서 갑상샘자극호르몬의 방출을 증가시킨다.
뇌하수체 뒤엽 Posterior Pituitary	
항이뇨호르몬 ADH	콩팥에서 수분재흡수를 많게 하여, 혈액량을 증가시키고 혈액을 희석한다.
옥시토신 Oxytocin	자궁 수축을 증가시킨다.
뇌하수제 앞엽 Anterior Pituitary	
성장호르몬 GH	조직 성장을 빠르게 한다.
갑상샘자극호르몬 TSH	갑상샘호르몬의 분비를 증가시킨다.
부신겉질자극호르몬 ACTH	부신샘에서 스테로이드 분비를 증가시킨다.
프로락틴(젖분비호르몬) Prolactin	유즙 생산을 증가시킨다.
황체형성호르몬 LH	난자와 정자를 생산하도록 난소와 고환을 자극한다.
난포자극호르몬 FSH	에스트로겐 분비와 정자 생산을 증가시킨다.

놀라운 사실 AMAZING FACTS

항이뇨호르몬antidiuretic hormone, ADH**과 알코올**

술을 너무 많이 마시면 몇 가지 불쾌한 결과를 초래할 수 있는데, 그 중 하나가 숙취(hangover)이다. 숙취의 증상은 알코올 섭취에 따른 부작용으로 인한 것이지만 가장 중요한 것은 알코올이 ADH를 차단한다는 것이다. 술을 많이 마실수록 ADH가 적게 분비되고 탈수가 심해진다. 목을 마르게 해서 맥주를 더 많이 마시게 되고 ADH의 분비도 줄어들고 탈수도 더 심해진다. (이것은 악순환의 또 다른 예이다.) 맥주를 많이 마실수록 소변을 더 많이 보고 탈수도 더 많이 된다. 이것은 금요일 밤에 너무 많은 알코올을 섭취하였을 때 토요일 아침에 당신을 비참하게 만들 수 있는 이유 중 일부이다.

성장호르몬(growth hormone)과 프로락틴(prolactin)은 이 규칙에서 예외에 속한다. 시상하부와 뇌하수체 호르몬에 대한 내용은 〈표 10-3〉과 〈그림 10-7〉을 참고한다.

앞의 '호르몬 조절'에서 언급한 바와 같이 시상하부는 뇌하수체 앞엽에서 방출되는 호르몬을 조절하고, 뇌하수체 앞엽에서 분비된 호르몬은 다른 내분비샘에서 방출되는 호르몬을 조절한다. 분비되는 호르몬의 수준은 뇌하수체와 시상하부의 음성되먹임에 의해 조절된다.

임상적용 CLINICAL APPLICATION

성장질환STATURE DISORDERS

성장질환에는 평균 신장보다 훨씬 작은 질환(왜소증, dwarfism)이나, 정상 신장보다 훨씬 큰 질환(거인증, giantism; 거대증, gigantism)들이 포함된다. 이러한 질환들 중에 몇 가지는 뼈대근육의 발달이 비정상적이거나 영양 결핍에 의해 발생하지만, 종종 성장호르몬(GH)의 이상이 관련되기도 한다. 만약 성장기에 있는 어린이들에게 성장호르몬 방출이 불충분하다면 평균 신장까지 성장하지 못하게 된다. 이러한 유형의 왜소증은 신장이 발육되는 과정이 방해받은 결과이다.

만약 긴뼈의 성장판이 폐쇄되기 전에 성장호르몬이 부족하다는 진단이 내려진다면, 그런 경우에는 성장호르몬을 투여함으로써 치료가 가능하며, 성장호르몬을 주사받은 어린이들은 정상적인 신장까지 자랄 수 있다.

다른 경우의 성장질환은 성장호르몬이 너무 많이 유리되는 경우에 발생한다. 만약 어린 시절에 성장호르몬 유리가 과잉이면 신장이 극도로 커지게 된다.

세계신기록을 기록하는 기네스북(Gunness Book)에 따르면 로버트 왈드로우(Robert Wardlow)는 1970년대에 살았던 사람들 중에 가장 키가 큰 남자로 알려졌는데, 그의 키는 270cm 이상이었다. 하지만 그는 NBA 스타가 되지 못했다. 거대증은 건강상의 문제를 많이 발생시키며, 신체가 너무 커서 스스로를 지탱하기 어려울 수도 있다. 이러한 유형의 거대증에 대한 치료 방법은 최근까지도 없는 것으로 알려져 있다.

성장이 멈춘(뼈의 성장이 끝난 상태) 다음에 성장호르몬이 과잉분비된다면, 신장이 전반적으로 성장하는 대신 손 · 발 · 얼굴의 조직 및 내부 장기들과 같은 신체의 일부분만 지속적으로 성장하고 그로 인해 통증이나 기능이상이 발생한다. 성장호르몬의 과잉분비는 대부분 악성 종양이 아닌 뇌하수체의 종양에 의해 발생한다.

thyroid *(THIGH royd)*

갑상샘 The Thyroid Gland

갑상샘은 목 앞부분에 위치해 있는 나비 모양의 장기이다. 갑상샘은 뇌하수체의 조절에 의해 호르몬 티록신(Thyroxine, T_4)과 삼요드티로닌(Triiodothyronine, T_3)을 분비한다(그림 10–8 참조).

티록신과 삼요드티로닌은 요오드(iodine)를 포함하고 있으며, 세포의 대사와 성장을 조절 기능을 담당한다. 또한 갑상샘은 칼시토닌(calcitonine)이라는 호르몬을 분비하는데, 칼시토닌은 뼈의 무기질 침착세포(bone-building cell)를 자극함으로써 혈중 칼슘을 감소시킨다.

일반적으로 '갑상샘호르몬'이라고 하면 티록신과 삼요드티로닌을 말하는데, 이 호르몬들은 임상적으로 대단히 중요하다.

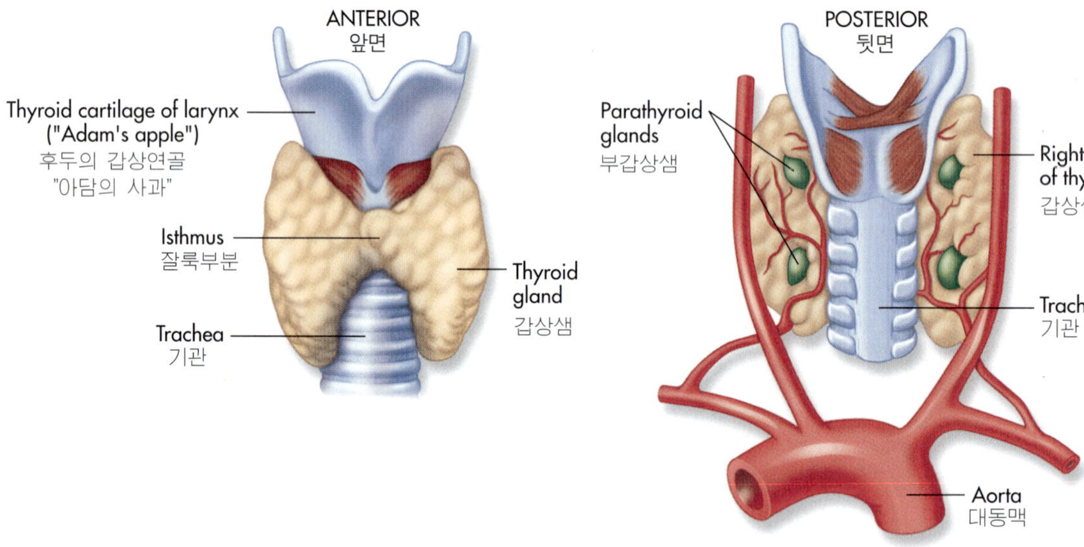

〈그림 10 – 8〉 갑상샘과 부갑상샘

임상적용 CLINICAL APPLICATION

갑상샘항진증 HYPERTHYROIDISM

Jenny는 25살에 교사로 일을 시작하면서부터 이상한 증상을 느끼기 시작했다. 때때로 심장은 마치 싸울 때처럼 빠르게 박동했고, 땀이 많이 났으며, 항상 배고픔을 느꼈다. 처음에는 이러한 변화를 '집에서 멀리 떨어져서 생활하는 스트레스 때문'이라고 생각했다. 하지만 더욱 걱정스러운 증상이 발생하였다. 시간이 지날수록 느긋해지기는커녕 더욱 과민해지면서 불안정한 상태가 지속되었다. 상태는 더욱 나빠져서 잠자는 것도 어려웠고, 집중하는 데도 문제가 발생하였다. 곧 그녀는 신문을 읽거나 TV의 30분짜리 시트콤을 보는 동안에도 집중할 수 없게 되었다. 정신이 너무나 산만해졌기 때문에 그녀는 불안해 하기 시작하였다.

겁이 난 그녀는 결국 의사를 찾아가 진찰을 받게 되었다. 검사 결과, 그녀에게 문제가 있다는 것이 확인되었는데, 갑상샘에서 갑상샘호르몬(thyroid hormone)이 과도하게 방출되어 생기는 그레이브 질환(Greves' disease)을 앓고 있었던 것이다.

이 호르몬들은 신체 조직의 성장과 대사를 조절하는 데 필수적이며, 특히 신경계통에서는 더욱 중요하다. 따라서 이 호르몬들이 과생산(갑상샘기능항진증)되거나 저생산(갑상샘기능저하증)되면 다양한 임상적 증상이 발생할 수 있다.

이렇듯 갑상샘호르몬의 중요성이 매우 크기 때문에 식이 조절을 통해 이 호르몬을 만드는 데 충분한 양의 요오드가 포함된 식염을 섭취하도록 해야 한다.

갑상샘의 뒤쪽에는 갑상샘에 묻혀 있는 한 쌍으로 된 작은 샘 두 개가 존재한다. **부갑상샘**(parathyroid glands)이라고 하는 이 샘들은 혈류 속에 들어있는 칼슘의 수준을 조절하는 부갑상샘호르몬(parathyroid hormone, PTH)을 생산한다. 만약에 칼슘의 수준이 너무 낮아지면, 부갑상샘이 자극받아서 부갑상샘호르몬을 방출하는데, 방출된 부갑상샘호르몬은 뼈를 분해하는 세포를 자극하여 필요한 양만큼 칼슘을 혈류 속으로 분비한다.

〈그림 10-8〉에서 갑상샘과 부갑상샘의 위치를 볼 수 있다.

parathyroid *(PAIR ah THIGH royd)*

가슴샘 The Thymus Gland

가슴샘은 상부 가슴(upper thorax)에 위치하며, 면역계통(immune system)에서 중요한 기능을 담당하고 있다. 가슴샘은 티모신(thymosin)이라는 호르몬을 생산하는데, 이 호르몬은 아동기에 감염을 일으키는 세균과 싸울 수 있도록 백혈구(white blood cell)를 성숙시키는 역할을 한다. 이 샘에 대해서는 14장 '림프계통과 면역계통(The Lymphatic and Immune System)'에서 더 자세히 언급하고자 한다.

thymus *(THIGH muss)*

솔방울샘 The Pineal Gland

조그마한 **솔방울샘**은 뇌에서 볼 수 있는데, 지금까지도 그 기능이 모두 밝혀지지 않고 있다. 하지만 **멜라토닌**(melatonin)이라는 호르몬을 생산하는 것으로 알려져 있는데, 멜라토닌은 깨어 있거나 잠자는 시간 동안 증가되기도 하고 낮아지기도 한다. 이 호르몬이 밤에 졸음이 온다는 느낌을 일으킴으로써 수면을 유발하는 것으로 보고 있다.

pineal gland *(pih NEE al)*
melatonin *(MELL ah TOH ninn)*

이자 The Pancreas

pancreas *(PAN kree ass)*

이자(췌장)는 혈당(포도당)의 수준을 기준치에 근접하도록 유지하는 큰 기능을 하고 있다. 임상적으로 정상적인 혈중 포도당 수준은 70~150mg/dl이다. 이자는 혈당을 측정하여 만약 혈중 포도당이 높거나 낮으면, 혈당의 수준을 기준치 수준으로 맞출 때까지 호르몬을 방출한다.

이자의 중요성을 이해하기 위해서 세포에 대해 설명했던 장으로 되돌아가 보자. 혈액 속 포도당(혈당)의 양이 왜 문제가 되는가? 많은 장기들 가운데 큰 장기에 포함되는 이자에서 혈당을 조절하는 이유는 무엇인가?

의료전문직 FOCUS ON PROFESSIONS

혈당 수치를 모니터링하고 당뇨병 환자에게 적절한 식이 요법을 유지하는 것은 매우 중요하다. Phlebotomist(채혈사)는 혈액 샘플을 채취하고 테스트하는 특별히 훈련된 건강 전문가를 지칭한다. 미국채혈사학회(ASPT), 전국사혈학자협회(NAP) 및 국립채혈협회를 포함한 국가 기관의 웹 사이트를 방문하여 이 중요한 직업에 대해 자세히 알아볼 수 있다.

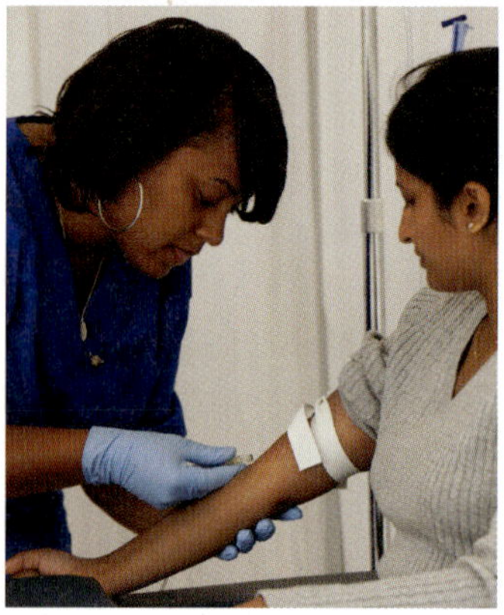

임상적용 CLINICAL APPLICATION

당뇨병 DIABETES MELLITUS

당뇨병은 비정상적으로 혈당이 높은 것이 특징인 질환이다(고혈당증, hyperglycemia).

- 인슐린 의존성 당뇨병(IDDM: 1유형, 소아기에 발생)은 이자에 있는 인슐린 생성 세포(랑게르한스섬 베타세포)의 파괴로 인해 발생한다. 인슐린 의존성 당뇨병 환자는 인슐린을 충분히 생산하지 못하므로 매일 인슐린 주사에 의존해야 한다.
- 비인슐린 의존성 당뇨병(NIDDM: 2유형, 성인기에 발생)은 신체 조직에서 인슐린에 대한 민감도가 떨어짐으로써 발생한다. 비인슐린 의존성 당뇨는 종종 주의깊은 식이조절과 체중감량요법을 이용해 치료할 수 있다.

두 가지 유형의 당뇨병 모두 높아진 혈당 수준을 낮추어야만 한다는 것이 공통점이다. 만약 혈당이 높은 수준이 계속된다면, 신장(콩팥)은 초과된 포도당을 분비하기 위해 과도하게 일해야 한다.

소변량의 증가와 탈수증은 대부분의 당뇨병에서 나타나는 증상이다. 이때 초과된 혈당을 제거하기 위해 신장이 받게 되는 스트레스는 결국 신장 손상의 원인이 된다.

만약 인슐린이 효과적으로 작용하지 않는다면 포도당은 조직 속으로 유입되지 못하게 된다. 세포가 ATP를 만들기 위해서는 당의 유입이 필수적이다. 만약 세포가 포도당을 받지 못한다면 ATP를 만들 수 없을 것이고, 그렇게 되면 세포는 에너지를 만들 수 있는 다른 원천을 찾게 될 것이다.

만약 당뇨병을 치료하지 않는다면 종종 에너지의 근원을 다른 신체에서 찾기 때문에 체중이 감소하게 된다. 따라서 비정상적인 세포 대사로 인해 발생한 노폐물이 혈류 속에 축적됨에 따라 혈액의 산증이 증가하게 된다. 혈액의 화학성분이 변화됨으로써 조직과 장기에 손상이 초래되는데, 치료하지 않고 방치한다면 당뇨병은 혼수상태(coma)와 죽음(death)을 초래할 것이다.

당뇨가 있는 환자의 혈당을 모니터링하고 적절하게 식이를 조절하는 것은 임상적으로 매우 중요한 일이다.

영양사들(dieticians)은 당뇨환자를 비롯해서 다양한 질환을 겪는 사람들에 대해 식이조절을 위한 식단을 만드는 일에 참여한다. 건강 전문가들에 대해서는 이 장과 연관된 웹사이트(Web site)에서 더 자세히 이해할 수 있다.

〈표 10－4〉 제1형 당뇨병과 제2형 당뇨병의 비교

구분	제1형 당뇨병	제2형 당뇨병
원인	췌장(이자)의 자가면역이 파괴되어 인슐린이 충분히 생산되지 않는다.	인슐린 저항성, 비만 및 좌식 생활 방식으로 췌장에서 생산되는 인슐린이 효과적으로 작동하지 않는다.
발병 연령	일반적으로 40세 이전	일부 비만 및 좌식 아동이 진단을 받기는 하지만 일반적으로 노년기
치료	인슐린 주사, 인슐린 펌프, 췌장 이식	식이 요법과 운동, 약물, 후기 단계의 인슐린
증상	일반적으로 갑작스럽고 중증, 과도한 배뇨, 극심한 갈증, 체중 감소	종종 제1형 증상보다 더 미묘함, 과도한 배뇨, 갈증

보통 혈액 속에 부유하고 있는 포도당의 양이 너무 많으면 세포의 체액 균형과 관련된 문제가 많이 발생하게 된다. 만약 세포외액에서 고형물의 수준이 높아서 농도가 올라가면, 세포 속에 있는 수분은 주변으로 빠져 나가게 된다.

반면에 세포외액에서 고형물의 수준이 낮아서 농도가 떨어지면, 세포는 수분을 받아들이게 되는데, 심하면 세포가 터질 수도 있다.

고형물이 소금인지 포도당인지는 중요하지 않다. 어떤 물질이든 결과가 동일하기 때문이다. 즉 세포가 수분을 필요 이상으로 얻거나 상실하지 않기 위해서는 혈중 포도당을 일정한 수준으로 유지하는 것이 중요하다.

포도당은 또한 세포성 호흡을 통해 세포가 살아가는 데 필요한 아데노신삼인산(ATP)을 만든다. 이 아데노신삼인산을 만드는 주 에너지원이 포도당이다. 따라서 세포는 일상적인 활동을 수행하기에 충분한 양의 아데노신삼인산을 만들기 위해서는 충분한 양의 포도당을 가지고 있어야 한다.

이자는 혈중 포도당을 조절하는 두 개의 호르몬, 즉 **인슐린**(insulin)과 **글루카곤**(glucagon)이라는 호르몬을 생산한다. 당뇨병 환자에서는 보이지 않거나 자기 기능을 발휘하지 못하는 인슐린이라는 호르몬은 초과된 포도당을 간(liver)에 직접 저장해서 혈액에서 포도당을 제거하기도 하고, 포도당을 세포 안으로 들여보내서 에너지(ATP)를 만들게 함으로써 혈액에서 포도당을 제거한다(탄수화물의 분해산물인 포도당은 비교적 분자량이 크고 물에 매우 잘 용해되기 때문에, 그 자체로는 세포 속으로 들어갈 수 없다.).

인슐린이 이자에서 분비되는 때는 언제일까? 혈중 포도당의 수준이 높은 때일까? 낮은 때일까? 인슐린은 혈액에서 포도당을 제거, 혈당을 낮추는 기능이 있기 때문에 식사 후와 같이 혈당의 수준이 높은 고혈당증(hyperglycemia)일 때 방출된다.

글루카곤은 인슐린과 반대의 기능을 가지고 있다. 글루카곤은 간에 저장되어 있는 글리코겐(glycogen)을 직접 분해함으로써 저장되었던 포도당을 혈류 속으로 내보내는 중요한 역할을 한다.

글루카곤은 일반적으로 혈중 포도당 수준이 너무 낮게 떨어지는 것(저혈당증, hypoglycemia)을 예방하기 위하여 식사 후 몇 시간 뒤에 방출된다.

건강한 사람에게서 혈중 포도당은 이 두 호르몬에 의해 매우 엄격하게 조절된다(그림 10–9 참조). 부신겉질 호르몬인 코티솔(cortisol)과 같은 다른 호르몬들도 역시 혈당을 조절하는 데 도움을 주고 있다.

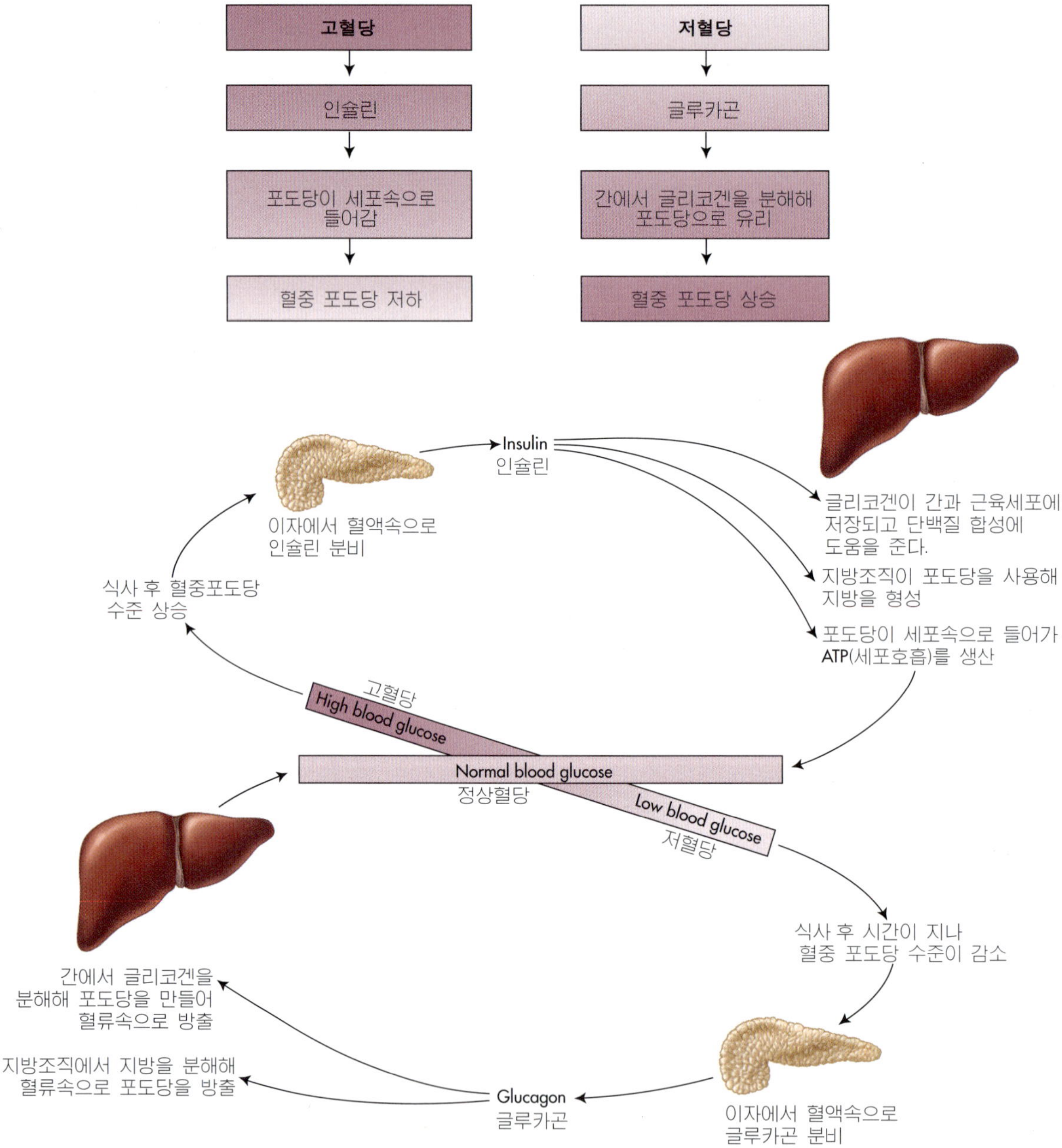

〈그림 10 – 9〉 이자에서 분비되는 호르몬에 의한 혈당 조절

부신샘 The Adrenal Gland

부신샘은 쌍으로 된 작은 샘으로, 운동 모자와 같이 생겼으며 콩팥의 첨부 위에 자리잡고 있다(그림 10-10).

부신은 다시 두 개의 영역, 즉 바깥층에 있는 **부신겉질**(adrenal cortex)과 샘의 가운데 층에 있는 **부신속질**(adrenal medulla)로 나누어진다(대뇌에도 역시 겉질이 있기 때문에 부신겉질을 혼돈할 수 있으니 주의해야 한다.).

adrenal *(ad REE nal)*

adrenal cortex *(ad REE nal KOR teks)*

adrenal medulla *(ad REE nal meh DULL lah)*

부신속질 THE ADRENAL MEDULLA

부신속질은 **에피네프린**(epinephrine)과 **노르에피네프린**(norepinephrine)이라는 두 개의 호르몬을 방출한다. 이 호르몬들은 교감신경계(sympathetic nervous system)의 효과가 지속되는 시간을 증가시킨다. 부신속질에 있는 세포들은 교감신경계에서 신경전달물질인 노르에피네프린을 받는다(노르에피네프린은 그것이 유리되는 곳에 따라서 호르몬도 되고, 신경전달물질도 된다.).

신경전달물질은 부신속질에서 혈류 속으로 에피네프린과 노르에피네프린을 유리하도록 하여 심박동수 · 혈압 · 호흡수를 증가시키고, 손바닥에 땀이 나게 하며, 입이 마르도록 한다(얼마나 조화로운 결합인가!). 다시 말하면 호르몬의 효과는 신경전달물질의 효과보다 훨씬 오래 지속될 수 있다.

epinephrine *(EP ih NEFF rinn)*

norepinephrine *(NOR ep ih NEFF rinn)*

부신겉질 THE ADRENAL CORTEX

부신겉질은 집합적으로 부신겉질스테로이드(adrenocorticosteroids: 부신겉질에 있는 호르몬)라고 알려진 스테로이드 호르몬들을 만들며, 뇌하수체 앞엽의 조절에 의해 스테로이드 호르몬을 방출한다.

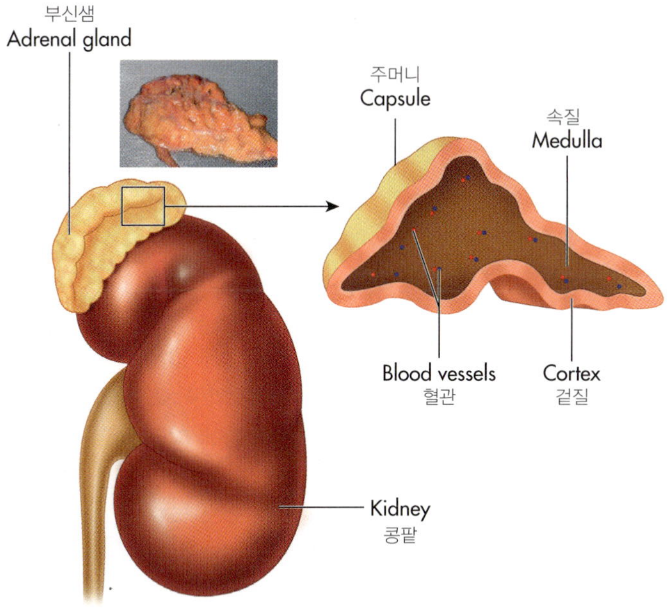

〈그림 10-10〉 부신샘 (출처: Dr P. Marazzi/Science Source)

이러한 스테로이드 호르몬들은 생산이 감소될 때 비교적 빠르게 인체에 치명적인 위해를 초래할 수 있기 때문에 매우 중요하다.

이러한 호르몬들 중에는 전해질(electrolyte, 염류)과 체액의 균형을 조절하는 것, 혈당을 조절하는 것, 생식과 2차 성징을 조절하는 역할을 하는 것 등이 있다. 그 밖에도 세포 대사, 세포 성장, 면역 기능을 조절하는 호르몬들이 있다.

생식샘 The Gonads

생식샘(남자는 고환, 여자는 난소)의 가장 중요한 기능은 생식세포(gametes), 난자(eggs), 정자(sperm)를 생산하고 저장하는 것이다. 생식샘 역시 남자와 여자 모두에서 생식(reproduction)을 조절하는 몇 종류의 성 호르몬, 예컨대 남자에서는 테스토스테론(testosterone), 여자에서는 에스트로겐(estrogen)과 프로게스테론(progesterone)을 생산한다. 자세한 내용은 17장을 참조한다.

내분비계통의 일반적인 질환
COMMON DISORDERS OF THE ENDOCRINE SYSTEM

테스토스테론에서 유도된 화합물의 하나로서 신체의 성장을 촉진하며 에스트로겐의 효과를 방해하거나 남성화 효과를 촉진하기 위해 합성되는 **동화 스테로이드**(anabolic steroids)는 근육의 발달을 증가시킬 수 있는 스테로이드 분자로 분류된다. 일부 운동선수들은 자신의 경기 수행능력을 높이거나 멋진 근육을 얻기 위해 동화 스테로이드를 사용한다. 그러나 인체는 이 스테로이드 호르몬의 수준을 엄격하게 제한하기 때문에 동화 스테로이드의 과다사용은 많은 부작용을 일으킨다.

치료 목적으로 사용하는 프레드니손(prednisone)의 수준을 생각해 보면, 약물 남용의 수준이 매우 높다는 것을 알 수 있다.

임상적용 CLINICAL APPLICATION

프레드니손 Prednisone

프레드니손[하이드로코르티손(hydrocortisone)]은 염증, 장기이식 거부, 면역질환의 치료에 효과적인 것과 같이 스테로이드를 처방하는 것은 양날의 검과 같다.

이 약물들은 너무 강력해서 골밀도 저하, 체중 증가, 모발 성장, 지방 축적, 상처 치유 지연과 같은 위험한 부작용(side effect)을 일으킬 수 있다. 심지어 잠시 동안만 복용했을지라도 사용을 중지할 수 없게 될 수도 있다.

환자들이 약물 치료를 중단하지 못하는 이유는 무엇인가? 그것은 환자가 스테로이드 약물 치료를 받고 있을 때, 부신샘에서 스테로이드 생산을 감소시켰기 때문이다(음성되먹임: 호르몬의 수준이 올라감에 따라 호르몬 방출은 감소한다.). 따라서 약물 치료를 갑자기 중단하면 환자는 호르몬의 부족을 심하게 겪게 되어 치명적인 해를 입을 수 있다.

환자들의 부신샘은 적절한 수준의 호르몬을 유리하기 위해 '기어를 넣을(gear up)' 얼마 동안의 시간을 필요로 한다. 따라서 운동선수의 경기 능력을 향상시킬 목적으로 스테로이드 약물을 복용하는 것을 아마추어와 프로스포츠연맹에서 금지하는 것은 놀라운 일이 아니다.

스테로이드를 남용한 남성은 정자 생산의 변화, 유방의 확대, 고환의 축소 등과 같은 증상을 경험할 것이다. 그 반면, 여성은 음성이 저음으로 되고, 유방의 크기가 감소하며, 체모의 지나친 성장같은 증상이 나타난다. 또한, 스테로이드를 남용하게 되면 심장혈관 질환과 콜레스테롤 수치의 증가와 같은 문제가 발생하게 된다. 이 밖에 대부분의 스테로이드제는 면역기능을 억제한다.

더욱이 스테로이드 사용이 불법이기 때문에, 많은 남용자들이 주사기를 나눠 쓰게 되는데, 이때 B형 간염이나 HIV에 노출되기도 한다. 스테로이드 남용은 공격적인 행동 양상을 증가시키는 것과도 관련이 있다. 따라서 모든 프로나 아마추어 선수협회는 스테로이드의 사용을 금하고 있다.

항이뇨호르몬 분비이상증후군(Syndrome of inappropriate antidiuretic hormone secretion, SIADH)은 일반적으로 항이뇨호르몬(antidiuretic hormone, ADH)의 과잉 생산으로 인한 심각한 저나트륨혈증(저혈중나트륨)을 특징으로 하는 질환으로, 이는 체액 저류 및 매우 묽은 혈장으로 이어진다. 혈장이 희석되면 혈중 나트륨 수치가 위험할 정도로 낮아진다.

SIADH의 원인에는 폐질환, 암, 일부 약물, 중추신경계통 장애 등이 있다. SIADH의 가장 흔한 원인 중 하나는 외상성 뇌 손상(traumatic brain injury, TBI)이다. 증상에는 혼란, 의식 변화, 피로, 메스꺼움, 근육 경련 및 식욕 감퇴가 있다. 저나트륨혈증을 치료하지 않으면 뇌 탈장 및 혼수상태를 유발할 수 있으며 치명적일 수 있다.

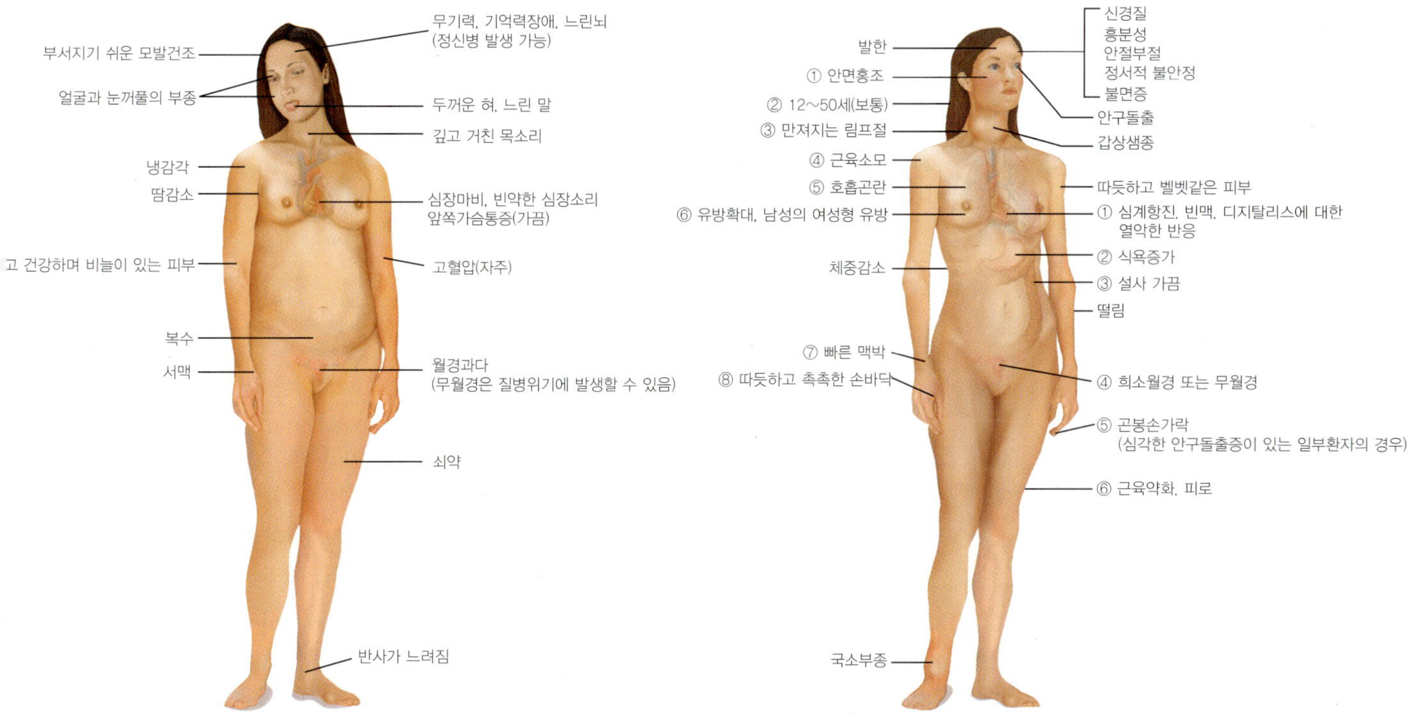

〈그림 10 – 11〉 갑상샘기증저하증(A) 및 갑상샘기능항진증(B)의 징후와 증상비교

SIADH의 증상이 외상성 뇌 손상(TBI)과 증상이 중복된다는 점을 감안할 때 SIADH를 진단하기 어려운 경우가 많다. 또한 이것은 과도한 수분 보유로 인한 장애이므로 정맥주사(IV) 수액을 제공하면 문제가 악화될 수 있다. 현재의 연구는 SIADH를 진단하는 더 나은 방법을 찾는 것을 목표로 하고 있다.

하시모토 질환(Hashimoto's disease)은 자가면역세포가 자신의 갑상샘을 공격하여 나타나는 갑상샘기능저하증(hypothyroidism)의 한 형태이다. 이 질환은 알 수 없는 원인에 의해 면역세포가 갑상샘의 세포를 공격하여 염증과 손상을 일으킴으로써 발생한다. 이 손상은 결국 갑상샘호르몬의 생산을 감소시켜서 갑상샘기능저하증을 유발한다. 부가적으로 갑상샘이 붓는 증상까지 동반된다면 통증과 연하곤란이 발생하게 된다. 갑상샘기능저하증의 증상으로는 피로, 냉감, 가늘어지는 머리카락, 체중 증가, 근육통, 건조하고 가려운 피부 등이 있다.

하시모토 질환은 30~50세 사이의 여성에게서 가장 흔하게 나타난다. 이 질환은 매일 갑상샘 호르몬제를 복용함으로써 치료할 수 있다. 아기가 갑상샘호르몬을 충분히 생산하지 못하는 선천성 갑상샘기능저하증은 발달장애를 유발할 수 있다. 이는 비교적 흔한 장애로 호르몬 주사에 의해 쉽게 치료할 수 있다. 미국에서는 아기들이 태어날 때 이 장애에 대한 검사를 받아 치료를 받을 수 있도록 하고 있다.

그레이브즈 질환(Grave's disease) 역시, 갑상샘에 영향을 미치는 면역질환인데, 이 경우에는 면역계통이 갑상샘을 자극하여 갑상샘기능항진(hyperthyroi-dism)과 부정맥, 과민성 및 체중 감소 등의 증상이 있다. 그레이브즈 질환은 갑상샘독성발작(thyroid storm)이 일어나는 잠재적으로 치명적인 상태를 초래할 수 있다. 그레이브즈 질환의 치료법은 약물로 갑상샘의 활동을 감소시키는 것이다. 만약 약물로 갑상샘의 기능을 조절할 수 없다면 갑상샘을 제거하고, 지속적으로 갑상샘호르몬을 투여받아야만 한다. 갑상샘기능저하증과 갑상샘기능항진증의 징후와 증상을 비교하려면 〈그림 10-11〉을 참조한다.

크롬친화성 세포종(pheochromocytoma)은 부신샘에서 발생한 종양으로서, 에피네프린을 과다하게 분비하도록 한다. 종양의 증상은 원인에서 알 수 있듯이 아드레날린 돌진효과이다. 환자는 심한 두통, 다한증, 심장박동수의 증가, 불안, 복통, 열 과민성, 체중 저하의 증상 등을 겪게 된다. 크롬친화성 세포종은 일반적으로 암의 종류는 아니지만, 반드시 제거해야 한다. 그렇지 않으면 에피네프린의 과다 분비로 나타나는 효과가 치명적일 수 있다.

에디슨 질환(Addison's disease)은 부신겉질스테로이드(adrenocorticosteroid) 호르몬인 코티솔(cortisol)의 생산 부족으로 발생한다. 코티솔의 결핍은 체중 감소, 근력약화, 피로, 저혈압, 과도한 피부색소 침착을 유발하며, 알도스테론(aldosterone) 역시 부족해진다. 많은 경우에 에디슨 질환은 자가면역계의 이상으로 발생하며, 치료방법으로 대체 호르몬을 투여하는 방법이 이용된다.

쿠싱 증후군(Cushing's syndrome)은 코티솔의 과다분비로 인해 발생한다. 증상은 상체 비만, 둥그런 얼굴, 멍이 쉽게 드는 현상, 뼈의 약화, 피로, 고혈압, 고혈당 등이 있다.

여성의 경우에는 안면에 털이 많이 나고 생리불순이 생기며, 남성의 경우에는 생식능력의 감소와 성욕의 감소가 나타나게 된다.

쿠싱 증후군은 프레드니손(prednisone)과 같은 부신겉질호르몬제의 부작용이나, 뇌하수체 종양, 폐종양, 부신 종양 혹은 몇 가지 유전질환 중의 하나에 의해 발생한다. 치료는 질환의 원인에 따라 달라지지만, 보통 초과 생산된 원인물질을 제거하고 대체 호르몬을 투여한다.

〈그림 10-12〉는 몇 가지 내분비계통 질환의 사례를 보여 주고 있다.

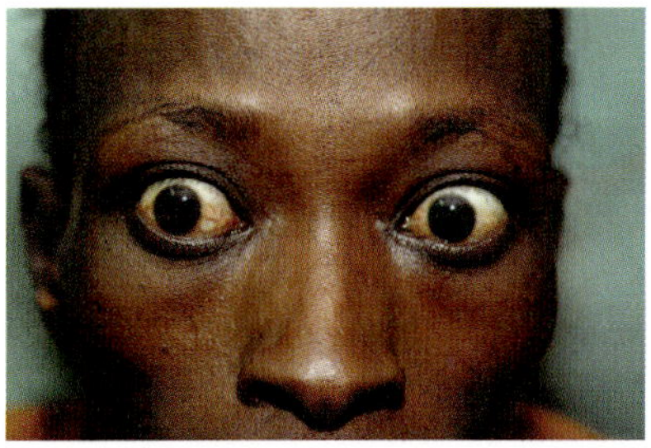

A.

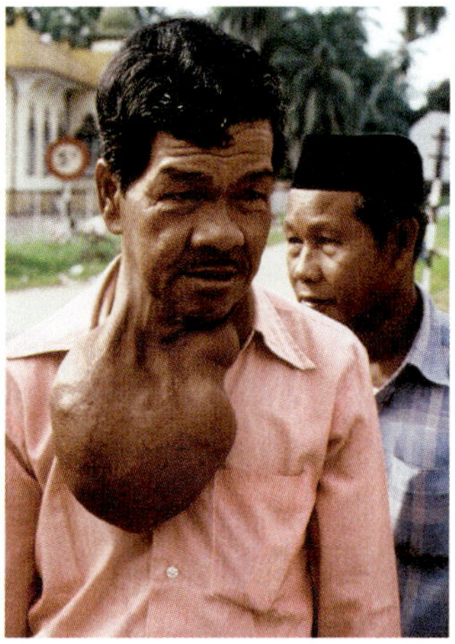

B.

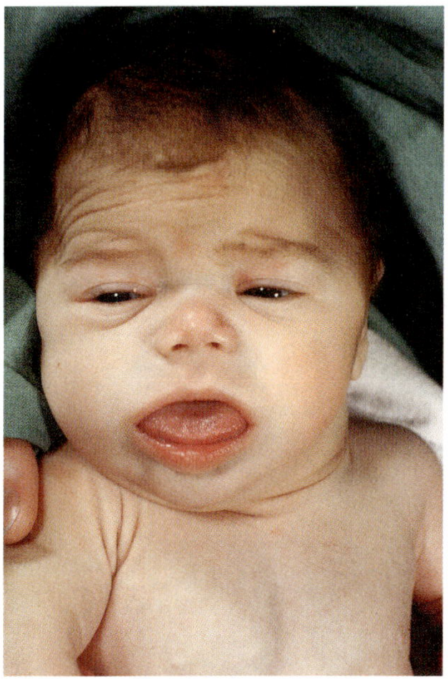

C.

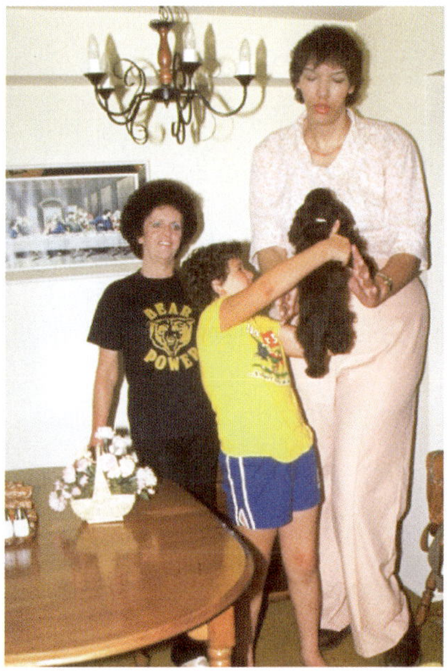

D.

〈그림 10 – 12〉 내분비계통 장애의 예 : A. 갑상샘기능항진증(그레이브즈 질환)의 증상인 안구돌출증 환자 (출처 : Medicshots/Alamy Stock Photo)
B. 갑상샘종 환자
C. 선천성 갑상샘기능저하증 환자 (출처 : 사진 제공 CDC)
D. 거인증 환자 (출처 : Bettina Cirrone/Science Source)

Points of Interest

- 내분비계통(endocrine system)은 신경계통과 함께 신체의 모든 활동을 조절한다. 내분비계통은 신경계통과 연결되어 있지만 하는 일은 다르며, 호르몬을 분비하여 원거리 표적세포에 작용하기 때문에 매우 느리게 작용하지만, 그 효과는 오래 지속된다.
- 이자(pancreas)와 갑상샘(thyroid gland)과 같은 몇몇 장기들은 주 기능이 호르몬을 방출하는 것이기 때문에 내분비샘이라고 부른다. 그러나 심장(heart)이나 위장(stomach)과 같은 다른 많은 장기들은 호르몬을 유리할 수 있지만, 주 역할이 호르몬을 유리하는 것이 아니기 때문에 내분비샘으로 분류하지 않는다.
- 많은 호르몬들은 바깥 수용기에 결합하여 표적세포의 안쪽에 있는 효소의 활성을 변화시키는 방법으로 작용한다. 그러나 스테로이드는 세포 안으로 들어갈 수 있고 DNA에 직접 작용할 수 있다. 따라서 스테로이드에 의해 나타나는 효과는 매우 강력하다.
- 호르몬의 수준은 주로 음성되먹임(negative feedback)에 의해 조절된다. 호르몬의 수준이 올라가면, 신호가 호르몬을 분비하는 내분비계통 장기에 전달되어 분비되는 호르몬의 양을 감소시키도록 한다.
- 호르몬의 수준은 세 가지 기전, 즉 신체 내부 환경의 변화, 다른 내분비샘에서 유리된 호르몬, 신경계통에 의한 직접적인 간섭에 의해 조절될 수 있다.
- 사이뇌(diencephalon)의 일부인 시상하부(hypothalamus)는 뇌하수체(pituitary gland) 조절을 통해 내분비계통의 많은 부분을 조절한다. 뇌하수체는 두 부분으로 나누어진다. 뇌하수체의 뒤쪽 부분은 시상하부의 일부라고도 볼 수 있는데, 그곳에서는 시상하부성 호르몬(항이뇨호르몬, 옥시토신)을 방출한다. 또 다른 부분은 뇌하수체의 앞쪽 부분으로 시상하부에서 유리되는 호르몬의 영향을 받아서 여러 가지 다양한 호르몬을 분비한다. 뇌하수체의 앞부분에서 분비되는 호르몬들은 일반적으로 다른 내분비샘을 조절한다(단, 성장 호르몬은 제외).
- 몇 가지 다른 내분비샘들도 중요한 조절기능을 갖고 있다. 갑상샘(thyroid gland)은 요오드가 포함되어 있는 호르몬인 삼요드티로닌(triiodothyronine, T_3)과 티록신(T_4)을 분비하며, 그것은 성장과 세포 대사를 조절한다.
- 이자(pancreas)는 두 개의 호르몬을 분비하는데, 인슐린은 혈당의 수준을 낮추는 역할을 하고, 글루카곤은 혈당의 수준을 높이는 역할을 한다. 당뇨병은 인슐린 분비 또는 인슐린에 대한 민감도가 감소하여 발생하며, 결과적으로 혈당의 수준이 매우 높게 나타난다.

- 부신샘(adrenal gland)은 두 부분으로 나누어진다. 부신속질(adrenal medulla)은 투쟁 투쟁-도피(fight or flight)반응 때에 분비되는 호르몬과 같은 에피네프린과 노르에피네프린을 방출하기 때문에 교감신경계통의 확장이라고 볼 수 있다.

  부신겉질(adrenal cortex)은 다양한 부신겉질 스테로이드 호르몬(adrenocorticosteroid hormone)을 방출하며, 생식(reproduction) · 염증(inflammation) · 조직성장(tissue growth) · 면역(immunity)을 조절한다.

사례연구 CASE STUDY

50대 남성의 환자가 아래와 같은 증상으로 응급실을 찾아왔다.

- 최근에 발생한 체중 감소
- 몸이 전반적으로 허약해짐
- 극도의 피곤과 잦은 배뇨

그에 대해서 실시한 실험실 검사 결과, 혈중 포도당 수준이 280mg/dl이고, 요(urine)와 혈액(blood)에서 산성이 높아진 것을 알 수 있었다. 당뇨병에 대한 가족력이 있었지만, 그에게 이러한 증상이 나타난 것은 처음이다.

a. 그가 앓고 있는 것은 어떤 유형의 당뇨병인가?

b. 만약 환자가 적절한 진단과 치료를 받지 않는다면 장기는 어떠한 영향을 받을 것인가?

c. 환자에게 해 줄 수 있는 치료는 무엇이며, 생활방식에 대해 어떻게 조언할 것인가?

Review Questions

Matching

1. 오른쪽에 있는 설명과 왼쪽에 있는 호르몬이나 신경전달물질을 관계깊은 것끼리 연결하시오.

ADH	A. 혈당을 감소시킨다
insulin	B. 갑상샘호르몬 분비가 증가한다.
glucagon	C. 세포 신진대사를 조절한다.
oxytocin	D. 스테로이드 방출이 증가한다.
epinephrine	E. 자궁수축이 증가한다.
thyroxine	F. 배뇨를 감소시킨다.
prolactin	G. 교감신경 반응을 연장한다
ACTH	H. 조직성장을 자극한다.
TSH	I. 혈당이 증가한다.
growth hormone	J. 여성의 유즙을 증가시킨다.

Multiple Choice

1. ADH는 무엇의 약자인가?

a. 항이뇨 호르몬
b. 안드로도기닌 호르몬
c. 건강에 관한 미국 정부의 부서
d. 모든 다이글리세라이드 호르몬

2. 지배샘(master gland)에 해당하는 것은 무엇인가?

a. 부신
b. 뇌하수체
c. 솔방울샘
d. 췌장(이자)

3. 가슴샘(thymus gland)의 주요 기능은 무엇인가?

a. 재생산
b. 성장
c. 면역
d. RBC 수치

4. 솔방울샘(pineal gland)이 위치하는 부위는?

a. 심장
b. 뇌
c. 흉부
d. 배

5. 글루카곤(Glucagon)의 반대 작업을 수행하는 것은?

a. glucose
b. insulin
c. ATP
d. WBCs

6. 다음의 장애 중 체중 증가와 관계가 있는 것은 어느 것인가?

① 제2형 당뇨	② 갑상샘기능항진증
③ 쿠싱 증후군	④ 에디슨 질환

a. ①, ② b. ①, ②, ③
c. ①, ②, ④ d. ①, ③

7. 성인환자가 뇌하수체 제거에 의해 거인증(gigantism)이 치료되었다면 어떤 호르몬 약물치료와 함께 대체되어야 하는가?

a. 타이로신 b. 멜라토닌
c. 갑상샘 자극 호르몬 d. 인슐린

Fill in the Blank

1. 글루카곤은 혈당을 ________________.

2. 티록신은 세포대사를 ________________.

3. ________________은 자궁수축을 증가시킨다.

4. 교감신경계통 반응은 ________________을 통해 분비되는 에피네프린에 의해 향상된다.

5. aldosterone과 corticosteroid의 분비 증가는 ________________ 또는 ________________ 샘(gland)들의 종양에 의해 발생할 수 있다.

6. 뇌의 ________________에 손상을 받으면 내분비 이상을 일으키는 원인이 될 수 있다.

7. 이 호르몬은 성인보다 어린이에게 더 중요하다. (________________)

[해답] Matching

1. ADH → F insulin → A glucagon → I oxytocin → E epinephrine → G
thyroxine → C prolactin → J ACTH → D TSH → B growth hormone → H

Multiple Choice

1. a **2.** b **3.** c **4.** b **5.** b **6.** d **7.** c

Fill in the Blank

1. 증가시킨다. **2.** 조절한다
3. 옥시토신 **4.** 부신(adrenal gland)
5. 부신(adrenal), 뇌하수체(pituitary) **6.** 시상하부(hypothalamus)
7. 성장호르몬(growth hormone)

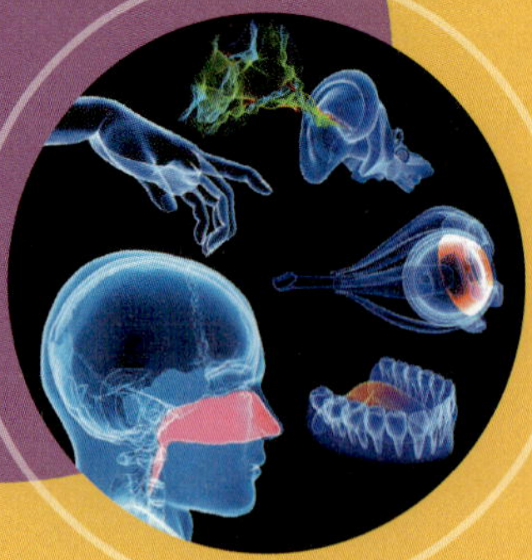

제11장

감각계통

시각과 소리

여행 중 낯선 도시를 관광하면서 우리들은 다양한 장면과 소리, 맛 등을 경험하게 된다.

낯선 도시는 다양한 유형의 빌딩과 사람들이 넘쳐 나며, 경적 소리나 브레이크 소리와 같은 자동차 소음과 사람들의 대화로 인해 시끌벅적하다.

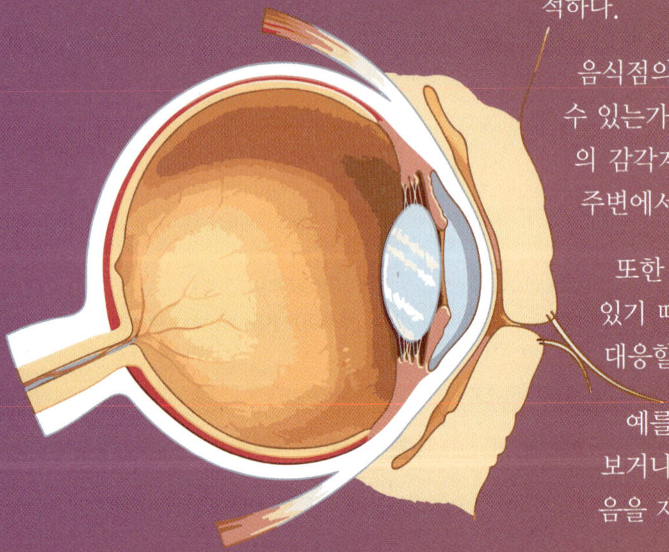

음식점의 창 밖으로 풍겨 나오는 맛있는 음식 냄새를 맡을 수 있는가 하면, 쓰레기 더미의 악취를 맡을 수도 있다. 인간의 감각계통은 입력되는 요소를 받아들임으로써 뇌를 통해 주변에서 발생하는 것들을 파악할 수 있게 해 준다.

또한 감각계통은 신경계통과 상당히 밀접하게 연결되어 있기 때문에 우리로 하여금 위험한 상황에 대해 재빠르게 대응할 수 있도록 해 준다.

예를 들어, 우리가 빠른 속도로 커브를 돌고 있는 차를 보거나 경적 소리를 들었다면 재빠르게 안전지대로 발걸음을 재촉할 것이다.

감각계통으로 들어온 요소들이 어떠한 운동반응을 일으키는지 살펴보기로 하자.

Chapter 11

THE SENSES

THE SIGHTS AND SOUNDS

무엇을 학습할 것인가 LEARNING OUTCOMES

- 일반 및 특수 감각계통을 구별할 수 있다.
- 보는 과정을 설명할 수 있다.
- 눈의 내부와 외부의 구조 및 기능을 이해할 수 있다.
- 속귀와 바깥귀의 구조 및 기능을 이해할 수 있다.
- 듣는 과정을 설명할 수 있다.
- 미각, 후각, 촉각과 관련된 과정을 설명할 수 있다.
- 통증의 유형과 이에 따른 반응을 비교할 수 있다.
- 눈과 귀에 관련된 몇 가지 일반적인 장애를 설명할 수 있다.

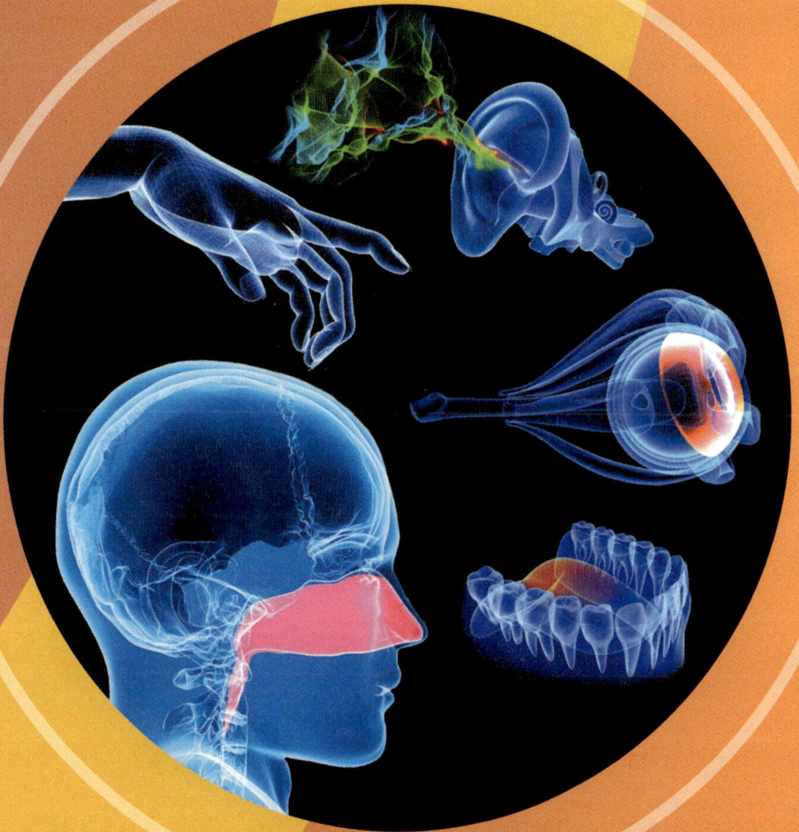

발음안내 *Pronunciation Guide*

이 장에서 다루어지는 중요한 단어의 발음

amblyopia [AM blee OH pee ah]
anesthesia [an ess THEE zee ah]
aqueous humor [AY kwee us HYOO mer]
auricle [AW rih kul]
cataract [KAT ah rakt]
cerumen [seh ROO men]
ceruminous glands [seh ROO men us]
choroid [KOH royd]
ciliary muscles [SILL ee AIR ee]
cochlea [KOCK lee ah]
conjunctiva [KON junk TIH vah]
conjunctivitis [kon JUNK tih VYE tis]
cornea [KOR nee ah]
endolymph [EN doh limf]
eustachian tubes [yoo STAY she an]
external auditory meatus [AW dih TOH ree mee AYE tus]
glaucoma [glaw KOH mah]
gustatory sense [GUS ta TOH ree]
hyperopia [HIGH per OH pee ah]
incus [ING kus]
labyrinth [LAB ih rinth]
lacrimal apparatus [LAK rim al app ah RAT us]
malleus [MALL ee us]
Meniere's disease [MAIN ee airz]
myopia [my OH pee ah]
ossicle [AHS ih kull]
otitis media [oh TYE tis MEH dee ah]
perilymph [PER ih limf]
pinna [PIN ah]
presbyopia [PREZ bee OH pee ah]
retina [RET eh nah]
sclera [SKLAIR ah]
stapes [STAY peez]
tactile corpuscles [TACK tile KOR pus el]
tinnitus [tin EYE tus]
tympanic membrane [tim PAN ik]
umami [you MA me]
vestibule chamber [VES tih byool]
vestibulocochlear nerve [VESS tih byool oh KOHK lee are]
vitreous humor [VIT ree us]

감각의 종류 TYPES OF SENSES

우리는 몸의 감각을 통해 여행의 여러 측면을 경험하게 된다. 우리는 감각을 통하여 우리 주변의 세계를 보고, 듣고, 냄새를 맡고, 맛보고, 느끼게 된다.

이 놀라운 감각은 환경의 변화를 감지하여 수용체를 통해 정보를 받아들이고 감각 또는 구심성 신경세포(afferent neuron)를 통해 뇌로 보낸다. 뇌는 정보를 분석하여 여러 상황에 대한 적절한 운동(원심성 반응, efferent response)과 중추에서 효과기로 전달되는 반응을 만들어 낸다.

우리는 시각(vision), 청각(hearing), 후각(smell), 미각(faste), 촉각(touch)의 다섯 가지 감각을 가지고 있다. 감각은 특수감각과 일반감각으로 분류된다. 경치를 보는 눈, 소리와 평형을 담당하는 귀, 맛을 보는 혀, 냄새를 맡는 코 등은 특수감각(special sense)에 해당되며, 특수한 곳에 위치해 있다. 그러나 뜨거움, 차가움, 아픔, 메스꺼움, 배고픔, 목마름, 압박감, 접촉 등의 일반감각(general sense)은 몸의 여러 부분에 분산되어 있다.

이러한 감각들은 더 세분될 수 있다. 예를 들면, 피부의 수용체로 받아들여지는 피부감각(cutaneous sense)은 접촉 · 뜨거움 · 차가움 · 아픔을, 내장감각(visceral sense)은 메스꺼움 · 배고픔 · 목마름 · 요의 · 변의 등을 각각 포함한다.

cutaneo = 피부
visceral = 장기에 관한

여러 가지 감각 이외에도 '마음을 읽는'것과 같은 초감각적 지각(extrasensory perception, ESP)이 있다. 이것은 보통 감각이 아니고, 존재 여부에 대한 논쟁도 여전하지만, 이 장에서 이에 대한 이해가 되기를 바란다.

시각 SENSE OF SIGHT

여행을 하는 동안 보게 되는 놀라운 장면을 저장하여 나중에 다시 보고자 한다면, 우리들 대부분은 스마트폰을 가지고 다닐 것이고, 어떤 사람들은 카메라와 필름을 가져올 것이다. 눈은 구형 필름 카메라와 유사한 점이 많다. 광선이 작은 구멍(렌즈 입구: 동공에 해당)으로 들어와 투명한 렌즈(수정체)를 통과하여 빛에 민감한 필름(망막)에 초점이 맺히면 카메라는 사진을 찍게 된다.

카메라의 셔터(홍채)는 속도에 따라 열리고 닫힘으로써 필름에 노출되는 빛의 양을 조절한다. 또한 셔터는 적당한 양의 빛을 들어오게 하고 적당한 피사체에 초점을 맞추어서 깨끗한 이미지를 얻도록 한다.

카메라를 여행가방에 넣거나 자동차에 둘 경우, 카메라가 떨어지거나 거친 환경에 노출되지 않도록 보호해야 한다. 카메라 케이스가 카메라를 보호하듯이 눈의 외부 구조 역시 눈을 보호한다. 그리고 카메라 렌즈가 맑아야 깨끗한 사진을 얻을 수 있는데, 눈물샘이 이 기능을 발휘한다.

눈의 외부 구조 The External Structures of the Eye

눈확(orbit)은 머리뼈(skull)에 의해 형성된 원뿔 모양의 공간으로 안구(eyeball)는 2.54cm의 구체(sphere)를 수용하고 보호한다. 이 공간은 충격을 흡수하고 눈을 보호하기 위해 지방조직으로 채워져 있으며, 신경과 혈관이 통과할 수 있는 몇 개의 구멍이 있다.

놀라운 사실 AMAZING FACTS

우성안 알아보기 Eye Dominance

대부분의 사람들은 우성안을 가지고 있다. 당신의 우성안을 찾으려면 두 눈을 뜨고 작고 멀리 있는 물체를 본다. 두 손바닥이 그 물체를 향하도록 양 팔을 뻗고, 엄지와 검지 사이의 공간에 작은 구멍이나 창이 형성되도록 천천히 손을 모은다. 이제 두 눈을 뜨고 그 구멍에서 멀리 있는 물체를 찾는다. 이제 어느 눈이 여전히 그 물체를 보고 있는지 확인하기 위해 각각의 눈을 교대로 감으면, 우성안을 확인할 수 있다.

일반적으로 오른손잡이는 오른쪽 눈이 우성안이다.

안구는 눈확공간(orbital cavity)에 여섯 개의 짧은 근육으로 연결됨으로써 지지되고, 모든 방향을 보기 위한 회전운동을 할 수 있다. 또한 눈을 보호하는 한 쌍의 움직일 수 있는 피부를 눈꺼풀(eyelids)이라고 부르는데, 여기에 속눈썹(eyelashes)이 있어서 큰 이물질이 들어오는 것을 막아 준다. 속눈썹은 외부의 물체가 안구에 접근하면 신속하게 눈을 감게 하는 센서의 역할을 한다.

속눈썹은 강렬한 빛이나 외부의 물체 또는 충격에서 렌즈를 보호해 주는 렌즈커버처럼 눈 둘레를 막고 있다. 속에는 기름샘(sebaceous gland)이 있어서 기름물질을 속눈썹에 분비함으로써 속눈썹을 부드럽게 유지해 주며, 잘 휘어지게 한다. 또 약간 끈끈한 작은 입자들을 달라붙게 하여 눈꼽을 형성함으로써 눈을 보호한다.

conjunctiva
(KON junk TIH vah)

lacrimal apparatus
(LAK rim al app ah RAT us)

결막(conjunctiva)이라고 부르는 보호막은 안구의 표면을 싸고 있어서, 공막(sclera)의 노출된 표면이나 눈의 흰자위를 덮고 보호 덮개 역할을 한다. 각 눈은 눈물을 생산하고 저장하는 **눈물기관**(lacrimal apparatus)을 가지고 있는데, 여기에는 **눈물샘**(lacrimal gland)과 눈물을 운반하는 통로가 있다. 눈물샘(외분비샘으로서, 여기에서 분비되는 눈물이 몸 밖으로 배출된다.)에서는 청결과 윤활성을 유지하는 데에 필요한 눈물을 생산하여 눈을 깜빡일 때 눈의 표면으로 퍼지게 한다.

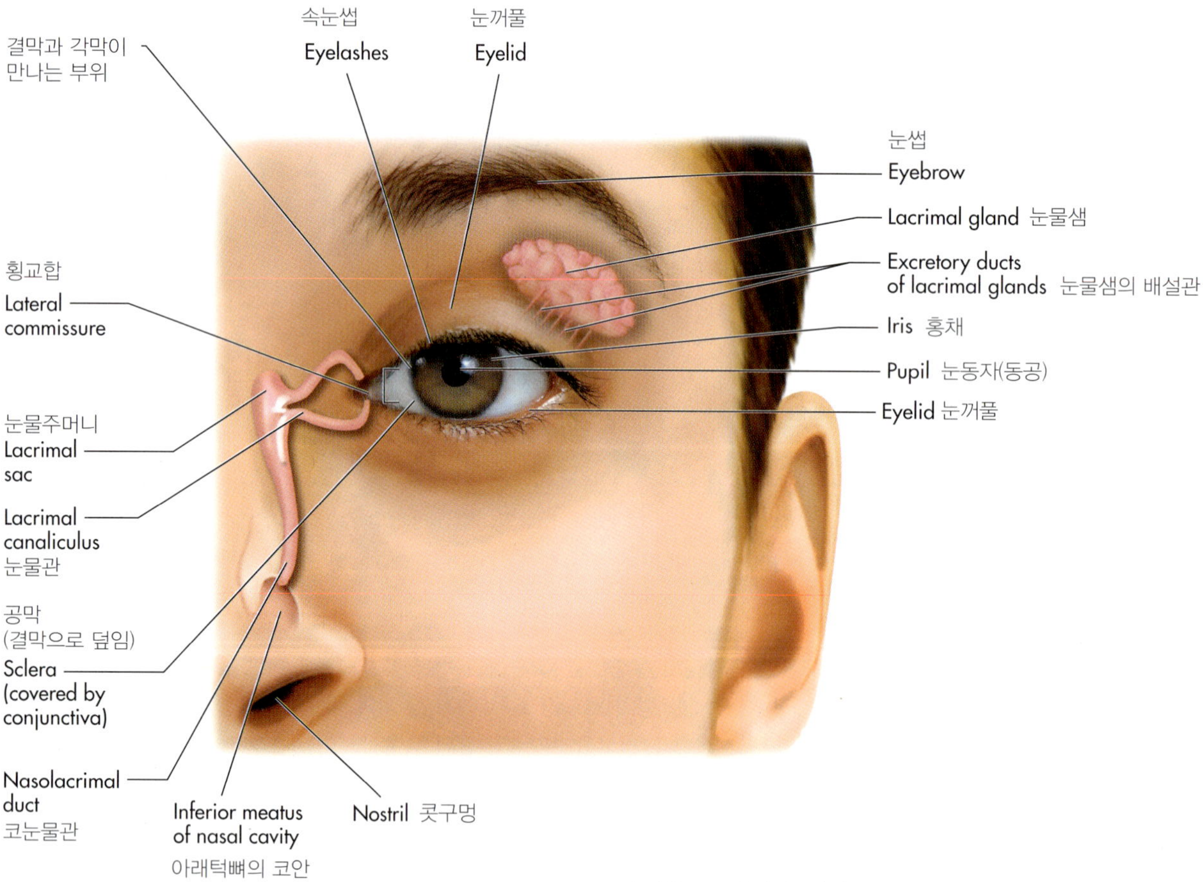

〈그림 11－1〉 눈물길의 구조

눈에는 항상 눈물이 있으나, 여분의 눈물은 눈 안쪽 구석의 작은 두 구멍을 통하여 코로 배출되기 때문에 넘쳐 흐르지 않는다. 그러나 울 때에는, 많은 눈물이 생산되어서 뺨으로 흘러내리거나 코로 배출된다. 또한 눈물은 안구 감염을 줄이는 데 도움이 되는 **소독제**(antiseptic) 역할도 한다. 〈그림 11-1〉에 눈물이 배출되는 과정이 나와 있다.

눈의 내부 구조 The Internal Structures of the Eye

aqueous humor *(AY kwee us HYOO mer)*
vitreous humor *(VIT ree us HYOO mer)*

지구 모양의 안구(eyeball)는 시각기관으로서 눈을 보호하는 액체가 채워진 두 방에 나뉘어 있다. 이 '눈의 액체'를 **방수**(aqueous humor)라고 한다. 방수는 홍채(iris) · 동공(pupil) · 수정체(lens)를 적시고, 눈의 앞방(anterior chamber)과 뒷방(posterior chamber)을 채운다. 또 다른 방의 액체는 **유리체액**(vitreous humor)이라고 하는데, 맑고 젤리 같은 액체로서, 수정체 뒤쪽의 공간을 채운다.

sclera *(SKLAIR ah)*
choroid *(KOH royd)*
retina *(RET eh nah)*

안구는 **공막**(sclera), **맥락막**(choroid), **망막**(retina)의 3층으로 구성되어 있다. 안구의 3층과 눈의 내부 구조가 〈그림 11-2〉에 설명되어 있다.

공막은 가장 바깥의 층으로서 단단한 섬유조직으로 되어 있으며, 흔히 '눈의 흰자위'라고 부른다. 이는 안구의 보호 방패로 작용한다. 공막의 앞쪽 부분은 **각막**(Cornea)으로서, 투명하여 빛이 통과해서 눈으로 들어갈 수 있도록 되어 있다.

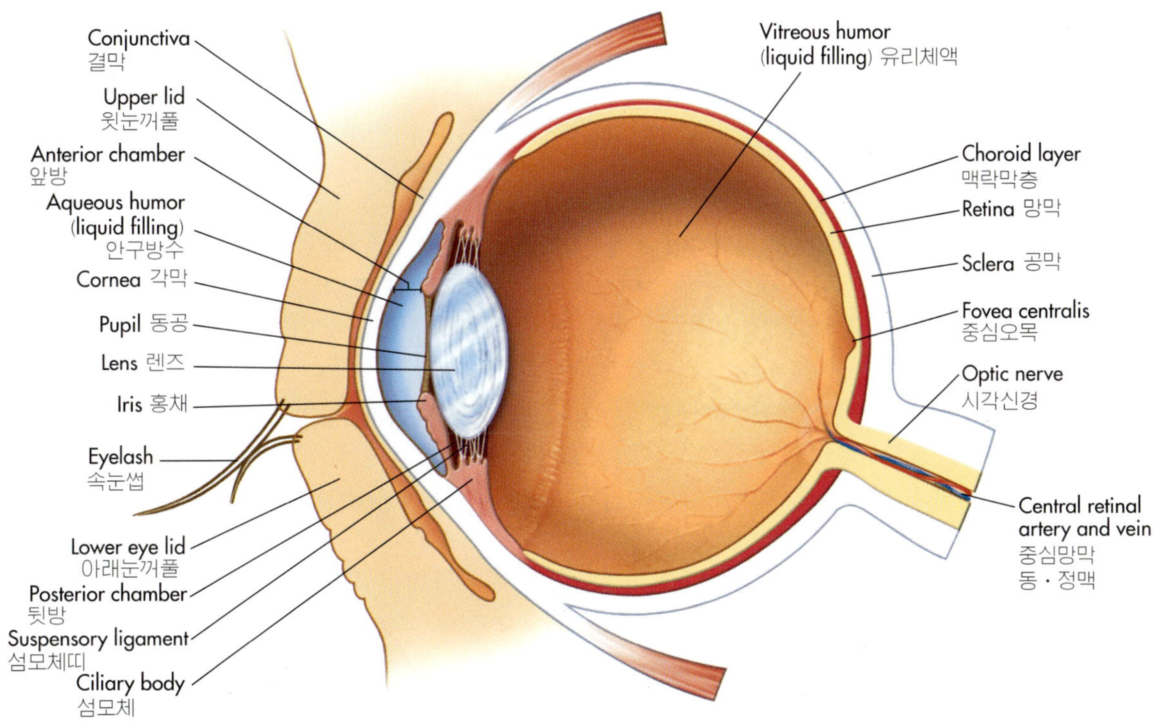

〈그림 11-2〉 눈의 내부 구조

놀라운 사실 AMAZING FACTS

우리가 어둠 속에서도 볼 수 있는 이유 Why We Can See in the Dark

눈의 간상은 희미한 빛에 대한 광수용체이며 어두운 조건에서 흑백 이미지를 제공한다. 원뿔은 색각을 위해 밝은 빛에서 기능하며, 각 눈의 망막에는 약 300만 개의 원추체와 1억 개의 간상체가 있다. 이를 함께 사용하면 다양한 조명 조건에서 볼 수 있다.

사람의 눈은 약 500가지의 회색 음영을 구별할 수 있으며, 1마일(1.6 km) 떨어진 곳에서도 촛불을 식별할 수 있다. 밤에 바로 눈앞에 있는 별을 보고 싶다면 왜 옆을 쳐다봐야 하는가? 간상체와 원추체가 눈 전체에 고르게 분포되어 있지 않기 때문이다. 눈의 중심은 원뿔로 조밀하게 채워져 있으며, 주변부는 대부분 간상체로 이루어져 있다. 이것은 당신이 볼 때 원뿔이 별을 '볼(see)' 수 없기 때문에 별이 사라지거나 흐려진다.

각막의 곡면을 통과한 빛의 파장은 망막 표면에 이미지를 맺히게 한다. 예전에는 각막이 5개의 층으로 구성되어 있다고 믿었다. 전면은 각막 상피, 보우만층, 각막 기질, 데스메막, 후면은 각막 내피이다. 최근에 노팅엄 대학교의 안과 및 시각 과학 교수인 하민더 두아(Harminder Dua)의 이름을 따서 두아(Dua) 층이라고 불리는 6번째 층이 각막 기질과 데스메막 사이에서 발견되었다.

iris *(EYE riss)*
pupil *(PYOO pill)*

중간층인 맥락막은 혈관이 매우 많고(풍부한 혈액을 공급) 색깔이 있는 부위로, 눈에 영양을 공급한다. 이 층에는 **홍채**(iris)와 **동공**(pupil)이 있다. 홍채는 눈에서 갈색이나 푸른색이 나타나는 부분으로 빛이 통과하여 눈으로 들어올 때 동공의 크기를 조절한다. 홍채는 이완하고 수축할 수 있는 조임근으로서, 빛의 양에 따라 동공의 크기를 조절한다. 빛이 적으면, 홍채가 이완하여 동공을 확장시킴으로써 더 많은 빛이 눈에 들어오게 만든다.

ciliary muscles *(SILL ee AIR ee)*

가장 안쪽 층은 망막이다. 이곳은 빛을 받아들여서 파악하는 시각신경으로 연결된다. 동공 뒤에 있는 것은 **수정체**(lens)이다. 수정체는 **섬모체근**(ciliary muscles)으로 둘러싸여 있다. 이 근육은 렌즈의 모양을 얇거나, 두껍게 변형시킴으로써 눈에 들어온 빛이 망막에 모이도록 한다. 이 과정을 **조절**(accommodation)이라고 하는데, 홍채의 크기와 수정체의 굴절 정도를 통합하여 이미지가 망막의 동일한 장소에 모여 초점이 잡히도록 한다.

optic = 눈에 관한

망막의 뒤쪽은 시각신경(optic nerve)과 연결된다. 여기에는 **간상체**(rods)와 **원추체**(cones)라고 부르는 두 종류의 광감수성 수용체가 있다. 간상체는 어두운 빛에서 활성화되어 색깔을 인식하지 못하나, 원추체는 밝은 빛에서 활성화되어 색깔을 인식한다.

photopigments *(FOE toe pig Ment)*

이 수용체는 **광색소**(photopigment)를 함유하고 있어서 빛이 여기에 도달되면 화학변화가 일어난다. 이러한 화학변화는 자극이 되어 시각신경을 통해 뇌로 전달되며, 뇌에서 이 자극을 인지함으로써 우리는 사물을 보게 된다.

이 과정은 뒤통수엽(Occipital lobe)에 위치한 대뇌겉질(Cerebral cortex)의 시각 부분에서 이루어진다.

〈표 11－1〉 눈의 구조 및 기능

기관 또는 구조	주요 기능
눈확 Orbit	원뿔 모양의 공간으로서 안구를 가지고 있고, 지방조직으로 채워져 있으며, 몇 개의 구멍을 가지고 있어서 신경과 혈관이 통과할 수 있다.
안구근육 Eye muscles	여섯 개의 짧은 근육으로서, 안구를 지지하고 회전운동을 한다.
눈꺼풀 Eyelids	움직일 수 있는 접히는 피부로서 속눈썹을 가지고 있어서 강렬한 빛, 외부의 물체 및 충격이나 부상으로부터 눈을 보호한다.
결막 Conjunctiva	공막의 노출된 표면을 감싸고 있는 보호막이다.
눈물기관 Lacrimal apparatus	눈물샘을 가지고 있어서 눈물을 생산하여 눈을 부드럽고 청결하게 유지하며, 눈물이 통과하기 위한 도관이나 통로를 가지고 있다.
안구 Eyeball	지구 모양의 시각기관이다.
공막 Sclera	가장 바깥의 층으로서 '눈의 흰자위'라고 한다. 앞쪽으로는 투명한 곡면의 각막을 가지고 있으므로, 외부의 광선을 굴절시켜서 망막의 표면에 모이도록 한다.
맥락막 Choroid	중간층인 맥락막은 많은 혈관과 색깔이 있는 곳으로 광선의 내부 반사를 차단하며, 홍채와 동공이 있다.
홍채 Iris	눈의 색깔이 있는 부분으로서 눈으로 들어오는 빛의 양을 조절하기 위해 동공의 크기를 조절한다.
동공 Pupil	빛이 통과하여 눈으로 들어오는 개구부이다.
망막 Retina	가장 안쪽의 층으로서, 광선을 받아들이고 파악하여 사물을 보도록 해주는 신경종말을 가지고 있다.
수정체 Lens	동공 뒤에 있으며, 빛이 망막 표면에 모이도록 하는 섬모체근에 의해 얇거나 두껍게 조절된다. 이 과정을 조절(accommodation)이라고 부르는데, 홍채의 크기와 수정체의 굴곡 정도를 통합하여 망막의 동일한 장소에 모이도록 함으로써 초점이 잡히도록 한다.

의료전문직 FOCUS ON PROFESSIONS

안경사는 광학제품과 액세서리 제작을 전문으로 한다. 미국안과학회(AAO), 미국검안협회(AOA), 미국안경점협회(OAA)와 같은 전국 협회의 웹사이트를 방문하여 건강관련 직업과 안과 분야에 대해 자세히 알아볼 수 있다.

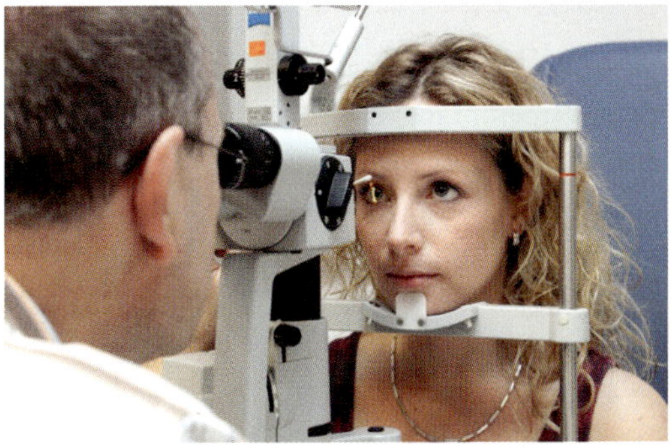

요약하면, 광선이 눈으로 들어와서 결막, 각막, 방수, 동공, 수정체 및 유리체액을 통과하여 망막에 모인다. 여기서 망막의 광수용체가 자극을 만들어서 시각신경으로 보내고, 또 우리가 볼 수 있도록 뇌의 후두엽(occipital lobe)에 위치한 대뇌겉질의 시각 영역으로 전달한다. 빛이 통과하는 과정은 〈그림 11-2〉에 설명되어 있다. 〈표 11-1〉은 눈의 주요 구조와 기능을 요약한 것이다.

청각 the sense of hearing

우리는 귀를 통해 다양한 소리를 듣는다. 우리의 뇌는 이미지를 처리하는 것보다 소리를 훨씬 빠르게 처리하며 우리가 자는 동안에도 소리를 인식한다. 소리는 이완을 촉진하는 것과 같은 긍정적인 영향을 미칠 수도 있고, 집중력을 방해하고 건강에 영향을 미치는 것과 같은 부정적인 영향을 미칠 수도 있다. 잠재적으로 청력을 손상시킬 수 있는 것과 함께, 시끄러운 소음에 지속적으로 노출되면 실제로 혈압이 상승할 수 있다. 귀는 소리의 근원(source)의 방향을 아주 잘 감지할 수 있지만, 해당 근원의 거리를 결정하는 정확도는 떨어진다. 또한, 귀는 평형감각을 담당하고 있어서 거칠고 평탄치 않은 곳을 걸을 때에도 넘어지지 않게 해준다. 미세한 심장박동까지도 들을 수 있는 귀의 특수한 구조와 기능에 대해서 알아보자.

귀의 구조 Structures of the Ear

tympanic *(tim PAN ik)*
labyrinth *(LAB ih rinth)*

귀는 듣기와 평형유지를 담당한다. 일반적으로 우리가 공기를 통해서 듣는 소리는 뇌신경을 통해 뇌로 전달된다. 귀는 **바깥귀**(external ear), **가운데귀**(middle ear), **속귀**(inner ear)로 나뉜다(그림 11-3 참조).

바깥귀 The External Ear

pinna *(PIN ah)*
auricle *(AW rih kul)*
external auditory meatus *(AW dih TOH ree mee AYE tus)*
ceruminous glands *(seh ROO men us)*
cerumen *(seh ROO men)*
tympanic membrane *(tim PAN ik)*
tympanon = 드럼을 뜻하는 그리스어

바깥귀는 우리가 볼 수 있는 외부의 돌출된 부분으로 모양과 크기가 다양하며, 가운데귀로 연결되는 관이 있다. 돌출부위는 **귓바퀴**(auricle)라고 부르며, 여기에서 음파를 모아 **귀길**(auditory canal) 또는 **바깥귀길**(external auditory meatus)이라고 부르는 곳으로 보낸다. 이 귀길에 있는 **귀지**(cerumen)는 **귀지샘**(ceruminous glands)에서 분비되며, 윤활유 역할을 하여 귀를 보호한다. 이 관의 끝은 고막(tympanic membrane/ear drum)으로, 여기에서 바깥귀가 끝나고 가운데귀가 시작된다.

가운데귀 The Middle Ear

가운데귀, 즉 고실(tympanic cavity)은 우리 몸에서 가장 작은 뼈인 망치뼈, 모루뼈, 등자뼈가 들어 있는 곳이다. 세 개의 뼈는 작은뼈(ossicles)들로서 서로 연결돼 고막에 도달한 소리를 22배로 증폭시켜서 속귀로 전달한다.

세 개의 뼈는 그 모양에 따라서 각각 이름이 붙여진다. 고막에 붙어 있는 첫 번째 작은뼈는 **망치뼈**(malleus)로, 여기에 **모루뼈**(incus)가 붙어 있으며, 그 뒤에 **등자뼈**(stapes)가 붙어 있다. 등자뼈는 **타원창**(oval window)에 연결되어 있으며 타원창부터는 속귀로 분류된다.

가운데귀에는 코인두와 연결된 더 일반적으로 청각관(auditory tube)이라고 하는 **유스타키오관**(Eustachian tubes)이 있다. 이 관을 통하여 양쪽 가운데귀와 외부 대기압의 평형이 유지된다.

malleus *(MALL ee us)*
incus *(ING kus)*
stapes *(STAY peez)*
ossicle *(AHS ih kull)*
eustachian tubes *(yoo STAY she an)*

응용과학 APPLIED SCIENCE

소리 전도 SOUND CONDUCTION

많은 사람들은 소리가 공기 매체를 통해 가장 잘 전달된다는 잘못된 인상을 받고 있다. 그러나 소리는 분자 충돌로 인해 전달되며 액체 또는 고체 매체와 같이 분자가 가까운 곳에서 더 잘 전달된다.

이것이 고래들이 물속에서 최대 3.2km(2마일) 떨어진 곳에서 서로 의사소통을 할 수 있는 이유고, 갇힌 지하 광부들이 도와달라고 외치는 대신 벽을 두드리는 것도 이 때문이다.

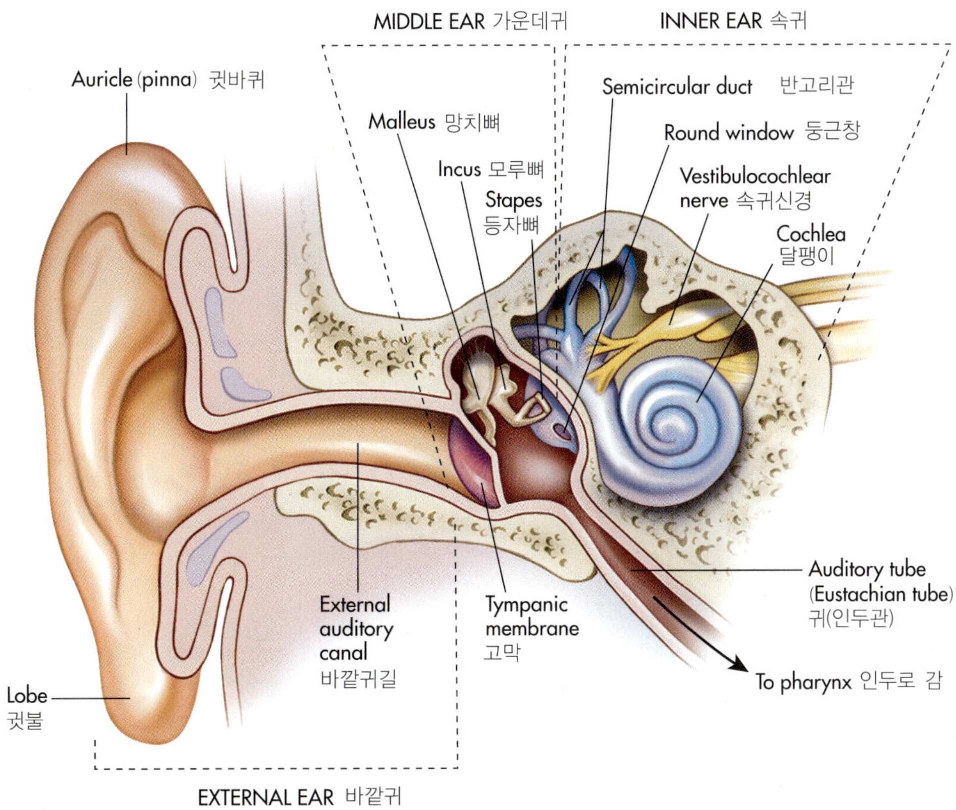

〈그림 11-3〉 귀의 구조

가운데귀와 바깥귀의 압력이 같아지면 들어오는 음파에 의해서 고막이 자유롭게 진동할 수 있게 된다. 그러나 비행과 같은 갑작스런 압력변화가 생기면 평형성이 깨져서 압력차이로 인해 고막의 통증이 유발된다.

그러므로 비행기에서 껌을 씹거나 침을 삼키도록 하는 것은, 속귀가 대기 압력의 차이를 더 잘 감지해서 유스타키오관을 통해 빠르게 적응하기 위한 것이다.

속귀 The Inner Ear

타원창(oval window)은 속귀 또는 미로(labyrinth)로 들어가는 입구이다.

이 영역은 속이 빈 3개의 독립된 곳으로 다시 뼈의 공간을 이루며, 굽어지고 비틀어진 복잡한 미로로 되어 있다. 속귀는 **달팽이**(cochlea, 라틴어로 '달팽이 껍질 snail shell'), **안뜰방**(vestibule chamber), **반고리관**(semicircular duct)의 3영역으로 구분된다.

cochlea *(KOCK lee ah)* 달팽이 껍질을 뜻하는 라틴어
vestibule chamber *(VES tih byool)*

달팽이관은 뼈로 된 나선형 또는 달팽이 껍질 모양이며, 타원창과 연결된 속귀로 들어가는 입구이다(그림 11–4 참조). 여기에는 **외림프액**(perilymph)이라고 부르는 액체가 들어 있어서 소리가 이 영역을 통과하는 것을 돕는다. 달팽이관을 통과한 소리는 막성 미로(maze)의 안에 채워진 **내림프액**(endolymph)에 전달되며, 여기서 털신경세포로 전달되고, 다시 **청신경**(acoustic nerve) 또는 **속귀신경**(vestibulocochlear nerve)이라고 부르는 뇌신경(8장 참조)을 통해서 신호를 뇌로 전달한다. 〈표 11–2〉에는 귀의 주요 구조와 기능이 소개되어 있다.

perilymph *(PER ih limf)*

endolymph *(EN doh limf)*

vestibulocochlear *(VESS tih byool oh KOHK lee are)*

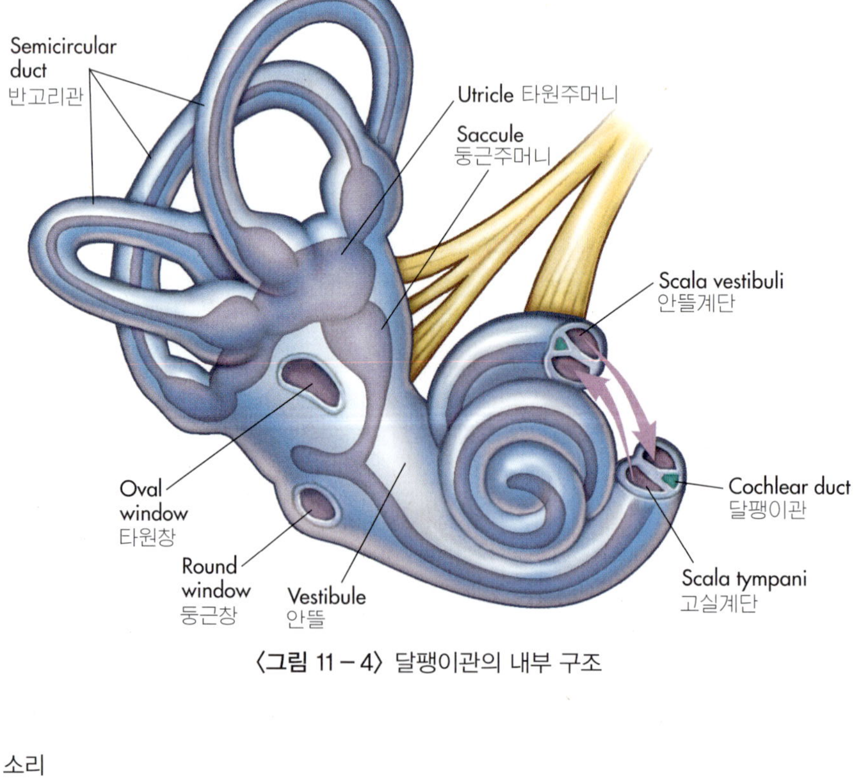

〈그림 11 – 4〉 달팽이관의 내부 구조

〈표 11－2〉 귀의 구조 및 기능

기관 또는 구조	주요 기능
바깥귀 The External Ear	
귓바퀴 Auricle(pinna)	연골의 돌출부로서, 위성 안테나가 공중에서 전파를 모으듯이 소리를 모아서 귀길로 보낸다.
귀길 Auditory canal 또는 바깥귀길 External auditory meatus	소리의 전도를 담당하며 귀지샘에서 분비되는 귀지(earwax, cerumen)를 포함하고 있다. 귀지는 귀길은 윤활하고 이물질을 제거하는 역할을 한다.
고막 Tympanic memrane	바깥귀와 가운데귀를 구분하는 막이다.
가운데귀 The Middle Ear	
귓속뼈 Ossicles	세 개의 작은 뼈(망치뼈, 모루뼈, 등자뼈)를 가지고 있어서 소리의 증폭과 전달을 돕는다.
유스타키오관 Eustachian tubes	고막의 외부(대기)와 내부(가운데귀)의 압력이 같아지도록 함으로써 고막이 들려오는 소리에 자유롭게 진동하도록 한다.
속귀 The Inner Ear **또는 미로** Labyrinth	
달팽이관 Cochlear	달팽이 모양으로 되어 있는 뼈로, 소리의 전달을 돕는 외림프액을 가졌으며, 속귀로 들어가는 통로 역할을 한다.
반고리관 Semicircular duct	3개의 관 내부는 림프액으로 채워져 있는데, 그 림프액의 미세한 위치변화로 인해 털 모양의 수용체가 자극되면 청신경이나 속귀신경(Vestibulocochlear nerve)에 신호가 전달되어 균형을 유지하도록 돕는다.

청력 요약 Hearing Summarized

요약하면, 음파가 바깥귀길로 들어가서 고막을 진동시키는 과정을 전도(sound conduction)라고 하며, 가운데귀에 있는 세 종류의 귓속뼈(ossicles)를 통해서 소리가 증폭되는 과정을 **소리의 골전도**(bone conduction)라고 한다.

작은뼈의 맨 끝에 있는 등자뼈(stapes)를 통하여 진동이 타원창에 전달되면 막성 달팽이관 안에 있는 내림프액은 코르티기관(organ of Corti)에 있는 털신경세포를 진동시킨다. 이 진동이 신경자극으로 바뀌어서 관자엽(temporal lobe)으로 전달되는 과정을 **감각신경전도**(sensorinueral conduct)라고 한다.

시계가 째깍거리는 것과 같은 낮은 음파가 진동을 보내면, 청각세포가 파장을 전달하여 뇌에서 음을 감지한다. 또한 총소리 같은 강도 높은 음파가 전달되는 경우에는, 진동이 매우 커서 털신경세포가 지진이 일어난 것처럼 반응한다. 반복적으로 큰 자극을 받게 되면 영구적인 청각손상이 야기될 수 있으므로 소음이 큰 곳에서는 적절하게 청각보호를 하는 것이 좋다.

균형 Balance

평형과 균형을 담당하는 반고리관(semicircular duct)에는 털신경세포나 신경종말이 있다. 반고리관은 속귀에 있는 3개의 고리인데, 균형유지를 돕는다. 달팽이관과 마찬가지로 내림프액으로 채워져 있으며, 감각수용체를 가지고 있다.

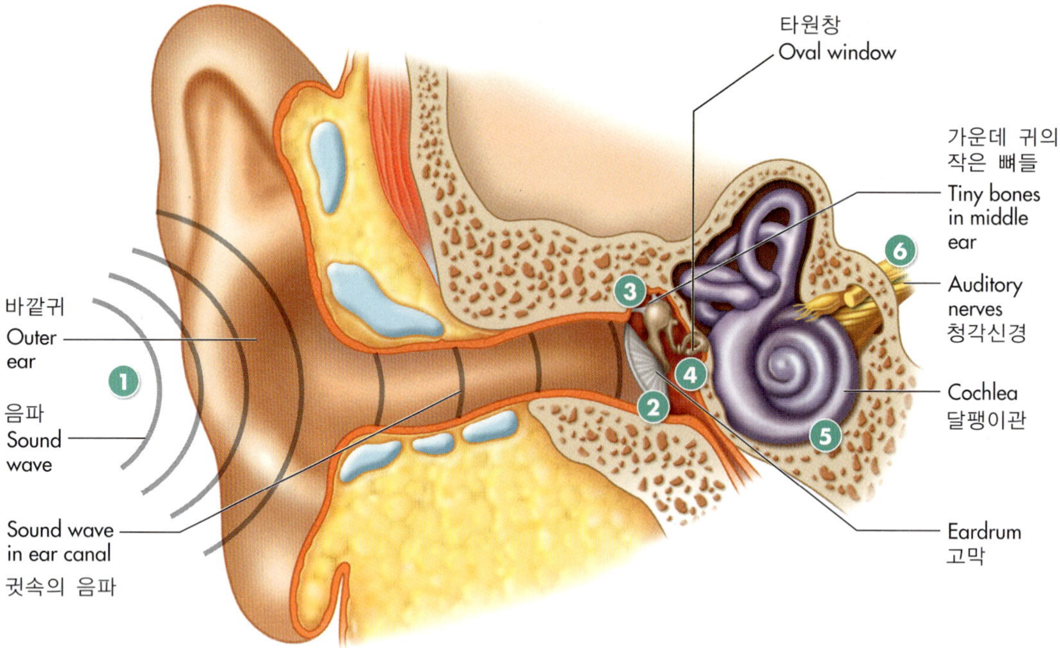

〈그림 11－5〉 듣기 절차의 단계

1. 음파는 바깥귀로 들어가 바깥귀길을 통해 이동한다.
2. 음파는 고막을 진동시킨다.
3. 진동이 가운데 귀의 귓속뼈를 진동시킨다.
4. 등자뼈에 의해 생성된 압력파가 타원창으로 전달되어 달팽이관액이 머리카락 같은 신경 세포를 진동시킨다.
5. 진동은 달팽이관을 통해 이동한다.
6. 신호는 청각신경을 통해 뇌의 청각중추로 이동한다.

놀라운 사실 AMAZING FACTS

어지러움 Vertigo

현기증이라는 용어는 현기증이나 그 증상을 설명할 때 종종 잘못 사용되곤 한다. 현기증은 실제로 공간에서 움직이는 감각 또는 사람 주위에서 움직이는 물체의 환상이다. 이 상태는 높은 수준의 알코올, 스트렙토마이신, 살리실산염 또는 식중독의 결과로 발생하는 중이 질환 또는 독성 상태와 같은 다양한 장애로 인해 발생할 수 있다. 현기증은 또한 일사병, 감염병 및 자세 저혈압으로 인해 발생할 수도 있다.

사람이 자세를 바꾸면 이 내림프액은 움직이며, 이 움직임을 감각수용체가 감지하여 신경 자극을 유발시킴으로써 뇌줄기(brain stem)와 소뇌(cerebellum)로 보낸다. 소뇌에서는 근육의 협동작용으로 몸의 균형을 유지하게 된다.

그 밖의 감각 Other Senses

그 밖의 감각도 주변을 파악하는 것을 돕는다. 미각과 촉각이 여기에 포함된다.

맛 Taste

gustatory sense
(GUS ta TOH ree)

맛의 감각을 **미각**(gustatory)이라고 한다. 사냥과 채집 기간 동안 이 감각은 우리로 하여금 해로운 음식을 먹지 못하게 했다. 이 역할로 인해 미각은 나쁜 음식을 감지하는 데 매우 빨라서, 0.0015초 만에 맛을 감지할 수 있다. 또한, 미각 경험을 발전시키면서 뇌는 특정 미각에 감정을 부여한다. 예를 들어, 상한 우유의 맛은 싫어하지만 초콜릿으로 덮인 딸기에 대해서는 즐거운 감정을 가질 수 있다(알레르기가 있는 경우 제외).

미각수용체는 혀에 있으며 **맛봉오리**(Taste bud)라고 부른다. 미뢰(taste bud)라고 하는 이러한 수용체는 입술, 구개(口蓋, 입천장) 및 볼 안쪽을 포함한 입의 다른 부분에서도 찾을 수 있다. 미뢰(taste bud)는 소멸되어 정기적으로 교체되는 데 나이가 들면 대체 과정이 느려져 미각 능력이 덜 예민해진다. 이것이 많은 노인 환자들이 더 많이 조미(調味, 음식의 맛을 알맞게 맞춤)된 음식을 선호하는 경향이 있는 이유이다.

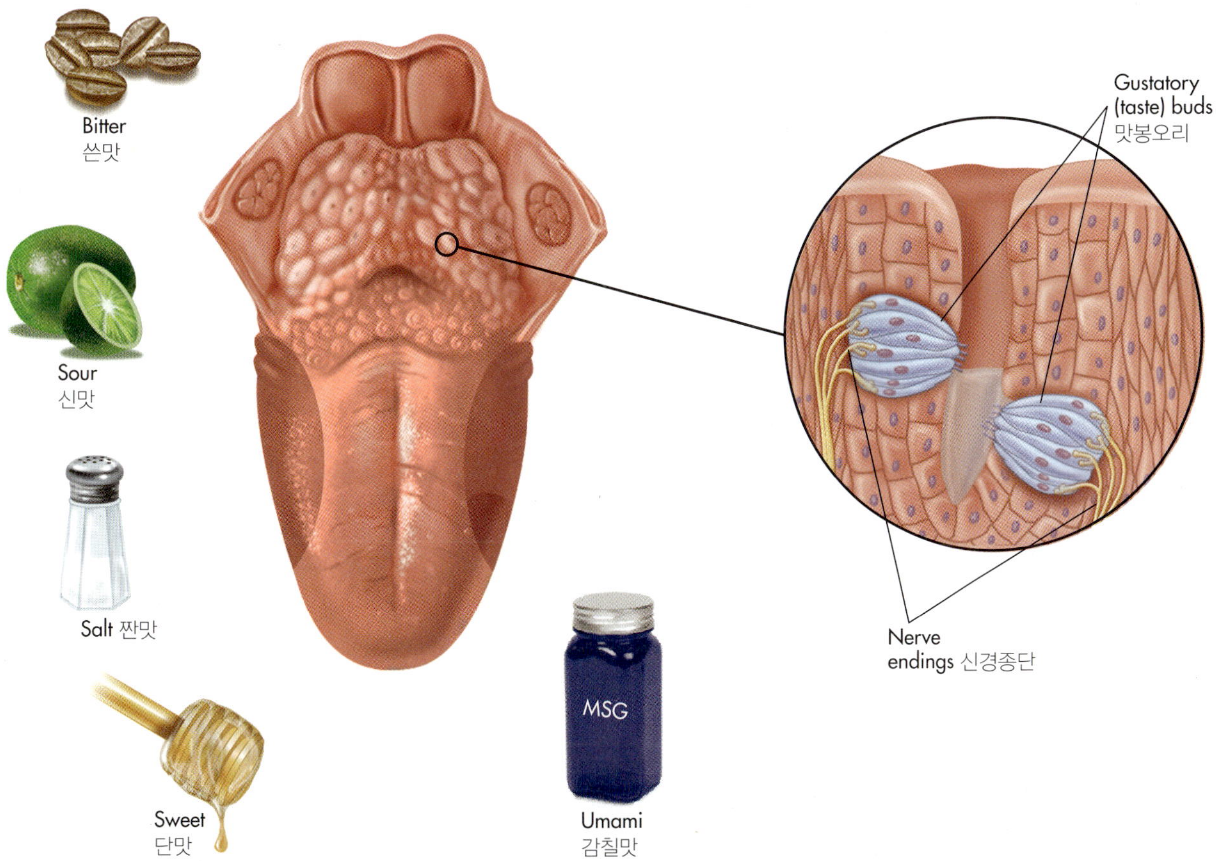

〈그림 11－6〉 미각

〈그림 11–6〉을 보면, 달고 · 시고 · 짜고 · 쓴 네 종류의 맛이 혀의 서로 다른 부분에 자리잡고 있는 것을 알 수 있다.

최근 다섯 번째 맛인 감칠맛(umami)이 추가되었는데, 이것은 글루타민산의 독특한 맛이다. 몸은 필요에 의해 선호하는 맛이 매우 자주 바뀌는데, 임신한 여성이 다양한 음식을 먹고 싶어하는 것이 그 예이다. 음식맛의 구별은 주로 후각에 의한다.

최신 연구에 따르면 쓴맛, 단맛 등을 나타내는 미뢰의 특정 위치를 식별한 오래된 혀의 미뢰 지도가 잘못되었음이 밝혀졌다. 실제로 각 맛에 대한 미뢰는 혀의 전체 표면에 퍼져 있다.

후각 Smell

냄새는 코안(nasal cavity)의 상부에 있는 수용체에서 감지한다(그림 11–7 참조).

우리가 코를 킁킁거리는(sniff) 것은 후각신경(olfactory nerve)을 통해 뇌에 냄새를 전달하여 그 냄새를 맡기 위해서이다. 맛과 냄새는 밀접한 관계를 가지고 있는데, 심한 감기에 걸리면 음식의 맛을 알지 못하는 것이 그 예이다. 좋아하는 음식을 주문할 때는 소화효소가 촉진되며, 시나몬 애플 파이를 굽는 냄새를 맡을 때면 입에 실제로 침이 고이게 된다.

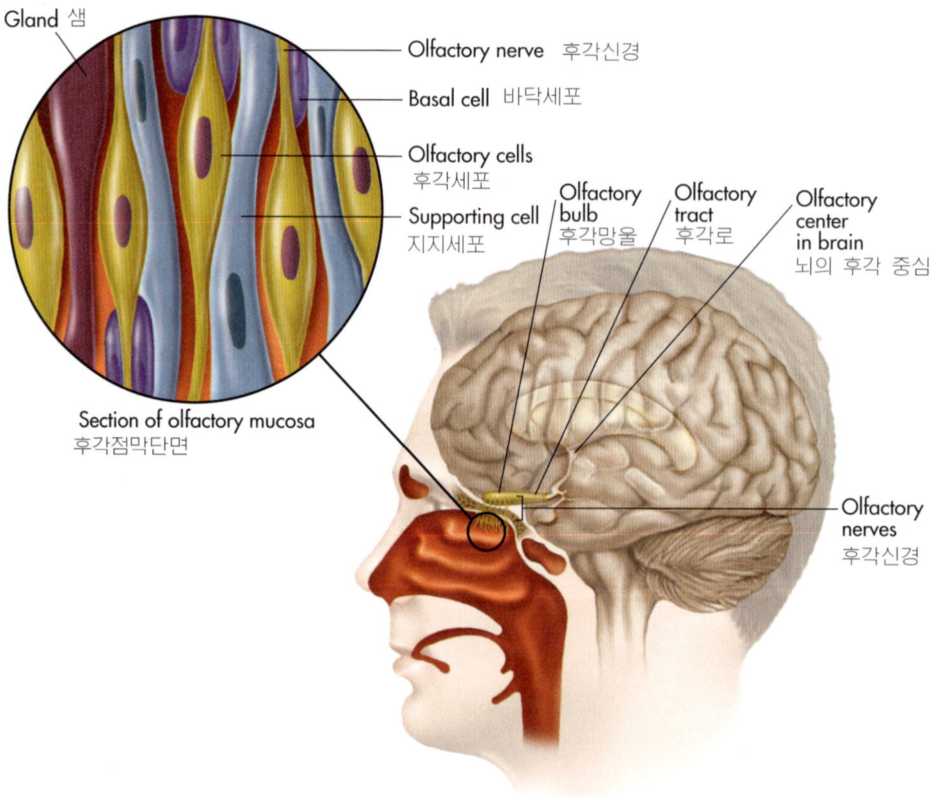

〈그림 11 – 7〉 후각

임상적용 CLINICAL APPLICATION

온찜질과 냉찜질 요법 HEAT AND COLD THERAPY

온찜질 요법과 냉찜질 요법은 다양한 부상에 사용되며, 열과 냉기에 반응하여 신체의 생리적 변화에 의존한다. 예를 들어, 온찜질 요법은 근육을 이완시키고 혈관을 확장시켜 부상 부위에 더 많은 혈류를 제공하는 반면, 냉찜질 요법은 혈관을 수축시키고 혈액량과 부위의 부종을 최소화한다.

이것은 뇌의 관자엽(temporal lobe)이 냄새뿐만 아니라 기억과 감정을 처리한다는 사실 때문에 발생한다고 알려져 있다.

촉각 Touch

작고 둥글게 생긴 촉각수용체는 **촉각소체**(tactile corpuscles)라고 부른다. 피부와 손끝에 특히 집중되어 있으며, 피부에는 이러한 감각 수용체가 약 400만 개 있다. 국소 마취된 환자는 통증을 느낄 수 없지만, 강한 자극이 있다면 압박감을 느낄 수 있다.

견인력과 압력은 비슷하다. 압력은 아래쪽으로 가해지는 힘인 반면 견인은 쥐어짜거나 꼬집는 것과 비슷하다. 간지럼은 반사적인 근육 운동과 웃음 또는 다른 형태의 감정 표현을 유발하는 촉각에 의한 독특한 감각이다(그림 11-8 참조).

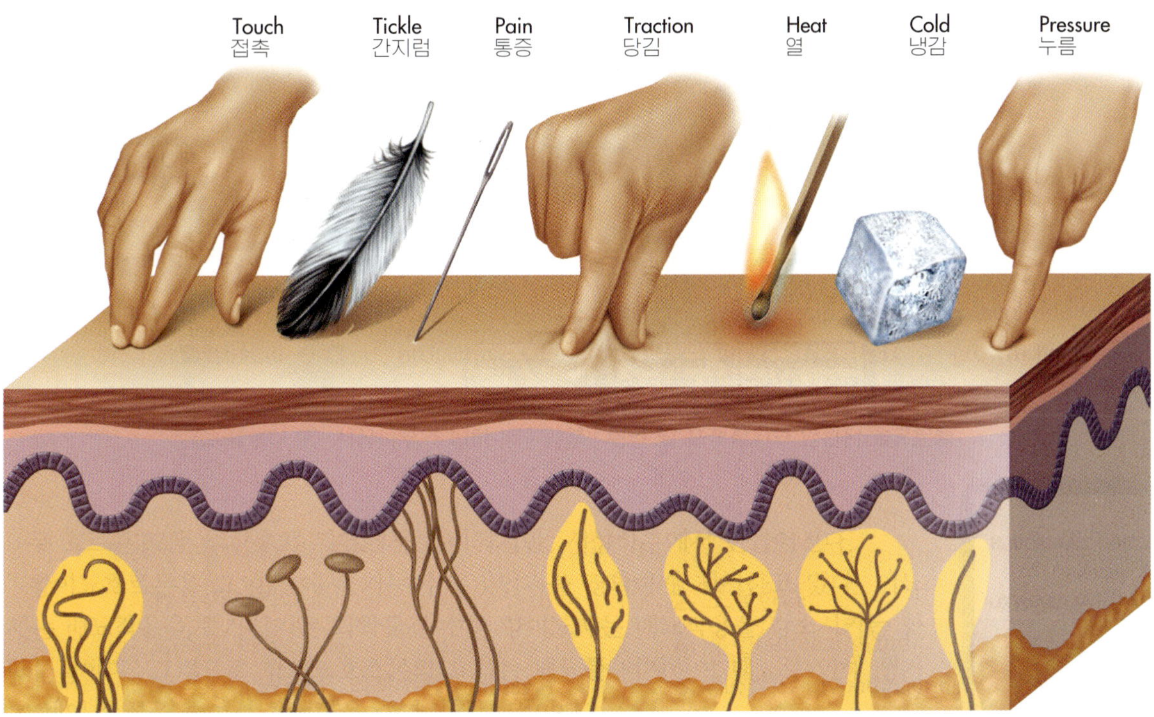

〈그림 11-8〉 촉감의 유형

온도 Temperature

온도 센서는 피부에서도 발견된다. 온도 수용체는 피부 표면 온도가 4.4℃ 이하(피부가 무감각해지기 시작할 때)와 45℃ 이상으로 변화하면 자극을 멈춘다. 이때 통증 수용체가 역할을 맡아 화상을 입지 않도록 도와준다. 이러한 온도 수용체는 적응이라는 흥미로운 현상을 일으킬 수 있다. 지속적인 감각 자극은 센서가 둔감해지거나 적응하도록 한다. 예를 들어, 지속적으로 추위에 노출되면 수용체가 조정되어 그렇게 춥게 느껴지지 않는다.

그래서 10°C라는 외부 온도는 길고 추운 겨울이 지나면 따뜻하게 느껴지지만, 길고 더운 여름이 지나면 같은 온도라도 차갑게 느낀다. 또 다른 예는 뜨거운 욕조에 처음 들어갔을 때 매우 뜨겁게 느껴질 수 있다. 몇 초 후, 그렇게 뜨겁게 느껴지지 않지만, 물의 실제 온도는 아직 눈에 띄게 변하지 않았다.

통증 pain

통증은 중요한 보호기능으로 일상생활에서 종종 발생되는 자극으로부터 신체를 방어하기 위한 필수적인 신경활동이다.

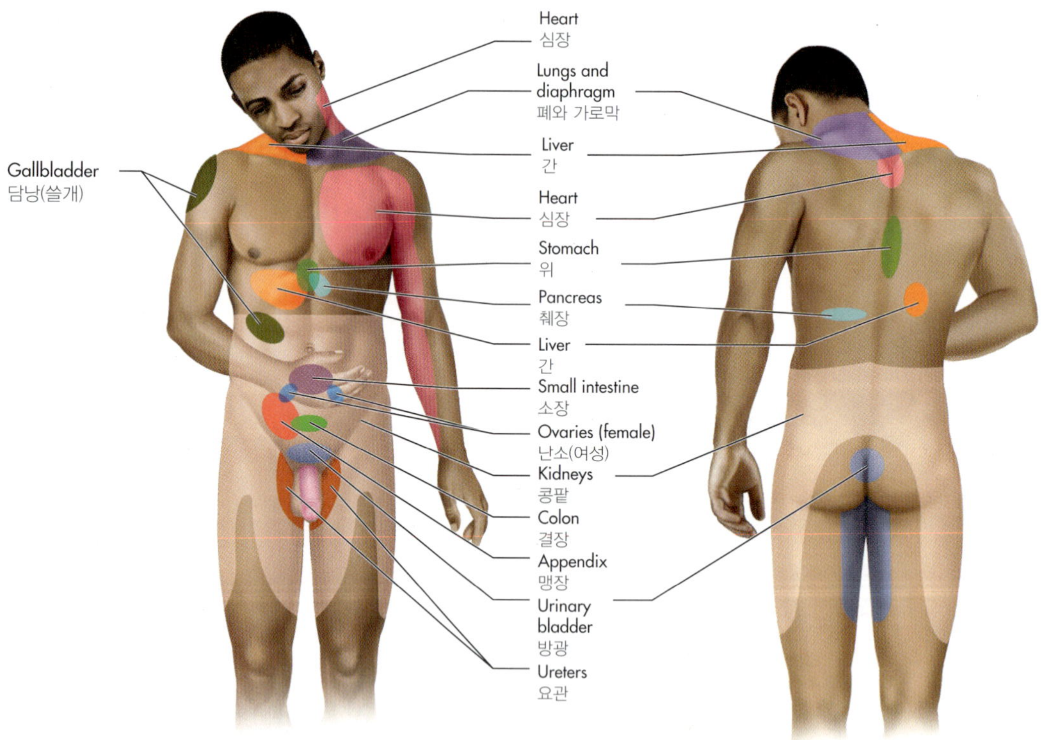

〈그림 11-9〉 **통증의 다양한 부위.** 음영 처리된 영역은 표시된 장기에 문제가 있을 때 환자가 통증을 느낄 수 있는 표면적인 위치를 나타낸다.

질병에 걸린 사람이 느끼는 통증도 유해자극(noxious stimulus)이 신체에 가해질 때 방어를 목적으로 하여 발생하는 생리적 감각이다. 통증은 가장 널리 분포된 감각이며 이러한 수용체는 다른 감각에 대한 수용체보다 많다.

통증수용체는 **통각수용기**(nociceptors, 자유신경종말)라고 하는 신경섬유의 가지일 뿐이고, 이들은 피부, 근육, 관절 및 내장에서 발견되며, 이 감각은 생존에 매우 중요하기 때문에 의미가 있다.

내부장기에서 시작된 통증이 방사되어 다른 부위의 피부에서도 통증을 느끼는 경우도 있다. 예를 들면, 간질환과 방광질환은 때로는 우측 어깨에 통증을 유발한다. 사지 절단 후에 환상통증(phanton pain)이 나타날 수도 있다. 이것은 절단되어 사라진 팔이나 다리의 통증을 느끼는 것을 말한다.

통각수용기는 열이나 냉각수용체와 같이 순응이 일어나지 않으므로, **마취**(anesthesia)를 하지 않는 한, 자극이 있으면 통증을 느낀다. 그러므로 자각하는 통증의 정도는 사람마다 다를 수 있다.

anesthesia
(an ess THEE zee ah)
an = ~없이
estheia = 느낌

〈그림 11-9〉에 다양한 통증의 부위가 설명되어 있다.

일반적인 눈과 귀의 이상
Common disorders of the eye and ear

결막염(conjunctivitis)은 눈을 덮는 막에 생기는 염증이다. 결막염은 여러 자극물질 및 세균에 의해서 발병한다. 급성인 상태는 유행성결막(pinkeye)이라고 부르는데, 세균에 의해서 유발되는 감염성이 높은 접촉감염이다. 결막염의 일부 형태는 본질적으로 바이러스성일 수도 있다.

conjunctivitis
(kon JUNK tih VYE tis)

백내장(cataract)은 수정체가 유연성과 투명성을 상실하여 빛이 혼탁한 수정체를 쉽게 통과하지 못하게 되는 상태이다. 햇빛에 노출이 많으면 백내장의 진행속도가 빨라질 수 있으며, 치료를 하지 않으면 실명으로 이어질 수도 있다.

cataract *(KAT ah rakt)*

glaucoma *(glaw KOH mah)*

녹내장(glaucoma)은 종종 발견되지 않을 수 있기 때문에 '조용한 시력 도둑(silent thief of sight)'으로 알려져 실명으로 이어질 수 있다. 이 질환은 눈의 앞방(anterior chamber)에 있는 체액의 압력이 상승하여 발생하는데, 이로 인해 시신경 기능이 방해받는다. 미국의 경우, 40세 이상의 성인 중 20%에서 녹내장이 발병하며, 이 중 15%가 실명한다. 그러나 신속한 진단을 통한 녹내장 발견으로 실명을 예방할 수 있다.

눈에는 시력을 손상시키는 몇 가지 요소가 있다. 먼저 빛이 망막에 적절하게 모이지 못해서 가까이 있거나 멀리 있는 사물의 초점을 맞추기 어려운 경우를 살펴보자.

눈이 가까이 있는 사물에 적절하게 초점을 맞추지 못해서 각막과 수정체의 굴절 이상으로 망막 뒤에 상이 맺히게 되는 것은 **원시**(hyperopia)이다.

hyperopia
(HIGH per OH pee ah)

presbyopia
(PREZ bee OH pee ah)
presby = 늙은
opia = 시력
myopia *(my OH pee ah)*

amblyopia
(AM blee OH pee ah)

나이가 들어감에 따라 동공의 크기를 조절하는 섬모체근이 약화되어 망막으로 들어오는 빛의 양이 줄어든다.

노안(presbyopia)은 원시의 일종으로서 일반적으로 40~45세에 나타나며 수정체가 딱딱해지고 노란색을 띠게 된다. 이와 같이 나이와 관련된 눈의 변화는 노인들이 초점을 맞추기 어렵게 할 뿐만 아니라 야간운전 능력도 저하시킨다.

근시(myopia)는 정시안에 비해서 안축이 길거나 굴절률이 큰 경우로서, 상이 망막 앞에 맺히게 되어 가까운 곳에 있는 사물은 잘 보이나 먼 곳에 있는 사물을 분별하기 어렵게 만드는 것이다.

약시(amblyopia)는 일반적으로 어린이에게서 나타난다. 한쪽 눈의 시력이 좋지 않은 현상은 다른 쪽의 시력이 비정상적으로 우세하기 때문에 나타난다.

눈은 다른 질환을 진단하는 데에도 도움이 된다. 예를 들면, 노란색 결막(황달)은 간질환을 암시할 수 있으며, PERRLA(Pupils equal, round, reactive to light and accommodation)라고 부르는 신경학적 평가는 뇌손상 사정 시에 이용될 수 있다.

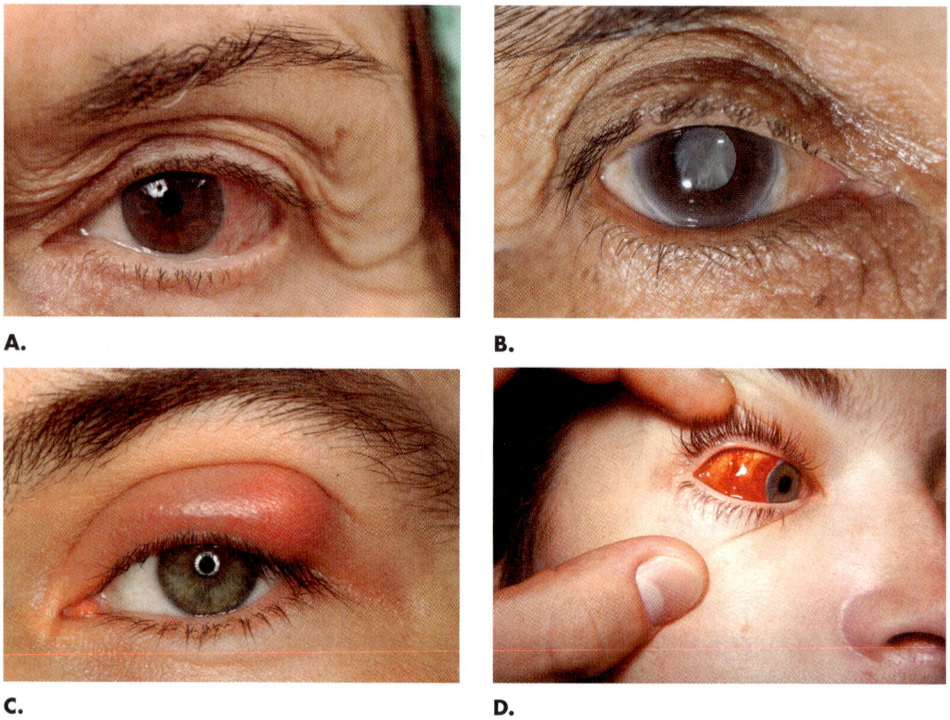

A. B. C. D.

〈그림 11－10〉 일반적인 눈 장애

A. 결막염("핀키") (출처 : Levent Konuk/Shutterstock)
B. 백내장 (출처 : Arztsamui/Shutterstock)
C. 다래끼 (출처 : Pavel L 사진 및 비디오/Shutterstock)
D. 감염단핵구증 환자의 오른쪽 눈 결막출혈 (출처 : Dr. Thomas F. Sellers/Emory University/CDC)

의료전문직 FOCUS ON PROFESSIONS

청력학자(Audiologist)는 어린이와 성인의 청력 상실, 이명 및 균형 장애를 평가, 진단, 치료 및 관리하는 의료 전문가이다. 미국청력학아카데미(AAA), 미국음성언어청각협회(ASHA), 청각자원협회(ARA)와 같은 국가기관의 웹사이트를 방문하여 흥미진진한 청력학이라는 직업에 대해 자세히 알아볼 수 있다.

수면 중의 빠른 눈 운동, 즉 REM(Rapid Eye Movement)의 측정으로 수면장애를 진단할 수 있다.

중이염(otitis media)은 가운데귀가 세균이나 바이러스에 의해서 감염된 것으로, 신생아와 소아에게서 자주 발견된다. 이 질환은 일반적으로 감기 같은 상기도 감염(Upper Respiratory Infection, URI)에 의해서 발병한다. 부비강(Paranasal sinus)의 감염은 유스타키오관을 통해서 중이염을 일으킬 수 있다.

otitis media
(oh TYE tis MEH dee ah)
oto = 귀
itis = 염증
media = 가운데

미로염(labyrinthitis)은 속귀에 생긴 염증으로, 고열로 인해 발생한다. 미로염은 어지러움이나 공간이 빙빙 도는 느낌을 주는 현기증(vertigo)임을 확실하게 보여준다.

labyrinthitis
(LAB ih rinn THYE tiss)

메니에르질환(meniere's disease)은 만성질환으로, 미로를 손상시켜서 진행성 청력손실과 현기증을 유발한다. 청각장애는 귀가 약간 먹먹한 정도부터 귀 밑에서 소리를 질러야 알아듣는 정도까지 다양하며, 좀 더 심해져서 말을 전혀 알아듣지 못하는 경우는 귀머거리(deafness)라고 한다. 귀머거리는 고막에 염증이 생기거나 고막이 다친 경우 또는 청신경 손상이나 뇌 손상 등으로 인하여 유발된다.

Meniere's disease
(MAIN ee airz)

귀울림(tinnitus)은 내부적으로 인지된 귀에서 소리가 울리는 질환이다. 큰 소음에 장기간 노출되거나, 메니에르질환을 앓았거나, 또는 일부 약품에 의해 귀지가 쌓이거나 청신경의 장애 등으로 인하여 나타날 수 있다.

tinnitus *(tin EYE tus)*

〈그림 11–10〉에는 흔한 안과질환 중 일부가 예시되어 있다.

요약 SUMMARY

Points of Interest

- 경치를 보는 눈, 소리와 평형을 담당하는 귀, 맛을 보는 혀, 냄새를 맡는 코 등은 **특수 감각**이라고 하며 특수한 곳에 위치한다. 그러나 **일반 감각**이라고 부르는 뜨거움, 차가움, 아픔, 메스꺼움, 배고픔, 목마름, 압박감, 접촉 등의 감각들은 몸의 여러 부분에 분산되어 있다.
- 눈은 카메라와 유사하여, 렌즈커버를 눈꺼풀, 카메라의 작은 구멍(렌즈 입구)을 동공, 셔터를 홍채, 렌즈를 수정체, 빛에 민감한 필름을 망막에 각각 비유할 수 있다.
- 눈으로 들어온 광선은 결막, 각막, 방수, 동공, 수정체 및 유리체액을 통과하여 망막에 모인다. 이 과정에서 망막의 광수용체가 자극을 만들어 시각신경으로 보내며, 또 이 자극은 뇌로 보내진다.
- 귀는 바깥귀 · 가운데귀 · 속귀의 세 부분으로 되어 있으며, 듣는 일과 균형감각 유지를 담당한다.
- 음파는 바깥귀길를 통해 들어가서 고막을 진동시키고, 가운데귀에 있는 귓속뼈를 통해 증폭된다. 증폭된 소리는 등자뼈의 진동을 통해 타원창의 막에 전달된다. 이에 따라, 달팽이관액이 움직여서 털세포를 진동시키면, 뇌의 청각 센터로 자극이 보내져 소리를 파악하게 된다.
- 반고리관은 몸의 균형을 유지한다.
- 미각은 전통적으로 단맛 · 신맛 · 짠맛 · 쓴맛의 네 종류로 알려졌는데, 최근 감칠맛(umami)이 추가되었다. 미각은 혀의 맛봉오리에서 느끼게 되며, 후각과 밀접하게 관련되어 있다.
- 후각은 코의 후각부위에서 느끼게 된다.
- 촉각은 통증, 온감, 압박, 당김, 간지럼 등을 인지한다.

사례연구 CASE STUDY

귀울림과 현기증을 호소하는 40대의 남성 환자가 있다. 그는 지난 3년 동안 점점 청력을 잃어 가고 있으며, 현기증과 구역질이 자주 발생한다고 호소한다.

a. 그가 앓고 있는 질환은 무엇일까?

b. 귀의 어느 부위가 영향을 받았으며, 그 이유는 무엇일까?

Review Questions

Multiple Choice

1. 망막으로 들어오는 빛의 양에 대한 조절이 가능한 눈의 부분은?

a. 렌즈
b. 액
c. 홍채
d. 시신경

2. 색깔을 인식할 수 있는 광색소(photopigment) 구조는 무엇인가?

a. 원추체
b. 간상체
c. 홍채
d. 동공

3. 모루뼈(incus)는 어디에서 찾을 수 있는가?

a. 속귀
b. 가운데귀
c. 바깥귀
d. 남아메리카 지역

4. 처음 소리를 들을 수 있는 가장 효율적인 전도로 소리가 전파되는 것부터 감소하는 순서로 맞는 것은 무엇인가?

a. 액체, 공기, 고체
b. 고체, 액체, 공기
c. 공기, 액체, 고체
d. 모두 동일

5. 맛에 대한 감각을 다른 말로 무엇이라 하는가?

a. 후각
b. 현운
c. 저작
d. 미각

6. 고막(tympanic membrane)의 손상은 어떤 종류의 난청을 야기할 수 있는가?

a. 신경성
b. 전도성
c. 막성
d. 위의 모두 해당

7. 촉각수용체(touch receptors)의 가장 높은 밀도를 가진 신체 부위는 어디인가?

a. 손가락
b. 아래팔
c. 등
d. 엉덩이

Fill in the Blank

1. 청각 시스템의 두 기능은 ______________와 ______________이다.

2. 귀의 세 개의 작은 뼈는 ______________________________________이다.

3. 빨강, 녹색 색맹이 있는 사람은 망막세포의 한 종류인 ______________가 누락되었다.

4. 한 여성이 오른쪽 복부와 등쪽에 통증이 함께 온다고 호소한다. 어떤 기관의 염증이 있을 것으로 생각되는가? ______________________

5. 햇볕에 많은 시간을 보내는 사람들이 눈에 이 장애가 나타날 가능성이 더 높다.

____

[해답] Multiple Choice

1. c **2.** a **3.** b **4.** c **5.** d **6.** c **7.** a

Fill in the Blank

1. 듣기(senses of hearing), 평형유지(equilibrium)
2. 망치뼈(malleus), 모루뼈(incus), 등자뼈(stapes)
3. 원추세포(cone cell)
4. 콩팥(kidney)
5. 백내장(cataract)

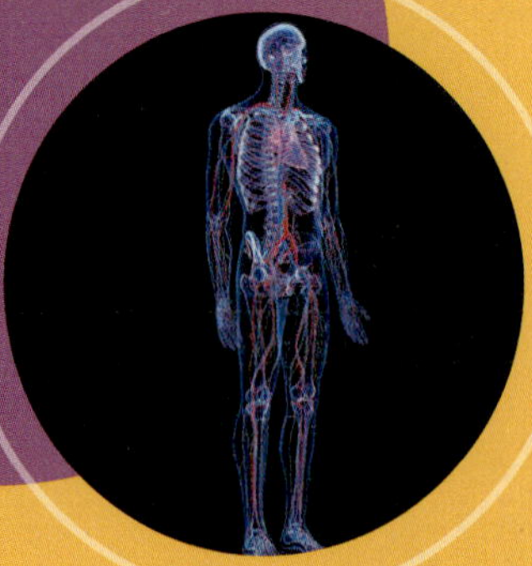

제12장

심혈관계통

운반과 공급

여행 중에 우리는 강과 하천 및 운하의 풍경을 볼 수 있다. 역사적으로 물길은 음식물과 공산품의 운반 및 공급에 사용되었다.

이와 유사하게 심혈관계통은 체내의 세포에 영양분과 산소를 수송하고, 세포 대사과정 중에 생긴 이산화탄소와 노폐물을 제거한다.

심혈관계통은 집이나 호텔에 있는 물을 데우는 난로에도 비유할 수 있다. 난로(심장)는 모든 방에서 필요로 하는 열을 전달하기 위해 파이프 시스템(혈관)을 통해서 뜨거운 물(혈액)을 공급하여 순환시킨다.

이 장에서 심장에 대해 올바르게 이해해 보자.

THE

CARDIOVASCULAR SYSTEM

Chapter

12

TRANSPORT AND SUPPLY

무엇을 학습할 것인가 LEARNING OUTCOMES

- 심혈관계통의 구조와 기능을 기술할 수 있다.
- 심장 주기를 설명하고 심장의 방(chamber)과 혈관을 통한 혈류의 흐름을 설명할 수 있다.
- 관상동맥의 순환을 설명할 수 있다.
- 심장의 전도 시스템을 설명할 수 있다.
- 동맥, 정맥, 모세혈관의 차이점을 설명할 수 있다.
- 혈액의 구성성분을 열거하고 그 기능을 설명할 수 있다.
- 혈액형에 대해 설명할 수 있다.
- 림프계통과 심혈관계통을 설명할 수 있다.
- 다양한 심장질환을 기술할 수 있다.
- 혈압 조절에 대해 설명할 수 있다..

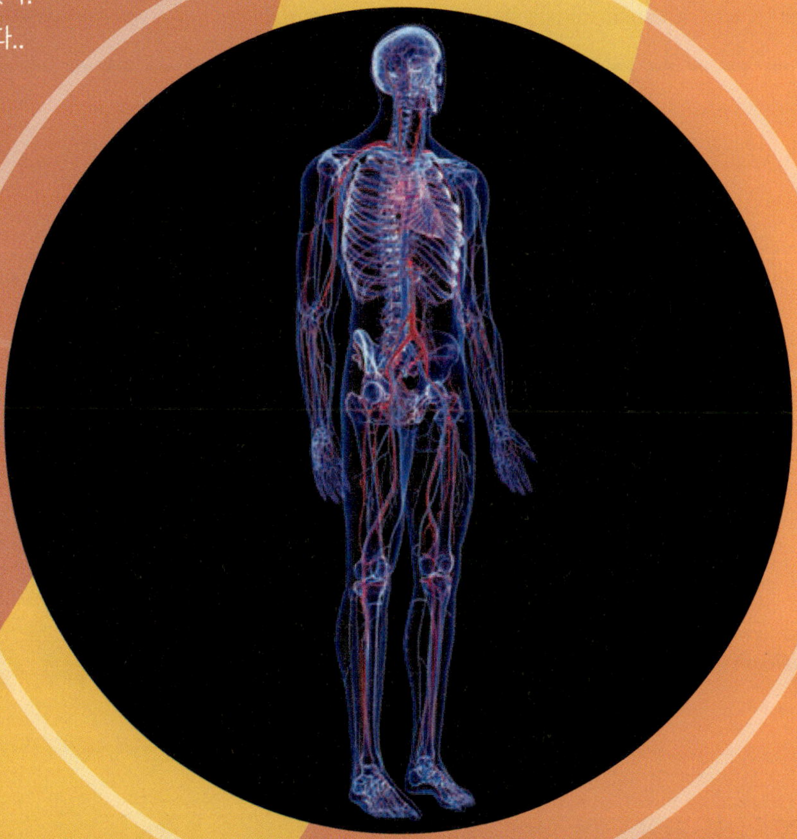

발음안내 Pronunciation Guide

이 장에서 다루어지는 중요한 단어의 발음

agglutinate [ah GLUE tin ate]
albumin [al BYOO men]
anastomoses [ah NASS toh MOE sez]
anemia [ah NEE mee ah]
aneurysm [AN yoo riz em]
arterioles [are TEE ree ohlz]
arteriosclerosis [are TEE ree oh skleh ROH sis]
atrioventricular node
[AY tree oh vehn TRIK yoo lahr]
atrium; atria [AY tree um; AY tree ah]
autorhythmicity [AW to rith MIH sih tee]
basophils [BAY soh filz]
bundle of His [HISS]
capillaries (KAP ih lair eez)
cor puimonale [KOR pull moh NAH lee]
diastole [dye ASS toe lee]
embolus [EM boh luss]
endocardium [ehn doh KAR dee um]
eosinophils [ee oh SIN oh fillz]
erythrocytes [eh RITH roh sights]
erythropoiesis [eh RITH roh poy EE sus]
fibrinogen [fye BRINN oh jenn]
hemophilia [HEE moh FILL ee ah]
hemostasis [HEE moh STAY siss]
infarct [in FARKT]
inotropism [EYE no TROPE iz em]
ischemia [iss KEE mee ah]
leukocytes [LOO koh sights]
lysosomes [LIE so soamz]
phagocytosis [fag oh sigh TOH sis]
plaque [plack]
polycythemia [PALL ee sigh THEE mee ah]
prothrombin [pro THROM bin]
septum wall [SEHP tum]
sinoatrial [SIGN oh AYE tree al]
systole [SISS toh lee]
thrombin [THROM bin]
thrombocytes [THROM boh sights]
tunica externa [TOO nik ah ex TERN ah]
tunica interna [TOO nik ah in TERN ah]
tunica media [TOO nik ah mee DEE ah]
venules [VEHN yules]

심혈관계통 개요 system overview

심혈관계통은 심장, 혈액 및 혈관을 포함하며, 네 가지 주요 기능이 있다.

첫째, 혈액을 신체의 여러 부분으로 운반하도록 특별히 설계되었다. 둘째, 혈액과 함께 다양한 물질을 몸 전체에 보급한다. 셋째, 이러한 물질의 이동은 산소 및 영양소와 같은 필수 물질의 세포 전달을 촉진하고 제거를 위해 세포 폐기물을 수거한다. 마지막으로, 필요에 따라 가능한 제거를 위해 조직액을 여과하고 일반 순환으로 되돌리는 림프계라고 하는 병렬 순환 시스템이 있다.

cardio *(jeart)*
vascul/o *(vessels)*

심혈관계통(cardiovascular system)의 주요 구성요소는 심장(혈액을 공급하는 기관), 혈액(액체 성분(혈장)으로 구성된 결합 조직의 한 형태), 혈관(세포로부터 혈액운반을 위한 경로)을 말한다.

혈관은 더 세분할 수 있다. 동맥(arteries)은 심장에서 멀리까지 혈액을 운반한다. 동맥이 세분화된 작은 혈관을 **세동맥**(arterioles)이라고 하며, 이것은 다시 모세혈관으로 나뉜다.

arterioles *(small arteries)*

모세혈관은 영양분과 노폐물 및 가스교환이 이루어지는 곳으로, 모세혈관이 모여 **세정맥**(venules)을 이룬다. 이 세정맥은 다시 정맥(veins)을 이루어서 혈액을 심장으로 돌려보낸다. 모세혈관(capillary)은 산소가 공급된 혈액을 신체 조직에 전달하고 이산화탄소(carbon dioxide)를 제거하여 허파에서 내보낸다. 심혈관계통의 개요는 〈그림 12-1〉을 참조한다.

venules *(small veins)*

전신 순환에서, 정맥은 동맥과 다르다. 정맥혈은 몸에서 심장으로 혈액을 운반한다. 혈중 산소농도는 동맥혈보다 낮으며, 세포대사과정에서 생성된 노폐물과 이산화탄소의 농도는 더 높다. 또한, 정맥은 동맥보다 혈관벽이 얇고 우리 몸에 넓게 분포되어 있으며, 내부 표면에 혈액의 역류를 방지하기 위해 한방향 밸브가 있고, 더 많은 양의 혈액을 보유한다.

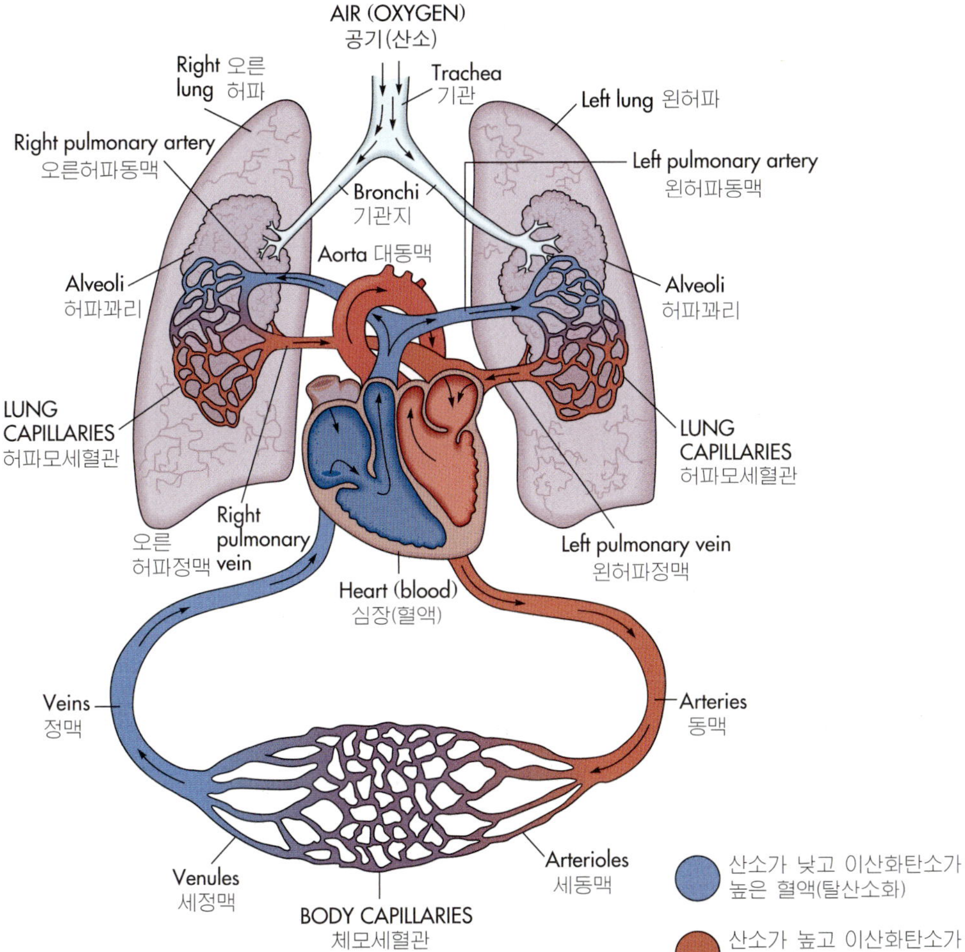

〈그림 12-1〉 심혈관계통의 개요

응용과학 APPLIED SCIENCE

색으로 구분된 혈액 COLOR-CODED BLOOD

〈그림 12-1〉에서 혈액은 혈액이 위치한 지역에 따라 파란 색 또는 붉은 색으로 표시된다. 혈액에 많은 양의 산소(산소화)가 포함되어 있으면 적혈구 내에서 화학적 변화를 일으킨다. 이것은 대부분의 동맥의 혈액에서 발생한다. 그 변화의 결과로 동맥혈은 묽은 붉은 색으로 변한다. 산소가 체내의 조직으로 전달됨에 따라 혈액이 더 진한 붉은 색으로 변하기 시작한다. 이것은 조직에 산소를 전달하기 때문에 산소 수치가 낮은(탈 산소화) 정맥에서 주로 발생한다. 피부를 통해 푸르스름한 색조를 띠는 것처럼 보이는 손목이나 팔 안의 더 어두운 정맥을 볼 수 있다.

학습 힌트 LEARNING HINT

동맥 또는 정맥? ARTERIES or VEINS?

동맥과 정맥이 하는 일을 기억하는 것은 혼란스러울 수 있다. 기억하기 쉬운 한 가지 방법은 동맥이 심장에서 혈액을 빼낸다는 것이고, 당연히 정맥은 혈액을 심장으로 되돌려 보낸다.

심장으로 되돌아가는 혈액의 이동은 뼈대근육 펌프에 의해 강화된다. 정맥의 단방향 판막과 함께 작용하여 뼈대근육의 반복적인 수축이 정맥을 압박하여 해당 부위의 혈압을 증가시킨다. 심장에 가까운 단방향 판막이 열려 혈액이 심장을 향해 앞으로 이동하고 심장에서 멀리 떨어진 판막이 닫혀 역류를 방지한다. 이러한 압력 증가는 혈액이 심장 쪽으로 이동하도록 한다.

놀라운 펌프: 심장 incredible pumps: the heart

심혈관계의 주요 기관인 심장(heart)은 심혈관계통의 '펌프'로 설명되며 실질적으로 두 개의 펌프가 함께 일을 한다.

일반적인 구조와 기능 General Structure and Function

심장은 주먹만한 크기의 특이한 근육 형태로 속이 비어 있는 공간이며, 전신으로 혈액을 공급한다. 심장은 막으로 둘러싸여 있는데, 이를 심장막(pericardium)이라고 한다. 심장막은 바깥층의 섬유심장막(fibrous pericardium)과 속층의 장막심장막(serous pericardium)으로 구분한다.

장막심장막은 다시 섬유심장막에 붙어 있는 벽쪽층(parietal layer)과 심장을 덮고 있는 내장쪽층(visceral layer)의 두 층으로 나누어진다. 이 두 층 사이에는 아주 좁은 공간이 있는데, 이것을 심장막안(pericardial cavity)이라고 한다. 이 공간은 마찰이 없는 심장 박동을 허용하기 위해 소량의 심낭액(pericardial fluid)으로 채워져 있다.

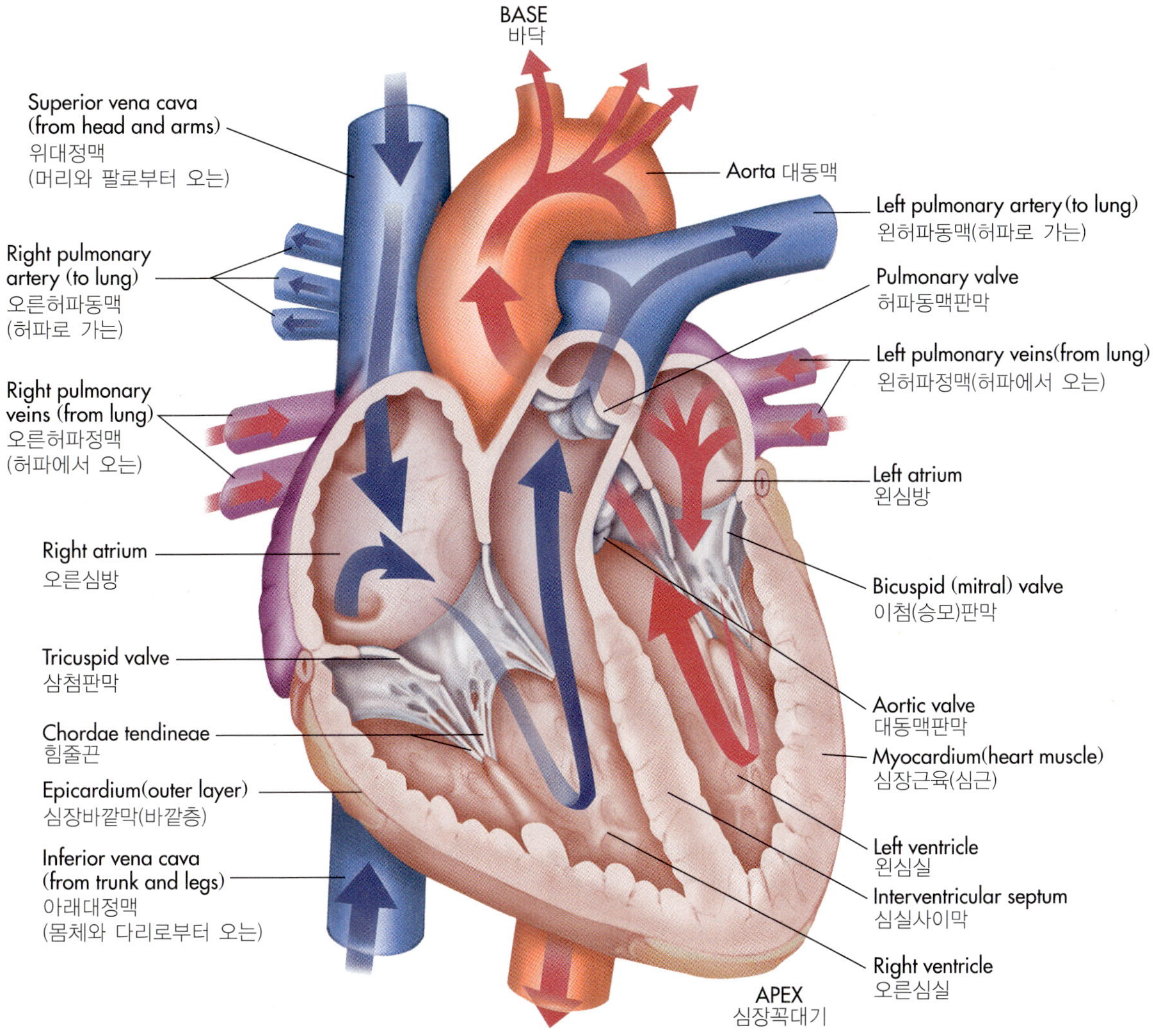

〈그림 12－2〉 심장의 해부도

또 심장벽의 바깥층은 심장바깥막(epicardium, visceral pericardium), 중간층은 심장근육층(myocardium), 속층은 심장속막(endocardium)으로 구분한다. 〈그림 12-2〉를 참조한다.

심장은 가슴 중앙에서 약간 왼쪽, 그리고 가로막(diaphragm) 위에 있다. 심장의 **바닥**(base)은 머리에서 가까운 곳이며, 심장의 **꼭대기**(apex)는 먼 쪽(distal)인 발을 향한다.

심장은 한 장기이지만, 두 부분으로 나누어진 펌프가 함께 작동한다고 생각하면 쉽게 이해할 수 있다. 오른심장은 혈액을 모아서 이산화탄소를 제거하고 산소를 얻기 위해 허파로 보낸다. 왼심장은 허파에서 혈액을 받아서 전신으로 공급한다.

학습 힌트 LEARNING HINT

바로잡기 GETTING IT RIGHT

트라이(Tri) = 오른쪽(Right)

삼첨판막(tricuspid valve)은 심장의 오른쪽에 있음을 기억한다.

심장에 대해 더 탐구하기 전에, 정맥을 통해 심장으로 혈액이 유입되고 심장에서 동맥을 통해 혈액이 공급된다는 사실을 알아두자.

심장 속을 들여다보면, 4개의 방(chamber)으로 구성되어 있는 것을 알 수 있다. 위쪽은 심방(atrium), 아래쪽은 심실(ventricle)이라고 한다. 심방 사이는 **심방사이막**(interatrial septum)에 의해, 심실 사이는 **심실사이막**(interventricular septum)에 의해 가로막혀 있어서 혈액이 서로 혼합되지 않는다.

septum = 벽 *(SEHP tum)*

〈그림 12-2〉에서 볼 수 있는 4개의 방 중에 왼쪽 윗부분의 작은방이 **오른심방**(right atrium)이다. 이곳으로 머리 · 목 · 가슴 · 팔을 순환하고 들어오는 **위대정맥**(superior vena cava)과 몸통 · 장기 · 배 · 골반부위 · 다리를 순환하고 들어오는 **아래대정맥**(inferior vena cava)이 연결되어 전신의 혈액이 모이게 된다.

atrium *(AY tree um)*

여기에 모인 혈액은 한방향(one-way)의 판막(valve)에 의해 좀 더 큰 오른심실(right ventricle)로 이동한다. 이 판막을 **방실판막**(atrioventricular valve, AV) 또는 **삼첨판막**(tricuspid valve)이라고 한다.

atrioventricular *(AY tree oh vehn TRIK yoo lahr)*
tri = 셋

심장주기 cardiac cycle

심장의 운동은 심장주기라고 부르며, 수축기와 이완기로 나눈다. 대개 심장의 운동이라는 것은 심실의 활동을 의미한다.

오른심실이 혈액으로 가득 차면 심장은 수축하기 시작한다. 오른심실의 수축에 의해서 심실의 압력이 심방의 압력보다 높아지면 방실판막이 닫히지만, 허파동맥판막(valve of pulmonary trunk)은 아직 열리지 않은 상태이다. 그러나 오른심실의 압력이 허파동맥 압력보다 높아지면 허파동맥판막이 열려서 심실 내의 혈액이 **허파동맥**(pulmonary arteries) 쪽으로 흘러나간다.

곧이어 심실의 수축이 끝나고 이완이 시작되면 오른심실 내의 압력은 허파동맥 압력보다 낮아진다. 이때 허파동맥판막은 닫히는데, 여기까지를 **수축기**(systole)라고 한다.

systole *(SIS toh lee)*

허파동맥은 허파와 기관지로 내려가면서 점점 작은 혈관이 되어 허파꽈리 주변에서는 모세혈관이 망을 이루게 된다. 이곳에서 세포대사과정으로 생성된 이산화탄소와 외부에서 들어오는 산소의 교환이 일어난다.

이 모세혈관은 산소가 풍부한 혈액을 담아서 왼 · 오른 허파정맥을 통해 심장으로 들어간다. 〈그림 12-3〉을 참조한다.

가스교환이 이루어진 동맥혈을 담고 있는 허파정맥(pulmonary vein)은 왼심방으로 들어온다. 이때 왼심방 압력이 충분히 높아지면 이첨판막(bicuspid valve) 또는 승모판막(mitral valve)이라고 하는 왼방실판막이 열리게 되고 왼심실 안으로 혈액이 유입된다.

왼심실에 혈액이 가득 차면, 심장수축이 다시 일어나며, 왼심실 압력이 대동맥 압력보다 높아지면 대동맥판막(aortic valve)이 열리고 대동맥으로 혈액이 분출되어 전신에 공급된다.

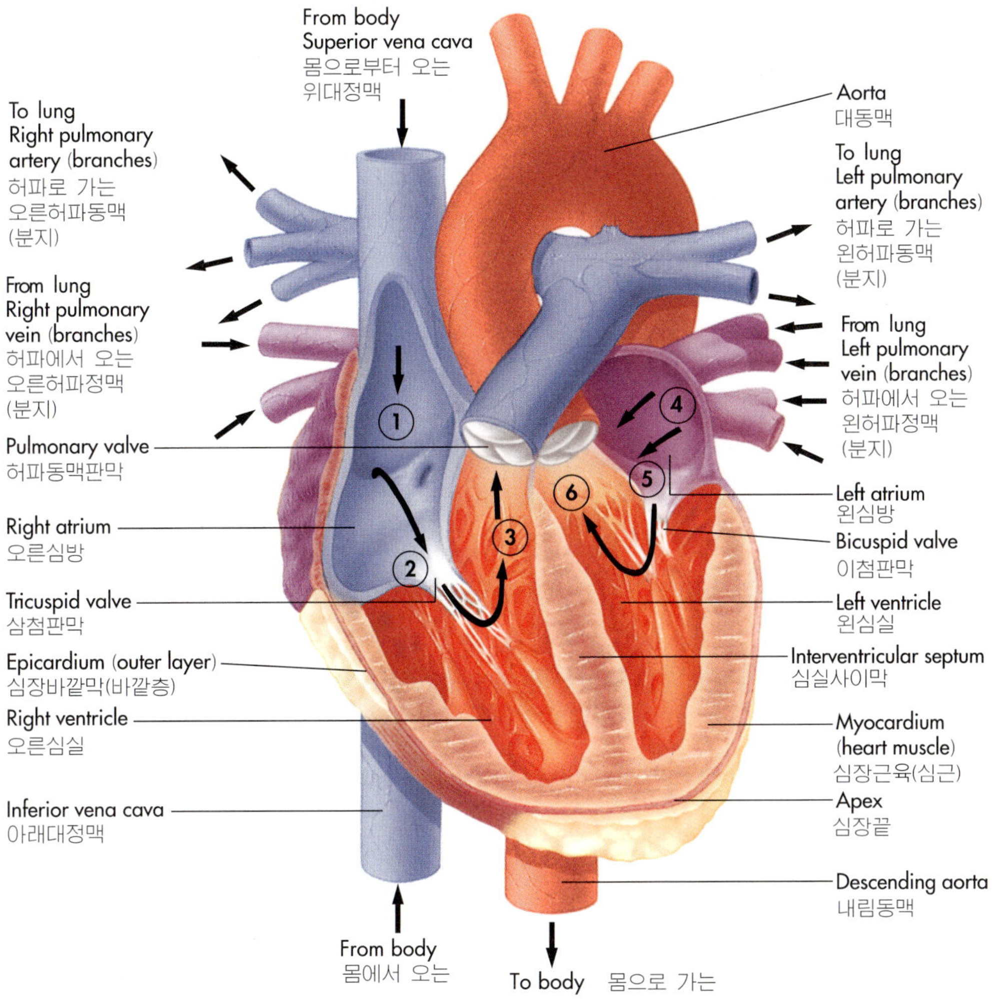

오른심장펌프

1. 몸의 위·아래에서 온 정맥혈액이 오른심방에 채워지면 방실판막, 즉 삼첨판막에 압력이 생성된다.
2. 이 압력으로 방실판막이 열리고 혈액은 심실을 채우게 된다. 오른심방의 수축에 의해 심실에 혈액이 끝까지 차게 된다.
3. 오른심실이 수축하면 내부 압력은 증가한다. 이 압력으로 삼첨판막이 닫히고 허파동맥판막은 열리게 되어 허파동맥을 통해 허파로 혈액이 보내진다. 이 혈액은 허파의 모세혈관을 순환하여 산소가 높은 혈액이 되어 심장의 왼편으로 돌아온다.

왼심장펌프

4. 산소가 많이 포함된 혈액이 허파정맥을 통해 허파에서 돌아와 왼심방에 채워지면 이첨판막에 압력이 생성된다.
5. 이 압력으로 이첨판막이 열리고 혈액이 왼심실에 가득 차게 된다. 최종적으로 왼심방의 수축에 의해 왼심실에 혈액이 차게 된다.
6. 왼심실의 수축으로 내부 압력이 증가한다. 이 압력으로 이첨판막이 닫히고 대동맥판막이 열려 대동맥을 통해 산소가 많이 포함된 혈액이 흘러 나가 전신에 산소를 공급한다.

〈그림 12－3〉 심장판막과 혈류의 기능

심실의 수축이 끝나기 전에 심방은 이완되지만, 곧이어 심실도 수축이 끝나고 이완되어 심장 전체는 잠시 휴지상태가 되는데, 이를 **확장기**(diastole)라고 한다.

심장의 특징은 다음과 같다.

- 양쪽 심방에 혈액이 동시에 채워진다.
- 양쪽의 심실 또한 혈액이 동시에 채워진다.
- 심장이 수축할 때 동시에 혈액이 분출된다.

일상생활에서 치약의 중간을 짜내거나 빙과류를 먹다가 밑 부분을 위로 밀어서 내용물을 먹었던 경험이 있을 것이다. 이와 마찬가지로 심장의 수축은 혈액을 확실히 짜주기 위해 바닥에서부터 시작되어 위쪽으로 이동한다. 〈그림 12-3〉을 보면 혈액의 흐름이 효율적으로 진행되는 과정을 알 수 있을 것이다.

양쪽 심실에 있는 판막은 혈액의 역류를 방지한다. 심장을 더 자세히 관찰해 보면, 심방의 벽이 심실 벽보다 더 얇은 것을 알 수 있다. 이는 심실에 모인 혈액의 압력이 더 높기 때문이다. 또한 오른심실의 벽보다 왼심실의 벽이 두꺼운 것은 왼심실에 모인 혈액이 대동맥을 통해 전신으로 분출되기 때문이다.

혈액은 오른심실에서 허파순환을 이루면서 왼심방으로 유입되며, 반면에 왼심실에서는 전신순환을 거쳐서 오른심방으로 되돌아온다. 전신에 분포되어 있는 혈관의 저항은 허파에 있는 **혈관구조**(vasculature)의 저항보다 6배 높기 때문에 왼심실은 훨씬 강한 압력을 필요로 한다.

관상(심장)동맥 순환 coronary circulation

anastomoses
(ah NASS toh MOE sez)

산소가 풍부한 혈액은 왼 · 오른 **심장동맥**(coronary arteries)에 의해 심장에 공급된다. 이 관상동맥도 계속 작은 가지로 나뉘어 뻗어나가서 망을 이루며, 서로 **연결**(anastomoses)되어 심장근육에 지속적으로 풍부한 혈액을 공급한다(그림 12-4 참고). 심장근육에는 혈액이 풍부한 환경이 필요하다.

규칙적인 유산소 운동은 혈관의 수를 증가시켜서 더 많은 혈액을 심장에 공급한다. 연결이 증가한다는 것은 혈액 분포가 공급량도 증가한다는 것을 의미한다. 이 기전은 심장동맥의 작은 가지가 막힌 사람들에게 중요하다. 막힌 혈관으로는 혈액이 공급될 수 없으므로 다른 혈관으로 혈액을 공급해서 심근 손상을 막아 주어야 하기 때문이다.

오른쪽 심장동맥은 오른심실을 비롯하여 심실사이막의 뒷부분과 심장의 아랫부분에 혈액을 공급하고, 왼쪽 심장동맥은 왼심실벽의 앞 · 옆과 오른심실을 비롯하여 심실사이막 부분에 혈액을 공급한다.

자극전도 경로 the electric pathway

autorhythmicity
(AW toe rith MIH sih tee)

심장은 **자동율동성**(autorhythtmicity)이라는 독특한 능력에 의해 자체적으로 수축한다. 이와 같은 특성으로 인해 조절되지 않은 개별적 수축은 효율적인 수축이 되지 못한다.

이러한 잠재적 문제는 심장수축을 조절 · 지시하는 전기적 자극을 생성 · 분배하는 심장의 특별한 세포에 의해 해결된다.

결절세포(향도잡이 세포, nodal cells, pacemaker cells)는 자체적으로 일정한 간격을 두고 전기 자극을 생성하는 특수 세포이다. 이 세포는 전도회로망으로 서로 연결되어 있다.

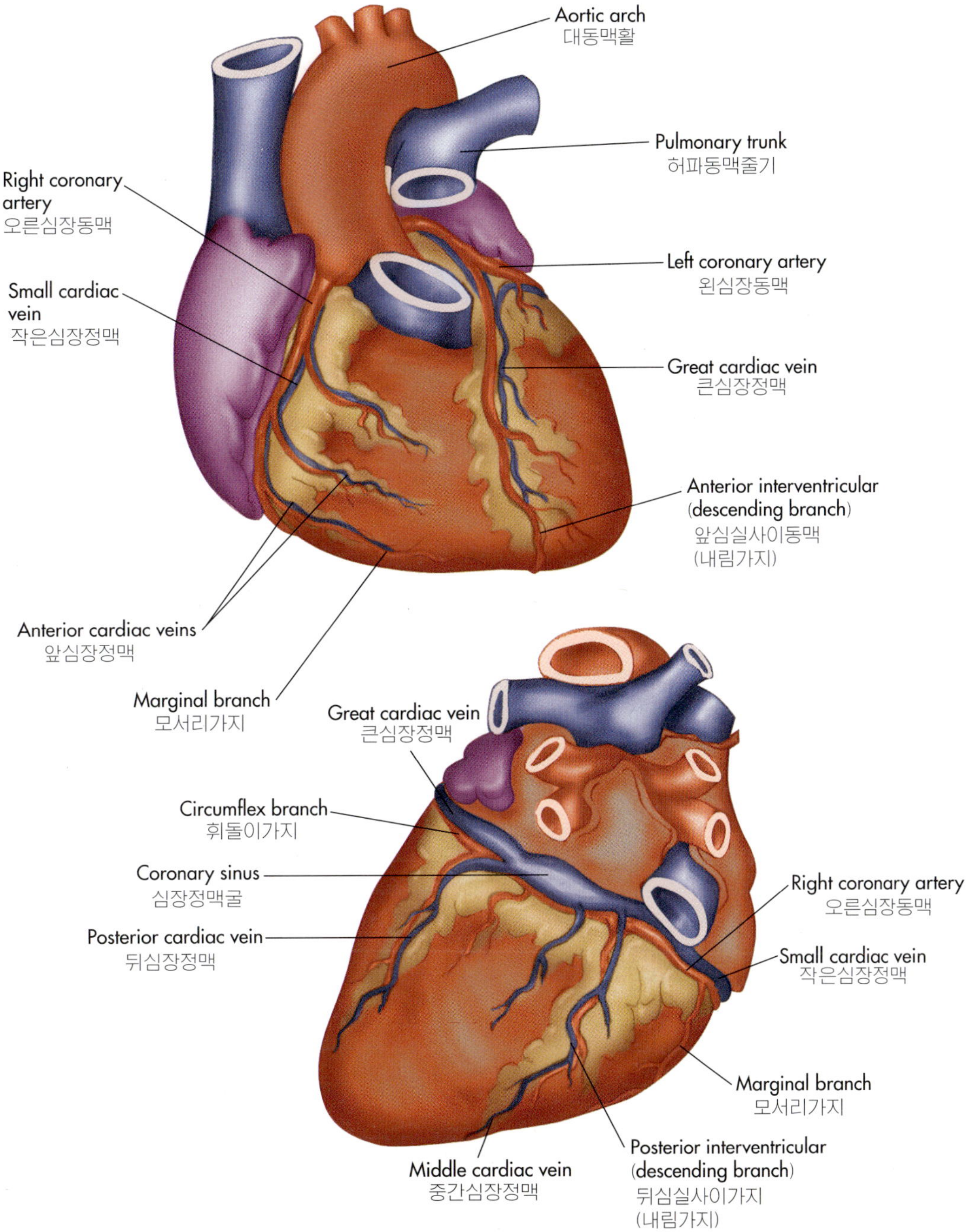

〈그림 12 – 4〉 심장순환

놀라운 사실 AMAZING FACTS

허파동맥과 정맥 Pulmonary Arteries and Veins

허파동맥은 심장에서 허파로 혈액을 가져온다. 놀라운 것은 일반적으로 산소가 제거된 혈액을 운반하는 신체의 유일한 동맥이라는 것이다. 반면에 허파정맥은 산소가 공급된 혈액을 모아 심장의 왼쪽으로 되돌려 보내므로 정상적으로 산소가 공급된 혈액을 운반하는 유일한 정맥이다.

sinoatrial
(SIGNh oh AYE tree al)

atrioventricular
(AY tree oh vehn TRIK yoo lahr)

결절세포는 두 그룹으로 나뉘는데, 주요 세포는 오른심방의 벽, 즉 위대정맥의 입구 근처에 있다. 결절세포가 모여서 형성하는 **굴심방결절**(sinoatrial node, SA node)은 대략 분당 70~80회의 전기적 자극을 형성한다. 결절세포가 두 번째로 모이는 곳은 심방과 심실이 만나는 곳으로, **방실결절**(atrioventricular node, AV node)이라고 한다. 방실결절의 세포는 분당 40~60회의 느린 속도로 전기 충격을 가한다. 그렇다면 심장박동의 빠르기를 결정하는 것은 무엇일까?

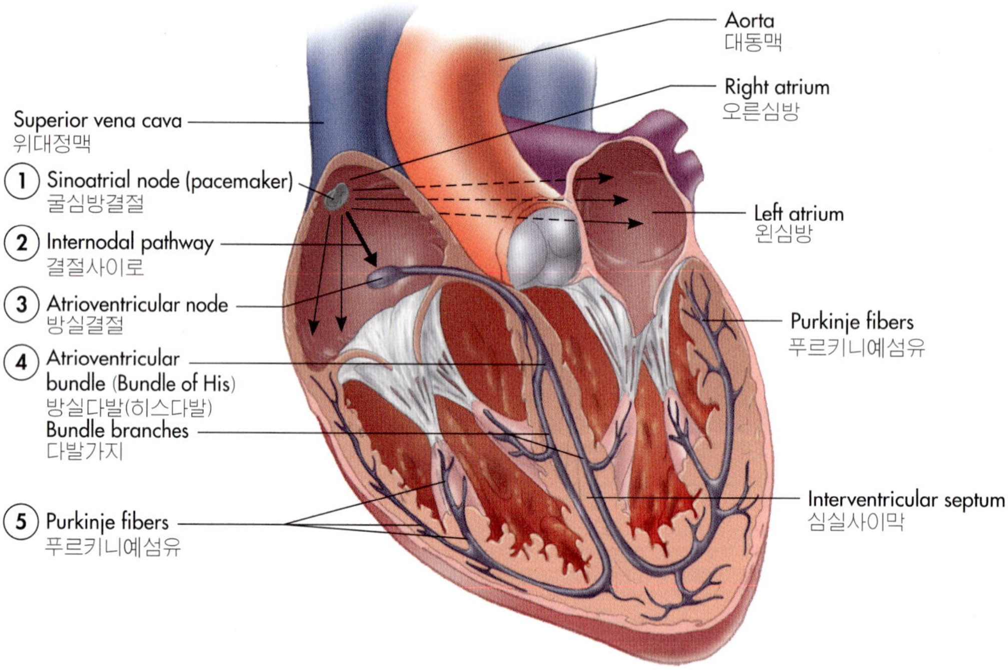

① 굴심방결절은 왼·오른심방의 벽을 거슬러 자극을 줌으로써 왼·오른심방이 수축하도록 한다.
② 이 자극이 방실결절에 도달하여 자극한다.
③ 자극은 즉시 방실다발로 향한다.
④ 자극은 다발가지를 통해 심장의 끝으로 즉시 이동한다.
⑤ 푸르키니예섬유는 양쪽 심실을 가로질러 심실수축을 유발하는 자극들을 퍼트린다.

〈그림 12－5〉 심장의 전도계통

굴심방결절을 발전소라고 한다면, 방실결절은 송전선을 통해 전기를 도시로 보내는 변전소와 유사한 곳이다. 굴심방결절은 방실결절이 자극을 형성하기 전에 방실결절로 자극을 보낸다. 만약 굴심방결절에서 자극이 형성되지 않는다면, 방실결절에서 자극을 조절 · 전달함으로써 심박동은 느려지지만 끊임없이 지속될 것이다. (그림 12–5 참조)

운동을 하거나 놀랄 때, 심박동이 분당 70~80회로 일정하지 않은 이유는 무엇일까? 휴식시에는 굴심방결절에 의해 일정한 심박동이 유지되지만, 다음과 같은 몇 가지 영향들은 심박동을 증가 또는 감소시킨다.

자율신경계통(교감 · 부교감신경계통)은 심장근육뿐만 아니라 굴심방결절과 방실결절로 연결되어 있다.

교감신경은 신경전달물질을 유리하여 박동수를 증가시키고 **수축력**(inotropism, 근수축)을 강화시키는 역할을 한다. 이와 반대로 부교감신경은 **미주신경**(vagus nerve)을 통해 신경전달물질을 유리하여 수축력과 박동을 감소시킨다.

inotropism
(EYE no TROPE izem)

이온, 호르몬, 체온도 심장박동을 변화시킬 수 있다. 예를 들어, 체온이 증가하면 심장근육의 대사율이 증가하므로 박동률과 수축력은 증가하며, 정상체온보다 낮아지면 박동률과 수축력은 감소한다. 에피네프린은 호르몬 물질로서, 교감신경과 같은 방식으로 심박동을 증가시킨다.

전해질은 특정 물질이 너무 많거나 적을 때 불균형상태가 되어 영향을 끼친다. 낮은 수준의 포타슘(K^+)은 심박동을 약하게 하며, 높은 수준의 칼슘(Ca^{++})은 심장근육의 수축을 지연시켜서 심장이 멎게 한다. 연령 · 성별 · 운동력 · 허약감 등으로 인해 전해질 수준은 변동되며, 정상수준에서 벗어나면 심박동에 영향을 미친다. 안정상태에서 여성의 정상적인 심박동은 분당 72~80회이고 남성은 분당 64~72회이다.

놀라운 사실 AMAZING FACTS

심장박동은 어떻게 계속 진행되고 또 혈액을 이동시키는가?

심장에 대한 놀라운 것 중 하나는 당신이 심장에 대해 의식하지 않아도 매일 계속 뛰고 있다는 것이다. 당신의 심장은 혈액을 매일 12,000 마일(19,312 km) 이동시키기 위해 일한다. 이는 미국 동부 해안과 서부 해안 사이의 거리의 4배이다.

여기 명확한 실험이 있다. 우리는 심장이 주먹만 한 크기라고 알고 있다. 주먹이 심장이라고 하자. 심장의 펌핑 동작과 같게 하려면 손가락을 완전히 펴서 주먹을 편다. 이제 주먹을 꽉 쥔 다음 60초 동안 손을 완전히 벌리고 단단히 닫는 이 동작을 계속한다. 손이 팔에서 떨어질 준비가 된 것처럼 느낄 가능성이 크다. 60초 후 손이 이런 느낌이라면 수십 년 동안 매일 심장이 약 100,000 번씩 계속 뛰고 약 1,800 갤런(6,813 L)의 혈액을 이동하는 방법은 무엇일까?

근육을 다룬 6장을 다시 생각해 보자. 심장근육세포에는 삽입된 디스크라고 하는 특수한 연결이 있다. 연결된 간극 접합과 함께 이러한 연결은 인접한 근육세포와의 효율적인 연결을 제공하여 전기 자극, 이온 및 다양한 작은 분자가 심장 전체를 쉽게 이동할 수 있어 심장의 한 영역에서 다른 영역으로의 원활한 수축을 허용한다. 심장의 맥관 구조는 각 심장박동에서 약 5%의 산소가 공급된 혈액을 가져와 사용 가능한 산소와 영양소가 있는 혈액이 풍부한 환경을 보장한다.

의료전문직 FOCUS ON PROFESSIONS

심혈관 기술자는 홀터(Holter) 모니터, 심장 컴퓨터단층촬영(CT) 스캔, 심장 카테터 삽입(catheterization) 및 심장 자기공명영상(MRI)과 같은 심전도(ECG) 및 기타 심혈관 검사를 수행한다. 심혈관기술교육공동검토위원회(JRC-CVT), 미국방사선기술자등록소(ARRT), 연합보건교육프로그램인증위원회(CAAHEP)와 같은 국가기관의 웹사이트를 방문하여 이 흥미로운 직업에 대해 자세히 알아볼 수 있다.

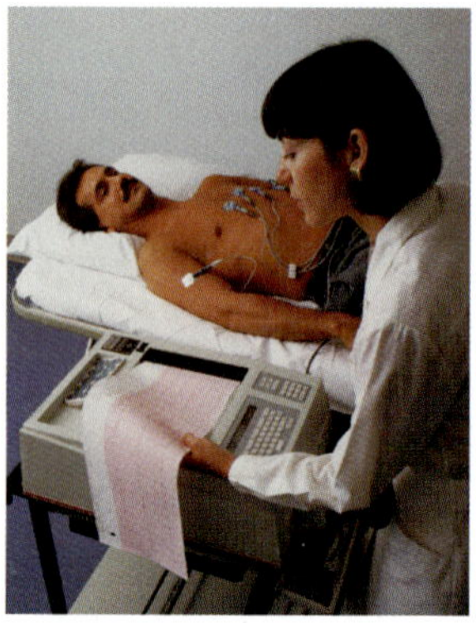

a = ~없이
dys = 나쁘든 어렵든

임상적용 CLINICAL APPLICATION

심전도 ECGs

전기자극에 의해 심장근육의 수축이 개시되거나 계속될 수 있으며, 이런 수축은 체표면에서 탐지될 수 있다. 이렇게 심장을 통해 흐르는 전기자극을 체표면에서 심전도계(electrocardiograph)를 사용해 기록하는 것을 심전도(electrocardiogram, ECG)라고 한다(그림 12-6 참조).

정상적인 심전도는 명확한 3개의 파로 나타나며, 특이적인 심장활동을 나타낸다. P파는 심전도상의 첫 번째 파형으로, 굴심방결절(SA node)에 의한 자극과 오른심방의 탈분극을 나타낸다.

두 번째 파형은 QRS 복합파(Q, R, S파가 조합된 형태)이다. 이 파형은 심실의 탈분극을 나타내는 것으로, 심실이 수축하기 전에 오른쪽에서 발생한다. R파 이후 심실은 오른쪽에서 수축하기 시작한다. 심방에 비해 심실의 근육덩어리가 더 크기 때문에 R파는 P파보다 더 크게 파형을 이룬다.

마지막 파형은 T파인데, 다음 수축이 일어나기 전의 안정상태로서 심실의 재분극을 의미한다.

심방의 재분극은 QRS 복합파가 작용하는 동안 발생하나, 대부분 심실의 활동에 의해 가려진다. 건강한 심장의 기록에서는 각 파형마다 높이 · 깊이 · 시간의 길이를 위한 범위가 정해져 있는데, 이러한 요인들이 변하거나 다른 이상 파형이 첨가되면 심부정맥(cardiac arrhythmias)과 같은 심장의 건강문제를 나타내는 지표가 될 수 있다.

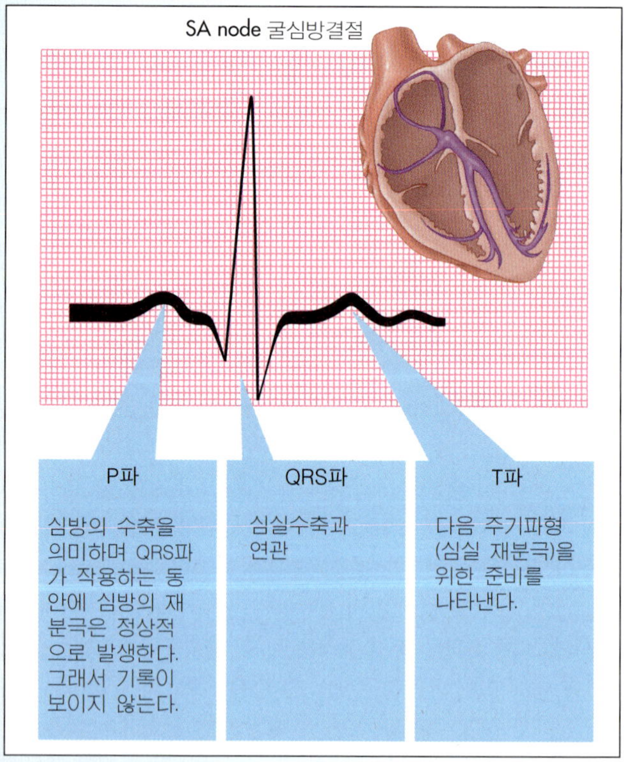

〈그림 12-6〉 전형적인 심전도 기록

우리는 전기자극의 생성자와 조절자, 그리고 그 전기자극이 이동하는 과정에 대해 알아보았다. 심장에서 전기자극의 이동은 특별한 전도(conducting) 세포에 의해 이루어진다. 전기자극의 전달은 아래와 같은 활동에 의해 이뤄질 수 있다.

- 왼 · 오른심방은 함께 수축하고, 그 수축은 왼 · 오른심실이 수축하기 전에 이루어진다.
- 두 심방이 수축하고 나서 두 심실이 함께 수축해야 한다.
- 심실 수축이 심장의 꼭대기에서 바닥으로 진행해야만 혈액이 심실의 밖으로 분출된다(치약용기를 생각해 보라.).

〈그림 12-6〉과 같이 전기자극은 굴심방결절에서 형성되고, 이 자극은 전도세포로 구성된 몇 가지의 경로를 통해 방실결절에 전달된다. 심방이 수축하기 전에 혈액이 채워지면 자극은 지연된다. 일단 이 자극이 방실결절에 도달하면, **히스다발**(bundle of his)이라고 알려진 **방실다발**(AV bundle)을 통해 계속 전달된다.

심실사이막까지 내려온 자극은 왼 · 오른쪽의 다발가지(bundle branch)로 나뉘어 이동한다. 이 가지는 양쪽 심실의 안쪽 표면을 가로질러 펴져 있다. 자극은 푸르키니예세포(Purkinje cells)라는 특별한 세포에 의해 심실근육에 전달된다. 이때부터 심장의 꼭대기에서 수축이 시작되며, 혈액을 밀어 올리면서 수축의 파형이 유연하게 심실 윗부분으로 진행한다.

혈액 blood

혈액(blood)은 결합조직의 형태인 액상으로 다음의 3가지 중요한 기능을 한다.

첫째, 허파의 산소를 비롯하여 소화기계의 영양분과 지방세포, 그리고 내분비샘의 호르몬을 인체 각 세포로 운반하며, 동시에 대사활동에 의해 형성된 다른 노폐물과 이산화탄소를 제거하기 위해 허파나 콩팥 등으로 운반한다.

둘째, 항상성을 유지하기 위해 인체의 다양한 수준에서 균형 조절을 돕는다. 즉, pH(산성, 알칼리 수준)와 전해질(이온)의 수준을 조절하여 정상범위를 유지함으로써 세포가 적절한 기능을 하도록 돕는 기능 등이 포함된다.

놀라운 사실 AMAZING FACTS

한 방울의 피에 무엇이 들어 있을까? What's in a Drop of Blood?

혈액 한 방울에는 약 500만 개의 적혈구, 250,000~500,000개의 혈소판, 7,500개의 백혈구가 있다. 혈장 단백질, 영양소, 산소, 이산화탄소, 호르몬 및 전해질과 같은 다른 물질도 많다는 것을 기억해야 한다. 이 물질은 혈액을 물보다 5배 더 진하게 만드는 데 도움이 된다. 약 120일의 수명을 가진 새로운 적혈구가 초당 200만 개의 비율로 오래된 적혈구를 대체하도록 생성되는데, 더욱 놀라운 사실은 우리 몸에 있는 모든 적혈구의 총 표면적이 축구장의 표면적보다 크다는 것이다.

또한, 혈액은 뼈대근육에 의해 형성된 열을 흡수하거나 과다하게 증가한 열을 피부로 방출하여 체온조절을 돕고, 체액의 균형조절도 돕는다.

마지막으로, 무엇보다 중요한 기능은 병인과 독소에 의한 감염과 침입으로부터 인체를 보호하는 것이다. 이와 같은 기능은 **백혈구**(white blood cells, WBC)와 특별한 단백질인 **항체**(antibodies)에 의해 수행된다.

혈액의 양은 개개인의 신체와 성별에 따라 다르다. 보통, 4~6 L의 혈액이 우리 몸 안에 있으며, 이는 몸무게의 7~9%에 해당된다.

혈액의 구성 blood composition

혈액은 결합조직으로 분류된다. 이제 혈액을 구성하는 성분들을 알아보자. 혈액을 원심분리하면 주된 구성요소가 **혈장**(plasma)과 **고형성분**(formed elements)이라는 것을 알 수 있다. 원심분리는 매우 빠른 속도(원심력)로 혈액을 시험관에 담아서 돌리는 장비이다. 원심분리의 원심력에 의하여 고형성분처럼 무거운 구성요소 물질들은 시험관의 밑바닥에 가라앉고, 가벼운 구성요소(혈장)는 시험관의 윗부분에 떠오르게 된다(그림 12-7).

혈장은 노란빛이나 또는 볏짚 색을 띠는 액체로, 혈액 전체의 약 55%를 차지하며 대략 100가지의 물질들이 그 안에 용해되어 있다. 만약 혈액의 양이 5 L이면 그 중에서 대략 2.6 L가 혈장이다. 혈장의 90% 정도는 물이며, 영양분 · 염분 · 산소는 인체 세포로 전달되기 위해 혈장에 녹아 있다.

호르몬과 세포활성을 조절하는 물질들도 혈장에서 발견된다. 혈장단백질(plasma protein)에는 알부민(albumin), 섬유소원(fibrinogen), 글로불린(globulin) 등의 중요한 물질이 포함되어 있다. 알부민은 체액의 삼투압을 조절하고, 섬유소원은 혈액의 응고에 관여하며, 글로불린은 감염으로부터 우리를 보호하는 항체를 형성한다.

Albumin *(al BYOO men)*

Erythrocytes *(eh RITH roh sights)*
erythro = 붉은
cytes = 세포
leukocytes *(LOO koh sights)*
leuko = 흰
thrombocytes *(THROM boh sights)*
thrombo = 응고
hemopoiesis *(heme a pay EE suss)*
hemo = 혈액
poiesis(poietic) = 만들거나 생산하는

고형 또는 고체 구성성분은 아래와 같다.

- 적혈구(Red Blood Cells,; RBC, erythrocytes)
- 백혈구(White Blood Cells, WBC, leukocytes): 더 세분하면 호염기구, 호산구, 림프구, 단핵구, 호중구로 분류된다.
- 혈액응고를 돕는 혈소판(thrombocytes, Platelets)

적혈구 red blood cells

핵이 없어서 세포분화를 할 수 없는 적혈구는 적혈구 생성(erythropoiesis)을 통해 적골수에서 만들어지며, 도넛 모양과 유사하다. 평균적으로 적혈구의 수명은 120일이며 더 이상 유용하지 않게 되면 간과 비장에 의해 순환계통에서 걸러진다. 철분과 같은 재사용 가능한 물질은 저장되고 나머지 물질은 신체에서 제거된다. 적혈구는 두 가지의 명확한 기능을 수행한다.

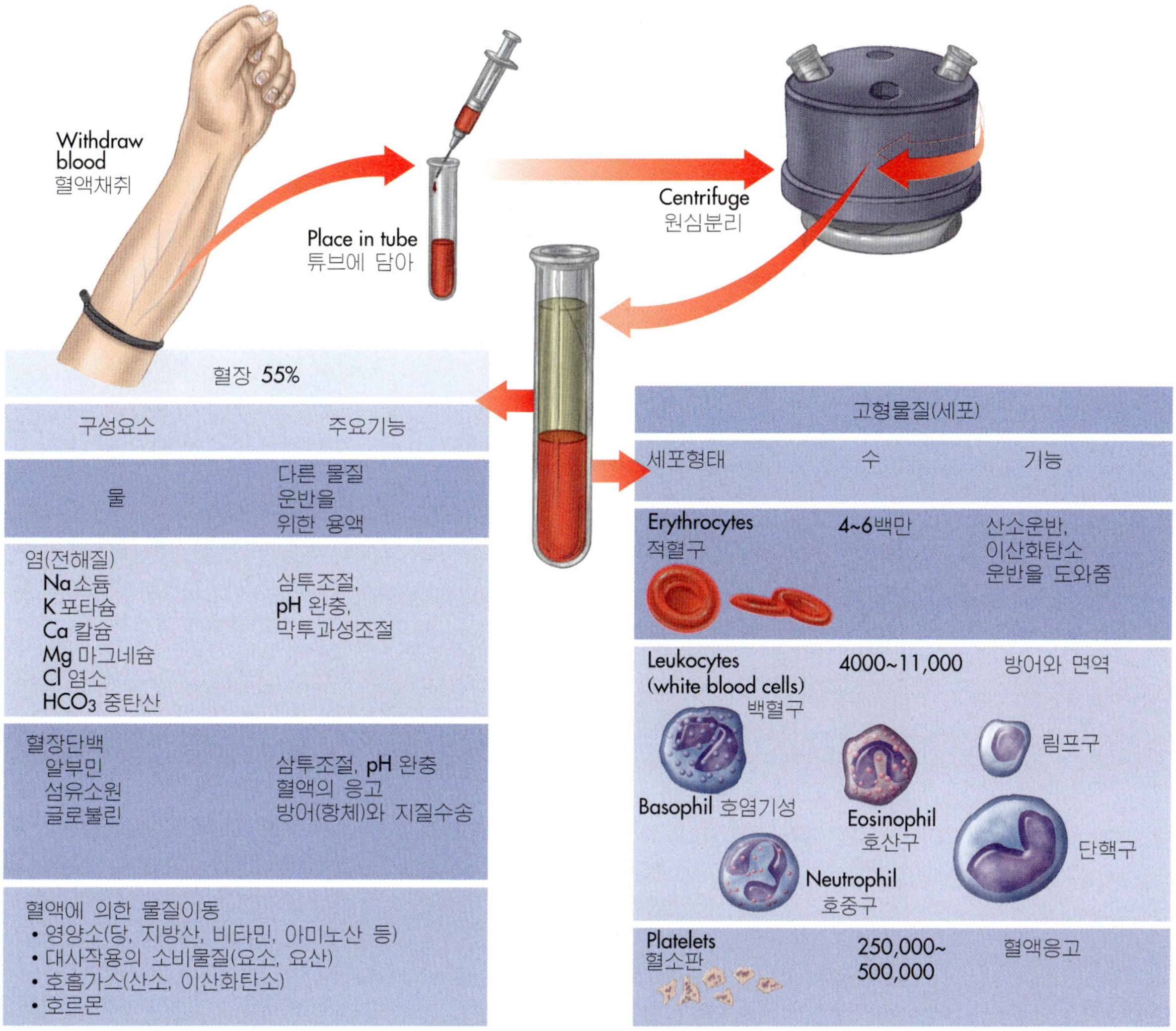

〈그림 12－7〉 혈액의 구성 성분

첫째, 철분, 적색 색소를 가진 **헤모글로빈**(hemoglobin, RBCs)과 함께 허파에서 세포로 산소를 운반하고, 둘째, 세포의 대사산물인 이산화탄소가 세포에서 허파로 이동하는 것을 돕는다. 모든 건강한 적혈구에는 2억~3억 개의 헤모글로빈 분자가 포함되어 있으며, 각 분자에는 산소 분자를 부착할 수 있는 4개의 잠재적인 부위가 있다.

백혈구 white blood cells

백혈구에는 몇 종류가 있다. 다형핵과립구는 적골수에서 형성되어(단핵세포 백혈구 골수에서 형성) 림프조직과 골수조직에서 성숙하며, 우리 몸을 감염과 침입으로부터 보호한다(그림 12–8).

다형핵과립구를 구성하는 백혈구는 호중구(neutrophils), 호산구(eosinophil), 호염기구(basophils) 등이다. 호중구는 손상된 조직에 세균이 침입할 때에 관여하는 것으로, 공격성이 가장 큰 백혈구이다.

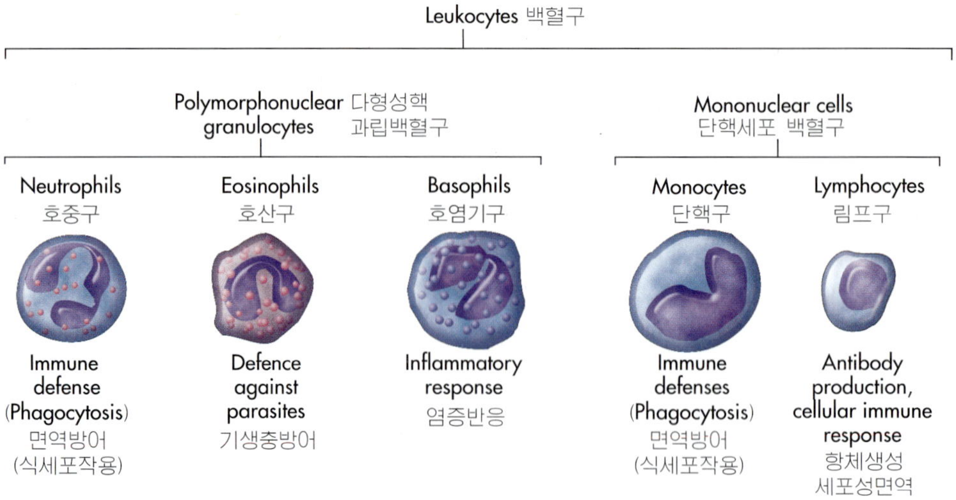

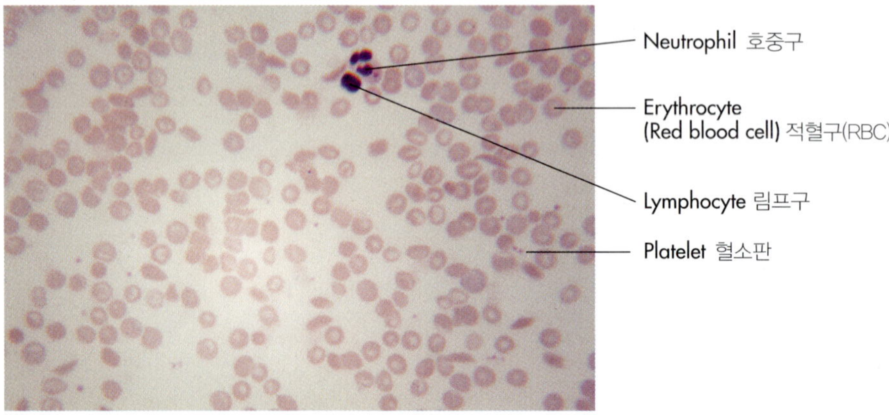

〈그림 12－8〉 백혈구의 기능

phagocytosis *(fag oh sigh TOH sis)*
phago = 먹다
osis = 과정

lysosomes *(LIE so soamz)*
lyso = 파괴
som(a) = 몸통

식균작용(phagocytosis)은 이물질이 몸안에 들어왔을 때 그 주변을 호중구가 둘러싸서 탐식하는 동안 **용해소체**(lysosome)라는 가수분해효소를 함유하고 있는 미립자가 유리되어 이물질을 파괴시키는 과정을 말한다. 감염 시에 인체는 정상보다 더 많은 호중구를 생산한다. 호산구는 알레르기를 유발하는 다양한 인체의 자극물질과 함께 기생충 감염 제어에 이용된다. 호염기구는 알레르기원에 대해 인체가 염증반응을 일으키게 하는 알레르기반응에 관여하며, 화학물질인 **헤파린**(heparin)을 분비하여 혈관 안에서 혈액이 응고하는 것을 막는다.

백혈구 중에서 단핵세포 백혈구를 구성하는 세포는 단핵구(monocytes)와 림프구(lymphocytes)이다.

단핵구는 인체의 만성 감염 시에 정상수치보다 더 높게 나타난다. 호중구처럼 단핵구도 식균작용에 의해 이물질을 파괴시킨다. 비록 단핵구가 감염소에 도달하는데 시간이 걸리더라도, 호중구보다 그 수가 훨씬 많으므로 파괴력도 훨씬 강하다. 림프구는 독특한 세포로서, 감염으로부터 우리를 보호한다.

식균작용을 하는 대신에 이들은 이물질을 직접 공격하거나 억제하는 항체를 생산한다. 감염 · 이물질에 대한 인체의 대항은 림프계통과 연관을 지어 14장에서 설명할 것이다.

혈소판(혈전세포) thrombocytes

혈소판(thrombocytes, blood platelets)은 고형성분 중 가장 작으며, 혈액응고(clot) 작용을 한다. 또한 혈소판은 세로토닌(serotonin)이라는 물질을 분비하여 민무늬근을 수축시키며, 혈류를 감소시킨다.

혈액형과 수혈 Blood types and Transfusions

모든 인간의 혈액은 동일하지 않으므로, 수혈이 필요하다고 해서 함부로 공혈자를 선택해서 혈액을 받을 수는 없다. 혈액형의 차이는 항원에 의해 생긴다. 세포 표면에 존재하는 단백질인 항원은 침입자와 대항할 수 있는 항체를 생성하기 위해 면역계통을 자극시킨다. 항원은 상처나 수혈 등을 통해 인체에 들어온 전형적인 이물 단백질로, 우리 몸에 원래 있던 것이 아니므로 비자기항원(nonself-antigen)이라고 부른다.

이것은 인체의 세포막 위에 원래부터 존재하고 있는 자기항원(self-antigen)과는 다르다. 항원과 항체 사이에 일어나는 항원-항체 반응은 면역반응의 기본이므로, 14장에서 자세히 언급될 것이다.

항체는 항원과 반응하여 **응집**(agglution)이 일어난다. 적혈구의 표면에는 50가지 정도의 각기 다른 항원이 있지만, 여기에서의 주된 관심사는 A · B · Rh항원이다.

agglutinate
(ah GLUE tin ate)

모든 사람의 혈액형은 A형, B형, AB형, O형 중 하나에 해당한다.

A형은 가장 일반적이고, 미국 인구의 41%가 해당된다. A형의 적혈구 표면에서는 특별한 자기항원이 발견된다. 즉 A형으로 태어난 사람의 혈장 속에서는 A-항원에 대항하는 항체(antibodies)는 발견되지 않았으나, B-항원에 대항하는 항체가 발견되었다.

B형의 적혈구 표면에는 B-자기항원(self-antigens)이 있으며, 혈장 속에는 A-항체가 존재한다.

AB형의 적혈구 표면에는 A-자기항원과 B-자기항원이 모두 있으며, 혈장 속에는 A-항체 · B-항체 둘 다 존재하지 않는다.

O형의 적혈구 표면에는 A-항원과 B-항원이 없으며, 혈장 속에는 A-항체, B-항체가 모두 존재한다.

이러한 정보는 수혈을 할 때, 매우 중요한 것이다. 만일 공혈자의 항원이 수혈자의 항체와 반응하여 응집된다면 심한 손상을 입으며 사망에 이를 수도 있다.

수혈을 할 때, 공혈자의 혈액에 A-항원 또는 B-항원이 없다면 수혈자의 혈액 속에 있는 A-항체 또는 B-항체에 의해 응집되지 않는다. O형은 A항원과 B항원이 없어서 누구에게나 혈액을 다 줄 수 있기 때문에 **만능공혈자**(universal donor)라고 한다.

AB형의 혈장 속에는 A-항체나 B-항체가 없기 때문에 A항원이나 B항원을 담고 있는 혈액과 응집되지 않아서 어떤 혈액이든지 받을 수 있으므로 **만능수혈자**(universal recipient)라고 한다(그림 12-9 참조).

하나 더 알아두어야 할 것이 **Rh 요인**(Rh factor)이다. 이것은 원숭이의 혈액에서 처음으로 나타나 특별한 혈액 항원으로 인정되었다. 미국 인구의 85~88%가 Rh항원을 소유하고 있는데, 이를 **Rh-양성**(Rh-positive)이라고 한다. 또 항원이 없으면 **Rh-음성**(Rh-negative)이라고 한다.

혈액형을 분류할 때 Rh는 생략하여 O양성(+) 또는 AB음성(-)이라고 부른다.

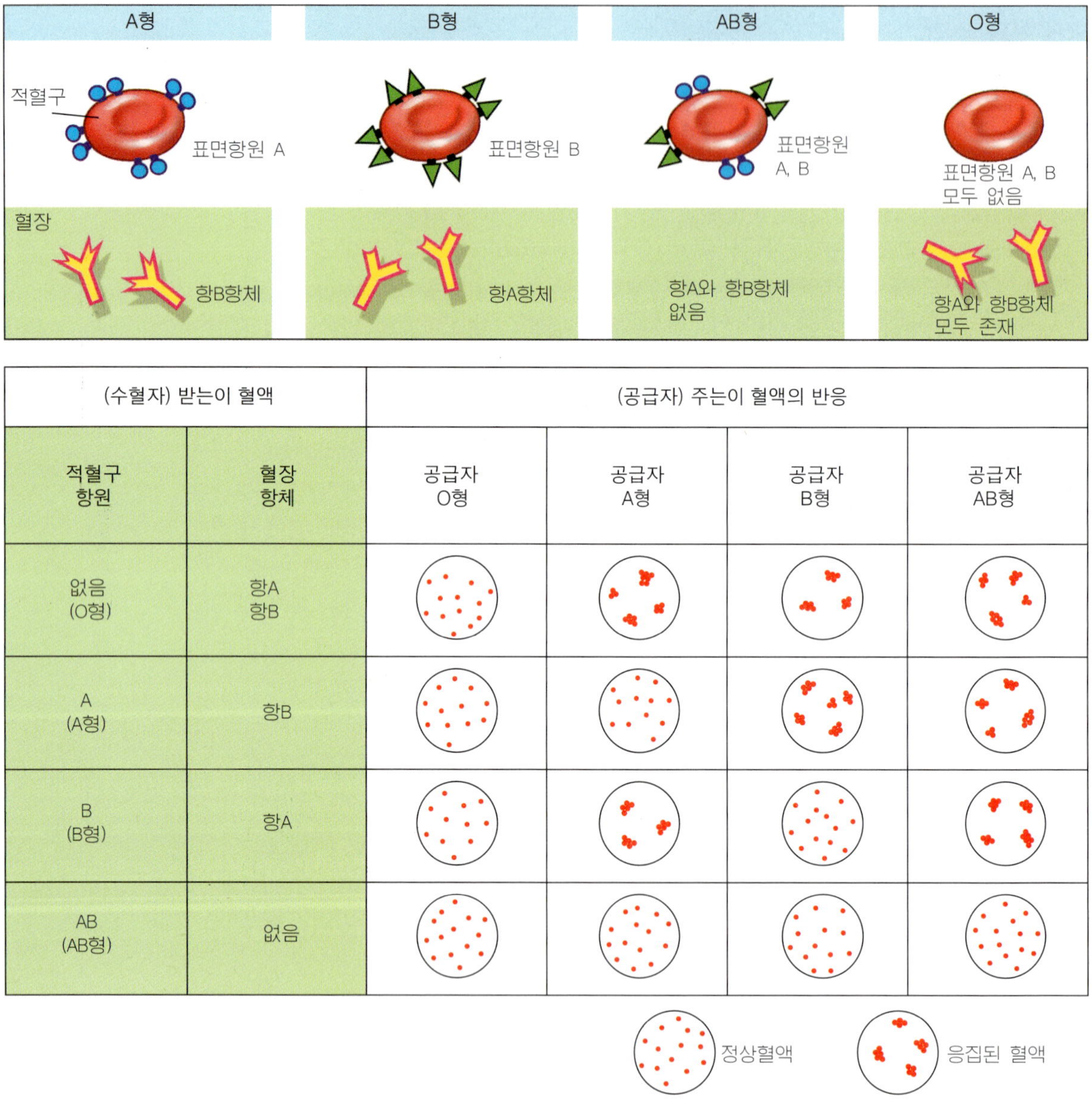

〈그림 12-9〉 혈액형 분류와 수혈자와 공급자와의 조합결과

놀라운 사실 AMAZING FACTS

코코넛 주스 수혈 및 인공 혈액 Coconut Juice Transfusions and Artificial Blood

제2차 세계대전 중 태평양 연안에서 실제 혈액이 부족할 때 코코넛 주스를 부상당한 군인에게 사용하여 혈액량을 증가시켰다는 일화적인 보고가 있다. 주스는 코코넛에서 직접 채취하여 정맥에 수혈했을 때 무균 상태였다고 한다. 현재 인공 혈액이나 혈액 대체제 개발에 대한 연구가 활발하게 진행되고 있다. 주요 목표는 특정 혈액형을 맞출 필요 없이 모든 사람에게 보편적으로 사용할 수 있는 혈액형을 개발하는 것이다. 또 다른 목표는 혈액 매개 질병이 없고, 빠르게 주입할 수 있고, 산소 운반 능력이 증가하여 유통기한이 연장된 대체물을 만드는 것이다. 일부 인공 혈액은 천연 혈액 성분을 화학적으로 변경 및 정제하여 만들어지며, 또한 일부 인공 혈액은 자연적으로 합성된다.

이것은 Rh양성 아버지와 Rh음성 어머니 사이에서 문제를 일으킨다. 만일 첫 번째 아기가 아버지의 Rh양성 혈액의 특성을 전달받는다면, 출생 시에 태반을 통해 태아의 혈액이 어머니의 혈액 속에 들어갔을 때 어머니의 혈액은 이를 이물질이나 침입자로 인식하게 되므로 항-Rh항체를 생성할 것이다. 첫 번째 아기는 괜찮으나 다른 아기를 임신하면 어머니의 항-Rh항체에 의해 그 아기는 공격을 받게 된다.

혈관: 혈관계통 BLOOD VESSELS: THE VASCULAR SYSTEM

지금까지 펌프와 혈액에 대해 알아보았고, 이제부터는 심장으로 돌아가서 혈액의 이동경로에 대해 알아보고자 한다.

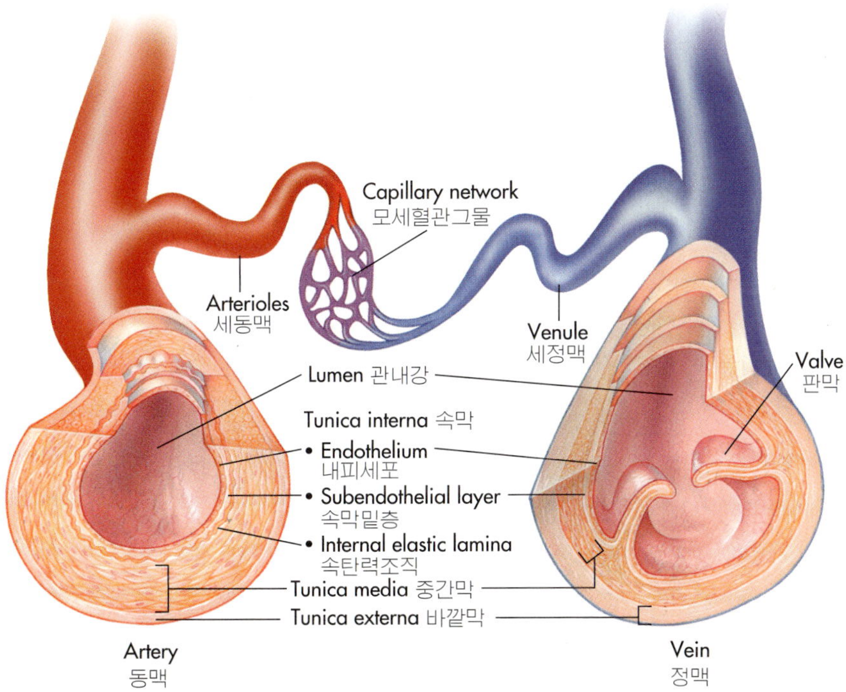

〈그림 12 – 10〉 혈관과 모세혈관 연접

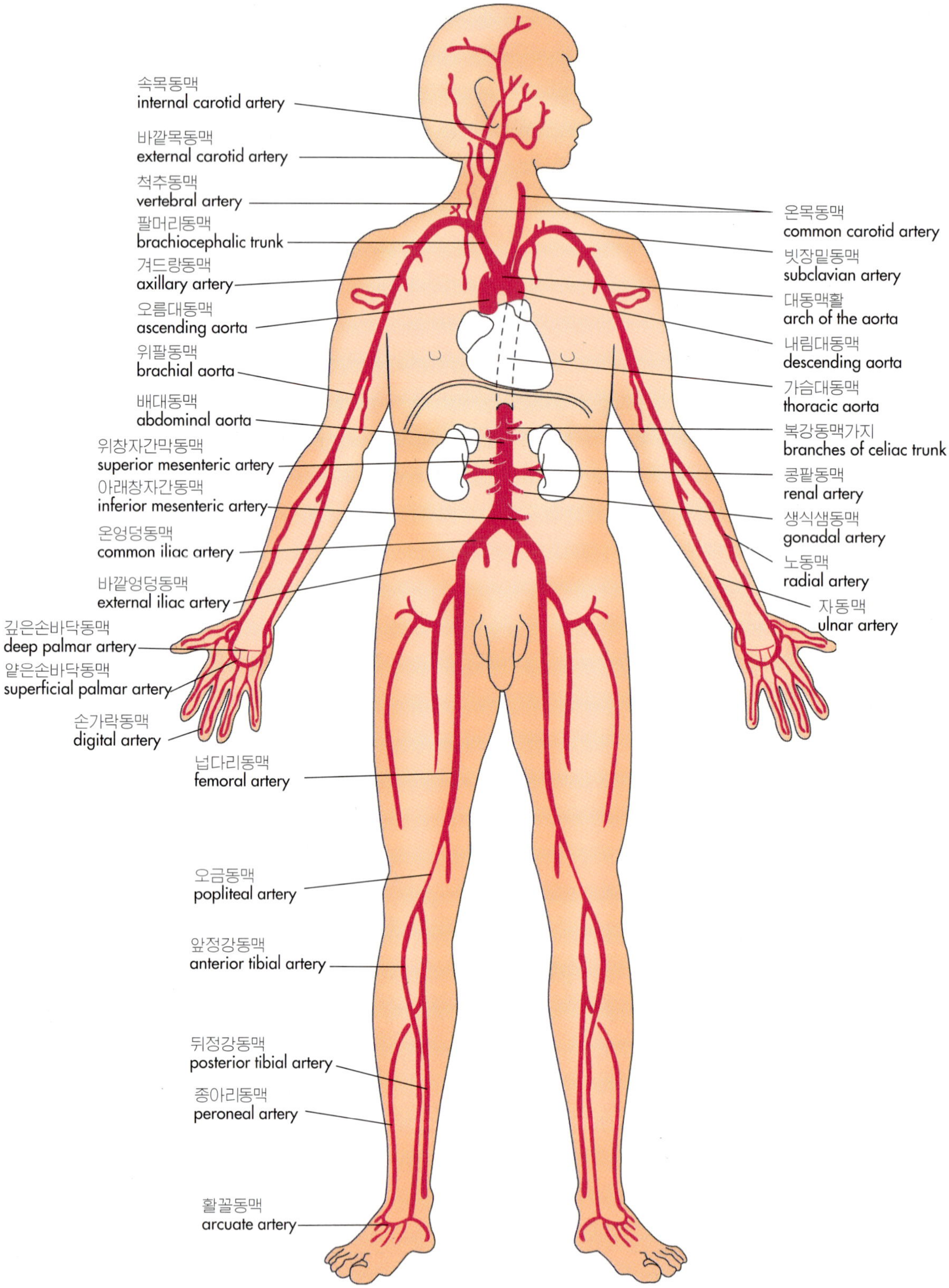

〈그림 12－11〉 인체의 동맥계통

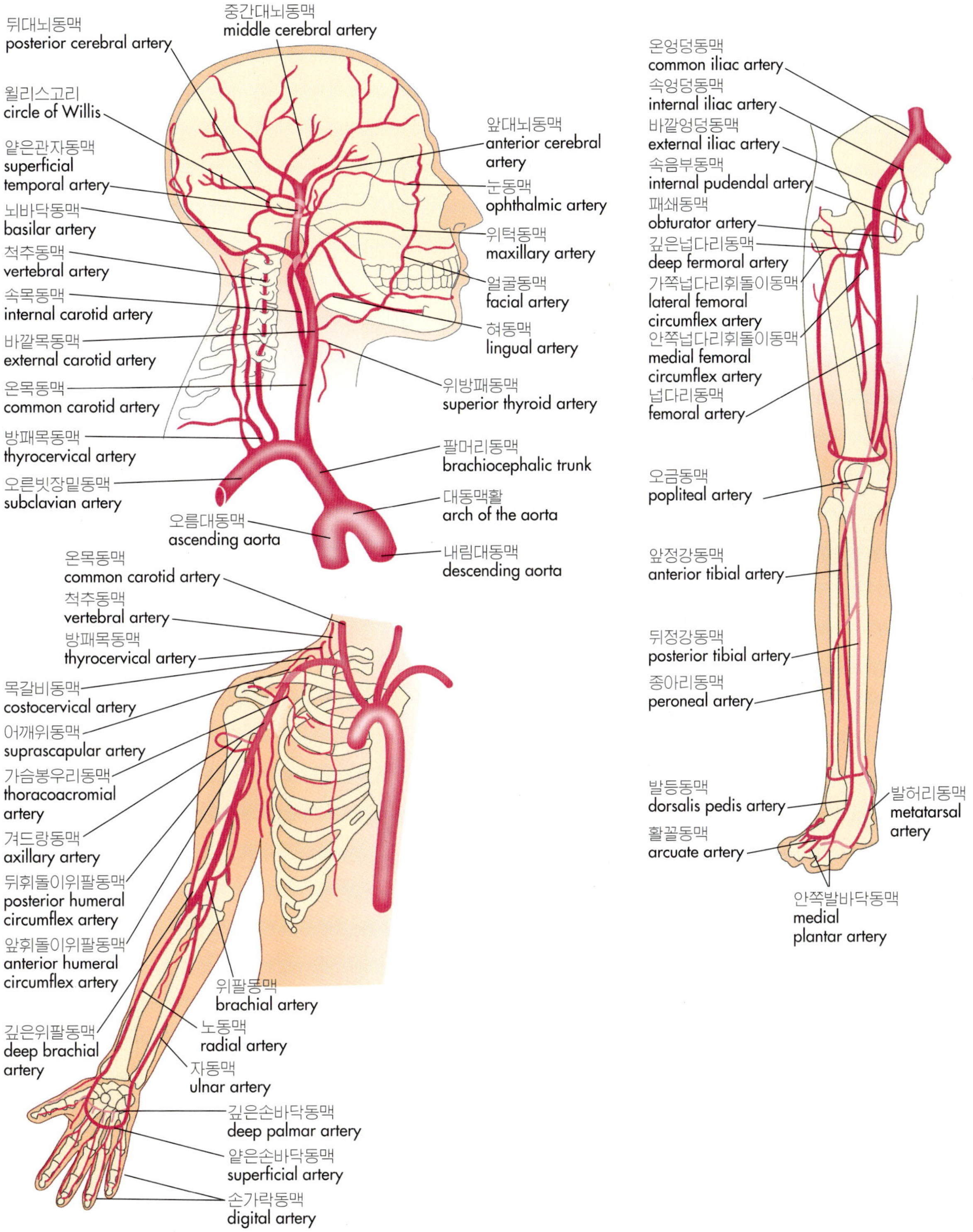

〈그림 12 – 12〉 동맥의 상세도

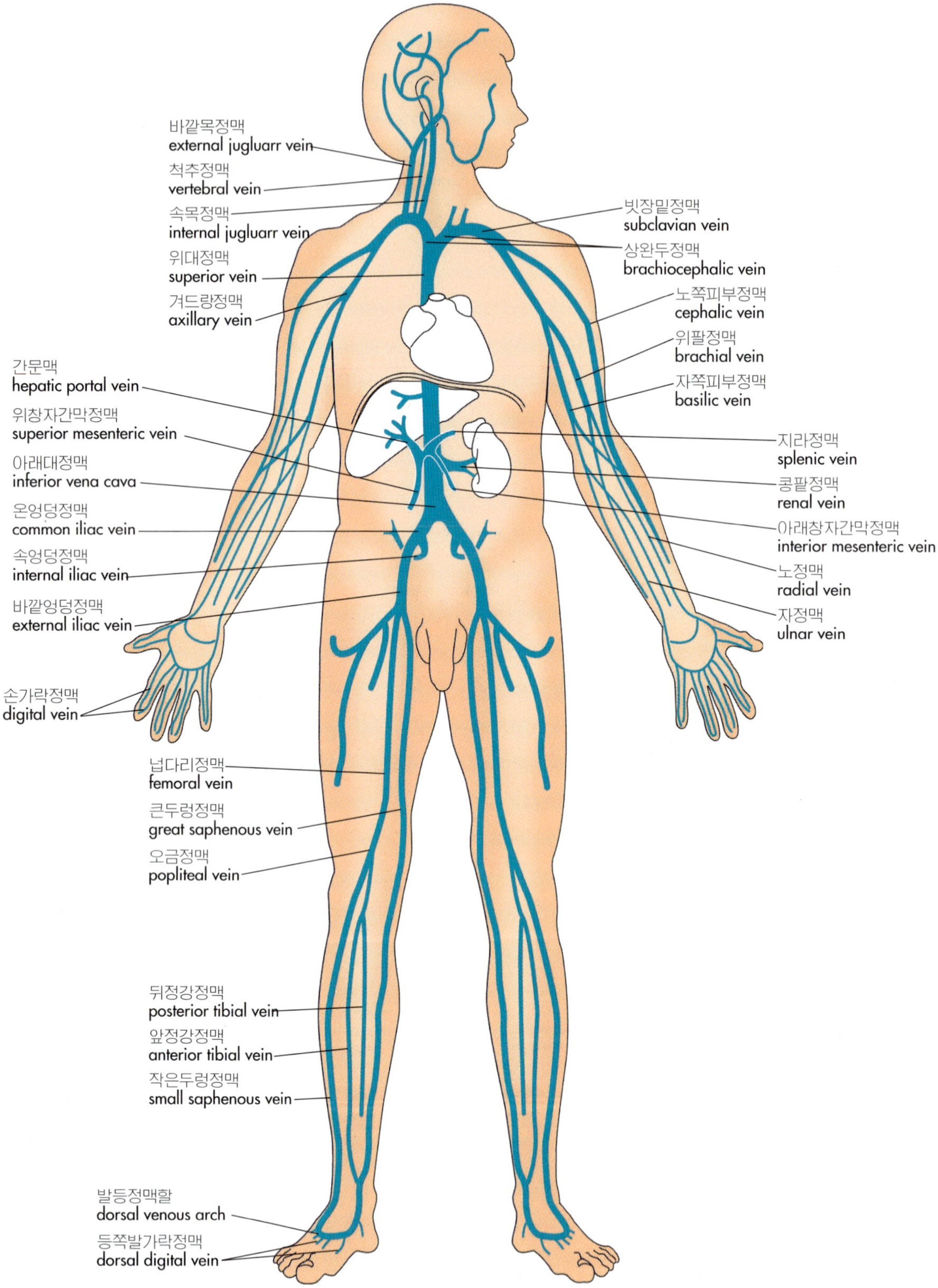

〈그림 12－13〉 인체의 정맥계통

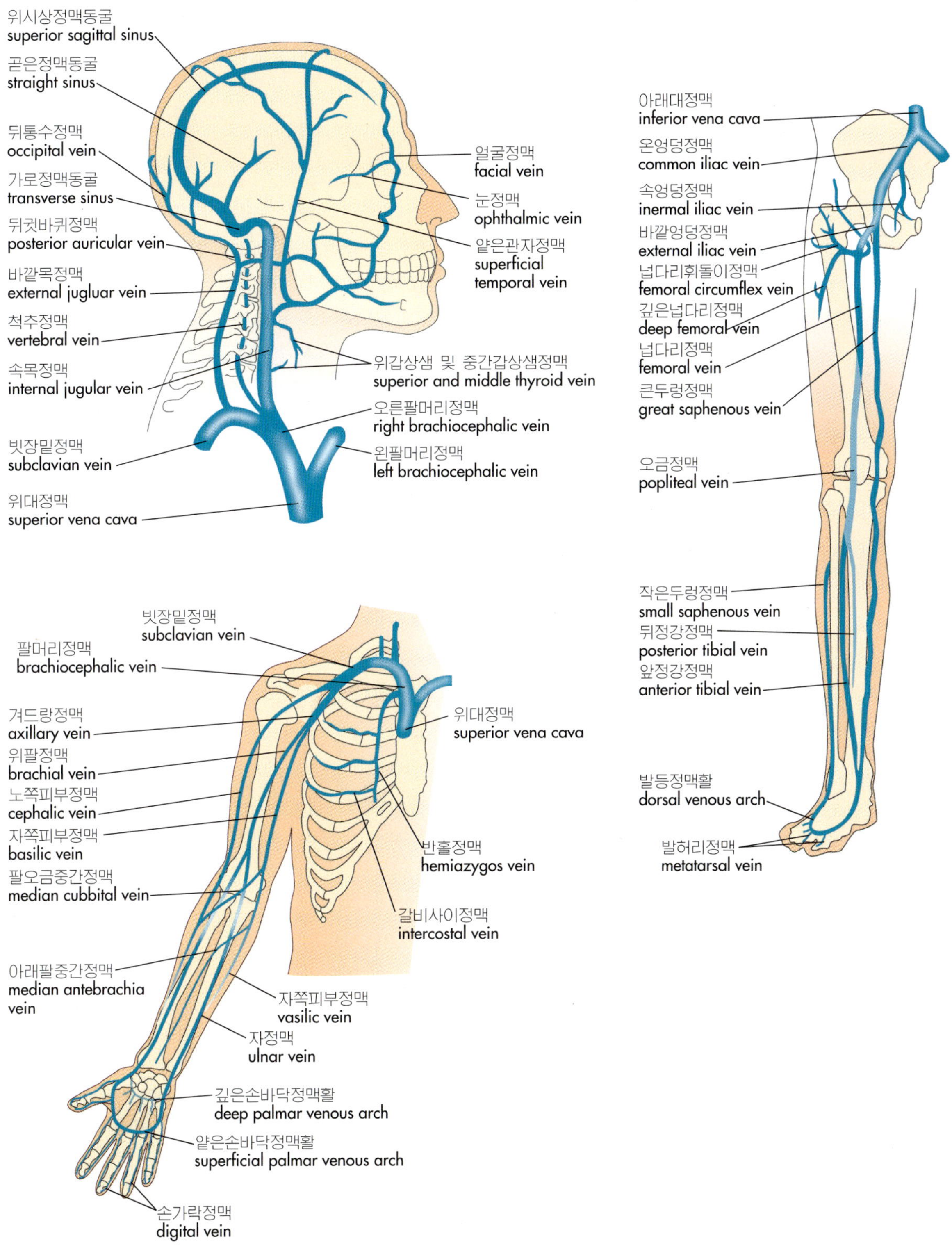

〈그림 12－14〉 정맥의 상세도

구조와 기능 Structure and Function

arterioles *(are TEE ree ohlz)*

혈액은 심장에서 대동맥을 통해 **동맥**(arteries)이라고 부르는 큰 혈관의 가지로 나오고, 동맥은 점점 작게 나뉘어서 온 몸으로 퍼져 나간다. 동맥에서 가장 작은 것은 **세동맥**(arterioles)으로 분류된다. 세동맥은 **모세혈관**(capillaries)으로 이어지고 조직에서는 모세혈관 다발(capillary bed)이 형성된다.

모세혈관 다발은 신선한 산소와 영양분을 세포에 공급하고 이산화탄소와 노폐물을 받아들인다. 모세혈관 다발로부터 혈액은 다시 심장으로 되돌아가기 위해 세정맥(venules)으로 흘러 들어간다. 세정맥은 정맥(veins)으로 합쳐지고 결국 위대정맥과 아래대정맥이라는 큰 정맥으로 합쳐져서 심장으로 들어온다.

tunica interna *(TOO nik ah in TERN ah)*

대부분의 혈관벽은 속막, 중간막, 바깥막의 3층으로 이루어져 있다. 〈그림 12-10〉을 보면 속막(tunica interna)은 가장 안쪽에 위치한 층으로 얇으며, 느슨한 결합조직 위에 편평상피세포(squamous epithelial cell)가 조밀하게 채워져 있는 것을 알 수 있다. 밀집된 상피세포는 편평한 표면을 형성하여 혈액이 쉽게 흐르도록 한다(그림 12-11, 12-12, 12-13, 12-14 참조).

중간층은 두꺼운 층으로 주로 민무늬근육과 탄력조직 및 교원질로 구성되어 있으며, **중간막**(tunica media)이라고 부른다. 이 층은 근육의 수축과 이완작용으로 혈관의 직경을 조절하는 층이다. 교감신경계통은 중간층에 작용하여 **혈관수축**(vasoconstrict: 혈관직경이 감소된 상태)과 **혈관확장**(vasodilate: 혈관직경이 증가된 상태)에 관여한다.

tunica externa *(TOO nik ah ex TERN ah)*

hemostasis *(HEE moh STAY sis)*

이러한 혈관직경의 변화는 혈압의 변화를 초래한다. 예를 들면, 수축은 혈압상승을 유도한다. 중간층의 겉층은 바깥막(tunica externa)이라고 하며, 혈관을 지지하고 보호하는 섬유조직으로 구성되어 있다. 혈관 구조의 차이는 기능에 따라 다르다. 동맥은 정맥보다 훨씬 두꺼운 벽을 가지고 있다. 앞서 말했듯이 동맥이 심장에 더 가깝고 더 높은 압력을 처리해야 하기 때문이다. 더 큰 동맥은 증가된 압력을 처리하는 데 도움이 되도록 중간 벽에 완전한 탄성 조직 시트인 탄성판을 포함한다. 정맥은 동맥보다 압력이 낮기 때문에 더 얇은 벽을 가질 수 있지만 내강으로 알려진 내부 구멍은 동맥보다 크다. 또한 신체의 더 큰 정맥, 특히 다리에는 혈액이 역류하는 것을 방지하는 판막이 있다. 정맥 쪽의 압력이 더 낮다는 것을 기억해야 한다. 신체가 정맥혈을 심장 쪽으로 이동시키는 데 도움을 주어야 하는 또 다른 방법은 뼈대근육을 사용하는 것이다. 정맥을 둘러싸고 있는 뼈대근육의 이완과 수축은 혈액을 심장 쪽으로 '착유(milk)'하는 데 도움이 된다.

임상적용 CLINICAL APPLICATION

혈압의 조절 REGULATION OF BLOOD PRESSURE

혈압은 혈관 직경(말초저항)과 심장(심장펌프)에 의해 방출되는 혈액의 양에 의해 조절되며, 심박출량은 심박동수와 1회 박출량에 의해 결정된다. 1회 박출량은 혈액량의 영향을 받으며, 체액량과 심박동수 및 말초저항의 증가는 혈압을 상승시킨다.

임상적용 CLINICAL APPLICATION

혈압측정 TAKING A BLOOD PRESSURE

중요한 진단검사에서 혈압(BP)은 혈압계와 청진기를 이용하여 측정된다. 먼저 〈그림 12-15〉에서 볼 수 있듯이 팔꿈치 위쪽으로 팽창가압대(커프)를 감싸고 공기를 넣어 팽창시킨다. 그러면 위팔동맥혈관이 압박되어 닫히게 된다. 청진기는 팔꿈치 근처의 위팔동맥 위에 놓는다. 고무주머니를 반복해서 압축시킴으로써 가압대(커프)가 팽창하도록 하면서 청진기로 소리를 계속 청취한다. 맥박소리가 들리지 않는 지점에서 대략 30mmHg까지 팽창시킨다.

측정기구는 가압대(커프)에 연결된 빈 관을 통해 수은이 차오를 때 압력을 측정하는 장비 외에도 둥근압력게이지와 디지털출력계가 있다. 이 모든 측정단위는 mmHg이다.

일단 맥박의 소리가 사라지면, 30mmHg을 더 올린다. 그 후 방출밸브를 서서히 열고 가압대(커프)의 공기를 빼면서 위팔동맥의 소리가 들리는 지점을 찾는다. 가압대(커프)의 압력이 심장수축 시의 압력 이하일 때, 심장에 의해 동맥으로 혈액이 밀려서 들어가는 소리를 들을 수 있다. 그 소리가 들리는 지점이 수축기 혈압의 최고치이며, 혈압 측정의 최대치이다.

가압대(커프) 압력이 감소하면, 맥박 소리가 점점 감소하면서 사라지는데, 이 지점에서 가압대(커프) 압력이 동맥의 압력과 동일하다. 이때 심장은 이완기로 접어들어서 혈압 측정의 최소 수치를 나타낸다.

120/80은 건강한 성인의 혈압수치이다. 최근 미국심장학회(American Heart Association, AHA) 지침에 따라 고혈압 전단계의 분류가 1기 고혈압으로 대체되었다.

〈표 12-1〉에서는 혈압의 평가로 다양한 값이 현재 BP(blood pressure) 평가의 정상 또는 높은 범위에 속한다.

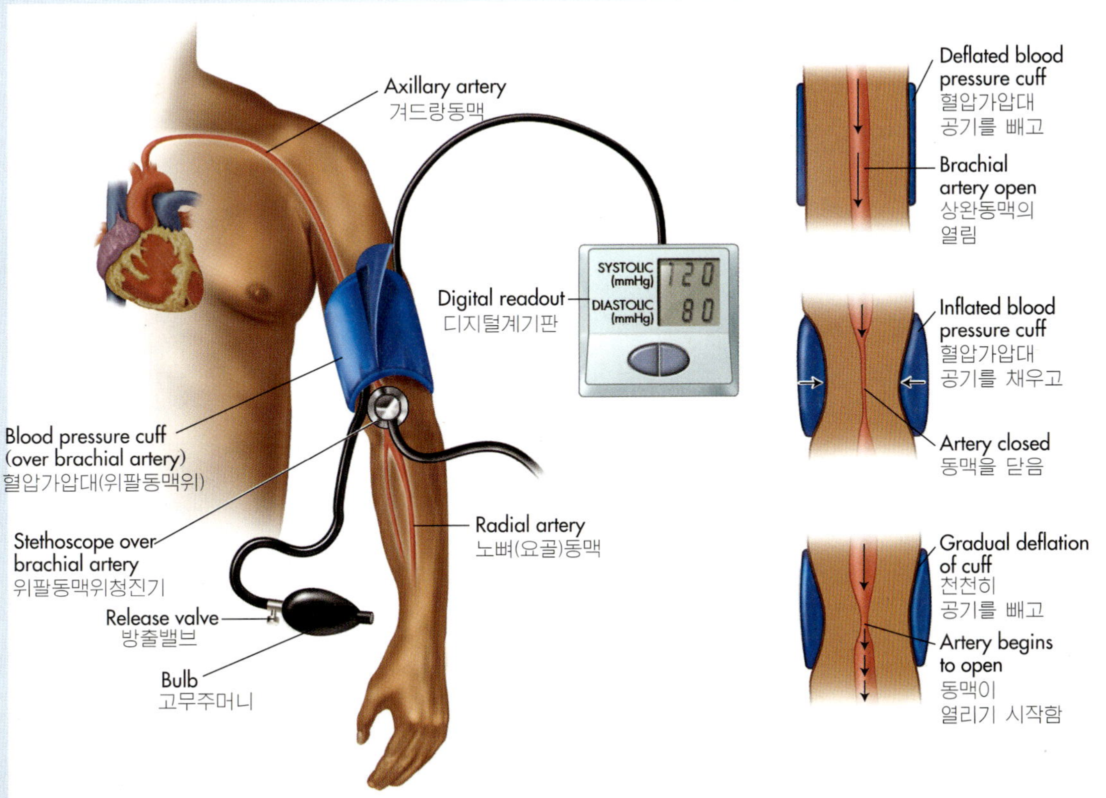

〈그림 12-15〉 혈압측정

〈표 12 – 1〉 혈압 분류

수축기, 이완기 혈액 압력(MM HG)	오래된 지침	새로운 2017 미국심장협회 지침
< 120 및 < 80	정상 혈압	정상 혈압
120–129 및 < 80	고혈압 전단계	상승된 혈압
130–139 또는 80–89	고혈압 전단계	1기 고혈압
140–159 또는 90–99 > 160 또는 > 100	1기 고혈압 2기 고혈압	2기 고혈압

모세혈관 The Capillaries

모세혈관(capillaries)은 속막으로만 이루어져 있으며, 직경은 0.008mm이다. 모세혈관벽은 조직세포에 영양분과 산소를 공급하고 조직세포로부터 노폐물과 이산화탄소를 받아들일 수 있다. 우리가 안정을 취할 때, 조직세포는 최소한 250 mL 산소를 필요로 하며 분당 200 mL의 이산화탄소를 배출한다.

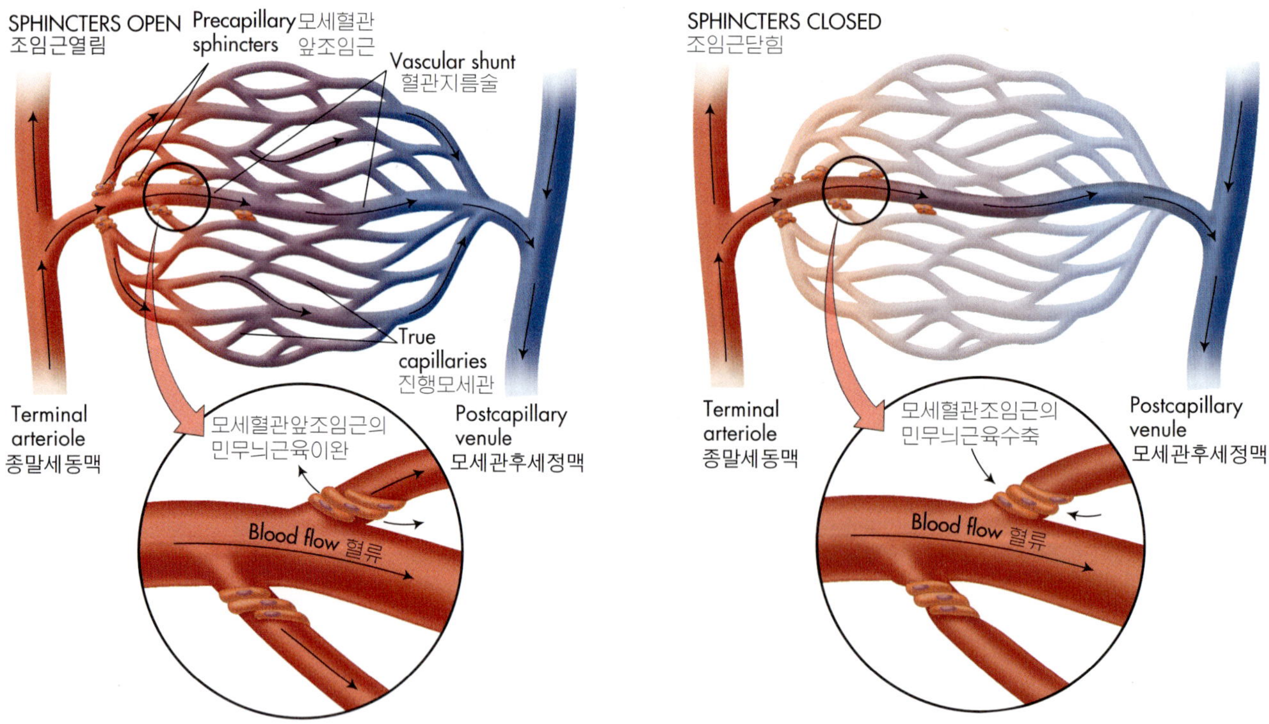

〈그림 12 – 16〉 모세혈관계통과 조임근

모세혈관다발(Capillary bed), 즉 모세혈관이 뭉쳐 있는 곳은 세동맥에서 정맥으로 연결하는 혈관단락(vascular shunt)과 조직세포와 실제로 물질교환이 이루어지는 **진성모세혈관**(true capillaries)으로 구분할 수 있다. 진성모세혈관은 혈관단락의 출입구와 같은 곳으로 생각할 수 있다.

모세혈관앞조임근(precapillary sphincters)은 혈액이 흐르도록 하거나 수축하여 혈액을 멈추게 한다. 혈액이 흐르게 할 때는 진성모세혈관과 조직세포에 혈액이 공급되며, 혈액을 멈추게 할 때는 진성모세혈관에만 혈액이 흐른다(그림 12–16).

혈액응고 Blood Clotting

심혈관계통은 폐쇄되고 압력화된 체계이다. 이 체계에 이상이 생기면 차가 고장났을 때 방열기에서 연기를 내뿜으며 가듯이, 혈관에 충분한 혈액이 공급되지 않으므로 우리 몸은 비정상적으로 작동할 것이다.

혈액에 있는 일부 물질은 몸에서 출혈이 생기면 응혈되어 출혈부위를 막아준다. 혈액의 기능장애 시의 **항상성**(지혈, hemostasis)은 〈그림 12–17〉을 참조한다.

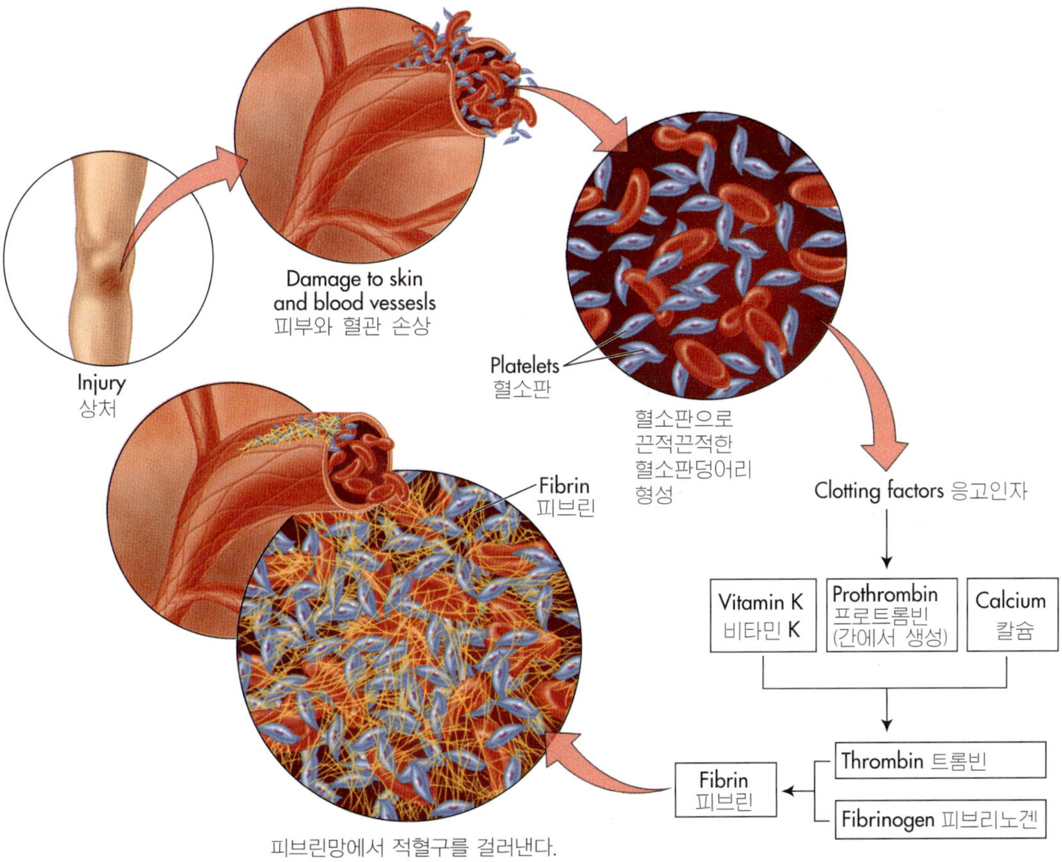

〈그림 12 – 17〉 응고과정

혈관의 가장 안에 있는 벽의 손상으로 교원섬유 아래까지 노출되면 혈액 속에 떠다니는 혈소판은 손상된 부분이나 거친 부분에 부착된다. 부착된 혈소판은 몇 종류의 화학물질을 방출하여 혈소판 플러그(platelet plug)를 형성하게 되고, 그곳으로 혈소판을 더 끌어들인다.

이 혈소판은 세로토닌(serotonin)을 분비하며, 특정 영역의 혈류를 감소시켜서 혈관 경련을 유발시킨다. 상처가 생기면 15초 이내에 실질적인 **혈액응고**(coagulation)가 시작된다. 칼슘이온의 도움과 11가지 다른 혈장 단백질(응고요소)에 의해 응고반응이 일어난다. 응고단백질 중 하나인 **프로트롬빈**(prothrombin)은 비타민 K의 도움으로 간에서 생산되며 **트롬빈**(thrombin)으로 전환된다.

prothrombin *(pro THROM bin)*
thrombin *(THROM bin)*
fibrinogen *(fye BRINN oh jenn)*

트롬빈은 혈액에 용해되는 **피브리노겐**(fibrinogen)으로 전환되며, 이것은 다시 불용성의 머리털과 같은 형태의 **피브린**(fibrin)으로 전환된다. 피브린은 상처부위에 붙어서 그물망 같은 것을 형성하며, 거기에 더 많은 혈액세포들과 혈소판들이 붙어서 3~6분 안에 응고가 시작된다.

이때부터 손상된 부위의 가장자리는 오그라들게 되며, 혈관도 함께 당겨진다. 이러한 기전으로 인해 상피조직은 가장자리에서부터 재생하여 완전히 회복된다.

임상적용 CLINICAL APPLICATION

응고의 요인 CLOTTING GONE BAD

응고의 연쇄적인 반응은 그 목적이 이뤄지거나 또는 심혈관계통을 통해 계속적으로 다른 응고가 일어난다면 멈춰야 하지만, 원하지 않는 시간에 응고가 발생하는 경우가 있다. 혈소판이 끈적끈적해지면서 혈관의 거친 면이나 부드러운 막에 응고된 형태를 혈전(thrombus)이라고 한다.

혈전이 관상(심장)동맥에 형성되면, 일부 또는 몸 전체의 혈류가 차단되거나 방해되어 심장발작을 초래하게 된다. 관상동맥이 막혀서 심장근육이 손상된 정도에 따라 그 심각성이 정의된다. 만약 혈액세포가 계속 부착된다면, 혈류가 완전히 차단될 것이다.

떠다니는 혈전을 색전(embolus)이라고 한다. 이 색전은 혈관을 좁혀서 혈류를 방해하지만, 부분적 또는 전체적으로 혈류를 완전 차단하기 전까지는 문제가 발생하지 않는다. 뇌색전은 뇌 안의 혈류에 영향을 미침으로써 발작을 야기시키며, 허파색전은 허파 부위에서 혈액이 머무르게 하여 혈액이 산소를 얻을 수 있는 능력에 영향을 미친다(13장에서도 언급될 것이다).

혈액의 응고성이 높아지면 혈액은 혈관을 통해 자유롭게 순환하지 못한다. 즉, 누워만 있는 사람이나 오랫동안 비행기 · 차 · 버스를 탄 사람, 그리고 장시간 동안 거동하지 못하는 사람 등은 쉽게 혈전이 형성된다. 또한 흡연여성, 피임약 복용자, 화학요법 치료환자 등도 혈전 형성의 위험성이 일반인보다 높다.

혈액응고를 예방하기 위해서는 항응고제의 역할을 하는 아스피린이나 헤파린을 사용하며, 이미 혈전이 약물과 같은 '응고 제거제(clot buster)'를 형성하면 적절한 혈류를 회복하기 위해 알테플라제(alteplase)를 투여한다.

임상적용 CLINICAL APPLICATION

삼투압과 정수압; 위대한 균형잡기 행동

순환계통이 압력을 받고 모세혈관 벽이 반투과성이라는 사실임에도 왜 혈액이 지속적으로 새어나오지 않는지? 타박상과 같은 부상으로 인해 부어오른 조직이 마침내 '아래로 내려가는지' 궁금해 한 적이 있는가? 이것은 일반적으로 정수압과 삼투압 사이의 놀라운 균형작용의 결과이다. 정수압은 혈액의 액체 부분이 혈관의 내벽을 통해 주변 조직으로 액체를 '밀어내려고' 혈관 내벽에 가하는 힘이다. 일반적으로 10~15 mm Hg의 정수압은 체액을 모세혈관에서 주변 조직으로 밀어내는 경향이 있다.

이 '미는' 힘에 대응하기 위해 혈관벽을 통과하기에는 너무 큰 혈액의 혈장 단백질(알부민 및 글로불린 입자)은 콜로이드 삼투압(종양성 압력이라고도 함)을 생성한다. 일반적으로 25~30 mm Hg인 이 '당기는' 힘은 정수압보다 더 큰 힘이기 때문에 조직에서 혈관으로 체액을 다시 끌어들이는 경향이 있다. 정수압이 종양(oncotic) 압력보다 클 때마다 체액(hydrostatic)이 '누출'되고, 종양의 압력이 정수압보다 클 때마다 체액은 혈관으로 다시 유입된다.

심혈관계통의 일반적인 질환
COMMON DISORDERS OF THE CARDIOVASCULAR SYSTEM

심혈관계통과 관련된 질환에는 심장문제와 혈관문제 및 혈액문제가 있다.

심장문제 Pump Problems

지금까지는 건강한 심장이 어떻게 작동하는지에 대해 살펴보았다. 흔히 심장의 펌프가 얼마나 효율적으로 작동하는지가 심장에 영향을 준다. 심장은 왼·오른쪽 2개의 펌프체계가 있으며, 한쪽 펌프가 손상을 받는다고 해서 다른 쪽도 항상 손상을 받는 것은 아니다.

먼저 오른심장을 보자. **허파심장증**(cor pulmonale)은 오른심장의 펌프가 효율적으로 작동하지 않아서 혈액을 충분히 이동시키지 못하는 것으로, 심각한 상태를 초래한다. 이는 심장근육의 활동이 어려워짐에 따라 작동도 점점 어려워지는 것이다. 운동을 할 때 심장근육이 커지는데, 이 경우에 오른심장근육이 너무 커지면 더 이상 효율적으로 작동하지 못하며, 혈액 분출도 원활하지 못하게 된다.

적혈구증가증과 같은 질환에서도 혈액이 끈끈해지면서 펌프작동을 어렵게 만들면, 결국 허파혈관이 위축되어 혈액 공급이 어렵게 됨으로써 심장근육의 활동을 어렵게 만든다. 이로 인해 만성폐쇄성허파질환 환자의 85% 정도가 허파심장증을 앓게 된다.

울혈성 심장부전(congestive heart failure)은 생명을 위협할 수 있는 질환으로, 왼 · 오른심장에 영향을 미칠 수 있다. 심한 경우에는 혈관들이 허파순환과 전신순환에 의해 발생되는 압력을 견디지 못하여 혈관에서 체액이 누출된다.

오른쪽 울혈성 심장부전에서는 왼심장은 정상적으로 작동하므로 왼심장의 펌프 작용으로 혈액은 전신을 순환하고 다시 오른심장으로 들어오지만, 되돌아온 혈액이 허파 쪽으로 완전히 이동하지 못하여 혈액이 역류하게 된다.

cor pulmonale
(KOR pull moh NAH lee)

이때 혈관들은 유동적으로 여분의 혈액을 받아들이기 위해 약간 확장될 수 있는데, 목정맥이 부풀어 있다는 것은 허파심장증(cor pulmonale)을 나타내는 징후가 된다. 또한, 특정 장기가 혈액을 보유하여 커질 수 있는데, 간이나 지라의 비대도 허파심장증의 징후이다.

말초조직도 체액을 보유하여 발목과 발 및 손의 부종을 초래할 수 있는데, 이것은 오른쪽 심장부전(right side heart failure)을 나타내는 징후가 된다.

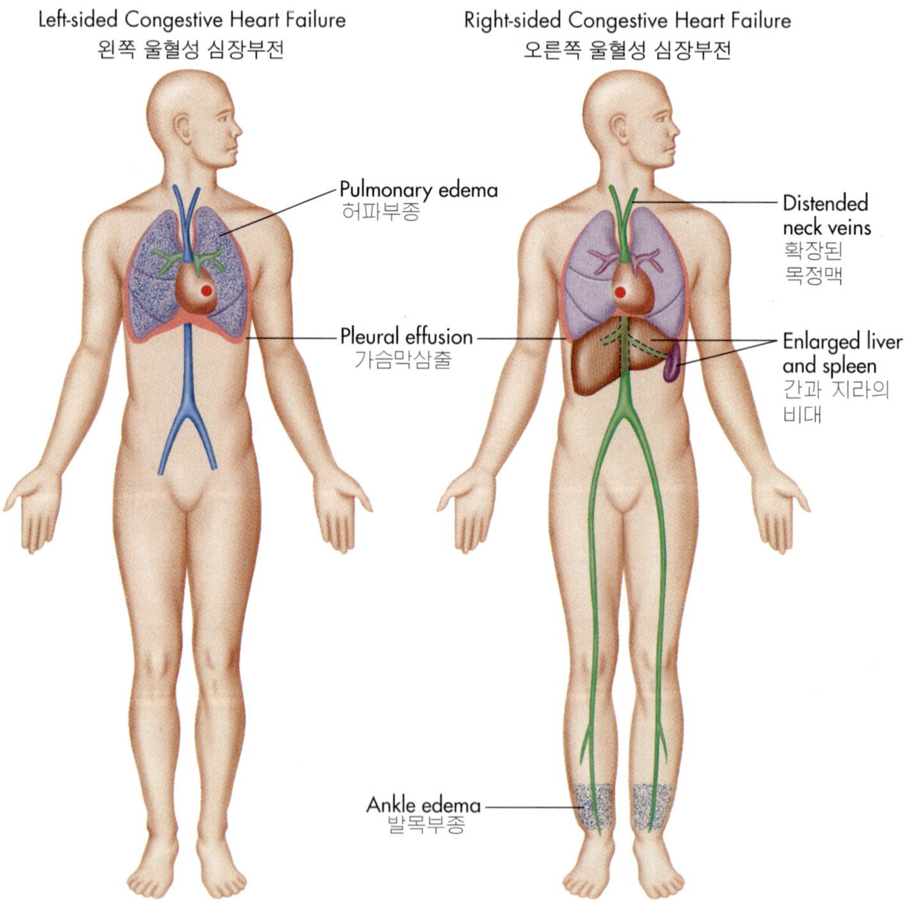

〈그림 12 – 18〉 왼쪽과 오른쪽의 심장부전

왼쪽 울혈성 심장부전에서는, 오른심장은 건강하게 작동하여 허파순환을 한 혈액이 왼심장으로 들어온다. 그런데 왼심장에 되돌아온 혈액을 다 보유하지 못하므로 허파 쪽으로 혈액이 역류되어 허파 혈관의 압력이 높아짐으로써 체액이 혈관에서 허파조직으로 누출된다. 체액이 허파에 있게 되면 허파부종(pulmonary edema)이 발생하여 호흡을 어렵게 만든다(그림 12–18 참조).

때때로 심장판막에 이상이 있을 때 심장이 수축한다면, 방(chamber)이 완전히 차단되지 못하는 경우가 발생된다. 이러한 심장판막 이상으로 인한 질환에는 **판막부전**(valvular insufficiency: 판막의 기능이 완전하지 못해서 심장이 수축할 때, 혈액이 다른 방으로 역행하는 경우)과 **판막협착**(stenotic: 판막이 좁아져 혈액이 충분히 흐르지 못하는 경우)이 있다.

이 두 가지 경우의 문제점은 손상된 심장판막 주변에서 혈액의 응고성이 증가된다는 것이다. 또한 응고물질들이 떨어져 나와서 혈액을 타고 흐르다가 다른 장기로 가서 허파색전(pulmonary embolus)이나 뇌졸중(stroke)을 초래할 수 있다.

다음으로는 꼭지근육(papillary muscles)이라는 특수한 근육에 올 수 있는 문제점을 알아보자. 꼭지근육은 판막 아래에 붙어 있는 근육으로 심실이 수축할 때에 판막이 심방 쪽으로 펄럭이지 못하도록 아래에서 수축하여 잡아당기는 역할을 하는데, 꼭지근육부전은 수축이 적절하지 못해서 혈액이 역행하게 만든다.

혈관문제 Vessel Problems

혈관에서 발생되는 문제는 연령과 관련이 많다. **동맥경화증**(arteriosclerosis)은 동맥이 딱딱해지는 것으로, 혈관의 속막이 두꺼워지면서 유연성이 저하되고 쉽게 파열되는 경향이 있다. 이렇게 혈관의 유연성이 떨어지면, 증가된 혈압을 수용할 수 없으므로 고혈압이 되기 쉽다.

arteriosclerosis *(are TEE ree oh skleh ROH sis)*
sclerosis = 경화
atherosclerosis *(are er oh skleh ROH sis)*
athero 지방질이나 죽 같은
sclero = 경도

정상적인 혈관은 민무늬근육을 가지고 있으므로 혈류의 저항을 감소시킴으로써 혈액의 흐름을 촉진시킨다.

반면에 **죽상경화증**(atherosclerosis)은 혈관 안에 지방이 축적되어 혈관 전체나 일부를 막음으로써 생명에 위협을 주는 상태이다. 지방물질들이 쌓여 **플라크**(plaque)를 만드는데, 이 지방물질들은 대개 **콜레스테롤**(cholesterol)이다.

일반적으로 대부분의 혈관들은 죽상경화에 민감하나, 특히 대동맥이나 심장동맥은 더욱 민감하며 뇌동맥도 영향을 받는다(그림 12–19 참조). 유전은 동맥경화증(arteriosclerosis)의 한 요인인 것으로 보이며, 동맥경화증 역시 당뇨병(diabetes)의 흔한 합병증이다. 많은 의료 전문가들이 당뇨병을 심혈관 질환으로 분류해야 한다고 생각하는 것이 흥미롭다. 식이요법과 생활 방식도 일부 사람들을 죽상동맥경화증에 걸리게 하는 경향이 있는 것으로 보고 있다.

심장동맥의 혈류가 차단되어 심근에 산소가 충분하게 공급되지 못하면, 심장근육의 조직들이 죽게 되어 **심근경색**(myocadial infarct, MI)이나 심장발작을 초래한다.

infarct *(in FARKT)*

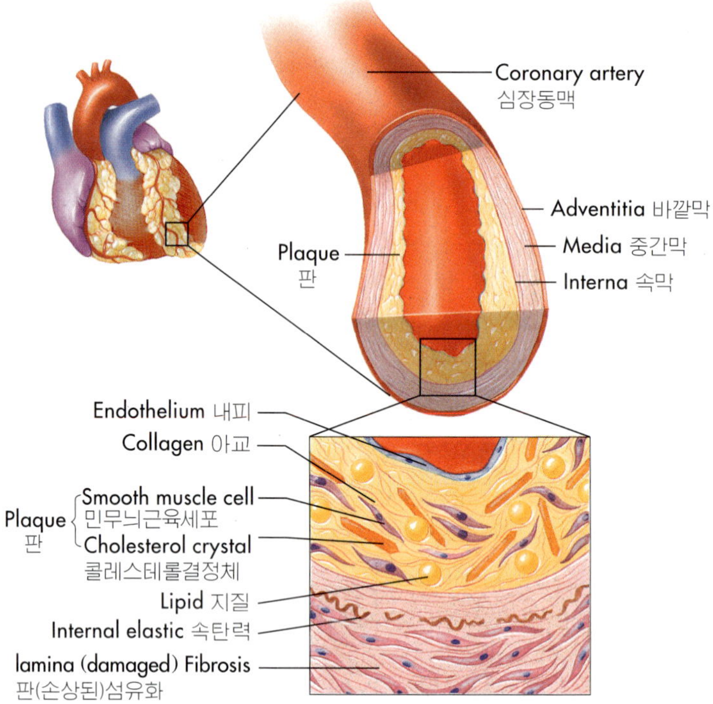

〈그림 12 – 19〉 죽상 동맥경화증

임상적용 CLINICAL APPLICATION

심장발작 HEART ATTACKS

심장발작은 혈액이 심장동맥, 심장조직으로 충분히 공급되지 않을 때에 발생한다. 이는, 주로 동맥 내부에 형성된 혈전이 혈류를 감소시키거나 혈관을 폐색하여 발생한다.

혈전생성과 혈관폐쇄는 다른 상황이다. 만약 감소된 혈류로 인해 심장조직이 손상되면, 이는 심근경색증(Myocardial infarction, MI)이다. 그 예로서 심장발작이 극심한 통증을 일으켜 환자가 가슴 부위를 움켜쥐며 쓰러지는 경우를 생각해 볼 수 있다. 하지만 대부분의 심장발작은 천천히, 그리고 통증이 없거나 매우 약하게 시작되어(조용한 심근경색, silent MI) 몇 시간이나 며칠 혹은 몇 주 후에 매우 경미한 증상으로 진행된다.

심근경색의 증상은 가슴 중앙부위의 통증, 가슴의 압박감, 불명확한 불편감, 왼쪽 어깨 또는 어깨뼈 · 목 · 턱(치통과 유사)의 통증, 왼쪽 팔로 퍼지는 방사통, 메스꺼움, 속쓰림, 허약감, 끈적거리며 땀이 나는 느낌 등이다. 호흡이 짧아지거나 혹은 어지럼증 또한 경고증상이 될 수 있다. 여성들은 종종 왼쪽 어깨뼈와 턱의 통증과 같은 '비전형적인' 증상을 호소하는데, 이러한 증상들을 심장발작 진단에서 놓치면 때때로 비극적인 결과를 가져오기도 한다.

또 다른 큰 문제점은, 환자들이 이를 소화불량이나 과식 및 쓸개의 문제 또는 근육통과 같은 다른 문제로 생각하여 심장발작 치료에 중요한 시간을 허비하는 것이다. 실제로 첫 번째 발작은 대단히 심각한 심장손상을 가져온다. 만약 심장발작이 의심되면, 즉시 119를 불러야 한다.

심장발작을 경험한 환자에게 아스피린을 투여해야 한다는 연구 결과도 참조해볼 만하다. 아스피린의 항응고작용은 심장 동맥관의 혈류를 유지하는 데 도움을 주고, 심장근육의 손상을 많이 감소시켜 준다. 대부분의 심장발작은 신속하고 즉각적으로 치료하면 생존율을 높일 수 있다.

또한 뇌의 혈류가 방해를 받으면 **뇌졸중**(cerebral vascular accident, CVA)이나 뇌혈관발작이 발생할 수 있다. 조직에 혈류 공급이 감소되면 조직은 손상을 입게 되고, **허혈상태**(ischemia)로 진행된다.

ischemia *(iss KEE mee ah)*

동맥은 심장박동에 의해 발생되는 압력을 견딜 수 있도록 구성되어 있다. 그러나 혈관이 원상태를 계속 유지할 수는 없다. **동맥류**(aneurysm)는 혈관의 약해진 부위에 생기는 것으로, 선천적 결함이나 질환 및 상해에 의해 야기된다.

aneurysm *(AN yoo rizem)*

경고증상 없이 발생하는 배동맥류(abdominal aneurysm)는 가족력으로 나타날 수 있다. 동맥류가 파열될 정도로 커지면 출혈을 초래하므로 위험하다. 동맥류는 X-선 · 초음파 · 외과적 적용 등으로 확인할 수 있으며, 조기발견이 중요하다.

혈액문제 Blood Problems

속발성 다혈구증가증(secondary polycythemia)은 산소가 만성적으로 낮은 수준인 허파질환이나 고산지대 생활로 인해 발생하며, 우리 몸에 필요한 산소를 운반하기 위해 적혈구의 양이 정상보다 더 많아지는 것이다. 원발성 다혈구증가증은 골수암에 의해 주로 발생한다.

빈혈(anemia)은 적혈구의 수가 정상보다 적거나, 헤모글로빈이 결핍된 상태를 말한다. 빈혈은 골수기능장애나 철(Fe) · 영양결핍 및 부적절한 적혈구로 인해 발생한다. 빈혈의 증상은 아래와 같다.

- 창백한 피부
- 창백한 점막과 거친 손톱
- 피로와 근허약
- 짧은 호흡
- 심장에 충분한 산소가 공급되지 않아서 생기는 가슴통증

낫적혈구성빈혈(sickle cell anemia)은 유전되며, 적혈구와 헤모글로빈 분자가 적절하지 못해서 적혈구가 낫 모양이나 초승달 모양이 된다. 이로 인해 쉽게 파괴되는 경향(용혈)이 생긴다.

적혈구가 파괴됨에 따라 인체에서는 더 많은 적혈구를 생산하고자 자극하지만, 생산율에 비해 혈액세포가 충분히 성숙하지 못한다. 파괴된 혈액세포들은 뭉쳐져서 작은 혈관을 방해하고, 이 방해된 혈관은 다시 끈끈해진 혈액과 결합되어 응집력을 증가시키므로 결국에 산소를 운반하는 기능이 손상된다.

백혈구와 관련된 문제점도 있다. **백혈병**(leukemia)은 주로 골수암에 의한 것으로, 백혈구의 수가 정상보다 많은 것을 의미한다. 백혈구가 많으면 좋을 것이라고 생각할지 모르겠지만, 문제는 그 백혈구가 미성숙하여 감염으로부터 인체를 보호하지 못한다는 것이다.

백혈구증가증(leukocytosis) 또한 비정상적으로 백혈구가 많은 것으로 주로 감염에 의해 유발된다. **백혈구감소증**(leukopenia)은 백혈구가 정상보다 적은 것을 말하며, 코티코스테로이드나 항암제와 같은 약물로 인해 백혈구의 생산이 억제되어 유발된다.

hemophilia
(HEE moh FILL ee ah)

thrombocytopenia
(THROM boh SIGH toh PEE nee ah)

때때로 응고기전에 문제가 생기는 질환도 있다. **혈우병**(hemophilia)은 유전으로 인해 혈액응고작용이 지연되거나 억제된 상태를 의미한다. 간기능 부전, 비타민 K 결핍과 방사선 노출, 골수암 등에 의해 발생되는 **혈소판감소증**(thrombocytopenia)은 순환하는 혈소판이 정상보다 적은 것으로 혈소판의 수가 충분하지 못해 출혈이 나타나기도 한다.

림프 연접 THE LYMPHATIC CONNECTION

림프계통은 심혈관계통과 연관이 있다(그림 12-20). 림프관계통은 심혈관계통과 상호 작용하며 다음과 같은 세 가지의 중요한 역할을 한다.

- 조직액을 정맥 쪽으로 돌아오게 하여 체액균형 유지를 돕는 역할을 한다.
- 순환계통으로 직접 들어가지 못하는 영양분과 호르몬을 운반하고, 조직에서 생성된 노폐물을 제거하는 것을 돕는다.
- 림프구를 이용하여 질병과 감염을 예방한다.

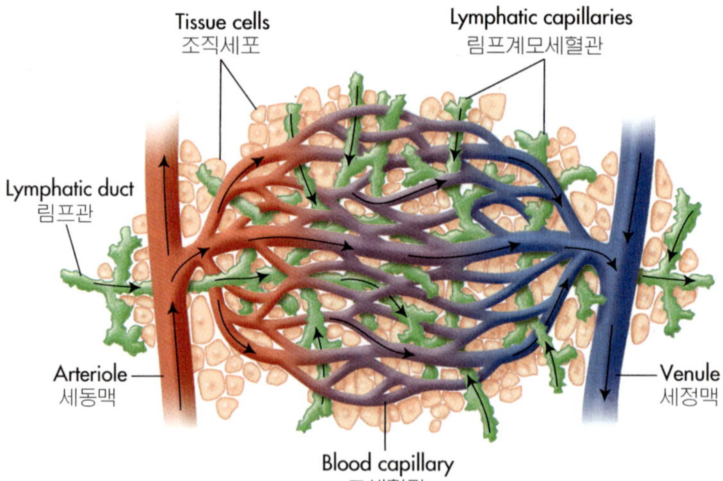

〈그림 12-20〉 림프계통과 심혈관계통의 연관성

요약 SUMMARY

Points of Interest

- **심혈관계통**은 차의 엔진처럼 폐쇄된 상태에서 압력을 받는 시스템이다.
- 강과 운하처럼 심혈관계통은 산소, 호르몬, 영양분, 세포의 대사과정 중에 생성된 노폐물을 수송하여 제거한다.
- 심혈관계통은 적절한 체액균형 유지를 돕고 체온조절을 보조한다.
- 심혈관계통은 감염으로부터 우리 몸을 보호하는 역할을 한다.
- **심장**은 혈액 이동을 위해 실질적으로 두 종류의 펌프를 작동시키는 장기이다.
- **오른심장의 펌프**는 전신으로부터 모인 혈액을 허파로 운반하여 산소와 이산화탄소를 교환할 수 있도록 한다.
- **왼심장의 펌프**는 조직이나 세포가 건강하게 유지될 수 있도록 신선한 산소가 풍부한 혈액을 몸 쪽으로 분출시킨다.
- **동맥**은 몸 구석구석까지 혈액을 운반한다.
- **정맥**은 심장으로 혈액을 운반한다.
- **모세혈관**은 단일세포의 막을 지닌 혈관이며, 조직으로 영양분과 산소를 이동시킨다.
- **얇은 모세혈관 벽**은 세포의 대사과정 중에 발생하는 노폐물을 제거하도록 한다.
- **혈액의 주요 구성성분**은 혈장, 적혈구(산소 운반), 백혈구(감염으로부터 보호), 혈소판(혈액의 응고를 도움)이다.

사례연구 CASE STUDY

55세 남성환자가 지난 며칠 동안 애매한 가슴통증을 호소하며 응급실에 내원하였다. 환자의 과거 병력은 다음과 같이 나타났다. 15세 이후부터 하루에 두 갑씩 담배를 피웠으며, 신장 170cm에 몸무게 108kg으로 현재 독신이다. 끼니는 자주 거르고, 쿠키 · 스낵류 · 다이어트 콜라를 자주 섭취하며, 앉아 지내는 생활을 하고 있다. 짧은 호흡을 경감시키기 위해 산소호흡기를 매일 사용하며, 가끔 가슴 통증을 호소한다.

a. 위와 같은 사실로 봐서 이 경우에 진행되는 병은 무엇이라고 생각하는가?

b. 일단 환자의 상태가 안정되면, 어떤 퇴원 교육과 생활 방식의 변화를 제안하겠는가?

Review Questions

Multiple Choice

1. 오른심방(right atrium)과 오른심실(right ventricle) 사이의 밸브는 무엇인가?
   a. 동방
   b. 이첨판
   c. 삼첨판
   d. 반월판

2. 심실수축기 동안 닫혀있는 밸브는 무엇인가?
   a. 동방
   b. 방실
   c. 반월판
   d. 역행 심실

3. 심박출량(cardiac output)이 증가할 때 혈압은 어떻게 되는가?
   a. 상승한다.
   b. 감소한다.
   c. 내려갔다가 올라간다.
   d. 변화가 없다.

4. 심실이 탈분극(depolarization)하는 동안 EKG의 어떤파가 발생하는가?
   a. P b. QRS
   c. PDQ d. T

5. 전기자극은 방실결절(AV node)을 지난 후에 어디로 이동하는가?
   a. 푸르키니예 섬유
   b. 좌측 다발가지
   c. 방실 다발
   d. 굴심방결절

6. ECG의 어느 부분에서 심실이 이완되는가?
   a. PR b. T
   c. QRS d. PT

7. 심장마비가 심실사이막(interventricular septum)을 손상한다면 전도시스템의 어떤 부분이 손상될 수 있는가?
   a. 굴심방결절
   b. 푸르키니예 섬유
   c. 방실다발가지
   d. 위의 모두 해당

8. 감염은 일반적으로 어떤 구성요소의 숫자가 증가하는가?
   a. 적혈구 b. 백혈구
   c. 혈소판 d. 항체

Fill in the Blank

1. 혈액의 3가지 주요 기능을 나열하라.

____

____

____

2. 조직이 손상되어 심장근육에 혈액의 흐름이 감소되는 ______________ 상태를 야기한다.

3. 모세혈관다발(capillary bed)을 통해 바로 흐르는 민무늬근육의 구성구조는 ______________라고 불린다.

4. ______________는 혈액의 적절한 응고에 필요한 중요한 비타민이다.

5. ______________________________은 심실사이의 분리 벽에 사용되는 용어이다.

6. 방실결절(AV node)의 손상은 심장박동(맥박)을 (증가 또는 __________) 시킨다.

7. 젊은 남자가 위에서 떨어지다가 창문에 손을 넣어 잡았다. 그는 피를 많이 흘리고 있다. 자신의 혈압을 유지하기 위해 그의 심방박동은 (__________ 또는 감소) 한다.

8. 고지대는 경쟁우위의 선수들에게 ______________가 증가되는 원인이 되기 때문에 지구력이 요구되는 운동선수들은 고지대에서 생활하고 훈련을 한다.

[해답] Multiple Choice

1. c **2.** b **3.** a **4.** b **5.** c **6.** b **7.** c **8.** b

Fill in the Blank

1. ① 노폐물과 이산화탄소를 제거하기 위해 인체 각 세포로 산소를 운반한다.
② 항상성 유지
③ 감염으로부터 인체를 보호

2. 허혈(ischemia) **3.** 모세혈관(capillaries) **4.** 비타민 K

5. 심실사이막(interventricular septum) **6.** 감소 **7.** 증가

8. 혈색소(hemoglobin)

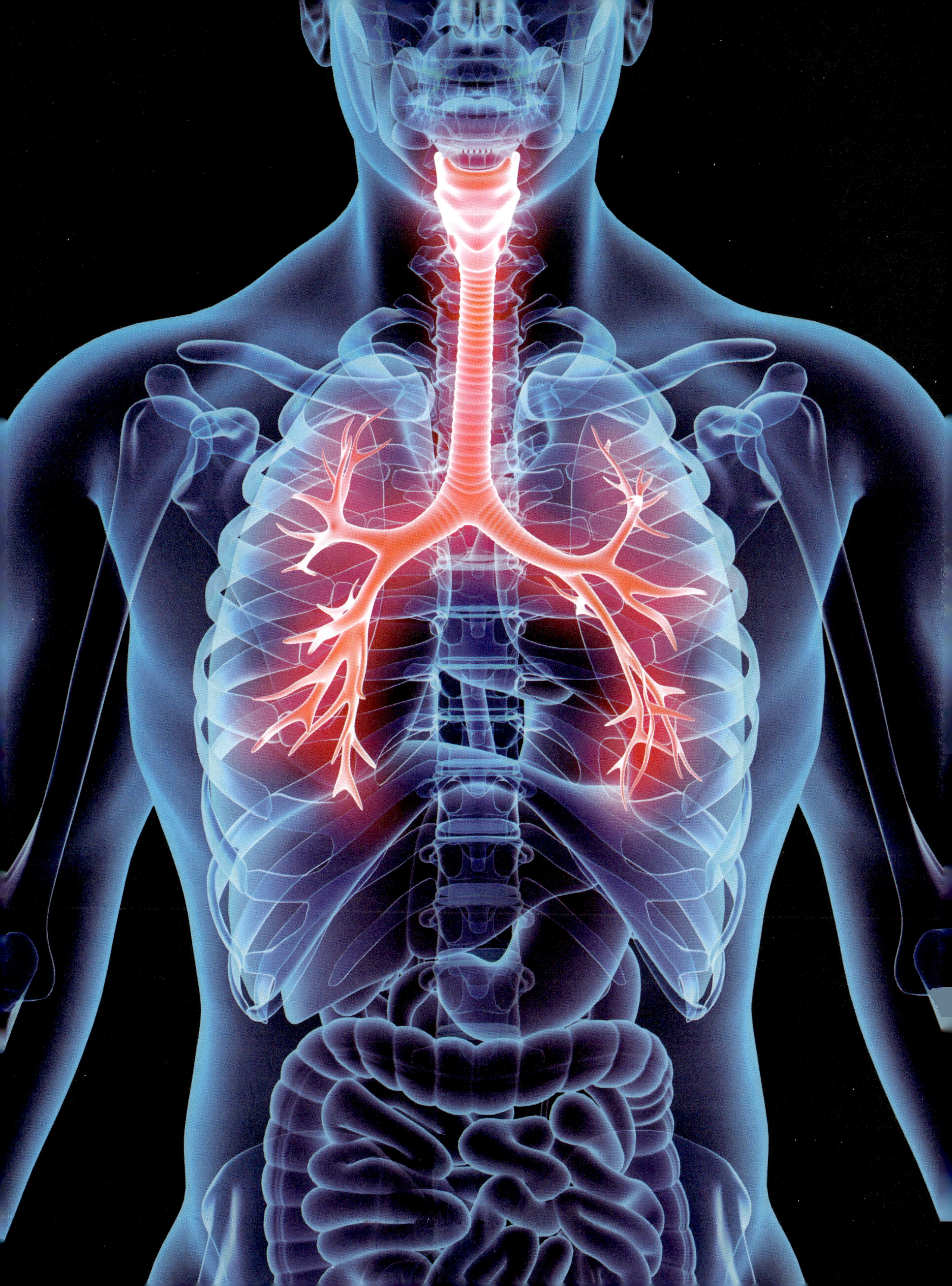

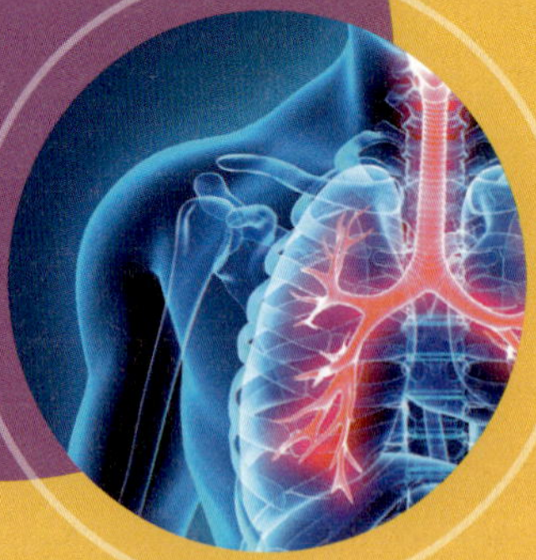

제13장

호흡계통

가스의 교환

차는 가솔린 없이 움직일 수 없고 비행기는 연료 없이 날아갈 수 없듯이, 연료가 없다면 우리는 먼 곳으로 여행을 떠날 수 없다.

호흡계통의 일차적인 기능은 우리의 세포, 조직, 기관 등에 대기에서 얻은 산소를 운반하는 것이다. 하루에 1135 L의 공기를 허파에서 교환하고 있지만, 우리는 이러한 사실을 느끼지 못하고 있다.

자동차가 연료를 소모함으로써 배기가스를 밖으로 배출하듯이 호흡계통은 대사과정에서 생기는 CO_2를 제거하여 독소가 쌓이지 않도록 하는 역할을 수행한다.

이 장에서는 O_2가 외부에서 세포와 조직으로 이동하는 과정과 CO_2가 호흡계통에서 배출되는 과정에 대해서 학습할 것이다.

Chapter 13

THE RESPIRATORY SYSTEM

IT'S A GAS

무엇을 학습할 것인가 LEARNING OUTCOMES

- 호흡기계통의 기본 기능을 나열할 수 있다.
- 호흡과 환기의 차이를 설명할 수 있다.
- 상기도와 하기도 구조의 기능을 말하고 설명할 수 있다.
- 허파를 보호하는 가슴막의 역할을 설명할 수 있다.
- 허파꽈리의 가스교환 과정을 설명할 수 있다.
- 호흡계통과 관련된 다양한 뼈대구조를 설명할 수 있다.
- 호흡의 실질적인 과정을 설명할 수 있다.
- 몇 가지 일반적인 호흡계통의 질환을 설명할 수 있다.
- 허파 기능 검사를 설명할 수 있다

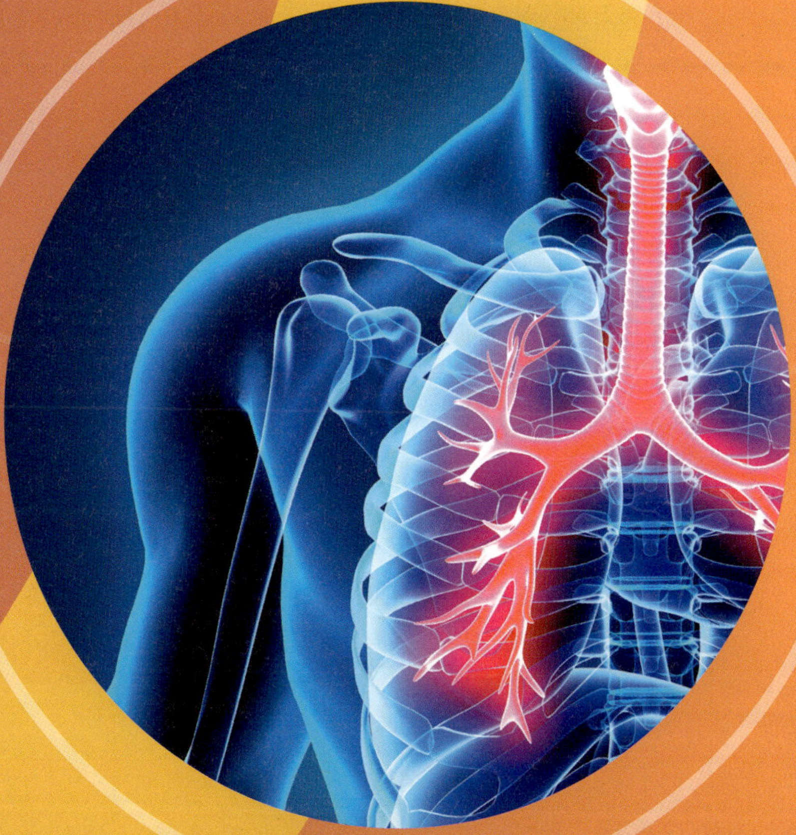

발음안내 Pronunciation Guide

이 장에서 다루어지는 중요한 단어의 발음

denoid [AD eh noid]
alveoli [al VEE oh lye]
atelectasis [AT eh LEK tah sis]
bronchi [BRONG kye]
bronchioles [BRONG kee ohlz]
carina [kuh RINE uh]
capillaries [KAP ih lair eez]
cilia [SIL ee ah]
conchae [KONG Kay]
diaphragm [DIE ah fram]
emphysema [em fih SEE mah]
empyema [em pye EE mah]
epiglottis [ep ih GLOT is]
erythropoiesis [eh RITH roh poy EE sis]
esophagus [eh SOFF ah gus]
eustachian tubes [yoo STAY she ehn]
glottis [GLAH tiss]
hilum [HIGH lim]
laryngitis [lar in JIGH tis]
laryngopharynx [lah ring goh FAIR inks]
larynx [LAIR inks]
lingula [LING gu lah]
mediastinum [MEE dee ah STY num]
medulla oblongata [meh DULL lah OB long GAH tah]
nasopharynx [NAY zoh FAIR inks]
palatine tonsils [PAL ah tine]
parietal pleura [pah RYE eh tal PLOO rah]
pharyngitis [FAIR in JIGH tis]
pharynx [FAIR inks]
pneumocyte [NEW moh site]
respiration [res pir AY shun]
rima glottidis [RIE mah GLAH ti diss]
sternum [STER num]
surfactant [sir FAC tant]
thoracic cage [tho RASS ik]
oropharynx [oh roh FAIR inks]
tuberculosis [too BER kew LOH sis]
trachea [TRAY kee ah]
ventilation [ven tih LAY shun]
vibrissae [vie BRISS ee]
visceral pleura [VISS er al PLOO rah]

호흡계통의 개요 SYSTEM OVERVIEW

격렬한 운동 뒤에 깊고 빠른 호흡을 하게 되는 이유가 궁금했던 적이 있을 것이다. 우리 몸은 음식을 섭취하여 에너지를 얻지만, 세포들은 산소를 이용하여 호흡한다.

세포는 O_2를 이용하며, CO_2를 만들어 낸다. 만일 가스 노폐물인 CO_2가 몸에 축적된다면 독소로 작용할 것이다. 호흡계통의 일차적인 역할은 대기에서 산소를 얻고 체내에서 생성된 CO_2를 제거하는 것이다. 따라서 호흡계통은 심장 · 순환계통과 긴밀한 관계가 있다. 이들의 관계에 따라 두 시스템을 통합하여 **심장허파계통**(cardiopulmonary system)이라고 한다.

cardio = 심장
pulmono = 허파

호흡계통의 주된 구성요소는 아래와 같다.

- 호흡계통에서 2개의 허파는 생명의 중추적인 기관이다.
- 상기도(upper airway)와 하기도(lower airway)는 외부에서 체내로 공기가 소통하는 길이다.
- 공기주머니의 끝부분을 허파꽈리(alveoli)라고 부르며, 이것은 가스교환을 위한 모세혈관(capillary)으로 둘러싸여 있다.
- 가슴우리(thoracic cage)는 그 안의 내부장기가 잘 기능하도록 보호하는 역할을 한다.
- 호흡은 갈비사이근(intercostal muscle), 가로막(diaphragm), 부속근(accessory muscle)에 의해서 이뤄진다(그림 13-1).

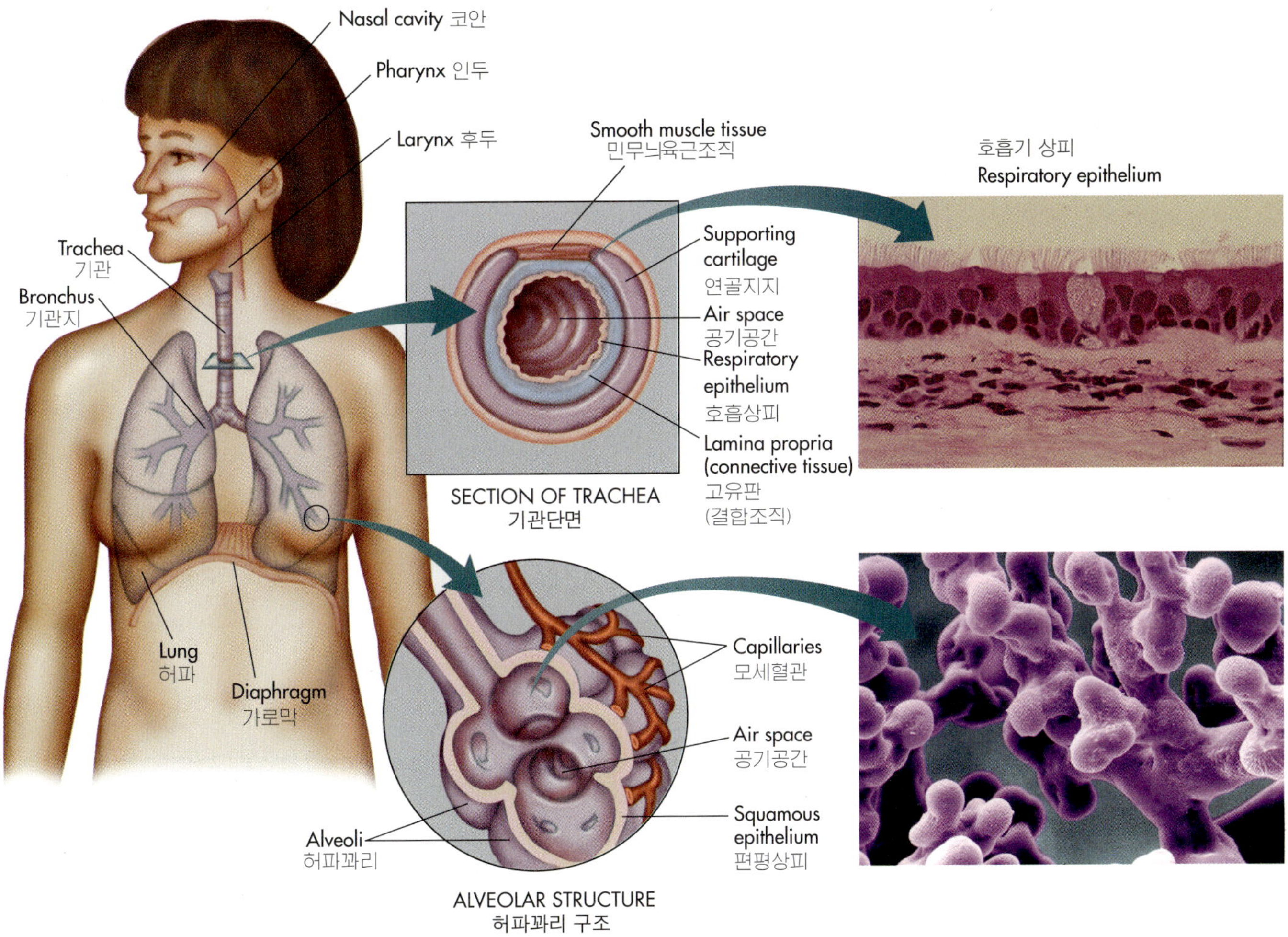

〈그림 13-1〉 호흡기 상피와 허파꽈리의 현미경 사진

놀라운 사실 AMAZING FACTS

심혈관계통과 허파계통의 자동 제어 Autocontrol of the Cardiopulmonary System

심혈관계통과 호흡기계통 또는 허파계통은 사용자의 의식적인 노력 없이 작동한다. 아마 깨닫지 못하겠지만, 앞 단락과 이 마지막 두 문장을 읽으면서 심장은 약 70번 뛰었고 약 5 L의 혈액을 몸 전체에 펌핑했다. 같은 시간 동안, 당신은 약 12번 숨을 쉬었고, 6,000 mL 이상의 공기를 이동시켰다. 자율신경계통과 시상하부를 포함한 항상성 조절 메커니즘은 환기율, 심 박출량 및 혈압을 조절한다.

환기와 호흡 Ventilation Versus Respiration

〈표 13-1〉에서 볼 수 있듯이 불활성 가스인 질소(nitrogen)는 대기에서 가장 많은 비율을 차지하고 있다. 질소는 인체에서 상호교환이나 융화가 될 수 없는 것으로 호흡계통 내부의 순환과 실질적인 교환이 이루어지지 않더라도 일정한 부피와 압력으로 허파에 들어가서 생명을 유지시키는 보조가스로서 매우 중요한 역할을 한다.

그 다음으로 많은 비율을 차지하는 것은 O_2로, 체내에서 생리학적으로 활성화된다. CO_2는 우리가 들이마시는 공기 중에는 낮은 농도로 존재하지만 우리가 내뿜는 공기에는 더 높은 농도로 존재한다.

호흡계통은 외부 공기를 허파의 깊숙한 곳까지 이동시키기 위해 매우 복잡한 구조로 되어 있다. 공기의 이동은 호흡에 의해 이루어진다. 그러나 호흡과정을 더 자세히 보면 실질적으로 2개의 분리된 과정으로 나뉜다.

첫째, **환기**(ventilation)는 기도의 말단 끝으로 들어오고 나가는 공기의 대량 이동이다. 둘째, **호흡**(respiration)은 산소(O_2)가 혈액에 첨가되고 이산화탄소(CO_2)가 제거되는 허파 깊숙한 곳에서 일어나는 가스 교환 과정을 말한다.

바깥호흡(external respiration)은 허파꽈리와 정맥혈이 들어 있는 모세혈관 사이에서 이뤄지는 가스교환, 즉 외부의 O_2를 받아들인 다음에 밖으로 CO_2를 내보내는 과정을 말한다. **속호흡**(internal respiration)은 조직과 동맥혈이 들어 있는 모세혈관 사이에서 일어나는 가스교환, 즉 O_2를 조직에 주고 조직에서 CO_2를 받아들이는 과정을 말한다.

〈표 13-1〉 대기의 구성요소 분포비율

종류	대기 중 분포(%)
질소 (N_2)	78.08
산소 (O_2)	20.95
이산화탄소 (CO_2)	.03
아르곤	.93

Note: 이 밖에 대기에는 네온이나 크립톤 등이 소량 포함돼 있다.

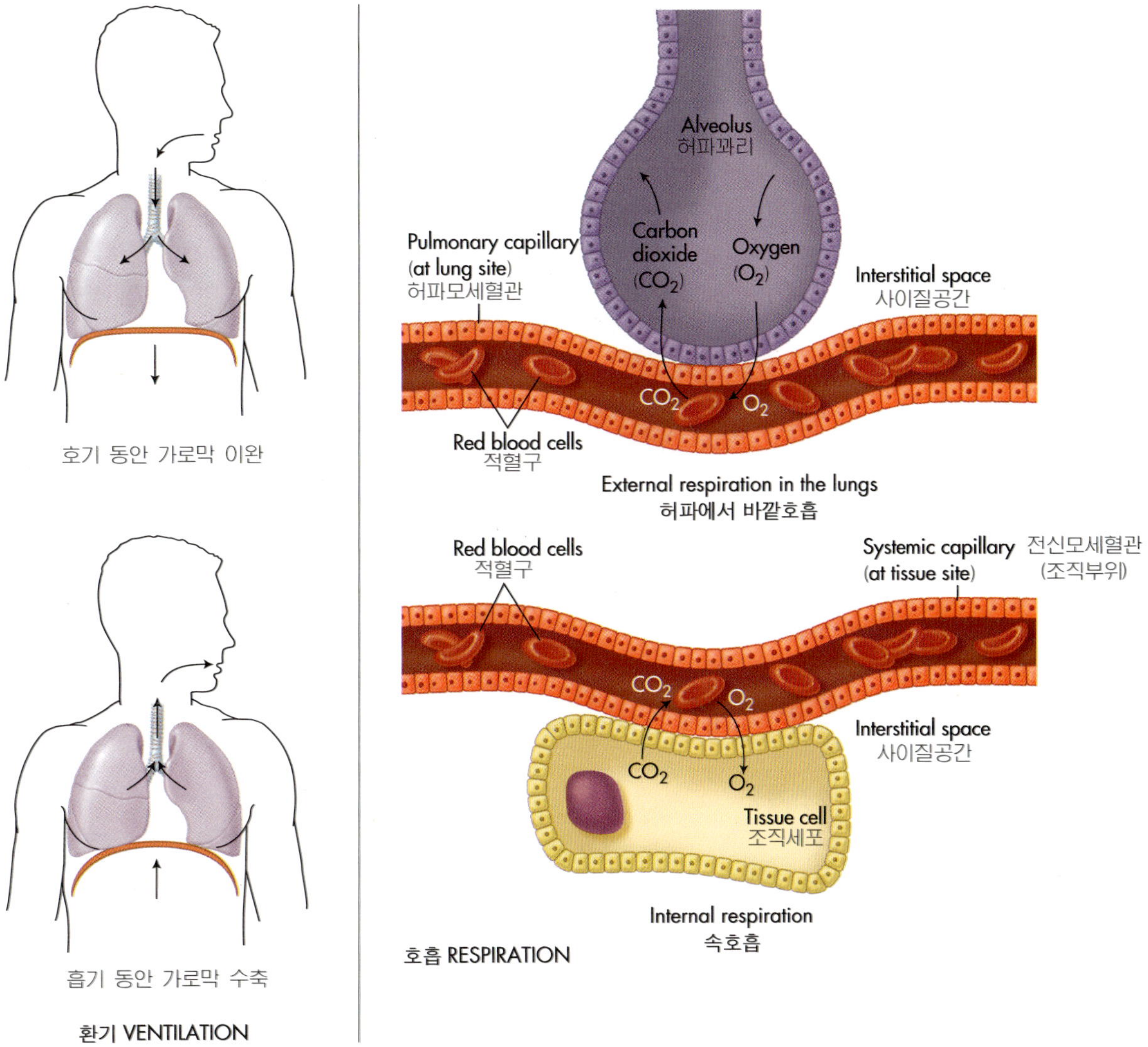

〈그림 13－2〉 환기와 바깥·속호흡의 차이

우리가 환기에 대해 잘못 알고 있는 것 가운데 하나가 인공호흡기이다. '인공호흡기(respirator)'라고 부르는 장비는 가스를 교환하는 것이 아니라 가스혼합물을 이동시키는 장비이므로 '인공환기장치'라고 불러야 한다. 〈그림 13-2〉를 보면, 이 같은 중요한 과정들의 차이가 명확하게 나타나 있다.

응용과학 APPLIED SCIENCE

식물의 가스 교환 GAS EXCHANGE IN PLANTS

다행스럽게도 식물(plant)에서 가스 교환의 생리학은 인간과 정반대이다. 식물은 대기 중 이산화탄소를 흡수하여 에너지로 사용한 다음 산소를 대기로 방출한다. 지구에서 방출되는 가장 큰 산소 공급원은 불행히도 빠른 속도로 파괴되고 있는 아마존 열대 우림이며, 우리는 생존을 위해 녹색 지구가 정말로 필요하다.

의료전문직 FOCUS ON PROFESSIONS

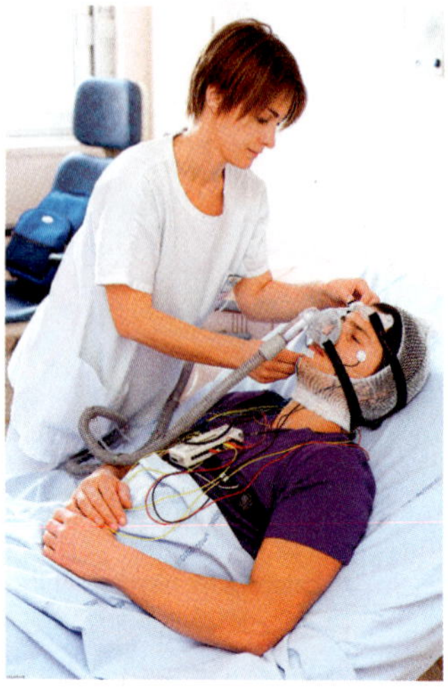

호흡기 치료사의 주요 업무는 다양한 치료 방식을 통해 호흡기의 적절한 환기를 보장하는 것이다. 반면에 관류학자는 실제로 가스 교환을 수행하는 기계를 가동한다. 예를 들어, 심장 또는 폐 이식 중에 새로운 심장이나 폐가 이식될 때까지 일시적으로 인공호흡기를 통해 혈액 공급 경로가 변경된다. 이 절차는 많은 시간이 필요하기 때문에 경로가 변경된 혈액에 산소를 공급하고 특수한 기계적 막을 통해 이산화탄소를 제거해야 한다. 미국호흡기치료협회(AARC), 호흡기 치료를 위한 국가위원회(NBRC), 미국체외기술학회(AmSECT) 및 호흡기 치료의 의료방향협회(NAMDRC) 등 국가기관의 웹사이트를 방문하여 이 두 가지 관련되고 흥미로운 직업에 대해 자세히 알아볼 수 있다.

호흡계통 THE RESPIRATORY SYSTEM

호흡계통은 인체에 O_2를 운반하고 인체에서 CO_2를 제거하는 역할을 한다. 크기를 바꿀 수 있는 가스저장탱크와 다르게 인체는 산소를 매우 적은 양만 보관할 수 있다. 그래서 인체에 4~6분 동안 산소가 공급되지 않으면 죽음에 이르게 된다. 우리 몸이 대기에 있는 O_2 분자로 계속하여 다시 채워지는 과정을 환기(ventilation)라고 한다. 이제 호흡계통의 내부구조에 대해 알아보자.

숨길과 허파 The Airways and the Lungs

bronchi *(BRONG kye)*
bronchioles *(BRONG kee ohlz)*
alveoli *(al VEE oh lye)*

capillaries *(KAP ih lair eez)*

호흡계통은 관으로 되어 있는 **기관지**(bronchi), 이 기관지를 구성하는 **세기관지**(bronchioles) 및 말단부분인 **허파꽈리**(alveoli)로 되어 있으며, 기관지 · 세기관지를 통해 외부의 공기가 호흡계통의 말단인 허파꽈리까지 이동한다. 이 시스템을 더 자세히 보면 마치 브로콜리처럼 보인다.

각각의 허파꽈리는 작은 혈관인 **모세혈관**(capillary)으로 둘러싸여 있는데, 이 같은 허파꽈리와 모세혈관의 조합은 허파꽈리-모세혈관막으로 연접하여 있다.

이것은 가스 교환의 중요한 과정이 일어나는 곳이므로 **호흡막**(respiratory membrane)이라고도 한다. 이러한 과정을 깊이 공부하기 전에 허파꽈리-모세혈관막에 도달하기 위해서는 O_2 분자가 반드시 체내로 들어와야 한다는 사실을 기억해야 한다.

상부 호흡기 The Upper Respiratory Tract

상기도(upper airway)는 처음에 흡입된 공기를 조절하는 역할을 한다. 코, 입, 인두, 후두로 구성되어 있으며 이 밖에도 다양한 기능을 수행한다.(그림 13-3).

상기도의 기능 UPPER AIRWAY FUNCTIONS

상기도는 **콧구멍**(nare)에서 **성대**(vocal cords)까지 이어지는 공기의 통로를 말하며 상기도의 기능은 다음과 같다.

nares *(NAIR eez)*

- 체온유지를 위해 흡입된 가스를 데우거나 또는 식힘(37°C)
- 흡입된 가스에서 분자를 여과
- 흡입된 가스의 100% 습기화
- 후각을 위한 준비
- 발음으로 소리를 만들어 냄
- 환기 또는 전도되는 가스를 하기도로 보냄

코 THE NOSE

입을 통해 호흡을 하는 사람도 있지만, 대부분의 사람들은 코를 통해 호흡한다. 코는 연골과 뼈로 이뤄진 딱딱한 구조이다. 코안(nasal cavity)이라고 부르는 코의 뒤쪽 공간은 세 부분으로 나눌 수 있다.

nasal cavity *(NAY zl CAV ih tee)*

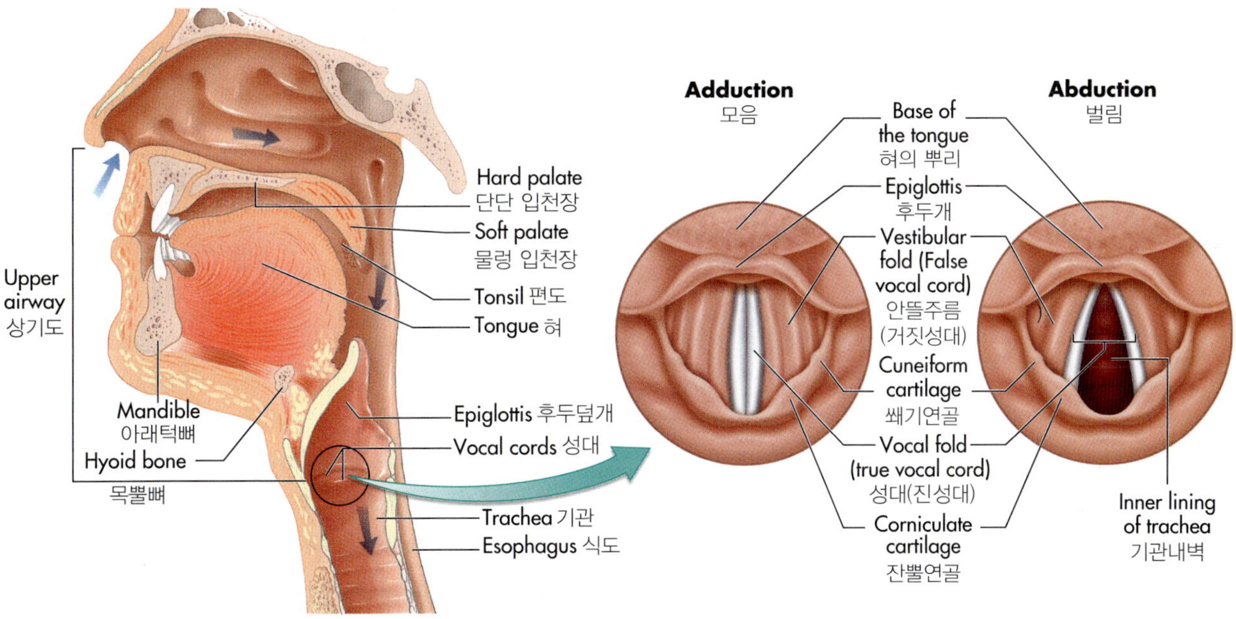

〈그림 13 – 3〉 상기도 및 성대

코안은 중격연골(septal cartilage)벽에 의해 2개로 나뉘며, 각 코안은 안뜰부위(vestibular region), 후각부위(olfactory region), 호흡부위(respiratory region)를 포함하고 있다(그림 13-4).

안뜰부위는 콧구멍의 안쪽에 해당하며, 거친 털들이 있어서 호흡계통을 방어하는 첫 관문이 된다. 이 털을 코털(vibrissae)이라고 한다. 코털은 기름샘에서 분비된 기름으로 둘러싸여 있다.

기름(sebum)은 큰 분자들을 걸러내고, 코털을 유연하고 부드럽게 유지시킨다. 이렇게 안뜰부위는 숨길을 막고 자극하는 큰 입자가 허파로 들어가지 못하도록 여과작용을 한다.

대기에서 들어온 공기는 체온유지를 위해 따뜻해야 하며, 숨길(airway)과 허파가 마르지 않도록 촉촉해야 한다.

conchae *(KONG Kay)*

호흡부위는 코안 안쪽에 위치하고 점액성 막으로 되어 있기 때문에 혈액을 풍부하게 공급받으며, 팽이 모양의 뼈로 된 3개의 **코선반**(conchae)을 가지고 있다(그림 13-4). 이 3개의 채널로 가스가 분산됨으로써 가스는 코 점막에 보다 많이 접촉하게 된다. 호흡부위는 20mL의 작은 용적을 가지고 있지만 만약 코선반이 접히지 않았다면 더 넓은 표면적을 가져야 했을 것이다.

더불어 코안은 직선통로가 길지 않으므로 공기의 흐름이 소용돌이쳐서 더 많은 공기가 혈관이 풍부한 점막에 접촉하도록 만들어 주고 흡입된 공기에 열과 습도를 전달해 준다. 놀랍게도 이와 같이 코의 호흡부위 안에서 흡입된 공기는 80%의 상대습도를 지니며 또한 촉촉한 점막을 유지하기 위해 매일 680~1000mL의 물을 필요로 한다.

추운 날씨에 집안에 난로를 피우면 흡입된 공기가 현저히 말라서 호흡부위가 딱딱해진다. 이때 가습기로 공기에 적당히 습기를 제공해 주면 체내의 습기화 시스템이 압박감 없이 유지될 것이다.

점액섬모의 이동 GOING TO RIDE THE MUCOCILIARY ESCALATOR

pseudo = 틀린
stratified = *layers*막
cilia *(SILL ee ah)*

코에서 호흡부위의 상피세포면(epithelial lining)은 부유물을 없애 주고 코 부위를 청결하게 유지시켜 주는 역할을 한다. 상피층(호흡성 점막)의 세포는 **거짓중층 섬모입방세포**(pseudostratified ciliated columnar cell)로, 코의 호흡부위와 숨길의 대부분에서 발견된다(그림 13-5).

상피는 핵을 함유한 기둥처럼 생긴 세포의 큰 단일층으로, 높이가 달라 두 층으로 보이지만 실제로는 단일층이므로 이를 거짓중층 입방세포(pseudostratified columnar)라고 한다. **섬모**(cilia)는 각 입방세포의 표면에 200~250개가 존재하며 보트에서 노를 젓는 모습, 즉 머리카락과 같은 모습으로 관찰된다.

술잔세포(goblet cell)와 점막아래샘(submucosal gland)은 호흡점막에 산재되어 있고 하루에 약 100mL의 점액을 생산한다. 점액은 실질적으로 2개의 층에 존재한다. 섬모는 얇고 물과 같은 액상으로 된 Sol층에 존재하며 자유롭게 움직인다.

놀라운 사실 AMAZING FACTS

우리는 왜 입으로 숨을 쉴까? Why Do We Breathe through Our Mouths?

좋아하는 축구 선수가 코를 가로질러 이상한 모양의 플라스틱 스트립을 착용하는 것을 본 적이 있을 것이다. 콧구멍의 직경을 늘려 호흡을 편하게 하기 위함이다. 코는 호흡 시 전체 기도 저항의 1/2에서 2/3를 담당하므로, 기도 저항은 가스를 튜브 아래로 이동시키는 데 필요한 작업을 나타낸다. 튜브가 클수록 저항이 적어 호흡과 관련된 작업이 줄어든다. 따라서 스트레스와 운동 중에는 가스가 이동하기 쉽기 때문에 더 적은 저항으로 인해 더 큰 구강 개구부를 통해 입으로 하는 호흡이 우세하다. 물론 머리가 차가워지고 분비물로 인해 비강이 막히면 열린 입으로 더 쉽게 숨을 쉴 수 있다.

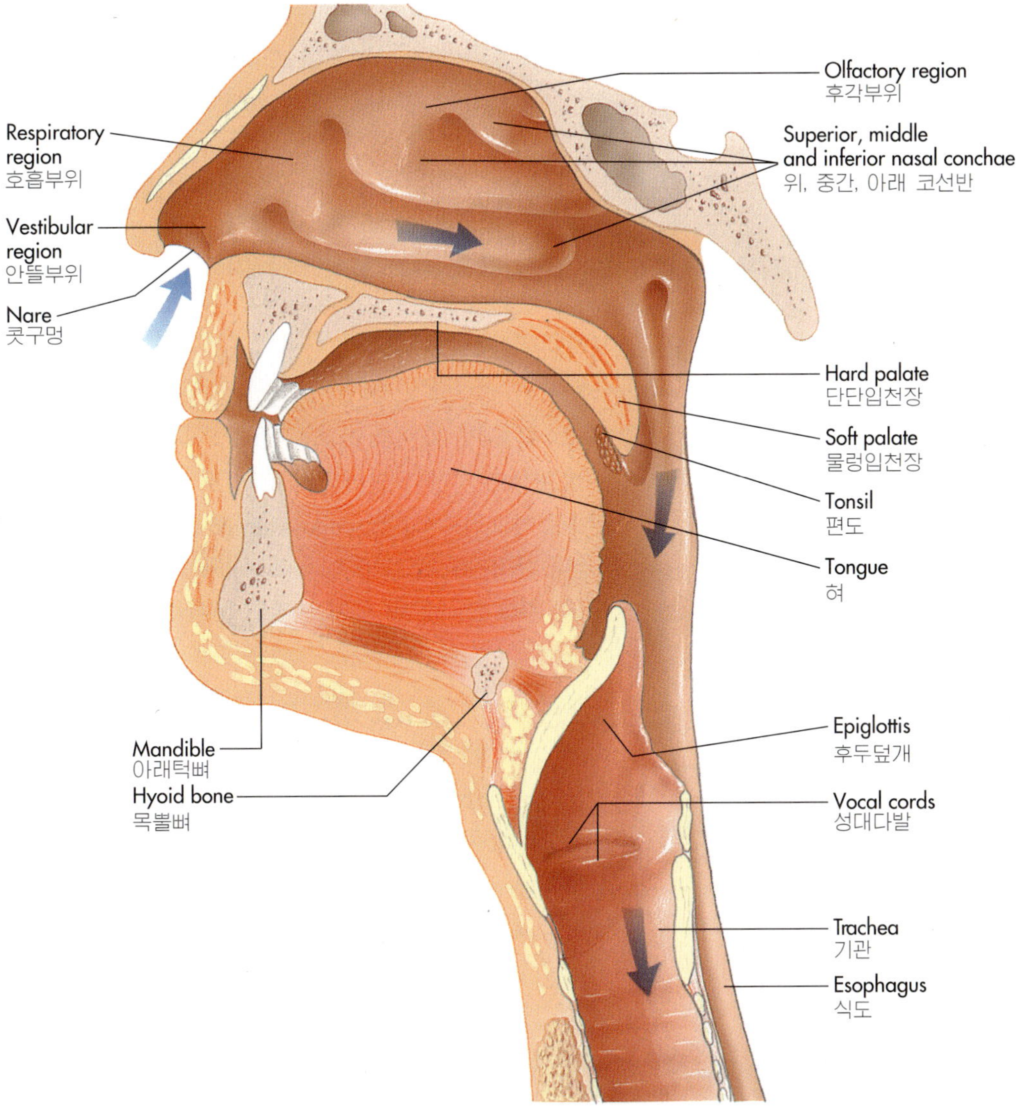

〈그림 13 – 4〉 코의 구조

놀라운 사실 AMAZING FACTS

호흡 검사는 암을 감지할 수 있다. Breath Test May Detect Cancer

과거에 사람들은 개가 암(악성) 성장의 냄새를 맡을 수 있다고 보고했는데, 이스라엘 과학자들의 최근 연구로 이것이 그렇게 '어처구니없는' 것이 아님을 증명하고 있다. 그들은 호흡을 샘플링하고 특정 종양과 관련된 화학적 변이를 통해 폐암, 유방암, 장암 및 전립선암을 감지할 수 있는 전자 센서를 개발하고 있다. 후각 영역은 전략적으로 비강의 지붕에 배치된다. 이것의 장점은 흡입된 가스를 이 영역으로 킁킁하면 그곳에 유지시키고 가스가 폐 깊숙이 도달하지 못하게 한다는 것이다. 이것은 심각한 손상을 일으킬 수 있는 폐에 심호흡을 하지 않고 잠재적으로 유해하거나 위험한 가스를 샘플링하는 비교적 안전한 방법이다. 미각 능력이 후각과 관련이 있다는 점은 흥미롭다. 머리가 심하게 차가워서 음식을 맛볼 수 없었다면 이제 그 이유를 알 것이다(우리는 다섯 가지 다른 맛만 감지할 수 있다고 알고 있지만, 최근의 연구에 따르면 최대 1조 개의 다른 냄새를 구별할 수 있다고 한다.).

Gel층은 Sol층 위에 있으며, 이름에서 볼 수 있듯이 자연상태에서 젤라틴화되어 끈적끈적해진다. 끈적한 Gel층은 끈끈이 종이처럼 점액막층(mucus blanket) 위에서 먼지와 병원체처럼 작은 입자들을 걸러 낸다. 점액막층에서 찌꺼기가 걸러지지 않으면 허파에서 제거되어야 한다.

이 점액층이 하는 일은 무엇일까? 〈그림 13–5〉에서 보는 바와 같이 머리카락 같은 섬모는 물기가 있는 Sol층에 있기 때문에 분당 1000~1500회의 놀라운 속도로 찌꺼기들을 Gel층으로 밀어 보냄으로써 몸 밖으로 배출시킨다.

코에서 이 과정이 일어나면, 이물질로 형성된 분비물이 코 밖으로 배출되기 위해 코안 앞쪽으로 이동한다. 거짓중층섬모원주상피(pseudostratified ciliated columnar epithelium)는 숨길(airway)에 위치하여, Gel층을 입안(oral cavity) 쪽으로 밀어내서 기침을 동반하여 배출시키거나 위(stomach)로 삼키는 역할을 한다.

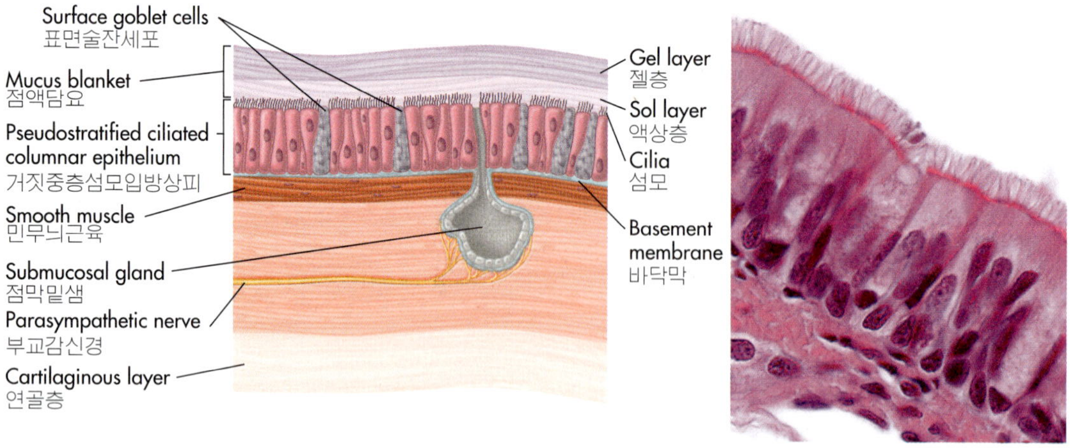

〈그림 13 – 5〉 점액섬모의 이동

임상적용 CLINICAL APPLICATION

과도한 점액 생성 EXCESSIVE MUCUS PRODUCTION

일부 질병(예: 만성 기관지염 및 낭포성 섬유증)에서는 가래를 삼키거나 삼켜야 하는 과도한 점액이 생성된다. 거담제의 색은 임상적으로 유용하다. 일반적으로 맑은 점액은 자극이나 염증 과정의 시작을 나타낼 수 있는 과도한 양이 없는 한 일반적으로 정상이므로, 이런 경우에는 감염을 나타낼 수 있는 다른 증상이 있는지 확인한다. 노란색과 녹색 가래는 감염을 나타내지만 면역체계가 감염과 싸우는 데 도움이 되고 있음을 나타낸다.

박테리아와 싸우는 효소(방어 세포)가 활성화되면 점액이 녹색으로 변하고, 붉은색이나 갈색의 점액은 신선하거나 오래된 혈액의 존재를 나타낼 수 있으며 출혈이 발생했음을 나타내는 경향이 있다. 폐암이나 진행성 결핵에서 흔히 볼 수 있다. 낭포성 섬유증은 땀샘에 영향을 미치고 매우 두꺼운 점액을 분비하게 하는 유전 질환으로, 기도를 차단하고 세균 감염에 대한 감수성을 증가시킨다.

굴(부비동) The Sinuses

para = 주위에
nasal = 코에 관한
sinuses = 부비강

공기머리(air head)라는 말을 들어본 적이 있을 것이다. 머리뼈에는 공기가 차 있는 **굴**(sinus)이 작은 통로를 통해 코안(nasal cavity)에 연결되어 있기 때문에 공기머리라고 부른다. 이들은 코 주변에 위치하고 있기 때문에 **코곁굴**(paranasal sinus)이라고 부르기도 한다. 굴은 얼굴뼈에서 위치한 곳에 따라 명명된다(그림 13–6).

머리뼈안의 이 공기공간(air cavity)은 목에서 만들어진 소리를 강화시키거나 지속하는 데 도움을 준다. 즉, 코곁굴은 머리뼈를 가볍게 해주고 발성할 때 공명에 관여한다.

굴은 태어날 때부터 존재하는 것이 아니라 성장할수록 발달하며, 얼굴 형성에도 영향을 미친다. 또한, 흡입한 공기를 더 습하게 하거나 따뜻하게 하여 공급한다.

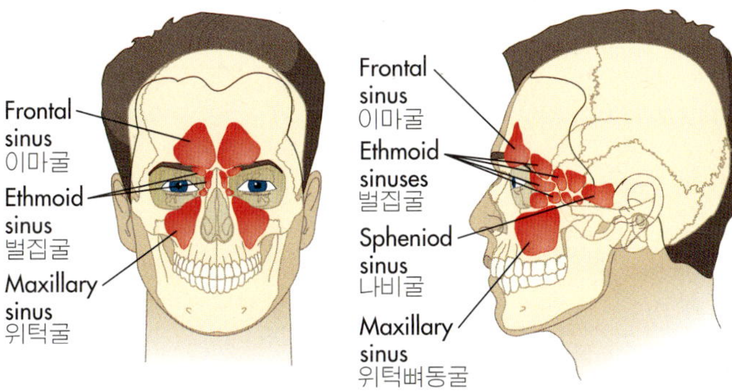

〈그림 13 – 6〉 코곁굴

인두 Tne Pharynx

인두는 상피조직으로, 약 6cm 길이의 속이 빈 근육질 구조이다. 목구멍(throat: 전문용어로 인두라고 함)은 코안 뒤에서 시작하고, 〈그림 13-7〉과 같이 3개의 단면으로 분류된다.

- 코인두(nasopharynx)
- 입인두(oropharynx)
- 후두인두(laryngopharynx)

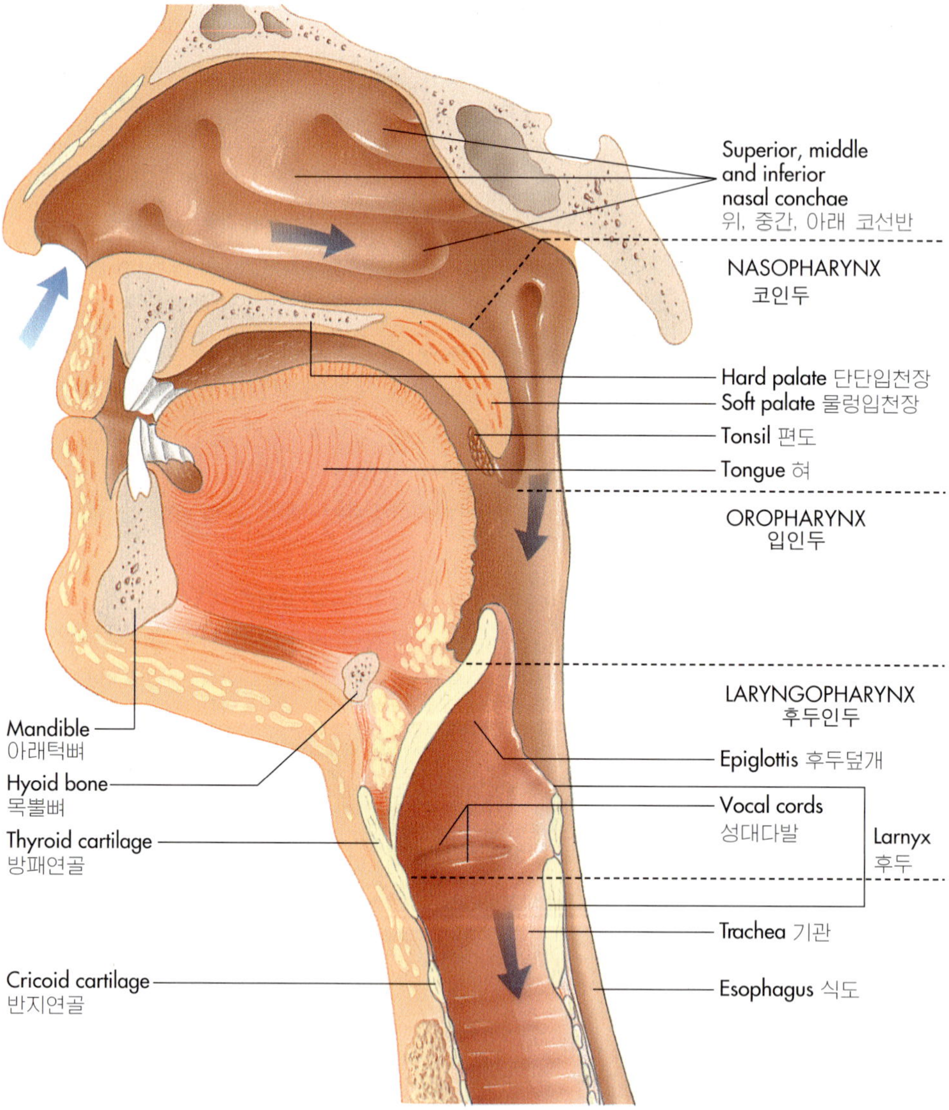

〈그림 13 – 7〉 코인두, 입인두 및 후두인두

코인두(nasopharynx)는 인두의 가장 윗부분에 위치하며, 코안 바로 뒤에서 시작된다. 숨을 내쉬면 공기는 코인두를 빠져나와서 코를 통해 배출된다. 또한 이곳은 **아데노이드**(adenoid)라고 부르는 면역계통의 림프조직과 가운데귀로 연결되는 통로인 **유스타키오관**(eustachian tube)을 포함하고 있다. 코인두가 유스타키오관을 포함하고 있는 것은 코안의 감염이 귀감염으로 진행되는 원인이 된다.

hypo = 아래에
adenoid *(AD eh noid)*
eustachian tubes *(yoo STAY she ehn)*

입인두(oropharynx)는 입안 또는 입의 뒤에 위치한다. 입이나 코로 들이쉰 공기는 이곳을 지나게 된다. 입인두는 공기뿐만이 아니라 음식물이 들어가는 통로가 된다.

입안의 목구멍 주변에는 **목구멍편도**(palatine tonsil) · **혀편도**(lingual tonsil) · **인두편도**(pharyngeal tonsil)가 있는데, 모두 림프조직으로서 면역을 담당한다. 목구멍편도는 목구멍 양 옆에, 혀편도는 혀뿌리 끝에, 인두편도는 목젖 주변에 위치한다. 액체나 음식물을 삼키는 동안 음식물이 코안과 코인두(nasopharynx)로 들어가지 않도록 하기 위해 목젖(uvula)과 물렁입천장(soft palate)은 뒤쪽과 윗부분으로 이동한다. 음식을 먹고 삼키는 일은 구강에서만 이뤄지지만 음식을 삼키는 동안 웃음을 터트리면 차단이 제대로 되지 않아 음식물이 코로 올라오는 경우가 있다.

palatine tonsils *(PAL ah tine TAHN sill)*

otomy = ~에 끼어들다

후두 The Larynx

후두는 말을 하기 위해 필요한 중요한 구조이다. **후두인두**(laryngopharynx)는 인두의 가장 아래쪽 부분에 위치한다. 일반적으로 음성상자(voice box)로 알려져 있으며, 반경직(semi-rigid) 구조로 근육과 인대에 의해 연결된 9개의 연골로 구성되어 있다. 이 연골들 사이에 있는 관절은 움직이는 후두근의 작용으로 방패연골(thyroid cartilage)과 모뿔연골(arytenoid cartilage) 사이의 앞뒤에 걸쳐 있는 한 쌍의 성대주름을 조절하여 발성을 하게 된다.

목의 중앙 부위의 가장 큰 방패연골(thyroid cartilage)에는 후두융기(Adam's Apple)가 위치해 있다. 후두융기는 갑상샘 연골의 일부로 좌 · 우판의 접합부 상면은 여성(약 120°)보다 남성(약 90°)의 경우 그 각이 더 예리하다.

또한 표면을 덮고 있는 피하지방층이 얇아서 훨씬 두드러져 있다. 방패연골 바로 밑에는 반지연골(cricoid cartilage)이 있으며, 이들 연골들은 상하로 연결되어 숨길을 유지한다.

후두인두는 공기가 허파로 들어가는 숨길(airway)인 동시에 음식물이 **식도**(esophagus)로 들어가는 통로가 된다. 음식물이 인두점막을 자극하면 물렁입천장(soft palate)이 올라가고 목젖(uvula)이 비인두를 차단하며, 후두의 **후두덮개**(epiglottis)가 올라가서 후두 입구가 차단되는 연하반사(swallowing reflex)가 일어난다. 후두 입구가 차단될 때 1~2초 동안 연하성 무호흡이 일어나면 인두근육이 수축하고 식도상부가 이완되어 음식물이 식도입구에 도달하게 된다. 그러나 음식을 삼키면서 웃는다면 음식물이 후두 쪽으로 들어가는 것을 방지하기 위하여 재채기를 함으로써 음식물을 밖으로 내보내게 된다.

esophagus *(eh SOFF ah gus)*

glottis *(GLAH tiss)*
epiglottis *(ep ih GLAH tiss)*
epi = ~위에

임상적용 CLINICAL APPLICATION

기도 열림 유지 KEEPING THE VITAL AIRWAY OPEN

숨길(airway)은 우리 몸에 O_2가 들어오기 위해 필요한 필수적인 장소이다. 따라서 벌에 물리고 나서 심한 알레르기 반응에 의하여 상기도가 부종으로 좁아지면 속히 비상기도를 확립해야 한다(그림 13-7 참조). 주로 방패연골과 반지연골 사이의 공간에 응급 반지방패연골절제술(cricoidthyroidotomy)을 수행하는데, 이 공간은 혈관과 신경이 매우 적기 때문에 응급상황에서 일시적으로 호흡관을 삽입하기에 이상적이다.

장기간 호흡관을 유지하기 위하여 성대를 지나서 좌 · 우 기관 분기점(carina)까지 호흡관을 삽입할 때는 튜브로 인해 부종이 숨길을 막지 않도록 주의해야 한다. 임상적으로 호흡할 때 성대의 열림과 닫힘은 매우 중요하다. 흡기(inspiration) 때는 성대가 열리고 호기(expiration) 때는 성대가 닫히는데, 호흡관을 삽입하거나 제거할 때 성대가 손상되지 않도록 주의해야 한다. 성대에 손상을 주지 않아야 말을 할 수 있기 때문이다. 기관절개술(tracheostomy)로 영구적인 기도유지를 하는 경우, 성대가 적절한 기능을 하지 못하기 때문에 말을 하는 데 어려움이 따를 수 있다.

성대는 상기도와 하기도가 나뉘는 곳으로 하기도의 전환점이 된다. 하기도는 성대 아래에서 출발한다. 성문(glottis)은 성대를 포함하는 소리를 생성하는 구조이다. 성문은 가스가 기관과 결국 허파로 이동할 수 있도록 한다. 성문 메커니즘은 성문을 통해 후두개가 닫히는 것을 촉진하여 음식이 허파로 들어가지 않도록 밀봉한다. 또한 물렁입천장(연구개)은 코안을 차단하고 혀는 삼키는 동안 입안을 차단하여 음식이 식도 한 방향으로만 이동할 수 있다. 이제 하기도 및 하기도의 끝부분인 허파꽈리에 대해 알아보기로 하자.

하부 호흡관 THE LOWER RESPIRATORY TRACT

trachea *(TRAY kee ah)*

기관(trachea)은 반지연골 아래부터 제5가슴뼈(thoracic vertebrae)까지 분포돼 있다(그림 13-8). 16~20개의 C자형 유리연골(hyaline cartilage)로 이루어져 있으며, 기관연골 뒤끝의 사이는 민무늬근육이 많이 섞인 결합조직인 막성벽(membranous wall)으로 막혀 있다. 천식(asthma) 때 발작적인 기침은 이 민무늬근육의 경련에 의한 것이다. 기관의 뒷부분이 민무늬근육으로 되어 있으므로 기관 뒤로 내려가는 식도로 큰 음식물 덩어리가 내려갈 때 충분히 확장될 수 있다.

기관은 가슴안에 위치하는 탄력성 있는 관으로, 길이가 11cm, 직경이 1.5~2.5 cm이며 제5가슴뼈 사이에 수직으로 위치하고 있다. 기관이 대략 척추 뼈 T_5 높이에서 흉부의 중앙에 도달하면, 첫 번째 분기를 시작하여 두 개의 기관지, 즉 오른쪽 본관과 왼쪽 본관으로 나뉜다.

기관지는 허파 속으로 들어가면서 많은 가지들을 뻗고 있기 때문에 기관지가 나누어지는 지점에 따라서 세대별로 이름이 붙여진다. 기관은 1차로 다섯 번째 가슴뼈(좌우 기관 분기점, Carina) 높이에서 왼, 오른기관지로 나뉜다. 이제 기관지는 허파의 5개 엽 각각에 하나씩 5개의 엽기관지(lobar bronchi)로 나뉘어야 한다. 이렇게 5개로 나뉘어지는 엽기관지는 허파에 있는 5개의 엽과 그 수가 일치한다.

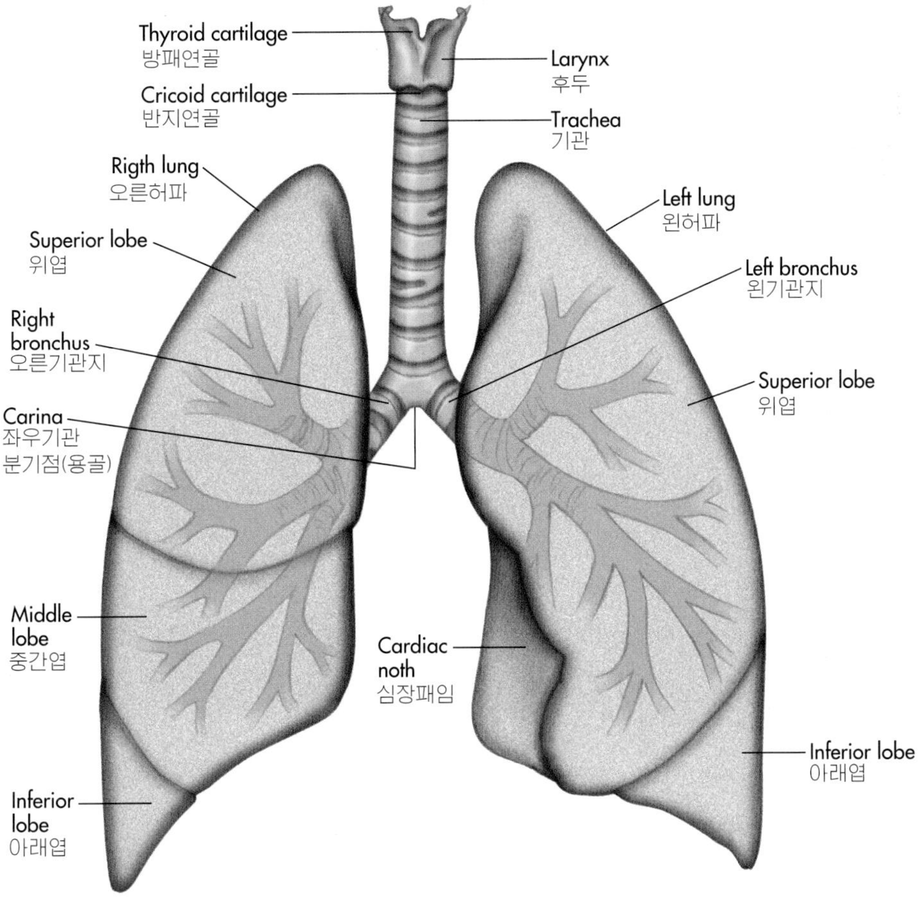

〈그림 13－8〉 기관과 기관지의 구조

각 허파의 엽은 특정 부분으로 더 나뉘며 기관지의 다음 분기를 **구역 기관지**(segmental bronchi)라고 한다. 기관에서 구역 기관지까지의 점막, 즉 조직층은 후두에서 이어지는 거짓중층섬모원주상피가 분포돼 있어서 섬모운동과 반사운동에 의한 기침으로 객담을 배출시켜 기도를 깨끗하게 유지한다.

임상적용 CLINICAL APPLICATION

좌우 기관 분기점의 각도 비교 The Angle Makes a Difference

좌우 기관지는 각각 다른 점이 있다. 오른기관지는 왼기관지보다 더 짧고 더 굵고 수직에 가깝다. 정중면과 이루는 각도는 오른기관지가 약 20~30°, 왼기관지는 약 40~60°이다. 따라서 이물질이 기관으로 들어갈 경우, 오른기관지로 더 잘 들어간다. 만일 아이가 이물질을 삼키는 응급상황이 일어났을 때 외과의사는 이물질을 제거하기 위하여 우선적으로 오른기관지로 들어갈 확률이 높음을 고려하여 기관지경으로 오른쪽부터 관찰해야 할 것이다. 또한 정중면에서 오른기관지는 약 2.5cm, 왼기관지는 5cm 떨어져 있다. 그러므로 오른쪽 허파에 삽관과 환기가 더 용이한 것을 알 수 있다.

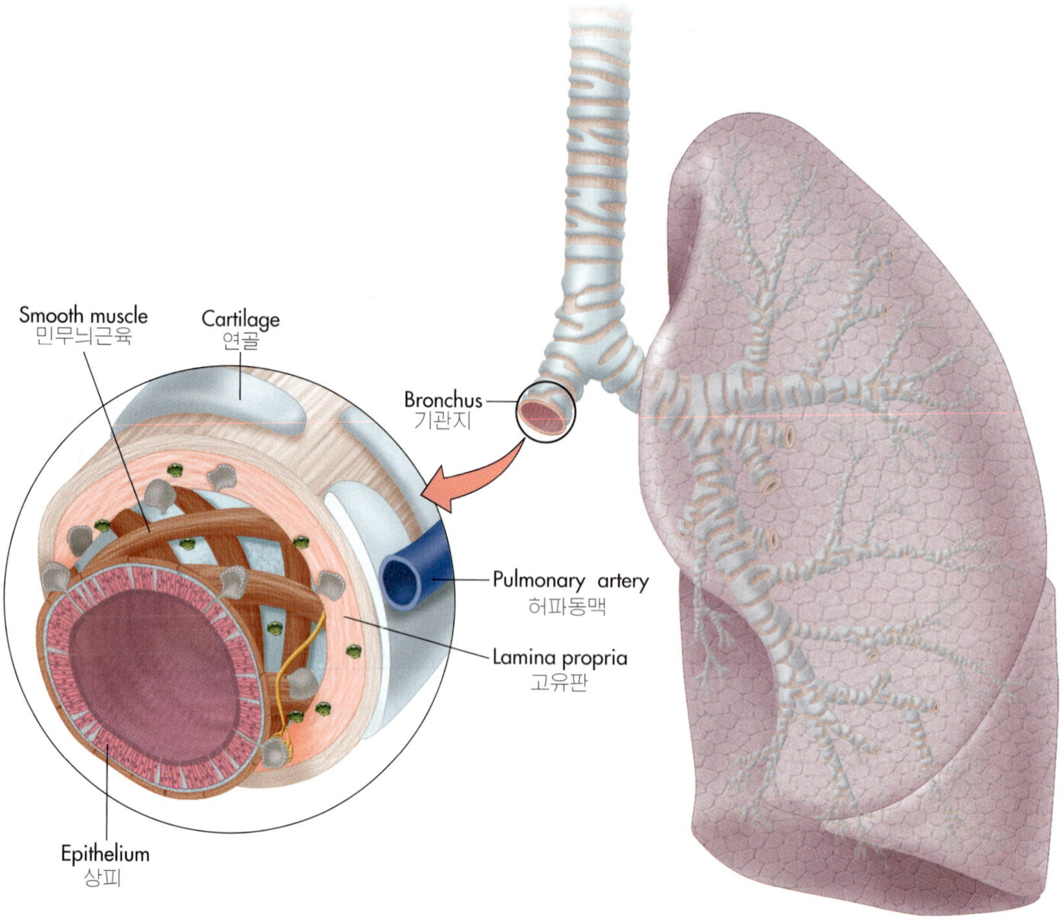

〈그림 13 – 9〉 기관지의 조직층

그러나 세기관지부터 조직층은 섬모가 없는 단층입방상피로 바뀐다. 중간고유판층(middle lamina propria)은 민무늬근육, 림프, 신경을 포함하고 있다. 중간고유판층과 연골 사이에 있는 세 번째 층은 연골성 층을 지지하고 보호하는 역할을 한다(그림 13–9).

임상적용 CLINICAL APPLICATION

치료용 산소 THERAPEUTIC OXYGEN

종종 문제가 있는 호흡기계통과 심장계통은 기능을 지원하고 필요를 충족시키기 위해 보충 산소가 필요하다. 산소마스크, 비강 캐뉼러(cannula, 뾰족한 기구), 산소와 추가 습도를 모두 전달하는 특수 장치를 포함하여 풍부한 산소 공급을 허파에 전달하는 방법에는 여러 가지가 있다. 허파는 그들의 기능을 돕는다.

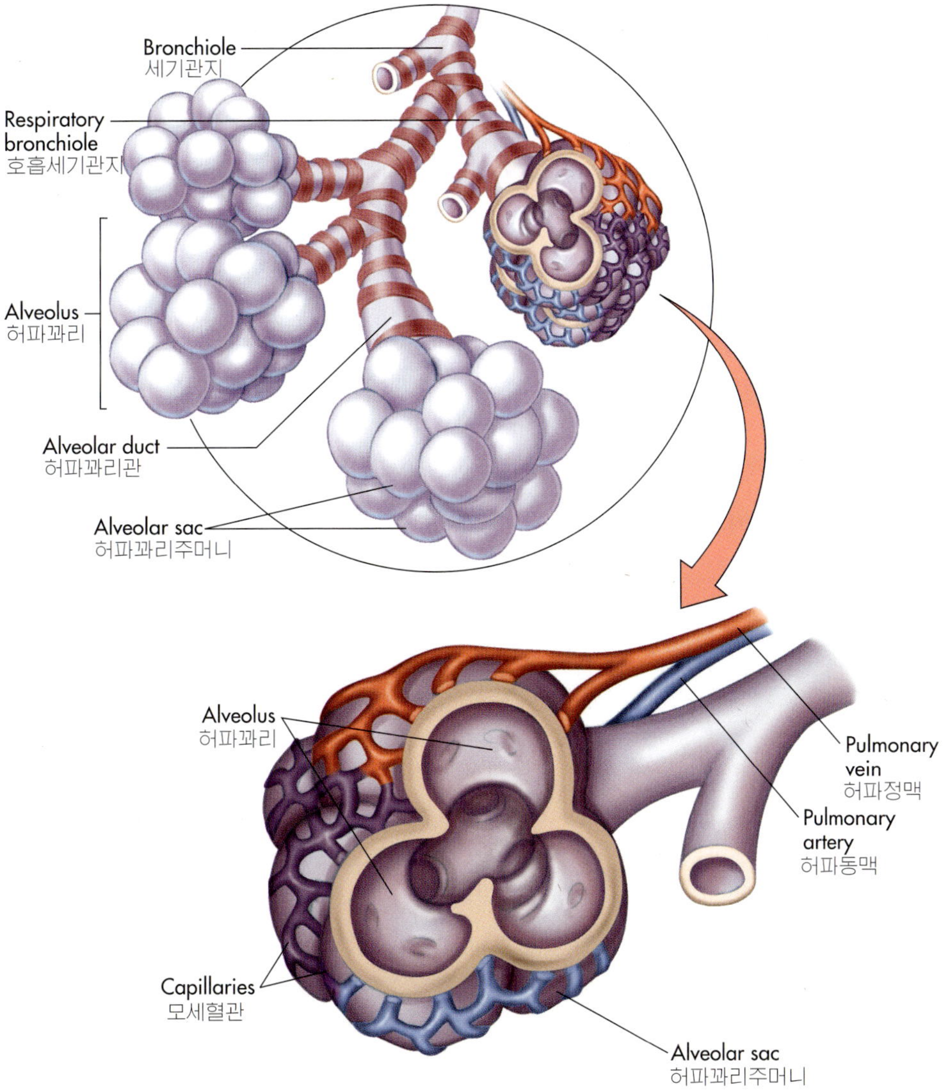

STRUCTURES OF THE LUNGS
허파의 구조

Conducting zone 전도영역	Trachea	기관	Cartilaginous airways 연골성통로
	Main stem bronchi	으뜸기관지	
	Lobar bronchi	엽기관지	
	Segmental bronchi	구역기관지	
	Subsegmental bronchi	구역밑기관지	
	Bronchioles	세기관지	Noncartilaginous airways 비연골성통로
	Terminal bronchioles	종말세기관지	
Respiratory zone 호흡영역	Respiratory bronchioles	호흡세기관지	Gas exchange region 가스교환부위
	Alveolar ducts	허파꽈리관	
	Alveolar sacs	허파꽈리주머니	

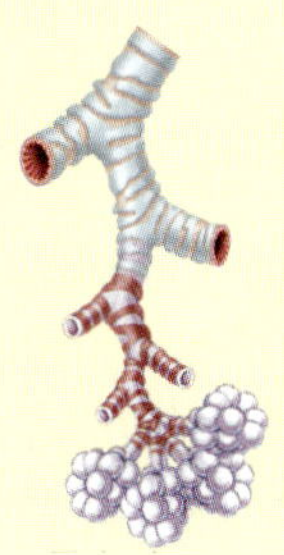

〈그림 13－10〉 전도와 가스 교환 구조 및 기능

기관지의 가지는 각 허파 구역 내에서 구역밑기관지(subsegmental bronchi)와 함께 점점 더 많아지며, 각각 허파의 구역 속으로 뻗어 나간다. 구역밑기관지의 직경은 1~6mm 정도이다. 기관지의 불규칙적인 연골조각들은 밑으로 내려갈수록 사라져서 가스교환이 일어나는 영역이 된다. 직경이 평균 1mm 정도로 매우 좁은 통로인 세기관지(bronchiole)라는 아주 작은 기도에 도달한다.

세기관지 내부는 연골층이 없어지면서 표면상피가 섬모입방상피(ciliated cuboidal epithelium)로 되고, 섬모(cilia) · 술잔세포(goblet cell) · 점막밑샘(submucosal gland)은 이 지점에서 모두 없어지게 된다. 이어지는 종말세기관지(terminal bronchiole)의 직경은 평균 0.5mm이고, 이곳에는 술잔세포 · 연골 · 섬모 및 점막밑샘이 없다. 가스교환영역의 끝부분인 종말세기관지는 실제로 가스교환이 이루어지는 허파의 호흡영역이다.

종말세기관지의 다음 가지는 호흡세기관지(respiratory bronchiole)이다. 이곳에서도 가스교환이 일부 일어나며, 허파꽈리관(alveolar ducts)이 시작된다.

허파꽈리관은 관 모양의 단순입방세포(simple squamous cell)로 되어 있으며, 그 끝은 허파꽈리주머니(alveolar sac)와 연결되어 있다. 허파꽈리주머니는 수많은 허파꽈리로 연결된 포도송이 모양의 구조로 되어 있으며, 가스 교환을 가능한 한 간단하게 할 수 있다.(그림 13–10).

허파꽈리 모세혈관막은 어디에서 활동하는가?

The Alveolar Capillary Membrane: Where the Action IS

허파꽈리는 수많은 허파모세혈관과 허파의 기능적인 단위로 잘 알려진 허파꽈리 모세혈관막에 의해 둘러싸인 종말 공기주머니(terminal air sac)이다.

응용과학 APPLIED SCIENCE

놀라운 계면(표면) 활성제 THE AMAZING SURFACTANT

계면 활성제는 허파꽈리가 작을 때(end-expiration, 종말) 표면장력을 낮추어 허파꽈리 붕괴를 방지할 뿐만 아니라, 심호흡(end-inspiration, 종말 흡입)을 하면 허파꽈리가 커지고 계면 활성제 층이 얇아져서 효과가 떨어지는데 얇아지기 때문에 표면장력은 증가한다. 이것은 허파꽈리의 과팽창이나 파열을 방지한다. 계면 활성제가 부족하면 팽창에 저항하는 뻣뻣한 허파가 발생할 수 있다. 계면 활성제는 태아 발달 후반에 발달하므로 미숙아의 경우 충분한 수치가 없을 수 있다. 즉각적인 개입이 없으면 그들의 작은 허파가 무너질 것이다(atelectasis, 무기폐). 따라서 중요한 가스 교환을 방지한다.

뻣뻣한 허파를 다시 팽창시키기에 너무 많은 양이 주어지면 허파꽈리가 파열될 수 있다. 이는 과도한 팽창을 방지하기 위한 계면 활성제가 없기 때문이다. 또한 계면 활성제는 해로운 병원체와 싸우는 데 도움이 되는 항균성을 가지고 있다. 다행히 의학계에서는 아기가 성숙할 때까지 허파에 계면 활성제를 주입해 기능을 유지할 수 있고, 스스로 생산할 수 있는 계면 활성제 대체요법을 개발하였다.

성인의 허파는 평균 3억~6억 개의 허파꽈리로 이루어져 있으며, 허파꽈리의 총 표면적은 $80m^2$로 체표면적의 40~50배나 된다(테니스코트만한 면적). 허파꽈리를 둘러싼 모세혈관과 허파꽈리 표면 사이에서는 확산에 의한 가스교환이 일어난다.

인체조직에서 오른심장으로 들어오는 정맥혈은 O_2가 낮고 CO_2가 높은 상태이다. 이 혈액은 허파동맥을 통해 허파꽈리에 이르며, 이곳에서 가스교환(바깥호흡)이 일어난다. 즉, CO_2는 허파모세혈관에서 허파꽈리 쪽으로, O_2는 허파꽈리에서 허파모세혈관으로 가스분압차에 의한 확산에 의해 각각 이동된다. 이것을 **바깥호흡**(expiratory respiration)이라고 한다. 한편, 왼심장에서 전신으로 나간 동맥혈은 O_2 농도가 높고 CO_2 농도가 낮다. 그러므로 조직과 모세혈관 사이에서 O_2는 모세혈관에서 조직으로, CO_2는 조직에서 모세혈관으로 가스분압차에 의한 확산에 의해 이동된다. 이것을 **속호흡**(internal respiration)이라고 한다.

허파꽈리 모세혈관막을 관찰해 보면 4개의 명확한 층을 볼 수 있다. 첫 번째 층은 **액상표면활성제**(liquid surfactant)로 허파꽈리의 단면이다. 허파꽈리 내면의 표면활성제는 허파꽈리액의 표면장력을 줄여서 흡식운동이 일어나는 동안 허파꽈리를 쉽게 확장시킴으로써 허파의 유순도를 증가시켜 흡식운동을 돕는다.

erythr/o = 붉은
poiesis = 만들다
erythrocytes
(eh RITH roh sights)
hemoglobin
(HEE moh GLOH binn)
erythropoiesis
(eh RITH roh poy EE sis)
erythropoietin
(eh RITH roh poy EH tin)
surfactant *(sir FAC tant)*

임상적용 CLINICAL APPLICATION

잘못된 가스교환은 어떤 결과를 초래할까? What can go wrong with gas exchange?

허파꽈리와 모세혈관 사이는 0.004mm의 매우 얇은 막으로 되어 있기 때문에 허파와 혈액 간의 가스확산이 쉽다. 이 막은 방어벽(barrier)으로서, 산소의 양을 조절하여 적당한 산소가 혈액 속으로 들어가게 해 준다. 과도한 분비물이 있는 폐렴에서 동맥혈을 채취하여 가스의 성분들을 분석해 보면, 산소의 농도가 줄어들어 있는 것을 알 수 있다. 이런 측정을 동맥혈 가스 측정(arterial blood gas analysis, ABGA)이라고 한다. 심한 폐렴의 경우에는 혈액으로 들어가는 산소 수준이 낮으므로 PaO_2(동맥혈산소분압) 수치는 감소하고, 허파로 들어가는 CO_2가 적기 때문에 동맥혈 내의 $PaCO_2$(동맥혈이산화탄소분압) 수치는 증가한다. 적혈구 또한 가스확산에 영향을 미친다.

적혈구는 단백질과 철분이 포함된 헤모글로빈을 통해 혈액 안의 산소와 이산화탄소의 운반을 책임지고 실질적인 수송임무를 수행한다. 각 적혈구에는 대략 2억 8천만 개의 헤모글로빈이 있다. 일반적으로 헤모글로빈이 많은 양의 산소를 운송한다면 혈액은 밝은 적색(선홍색)을 띨 것이다. 산소가 적고 이산화탄소가 많이 수송되면 혈액은 어두운 색깔이 되거나 연한 파랑색을 띤다. 이는 팔의 정맥을 보면 알 수 있다.

정맥혈은 낮은 산소 농도와 높은 이산화탄소 농도를 지닌다. 그 결과로, 정맥혈액은 어둡고 옅은 적색을 띤다. 적혈구가 적은 빈혈은 헤모글로빈(혈색소)의 수치가 부족하여 조직에서 사용되는 혈액의 산소운반 능력을 감소시킨다. 따라서 혈액 중 적혈구와 혈색소의 수치(둘 다 측정될 수 있다)는 조직으로 산소를 운반하는 데 중요한 역할을 한다.

우리 몸에서는 혈색소 수준의 감소반응이 나타나면 적혈구 조혈작용(erythropoiesis)을 통해 적혈구를 생성한다. 이 과정은 콩팥에서 혈액 중 산소의 낮은 수준을 탐지하면서 시작된다. 콩팥은 적혈구 조혈단백질인 에리스로포이에틴(erythropoietin)호르몬을 혈류를 통해 방출한다.

이 물질은 혈액을 통해 순환하다가 결국은 적골수의 특정 세포에 도달하며, 한 번의 자극으로 인체의 요구량에 맞게 적혈구를 생성하기 시작한다. 인체 내에 소량이 존재하는 철분은 산소운반에 영향을 주는데, 이는 혈색소 안의 철분이 산소분자를 함유하기 때문이다. '철이 부족한(Fe poor) 혈액'과 '산소포화능력이 떨어진(tired) 혈액'이라는 용어는 혈액 내 철분의 수준이 낮기 때문에 산소수준도 낮아서 쉽게 피곤해지는 것을 의미한다.

임상적용 CLINICAL APPLICATION

환기 및 혈액 pH 평가 ASSESSING VENTILATION AND BLOOD pH

이산화탄소(CO_2) 수치는 환기의 가장 좋은 지표로, 이산화탄소가 허파로 빠르게 확산되고 뒤이어 호기가 되기 때문에 환기 효율의 척도로 사용한다. 많은 폐 질환에서 이산화탄소 수치가 혈액에서 상승하여 처음에는 탄산(H_2CO_3)을 형성할 수 있으며, 이 산은 이온 부분인 H^+(하이드로늄 이온)와 HCO_3^-(중탄산염이온)로 빠르게 분해된다. 혈액에 산도가 너무 많이 축적되는 것을 방지하기 위해 H^+는 콩팥에서 배설되고 더 많은 중탄산염(염기)이 형성되어 혈액을 완충하여 정상적인 pH를 유지하게 된다. 일반적으로 헤모글로빈이 많은 양의 산소를 운반하는 경우 혈액은 밝은 빨간색인 데 반하여, 산소가 적고 이산화탄소가 더 많이 운반되면 혈액의 색이 더 어두워진다.

정맥혈은 산소 수치가 낮고 이산화탄소 수치가 높기 때문에 결과적으로 정맥혈은 짙고 붉은 색조를 띠게 된다. 낮은 수준의 적혈구 또는 빈혈은 산소를 운반할 수 있는 헤모글로빈 분자의 수를 제한하여 조직에 사용할 수 있는 혈액의 양을 크게 감소시킨다. 따라서 적혈구 수와 혈액 내 헤모글로빈 양(둘 다 측정 가능)은 조직으로의 산소 전달에 중요하다. 신체는 적혈구 생성이라는 과정을 통해 더 많은 적혈구를 생성하여 낮은 산소 수치에 반응하려고 시도할 수 있다. 이 과정은 콩팥이 혈액에서 나오는 낮은 수준의 산소를 감지할 때 시작된다.

콩팥은 에리스로포이에틴(erythropoietin)이라는 호르몬을 혈류로 방출한다. 이 물질은 혈액을 통해 이동하여 결국 적혈구 골수에서 발견되는 특수 세포에 도달하게 되며, 자극을 받으면 이러한 특수 세포는 수요가 충족될 때까지 적혈구 생산을 증가시키기 시작한다. 체내의 철분이 너무 적으면 체내 철분이 산소 전달에 영향을 미칠 수 있다. 헤모글로빈은 산소 분자를 잡고 있기 때문에 철분이 부족한 혈액과 피로한 혈액이라는 용어는 철분 수치가 낮은 환자가 낮은 산소 수치로 인해 쉽게 피로해진다는 사실에서 비롯된다.

두 번째 층은 실질적인 조직층 또는 허파꽈리 상피층으로 두 가지 형태의 단순편평세포(simple squamous cell)로 구성되어 있다. 허파꽈리 표면의 주된 형태(95%)를 이루는 것은 편평허파세포(squamous pneumocyte) 또는 Type I 세포라고 부르는 편평하고 얇으며 둥그런 모양의 세포이다. 이러한 형태는 가스분자들이 가스교환과정을 쉽게 마치는 데 도움이 된다.

허파꽈리는 또한 유용한 표면활성제를 생산하며, 이 기능은 내부에 있는 둥근 Type II 세포 또는 과립성 허파세포가 담당한다. 이 대사성 세포는 계면 활성제를 만들어 낼 뿐만 아니라 세포의 회복도 돕는다. 최종적으로, 이 영역은 노폐물 제거를 위하여 필요하며 생체의 가스교환을 위한 방어벽 역할을 한다.

이밖에 청소세포(clean up cell)라고 부르는 Type III 세포 또는 자유큰포식세포(wandering macrophage)는 허파꽈리를 통하여 방랑하다가 이물질을 섭취한다.

이 세포는 'pores of Khon'이라고 불리는 허파꽈리 사이의 작은 구멍을 통해 다른 허파꽈리로 이동하면서 포식세포작용을 진행한다.

허파꽈리 모세혈관막의 세 번째 층은 간질공간(interstitial space)이다. 간질공간은 모세혈관 내피의 바닥막과 허파꽈리상피의 바닥막(basement membrane)을 분리시키며 간질액을 포함하고 있다. 이 공간은 매우 좁아서 허파꽈리의 막과 모세혈관이 융합된 것처럼 보인다. 그러나 많은 체액이 이 공간으로 들어오는 간질부종(interstitial edema)의 경우에 이 막은 분리된다.

네 번째 층은 모세혈관상피(capillary endothelium)로 모세혈관벽을 형성한다. 모세혈관은 혈액과 산소를 조직까지 이동시키는 적혈구를 포함하고 있다.

허파와 관련된 구조 The Housing of the Lungs and Related Structures

가슴안에는 허파가 위치하여 가슴세로칸(mediastinum)으로 나누어져 있으며, 이 밖에도 식도, 심장, 큰 혈관(위, 아래정맥과 대동맥) 등의 기관이 있다(그림 13–11).

손상을 막기 위해 각 허파는 허파쪽 가슴막(viseceral pleura)이라고 부르는 장막이나 주머니 안에 담겨 있다. 가슴안과 가로막 윗면은 벽쪽 가슴막(parietal pleura)이라고 부르는 막이 연속적으로 연결되어 있는데, 두 가슴막층 사이에는 미끄러운 액체(가슴막삼출액, pleural fluid)가 포함된 가슴막공간(pleural cavity)이 있어서 호흡할 때 마찰을 줄여 주는 역할을 한다.

visceral pleura
(VISS eral PLOO rah)
parietal pleura
(pah RYE eh tal PLOO rah)

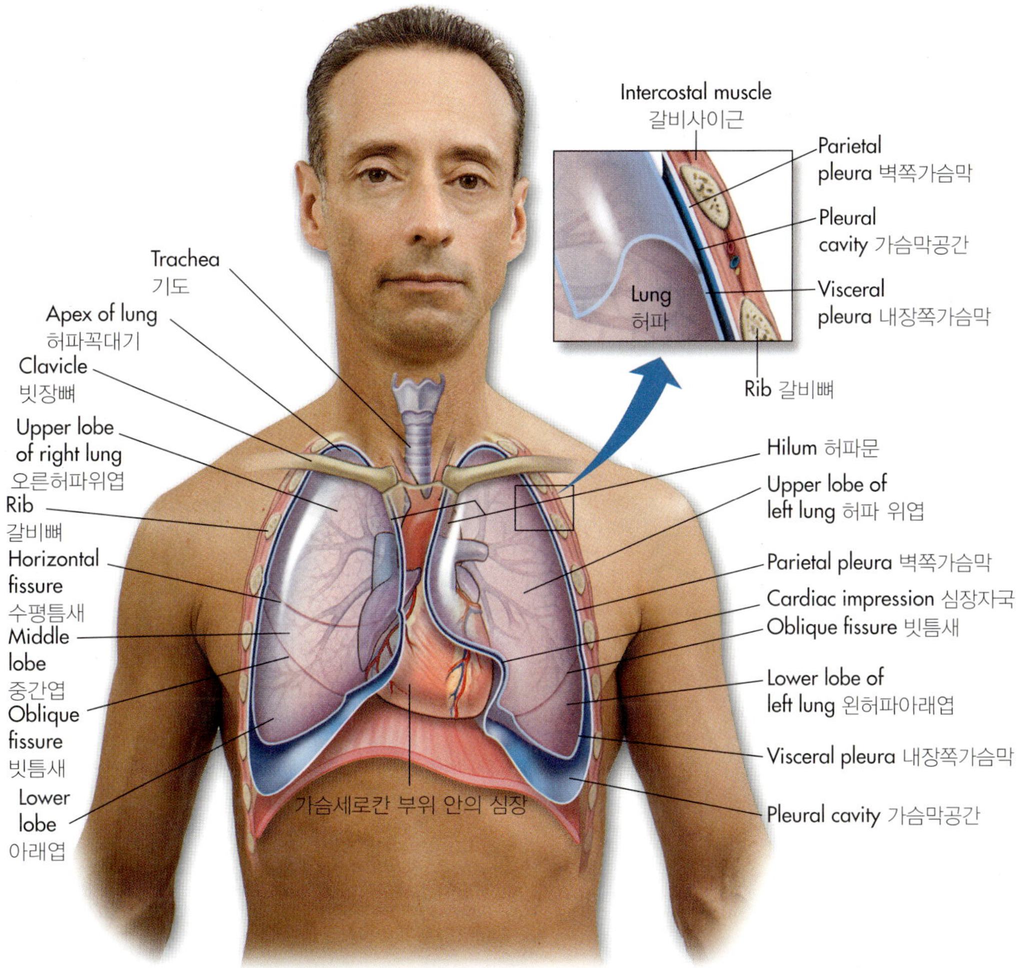

〈그림 13 – 11〉 가슴안의 구조

허파 The Lungs

오른허파와 왼허파는 원뿔 모양의 기관으로, 둥근 꼭지점을 허파의 꼭대기(apex)라고 한다. 허파의 꼭대기는 빗장뼈에서 2.5~5cm 정도 올라와 있다.

반가로막(hemidiaphragm)의 오른쪽과 왼쪽 부분에는 허파의 바닥이 위치한다.

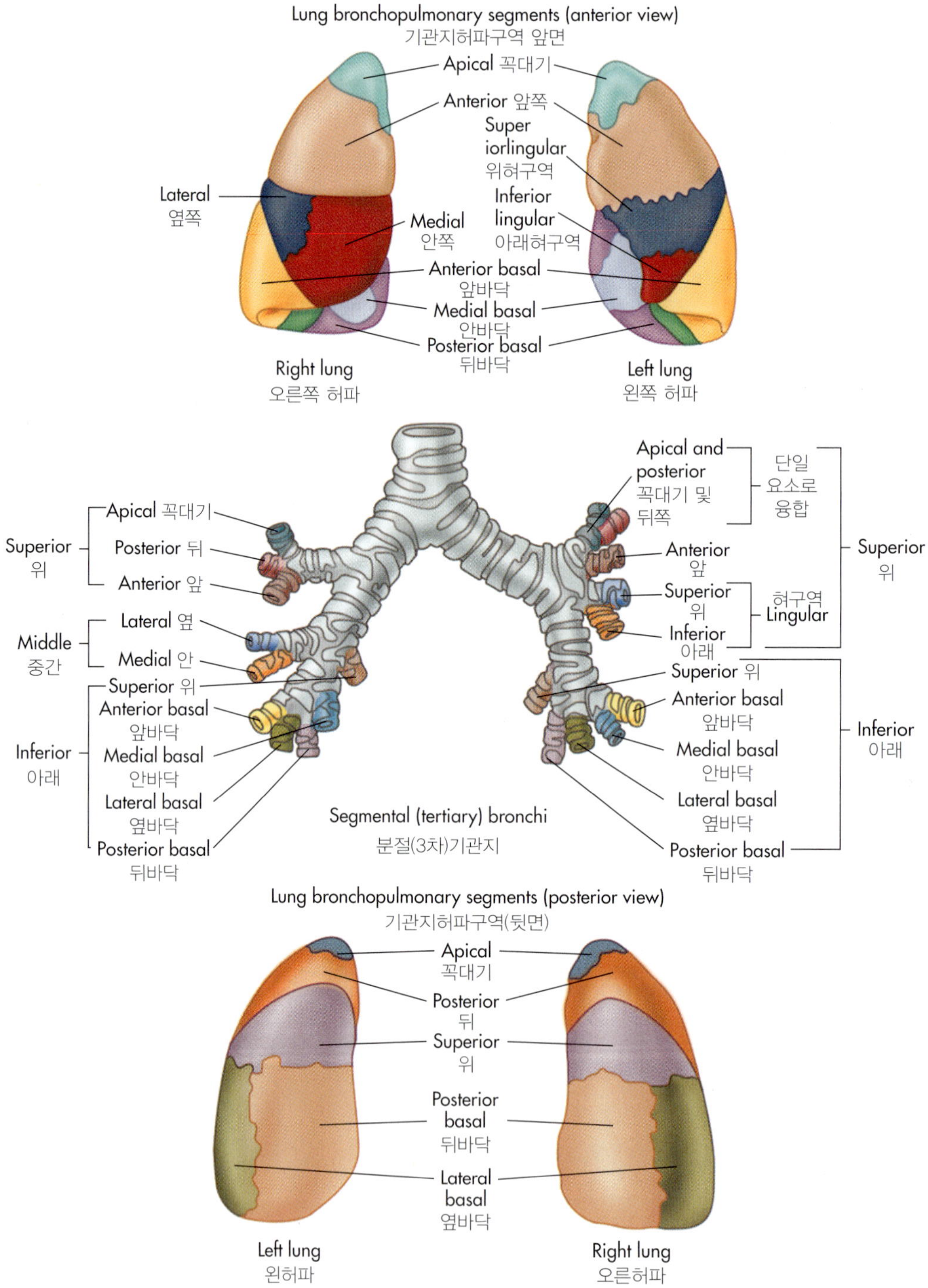

〈그림 13－12〉 기관지허파구역

오른허파의 바닥 아래에는 간이 위치하고 있어서 오른쪽이 왼쪽에 비해 약간 높다. 허파의 중막 부분은 심장을 포함하기 때문에 심장패임(cardiac impression)이 존재하는데, 왼쪽 면의 자국이 오른쪽 면보다 더 깊다. **허파문**(hilum)은 두 개의 주요 기관지 및 관련 구조가 각 허파에 부착되는 영역이며, 이것을 각 허파의 뿌리(root of each lung)라고도 한다. 그 밖에도 기관지 줄기, 허파동맥, 허파정맥, 신경관, 림프관이 포함돼 있다.

hilum *(HIGH lim)*

오른허파는 수평틈새와 빗틈새에 의해 나누어진 3개의 엽(lobe), 즉 위엽, 중간엽, 아래엽으로 되어 있다. 왼허파에서 수평틈새, 빗틈새에 의해 나누어진 2개의 엽은 왼위엽과 왼아래엽이라고 부른다.

허구역(lingular)은 왼허파에 있으며, 오른중간엽에 상응한다. 심장이 가슴의 왼쪽 앞에 있는 심장패임 안에 놓여 있기 때문에 왼쪽은 2개의 엽으로 되어 있는 것이다. 실질적으로 오른허파는 왼허파보다 더 크고, 가스교환의 약 60%가 오른허파에서 일어난다.

lingula *(LING gu lah)*
sternum *(STER num)*
medulla oblongata *(meh DULL lah OB long GAH tah)*

엽은 해부학적 위치와 관련하여 더욱 세분된 영역으로 나뉘는데, 예를 들어 오른쪽 상부엽의 꼭대기(apical segment)는 그 끝부분을 가리킨다.

보호기능을 가진 가슴뼈 The Protective Bony Thorax

허파, 심장, 큰 혈관은 모두 가슴우리뼈(bony thorax)에 의해 보호된다. 뼈와 연골성 틀은 호흡을 위해 가슴안을 움직이는 기능도 제공한다. 가슴우리뼈는 등뼈에 상응하는 갈비뼈(rib)와 복장뼈(sternum)를 포함하고 있다(그림 13–13).

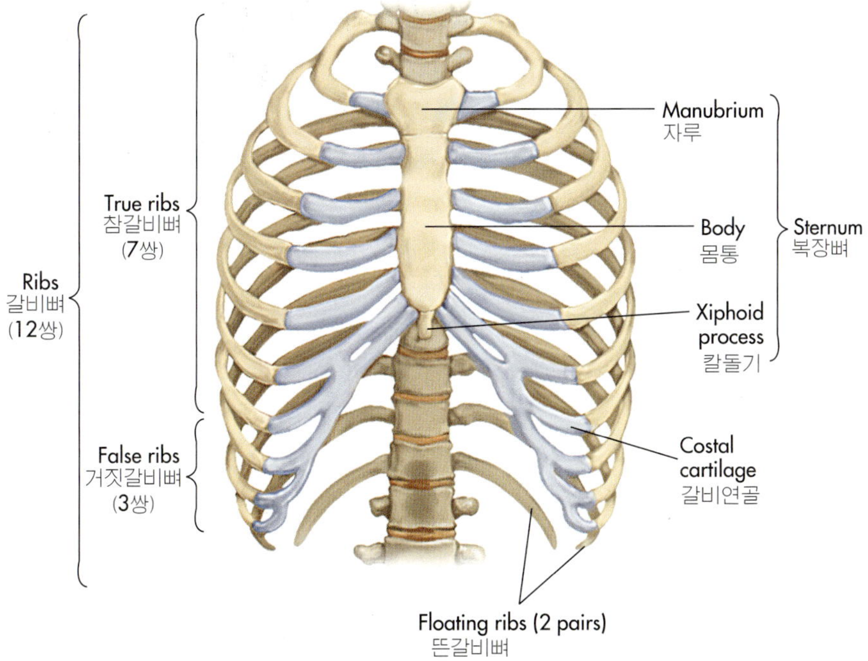

〈그림 13 – 13〉 가슴우리의 구조

복장뼈(sternum)는 가슴우리의 앞 중간에 위치하며, 자루 · 몸통 · 칼돌기로 구성되어 있다. 해부학적인 복장뼈의 경계표는 CPR 시 적절한 압박부위의 위치를 결정하는 데 매우 중요하다. 손을 복장뼈가 위치해 있는 몸통(body) 위에 놓고, 복장뼈와 등뼈 사이에 있는 심장을 압박해야 한다. 만약 압박부위가 칼돌기(Xiphoid) 쪽으로 너무 낮은 곳에 있으면 뼈가 부러져서 내부 장기가 손상을 입을 것이다.

가슴우리(thoracic cage)는 탄력성 있는 활 모양의 12쌍의 갈비뼈로 이루어져 있다. 갈비뼈는 연골에 의해 부착되어 있기 때문에 숨쉬는 동안 움직일 수 있다.

참갈비뼈(true ribs)는 1~7번의 갈비뼈를 말하는데, 앞에는 복장뼈가 위치하며 뒤로는 등척추뼈(thoracic vertebrae)에 연결되었기 때문에 척추복장뼈(vertebrosternal)라고도 부른다.

8 · 9 · 10번 갈비뼈는 거짓갈비뼈(false ribs)라고 한다. 위쪽의 일곱 번째 갈비뼈에 갈비뼈연골로 연결되어 있고, 뒤로는 등척추뼈(thoracic vertebrae)에 부착되어 있어서 척추갈비뼈(vertebrocostal)라고도 부른다. 11번과 12번 갈비뼈는 앞쪽의 복장뼈에 부착되지 않기 때문에 뜬갈비뼈(floating ribs)라고 한다.

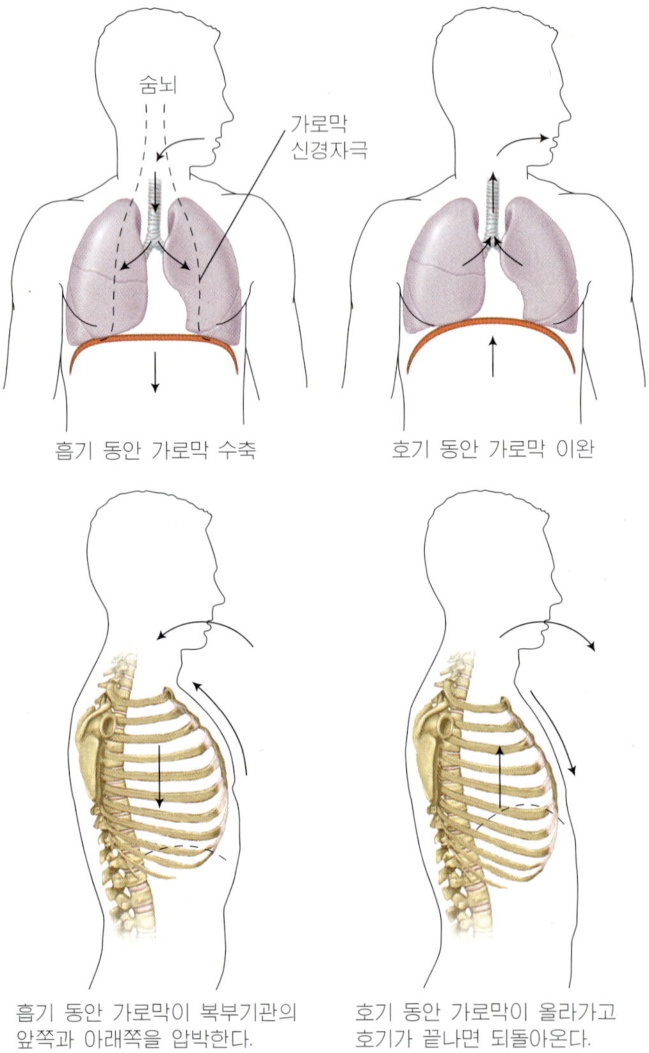

〈그림 13－14〉 호흡은 어떻게 하는가?

숨을 어떻게 쉬는가? How We Breathe

뇌에 위치하는 호흡의 중추를 **숨뇌**(medulla oblongata)라고 한다. 환기에서 흡입은 호흡근육(가로막: 평상시 둥근형태의 근육)의 활발한 작용에 의해서 이루어진다. 가로막신경을 통해 신호가 보내지면 가로막이 수축하여 편평해져서 가슴안의 공간이 증가하게 된다(그림 13–14). 가슴안의 용적 증가는 압력의 감소를 일으킨다. 용적과 압력은 간접적으로 연관되어 있기 때문이다.

가슴안의 압력이 대기압보다 낮아지면 흡입한 공기가 허파쪽으로 들어간다. 이때 바깥갈비사이근(external intercostal muscle)은 갈비뼈가 위와 바깥으로 확장할 수 있도록 도와서 가슴안의 전체 용적을 증가시킨다.

반면에 호기과정은 보다 수동적으로 진행된다. 가로막이 이완되어 둥근 형태가 되면 가슴안의 공간이 줄어듦으로써 내부 압력이 대기압보다 더 높아져서 허파 안의 공기가 밖으로 배출된다.

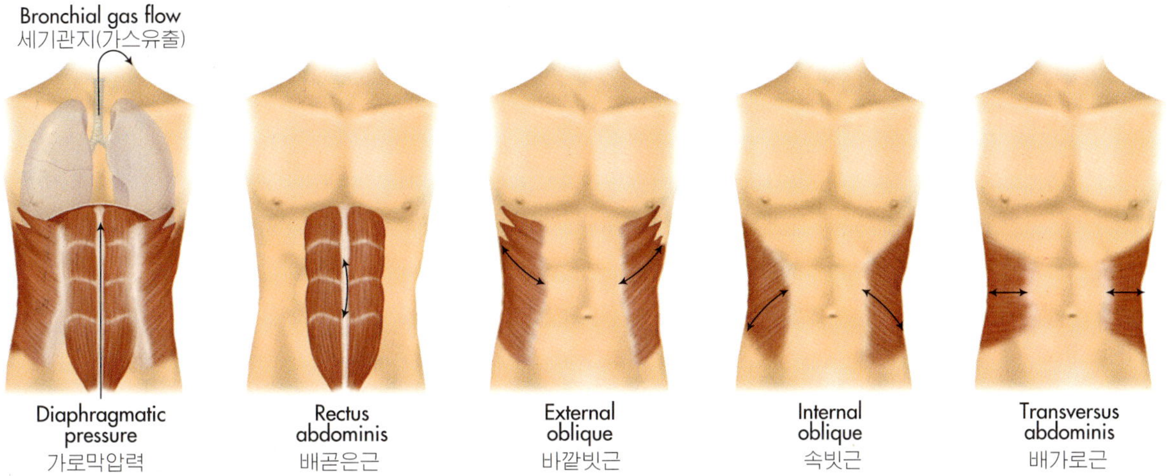

〈그림 13 – 15〉 호기 때 부속근육의 움직임

허파는 탄력조직으로서 흡기나 호기 동안에 늘어난다. 환기(ventilation)가 발생하는 용이성을 순응(compliance)이라고 한다. 낮은 순응도는 허파를 확장하기가 더 어렵다는 것을 의미하고, 높은 순응도는 허파를 확장하기 위해 노력이 필요하다는 것을 의미한다. 예를 들어, 이는 순응도를 감소시키고 충분한 양의 공기를 호흡하기 어렵게 만드는 폐 섬유성 질환(fibrotic disease)이 있는 사람을 평가할 때 임상적으로 중요하다.

무엇이 숨쉬기를 빠르거나 느리게 조절하고, 뇌에서 허파를 조절할까? 우리의 호흡을 느리게 하거나 빠르게 하는 과정은 지각(의식)적으로 이뤄진다고 할 수 있으며, **호흡률은 혈액 내의 CO_2 수준에 의해 조절된다.**

놀라운 사실 AMAZING FACTS

내쉬는 CO_2와 모기 Exhaled CO_2 and Mosquitoes

모기는 손전등을 들고 다니기에는 너무 작은데도 어둠 속에서 어떻게 당신을 찾을까? 그들은 이산화탄소 센서를 사용하여 내쉬는 호흡에서 방출되는 CO_2 농도 증가를 찾는다. 그들이 내쉬는 CO_2(최대 5m 떨어져 있을 수 있음)를 감지하면 열 센서를 사용하여 흡혈을 시작할 피부 영역을 찾기 때문에, 운동을 하거나 격렬한 노동을 하는 도중이나 직후에 물릴 가능성이 높아진다. 이유는 젖산과 체온이 증가하기 때문으로, 활성은 요산의 증가와 마찬가지로 모기를 유인하는 것으로 보인다. 또한 혈액형이 O형인 경우 혈액형이 A형인 사람보다 물릴 확률이 2배 더 높다(B형은 중간 정도). 특정 피부 박테리아는 모기를 유인하기도 한다. 이것이 박테리아 집락이 더 많은 발목과 발이 신체의 다른 부위보다 더 표적이 되는 것처럼 보이는 이유이다.

또 다른 놀라운 이산화탄소의 사실은 수영을 하는 많은 사람들이 지속적인 수중 다이빙을 하기 전에 시스템에 더 많은 산소를 공급하기 위해 심호흡을 한다는 것이며, 실제로 그들은 수준을 낮추기 위해 CO_2를 분출하고 있다. 더 높은 수준의 CO_2는 우리로 하여금 숨을 쉬고 싶게 만들기 때문에 몸은 잠시 동안 더 이상 숨을 쉴 필요가 없다고 믿게 되어 수영하는 사람들이 더 오랫동안 물속에 있을 수 있다. 불행히도 신체는 여전히 일정한 속도로 산소를 소모하고 때로는 수영하는 사람이 의식을 잃을 위험이 있을 정도로 충분한 양을 사용한다.

만약 CO_2의 농도가 높아지면, 충분히 CO_2가 환기되지 않은 것을 의미하므로 숨뇌(medulla oblongata)는 호흡근육에 신호를 보내서 호흡률을 증가시키고 숨을 깊게 쉬게 한다.

물리적인 활동이 증가하거나 또는 질병에 걸리면 더 많은 산소를 필요로 한다. 부속근(accessory muscle)은 가슴안에 큰 공간을 만드는 데 이용된다. 부속근으로는 목 부위의 사각근(scalene) · 목빗근(sternocleidomastoid), 가슴쪽의 큰 가슴근(pectoralis major), 작은 가슴근(pectoralis minor)이 사용된다.

diaphragm *(DIE ah fram)*
thoracic cage *(tho RASS ik)*

호기는 좀 더 수동적인 과정이므로 특히 질병에 걸린 경우에는 보조가 필요하다. 호기 시에 부속근육을 이용하여 복부의 압력을 상승시킴으로써 호기를 더 활발하게 할 수 있는데, 주된 복부근을 이용하여 가로막(diaphragm)을 위로 올리고 뒤쪽 근육을 아래쪽으로 당겨서 가슴우리(thoracic cage)를 압박함으로써 호기를 유발한다(그림 13-15).

호흡계통의 일반적인 질환

atelectasis *(AT eh LEK tah sis)*

호흡기 질환은 일반적인 질환에 속하므로 의료현장에서 쉽게 볼 수 있다. 특히, 입원 환자(hospitalized patients)에서 흔히 발생하는 **무기폐**(atelectasis)는 병원에서 흔히 볼 수 있는 질환으로, 허파의 공기주머니가 부분적 또는 전체적으로 허탈(collapse)된 상태를 말한다. 무기폐는 허파를 완전히 확장하지 못해서 숨을 깊게 쉴 수 없는 환자에게서 발생할 수 있으므로 호흡 통로를 유지시켜 줘야 한다.

그 예로서 수술 혹은 가슴우리의 손상(갈비뼈 골절)으로 인한 호흡통증을 호소하는 경우를 들 수 있다. 주기적인 깊은 호흡은 허파의 확장뿐만 아니라 계면 활성제 생산을 자극하고, 호흡과 호흡 사이에 작은 허파꽈리 공기주머니가 열릴 수 있도록 도와준다.

분비물이 많은 환자의 경우, 기침을 할 수 없기 때문에 무기폐의 위험성이 높다. 분비물이 숨길을 막으면 허파가 허탈되기 때문이다. 무기폐가 지속된다면 72시간 안에 폐렴으로 진행된다. 폐렴은 바이러스, 진균, 세균에 의한 허파 감염이다. 감염된 부위에서 발생한 염증은 세포의 찌꺼기와 체액을 축적시키며, 일부 폐렴에서는 허파조직을 파괴하여 심하면 사망에 이르게 할 수도 있다.

만성 폐쇄성 폐질환(COPD)은 허파 밖으로 공기를 내보내기 어렵고 분비물의 양이 많아지는 것이 특징이며, 주로 허파의 손상에서 기인한다. COPD와 관련된 질병은 폐기종 및 만성 기관지염이다. 천식 · 허파공기증 · 만성기관지염이 복합적으로 발생하거나 하나라도 중복된 질환은 COPD라고 한다.

asthma *(AZ mah)*

천식(asthma)은 기관지경련(bronchospasm)이라고 부르는 허파의 숨길 수축에 대한 인체의 과민반응인데, 공기가 허파를 출입하기 어려워 생명을 위협할 수도 있다(그림 13-15).

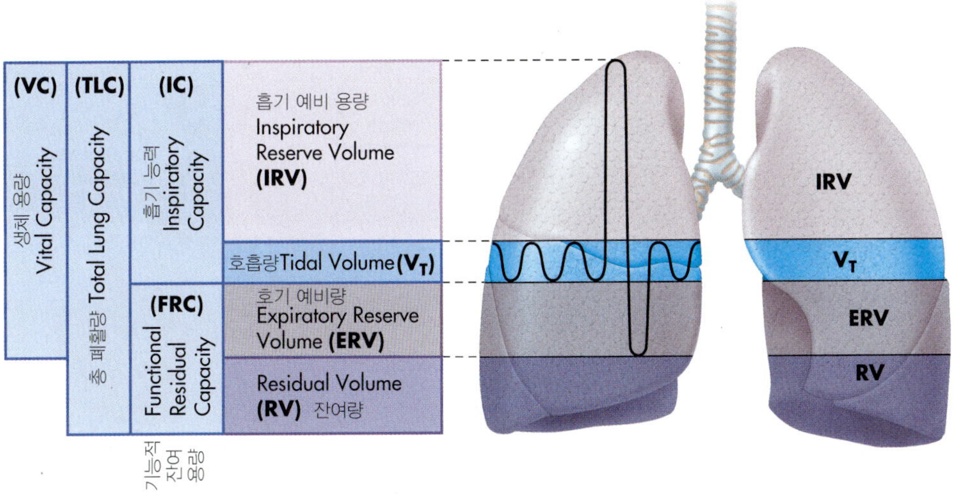

용적 측정	남성(mL)	여성(mL)
호흡량(V_T): 한 번의 정상적인 호흡 동안 폐로 들어오고 나가는 가스의 양	500	400～500
흡기예비량(IRV): 정상적인 흡기 이상의 힘으로 흡기된 공기의 양	3100	1900
호기예비량(ERV): 정상적인 호기 이상으로 강제로 내쉬는 가스의 양	1200	800
잔기량(Residual Volume, RV): 강제 호기 후에도 폐에 남아 있는 가스의 양	1200	1100
폐활량 **(두 개 이상의 볼륨의 조합)**		
생체 용량(VC): VC = IRV + V_T + ERV	4800	3200
흡기 용량(IC): IC = V_T + IRV	3600	2400
기능적 잔여 용량(FRC): FRC = ERV + RV	2400	1800
총 폐활량(TLC): TLC = IRV + V_T + ERV + RV	6000	4200

〈그림 13－16〉 정상 용적 및 용량

이때 허파에서 공기가 나갈 수 없는 것을 가스걸림(gas trapping)이라고 하는데, 가스걸림으로 인해 허파는 신선한 공기를 받을 수 없고, 같은 공기를 반복적으로 호흡하게 된다.

그 원인은 숨길(airway)에 생긴 염증으로써, 염증이 악화되면 숨길에서 생산되는 점액의 분비가 증가되고 혈중에서는 낮은 O_2와 높은 CO_2 농도를 보인다. 이와 같이 증가된 분비물은 기도를 막고(점액마개 현상) 허파로 신선한 공기가 유입되는 것을 감소시킨다. 천식은 생명을 위협하는 질환이지만, 약물의 사용으로 조절될 수 있다.

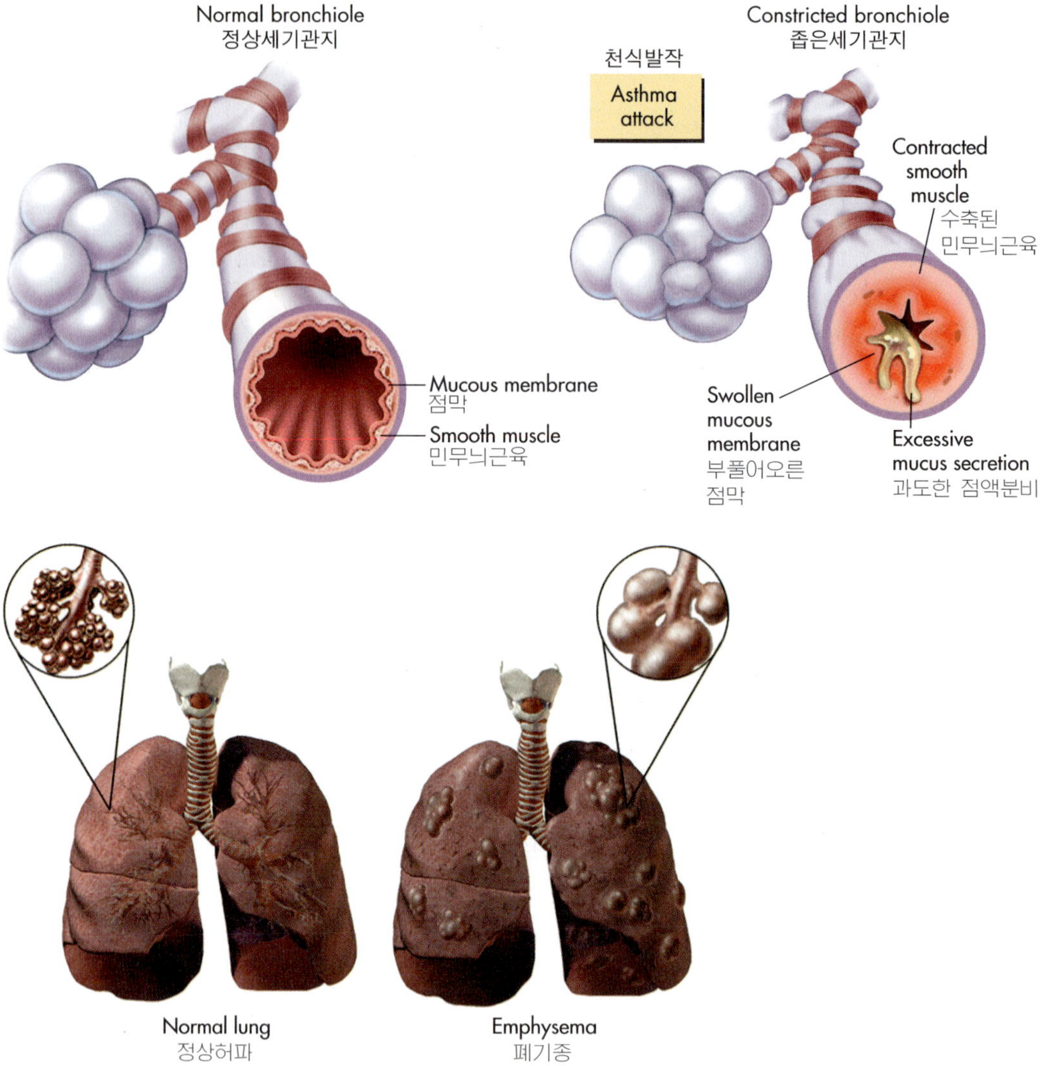

〈그림 13 – 17〉 천식과 폐기종

emphysema
(EM fih SEE mah)

폐공기증/폐기종(emphysema)은 허파가 비가역적인 상태로 되는 것, 즉 허파꽈리공기주머니가 파괴되고 허파가 늘어지는 것이다(그림 13–17).

허파꽈리가 파괴되면 허파와 혈액 사이에 가스확산이 어렵게 된다. 또한 허파조직은 취약해지고 쉽게 파괴되며, 공기가 가슴안으로 빠져 나와서 가스교환을 억제한다. 이것은 공기가슴증/기흉(pneumothorax)의 원인이 된다.

pneumothorax
(NOO moh THOH raks)

chronic bronchitis
(brong KYE tis)

만성기관지염(chronic bronchitis)은 회복이 가능한 허파질환으로, 숨길의 감염과 많은 양의 객담을 생산하는 것이 특징이다. 염증이 발생하면 숨길부종으로써, 숨길의 내경이 좁아져서 공기의 유입과 유출이 어렵게 되고 호흡은 증가한다. 호흡이 증가하면 더 많은 O_2를 사용하므로 더 많은 CO_2를 생산하게 된다.

공기가슴증/기흉(pneumothorax)은 가슴안과 허파의 바깥쪽에 공기가 찬 상태이다. 공기는 두 가지 경우에 의해 가슴안으로 침입한다. 첫째, 찔린 상처나 총상에 의해 밖에서 가슴안으로 빠르게 공기가 유입되는 경우이다. 둘째, 허파의 구조적 변형과 기종(emphysema)과 같은 질병이 발전하여 누출이 발생하는 경우이다.

이러한 상황에서 흡입된 공기는 허파에서 가슴안으로 들어온다. 어떤 상황이든 만약 가스가 밖으로 나갈 수 없다면 가슴안을 채워서 숨을 쉴 때 허파가 확장할 수 있는 공간이 줄어든다. 만일 허파가 확장하는 데 제약이 생긴다면 생명을 위협하는 상황이 발생하게 될 것이다.

가슴막삼출(pleural effusion)은 허파쪽 가슴막과 벽쪽 가슴막 사이의 가슴막 공간에 과도한 체액이 쌓이는 것이다. 이 체액이 **농**(pus)인 경우를 **고름집/농흉**(empyema), 림프액(lymphatic fluid)을 유미흉부(chylothorax), 혈액에서 나온 혈청(serum)일 경우를 **물가슴증/폐수종**(hydrothorax), 혈액(blood)인 경우를 **혈액가슴증/혈흉**(hemothorax)이라고 부른다. 체액은 중력의 영향을 받으므로 가슴막삼출의 경우에 가슴막 안의 낮은 지점으로 이동하는 경향이 있다.

pleural effusion *(PLOO ral eh FYOO zhun)*
empyema *(EM pye EE mah)*
hydrothorax *(HIGH dro THOH raks)*
hemothorax *(HEEM oh THOH raks)*

만일 가슴막삼출이 심해지면 공기가슴증(pneumothorax)과 같은 영향을 줄 수 있다. 이것은 허파 또는 허파의 확장량을 제한하여 허파로 들어오고 나가는 공기의 양이 줄어들게 하므로 인체에서 요구하는 O_2를 충족시키고 CO_2는 제거하기 위해서 환자는 더 열심히 호흡을 하게 된다.

만약 이러한 상황에서 적절한 치료가 이뤄지지 않으면, 환자는 호흡을 하기 위해 에너지를 다 소모하여 더 이상의 호흡을 하지 못하게 된다.

결핵(tuberculosis)은 감염성 질환으로 최근에 발병률이 증가하고 있으며, O_2를 많이 보유하고 있는 허파와 같은 장기를 위협한다. 결핵균은 증식을 시작하기 전에 몇 년 동안 몸에서 잠재할 수 있으므로 만약 계속적으로 결핵의 감염을 확인하지 못한다면 허파가 심각하게 손상된다. 최근 결핵환자들의 치료에 사용되는 약제에 대한 내성이 증가하여 결핵으로 인한 사망률이 높아지고 있다.

tuberculosis *(too BER kew LOH sis)*

허파질환 환자는 호흡곤란, 빈호흡, 낮은 산소농도로 인한 청색증, 정상적인 호흡을 보조하기 위한 보조근 사용과 같은 증상과 증후를 보여준다. 더불어 심장계통에서는 산소운반을 가속화하고 산소를 운반하는 적혈구 수를 증가시켜야 하므로 빠른맥(tachycardia)을 보인다.

호흡계통 질환의 주된 발생원인은 흡연이다. 미국 내에서 흡연과 관련된 사망자 수는 매년 45만 명에 달한다.

요약 SUMMARY

Points of Interest

- 매일 우리 몸 안에서 11,356 L의 공기가 이동한다. **호흡계통**은 혈액에 산소를 공급하며 세포대사과정에서 나온 이산화탄소를 제거하는 역할을 한다.
- **환기**는 허파의 안과 밖으로 가스를 이동시키는 것이고, 호흡은 혈액에 산소를 공급하며 이산화탄소를 제거하는 것이다.
- **허파**는 기관지와 세기관지라고 부르는 분지된 숨길을 포함하고 있다.
- **세기관지의 끝**은 허파꽈리주머니이다.
- **모세혈관**에 의해 둘러싸여 있는 각각의 허파꽈리주머니에서는 혈액과 가스의 교환이 일어난다.
- **상기도**는 흡입된 공기의 여과를 비롯하여 온도와 습도를 조절하는 역할과 말하기와 냄새 맡기에 도움을 주는 기능을 담당한다.
- 점액섬모는 이동하여 이물질를 끌어 모으고, 머리카락처럼 생긴 섬모는 상기도로 가래를 끌어 올리기 위해서 지속적으로 점액층을 이동시킨다.
- **아데노이드**(adenoids)와 **편도선**(tonsil)은 몸에 들어오는 병원체를 막는 일을 도와준다.
- 활발한 숨쉬기와 삼키기는 정상적인 과정이며, **후두덮개**는 음식과 액체를 흡입할 때 허파에 들어가는 것을 막는 역할을 한다.
- 성대는 **상기도**와 **하기도**가 나뉘는 영역으로, 하기도의 전환점이 된다.
- **기관**은 기관지, 세기관지, 종말세기관지, 호흡세기관지, 허파꽈리관, 허파꽈리주머니로 분기하여 허파꽈리에 도달한다.
- **허파꽈리모세혈관막**에서는 바깥호흡 또는 가스교환이 일어난다.
- **가슴뼈**는 호흡계통을 보호하고 지지하는 역할을 한다.
- **호흡의 주된 근육**은 가로막이고, 운동을 할 때나 질병에 걸렸을 때에는 부속근이 가로막을 보조한다.
- 가로막신경에 의해서 가로막에 전해지는 자극은 뇌의 호흡중추인 숨뇌로 전달된다.

사례연구 CASE STUDY

탁한 분비물을 배출하는 환자가 그르렁거리는 소리를 내며 응급실에 찾아 왔다. 환자의 심장박동수, 호흡수, 혈압은 모두 증가된 상태였다. 그는 호흡을 위한 부속근육을 사용하고 있었으며, 말초청색증을 앓고 있었다. 알레르기의 과거 병력이 확인됐으며, 며칠 전부터 심한 감기를 앓아오고 있었다.

a. 이 환자에게서 추정할 수 있는 호흡계통의 상태 두 가지를 설명하시오.

____

____

b. 이 환자를 위해 추천할 수 있는 처치법은 무엇인가?

____

____

c. 당신의 처치가 올바르다는 것을 확인할 수 있는 지표는 무엇인가? 예를 들면, 당신의 처치를 받은 후에 환자는 부속근육의 사용을 줄여야 하는데 이를 확인할 수 있는 지표가 필요하다. 적어도 2개 이상의 지표를 설명하시오.

____

____

Review Questions

Multiple Choice

1. 허파꽈리와 모세혈관 사이의 가스교환 과정을 무엇이라 하는가?

a. 바깥환기　　b. 속환기
c. 바깥호흡　　d. 속호흡

2. 허파의 안과 밖으로 가스가 대량 이동하는 것을 무엇이라 하는가?

a. 속호흡　　b. 환기
c. 확산　　d. 가스교환

3. 다음 중 상기도(upper airway)의 기능이 아닌 것은?

a. 가습
b. 가스교환
c. 여과
d. 가스를 데우거나 식힘

4. 상기도에서 가장 큰 연골(cartilage)은 무엇인가?

a. 반지연골　　b. 유스타키오관
c. 거대연골　　d. 방패연골

5. 기관(trachea)의 개방을 조절하는 구조는 무엇인가?

a. 식도
b. 아래성문
c. 후두덮개
d. 위성문

6. 세포는 산소가 왜 필요한가?

a. ATP를 만든다.
b. CO_2를 제거한다.
c. 가솔린을 사용한다.
d. 호흡한다.

7. 일회 호흡량의 들숨(흡기) 예비량과 호기(날숨) 예비량을 포함하는 폐활량을 무엇이라고 하는가?

a. 총 폐활량
b. 기능적 잔여 용량
c. 흡기 능력
d. 필수 능력

Fill in the Blank

1. 작은 기관지는 ________________라고 한다.

2. 냄새의 감각은 ________________이라 하고, 말하는 행동은 ________________라고 한다.

3. ________________라 불리는 머리카락 같은 형태(hairlike projections)는 ________________ 안에서 움직이고 ________________으로 보내서 구강을 통해 배출되어진다.

4. ________________________________은 머리를 가볍게 해주고 목소리의 공명을 제공한다.

5. 가로막(diaphragm)이 수축할 때 폐용적은 __________하고 공기 흐름은 ________________________.

[해답] Multiple Choice

1. d **2.** b **3.** b **4.** d **5.** c **6.** d **7.** a

Fill in the Blank

1. 세기관지(bronchiole)
2. 후각(olfactory), 말하기(speaking)
3. 섬모(cilia), 액상층(sol layer), 젤층(gel layer)
4. 코곁굴(paranasal sinus)
5. 증가, 대기압이 허파 안으로 유입된다.

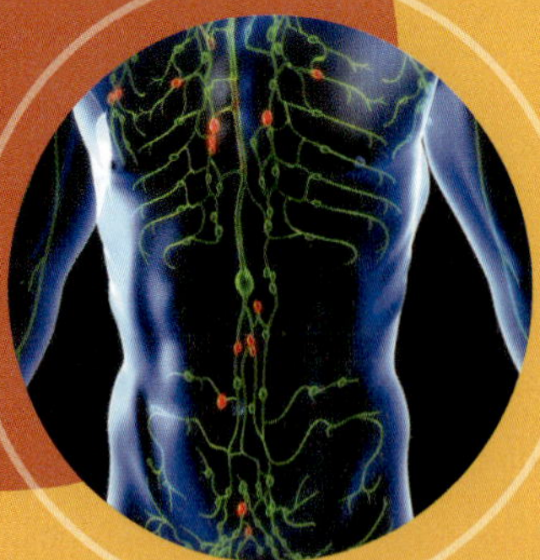

제14장

림프계통과 면역계통

인체의 방어체계

앞 장에서 조절 · 전달계통을 살펴보면서 우리는 각각의 시스템이 어떻게 협력해서 인체를 개체로서 기능하게 만드는지를 알아보았다. 이제 방어체계를 살펴볼 차례다.

도시에는 경찰서와 소방서가 있고 국가에는 군대와 기지가 있다. 마찬가지로 몸에는 면역계통과 림프계통이 있으며, 이곳에 있는 세포들은 방어 기능과 관련된 특정한 임무를 수행한다.

또한 이곳에는 질병을 일으킬 수 있는 세균으로부터 몸을 보호하는 것을 돕는 독특한 체계가 존재한다.

만약에 면역/림프계통이 없다면 병원성을 가지고 있는 생물에 노출되는 것만으로도 우리 몸은 엉망이 될 것이다.

T H E

LYMPHATIC AND IMMUNE SYSTEMS

YOUR DEFENSE SYSTEMS

Chapter 14

무엇을 학습할 것인가 LEARNING OUTCOMES

- 이 장을 통하여 중요한 면역계통과 그 기능을 설명할 수 있다.
- 항원과 항체의 관계를 설명할 수 있다.
- 외부의 침입으로부터 몸을 보호하는 혈액세포의 기능을 설명할 수 있다.
- 감염을 예방하는 데 도움이 되는 다양한 장벽에 대해 논의할 수 있다.
- 면역반응을 돕는 화학물질에 대해 설명할 수 있다.
- 염증반응과 열이 어떻게 감염과 관련되는지를 설명할 수 있다.
- 선천성면역과 후천성면역을 비교할 수 있다.
- 면역반응에서 림프구의 기능을 설명할 수 있다.
- 림프계통, 선천성면역, 적응면역이 함께 작용하여 감염과 싸우는 방법에 대해 토론 할 수 있다.
- 면역계통과 관련된 몇 가지 질환에 대해 설명하고 서술할 수 있다.

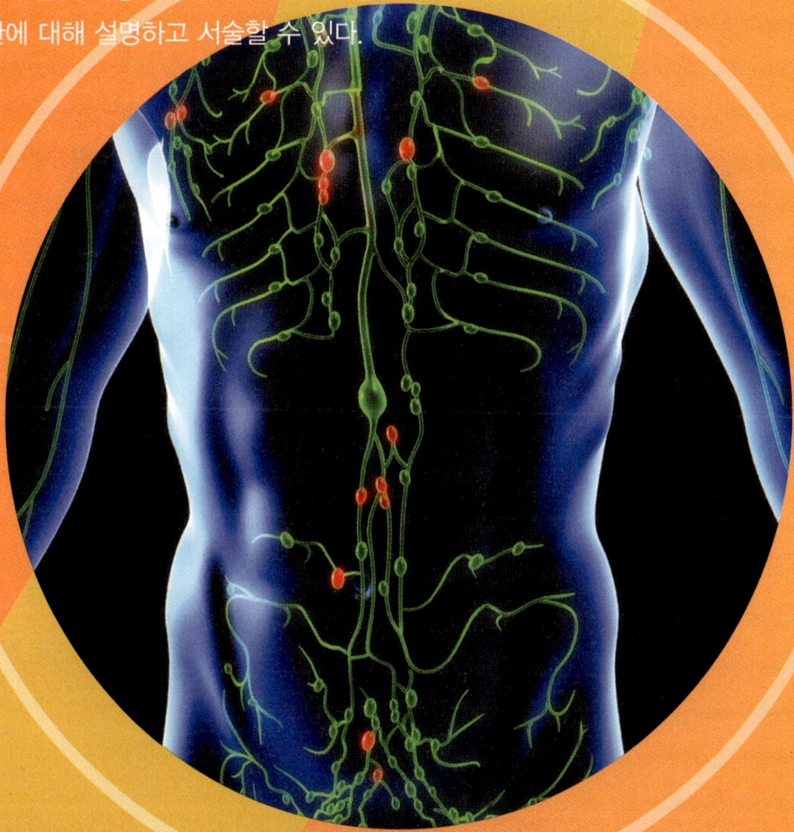

발음안내 *Pronunciation Guide*

이 장에서 다루어지는 중요한 단어의 발음

basophils [BAY soh fills]
cytokiness [SIGH tow kines]
cytotoxic T cells [SIGH tow TOX ick]
dendritic cells [DEN dri tick]
eoxinophils [EE oh SIN oh fillz]
histamine [HISS tah meen]
interferon [in ter FEAR on]
interleukins [IN ter LOO kinz]
leukocytes [LOO koh sights]
lymph nodes [LIMF nohdz]
macrophages [MAC reh fage ez]
neutrophils [NOO troh fill]
T lymphocytes [T LIMF oh sights]
thoracic duct [thoh RASS ik]
thymus [THIGH muss]
tumor necrosis factor [neh KROH siss]

방어구역 THE DEFENSE ZONE

우리 몸에는 언제든지 해로운 물질이 침입할 수 있다. 그러나 병원균이 몸에 침범하려면 여러 장애물을 넘어서야 한다.

첫째, 병원균은 피부나 점막의 분비로 배설될 것이다. 만약에 침입자가 몸 안으로 들어오면, 우리 몸은 침입자를 이물질로 인식하게 된다. 이러한 인식으로 인해 이물질을 무력화시키는 일련의 과정이 진행된다.

둘째, 특수한 역할을 하는 세포가 면역/림프계통에 의해서 병원균을 물리치는 일에 관여한다. 또, 면역/림프계통은 강력한 화학물질을 방출하여 침입자를 물리치는 역할을 한다. 이러한 화학물질은 염증반응을 일으키며 몸에서 제거되어야 할 화학성분을 남긴다.

병원균과 전쟁이 끝나면 무력화된 병원균과 부스러기 및 체액이 남는다. 위험이 지나가고 몸이 정상으로 복귀할 때까지, 면역/림프계통은 '전쟁의 잔재'를 치우는 일을 진행한다. 림프계통에 관해서 다루고 이어서, 면역계통으로 옮겨 가고, 마지막으로 이 두 기관이 건강을 어떻게 지키는지를 알아 보기로 하자.

림프계통 THE LYMPHATIC SYSTEM

lymphatic *(lim FAT ik)*

림프계통(lymphatic)은 전달체계이면서 동시에 면역계통의 막사라고 할 수 있다. 이것은 심혈관계통과 유사한 2차 순환계이다. 곧 알게 되겠지만, 림프계통은 심혈관계통과 밀접한 관계를 맺으면서 효과적인 기능을 하며, 서로의 역할 수행을 위해서 긴밀하게 연결되어 있다. 림프계통은 다음과 같은 네 가지의 기능을 가지고 있다.

① 심혈관계통에서 손실되는 체액의 재순환
② 면역 반응의 수행
- 림프구는 혈관을 통해 흐르고 병원체를 인식한다.
- 림프 조직은 면역 반응을 시작한다
③ 일부 유형의 백혈구를 저장하고 개발한다.
④ 음식에서 글리세롤과 지방산을 흡수하고 몸 전체로 운반한다.

pathogen *(PATH oh jenn)*
path = 질병
gen = 창조하다

림프계통은 심혈관계통과 기능적으로 밀접하게 연관되어 있으며, **모세림프관**(lymph capillaries)이라고 부르는 림프계통의 가장 작은 관은 모세혈관과 나란히 놓여 있다. 연결조직의 세포 사이에 망을 형성하고 있는 모세림프관은 구조적으로 모세혈관과 비슷하지만 기능이 다르며, 그 끝은 열려 있다. 혈액 모세혈관과 달리 림프 모세혈관은 막 다른 곳에서 끝나며 혈액 모세혈관보다 더 많은 투과성 벽을 가지고 있다. 심장 혈관계통의 압력은 단백질과 체액으로 구성된 일부 혈장을 심장 혈관의 모세혈관에서 사이질공간 또는 세포 사이의 공간으로 밀어낸다(간극은 사물 사이의 공간을 나타냄).

lymph capillaries
(LIMF KAP ih lair eez)

혈장(plasma)은 사이질액(interstitial fluid)이라고 한다. 혈액 모세관이 이 사이질액의 일부를 재흡수하는 동안 초과분은 일반적으로 림프 모세관에 의해 사이질공간 밖으로 배출된다. 림프 모세관을 채우고 있는 사이질액을 **림프액**(lymphatic fluid) 또는 림프(lymph)라고 하며, 림프는 압력차를 통해 림프관으로 이동하는 데 이때 더 큰 틈새 압력으로 기울기(gradient)가 나타난다. 이것이 발생하지 않으면 남아 있는 과도한 질액이 붓거나 부종을 유발할 수 있다. 림프는 혈장과 유사한 짚색(straw-colored)의 투명한 액체로, 주요 성분은 물이지만 소화된 영양소, 가스, 단백질, 림프구와 대식세포라고 하는 백혈구도 포함하고 있다(그림 14–1 참조).

lymphatic fluid
(lim FAT ik FLOO id)
lymph (LIMF)

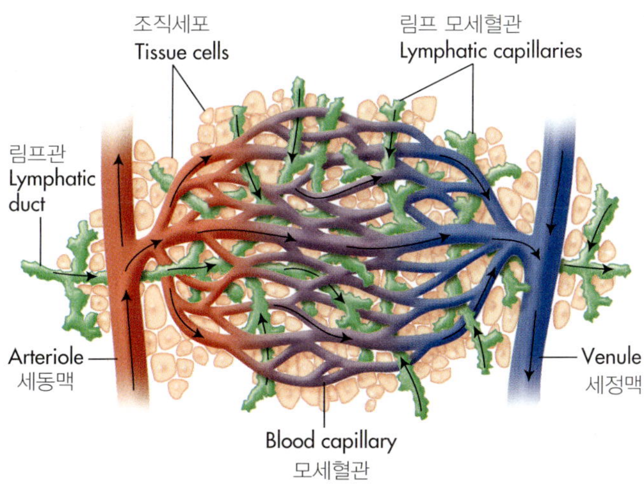

〈그림 14 – 1〉 혈액과 림프 모세혈관의 관계

lymphatic vessels
(lim FAT ik)

몇 개의 모세림프관의 망은 **림프관**(lymphatic vessels)으로 이어진다. 림프관은 밸브를 가지고 있다는 점에서 구조적으로 정맥과 비슷하며, 림프관은 혈관이 있는 거의 모든 조직과 기관에 있다. 몸의 움직임과 정맥 벽의 민무늬근육 수축을 통해서 림프를 보낸다.

작은 림프관은 큰 림프관으로 이어지며, 큰 림프관은 **림프절**(lymph node)로 이어진다. 림프절은 림프계통의 모든 통로나 관에 적절하게 위치하여 정화 역할을 한다. 핀헤드(pinhead)에서 올리브(olive)에 이르기까지 크기가 다양한 림프절은 림프계통의 모든 경로나 혈관을 따라 전략적으로 배치된 정화(purification) 식물로 생각할 수 있다. 파이프관에서 여과장치(절)를 이용하여 오수를 정수장으로 옮기고 다시 맑은 물을 재순환시키는 도시의 물 여과장치를 생각해 보자.

림프절은 작고 캡슐에 싸여 있으며 여러 부분으로 구획되어 있다(그림 14–2 참조). 각 구획의 내부는 림프구로 알려진 백혈구를 가진 림프조직이 들어 있으며, 이들은 림프액이 채워진 림프동으로 둘러싸여 있다.

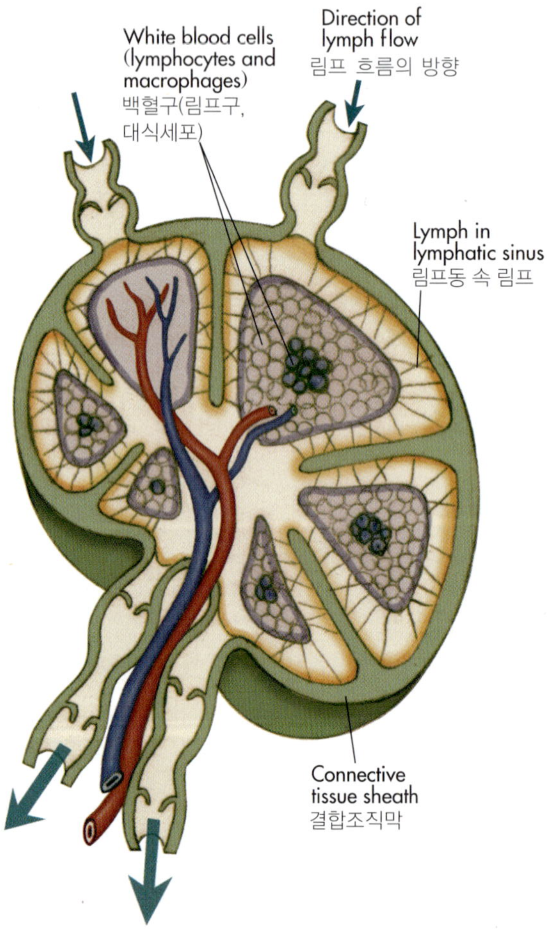

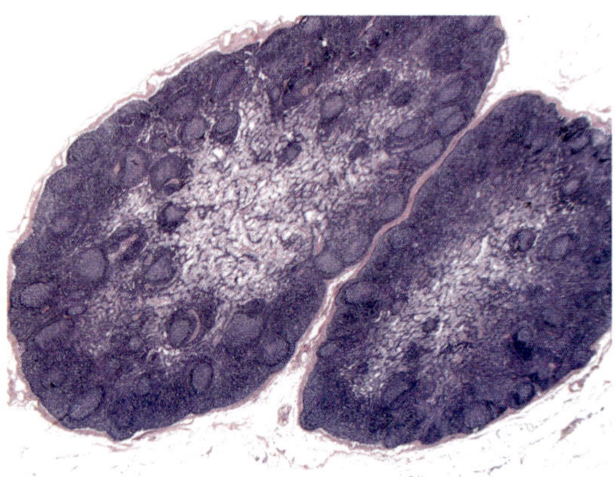

〈그림 14 – 2〉 림프절의 구조

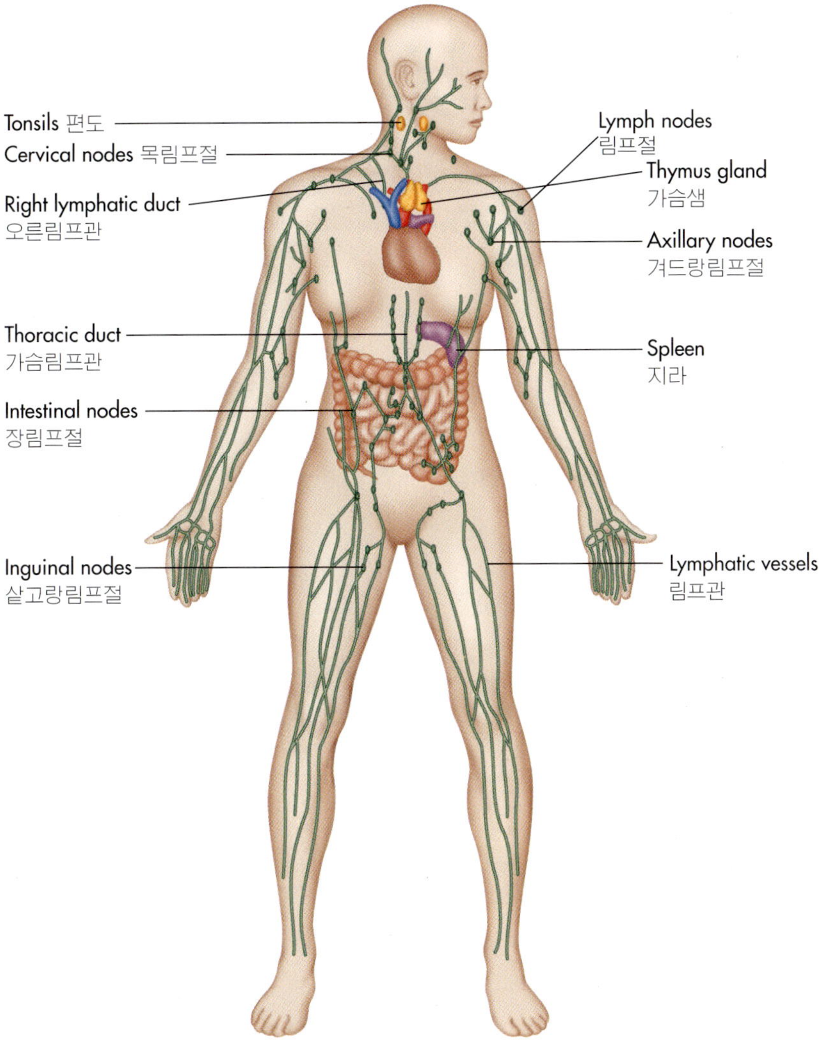

〈그림 14－3〉 림프계통

몇 개의 림프관이 각 림프절을 출입하며, 모든 림프액은 림프절을 통과함으로써 백혈구에 의한 여과와 병원균의 파괴를 진행하므로 이를 위해 느리게 흐른다.

림프절은 몸의 여러 부위, 즉 자궁, 겨드랑이, 샅고랑, 골반, 복부, 가슴 및 도르래(supratrochlear) 등에 존재하며, 허파와 소화기관 및 생식기관과 같이 병원균이 몸에 침투하기 쉬운 곳에 주로 밀집되어 있다.

림프조직은 인두를 비롯하여 보통 편도와 아데노이드로 알려진 곳과 가슴샘 및 지라에서도 발견된다(이들 구조에 관해서는 나중에 다시 살펴본다). 편도선(tonsil)은 인두(pharynx) 뒤쪽에 위치한 림프구 생성 림프 조직의 덩어리이다. 3개의 편도선 세트는 구인두의 양쪽에 위치한 구개 편도선(palatine tonsil)을 포함하여, 후비인두에 위치한 인두 편도선(pharyngeal tonsil, 아데노이드), 그리고 혀의 기저부에 위치한 설측 편도선(lingual tonsil) 등으로 구성되어 있다.

lymphatic trunks
(lim FAT ik)

thoracic duct
(thoh RASS ik)
right lymphatic duct
(lim FAT ik duct)

림프절을 나간 림프관은 몇 개의 **림프줄기**(lymphatic trunks)로 이어진다. 림프줄기는 그 위치에 따라 이름이 붙여지며 거기에는 허리뼈, 장, 갈비사이(intercostal), 기관지세로칸, 빗장뼈밑 및 목 등이 포함된다.

림프줄기는 두 개의 집합관 중 하나로 이어진다. 허리뼈 · 장 · 갈비사이의 림프줄기는 모두 복부에서 가로막을 통하여 왼쪽장밑정맥에 이르는 **가슴관**(thoracic duct)으로 이어진다. 림프체계의 2/3 이상이 가슴관에 내용물을 비운다.

기관지세로칸 림프줄기와 빗장밑 및 목 림프줄기는 오른림프관(right lymphatic duct)으로 이어지는데, 이것은 우측 가슴부에 있는 우측빗장밑정맥으로 이어지는 작은 관이다(그림 14–3).

림프액은 다음과 같이 순환된다.

혈액 → 조직 → 모세림프관 → 림프관 → 림프절 → 림프관 → 집합관 → 림프줄기 → 빗장밑정맥 → 혈액

모세혈관에서 조직으로 이동한 체액은 림프절에 있는 백혈구에 의하여 여과되며, 여기에서 병원균을 제거하고 심혈관계통으로 다시 돌아간다. 병원체(pathogen)가 제거되지 않으면 결절(node)이 확대되고 염증이 생길 수 있다. 예를 들어, 자연적으로 바이러스성 또는 세균성일 수 있는 편도선염(tonsillitis)의 증상으로는 인후통(throat), 발열(fever), 삼키기 어려움(difficulty swallowing), 편도선 종창 및 림프절 종창이 있다.

앞에서 소개한 바와 같이, 림프기관으로 알려진 두 개의 림프조직, 즉 비장(지라, spleen)과 가슴샘(thymus)은 더 큰 규모의 수집에 관여한다. 이들은 림프절도 아니고 림프순환의 일부분도 아니지만, 림프절과 유사하기 때문에 림프계통의 일부로 분류된다.

지라(spleen)는 복부의 좌측 상부 사분부위에 있는 해면기관이다(그림 14–3). 지라는 구조적으로 림프절과 비슷하기는 하지만, 림프동 대신 혈액동을 가지고 있다. 혈액동을 감싸고 있는 것은 림프구를 가진 백색 속질의 섬(island)과 적혈구세포와 백혈구세포를 모두 가지고 있는 적색 속질의 섬이다.

지라의 기능 중 하나는, 오래되고 손상되거나 부서진 적혈구세포를 제거하는 것이다. 지라는 림프절과 비슷하기 때문에, 림프절이 림프에서 병원균을 여과하는 것과 비슷한 방법으로 혈류에서 병원균을 여과하고 파괴한다.

지라는 매우 중요한 기관이지만 생명유지기관에 속하지 않으며, 외상 같은 몇 가지 경우에는 외과적으로 절제해야 하는 경우도 있다. 소아의 경우에 지라를 제거하면 질병을 이겨내는 능력이 심각하게 손상되지만, 성인의 경우에는 지라를 제거하여도 그러한 영향이 훨씬 적다. 그러나 성인의 경우 지라(spleen) 전체를 제거하면 패혈증(septicemia, 혈류 감염)의 위험이 증가하므로 이 위험을 줄이기 위해 제거가 필요할 때 최소한 일부의 지라를 온전하게 남겨두려고 모든 노력을 기울인다.

임상적용 CLINICAL APPLICATION

암의 단계 Cancer stages

암을 진단받으면 암이 일정한 단계에 있다는 말을 듣게 된다. 암의 단계는 암 전이가 얼마나 진행되었는가에 의해 구분된다. 림프계통은 매우 효율적으로 병원균을 잡아 내며, 결합조직에서 림프절로 운반하여 그것을 파괴시킨다. 그러나 림프절의 이러한 능력은 암세포가 몸의 일부분에서 다른 부분으로 쉽게 이동할 수 있는 통로를 제공해 준다. 일단 암세포가 시작점에서 림프모세혈관으로 이동을 시작했을 때 만약 백혈구가 이를 적절히 제어하지 못하면 암세포는 우리 몸 구석구석으로 퍼져 나가게 된다.

따라서 일단 암세포가 퍼져 나간 뒤, 진단된 암은 퍼져 나가기 전에 발견된 암보다 훨씬 더 치명적일 수 있다. 이러한 이유로 일정한 종류의 암을 미리 스크린하는 것이 중요하다. 이를 위해서는 암을 수술한 부위 근처의 림프절을 떼내어서 확인해야 한다. 대부분의 암이 특정한 단계를 밟아서 발전하지만 일반적인 발전단계는 다음과 같다.

- 1단계: 퍼져 나가지 않은 상태
- 2단계: 이웃 조직으로 퍼져 나간 상태
- 3단계: 림프절로 퍼져 나간 상태
- 4단계: 말기 암

사람이 나이를 먹으면서 과거에 물리친 적이 있는 감염은 잘 이겨내지만, 처음으로 노출된 경우에는 심각한 문제가 발생한다. 지라에는 혈관이 많기 때문에, 손상을 받게 되면 종종 내출혈을 일으킬 수도 있다.

가슴샘(thymus)은 대동맥활과 복장뼈 사이에 위치한 부드러운 기관이다(그림 14-3 참조).

thymus *(THIGH mus)*

어린이는 모든 새로운 감염을 물리쳐야 하기 때문에 가슴샘이 매우 크다. 성인의 경우에는 면역계통이 완전히 성숙되어 있기 때문에 작거나 심지어는 보이지 않는 경우도 있다.

의료전문직 FOCUS ON PROFESSIONS

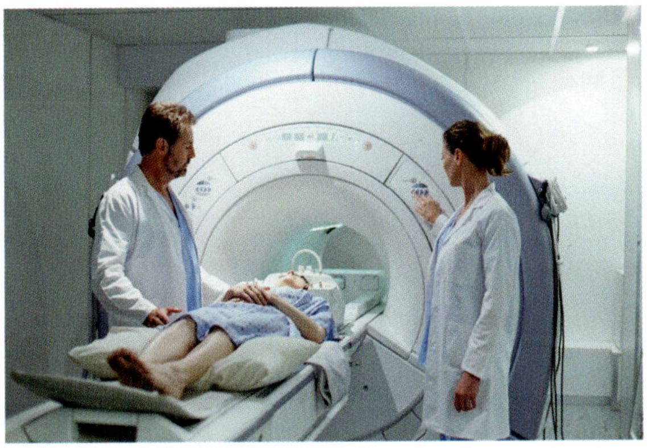

핵의학은 다양한 종류의 암을 치료하고 림프계통을 통해 암이 퍼지는 것을 방지하려고 시도한다. 핵의학 및 분자영상학회(SNMMI) 또는 핵의학기술교육프로그램에 대한 공동검토위원회(JRCNMT)를 포함한 국가기관의 웹사이트를 방문하여 핵의학 및 이 분야에 존재하는 관련 전문 프로필(profile)에 대해 자세히 알아볼 수 있다.

가슴샘은 림프구로 둘러싸여 있는데, 그 림프구는 성숙해서 백혈구 형태의 T 림프구가 된다. 가슴샘은 림프절에서 **T 림프구**(T lymphocyte)의 성숙을 촉진하는 호르몬을 배출하기도 한다. 티모신(thymosin)은 다른 조직에서 발견되지만 처음 발견된 가슴샘의 이름을 따서 명명되었다.

면역계통 THE IMMUNE SYSTEM

림프계통이 몸의 방어체계를 위한 운반 및 저장시스템으로 간주된다면, 면역계통은 위급한 순간에 도시를 지켜줄 군대나 무기에 비유될 수 있다. 면역계통은 병원균의 침입으로부터 몸을 보호하는 일련의 세포와 화학물질 및 장벽 등으로 구성된다. 이 무기들은 활발하거나, 수동적이거나, 선천적이거나, 경험에 따라 변화하는 등 다양하지만, 우리 몸을 감염에서 지켜줄 수 있는 최상의 시스템을 형성한다.

항원과 항체 Antigens and Antibodies

antigen *(AN tih jenn)*

12장에서 언급한 바와 같이, 세포는 막의 외부 표면에 친구와 적을 구분해 주는 분자를 가지고 있는데, 이 분자를 **항원**(antigens)이라고 부른다.

인류는 세균 · 바이러스 · 동물 및 식물을 포함한 다른 살아 있는 생물과 마찬가지로 독특한 세포 표면 항원을 가지고 있다. 이러한 독특한 항원은 면역계통이 자신의 세포인지 아닌지를 구분하도록 해준다. 이러한 능력을 **자기인지**(self-recognition) 및 **비자기인지**(nonself-recognition)라고 부르는데, 면역계통의 가장 중요한 기능 가운데 하나이다.

항원은 비행기가 보내는 인식부호와 같다. 비행금지구역을 정찰 중인 전투기와 항공교통통제관(air traffic controller)은 오직 인식부호에 의존해 아군과 적군을 분별한다. 면역계통도 이와 똑같은 일을 한다. 즉, 면역계통은 자신의 항원(아군)은 놓아 두고 낯선 항원(적군)만 공격한다. 우리 몸은 MHC(major histocompatibility, 주요 조직 적합성) 항원이라는 것을 통해 자신을 인식한다. 이 항원은 우리의 모든 '자기' 세포에 있다. 이에 대해서는 이 장의 뒤에서 더 상세하게 다룰 것이다.

방어체계의 일부로서, 몸은 항원과 결합하여 결국 파괴되고 마는 단백질을 만들 수 있다. 앞에서 다룬 혈액의 형태에서 이 단백질이 있었던 것을 기억하는가? 바로 그 **항체**(antibodies)로 몸의 방어를 위한 가장 강력한 무기 중 하나이다. 따라서 낯선 항원이 몸에 침입하면 항체가 작용하기 시작한다.

선천성면역과 후천성면역 Innate Versus Adaptive Immunity

면역계통은 두 전선에서 몸을 방어하는 **선천성면역**과 **후천성면역**으로 이뤄져 있다. 선천성면역은 침입에 대한 첫 번째 방어이며, 그 이름이 의미하듯이 감염에 대항하여 싸우는 인체의 타고난 능력이다.

이러한 유형의 보호는 유전적으로 암호화 되어 있으며, 그것은 당신의 DNA에 있다. 선천성면역은 병원균의 침입을 막으며, 병원균이 내부로 들어오면 침입을 인지한 후 감염이 퍼지는 것을 막기 위해 활동을 개시한다. 그러나 선천성면역은 바이러스(virus) 대 곰팡이(fungus)와 같은 일반적인 유형의 병원체나 병원체 간의 유사성 패턴만 인식할 수 있지만 특정 병원체는 인식하지 못한다. 또한, 선천성면역은 경험에 따라 개선되지 못하며, 특정한 병원균을 인식하지 못하기 때문에 전에 경험한 감염이라도 기억조차 하지 못한다.

선천성면역은 도시 둘레에 벽을 세우거나 공항에 금속탐지기를 설치해 둔 것처럼, 몸을 감염으로부터 방어하기 위한 체제들을 비교적 미숙한 형태로 갖추고 있다. 벽은 일부 침입자를 막아낼 수 있고 금속탐지기는 누가 금속성 무기를 가지고 있다고 알려 주지만, 구체적인 위협에는 반응할 수 없다. 즉, 금속탐지기는 자동차 열쇠와 주머니칼을 구분하지 못한다. 이와 유사하게 선천성면역은 무차별적으로 병원균과 건강한 조직을 함께 죽이기 때문에 대량살상무기와 비슷하다.

선천성면역은 침입자를 구체적으로 가려내는 일단의 체제들에 의해서 지원을 받는데, 이들은 과거에 만났던 침입자를 기억할 수 있기 때문에 미래의 침입에 대비하며, 또한 경험을 통해 힘을 키우는 능력을 지니고 있다. 이러한 체제들을 후천성면역이라고 부른다. 이는 경험에서 배우고 변하는 면역계통이기 때문이다. 후천성면역의 구성요소는 특정 병원균에 대해 정예부대처럼 훈련될 수 있다. 이들의 목표는 특정 병원균만을 목표로 하며, 건강한 조직을 최대한 훈련시키기 위한 '정밀한 공격'이다.

면역의 두 부분을 별도의 것으로 생각하기 쉽지만 실제로 둘은 밀접하게 관련돼 있다. 선천성면역은 일부 병원균을 약하게 하고 후천성면역의 구성요소를 자극하여 후천성면역의 길을 만들어 준다. 후천성면역은 교대로 선천성면역을 더 자극한다. 선천성면역과 후천성면역은 서로 협조하여 침입자가 몸에서 제거될 수 있도록 두 전선에서 공격하는 역할을 수행한다.

면역계통의 구성요소 Components of the Immune system

면역계통이 백혈구와 함께 혈액에서 시작된다고 생각하기 쉽지만, 사실은 감염물질이 최초로 몸에 침입하는 것을 차단하기 위해서 방어의 일차 전선으로 작용하는 물리적 장벽이 존재한다. 이는 공공건물의 앞에서 볼 수 있는 콘크리트 통행장벽과 같은 것이다.

장벽 BARRIERS

침입자가 몸 안으로 침입하는 것을 막는 것이 곧 감염을 막는 길이다. 따라서 우리 몸에는 침입자가 가장 많이 통과할 것으로 예상되는 곳에 많은 장벽이 세워져 있다. 이러한 장벽들은 물리적 장벽과 화학적 장벽으로 나뉜다. 물리적 장벽에는 피부와 눈의 점막, 소화기관, 호흡기관, 생식기관 등이 포함된다.

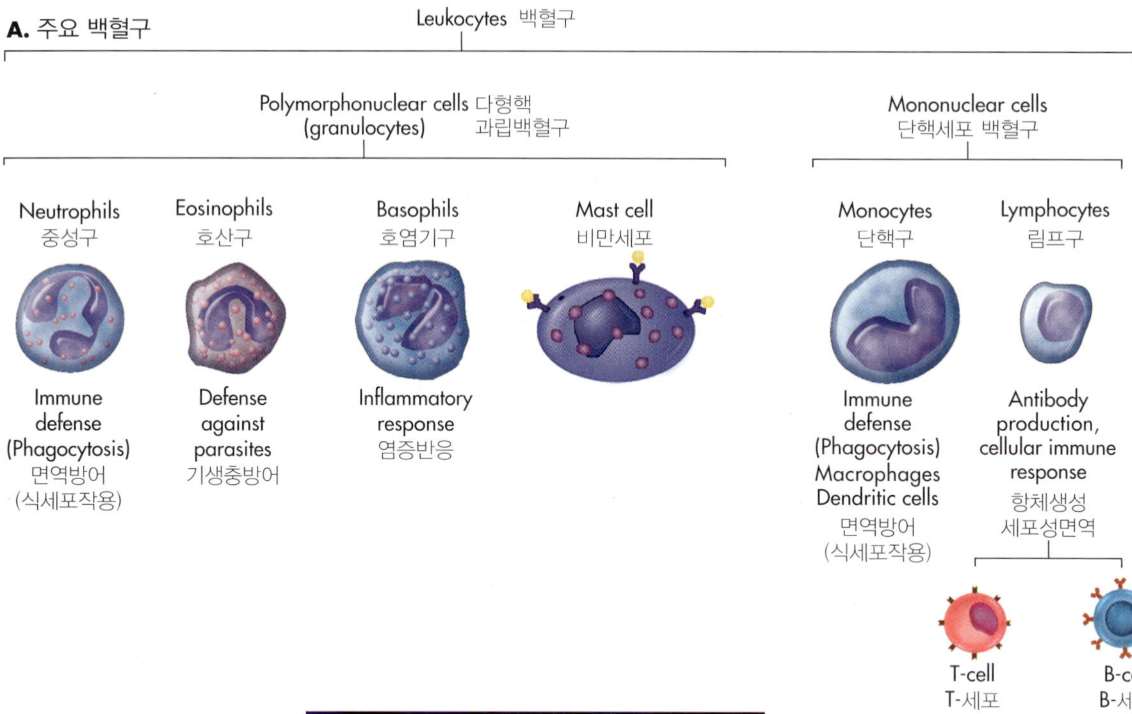

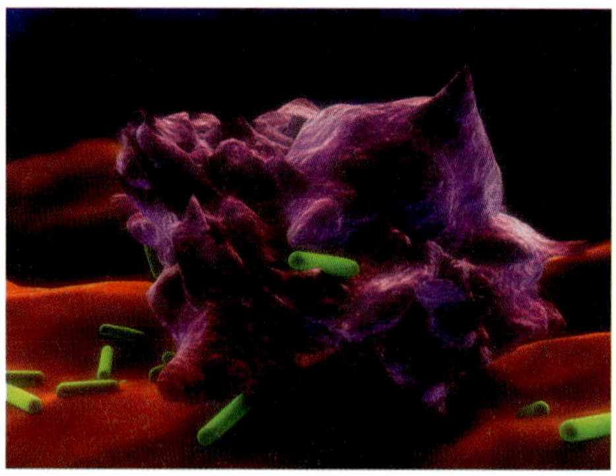

B. 막대 모양의 박테리아를 섭취하는 대식세포의 주사전자현미경으로 촬영한 강화된 컬러 사진(출처 : Sebastian Kaulitzki/Shutterstock)

〈그림 14－4〉 백혈구의 기능

장벽의 표면은 침투하기 어려울 뿐만 아니라, 침입자를 잡기 위한 백혈구와 모세림프관으로 둘러싸여 있다. 이러한 물리적 장벽과 관련되는 체액은 화학적 장벽으로 작용하는 화학물질을 지니고 있다. 눈물 · 침 · 소변 · 점액 및 땀 등이 그 예로서, 그 중에서 피부계통의 피부기름샘에서 분비되는 기름은 항균성을 지니고 있다.

이 화학적 · 물리적 장벽은 일부 침입자가 몸에 들어오는 것을 막아주므로, 선천성면역의 일부로서 몸의 '요새'라고 할 수 있다. 이제 상처가 감염의 원인이 되는 이유를 알 수 있겠는가?

세포 CELLS

백혈구(leukocytes)는 우리 몸을 침입자로부터 지킨다. 12장에서 적혈구와 혈소판에 관해서 간단히 배운 바 있다. 산소를 몸에 운반하는 적혈구나 혈액을 응고시키는 혈소판과 달리 백혈구는 면역계통의 이동단위이다.

leukocytes *(LOO koh sights)*
leuko = 흰
cyte = 세포

적혈구, 혈소판과 함께 골수에서 형성되는 백혈구는 이물질이 침입할 때까지 몸의 다른 부분으로 가서 성장하고 성숙된다. 백혈구는 감염이 발생하지 않으면 통상 혈류에 대량으로 방출되지 않는다.

백혈구는 두 그룹으로 나눌 수 있다. 다형핵과립구는 세포질에 과립이나 반점을 가지고 있는 세포이다. 무과립구 또는 단핵세포는 세포질에 과립을 지니고 있지 않다. 이 두 그룹은 몇 가지 다른 형태의 세포로 구성돼 있다. 〈그림 14-4〉는 혈장에서 발견되는 주요 백혈구를 보여주고 있다.

백혈구의 종류 TYPES OF WHITE BLOOD CELLS

대도시의 경찰서는 경찰 기능을 발휘하기 위해 교통경찰관, 형사, 법의학현장감식 전문가, 증거관리관, 내부업무 감사 등의 직무를 필요로 한다. 이들 각각은 특정한 임무를 지니며, 필요할 때마다 호출되지만 근본적으로 '범죄 박멸'이라는 동일한 목표를 가지고 있다. 이와 유사하게, 우리 몸은 다양한 상황에서 몸을 보호하는 데에 필요한 여러 종류의 백혈구를 가지고 있다. 다음은 혈장에 있는 주요 백혈구와 림프계통의 분화된 백혈구에 관한 설명이다.

중성구(Neutrophils) 중성구(호중구)는 포식작용을 하는 과립구이다(3장에서 배운 과립구를 기억하는가?). 포식세포는 병원균과 세포부스러기를 먹는다(PacMan을 생각하라.). 중성구는 골수에서 생성되며, 혈류에서 가장 흔한 백혈구이다. 중성구는 손상된 부위에 가장 먼저 도달하여 병원균을 먹어 치움으로써 그 지역을 청소하기 시작하고, 조직손상과 염증을 증가시켜서 면역반응을 촉진하는 화학물질을 방출한다. 중성구는 선천성면역의 일부이다.

neutrophil *(NOO troh fill)*

대식세포(Macrophages) 대식세포는 선천성면역과 후천성면역 모두에서 활동하는 식세포로 교차세포가 된다. 이 세포는 무과립구의 일종인 단핵구로 혈류에서 시작하여 조직에 들어가면 변형된다.

macrophages *(MAC roh fage ez)*

선천적 반응을 위해 대식세포는 병원체를 삼켜 화학물질로 파괴한다. 또한 그들은 화학 물질을 사용하여 타고난 반응을 수정한다. 적응 면역에서 그들의 역할은 침입한 병원체를 적응 반응에 제시하여 활성화시키는 것이다(그래서 이 세포들은 삼키고, 파괴하고, 존재한다).

감염이 제거된 후 이 세포는 잔류 세포 파편도 청소한다. 기관과 조직에서 발견되는 대식세포, 단핵구 및 기타 여러 유형의 식세포는 단핵 식세포 시스템(또는 세망 내피 시스템)의 일부이다. 시스템의 일부인 장기 또는 조직은 지라, 림프절, 간, 허파, 지방 조직 및 점막이다.

예를 들어, 뼈를 파괴하는 파골세포(osteoclast)는 허파꽈리(폐포)의 대식세포와 마찬가지로 시스템의 세포 부분이다.

basophil *(BAY soh fill)*

호염기구와 비만세포(Basophils and Mast Cells) 호염기구와 비만세포는 염증을 촉진하는 화학물질을 방출한다. 호염기구는 이동성이 있는 과립구인데, 혈류에서 감염된 조직으로 들어간다. 호염기구는 감염이 발생하기 전까지는 그 수가 매우 적다. 그들은 주로 말라리아 기생충인 삼일열원충(plasmodium vivax)과 같은 대형 진핵 기생충의 박멸에 기능한다.

비만세포는 몸 전체에 자리 잡고 있다. 그들은 이물질을 배출하고 알레르기 반응에서 작동한다. 비만세포(mast cell)는 항상 결합조직에서 발견된다. 예를 들면, 코의 결합조직에 있는 비만세포는 자극을 받으면, 흔히 '코감기'로 알려진 비염을 일으키는 화학물질을 방출한다. 또한 허파에 있는 비만세포는 호흡곤란을 유발할 수 있다. 호염기구와 비만세포 모두 선천성면역에 속한다.

eosinophil
(EE oh SIN oh fill)

호산구(Eosinophils) 호산구는 염증 부위로 이동하여 기생충(parasite)을 죽이고, 염증 반응을 조절하는 과립성 백혈구(granulocyte)이다. 감염이나 알레르기가 발생하지 않으면 일반적으로 혈류 중의 호산구 수는 매우 적다. 호산구도 선천성면역에 속한다.

dendritic cells
(DEN drit ick)

가지세포(Dendritic cells) 가지세포는 변형된 단핵세포에 속한다. 이 세포도 약한 포식성을 가지고 있으나 **항원 제시 세포**(antigen-presenting cells, APCs)의 역할이 가장 중요하다. 이 세포는 낯선 세포를 먹을 수 있으며, 외부의 항원을 자신의 세포막 안에 가둔다. 그런 다음 항원에 맞는 림프구를 찾기 위해 림프절로 이동한다. 이는 후천성면역의 시발점이 된다. 즉, APCs는 후천성면역이 반응하도록 유도하는 것이다. 이 세포는 선천성면역과 후천성면역 사이에서 다리 역할을 한다. 〈그림 14-5〉는 항원 제시 과정을 보여준다.

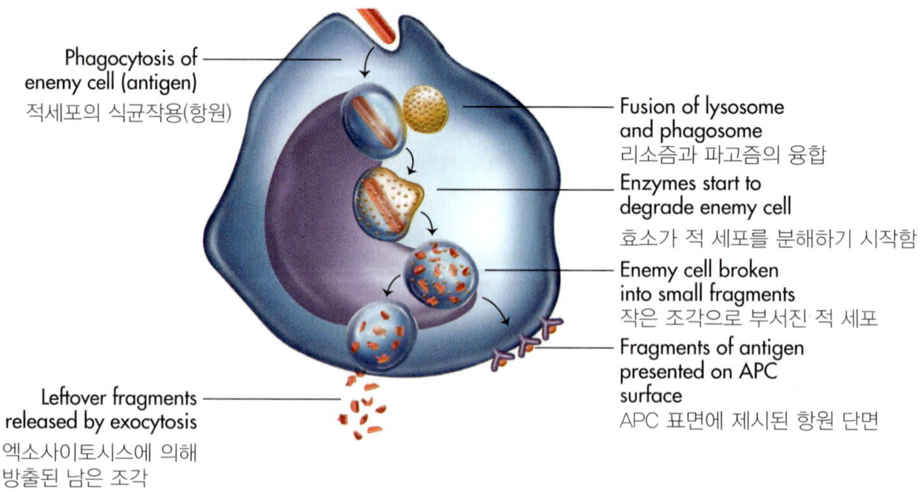

〈그림 14-5〉 항원 제시 세포(APCs)의 역할

〈표 14-1〉 면역반응에 관여하는 백혈구

세포 유형	기능	선천성 또는 후천성면역
중성구(호중구) neutrophils	감염 초기의 식균작용	선천성면역
대식세포 macrophages	식작용, 면역 체계 자극, 항원 제시 세포(APCs)	교차 세포
호염기구와 비만세포 basophils and mast cells	염증성 화학물질 방출; 호염기구는 이동성이 있다. 비만세포는 결합조직에서 발견되며 알레르기를 유발할 수 있다.	선천성면역
호산구 eosinophils	기생충과 싸우고 알레르기 반응이 나타남	선천성면역
가지세포 dendritic cells	항원 제시 세포(APCs)	교차 세포
자연살세포 natural killer cells	외래 항원을 표시하는 세포를 죽임	선천성면역
T 세포(림프구) T cells (lymphocytes)	병원체를 직접 죽이고, 면역 반응을 조절한다. 다른 림프구를 활성화하고, 과거 감염을 기억함	후천성면역
B 세포(림프구) B cells (lymphocytes)	외래 항원에 대한 항체 방출; 과거 감염 기억	후천성면역

자연살세포(Natural Killer Cells) 자연살세포(NK세포)는 림프구의 일종이다. 이 림프구는 선천성면역에 속한다. NK세포는 미숙한 무기로서, 병원균이든지 몸에 감염된 세포든지 간에 낯선 항원으로 보이는 모든 세포를 죽이는 화학물질을 방출하여 주위에 있는 세포를 모두 제거한다. 이 세포는 인체를 순찰(patrol)하며 그들이 만나는 감염된 세포를 제거하지만, 많은 부수적(collateral) 손상을 유발하기도 한다. 감기나 유행성독감의 초기 증상도 사실은 NK세포가 감염되지 않은 조직에 손상을 주어서 나타나는 것이다.

T 림프구(T Lymphocytes) T림프구(T세포)는 세포매개면역으로 알려진 후천성면역을 책임지는 림프구이다. 감염된 세포를 죽이고 면역촉진 화학물질을 방출하는 세포독성 T세포(cytotoxic T cells: 엄밀한 의미로 'cell poison')를 포함하여, 후천성면역의 다른 부분을 활성화시키는 **보조 T세포**(helper T cells), 면역반응을 조절하는 **조절 T세포**(regulatory T cells), 노출 후 병원균을 기억하는 **기억 T세포**(memory T cells)로 나뉜다. 또한 T세포는 적응 반응을 조절하고 그것을 특정 병원체(particular pathogen)에 맞추는 기능을 한다.

T lymphocytes
(T LIMF oh sights)

B 림프구(B Lymphocytes) B림프구(B세포)는 항체매개면역으로 알려진 후천성면역을 책임지는 림프구이다. B세포는 비자기항원에 항체를 방출하는 **형질세포**(plasma cells), 병원균을 기억하는 **기억 B세포**(memory B cells)로 나뉜다. 〈표 14-1〉은 면역 반응에 관여하는 백혈구의 개요를 제공한다.

B lymphocytes
(B LIMF oh sights)
Plasma cells *(PLAZ mah)*

화학물질 CHEMICALS

혈액세포뿐만 아니라, 몸 안에서 발견되는 화학물질도 침입자의 무력화와 파괴를 돕는다.

cytokines *(SIGH toe kines)*

interferon *(in ter FEAR on)*

tumor necrosis factor *(neh KROH sis)*

interleukins *(IN ter LOO kinz)*

lysis = 분해 또는 파괴하는 것
lysis *(LYE siss)*

사이토카인(cytokines)은 염증 증가와 림프구 자극 및 포식작용의 향상을 포함해서 여러 가지 방법으로 면역반응을 촉진하는 역할을 한다. 손상된 조직과 백혈구에서 생산되는 단백질로서, 선천성면역과 후천성면역 모두에 참여한다.

인터페론(interferon)은 본질적으로 항바이러스성인 모든 당단백질(glycoprotein) 그룹을 의미한다. 인터페론은 주위의 감염되지 않은 세포와 결합하여, 이 세포가 바이러스를 막을 수 있는 화학물질을 생산하도록 자극한다. 또한 인터페론은 항원제시 세포(antigen-presenting cell)의 활동을 강화하고 면역을 자극한다. 인터페론도 항암제로서 효과를 나타내지만 결과가 확증된 것은 아니다.

종양괴사인자(tumor necrosis factor, TNF)는 백혈구가 생산하는 사이토카인으로, 대식세포를 자극하며 암세포의 괴사를 일으킨다. 최근 TNF를 억제하는 새로운 계열의 약이 류머티스관절염 치료에 매우 성공적인 결과를 나타냈다. 많은 사이토카인이 **인터루킨**(interleukins)이라고 부르는 분자들로서, 적어도 27종류의 인터루킨이 여기에 해당된다. 이들은 선천성면역과 후천성면역의 거의 모든 단계에 참여한다. 인터루킨도 일부 암에 어느 정도 효과를 나타내고 있다.

보체연쇄반응(complement cascade)은 통상 혈액 중에서 불활성으로 존재하는 20종의 단백질이 병원체가 침입했을 때 활성화되는 복합적인 반응이다. 이 단백질이 활성화되면 박테리아 세포막의 용해, 식균 작용의 자극, 백혈구의 감염 부위 유인 등 다양한 효과가 있으며 선천성면역과 후천성면역 모두에 속한다. 선천적이지만 적응면역반응은 보체연쇄반응(complement cascade)을 유발할 수 있다.

염증 INFLAMMATION

염증 또는 염증성 반응은 몸이 갖추고 있는 가장 흔한 무기 가운데 하나이다. 누구나 한 번쯤 염증과 관련된 붓기, 통증, 발열 및 발적 등을 경험해 봤을 것이다. 망치로 손가락을 때리는 사례를 생각해 보자. 상처가 나고 몇 분 이내에 손가락에 어떠한 일이 발생하겠는가? 손가락은 붓고, 붉게 변하며, 만지면 뜨겁고, 몇 분 후에는 상처가 생긴다. 감염되어 절단하면 어떻게 되겠는가?

임상적용 CLINICAL APPLICATION

염증 : 양날의 칼 Inflammation: A double-edged sword

염증은 다른 신체의 무기와 같이 양의 되먹임 고리가 있다. 염증은 일단 시작되면 일부러 중단시키기 전까지 계속된다. 따라서 국지적으로 생기는 부종에 의해 압력이 증가되면 조직에 큰 손상을 입힐 수 있다. 삔 발목에 얼음을 대는 이유 중 하나는, 염증을 감소시킴으로써 더 큰 손상을 방지하려는 것이다. 염증은 작은 압력의 증가라도 심각한 손상을 줄 수 있는 곳인 머리뼈, 등뼈, 목뼈 등 폐쇄되고 조그마한 공간에서 주로 문제를 일으킨다.

더욱 심각한 경우는 염증이 온몸으로 퍼져 나갈 수 있다는 것이다. 알레르기로 인한 과민성 염증의 일종을 아나필락시스(anaphylaxis, 과민증)라고 하며, 이러한 종류의 염증반응은 혈관 확장으로 인하여 혈압을 급격히 떨어뜨릴 수 있다. 벌레의 침(insect sting)에 알레르기가 있는 사람들은 이러한 반응을 나타낼 수 있다. 아나필락시스는 즉시 치료하지 않으면 생명을 위태롭게 할 수 있다.

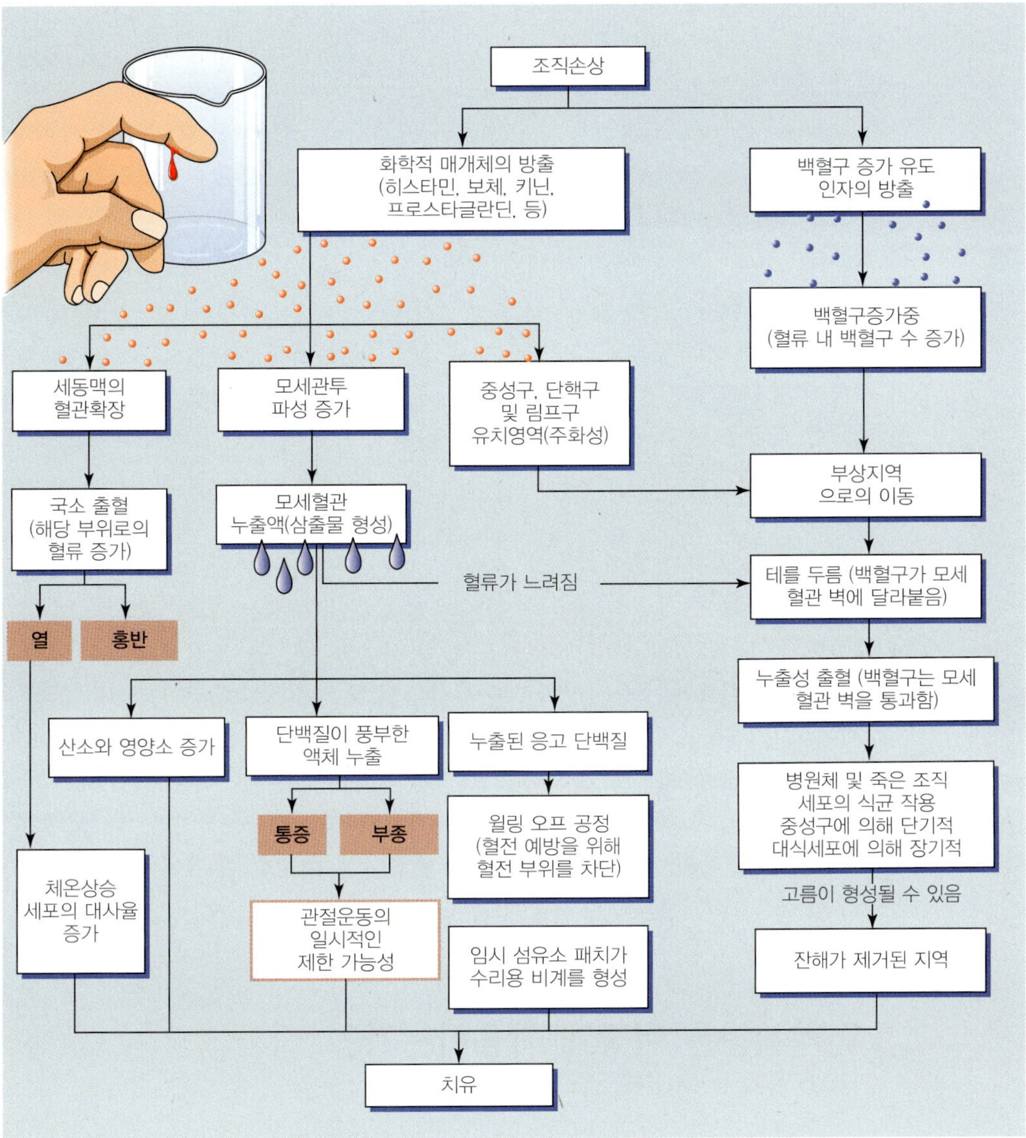

〈그림 14-6〉 염증성 반응의 요인

감기나 유행성 독감에 걸렸을 때 앓게 되는 인후통의 증상, 즉 발적, 발열, 붓기, 그리고 통증 등도 여기에 포함된다. 이것은 조직손상에 대한 몸의 계획된 반응으로서 손가락을 망치로 때리는 것 같은 기계적 부상이든지 병원균의 침입에 의한 손상이든지 관계없이, 상처감염이나 패혈성 인두염과 같은 증상이 나타난다.

이러한 반응은 감염된 부위에 벽을 쌓는(walling-off process) 일을 도와서 더 이상의 확산을 막고 전투가 이 부위에 집중되도록 해준다. 이러한 과정을 연변추향(margination)이라고 하며, 문제를 격리시키기 위한 시도라고 볼 수 있다. 최근 연구에 따르면 만성 스트레스와 염증 사이의 연관성이 입증되었다.

이것이 스트레스를 적절하게 관리하는 법을 배워야 하는 또 다른 이유이다.

조직이 손상되면 세포는 손상(injury), 침습(invasion)에 따라 다양한 사이토카인(cytokine)을 내보내며 여러 효과를 나타낸다.

이러한 화학물질은 백혈구를 부상부위로 이끌어서 모세관의 투과성을 증가시키고 국소적 확장을 일으키며, 여분의 체액을 모세관에서 손상된 조직 속으로 이동시켜서 붓기를 유발한다. 또한 더 많은 혈액이 이 부위로 와서 조직의 온도를 높이게 만든다. 이때 백혈구가 이 부위로 들어가서 병원균을 파괴하고 죽거나 죽어 가는 세포를 청소한다.

이 부위로 오는 체액과 세포가 증가하면 압력 또한 증가하는데, 그것이 치료되어 가는 중에 통증이 생기는 원인이 된다. 염증은 선천성면역이지만, 후천성면역에서도 중요한 역할을 한다. 염증성 반응에는 몇 가지 요인이 있다(그림 14-6 참조).

발열 FEVER

감염이 되면, 조직과 면역계통의 구성요소에서 사이토카인이 염증과 면역반응을 촉진한다. 이 사이토카인은 혈류를 통해서 순환하여 때로는 뇌를 포함한 먼 표적에 도착한다. 뇌에 있는 사이토카인 표적 중 하나가 체온을 조절하고 유지하는 시상하부이다. 사이토카인이 시상하부를 자극하면 체온을 상승시킨다.

감기에 걸렸다고 느끼면 옷을 많이 입거나 더 두꺼운 이불을 덮거나 심지어 떨기까지 하지만 결국은 체온이 올라가고 고열에 시달리게 된다. 이와 같은 체온 상승은 면역계통이 몸에 침입한 병원균을 파괴하기 위해 계획된 것이다. 다른 선천성 반응체계와 마찬가지로 고열은 침입자에 대항하는 미숙한 무기에 해당된다. 즉, 감염과 싸워서 물리치는 데는 도움이 될 수 있겠지만, 몸을 불편하게 한다.

면역계통은 어떻게 작용하는가? HOW THE IMMUNE SYSTEM WORKS

초등학교 학생들이 앓았던 수두와 홍역, 그리고 누구나 한 번쯤 앓아 보았을 감기와 인후염을 돌이켜 보고, 성인이 되어서 앓는 감기 및 인후염의 빈도와 비교해 보자. 어떤 차이가 있는가?

선천성면역 Innate Immunity

앞에서 보았듯이 병원체가 인체에 침입하는 데 성공하려면 먼저 물리적 · 화학적 장벽을 통과해야 한다(인체를 성으로 생각하고 선천성면역을 적들로부터 성을 지키는 수비군이라고 생각해 보자). 매일 만나는 수백만 병원체들의 대부분은 이 장벽들에 의해 격퇴된다. 그러나 일부 병원체—예를 들면, 인플루엔자나 감기 바이러스—는 장벽을 잘 통과한다. 그때 선천성면역의 가장 활발한 부분이 활성화된다.

외부 항원의 존재가 탐지되면, 중성구는 외부 항원을 섭취하여 파괴하고 화학물질(예를 들면, 사이토카인)을 방출한다. 그것은 다른 백혈구를 감염 부위로 유인하고 염증을 유발한다(성에 비유하자면, 중성구는 해자의 악어들을 피해서 들어온 약탈자들을 맞이하는 수비대이다). **호중구**(neutrophil)는 병원체(고름 생성)를 파괴하는 과정에서 죽는다.

사이토카인의 방출과 유발된 염증은 대식세포와 자연살세포(NK)를 감염부위로 유인한다. 대식세포는 포식작용으로, NK세포는 화학물질을 사용하여 각각 감염된 세포를 파괴한다. 두 세포 모두 화학물질을 방출하며, 그것이 염증을 더 촉진하고 더 많은 면역 세포들을 활성화하여 **보체연쇄반응**(complement cascade)을 촉발한다(수비대는 경보를 울려서 더 많은 군대를 소집하여 침략자들과 싸운다.).

이 시점에서 감염된 세포, 혹은 병원체 자체는 방어선에서 포식 작용, 유독성 화학물질, 막의 파열, 응집, 및 염증(inflammation) 등에 의한 공격을 받는다. 화학물질은 시상하부에 체온을 올리라는 신호를 보내고, 그 결과 열이 발생한다(수비대가 성을 보호하고 있지만, 성도 일부가 손상될 것이다.).

이것만으로 대부분의 병원체를 물리치는 데 충분하지만, 이 과정들이 다듬어지지 않은 전쟁이라는 사실을 기억하자. 선천성면역은 자신을 제외한 모든 것들을 파괴하려고 시도한다. 특효가 있는 무기를 사용하지 않기 때문이다. 또한 선천성면역은 모든 것을 무차별적으로 공격하므로 그 과정에서 감염되지 않은 세포가 파괴될 수 있다.

후천성면역 Adaptive Immunity

초등학교 때 얼마나 많은 인후통과 감기를 겪었는지 기억하는가? 어른이 된 지금은 면역체계가 적응할 수 있기 때문에 그런 일이 자주 일어나지 않을 것이다.

어느 경우에는 선천성면역만으로 충분하지만, 대부분의 경우에서 선천성면역은 후천성면역이 '대포', 즉 B세포와 T세포를 준비할 시간을 벌어 준다. 우리가 수두에 한 번만 걸리는 것도 후천성면역 때문이다. 수두(chickenpox)는 근절에 가깝다고 여겨졌으나, 예방접종을 받지 않은 어린이의 증가로 수두 발병률이 증가하고 있다. 후천성면역을 담당하는 세포인 B림프구와 T림프구는 병원체들을 기억하고 있으므로, 다시 만나면 그 병원체들에 대해 특효가 있는 반응을 한다.

예방접종이 병을 막을 수 있는 것도 후천성면역 덕분이다. 단, 선천성면역과 후천성면역은 제휴하여 작용한다는 사실을 기억하자. 둘 중 어느 것도 다른 하나가 없이는 자신의 임무를 수행할 수 없다.

학습 힌트 LEARNING HINT

림프구 이름 LYMPHOCYTE NAMES

T 세포는 가슴샘에서, B 세포는 골수(척수)에서 나온다는 것을 기억한다.

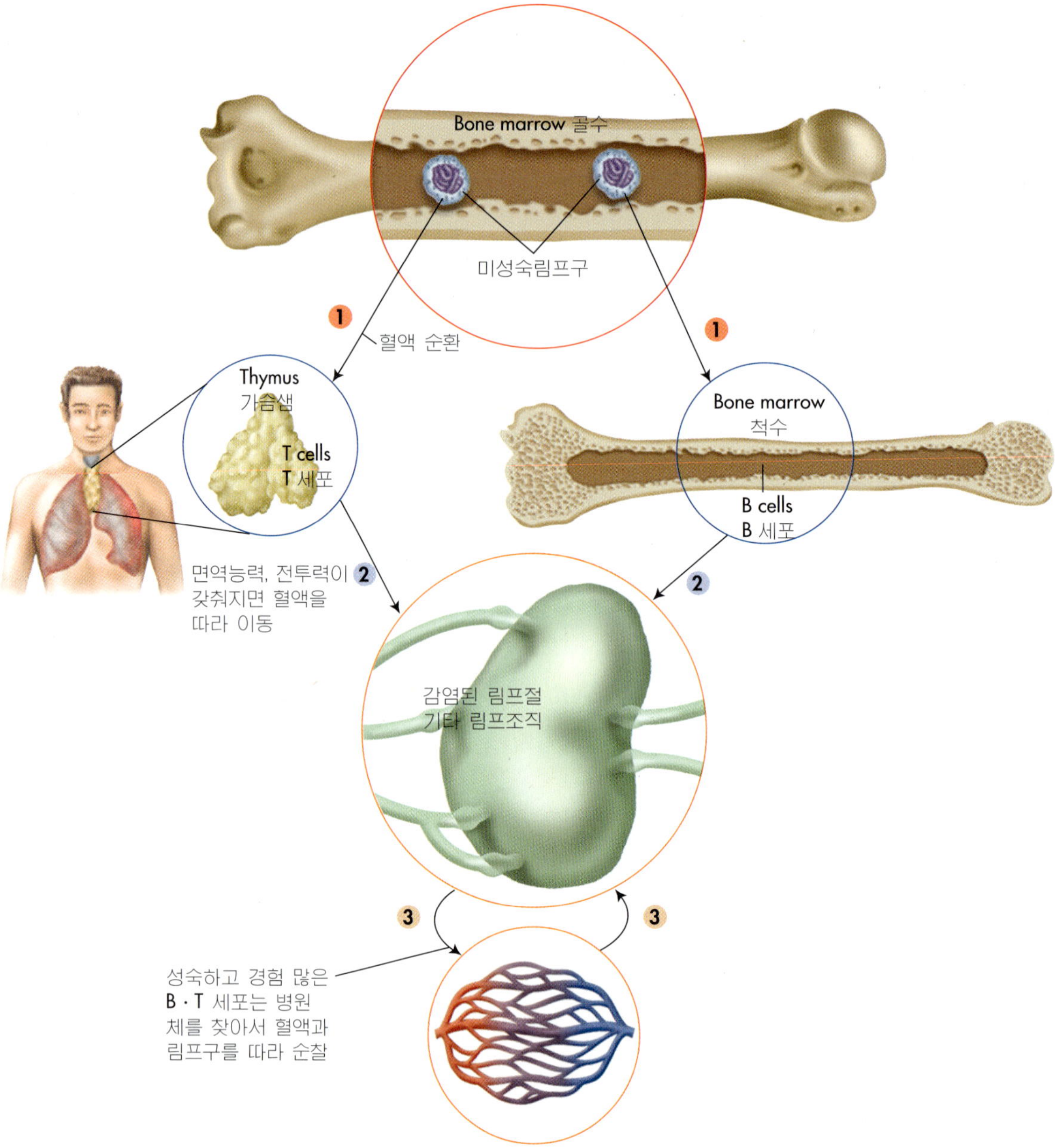

요점

1. 림프구의 생성: 림프구 가운데 일부는 가슴샘에 보내어져 T세포가 되고 골수에 남은 림프구는 B세포가 된다. 이 세포들은 신병교육대에 갓 입소한 신병과 비슷하다. 교육이 진행되면서 이들은 차츰 정예요원으로 거듭나지만 아직 적과 맞설 수준은 아니다.

2. B · T세포의 면역능력 개발: 감염이 발생하면 세포들은 무리를 지어 출동할 채비를 갖춘다. 보통 목적지는 항원이 출현한 림프조직이며, 여기서 실제로 전투가 시작된다.

3. 항원의 출현과 성숙한 B · T세포의 최종 임무: 격렬한 전투가 벌어지는 동안 B·T세포는 혈액과 림프구를 타고 적을 찾아서 신체 구석구석을 순찰한다.

〈그림 14 – 7〉 림프구의 분화와 활성화

임상적용 CLINICAL APPLICATION

에이즈 AIDS

후천성면역결핍증은 면역결핍 바이러스에 감염됨으로써 생기며 CD_4라고 하는 보조 T세포를 파괴한다. CD_4 세포는 B세포의 증식에 필요하다. 보조 T세포가 HIV에 감염되고 죽기 시작함에 따라 그 수가 급격히 감소한다. AIDS 진단을 받으려는 환자는 CD_4 T세포 수가 200 미만이어야 하고, AIDS 정의 질병(면역 능력이 있는 개인에서 흔하지 않은 질병)이 있어야 한다. 낮은 CD_4 수는 B세포 및 T세포 증식을 늦춘다.

에이즈로 진단받은 환자들은 감염 전에는 쉽게 싸울 수 있는 대규모 감염으로 사망하는 경우가 많다. 또 같은 종류의 감염이 다른 종류의 면역결핍 질환을 앓는 환자나 장기이식 후 거부반응을 방지하기 위해, 혹은 자가면역질환을 치료하기 위해 면역억제제를 복용하는 경우에도 발생할 수 있다.

림프구의 선택 LYMPHOCYTE SELECTION

제대로 기능하는 림프구는 병원체를 파괴(destroy)할 수 있어야 하며 신체 자체 조직을 파괴해서는 안 된다. 이 세포들을 지역의 소방서라고 생각해 보자. 이들은 매우 특수한 임무, 즉 불을 끄는 임무를 가지고 있다. 소방대원처럼 림프구 역시 특수한 임무를 위해 선발되어야 한다.

합격자를 고르는 과정(positive selection)에서 항원을 인식하여 그 항원에 결합하는 림프구는 생존이 허용되지만, 임무를 수행하지 못하는 림프구는 호스를 운반하지 못하거나 사다리를 탈 수 없는 소방대원과 같은 운명에 처해진다.

불행하게도 이 선택된 림프구 중 일부는 인체를 항원으로 인식하고 그것과 결합하여 파괴시킨다. 게다가 이 소방대원(림프구)은 방화범(병원체)를 찾는 데는 관심이 없고 오로지 불만 끄려고 한다.

따라서 그것들이 파괴되어야만 우리 몸은 공격을 피할 수 있다. 림프구에 의한 신체 자체 조직(body's own tissue)의 파괴를 **부정적 선택**(negative selection)이라고 부른다. 긍정적인 선택이든, 부정적인 선택이든 간에 이 모든 것은 면역계통이 올바르게 작동하려는 의도에서 발생한 결과이므로, 무엇보다 인체의 조직은 놔두고 외부의 침입자만 공격하는 림프구를 가지는 것이 중요하다.

림프구의 활성화 LYMPHOCYTE ACTIVATION

림프구는 우리 몸이 아주 어렸을 때 평범한 세포로 생겨서 차츰 특별한 세포로 성숙해 간다. 즉, 자라면서 특정한 기능을 가진 특별한 세포가 되는 것이다(분화). 보통 림프구들은 골수에서 생산되는데, 그 중 일부는 가슴샘으로 가서 T세포가 된다. 또한 일부는 척수에 계속 머물면서 성숙하여 B세포가 된다.

그들이 전문화된 후에, 림프구는 가사상태(suspended animation)에 빠질 수 있다. 림프구는 항원을 인식한 순간 활성화된다. 림프구가 병원체를 물리치기 위해서는 모닝콜이 필요하다.

이것은 소방관들이 밤에 잠을 자다가 경고음을 듣고 출동하는 것과 비슷한 원리이다. 이러한 모닝콜을 가리켜 **림프구 활성화**(lymphocyte activation)라고 한다. 〈그림 14-7〉에는 면역계통이 림프구를 활성화시키는 방법과 분화과정이 나와 있다.

잠시 선천성면역으로 되돌아가 보자. 병원체가 신체 조직에 침투하면, 선천성면역은 즉각 반응할 채비를 갖추며, 감염된 세포와 병원체를 대상으로 식균활동을 시작한다. 대식세포와 가지세포 같은 세포들은 병원체를 먹어치우며, 식균세포의 바깥으로 병원체의 항원이 흘러나온다.

그런 다음 이 세포들은 병원체를 인식한 림프구를 찾아서 병원체들이 출현한 신체(body)를 돌아다니며 적당한 림프구를 활성화시킨다(모닝콜). 이때부터 림프구는 활동을 개시한다. 림프구의 활동은 곧 후천성면역의 시작을 의미한다. 수도꼭지를 비틀지 않으면 소방호스에서 물이 나오지 않는다는 사실을 상기하자.

림프구의 증식 LYMPHOCYTE PROLIFERATION

평소에 인체가 지니고 있는 림프구의 수는 많지 않다. 그러나 일단 감염과 싸우기 시작하면 수백, 수천의 림프구가 필요해지므로 림프구의 단순한 활성화만으로는 충분하지 않다. 활성화된 림프구가 신체에서 복제된 수천의 병원체와 싸워 이기려면 자신을 수천 개로 복제해야 한다. 이러한 림프구의 복제를 **림프구의 증식**(lymphocyte proliferation)이라고 부른다. 1개 소대만으로 군대를 막을 수 없듯이 소수의 림프구만으로는 신체를 방어하기 어렵다.

앞에서 B세포와 T세포가 각기 다른 방식으로 신체를 보호한다고 배운 것을 떠올려 보자. 둘은 활성화와 선택이라는 동일한 과정을 거치지만 증식은 복제되는 림프구의 형태에 따라 차이가 있다.

증식은 보조 T세포(helper T cells)와 모든 다른 유형의 림프구의 증식으로 나뉜다. 보조 T세포의 임무는 다른 림프구를 돕는 일이다. 다른 림프구가 활성화되려면 많은 T세포가 있어야 한다. 보조 T세포는 항원 제시 세포(선천성면역에서 온다)와 결합하거나 사이토카인(일부는 선천성면역반응과 염증에서 분비된다)에 의해 자극받음으로써 분할이 촉진된다.

보조 T세포는 계속 분할하여 더 많은 보조 T세포를 생산하고, 그 후에 B세포(그림 14-8 참조)의 증식을 돕는다.

보조 T세포는 B세포의 재생산에 필요하다.

증식하기 위해 B세포는 항원에 의해 준비가 된 다음 항원 제시 세포(antigen-presenting cell)에 의해 활성화된 유사한 보조 T세포에 결합하여 증식한다. 이 B세포 중 일부는 형질 세포가 되어 항체를 방출하는 반면, 다른 일부는 기억세포가 된다.

B세포와 T세포의 작용 B and T Cell Action

다음과 같은 침입에 대한 신체의 반응을 가정해 보자. 선천성면역이 포식세포와 자연살세포(NK) 및 열병, 그리고 다양한 유독성 화학물질을 사용하여 병원체나 병원체에 감염된 세포를 몇 개의 방어선에서 공격해 왔다. 그런데 이 과정에서 일부 인체의 세포가 파괴되었지만 병원체는 격퇴되지 않았다. 이런 경우에 선천성면역은 성채를 지키면서 항원 제시 세포(antigen-presenting cell, APCs)를 통해 후천성 면역의 무기인 B세포와 T세포를 요청하는 신호를 보낸다.

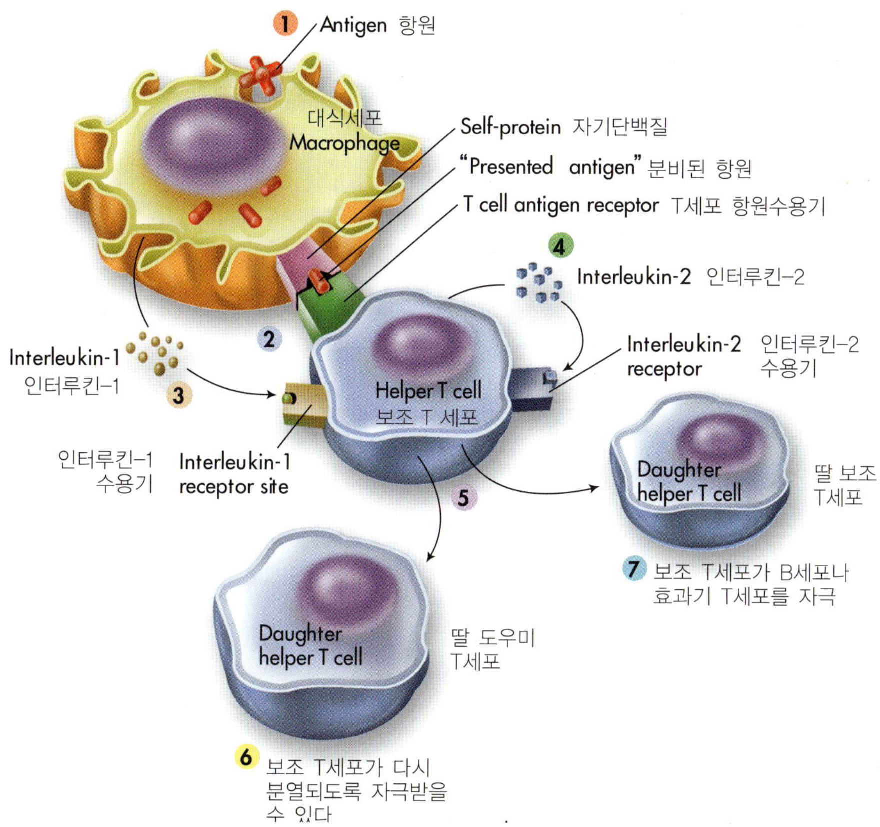

요점

1. 대식세포처럼 항원을 만드는 세포들은 병원체를 섭취하고 세포막 위에 항원을 배출한다.
2. T세포가 밖으로 나온 항원을 인식한다.
3. 대식세포는 인터루킨-1이라고 부르는 사이토카인을 분비한다·
4. 인터루킨-1은 T세포를 자극해서 인터루킨 수용기와 결합한 인터루킨-2를 분비하게 한다.
5. 인터루킨-2가 수용기와 결합했을 때, T세포의 분열이 시작된다.
6. 모세포와 같이 딸세포도 항원에 노출되면 분열을 시작한다.
이로 인해 T세포의 수는 병원체와 엇비슷한 정도까지 늘어난다.
7. T세포가 복제되면서 B세포의 활성화를 자극하고 효과기(effector)T세포를 생성한다.

〈그림 14 – 8〉 보조 T세포의 활성화와 증식

B세포 B CELLS

B세포는 **항체매개면역**(antibody mediated immunity)이라고 알려진 후천성면역 중 하나이다. 즉, 항체를 만들고 방출하여 특정한 병원체를 공격함으로써 병원체와 싸운다.

앞에서 보았듯이 B세포는 **혈장세포**(plasma cells)와 **기억 B세포**(memory B cells)로 발달한다. 혈장세포에 의해 만들어진 항체는 혈류로 방출돼 감염된 세포의 항원이나 자유롭게 부유하는 병원체의 표면에 있는 항원과 결합한다. 이들은 특정한 목표에 도달하도록 프로그램된 미사일처럼 움직인다.

항체는 항원을 불활성화시키는 것, 항원이 서로 응집하게 하는 것, 보체연쇄반응을 활성화시키는 것, 화학물질을 방출하여 면역계통을 촉진하는 것, 그리고 포식작용을 향상시키는 것 같은 방법을 사용하여 병원체를 파괴한다. 항원에 대한 이 반응을 **1차 반응**(primary response)이라고 부른다.

이 항체 매개 기전은 특정 항원을 파괴하고, 후천성면역과 선천성면역반응 모두를 촉진하여 병원체에 대한 활동(activity)을 지속적으로 증가시킨다. 면역반응은 의식적으로 중지시켜야 하는 '양의 되먹임 고리(positive feedback loop)'라는 것을 기억하자. 이것은 스스로 중지하지 않는다. 이는 보호라는 관점에서 본다면, 보호체계는 위험이 사라질 때까지 포기하면 안되므로 적절한 작동방식이라고 할 수 있다.

다른 B세포인 기억 B세포는 장래에 필요하게 될 때까지 림프절에 저장된다. 신체가 같은 병원체에 노출되면 기억세포는 침입에 대해 훨씬 더 빠르게 반응할 수

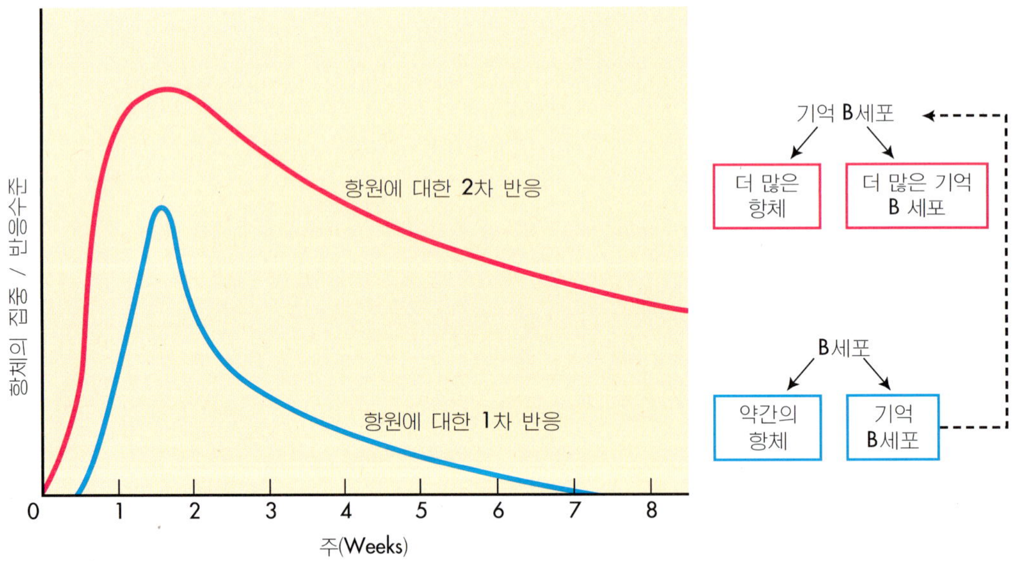

〈그림 14－9〉 1차 반응은 B세포가 기억 B세포와 몇 가지 항체를 생성하도록 한다.
두 번째 노출은 2차 반응이 더 많은 기억 B세포가 침입자와 싸우기 위한 더 많은 항체를 생성하도록 한다. 이제 신체에 항체와 더 많은 기억 B세포가 있으므로 노출 후 2차 반응이 더 빠르게 시작되고 더 많은 항체를 생성하며 더 오래 지속된다.

있게 해준다. 이런 반응은 **2차 반응**(secondary response)이라고 알려져 있으며, 후천성면역의 능력이 경험을 통해 향상되도록 한다(그림 14-9 참조).

T세포 T CELLS

T세포는 보조 T세포(helper T cells), 세포독성 T세포(cytotoxic T cells), 조절 T세포(regulatory T cells: 전에는 억제자 T세포로 알려져 있었다.), 그리고 기억 T세포 등 4가지 부류가 있다. 우리는 이미 보조 T세포의 활동을 보았다.

cytotoxic = 세포 죽음
cytotoxic Tcells
(SIGT toe TOX ick)
perforin = 세포가 천공되어 죽게 한다.

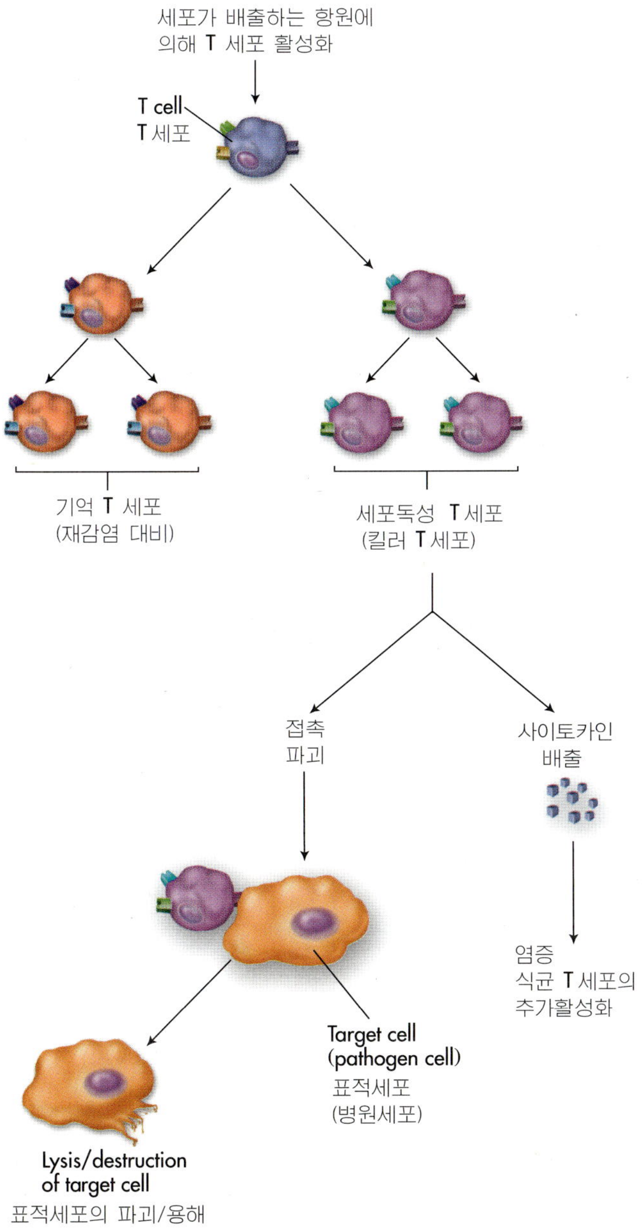

〈그림 14-10〉 세포매개면역의 1 · 2차 반응

세포독성 T세포는 **세포매개면역**(cell-mediated immunity)이라고 알려진 후천성 면역반응을 담당한다. 따라서 세포매개면역이란, 세포독성 T세포가 병원체나 병원체에 감염된 세포의 공격을 직접 담당하는 것을 의미한다.

세포독성 T세포는 **퍼포린**(perforin)이라고 하는 사이토카인을 방출하여 감염된 세포의 세포막에 구멍을 내서 죽게 한다.

세포독성 T세포는 다른 사이토카인도 방출하는데, 이것은 선천성면역과 후천성 면역 모두를 촉진하며, 특히 대식세포를 감염 부위로 유인하여 세포 부스러기를 처리하게 한다. 이 반응은 세포매개면역의 1차 반응이다. 어떤 T세포는 세포독성 T세포가 되는 대신 기억 T세포를 발생시킨다. 기억 B세포와 마찬가지로 기억 T세포는 2차 반응을 담당하며, 병원체에 대한 기억을 저장한다(그림 14-10 참조). 이렇게 병원체를 기억하는 것이 2차 반응이다.

조절 T세포는 면역계통이 작동을 멈추도록 하는 스위치이다. 면역체계는 대부분 '양의 되먹임'에 의해 조절된다. 즉, 조직 손상을 자극하는 화학물질을 방출하고 그것이 염증과 면역반응을 증가시킨다. 면역반응의 증가는 더 많은 화학물질이 방출되게 하고 그것은 더 많은 자극을 일으켜서 또다시 더 많은 화학물질이 방출되는 과정이 계속된다. 따라서 위협이 사라진 후에도 면역반응을 통제할 수 없게 됨으로써 인체가 손상될 수 있는 상황이 초래될 수 있다. 따라서 무언가가 능동적으로 반응을 중지시켜야 한다. 이것이 조절 T세포의 임무이다(선천성면역의 호산 백혈구와 함께 작용).

조절 T세포(Regulatory T cell)는 면역체계를 조절하고(기능을 끄거나 활성을 제어), 자기에 대한 내성을 유지하고, 자가면역질환을 예방한다. 이 세포는 세포독성 T세포, 보조 T세포 및 항원 제시 세포를 차단할 수 있다. 조절 T세포의 오작동(malfunction)은 일부 유형의 알레르기(allergy), 천식(asthma) 및 자가면역질환(autoimmune disease)과 관련이 있을 수 있다.

큰 그림 THE BIG PICTURE

지금까지 우리는 신체를 침입하는 병원체를 막아내는 별도의 수단들인 림프계통, 선천성면역, 그리고 후천성면역에 대해 알아보았다. 이들은 제각기 작용하는 대신 긴밀하게 연결돼 있다. 이제부터 방어체계 전체를 하나의 통합된 전투력이라는 관점에서 살펴보자(그림 14-11 참조).

병원체가 인체를 침입하려면 먼저 장벽을 통과해야 한다. 많은 침략자들은 우리의 손상되지 않은 피부나 점막의 분비물에 의해 격퇴된다. 일단 침략자가 몸 안에 들어오면 일련의 무기들이 외부 항원의 출현에 의해 자극을 받는다.

세포들(중성구, 대식세포, 호 · 염기성 세포 등)이 먼저 자극을 받아서 화학물질(사이토카인)을 방출하면서 염증과 식균작용을 촉진한다.

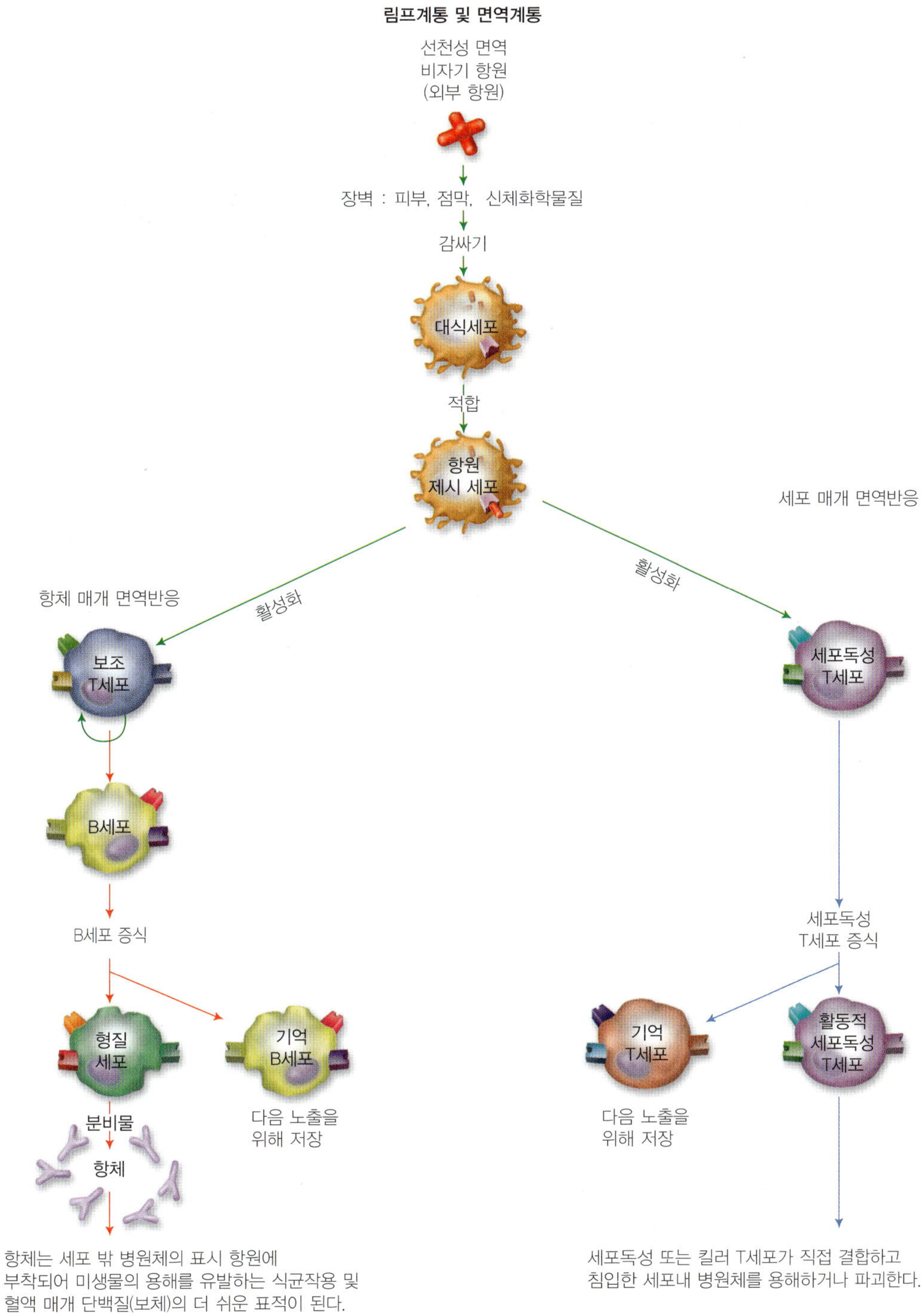

〈그림 14 – 11〉 신체 방어체계 전략

세포들이 침략자들 중 일부를 섭취하고 나면, 이제 외부의 항원들을 둘러싸고 있는 대식세포와 같은 세포들은 림프계통으로 이동하여 침입자를 인식할 T세포와 B세포를 찾는다. 이때 보조 T세포와 세포독성 T세포가 활성화된다.

임상적용 CLINICAL APPLICATION

병원체에 대한 면역을 얻는 방법 HOW YOU ACQUIRE IMMUNITY TO PATHOGENS

적응 면역체계는 병원체를 만날 때마다 기억세포를 생성하여 새로운 병원체에 대한 면역을 얻을 수 있다. 자연적이든 의료적이든 면역화라고 하는 이 과정은 병원체에 대한 기억세포를 생성하여 면역체계를 훈련시킨다. 병원균에 두 번째로 노출되면 아프지 않고, 면역체계는 병원체를 매우 빠르게 퇴치한다.

능동적인 후천성면역에서는 병원체와 싸우기 위해 항체를 만들고, 수동적인 후천성면역에서는 항체가 몸에 유입되기 때문에 자신의 항체를 만들 수 없다. 다양한 방법으로 면역을 얻을 수 있으며(그림 14–12 ■ 참조), 자연적인 능동면역은 일상생활에서 습득된다. 바이러스나 박테리아에 감염되면 면역체계가 이를 물리치고 다음 만남을 위해 기억세포가 생성된다. 어린 시절(백신이 출시되기 전) 수두를 앓은 적이 있는 사람은 다시 노출되더라도 일반적으로 두 번째 수두로부터 보호된다.

인공능동면역은 예방 접종 중에 획득되는 것으로, 홍역 주사를 맞으면 병을 일으키기에는 충분하지 않지만 면역체계가 기억세포를 생성하기에 충분한 양의 약한 바이러스에 노출되어, 나중에 바이러스를 만나면 이겨낼 수 있다. 아기는 태반을 통과하거나 모유수유 중에 항체를 통해 많은 병원체에 대한 자연적인 수동면역을 얻는다. 아기가 아직 만들 수 없는 이 항체는 출생 후 몇 달 동안은 감염으로부터 아기를 보호한다. 인공수동면역은 감염 퇴치를 돕기 위해 한 사람의 항체가 다른 사람에게 주입될 때 획득된다.

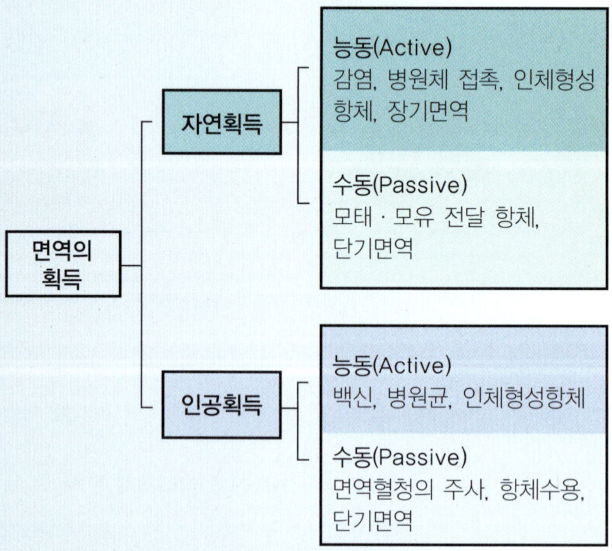

〈그림 14–12〉 면역의 종류

보조 T세포는 활성화되어 B세포의 증식을 일으키고 식세포와 염증을 더욱 자극하는 화학물질을 방출한다. 여기서 방출된 화학물질은 식균세포를 자극하고 염증을 촉진한다. 이에 B세포는 항체를 생산하여 침략자를 파괴하고 면역반응을 더욱 촉진한다. 세포독성 T세포는 직접 침략자를 파괴하고 화학물질을 방출한다.

면역반응은 선천성면역과 후천성면역 모두 조절 T세포에 의해 '양의 되먹임 고리'가 적어도 부분적으로 중지될 때까지 계속된다. 기억 B세포와 T세포는 같은 종류의 병원체가 다시 침입할 때까지 림프절에 저장된다. 대식세포와 다른 식균세포들은 면역체계에 의해 수행된 전쟁에 의해 남겨진 부스러기들을 청소한다. 위험이 지나가면 신체는 정상으로 돌아온다.

일반적인 면역계통 장애
COMMON DISORDERS OF THE IMMUNE SYSTEM

면역장애는 인체 방어체계의 약화나 면역능력 저하로 인해 발생하며, 인체의 방어체계는 바이러스와 같은 신체 외부 요소의 침입 혹은 신체가 스스로를 공격하는 상태에 의해 약화될 수 있다.

면역결핍증 Immunodeficiency Disorders

면역결핍증은 활동이 불충분한 면역체계를 가지고 있는 것이 특징이다. 면역체계가 병원체의 침략에 적절하게 대응하지 못하므로 감염으로부터 신체를 보호하지 못한다. 면역결핍증 환자는 쉽게 병이 들고 빨리 회복하지 못한다. 또한 사소한 감염이 치명적일 수 있다.

면역결핍증은 바이러스, 유전, 화학물질 혹은 방사능 노출이나 약물에 의해서 생기거나 AIDS, SCID(심한 합병 면역결핍, 유전병), 백혈병(백혈구의 암), 일부 빈혈증, 그리고 화학요법을 받는 환자나 장기이식 후에 면역억제제를 투여하는 환자에게서 발생할 수 있다.

자가면역질환 Autoimmune Disorders

자가면역질환은 이름 그대로 면역결핍증과 반대되는 질병이다. 즉, 자가면역질환은 면역계통이 인체의 일부를 공격할 때에 일어난다.

조절 T세포의 오작동으로 인해 면역계통은 '자신'을 인식하지 못하고 자신의 조직을 침략자로 오인하여 파괴하는 경우가 발생한다. 자가면역질환의 종류는 수백가지가 넘는다. 신체의 어느 부분이든지 공격당할 수 있다.

자주 발생하는 자가면역질환은 다음과 같다.

- 류머티스관절염(관절 안층)
- 다발경화증(중추신경계의 수초 = 말이집)
- 홍반성 루푸스(모든 조직, DNA도 공격하는 것으로 추정)
- 제1형 당뇨병(이자의 β 세포)
- 중증 근육무력증(뼈대근의 아세틸콜린 수용체)
- 그레이브스병(갑상샘)
- 애디슨병(부신)

이 짧은 목록은 자가면역질환이 얼마나 파괴적일 수 있는지를 보여 준다. 면역계통이 전력으로 갑상샘이나 수초(말이집)에 대항한다고 상상해 보자. 그 효과는 상상을 초월한다. 대부분의 자가면역질환은 면역억제제로 치료될 수 있지만, 치료가 실패하거나 종종 부작용이 심하게 나타날 수 있다.

과민성 반응 Hypersensitivity Reactions

알레르기로 널리 알려진 **과민성 반응**은 면역체계가 외부 항원에 대해 과다한 반응을 일으키는 것이 원인이며, 종종 잔디나 곰팡이나 곤충이 문 것과 같은 해롭지 않은 항원을 병원체로 취급한다. 건초열 · 두드러기 · 피부 발진, 그리고 천식과 같은 국소적 과민성 반응은, 일반적으로 약하고 생명을 위협하지 않는다(천식은 명백히 예외). 그러나 아나필락시스라고 알려진 전신 과민성 반응은 생명을 위협한다.

아나필락시스에 걸리면 비만세포와 호 · 염기성 세포가 몸 전체에 면역을 촉진하는 화학물질을 방출한다. 이 화학물질은 광범위한 혈관 확장을 일으키고, 이것은 저혈압과 심장부전을 초래한다. 두드러기와 천식도 아나필락시스와 같은 반응을 동반할 수 있다.

〈그림 14-13〉은 코 속의 비만세포가 알레르기 항원에 의해 자극을 받는 과정을 보여 주는데, 그 결과 알레르기 비염(코감기)이 발생한다. 알레르기 반응은 먼저 B 세포 활성화를 필요로 하기 때문에 알레르기 반응이 일어나기 전에 많은 노출이 필요할 수 있다는 점을 지적하는 것이 중요하다. 이와 함께 알레르기는 노출될 때마다 더 심해질 수 있다.

비만세포는 몸 전체에서 발견된다는 점에 주의한다. 눈에서 과도하게 자극을 받으면 비만세포는 충혈된 안질을, 허파에서 과도하게 자극을 받으면 알레르기성 천식을 각각 일으킨다.

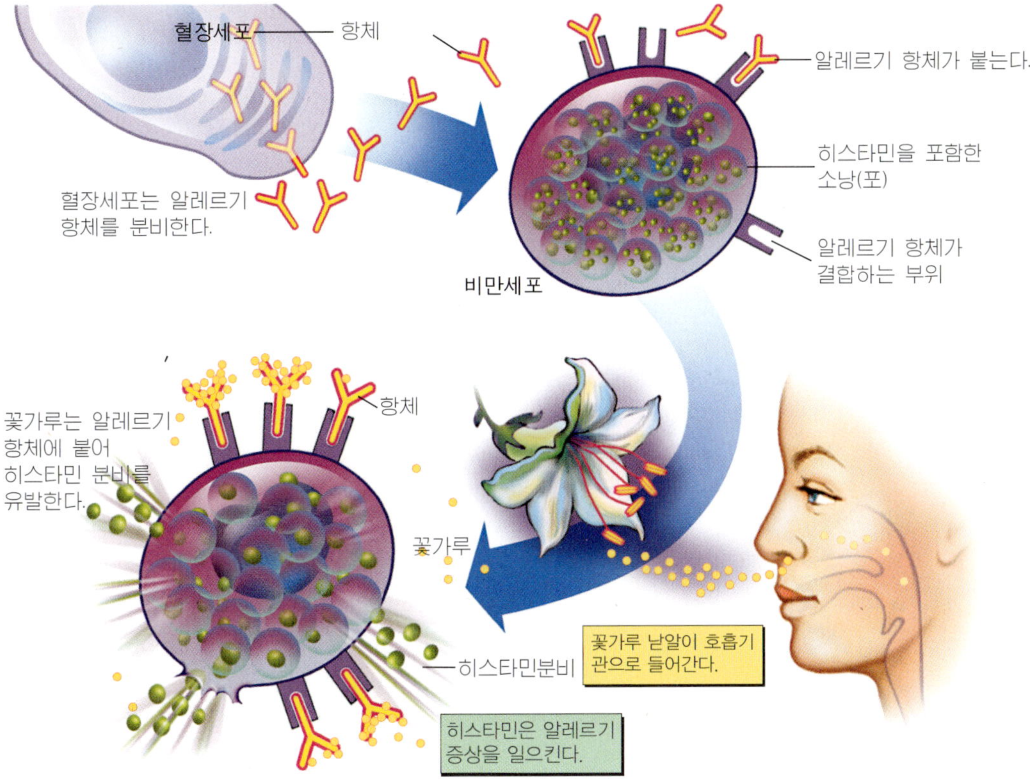

〈그림 14－13〉 알레르기 비염의 발생

요약 SUMMARY

Points of Interest

- **림프계통**은 면역계통의 수송체계이며 림프구를 담고 있다. 이는 림프액을 담고 있는 림프 모세관, 림프 세관, 림프 줄기, 그리고 림프관과 백혈구 세포를 담고 있는 림프절로 이루어진다.

- **림프절**은 신체의 몇 군데, 즉 목, 겨드랑이, 샅고랑(서혜부), 골반, 배, 가슴, 그리고 도르래근(활차근) 위 같은 곳에 집중되어 있다. 이들은 병원체가 가장 들어오기 쉬운 곳들이다. 편도, 인두 편도, 지라, 그리고 가슴샘은 모두 림프 조직을 가지고 있다.

- **모세혈관에서 누출되는 액체**는 조직액으로 들어가고 림프 모세관으로 유입된다. 액체는 림프 모세관을 통해 림프관을 지나 림프절로 운반된다. 림프절에서는 모든 병원체가 백혈구에 의해 파괴된다. 그 후에 액체는 림프절에서 림프관을 지나 림프 줄기로 갔다가 집합관으로 가며, 거기서 오른쪽 혹은 왼쪽 가슴밑 정맥으로 흐른다. 가슴밑 정맥은 액체를 혈류로 돌려보낸다.

- **가슴샘과 지라**는 림프 기관이다. 지라는 죽거나 죽어 가는 적혈구뿐만 아니라 병원체도 제거한다. 가슴샘은 T 림프구가 생기는 곳이다.

- **면역계통**은 항원이라고 부르는 세포 표면의 분자를 인식하는 능력에 바탕을 둔다. 면역계통은 자체항원(신체의 항원)을 견뎌야 하고, 자신이 아닌 항원(외부 세포)을 파괴해야 한다.

- **면역계통**은 두 개의 극도로 상호 의존적인 부분들인 선천성면역과 후천성면역으로 나누어진다. 선천성면역은 임의적이고 기억력이 없으며 경험에 의해 성능이 향상될 수도 없다. 그러나 후천성면역은 특정적이고 기억력이 있으며 경험에 따라 성능을 향상시킬 수 있다.

- **장벽**은 병원체가 신체로 들어가는 것을 막는다. 장벽은 물리적일 수도 있고 화학적일 수도 있다. 손상되지 않은 피부와 눈의 눈물 형성은 장벽의 예이다.

- **면역계통**은 십여 가지 이상의 세포를 사용하여 병원체와 싸운다. 이들 모두는 백혈구나 변형된 백혈구이다. 일부는 선천성면역에, 일부는 후천성면역에 속한다. 이들의 기능에는 식균작용, 다른 세포에 대한 화학적 자극, 그리고 항원 표시 및 항체 분비와 병원체의 직접적인 파괴 등이 포함된다.

- **면역반응**은 사이토카인과 다양한 화학물질에 의해 촉진된다.

- 흔히 붉게 되는 것, 열, 붓는 것, 그리고 고통 등과 연관되는 염증은 면역체계의 강력한 도구이다. 염증은 백혈구를 자극하고 감염 부위로 유인해서 병원체를 파괴하며 세포 잔해를 청소한다. 염증은 많은 면역반응과 같이 양날의 칼이다. 너무 많은 염증은 감염 자체보다 인체에 더 큰 손상을 줄 수 있다.

- **발열**은 염증반응의 일부로 신체가 병원체를 파괴하려는 의도적인 시도이다. 화학물질은 병원체에 열을 가하기 위해 체온의 온도 설정점을 높이도록 시상하부에 자극을 준다. 이것이 38℃ 미만의 열이 회복에 유용한 이유이며, 병원체를 파괴하고 더 빨리 회복할 수 있도록 한다.

- **선천성면역**은 신체 내의 외부 항원의 존재에 의해 유발된다. 이 기전은 감염을 억제하고 후천성면역을 촉진한다.

- **후천성면역**은 T 림프구와 B 림프구를 사용하여 특정 병원체와 싸운다. 림프구는 발달하는 동안에 분화되어 외부 항원을 인식하고 신체의 자체 항원은 무시한다. 병원체와 싸우기 위해서 림프구는 항원 제시 세포와 결합함으로써 활성화되어야 한다. 활성화된 림프구는 증식하여 수천 개의 자신의 복제품을 만든다. 보조 T세포는 B세포의 증식에 필요하다.

- **B세포**는 항체매개면역의 매개체이다. 항원에 의해 준비가 되고 보조 T세포에 결합하여 활성화된다. B세포가 증식하기 시작하면 혈장세포나 기억 B세포가 된다. 혈장세포는 1차 반응 중에 항체를 분비한다. 항체는 감염된 세포의 항원에 결합함으로써 병원체를 파괴한다. 기억 B세포는 다음에 병원체를 만날 때를 대비하여 저장된다. 이들은 2차 반응을 매개한다.

- **세포독성 T세포**는 감염된 세포를 직접 죽임으로써 세포매개면역을 실행한다. 이것이 1차적인 T세포 반응이다. B세포와 같이 세포독성 T세포는 보조 T세포에 의해 활성화된다. 어떤 T세포는 기억 T세포가 되어 병원체를 다시 만나면 2차 반응을 매개한다.

- **조절 T세포**는 면역 반응을 끄거나 조절한다.

- 선천성면역과 후천성면역이 별도로 작용하지 않는다는 것을 기억하자. 이들은 협동한다. 거대한 '양의 되먹임 고리'에서 하나가 다른 하나를 촉진한다. 선천성면역이나 후천성면역이 작용을 중지하면 체계 전체가 무너진다.

사례연구 CASE STUDY

John은 자신의 인생에서 커다란 전기를 맞게 되었다. 5년 이상 입원해서 HIV 약물에 의존해 온 그는 얼마 전에 퇴원허가를 받았지만 약물투여를 중단한다는 사실이 불안했다. 마침 그의 조카인 Bill은 John에게 서부에 있는 자신의 목장으로 와서 전원생활을 즐기라고 권유하였다.

John은 평생을 도시에서 살았으므로 이것이 진정한 새로운 시작이 될 것이라고 생각하고 그의 제안을 받아들였다. John은 조용하고 온화한 분위기를 사랑하게 되었고 육체노동에도 적응해 나갔다. 처음 몇 주는 순조롭게 흘러갔지만 어느 날 갑자기 John에게 고통이 찾아왔다.

머리가 무거웠고, 콧물이 나왔으며 기침과 미열이 나타났다. 갑상샘(실제로는 경부의 림프절)이 부풀어 올랐다. 아무리 잠을 자도 피로가 풀리지 않았는데, 이상한 점은 그런 증세가 며칠간 이어지다가 다시 사라지고, 또 다시 재발하는 과정이 반복된다는 것이었다. 겁이 난 John은 의사를 찾아갔다.

a. John의 병력과 증상을 듣고 의사가 예상할 수 있는 병명은 무엇인가?

의사는 백혈구 수 감별계산(differential white cell count)을 포함한 혈액검사를 실시하였는데, John의 T세포는 정상이었고, HIV 항체는 나타나지 않았지만 호산성백혈구(eosinophil), 호염기성백혈구(basophil), 호중성백혈구(neutrophil)의 숫자는 늘어났다.

b. HIV 감염 및 AIDS 진단이 배제되었다는 증상이 시사하는 바는 무엇일까?

Review Questions

Multiple Choice

1. 림프구는 무엇에 대한 능력을 기준으로 선택되는가?

a. 항원 인식 b. 자기 항원 무시
c. 산소 운반 d. a와 b

2. 해롭지 않은 항원에 대해 과도한 면역반응을 개시하는 것을 무엇이라 하는가?

a. 자가면역 장애 b. 알러지
c. 면역결핍 d. HIV 감염

3. 다음 중 선천성 면역세포는 어느 것인가?

a. 중성구 b. 기억세포
c. T 세포 d. 형질세포

4. 림프구(Lymphocytes)는 어디에서 항원과 결합에 의해 활성화 되는가?

a. 세균 b. 항원 제시 세포
c. 바이러스 d. 림프절

5. 선천성 면역력은 외부 항원에 의해 자극되지 않는다.

a. 맞다.
b. 틀리다.
c. 항원에 따라 달라진다.
d. 위의 내용을 모두 포함한다.

6. 염증은 어떤 종류의 면역의 일부인가?

a. 자동 b. 후천성
c. 획득성 d. 선천성

7. 열은 회복에 도움이 될 수 있다. 왜일까?

a. 미생물이 살기에는 온도가 너무 낮다.
b. 고온은 미생물이 살기에 너무 뜨겁다.
c. 열은 결코 유익하지 않다.
d. 양의 되먹임 기전이다.

Review Questions

Fill in the Blank

1. 예방접종은 ________________ 면역을 자극한다.

2. 림프구는 ________________________________를 제외하고 후천성 면역의 일부이다.

3. 에이즈가 있는 사람에서 __________가 감소되기 때문에 결국에 B세포 수는 떨어질 것이다.

4. 항히스타민은 ________________________________의 효과를 차단한다.

5. ________________________________은 면역반응의 세포를 선택한다.

6. 환자는 콧물(runny nose), 재채기(sneezing), 후비루(postnasal drip)의 만성 상기도 증상을 나타내지만, 발열(fever)과 근육통(muscle aches) 및 다른 증상은 없다. 초기 진단은 무엇일까?

____

[해답] **Multiple Choice**

1. d **2.** d **3.** a **4.** d **5.** b **6.** d **7.** d

Fill in the Blank

1. 후천성(adaptive)
2. 자연살세포(NK cell: natural killer cells)
3. T세포
4. 비만세포(mast cell)와 호염기성(basophils)
5. 양성 선택(positive selection)
6. 알러지성 비염(allergic rhinitis)

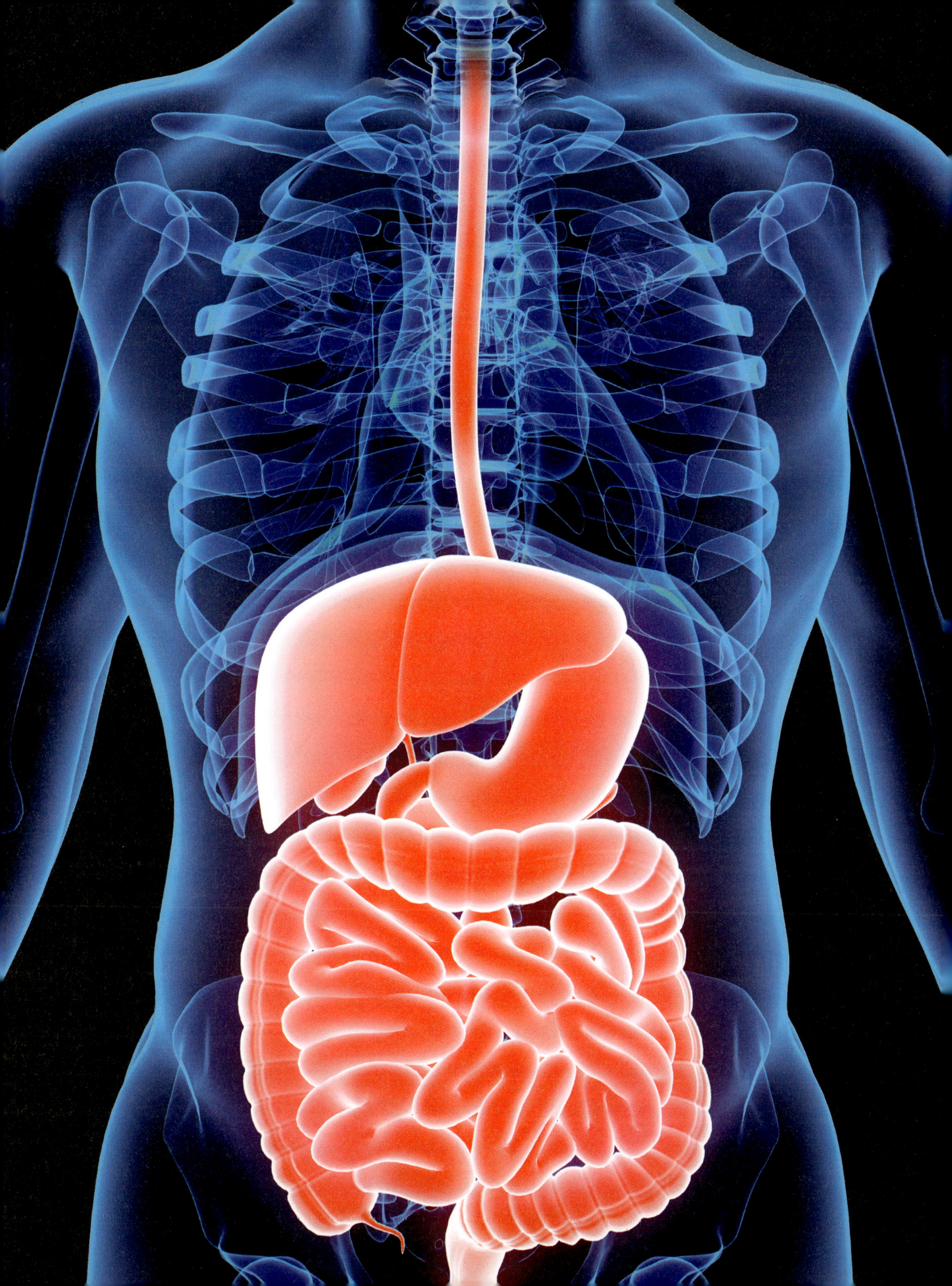

제15장

소화기계통

여행을 위한 연료

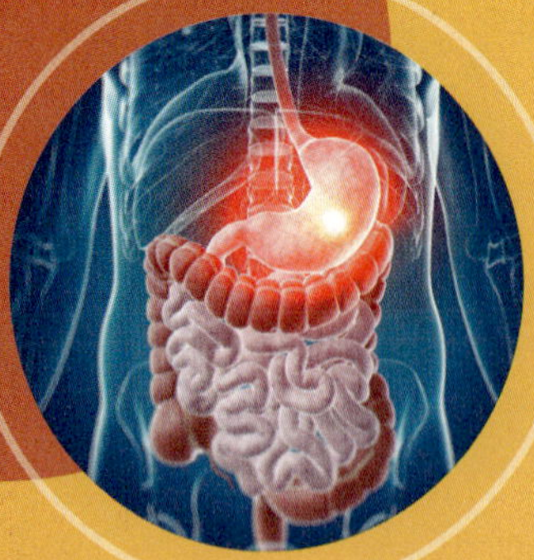

지금까지 우리는 인체의 다양한 계통에 대해 배웠고, 또한 그것들이 어떻게 상호작용을 하면서 제각기 기능하는지도 배웠다.

신체의 모든 시스템들이 잘 움직이는 기계와 같이 작동하기 위해서는 긴밀한 상호작용이 필요하다. 하지만, 고급 자동차와 같이 아무리 디자인이 훌륭하고 부품이 정밀하게 조립되었다 하더라도 우리 몸은 연료 없이는 제대로 기능할 수가 없다.

이 장에서는 소화기계통이 어떻게,

- 날음식을 섭취하고(ingests)
- 인체가 이용할 수 있도록 물리적 · 화학적으로 소화시키며(digests)
- 흡수하고(absorbs)
- 필요없는 것들을 없애는지(eliminates) 등에 대해 초점을 맞추고 있다.

이러한 과정들은 주된 그리고 부수적인 장기(organ)와 물질들의 놀라운 배열에 의해 이루어진다.

THE

GASTROINTESTINAL SYSTEM

Chapter 15

FUEL FOR THE TRIP

무엇을 학습할 것인가 LEARNING OUTCOMES

- 소화기계통 주요 장기들의 위치와 기능을 설명할 수 있다.
- 소화를 위한 부속장기들의 위치와 기능을 설명할 수 있다.
- 섭취와 소화, 그리고 화학적 소화와 기계적 소화의 차이를 설명할 수 있다.
- 음식물 덩어리가 입에서 항문으로 이동하는 경로를 설명할 수 있다.
- 치아의 구조를 논의할 수 있다.
- 다양한 종류의 효소와 소화에 필요한 화학물질을 설명할 수 있다.
- 소화기계통의 일반적인 질병을 설명할 수 있다.
- 소화관의 벽을 구성하는 층을 식별할 수 있다.

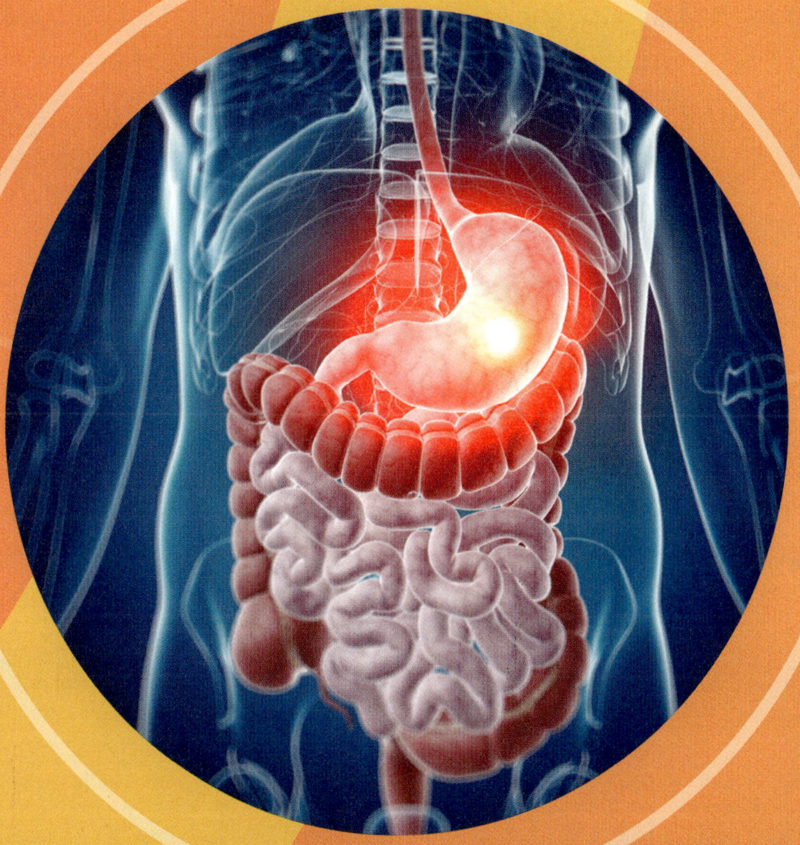

발음안내 *Pronunciation Guide*

이 장에서 다루어지는 중요한 단어의 발음

adventitia [ADD ven TISH ah]
alimentary tract [al ah MEN tair ee]
anus [AY nus]
appendicitis [ah pen dih SIGH tiss]
appendix [ah PEN dicks]
bolus [BOW lus]
buccal [BUCK all]
cecum [SEE kum]
cementum [see MEN tum]
cholecystitis [KOH lee sis TYE tiss]
cholecystokinin (CCK) [KOH lee SIS toe KINE in]
cholelithiasis [KOH lee lih THY ah sis]
chyle [KILE]
chime [KIME]
deciduous teeth [dee SID you us]
defecation [def eh CAY shun]
deglutition [DEE gloo TISH un]
duodenum [DOO oh DEE num]
emulsification [ee mull sih fih KAY shun]
epiglottis [ep ih GLAH tiss]
esophagus [eh SOFF ah gus]
frenulum [FREN you lum]
fundus [FUN duss]
gastrin [GAS trin]
gingiva [JIN jih vuh]
hepatic duct [hep PA tic duct]
ilium [ILL ee um]
jejunum [jee JOO num]
labia [LAY bee ah]
lacteal [LACK tee al]
mastication [MASS tih CAY shun]
mesentery [MEZ in TARE ee]]
palate [PAL at]
pancreas [PAN kree ass]
pancreatitis [PAN kree ah TYE tiss]
parotid salivary gland [pah ROT id SAHL ih vair ee gland]
periodontal [PAIR ee oh DON tal]
peristalsis [pair ih STALL sis]
pharyngoesophageal sphincter [fah RING goh ee SOFF uh JEE al SFINK ter]
pharynx [FAIR inks]
plicae circulares [PLY Kay sir cue LAIR es]
pyloric sphincter [pye LOR ik SFINK ter]
pylorus [pye LOR us]
rugae [ROO gay]
serosa [seh ROSE ah]
sublingual salivary glands [SUB ling you ahl SAHL ih vair ee]
submandibular salivary glands [SUB man DIB you lar SAHL ih vair ee]
uvula [YEW view lah]
villi [VILL eye]

개요 SYSTEM OVERVIEW

alimentary tract *(AL ah MEN tair ee)*

anus *(AY nus)*

소화기관(종종 alimentary tract 또는 alimentary canal이라고 부른다.)은 소화기계통의 장기들로 구성된 터널 모양의 근육으로 이루어진 관이다. 이 관은 입에서 시작해서 항문에서 끝난다. 이 두 지점 사이에 인두, 식도, 위, 작은창자, 큰창자가 존재한다. 또, 부속장기(예컨대 침샘, 간, 이자, 쓸개, 치아 등)가 음식물을 이용 가능한 물질들로 처리하는 데 필요하다(그림 15-1 참조).

소화기계통의 구성요소들은 다음의 단계들을 수행하기 위해서 상호 협력하여 움직인다.

1. 섭취(ingestion)
2. 저작(mastication)
3. 소화(digestion)
4. 분비(secretion)
5. 흡수(absorption)
6. 배출, 배설(excretion, defecation)

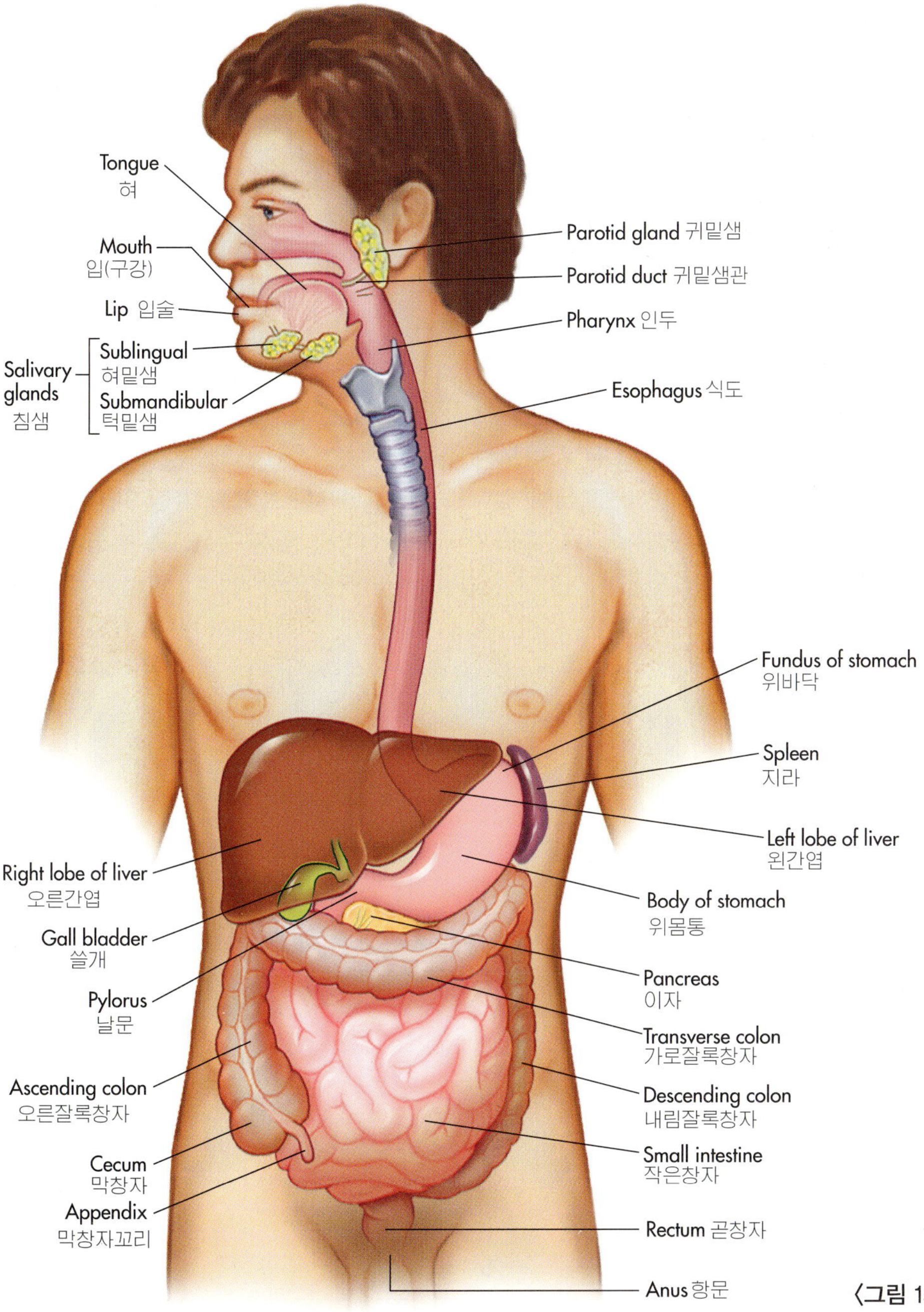

〈그림 15－1〉 소화기계의 구조

음식물이 처음 입으로 들어오는 과정을 섭취(ingestion)라고 한다. 일단 음식물이 섭취되면 치아와 혀가 함께 음식물을 잘게 부수는 물리적인 과정을 거친다. 이러한 씹는 행동을 저작(mastication)이라고 한다. 음식물의 기계적인 혼합과정은 앞으로 우리가 보게 될 소화관에서도 이루어진다. 소화란 음식물을 화학작용에 의해서 잘게 부수는 과정을 말한다. 이러한 과정은 소화관의 표면을 통해 영양분을 흡수하는 데 필요하다.

산(acid), 완충제(buffer), 효소, 물의 분비는 음식물을 소화하는 데 도움을 준다. 일단 음식물이 기계적 · 화학적으로 잘게 부수어지면 우리 몸이 이용할 수 있도록 소화관의 표면에서 흡수할 준비가 갖추어지게 된다. 최종적으로 찌꺼기와 필요없는 물질들은 배출하게 되며, 배변(defecation)을 통해 우리 몸을 빠져 나간다.

mastication
(MASS tih CAY shun)

입과 입안 THE MOUTH AND ORAL CAVITY

입은 입안으로 가는 입구이며, 입안 안뜰(buccal cavity)이라고도 부른다. **입술**(lip, labia)은 입안의 문 역할을 한다. 물렁입천장과 단단입천장은 입안의 천장을 이루며, 혀는 바닥 역할을 한다. 혀뿌리(혀가 붙어 있는 부분)와 물렁입천장에 펀칭백 모양으로 달려 있는 목젖(uvula)은 소화관의 다음 부분인 **인두**(pharynx)로 이어지는 경계에 있다. 13장에서 배웠던 것처럼 목젖은 음식물을 삼켜서 인두로 들어가게 도와주며, 음식물이 코로 나오는 것을 방지한다.

labia *(LAY bee ah)*
palate *(PAL at)*

uvula = 소포도
pharynx *(FAIR inks)*

목젖 뒤에는 두 쌍의 혀편도샘이 있다. 이는 소화에는 중요하지 않지만, 림프계통으로서 염증에 대항하는 데 도움을 준다. 입안의 양 옆은 볼(뺨)로 이루어진다. 입과 입안에서는 음식물을 섭취하고 맛을 보며 기계적으로 작은 물질로 부수고 어느 정도는 화학적으로도 잘게 부수는 일도 가능하다. 액체(liquid)는 음식물을 삼키는 것을 더 수월하게 한다(그림 15-2). 소량의 음식을 목 쪽으로 이동시켜 삼키는 과정을 **연하**(deglutition)라고 한다.

혀 Tongue

혀는 여러 가지 역할을 하는 근육이다. 혀는 미각자극을 뇌에 전달하고, 온도와 질감을 느끼게 하며, 음식물을 씹는 일과 삼키는 일을 돕는다.

임상적용 CLINICAL APPLICATION

혀밑 투약 SUBLINGUAL MEDICATION

거울 앞에 서서 입을 벌리고, 혀를 들어 올리면 표면 바로 아래 모든 곳에 혈관이 있음을 알 수 있다. 이 혀밑(sublingual) 혈관 네트워크는 특정 약물과 같은 물질을 쉽게 흡수할 수 있다. 협심증을 신속하게 치료하기 위해 니트로글리세린 약물이 필요한 경우와 같이 일부 경우에는 혈액 시스템으로의 빠른 흡수가 중요하다. 협심증(angina)은 가슴통증이나 불편함으로 나타나며 심장으로의 불충분한 혈류로 인해 관상동맥 조직으로의 산소 전달이 감소하는데, 혈관 확장제인 니트로글리세린은 관상동맥 혈류를 개선하고 대부분의 경우 협심증을 완화한다.

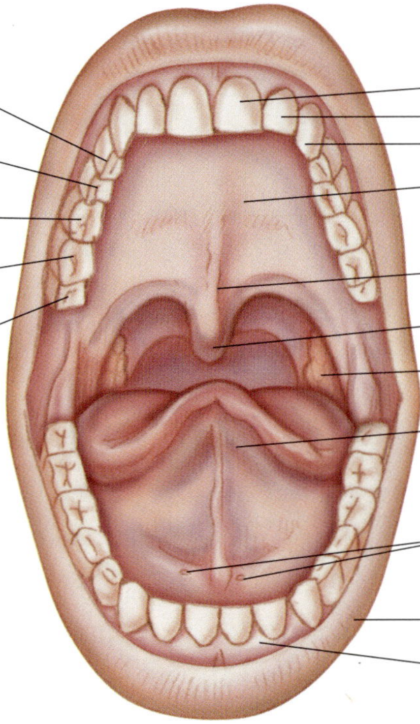

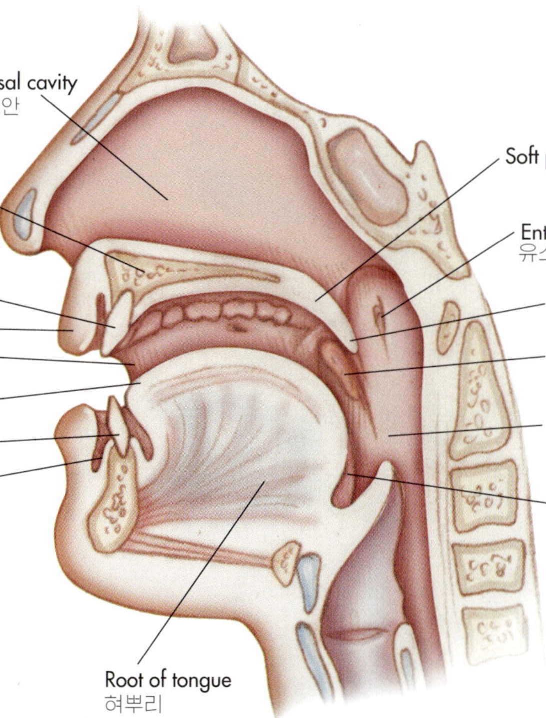

〈그림 15 – 2〉 입과 입안의 구조

bolus *(BOW lus)*

frenulum *(FREN you lum)*
sub = 아래에
lingual = 혀에 관한

혀가 입 안에 들어온 음식물 주위를 움직이면서 침이 더해져 음식물을 부드럽게 하는 일을 하는 반면, 치아는 적당한 크기로 잘게 부수는 일을 한다. 혀는 음식물을 **덩어리**(bolus)로 만들어서 인두로 밀어 넣는다. 혀가 음식물을 인두를 향해 밀어 넣는다면 왜 혀를 삼키지 않는 것일까?

혀를 위쪽으로 들었을 때 보이는 **혀소대**(lingual frenulum)라는 막이 존재하기 때문이다. 이러한 혀소대는 음식물을 삼킬 때뿐만이 아니라 정확한 발음으로 말을 할 때도 필요하다. 비정상적으로 짧은 혀소대는 정확한 발음을 방해하며, 소위 '혀 짧은 소리(tongue-tied)'를 내게 한다.

침샘 Salivary Glands

parotid salivary gland *(pah ROT id SAHL ih vair ee gland)*

〈그림 15-3〉과 같이 입 안에는 자율신경에 의해 조절되는 세 쌍의 침샘이 존재한다. 크기가 큰 **귀밑샘**(parotid glands)은 귀의 약간 앞쪽과 아래쪽에 위치한다.

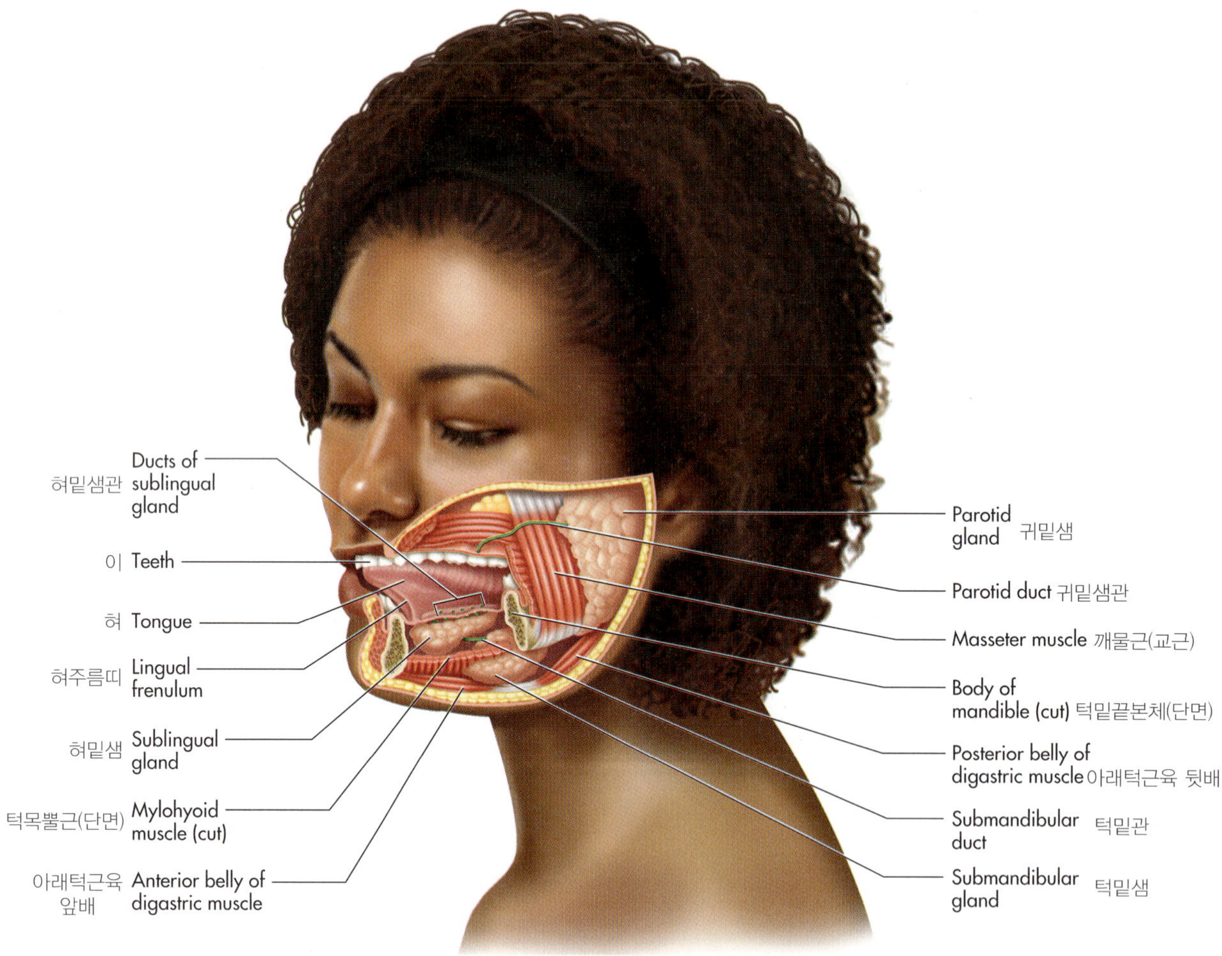

〈그림 15－3〉 입안의 침샘 및 관련구조

귀밑샘은 귀밑샘염(볼거리)이 있을 때 부풀어 올라서 다람쥐의 양볼처럼 보이게 만든다. 필자의 어린 시절에는 흔했지만 지금은 예방접종으로 인해 덜 일반적이다. 가장 작은 침샘인 **혀밑침샘**(sublingual salivary glands)은 혀 밑에 위치한다. **턱밑침샘**(submandibular salivary glands)은 아래턱의 안쪽 면에 위치한다.

sublingual salivary glands
(SUB ling you ahl SAHL ih vair ee)

submandibular salivary glands
(SUB man DIB you lar SAHL ih vair ee)

평균적으로 이 침샘들은 하루에 약 1.5 L의 침을 만들어 낸다. 평상시에도 적은 양의 침이 만들어져서 입을 축축하게 적시고 있지만, 일단 음식물을 삼키거나 먹는 상상만 하더라도 입 안이 흥건해질 만큼 생산량이 늘어난다. 침은 대부분이 물(99.4%)로 구성되어 있지만, 약간의 항체 · 완충제 · 이온 · 노폐물 · **효소**(enzyme)를 가지고 있다.

효소는 세포로 구성돼 있으며, 유기촉매로서 화학적 반응을 빠르게 하는 작용을 한다. 침 아밀라아제(salivary amylase)는 소화효소의 하나로 녹말과 같은 당분을 소화기관에서 쉽게 흡수되는 형태인 글루코스로 바꾸는 화학적 반응의 촉매이다. 그래서 우리가 피자를 삼키기 전에 녹말은 화학적으로 잘게 부서진다.

침은 음식물을 삼키고 난 다음에도 지속적으로 소량이 계속 분비되어 입 안을 깨끗하게 하고 입 안에서 자라는 세균의 수를 감소시킨다. 이러한 작용은 양치질로도 대신할 수 없기 때문에 매우 중요하다.

치아 Teeth

기계적인 측면에서 소화의 마지막 중요한 구성요소는 치아(이)가 된다. 우리가 평생 동안 두 세트(set)만의 치아밖에 가지지 못하는 것은 불행한 일이다.

첫 번째 세트의 치아를 유치(baby teeth), 더 정확하게는 **탈락치**(deciduous teeth)라고 부른다. 낙엽수의 잎처럼 이것들은 시간이 지나면 빠져서 없어지게 된다. 치아는 생후 6개월 정도가 되면 아래쪽 앞니(incisor)가 제일 먼저 나타나게 되며, 약 2.5년이 되면 20개 모두가 자리를 잡게 된다. 6세에서 12세 사이에, 이 유치들은 32개의 큰 영구치(permanent teeth)로 바뀐다. 이 외에 사랑니(wisdom teeth)는 약 21세가 될 때까지는 나타나지 않는다.

deciduous
(dee SID you us)

치아의 모양이나 위치를 보면 알 수 있듯이 모든 치아는 각각 저마다의 역할이 있다(그림 15-4). 첫 번째 형태의 치아는 우리 입의 앞에 위치하는 앞니이다. 앞니는 칼 모양으로 생겨서 음식물을 자르는 역할을 한다. **송곳니**(canine teeth)는 앞니의 옆에 위치하는데 음식을 잡고, 찢으며, 뜯는 역할을 한다.

그 옆에는 **소구치**(**작은어금니**, bicuspid, premolar)가 있다. **대구치**(**큰어금니**, molar)는 치아의 마지막 형태로, 윗면이 편평하다. 작은어금니와 큰어금니는 음식물을 부수고 갈아내는 역할을 한다. 이런 치아의 형태나 모양과는 관계없이, 치아는 거의 같은 구조로 이루어져 있다.

〈그림 15-4〉와 같이 각각의 치아는 **치아머리**(crown), **치아목**(neck), **치아뿌리**(root)의 세 부분으로 구성된다.

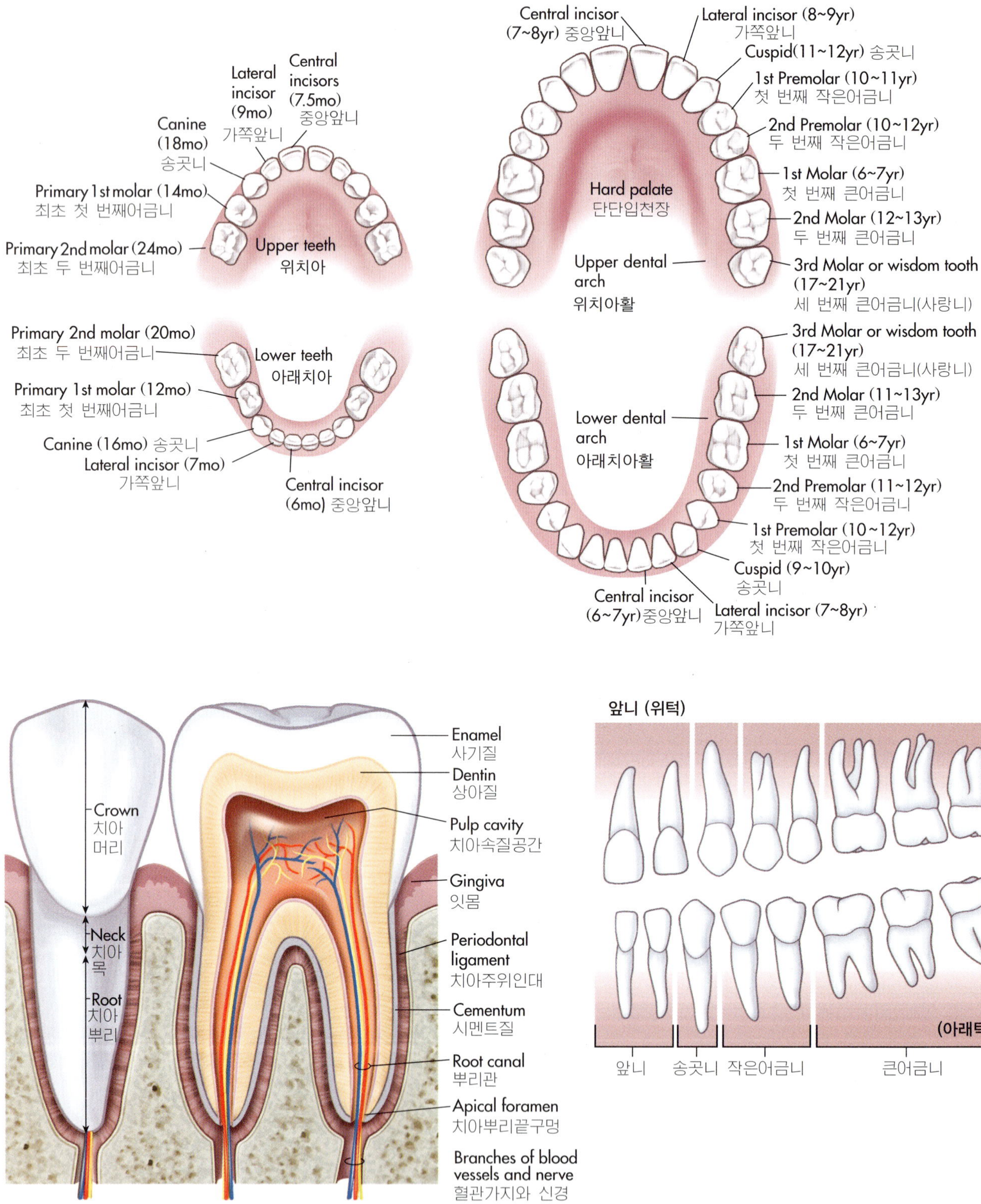

〈그림 15 – 4〉 이의 형태와 위치 및 구조

의료전문직 FOCUS ON PROFESSIONS

치위생사는 치아와 주변 구조물을 깨끗하고 질병으로부터 보호하기 위해 최선을 다한다. 또한 엑스레이 촬영과 의치(義齒)의 본을 뜨는 데 도움을 준다. 미국치과보조협회(ADAA), 전국치과협회(NDA), 전국치과보조협회(NADA), 미국치과위생사협회(ADHA) 및 전국치과위생사협회(NDHA)를 포함한 국가기관의 웹사이트를 방문하여 이러한 직업에 대해 자세히 알아볼 수 있다.

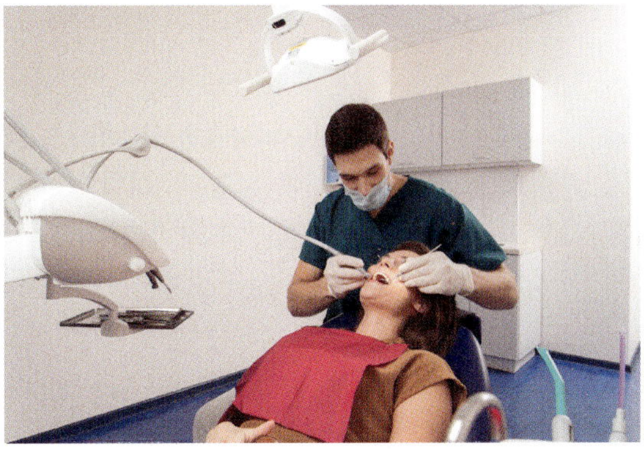

치아머리는 치아에서 보이는 부분을 말하며 생물학적으로 우리 몸에서 가장 단단한 물질인 **사기질**(enamel)로 덮여 있다. 목은 뿌리의 연결 부분이다.

내부적으로 대부분의 치아는 미네랄을 포함하는 뼈와 같은 물질인 **상아질**(dentin)로 구성되어 있다. 더 안쪽으로는 치아속질공간(pulp cavity) 안에 존재하는 결합물질인 **치아속질**(pulp)이 있다. 치아속질공간은 영양분과 감각을 전달하는 혈관과 신경도 포함하고 있다. 혈관과 신경은 뿌리관(root canal)을 통해 치아속질공간으로 들어오게 된다.

뿌리는 골와(bony socket)에 자리잡고 있으며, **치아주위인대**(periodontal ligament)라는 섬유물질에 의해 결합되어 있다. **시멘트질**(cementum)은 뿌리부분의 상아질을 덮고 있으므로 치아주위인대를 안정시킨다. 시멘트질은 뼈의 약한 형태이다. 건강한 **잇몸**(gum, gingiva) 역시 치아가 제자리에 잘 있도록 도와준다. 잇몸의 상피세포는 치아 주위에 보호막을 만들어서 세균이 치아의 시멘트질과 접촉하지 못하도록 막는다.

cementum *(see MEN tum)*
periodontal *(PAIR ee oh DON tal)*
gingiva *(jin jih vuh)*

인두 PHARYNX

인두는 음식물뿐만 아니라 물과 공기가 지나가는 공통경로이다. 이는 **코인두**(nasopharynx), **입인두**(oropharynx), **후두인두**(laryngopharynx)의 세 부분으로 나뉜다. 코 인두는 호흡기계통의 첫 부분이 된다.

입인두와 후두인두는 음식물과 물, 그리고 공기의 통로 역할을 한다. 음식을 삼키는 동안에 코와 호흡기계통으로 가는 통로는 물과 음식물의 유입을 막게 되는데, 코인두는 물렁입천장(연구개, soft palate)에 의해 차단되며, **후두개**(epiglottis)가 허파로 가는 기도를 차단한다. 보통 이러한 기전으로 음식물은 식도로만 들어가게 된다.

epiglottis *(ep ih GLAH tiss)*

식도 ESOPHAGUS

약 25cm 길이의 식도(esophagus)는 인두(pharynx)에서 위(stomach)로 음식물을 운반하는 역할을 한다. 식도는 인두에서 시작하여 가슴안(thorasic cavity)과 가로막(diaphragm)을 지나서 복막안(peritoneal cavity)에 있는 위에 연결된다(그림 15-5).

식도는 음식물이 없는 평상시에는 공기가 빠진 풍선처럼 납작한 관(tube) 모양을 하고 있지만, 음식물이 들어오게 되면 식도의 첫 부분인 **인두식도 조임근**(pharyngoesophageal sphincter)이 이완되어 음식물이 식도로 들어오는 문 역할을 한다. 음식물이 식도로 들어오면 식도의 근육은 율동적으로 수축하며 음식물을 아래의 위(stomach)로 움직이게 하기 때문에 중력의 영향을 받지 않는다. 이 율동적인 근육의 수축을 **연동운동**(peristalsis)이라고 한다. 음식물이 일단 식도로 들어오면 위로 가기 위해 두 번째 문이 열려야 하는데, 이를 **하부식도 조임근**(lower esophageal sphincter, LES)이라고 한다.

하부식도 조임근은 이완되어 음식물을 위로 들어오게 하고 다시 닫혀서 산성의 위액이 식도로 역류하지 않게 해준다. 가슴의 타는 듯한 통증(속쓰림, heartburn, pyrosis)은 위문이 적절하게 닫히지 않아서 발생한다.

식도는 점액을 분비(secreting mucus)하여 음식물이 더 잘 통과하도록 해준다. 식도의 안쪽은 중층편평상피(stratified squamous epithelium)로 덮여 있기 때문에 열상, 온도에 의한 손상, 화학적 자극 등으로부터 보호받는다.

한 덩어리의 음식물을 삼키는 모든 과정에는 평균 약 9초가 걸린다. 건조하거나 끈끈한 음식물은 시간이 더 걸리며, 삼키는 동작을 반복하게 된다. 액체는 몇 초 이내에 위에 도달한다.

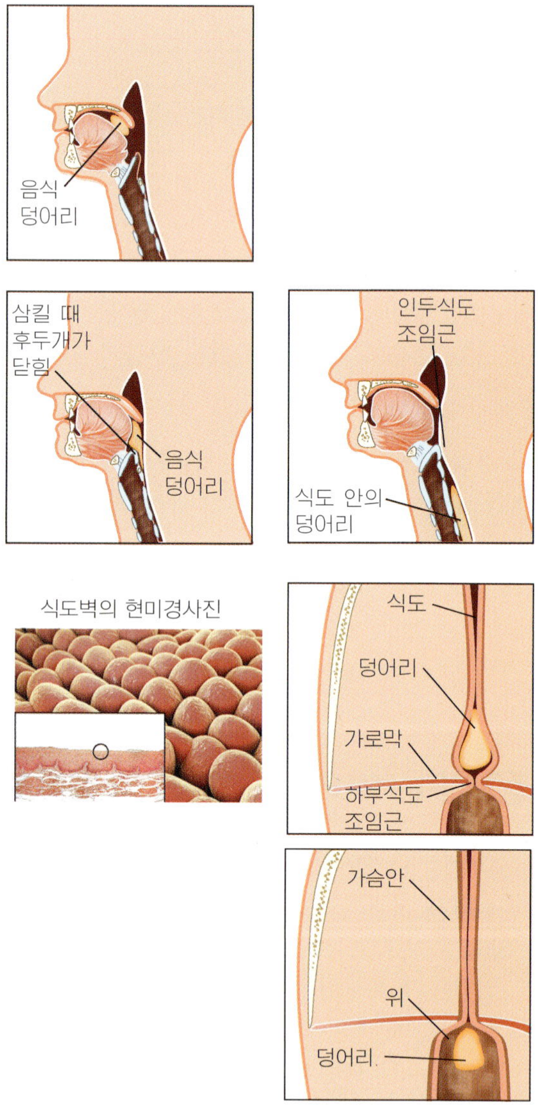

〈그림 15-5〉 식도를 통한 음식물덩어리의 이동과정
(출처 : Kateryna Kon/Shutterstock)

소화관 벽
THE WALLS OF THE ALIMENTARY CANAL

식도에서 시작하는 모든 소화관은 동일하게 모두 네 가지의 조직형태로 구성되어 있다(그림 15-6 참조). 관(canal)의 내강을 구성하는 가장 안쪽 층은 점막(mucosa)이다. 이 층은 대부분이 표면상피조직(surface epithelium)과 소량의 결합조직(connective tissue) 및 얇은 민무늬근육(smooth muscle)으로 이루어져 있다.

점막은 음식물을 잘게 부수는 소화효소(digestive enzyme)를 분비하는 세포와 윤활역할을 하는 점액(mucus)을 분비하는 술잔세포(goblet cell)를 가지고 있다.

다음 층인 **점막밑조직**(submucosa)은 부드러운 결합조직으로 되어 있으며, 혈관 · 림프관(lymphatic vesssles) · 림프절(lymph nodes, Peyer patches) · 신경말단을 포함하고 있다. 다음 층은 **근육표면**(muscularis externa)인데 두 층의 민무늬근으로 이루어져 있다.

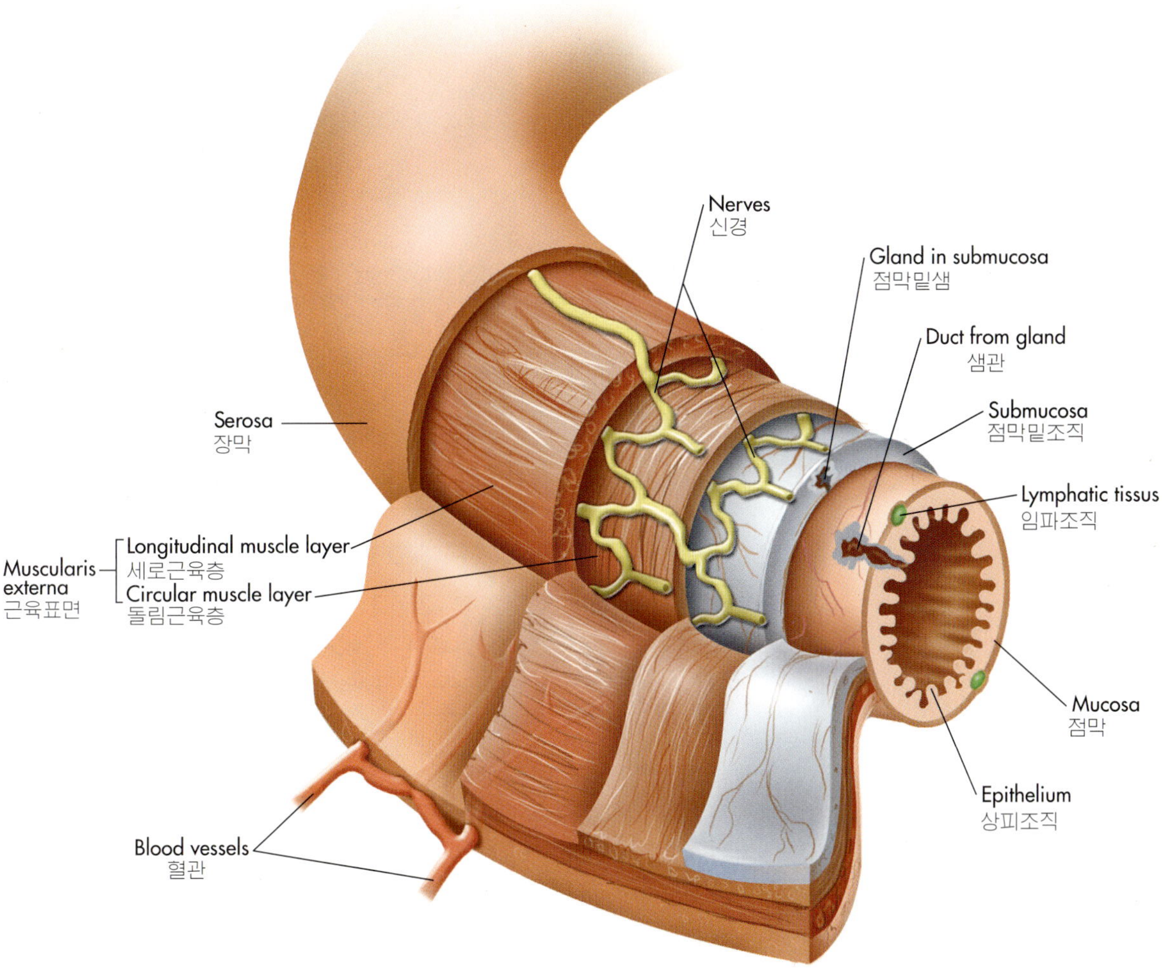

〈그림 15 – 6〉 음식물 통로의 기본조직

esophagus
(eh SOFF ah gus)
pharyngoesophageal sphincter
(fah RING goh ee SOFF uh JEE al)
peristalsis
(pair ih STALL sis)

retro *(behind)*
adventitia *(ADD ven TISH ah)*

안쪽 민무늬근육은 원 모양으로 감싸는 형태를 하고 있는 반면, 바깥쪽 민무늬근육은 관의 길이 방향으로 감싸고 있다. 세 번째 경사진 방향으로 감싸고 있는 민무늬근육도 있으나 이는 위(stomach)에만 존재한다.

소화관의 제일 바깥 층은 **장막**(serosa)으로 결합조직에 의해 지지되는 한 층의 얇고 납작하며 장액성의 액체를 분비하는 세포로 구성되어 있다. 대부분의 관에서 장막은 장측복막(visceral peritoneum)으로 존재한다. **복막**(peritoneum)은 배골반안(abdominopelvic cavity)의 장액성 막이다.

모든 장액성 막과 같이 복막도 두 층으로 구성되어 있다. 내장쪽복막은 장기(organ)들을 덮고 있으며, 벽쪽복막(parietal peritoneum)은 배골반안의 벽을 감싸고 있다. 이 두 층 사이에는 액체로 채워진 잠재적인 공간인 복막안(peritoneal cavity)이 존재한다. 이 액체는 장(intestine)의 표면에 수분을 공급하여 모든 배골반안의 장기들이 움직일 때에 발생하는 마찰을 감소시키는 중요한 역할을 한다.

방광(urinary bladder)이나 샘창자(duodenum)와 같은 장기들은 복막으로 덮여져 있지 않은데, 이런 장기들을 **후복막 장기**(retroperitoneal organs)라고 한다. 식도는 **외막**(adventitia)이라고 부르는 느슨한 결합조직만을 갖는 것이 특징이다.

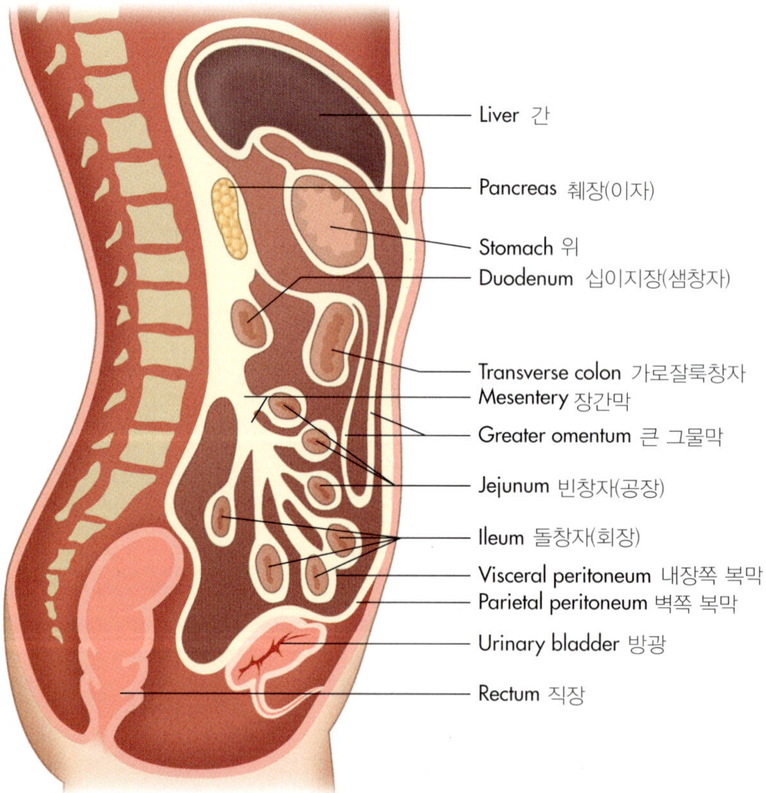

〈그림 15-7〉 관련 기관 및 구조가 있는 복막 단면

위 STOMACH

위는 가로막(횡격막) 아래 배안의 좌측에 위치하며, 대부분이 간에 의해 덮여 있는 장기이다. 길이는 약 25cm이며, 직경은 음식물 섭취량에 따라 변화한다. 위는 약 4L 정도를 담을 수 있으나 위벽의 깊은 주름(rugae)에 의해 그 직경은 늘어날 수도, 줄어들 수도 있다. 위는 식도에서 음식물을 받아서 여러 가지 역할을 수행하게 된다.

rugae *(ROO gay)*

- 들어온 음식물의 일시적인 저장소 역할을 한다.
- 음식물을 섞고 화학적 소화를 시키는 위산 및 효소를 분비한다.
- 부분적으로 소화된 음식물인 미즙(chyme)을 작은창자로 내려보내는 속도를 조절한다.
- 적은 양의 물과 물질들을 흡수한다(위는 알코올을 흡수한다.).

식사 후에 위가 음식물을 다 비우는 데는 대략 4시간이 걸린다. 액체와 탄수화물은 아주 빠르게 통과하며, 단백질은 시간이 조금 더 걸린다. 그리고 지방은 그보다 더 느려서 약 4~6시간이 걸린다.

위는 네 구역으로 나뉜다. 심장 근처에 위치하는 **분문부**(cardiac region)는 아래 식도조임근을 둘러싸고 있다(그림 15-8 참조).

위바닥(fundus)은 분문부의 바깥쪽 약간 위측에 위치하며 처음 들어온 음식물을 일시적으로 저장한다. 위(stomach)는 몸의 중간 부분이자 가장 큰 부분이다. 깔대기 모양으로 생긴 위의 마지막 부분을 **날문**(pylorus)이라고 한다. 위의 소화작용은 대부분 여기서 이루어진다. 또한 날문은 미즙이 작은창자로 넘어가는 통로인 **날문조임근**(pyloric sphincter)이 존재하는 부분이다. 관심을 가져야 할 또 다른 두 부분은 작은굽이(lesser curvature)라고 부르는 오목한 곡선형태와 큰굽이(greater curvature)라고 부르는 왼쪽으로 볼록한 형태의 곡선이다.

fundus *(FUN dus)*

pylorus *(pye LOR us)*

chyme *(KIME)*

pyloric sphincter *(pye LOR ik SFINK ter)*

위의 근육작용은 시멘트 혼합기가 작동하는 방식과 유사하며, 이는 위벽에 존재하는 세 층의 근육에 의해 이루어진다. 세 근육층은 각각 세로(longitudinal), 돌림(circular), 비스듬한(oblique) 방향으로 뻗어 있다.

이러한 위근육의 배열로 인해 위는 기둥상피세포(columnar epithelium)로 덮여 있는 위오목(gastric pits)의 위샘(gastric glands)에서 분비되는 위액과 음식물을 섞어서 연동운동으로 날문조임근을 향해 움직이게 한다. 이러한 위근육과 위액의 동반작용으로 위에서 물리적 · 화학적 소화가 일어나게 된다.

위액(gastric juice)은 위산(hydrochloride acids, HCl), 펩시노겐(pepsinogen), 점액(mucus) 등이 혼합된 형태의 액체를 가리킨다. 위샘에서 하루에 일반적으로 생산되는 위액의 양은 대략 1,500mL이다. 펩시노겐은 주세포(chief cell)에서 분비되며, HCl은 벽세포(parietal cell)에서 분비된다.

이 두 세포는 특별한 연관관계를 가지는데, 펩시노겐이 위산과 접촉하게 되면 주된 소화효소인 **펩신**(pepsin)으로 바뀌게 된다. 펩신은 단백질을 소화하는 데 필요하다.

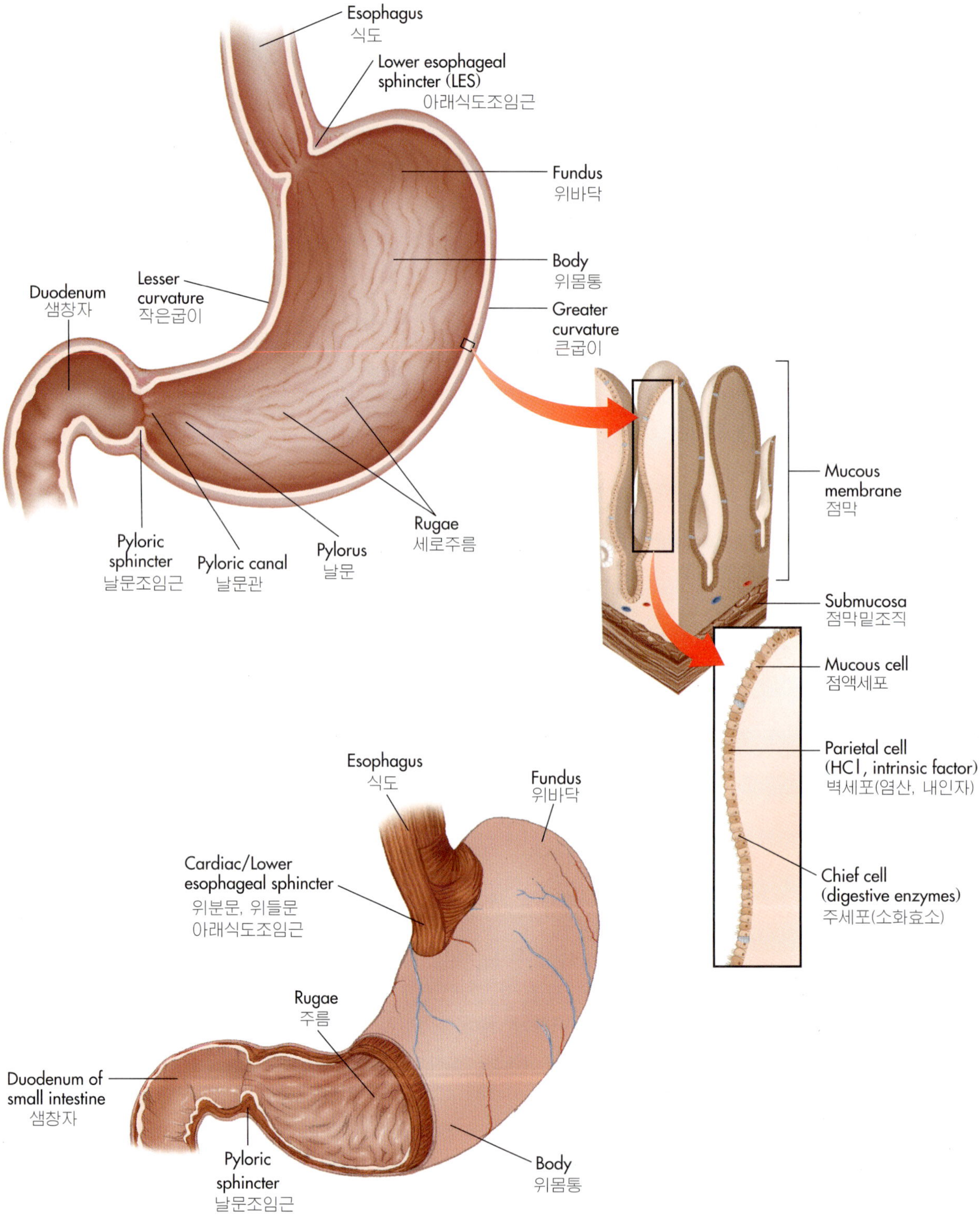
Esophagus
식도
Lower esophageal sphincter (LES)
아래식도조임근
Fundus
위바닥
Body
위몸통
Duodenum
샘창자
Lesser curvature
작은굽이
Greater curvature
큰굽이
Mucous membrane
점막
Pyloric sphincter
날문조임근
Pyloric canal
날문관
Pylorus
날문
Rugae
세로주름
Submucosa
점막밑조직
Mucous cell
점액세포
Parietal cell (HCl, intrinsic factor)
벽세포(염산, 내인자)
Chief cell (digestive enzymes)
주세포(소화효소)
Esophagus
식도
Fundus
위바닥
Cardiac/Lower esophageal sphincter
위분문, 위들문
아래식도조임근
Rugae
주름
Duodenum of small intestine
샘창자
Pyloric sphincter
날문조임근
Body
위몸통

〈그림 15－8〉 위의 구조

〈표 15－1〉 위샘과 기능

소화세포	분비액	기능
주세포 chief cells	펩시노겐	단백질 소화의 시작
벽세포 parietal cells	위산	병원체 살상, 펩시노겐의 활성화, 육류의 결합조직 파괴
점액세포 mucous cells	알칼리성 점액	위 보호
내분비세포 endocrine cells	게스트린	위샘분비 자극

위산은 그 자체로 음식물을 직접 소화시키는 것은 아니지만, 육류의 결합조직을 파괴시킨다. 위산은 pH 1.5~2 정도의 매우 강한 산이므로, 위로 들어온 병원체(pathogen)를 죽이는 역할도 한다.

그렇다면 왜 위는 소화되지 않는 것인가? 건강한 위는 산에 대해 방패역할을 하는 두꺼운 점액(mucous)을 분비하는 점액세포(mucous cell)에 의해 보호받는다. 또 다른 특별한 세포는 비타민 B_{12} 흡수에 필요한 내인자(intrinsic factor)라고 알려진 단백질을 분비한다. 비타민 B_{12}는 적혈구의 형성과 성장에 필요하다. 어떤 사람들에게는 이 중요한 단백질이 충분한 양으로 생성되지 않거나 내인성 인자(intrinsic factor)를 파괴하는 상태를 가질 수 있다. 원인에 관계없이 내인성 인자가 부족하면 악성 빈혈이라는 비타민 B_{12} 결핍으로 이어질 수 있다. 〈표 15–1〉에 각각의 위샘과 그 기능이 요약되어 있다.

위의 작용은 부교감신경계 중에서도 주로 미주신경(vagus nerve)에 의해 지배된다. 일단 미주신경이 자극되면 위의 운동과 분비속도가 증가하게 된다.

위액 생성의 세 시기(phase)가 〈그림 15–9〉에 나타나 있다. 두부단계(Cephalic phase)는 시각이나 후각 같은 감각적인 자극의 결과로 발생한다. 이러한 감각입력은 부교감신경계를 자극하고 **가스트린**(gastrin)이라는 호르몬(hormone)을 분비하게 된다. 일단 가스트린이 혈액을 타고 위에 도달하면 위샘의 분비가 증가하여 피자를 보거나 냄새만 맡아도 위액을 생산하게 된다.

gastrin *(GAS trin)*

음식물이 위에 들어오면 약 2/3의 위액이 분비되는 위단계(Gastric phase)에 이르게 된다. 음식물이 들어오면 위는 늘어나기 시작하고 위가 늘어나면 그 신호가 대뇌로 전달되어 위샘들이 자기의 역할을 수행한다.

위에서 미즙이 형성되면 날문조임근을 통해 작은창자의 첫 부분인 **샘창자**(duodenum)로 넘기게 된다.

이로써 위액 조절의 창자단계(intestinal phase)가 시작된다. 샘창자가 늘어나고 미즙의 산(acids)을 느끼고 나면 창자호르몬(intestinal hormone)들이 분비되어 위샘의 분비를 감소시킨다. 대뇌 역시 신호를 받아서 위액의 분비를 억제한다.

일단 미즙이 샘창자에서 움직이기 시작하여 작은창자로 넘어가기 시작하면 위에 들어온 새로운 음식물을 소화시킬 수 있도록 위액분비 억제반응이 잠시 중단된다.

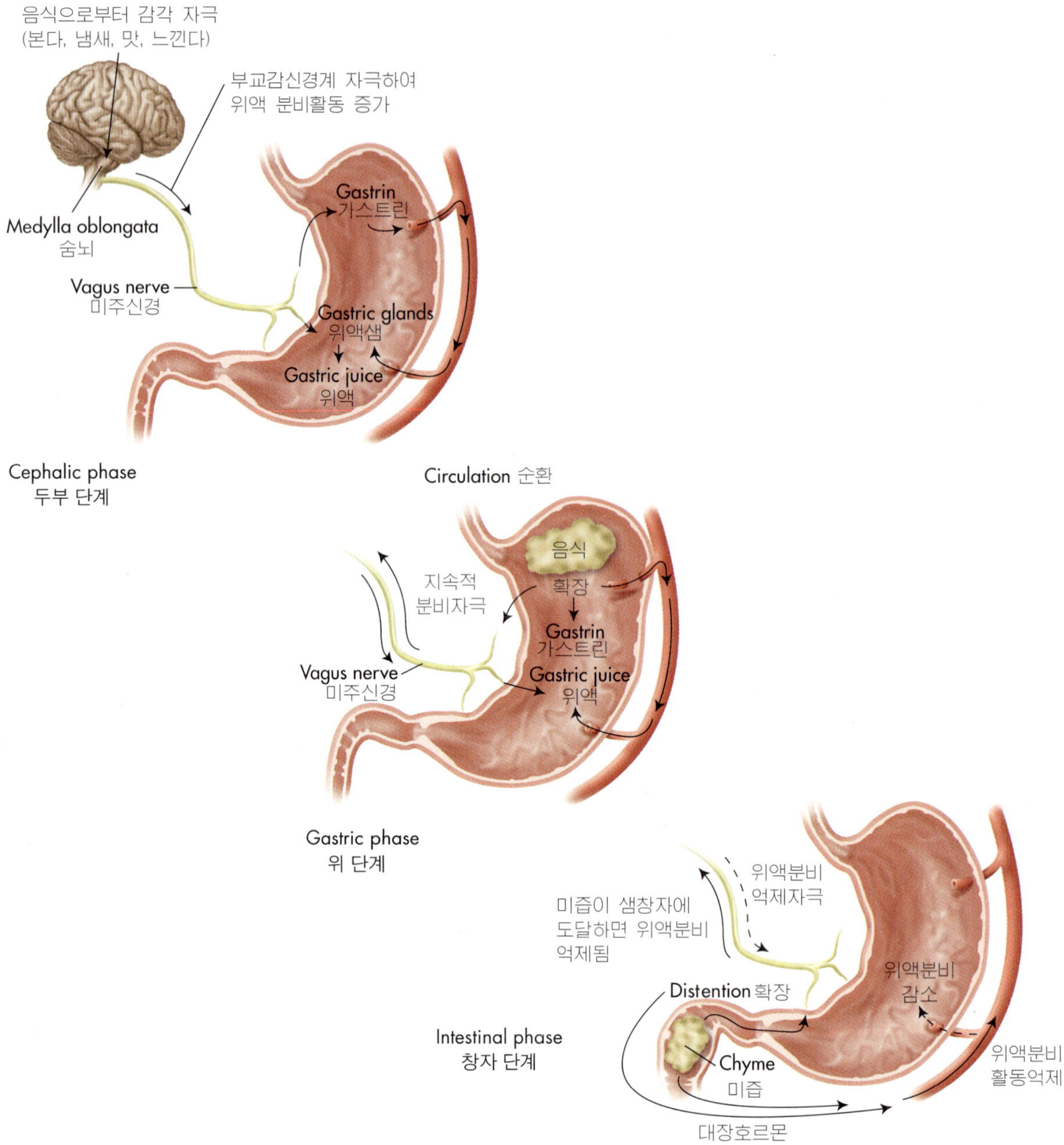

〈그림 15－9〉 위액의 분비 단계

작은창자 SMALL INTESTINE

복강(배안)의 가운데 쪽 아래에 위치한 작은창자는 소화의 주된 장기로서, 여기서 대부분의 음식이 소화된다(그림 15-10 참조). 작은창자의 직경은 작지만 길이는 그렇지 않다. 날문조임근에서 시작하는 작은창자는 소화관 중 가장 길이가 길며(약 6m), 직경은 위와 연결부위는 4cm이고 큰창자와 연결부위는 2cm이다.

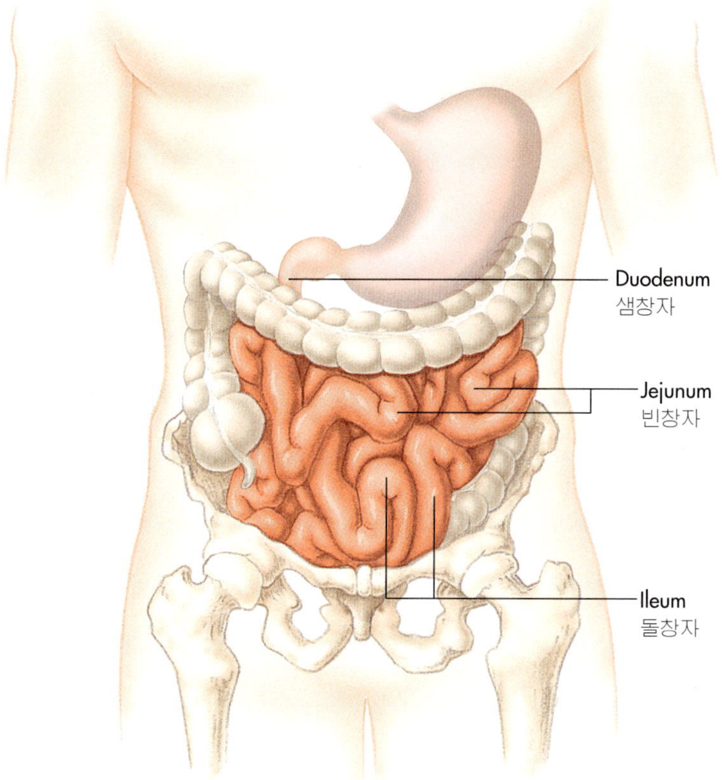

〈그림 15 – 10〉 작은창자

작은창자의 벽은 화학적 소화의 마지막 단계를 위한 여러 가지 중요한 소화효소와 이자(pancreas) 및 쓸개(gallbladder)의 작용을 자극하고 위의 운동을 조절하는 두 가지의 호르몬을 분비한다.

pancreas *(PAN kree ass)*

미즙이 작은창자에서 점막의 벽에 닿게 되면서 약 80%의 이용 가능한 영양분이 흡수된다. 아미노산(amino acids), 지방산(fatty acids), 단당류(simple sugar), 비타민, 이온, 그리고 물이 여기서 흡수된다. 나머지 20%의 일부는 위에서 이미 흡수되었고, 그 나머지는 큰창자에서 흡수된다. 이용할 수 없는 잔여물들은 우리 몸 밖으로 배출되기 위해서 큰창자로 이동한다.

작은창자는 세 구역으로 나누어진다. **샘창자**(duodenum)는 길이가 약 25cm이며 이자의 머리부분 근처에 위치한다. 샘창자는 그 길이가 열두 개의 손가락 너비의 합(25cm)과 같아서 십이지장이라고 부른다.

duodenum *(DOO oh DEE num)*

빈창자(jejunum)는 작은창자의 중간 부분이며 길이는 약 2.5m이다.

작은창자의 마지막 부분은 **돌창자**(ileum)이다. 길이가 약 2m인 돌창자는 돌막창자판막(ileocecal valve)을 통해 큰창자와 연결되어 있다.

jejunum *(jee JOO num)*
ileum *(ILL ee um)*

앞에서 설명했던 날문판막 또는 날문조임근은 작은창자가 한 번에 소량의 미즙만을 소화하기 때문에 위에서 작은창자로 미즙이 넘어가는 속도를 조절하는 역할을 한다.

〈표 15－2〉 소화과정에 필요한 호르몬

호르몬	분비기관	작용
가스트린 gastrin	위	위액분비 자극
세크레틴 secretin	샘창자	쓸개즙(간)과 물 및 중탄산나트륨 분비자극: 위 활동을 천천히 유지
콜레시스토키닌 cholecystokinin	샘창자	쓸개즙(쓸개)과 소화효소 분비자극: 위 활동을 천천히 유지

이자와 쓸개에서 이뤄진 추가적인 분비가 샘창자에 더해진다. 이자에서는 이자액(pancreatic juice)을 공급하고, 쓸개에서는 쓸개즙(bile)을 공급한다.

쓸개즙은 지방을 유화(emulsify)시키며 지방을 물에서 분해될 수 있게 만들어서 지방의 소화를 돕는다. 이자액은 소화효소와 산성의 미즙을 중화시키는 중탄산 나트륨(sodium bicarbonate)을 함유하고 있다.

이자액은 작은창자에서 분비되는 호르몬인 세크레틴(secretin)의 자극을 받아서 분비가 촉진된다.

쓸개즙 역시 작은창자에서 분비되는 호르몬인 **콜레시스토키닌**(cholecystokinin) 또는 CCK라고 알려진 물질에 의해 분비가 촉진된다. 작은창자에는 두 가지 형태의 근육운동이 존재한다. **분절운동**(segmentation)은 마치 시멘트혼합기와 같이 미즙과 소화액을 섞는다. 연동운동(peristalsis) 역시 일어나는데, 이는 소화가 안 된 잔여물을 큰창자로 이동시킨다. 〈표 15-2〉에는 소화과정에서 작용하는 호르몬의 역할이 요약되어 있다. 단백질을 분해하는 키모트립신과 트립신, 핵산 RNA와 DNA를 분해하는 핵산분해효소(nucleases), 산성 유미분(chyme)을 중화시키는 중탄산나트륨과 같은 것들이 있다.

임상적용 CLINICAL APPLICATION

유당불내성 LACTOSE INTOLERANCE

유당불내성은 우유 및 치즈, 아이스크림 같은 낙농제품에서 발견되는 당(유당, lactose)을 소화시키지 못하는 현상이다. 유당불내성을 가진 사람은 장효소인 유당분해효소(lactase)가 결핍된 상태이다. 그 결과로 유당이 완전히 분해되지 않게 되며, 장에서 정상적으로 발견되는 세균이 소화되지 않은 당을 이용하여 부산물로 가스(gas)를 생성시킨다. 이것이 TV 광고에 나오는 더부룩한 느낌의 원인이다. 게다가 이 소화되지 않은 당은 작은창자에서 수분의 흡수를 방해하여 설사의 원인이 되기도 한다. 그래서 치즈 피자는 이러한 유당불내성을 가진 사람들에게 적절한 음식이 되지 못한다.

흥미롭게도 이러한 현상에는 유전적인 요소가 관여한다. 어떤 경우에는 유당분해효소가 일생을 통해 만들어지기도 한다. 코카시안(백인)의 약 15%가 유당불내성을 가지고 있으며, 아프리카계 미국인의 약 80~90%가 어느 정도의 유당불내성을 가지고 있다.

부작용을 피하기 위해서는 우유나 낙농제품의 섭취를 피하거나 이러한 음식을 먹기 전에 유당분해효소를 복용하여야 한다.

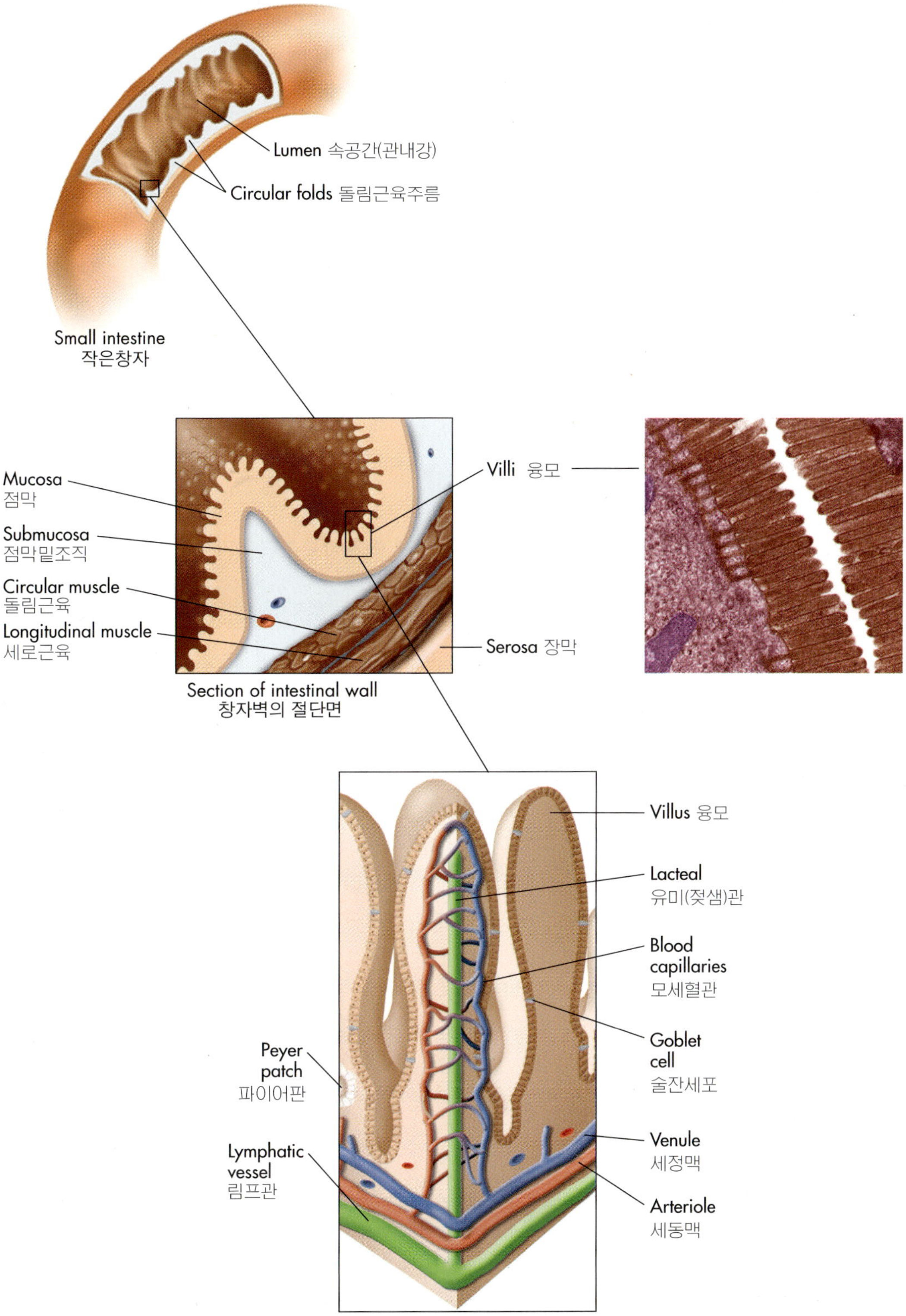

〈그림 15 – 11〉 해당 현미경 사진과 융모의 그림

학습 힌트 LEARNING HINT

유화제 EMULSIFIERS

흔들기 전에 이탈리안 샐러드 드레싱이 어떤 상태인지 생각해 보자. 유화제는 기름, 물, 식초가 함께 섞일 수 있게 한다.

앞에서 언급했듯이 작은창자는 소화효소를 분비하여 화학적 소화를 하는데, 이러한 효소들은 외분비 세포(exocrine)에 의해 만들어진다. 락타아제(lactase: 유당 분해효소), 말타아제(maltase: 맥아당 분해효소), 수크로오스(sucrose: 자당 분해효소) 등은 녹말(starch) 안에 들어 있는 이당류(disaccharides)를 분해시키는 데 필요하다.

펩티다아제(peptidase)는 단백질(protein)의 구성요소인 펩타이드(peptide)를 분해하는 데 필요하다.

리파아제(lipase)는 지방을 소화시키는 데 필요하다. 작은창자 안에 미즙이 존재해야만 이러한 물질들이 분비가 되는데, 이는 미즙 안에 존재하는 산성 성분이 물리적 · 화학적 자극을 주기 때문이다. 이러한 자극과 더불어 작은창자의 팽창은 소화효소와 호르몬 분비를 촉진시킨다.

villi *(VILL eye)*

작은창자벽의 구조는 다소 흥미롭게 구성돼 있다. 작은창자벽은 원형주름(plicae circularis)이라고 부르는 돌림(circular)의 주름(fold)과 **융모**(villi)라고 하는 손가락 모양으로 내강(속공간)을 향해 뻗어 있는 구조물을 가지고 있다(그림 15-11 참조). 융모의 표면은 미세융모(microvilli)를 가지는 원주상피세포로 덮여 있다.

이 융모들은 치밀하게 짜여짐으로써 마치 벨벳과 유사한 모양과 질감을 나타낸다. 이러한 주름, 융모, 미세융모는 작은창자의 표면적을 놀라울 정도로 넓게 하는 데 기여하며, 테니스장 크기의 면적에서 영양분의 흡수능력을 더욱 증가시킨다.

lacteal *(LACK tee al)*

각각의 융모는 모세혈관과 **암죽관**(lacteal)이라고 부르는 림프관의 네트워크를 포함하며, 장샘은 각각의 융모 사이에 존재한다. 모세혈관은 탄수화물의 소화산물인 당(sugar)과 단백질의 소화산물인 아미노산을 흡수하여 우리 몸에 보낼 수 있도록 처리하기 위해 간으로 이동시킨다.

chyle *(KILE)*

글리세롤(glycerol)과 지방의 소화 산물인 지방산(fatty acids)은 융모로 흡수되어 하얀색의 우유 같은 물질인 **암죽**(chyle)이라고 부르는 지단백(lipoprotein)으로 바뀐 다음에 유미관을 통해 이동한다. 암죽은 림프관을 통해 직접 우리 몸의 각 부분으로 이동한다.

의료전문직 FOCUS ON PROFESSIONS

영양사들은 영양과 전문화된 식단에 대한 귀중한 정보를 제공하며, 당뇨병 및 기타 여러 질병에 대한 특수 식이요법 설계에 집중적으로 관여한다. 미국 영양학회, 영양학아카데미 및 캐나다 식품과학기술연구소 등 국가기관의 웹사이트에서 이 중요한 직업에 대해 자세히 알아볼 수 있다.

큰창자 LARGE INTESTINE

작은창자의 끝부분과 연결되는 부위에서 시작하여 **항문**(anus)에 이르기까지 큰창자는 작은창자와 접해 있으며, 그 기능은 다음과 같다.

- 수분의 흡수
- 장내 정상세균들에 의한 비타민 흡수
- 잔여물을 몸 밖으로 배출하기 위한 처리

큰창자 내벽에는 융모가 없기 때문에 영양분의 흡수는 거의 일어나지 않는다.

대략 1.5m의 길이와 7.5cm의 직경을 가진 큰창자는 **막창자**(cecum), **잘록창자**(colon), **곧창자**(rectum)의 세 부분으로 나누어진다. 큰창자는 직경만 클 뿐, 길이는 짧다.

cecum *(SEE kum)*

주머니 모양의 막창자는 셀룰로오스와 같은 소화되지 않은 음식물과 물을 작은창자의 돌창자(ileum)에서 받는다. 악명 높은 **막창자꼬리**(appendix)는 막창자에 붙어 있다. 약 9cm 길이의 막창자꼬리는 림프조직으로 싸여 있다. 날씬하고 속이 비어 있으며 끝이 막힌 튜브 모양의 장기이다.

모양이 벌레처럼 생겼다고 하여, 연충 모양의 막창자꼬리(vermiform appendix)라고 부르기도 한다. 지금은 우리가 이 막창자꼬리를 가지고 있을 만한 이유를 전혀 알 수 없다. 막창자꼬리는 인류가 진화하면서 그 크기와 기능이 감소된 흔적이거나 퇴화된 장기로 여겨진다. 어떤 연구에서는 막창자꼬리가 림프조직을 가지고 있기 때문에 감염에 대항하는 걸로 보았다. 막창자꼬리가 막히게 되어 막창자꼬리염(appendicitis)이 발생하면 항생제 투여와 함께 외과적 막창자꼬리 제거술(appendectomy)을 실행하여 치료한다.

vermifor = 벌레같은

수술 후, 약간의 물과 전해질이 막창자와 오름잘록창자(ascending colon)에서 재흡수된다. 비록 상대적으로 적은 양의 수분이 재흡수되지만, 우리 몸의 적절한 수분균형을 위해서는 꼭 필요하다.

appendicitis *(ah PEN dih SIGH tiss)*

sigmoid = S자형

잘록창자는 다시 오름잘록창자(ascending colon), 가로잘록창자(transverse colon), 내림잘록창자(descending colon), 구불잘록창자(sigmoid colon)의 네 부분으로 나뉜다. 오름잘록창자는 우리 몸의 오른쪽으로 이어져서 간(liver)이 있는 위치까지 올라간다. 가로잘록창자는 간과 위의 아래를 옆으로 지나며, 지라(spleen) 근처에서 구부러짐으로써 내림잘록창자가 된 다음 우리 몸의 왼쪽 아래로 이어지다 구불잘록창자에 이른다.

구불잘록창자는 곧창자에 이어진다. 곧창자는 이완되어 고체의 배설물(대변)을 몸 밖으로 내보내는 항문과 연결된 항문관(anal canal)으로 이어진다. 연동운동은 느린 속도로 일어난다. 이러한 느리고 간헐적인 움직임은 대변으로 배설할 물질을 곧창자로 이동시킨다. 이때 수분이 제거되면서 대변은 점차 반고체 형태로 바뀌어 간다.

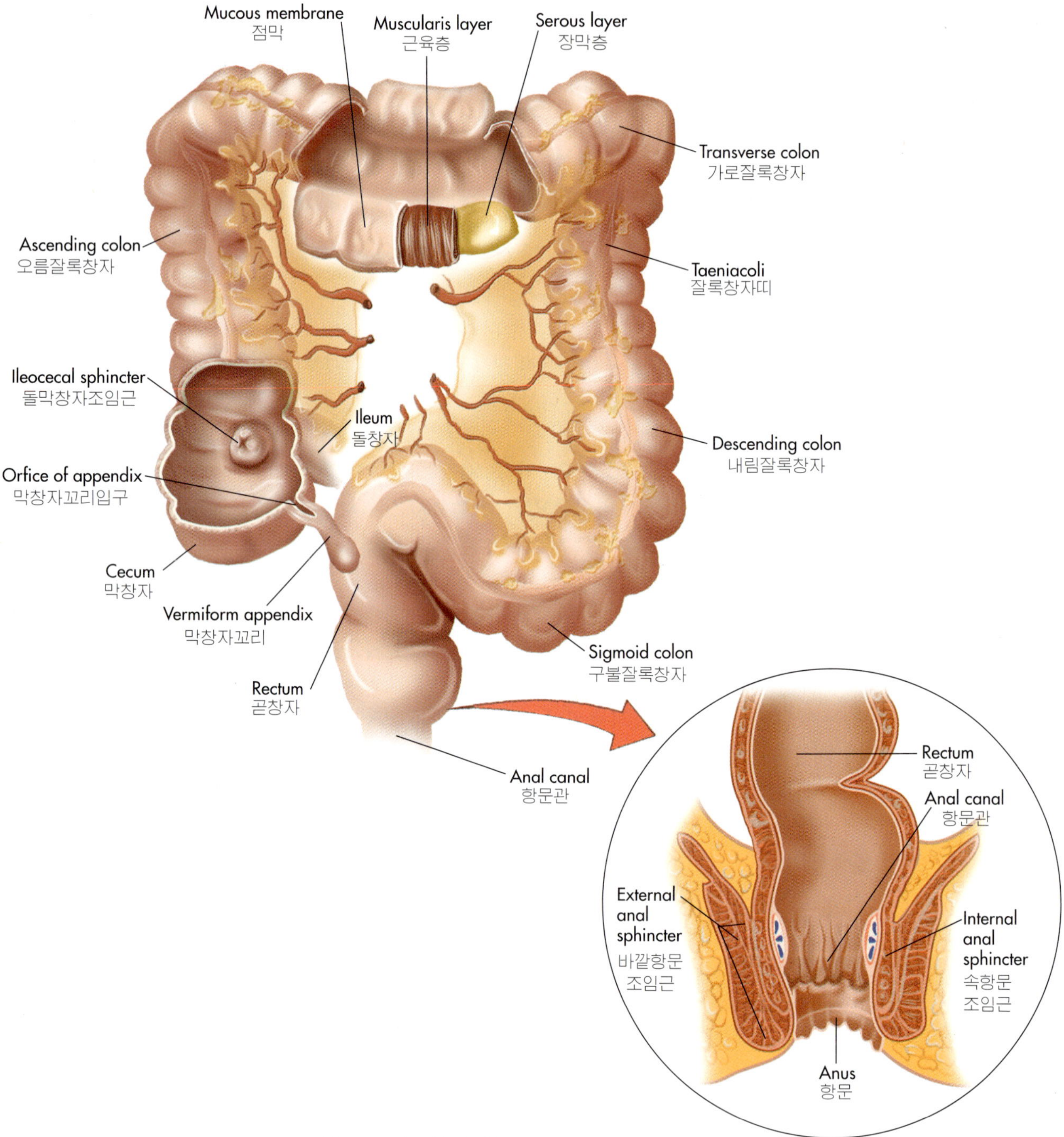

〈그림 15 – 12〉 큰창자의 구조

이렇게 해서 곧창자가 변으로 채워지면 곧창자의 근육은 수축하고 항문의 근육은 이완되는 배변반사(defecation reflex)가 일어나게 된다. 만약에 대변이 큰창자 안을 빠르게 움직이면 수분의 제거가 완전하지 못하게 되어 설사가 생긴다. 그 반대로 너무 오래 머무르게 되면 수분의 흡수가 많아져서 변비가 생긴다.

임상적용 CLINICAL APPLICATION

잘록창자냄술 COLOSTOMY

가끔 잘록창자는 질병치유나 수술적 복원을 위해 우회되어야 하는 경우가 있다. 이때 새로운 개방창을 필요로 하는데, 이를 위한 시술을 잘록창자냄술이라고 한다. 잘록창자냄술은 상태에 따라 일시적이거나 영구적일 수 있다. 이런 시술 위치가 〈그림 15-13〉에 그려져 있다.

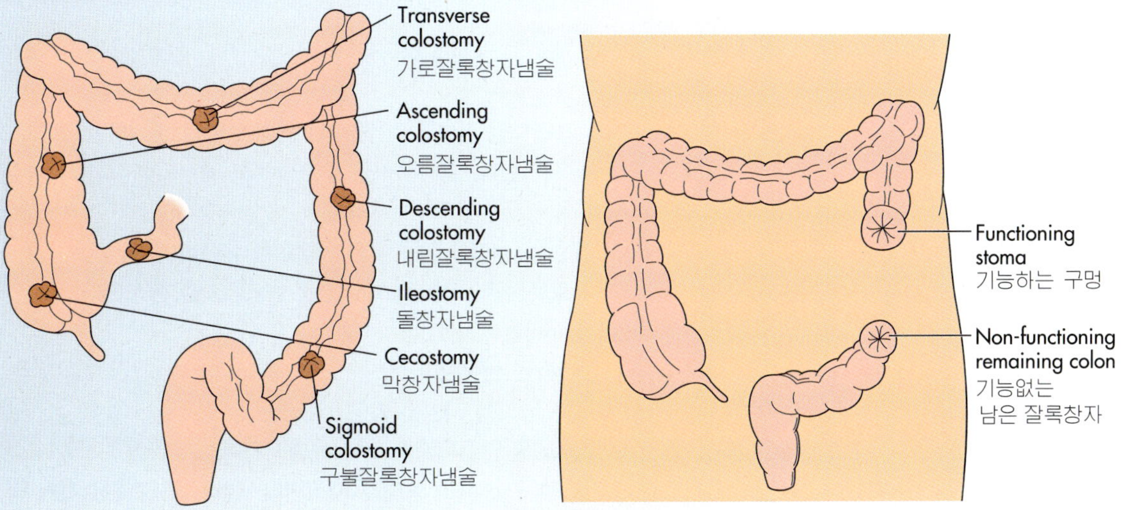

〈그림 15-13〉 잘록창자냄술의 시술 위치

큰창자 안에서 발견되는 세균은 두 가지 중요한 역할을 한다. 첫째, 덜 소화된 물질의 분해를 돕고, 둘째, 비타민 B군과 혈액응고에 필요한 비타민 K의 대부분을 생산한다.

이러한 사실은 정상적으로 존재하는 세균이 우리 몸의 건강을 지켜 주는 이유가 된다. 만약에 이런 세균이 큰창자에 머물지 않고 혈액을 타고 우리 몸을 떠돌게 되면 치명적인 결과를 초래한다.

부속장기 ACCESSORY ORGAN

입의 침샘뿐만 아니라 다른 부속장기들도 소화에 필요하다.

간 Liver

간은 무게가 약 1.5kg이며 가로막 아래에 위치한 가장 큰 샘장기(glandular organ)이며, 동시에 배골반안(복골반강)에서 가장 큰 장기이다. 이 장기는 인체가 생존하는 데 필요한 여러 기능을 수행한다. 〈그림 15-14〉에서 볼 수 있듯이, 간은 큰 우엽과 작은 좌엽의 두 구역으로 나뉜다. 우엽은 두 개의 더 작은 하엽을 가진다.

소화의 최종산물을 나르는 혈관인 간은 간문맥(hepatic potal vein)과 산소가 풍부한 혈관인 간동맥(hepatic artey)에서 분당 약 1.7L의 혈액을 받는다.

비록 이 장에서는 소화기계통에 초점이 맞추어져 있지만, 간은 우리 몸의 신진대사(metabolism)에 핵심적인 역할을 하기 때문에 이 놀라운 장기의 모든 기능을 이해 할 필요가 있다.

다음은 간의 주요 기능이다.

- 약물이나 알콜 같은 몸에 해로운 물질을 해독한다.
- 체온을 생성한다.
- 오래된 혈액세포를 파괴시키고 이용 가능한 것들을 재활용하는 한편, 빌리루빈(billirubin)과 같은 필요없는 물질을 제거한다. 빌리루빈은 쓸개즙에서 제거되어 대변의 색깔을 나타낸다.
- 알부민(albumin)과 글로불린(globulin) 같은 혈장 단백질을 생산한다.
- 섬유소원(fibrinogen)과 프로트롬빈(prothrombin) 같은 응고인자를 생산한다.
- 항응고 인자인 헤파린(heparin)을 생산한다.
- 지방의 소화에 필요한 쓸개즙을 생산한다.
- 우리 몸의 세포가 사용할 수 있도록 지방을 변형 · 저장한다.
- 단백질 대사산물인 요소(urea)를 만들어서 체외로 배출시킨다.
- 단당인 글루코스를 글리코겐(glycogen) 형태로 저장한다. 혈액 내 당의 수치가 정상 이하로 떨어지게 되면, 간은 글리코겐을 글루코스로 바꾸어서 혈액으로 내보내 적절한 농도가 되도록 해 준다.
- 철분(Fe)을 비롯하여 비타민 A, B_{12}, D, E, K를 저장한다.
- 콜레스테롤을 생산한다.

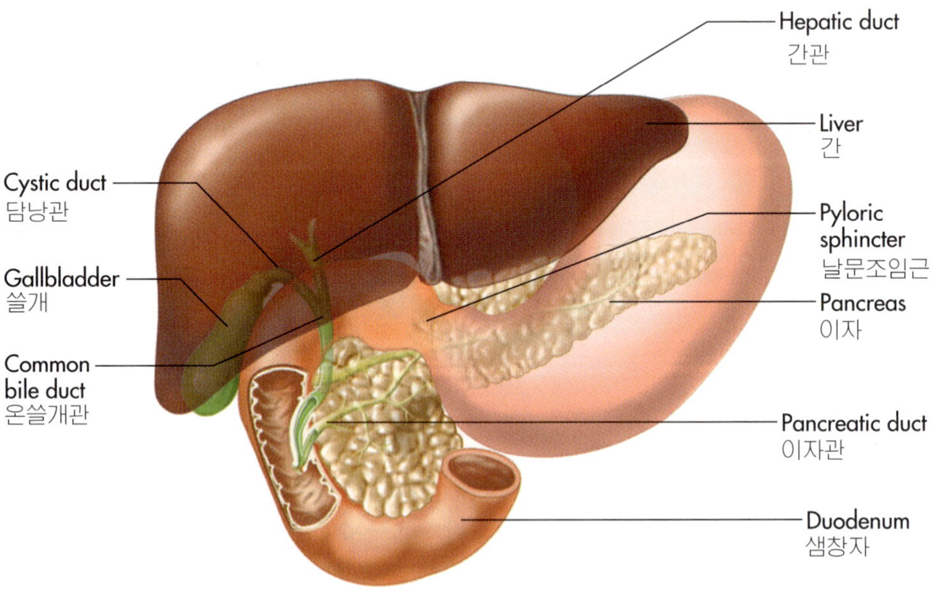

〈그림 15－14〉 간의 구조

샘창자 호르몬인 세크레틴(secretin)의 자극으로 생산되는 쓸개즙은 간의 소화기능에서 중요한 역할을 한다. 쓸개즙 안의 염(salt) 성분은 세제와 같은 작용으로 지방을 작은 방울들로 쪼개어서 소화효소가 더 잘 작용할 수 있게 한다. 이렇게 지방을 기계적으로 작게 부수는 것을 **유화작용**(emulsification)이라고 한다. 이를 통해 지방의 표면적이 넓어져서 소화효소가 더 잘 작용하게 된다.

emulsification
(ee MULL sih fih KAY shun)

게다가 쓸개즙은 작은창자의 지방흡수를 도우며, 빌리루빈과 과잉된 콜레스테롤을 제거하기 위해 장으로 운반된다. 일단 쓸개즙이 간에서 생산되면 간을 떠난 후에 **간관**(hepatic duct)를 따라서 쓸개관(cystic duct)을 거쳐 쓸개에 도착한 다음 저장되며 필요할 때 작은창자로 분비된다.

쓸개 Gallbladder

쓸개는 주머니 모양의 장기로 길이는 약 7.5~10cm이고 간 우엽의 오른쪽 아래에 위치한다(그림 15-15 참조). 쓸개즙이 쓸개에 저장돼 있는 동안 쓸개는 쓸개즙의 물을 흡수하여 간에 있을 때보다 약 6~10배 정도 농축시킨다. 이때 어느 정도의 균형이 필요한데, 만약 너무 많이 농축시키면 쓸개즙은 담석을 형성하게 된다.

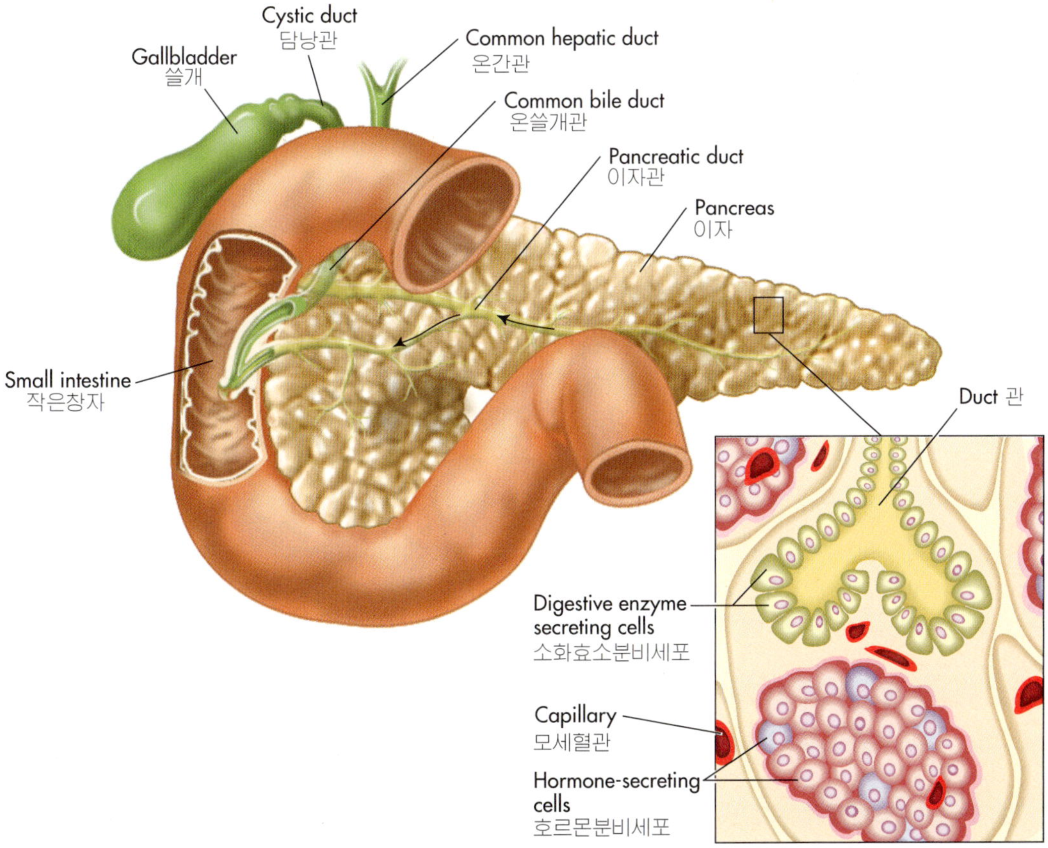

〈그림 15 – 15〉 이자의 구조

임상적용 CLINICAL APPLICATION

쓸개염과 이자염 CHOLECYSTITIS AND PANCREATITIS

앞에서 논의했듯이, 쓸개즙에서 생기는 결석은 쓸개에 쌓인다. 이러한 상태를 담석증(cholelithiasis)이라고 한다. 대부분 콜레스테롤로 이루어진 이러한 결석들의 크기는 모래알부터 구슬 크기까지 다양하다. 결석이 쓸개관에 끼여 있으면 극심한 통증과 함께 우측 어깨로 방사되는 통증을 나타내며 차츰 그 정도가 심해진다. 만약 염증이 발생하게 되면 이러한 상태를 쓸개염이라고 한다.

쓸개즙이 간으로 역류하게 되면 폐색성 황달이 발생한다. 이런 상태가 발생하면 빌리루빈이 혈액으로 재흡수되어 환자의 눈과 피부가 노랗게 변한다.

이런 경우는 반드시 쓸개관의 폐색을 해결해야 한다. 약으로 결석을 녹이거나 또는 충격파로 깨거나 수술로 제거할 수 있다.

쓸개관이 막히면 이자에도 문제가 생긴다. 어떤 경우에는 이자액이 이자 안으로 역류하기도 한다. 이렇게 되면 이자효소가 이자에 염증을 일으키고 이자를 파괴한다. 이러한 상태를 이자염이라고 하며, 이는 알코올 섭취, 쓸개 질환, 이자 효소 활성을 비정상적으로 증가시키는 어떤 자극 등에 기인한다. 만약 이러한 상태가 중단되지 않으면 결국 사망에 이르게 된다.

cholecystitis
(KOH lee sis TYE tiss)
chole = 뻔뻔스러움
cyst = 방광
lith = 돌
itis = 염증
tripsy = 문지르다
cholelithiasis
(KOH lee lih THY ah sis)

샘창자로 지방이 들어오게 되면 샘창자는 콜레시스토키닌(Cholecystokinin, CCK)을 분비하고, CCK는 쓸개벽의 민무늬근육을 수축시켜서 쓸개관과 온쓸개관(common bile duct)을 통해 쓸개즙을 샘창자로 분비시킨다.

이자 Pancreas

내분비계통에서 공부했지만, 이자는 소화에서도 중요한 역할을 한다. 이자는 15cm 길이로 위(stomach)의 뒤쪽에 위치하여 샘창자부터 지라(spleen)에 걸쳐서 자리잡고 있다(그림 15-15 참조).

이 장기의 외분비 부분은 완충제와 소화효소를 만들어서 이자관을 통해 샘창자로 분비한다. 완충제는 작은창자로 들어온 산성의 미즙(chyme)을 중화하는 데 필요하다. 즉, pH 7.5~8.8 정도로 중화시켜 장벽의 손상을 막아 주는 것이다. 이러한 분비기능은 샘창자에서 분비되는 호르몬에 의해 활성화된다.

이자에서 분비되는 일반적인 소화효소는 당과 녹말에 작용하는 탄수화물 분해요소(carbohydrase), 지방에 작용하는 지방 분해요소(lipase), 단백질에 작용하는 단백질 분해요소(proteinase), 핵산에 작용하는 핵산 분해요소(neuclease) 등이다.

소화기계통의 일반적인 장애
COMMON DISORDER OF THE GASTROINTESTINAL SYSTEM

소화기계통 질병은 일반적으로 다음의 증상을 포함한다.

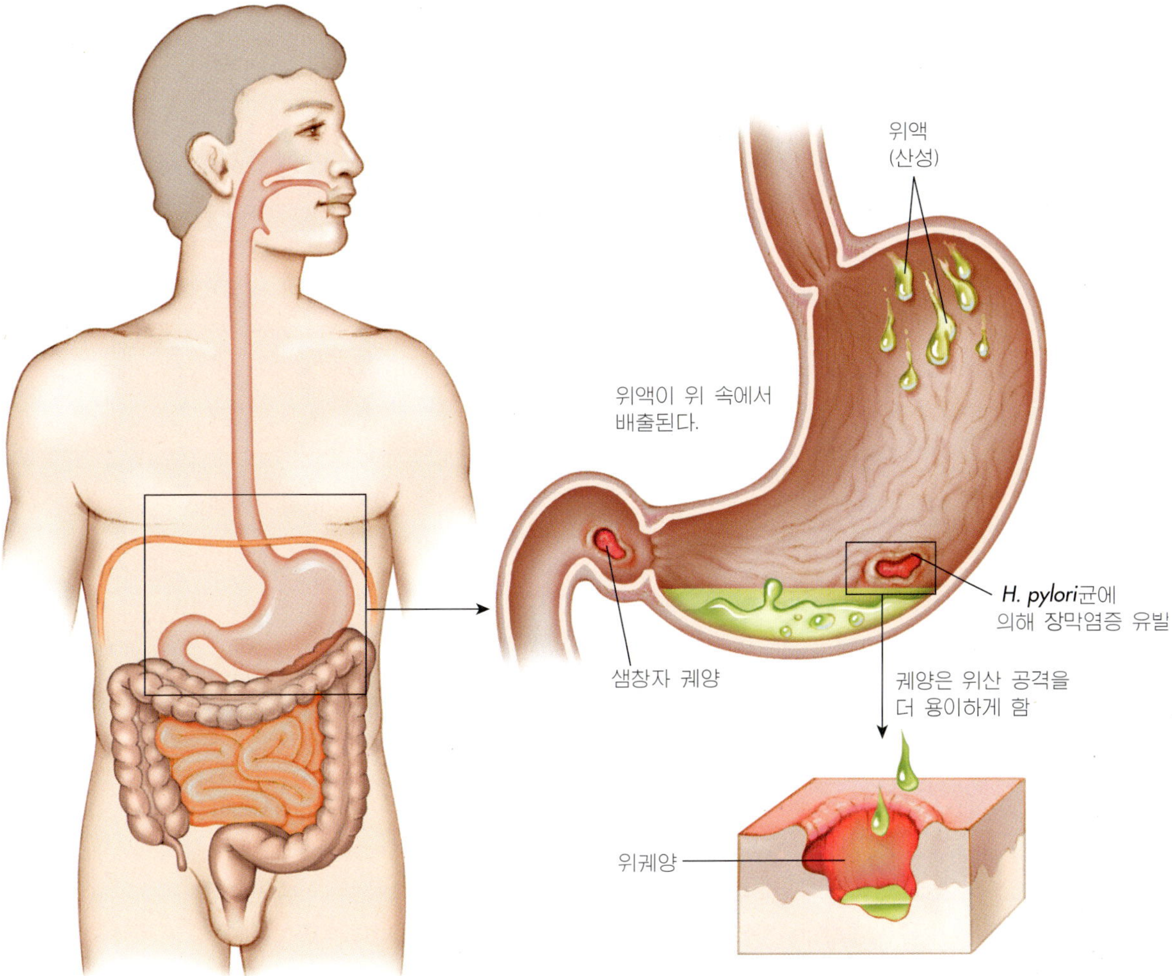

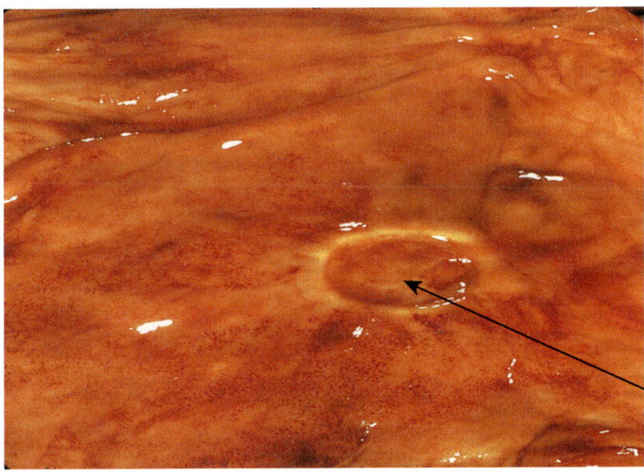

〈그림 15 – 16〉 소화성 궤양의 유형

- 구토(vomiting)
- 설사(diarrhea)
- 변비(constipation)
- 복통(abdominal pain)

dia = ~을 통해
rrhea = 흐름: 문자 그대로

구토는 소화기관에서 자극적인 물질이나 과도한 양의 음식을 제거하기 위해 일으키는 보호작용이다. 자극적인 물질이나 소화기관의 과도한 팽창은, 감각신경섬유를 통해 뇌의 구토중추에 신호를 보낸다. 운동신호가 횡격막(가로막)과 배의 근육에 전달되면 식도 입구의 조임근을 쥐어짜서 음식물이 역류하게 된다.

설사는 작은창자 함유물의 수분이 적절히 흡수되지 않은 상태에서 큰창자로 쏟아져 내려간 결과이다. 적절한 전해질 및 영양분의 흡수도 이루어지지 않기 때문에 심각한 결과를 초래하게 된다.

변비는 설사와 반대로 대변이 너무 오래 큰창자에 머물러서 수분 흡수가 많아짐으로써 딱딱해져서 몸 밖으로 밀어내기가 힘들어지게 된 것이다.

급변하는 사회로 인해 더 흔해진 질병 중의 하나는, 식도 · 위 · 샘창자벽을 침범하는 **소화성 궤양**(peptic ulcer disease, PUD)이다. 가장 흔히 침범되는 곳은 작은창자의 가장 상부인 샘창자이다. 이는 과도한 위산을 포함한 위액 생성의 불균형으로 소화관의 점액벽이 부식되는 것이 원인이다.

대부분의 궤양은 소화관벽 점막에 상처를 내어서 위액과 위산의 공격을 용이하게 하는 헬리코박터 파일로리(*Helicobacter pylori*)라는 세균에서 기인한다고 알려져 있다.

〈표 15-3〉에 소화기계통과 연관된 질병들이 나열되어 있다.

〈표 15-3〉 소화기계통 질환의 종류와 증상

질환	증상
농양 abscess	연부조직의 팽창과 감염의 결과로 인한 농(pus)의 배출
식욕부진 anorexia	주로 위장관계통의 통증과 동반되는 식욕의 저하
신경성 폭식증 bulimia nervosa	과도한 음식섭취와 하제 · 구토를 통한 제거를 반복하는 섭식장애
충치 caries	점진적으로 치아가 썩어서 조직염증을 일으키는 상태
쓸개염 cholecystitis	쓸개의 염증
담석증 cholelithiasis	쓸개나 온쓸개관에 결석이 생긴 상태
간경화 cirrhosis	간이 딱딱하게 굳어지는 만성질환
언청이(구순열) cleft lip	윗입술이 정상적으로 합쳐지지 못한 선천성 기형. 종종 구개열과 동반. 수술로 교정
구개열 cleft palate	입천장에 틈이나 열이 생긴 선천성 기형. 수술로 교정
크론씨병 Crohn's disease	돌창자 또는 잘록창자를 침범하는 만성 염증성 질환. 국부돌창자염(regional ileitis)이라고도 부른다. 미국 위장관 전문가인 Burrill Crohn의 이름을 본따서 명명함

곁주머니염 diverticulitis	장관, 특히 잘록창자에 생긴 주머니(게실)의 염증
장염 enteritis	작은창자의 염증
식도협착 esophageal stricture	물이나 음식물의 통과가 어려울 정도로 식도가 좁아진 상태
식도정맥류 esophageal varices	하부식도의 정맥이 커지고 부어 있는 상태. 파열되어 심각한 출혈 가능성 있음
치열 fissure	곧창자나 항문관에 생기는 열상
위염 gastritis	동통, 압통, 오심, 구토를 야기하는 위의 염증
위장관염 gastroenteritis	위와 작은창자의 염증
치은염 gingivitis	종창, 발적, 출혈을 보이는 잇몸의 염증
잇몸질환 gum disease	주로 비위생적인 치아관리로 인해 치아의 손실까지 초래하는 잇몸의 염증
치핵 hemorrhoids	곧창자의 정맥류
간염 hepatitis	간의 염증
틈새탈장 hiatal hernia	위가 가로막을 통해 흉강(가슴안)으로 이탈한 상태. 역류성 식도염의 증상이 흔함
돌창자염 ileitis	돌창자의 염증
매복 사랑니 impacted wisdeom tooth	턱뼈에 단단히 박혀서 나오지 못하는 이
서혜부탈장 inguinal hernia	장이 서혜부를 통해 이탈된 상태
창자겹침증 intussusception	창자가 창자의 다른 부분으로 망원경의 통처럼 겹쳐 끼워진 상태. 어린아이에게 흔함
과민성큰창자증후군 irritable bowel syndrome; IBS	원인 미상의 장기능 저하. 복부불편감과 장 운동의 병적 변화를 보임
흡수장애증후군 malabsorption syndrome	장관으로부터의 영양분 흡수장애. 감염이나 이자부전과 같은 다양한 질환에 기인함
소화성 궤양 peptic ulcer	위액의 산에 의한 식도하부, 위, 샘창자의 궤양
치주질환 periodontal disease	잇몸이나 뼈를 포함하는 치아 지지구조물의 질환
용종증 polyposis	큰창자의 점막에 생기는 작은 종양
치조농루 pyorrhea	치아조직에서 농이 배출되는 질환
역류성식도염 reflux esophagitis	위산이 식도로 역류하여 생기는 동통성 염증
궤양성 잘록창자염 ulcerative colitis	원인 미상의 창자 점막 궤양
창자꼬임 volvulus	창자가 저절로 꼬여서 폐색을 유발하는 상태. 응급수술을 요함

요약 SUMMARY

Points of Interest

- **소화관**은 속이 빈 튜브 형태로 입부터 항문까지 연결되어 있다. 소화관은 우리 삶에 필요한 영양분을 음식물에서 소화 · 흡수하는 여러 구조물들을 포함한다.
- 음식물을 효율적으로 이용 가능한 물질로 바꾸기 위해 물리적 · 화학적인 처리과정을 거친다.
- 다음은 소화기계통의 주요 구성요소와 그 기능이다.

장기 organ	소화작용	소화물질	필요 소화분비물
입, 입 안 mouth, oral cavity and pharynx	음식물을 침과 함께 씹어서 덩어리 형태로 만들어 삼킴	녹말	침 아밀라아제
식도 esophagus	연동운동을 통해 음식물을 위로 이동시킴	없음	없음
위 stomach	음식물을 저장하고 위액과 섞어 휘저음	단백질	위산, 펩신
작은창자 small intestine	효소를 분비하고 이자와 간에서 분비물을 받아 미즙을 중화하고 혈관과 림프관으로 영양분 흡수	탄수화물 지방, 핵산 단백질	장, 이자 효소 쓸개즙
큰창자 large intestine	지방용해성 비타민의 생성, 흡수, 수분의 흡수, 대변 형성	비타민 B_{12} 비타민 K	없음

- **효소**는 특별히 분화된 세포에서 만들어지며, 화학적 작용을 빠르게 하는 촉매 역할을 한다.
- 많은 소화과정과 대부분의 영양분의 흡수는 작은창자에서 이루어진다.
- 직접적인 소화기계통의 일부는 아니지만, 부속장기로서 간 · 쓸개 · 이자는 적절하고 효과적인 소화과정에 필요하다.
- 위장관을 통한 음식물의 이동속도는 소화되는 음식물의 산성도, 영양분의 흡수, 대변의 질에 영향을 미친다.
- **위장관계통의 질환**은 유전적 요인, 섭취하는 음식물의 종류, 약물 남용 등에 의해 초래된다.

사례연구 CASE STUDY

가슴이 타는 듯한 심한 통증을 호소하며 새벽 3시에 응급실에 실려 온 환자는 심장발작이 온 걸로 생각하고 불안해 했다. 모든 활력징후는 정상범위 안에 있었고 몸의 다른 부분에는 어떠한 불편감이나 통증도 없었다.

그의 말에 의하면 잠들기 전인 밤 11시 30분경에 많은 양의 매운 스파게티를 먹었으며 소화가 안 되는 느낌을 받았다. 그는 이전에도 이렇게 타는 듯한 통증이 식후에 있었으며, 특히 밤에 자기 위해 오른쪽으로 돌아누웠을 때에 더 심했다고 고백했다.

a. 현재 상태가 심장발작(heart attack)이라고 생각하는가? 응급실에서 심장발작을 어떻게 치료할 수 있을까?

b. 문제가 무엇이라고 생각하는가?

c. 이러한 기능이상을 초래한 생리학적 과정을 설명해 보라.

d. 왜 환자에게 위치(position)가 중요한가?

e. 향후 이러한 일의 재발을 막기 위해 어떠한 조치가 필요한가?

Review Questions

Multiple Choice

1. 다음 중 큰창자의 역할(large intestine)이 아닌 것은 무엇인가?

a. 비타민 K의 생산
b. 수분 흡수
c. 탄수화물의 소화
d. 대변 제거

2. 전분(녹말, starches)은 어디에서 소화가 시작되는가?

a. 구강
b. 식도
c. 위
d. 대장

3. 허파에 음식과 액체가 들어가는 것을 방지하는 구조는 무엇인가?

a. 목젖
b. 인두
c. 후두개
d. 형질세포

4. 회장(돌창자, ileum)의 목적은 무엇일까?

a. 소장과 대장이 연결되는 곳이다.
b. 골반의 중요한 부분이다.
c. 지방의 소화에 중요하다.
d. 적절한 영양소 흡수를 위해 융모로의 혈류를 허용한다.

5. 다음 중 대장(large intestine)에 있는 부분이 아닌 것은 어떤 것인가?

a. 가로잘록창자
b. 오름잘록창자
c. 내림잘록창자
d. 흡수하는 창자

Fill in the Blank

1. ________________는 미즙(chyme)과 소화액(digestive juices)이 섞이는 근육의 활동이고, ________________은 소화기계통을 통해 음식이 이동하는 근육의 활동이다.

2. 연충모양(vermiform)의 구조는 대장에 붙어있다. 그리고 그것은 퇴화한 기관으로 간주된다. ________________

3. 중요한 장기로 외분비 부분은 미즙의 산성을 중화하는데 필요한 완충물질을 분비하는 것 뿐만 아니라 여러 소화효소를 분비한다. ________________

4. ________________은 소화효소에 의해 지방이 더 쉽게 변하고, 지방이 작은 입자로 부서지는 기계적이고 화학적으로 분해한다.

5. 많은 수분이 제거되고 대장에 오래 남아있는 대변의 최종 결과는 ________________를 가져온다.

[해답] Multiple Choice

1. c **2.** a **3.** c **4.** d **5.** d

Fill in the Blank

1. 휘젓기(churning), 연동운동(peristalsis)
2. 막창자꼬리(appendix)
3. 이자(pancreas)
4. 쓸개즙(bile)
5. 변비(constipation)

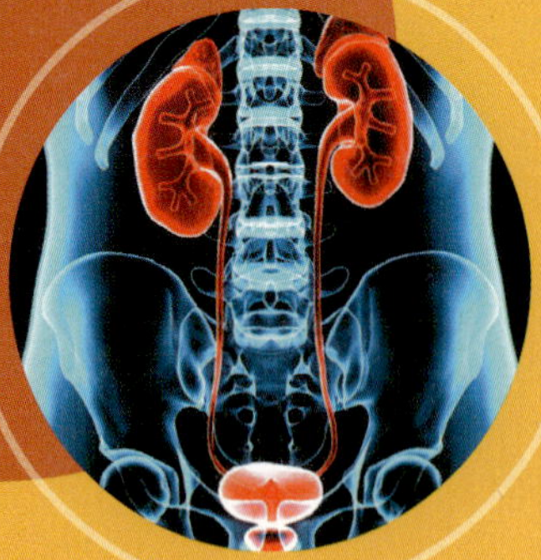

제16장

비뇨기계통

여과 및 수분균형

도시는 댐이나 강에서 안전하고 믿을 만한 물을 공급받으며, 때로는 음용수로 쓰기 위해 여러 곳의 우물을 가지고 있다.

물이 귀한 사막에서 살아가려면 바닷물의 염분을 제거하여 담수로 만드는 특별한 설비가 필요하다. 어떤 경우라도 신선한 물을 구할 수 있는 방법이 필요하다.

정수장에서는 물이 수도꼭지에 도달하기 전에 화학물질과 찌꺼기를 제거하고 소독한다. 우리가 정수장의 기능을 정확히 이해하기는 어렵지만, 만약 이 설비가 멈춘다면 우리의 삶은 극도로 불행해질 것이다.

컵에 진흙이 가득하고, 세균이 득실거리는 물이 채워져 있는 장면을 상상해 보라.

우리의 몸 역시 수분과 혈액을 정화하는 정수장을 가지고 있다. 간이 어느 정도 정화를 담당하지만, 우리 몸의 전해질과 수분 조절을 책임지는 것은 비뇨기계통이다.

신장(콩팥, kidney)은 혈액을 거르고 분비된 전해질을 재흡수하고 오줌을 생성한다. 이러한 작용들이 멈추면, 수분 및 전해질 불균형 · 불규칙한 혈압 · 질소배설물의 축적 등으로 인해 사망에 이르게 된다.

THE

URINARY SYSTEM

FILTRATION AND FLUID BALANCE

Chapter 16

무엇을 학습할 것인가 LEARNING OUTCOMES

- 비뇨기계통 장기와 그 기능을 설명할 수 있다.
- 콩팥의 속과 바깥의 구조와 기능을 설명할 수 있다.
- 소변 형성과 관련된 세 가지 과정을 설명할 수 있다.
- 세뇨관 재흡수와 분비에 영향을 미치는 세 가지 요인을 설명할 수 있다.
- 적절한 신장(콩팥) 기능에 영향을 미치는 호르몬의 이름을 말할 수 있다.
- 방광의 구조와 오줌이 몸 밖으로 배설되는 생리기전을 설명할 수 있다.
- 비뇨기계통의 일반적인 질환을 설명할 수 있다.

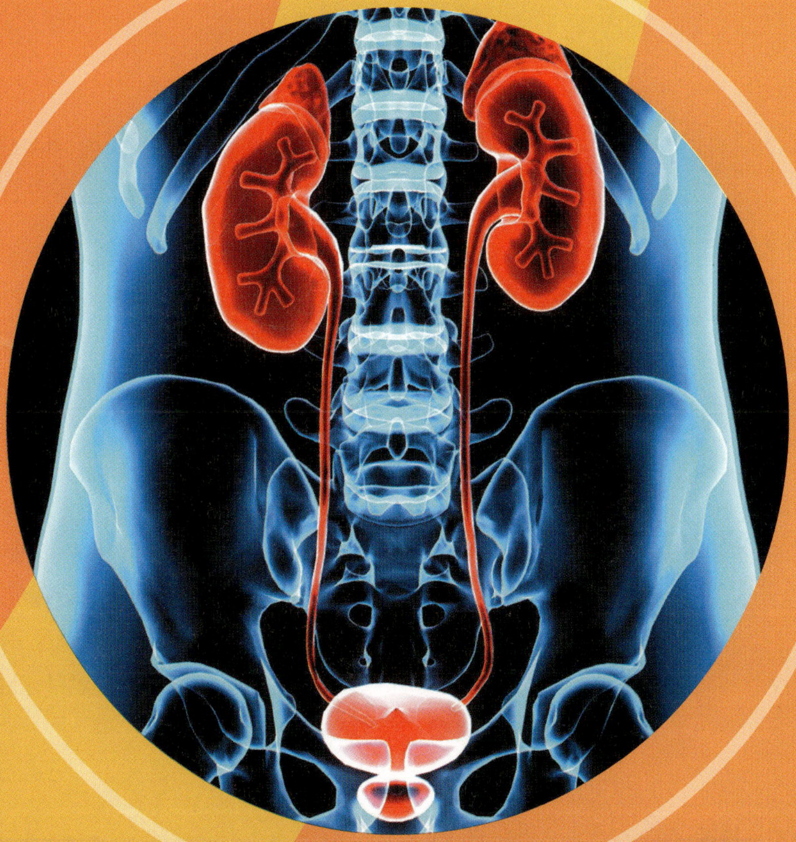

발음안내 Pronunciation Guide

이 장에서 다루어지는 중요한 단어의 발음

afferent arterioles [AFF er ent ahr TEE ree ohlz]
aldosterone [al DOSS ter ohn]
antidiuretic hormone [ADH] [AN tye dye yoo RET ik]
atrial natriuretic peptide [AY tree al NAY tree your ET ick PEP tide]
calyx, calyces [KAY licks, KAY leh seez]
cortical nephron [CORE tih cull NEFF rahn]
efferent arterioles [EFF er ent ahr TEE ree ohlz]
external urethral sphincter [EXS ter nal yoo REE thral SFINK ter]
glomerulus [gloh MAIR yoo luss]
glomerular capsule [gloh MAIR you ler CAP sell]
glomerulonephritis [gloh MAIR you loh neh FRY tiss]
glomerulosclerosis [gloh MAIR you loh skleh ROH sis]
ischemia [iss KEE me uh]
juxtaglomerular apparatus [JUX ta gla MARE you ler]
renal hilum [REE nal HIGH lum]
renal medulla [REE nal meh DULL lah]
renin-angiotensin-aldosterone [RIN nen-an gee oh TEN sen-al DOSS ter ohn]
ureter [yoo REE ter]
urethra [yoo REE thrah]

개요

비뇨기계통은 콩 모양의 윗등쪽 배 안에 위치한 두 개의 **신장(콩팥,** kidney)을 비롯하여 혈액을 거르고 오줌(urine)을 만드는 부속 구조물로 이루어져 있다(그림 16–1).

ureter *(yoo REE ter)*

urethra *(yoo REE thrah)*

요관(ureter)은 각각의 콩팥에서 아래 골반 속에 위치한 **방광**(urinary bladder)까지 오줌을 이동시키는 튜브 모양의 구조물이다.

방광은 기본적으로 팽창이 가능한 주머니로서, 오줌을 저장하게 된다. **요도**(urethra)는 방광에 저장된 오줌을 몸 밖으로 내보내는 관이다. 콩팥은 후 배막뒤(배 안을 둘러싸고 있는 막뒤)에 위치하며 간이 너무 많은 공간을 차지하기 때문에 오른쪽 콩팥이 왼쪽보다 약간 아래에 있다.

비뇨기계통의 역할은 오줌을 만들어서 인체의 수분과 전해질의 균형을 조절하고 인체의 배설물을 제거하는 것이다. 인체에서 오줌을 만들기 위해서는 **여과**(filtration), **재흡수**(reabsorption), **분비**(secretion)의 세 단계가 필요하다.

여과(filtration)는 압력 하에서 다공성 막을 통한 물질의 이동이다. 이 경우 혈액이 여과되고 일부 물질이 필터를 통과한다. 필터를 통과하는 것을 여과액이라고 한다.

이 여과액의 일부 성분은 재흡수(reabsorption)를 통해 혈류로 다시 들어갈 수 있다. 마지막으로 일부 화합물과 이온은 분비(secretion)를 통해 여과액에 추가되어 오줌(urine)으로 배출된다.

이제부터 어떻게 이런 과정이 이루어지는지를 알아보자.

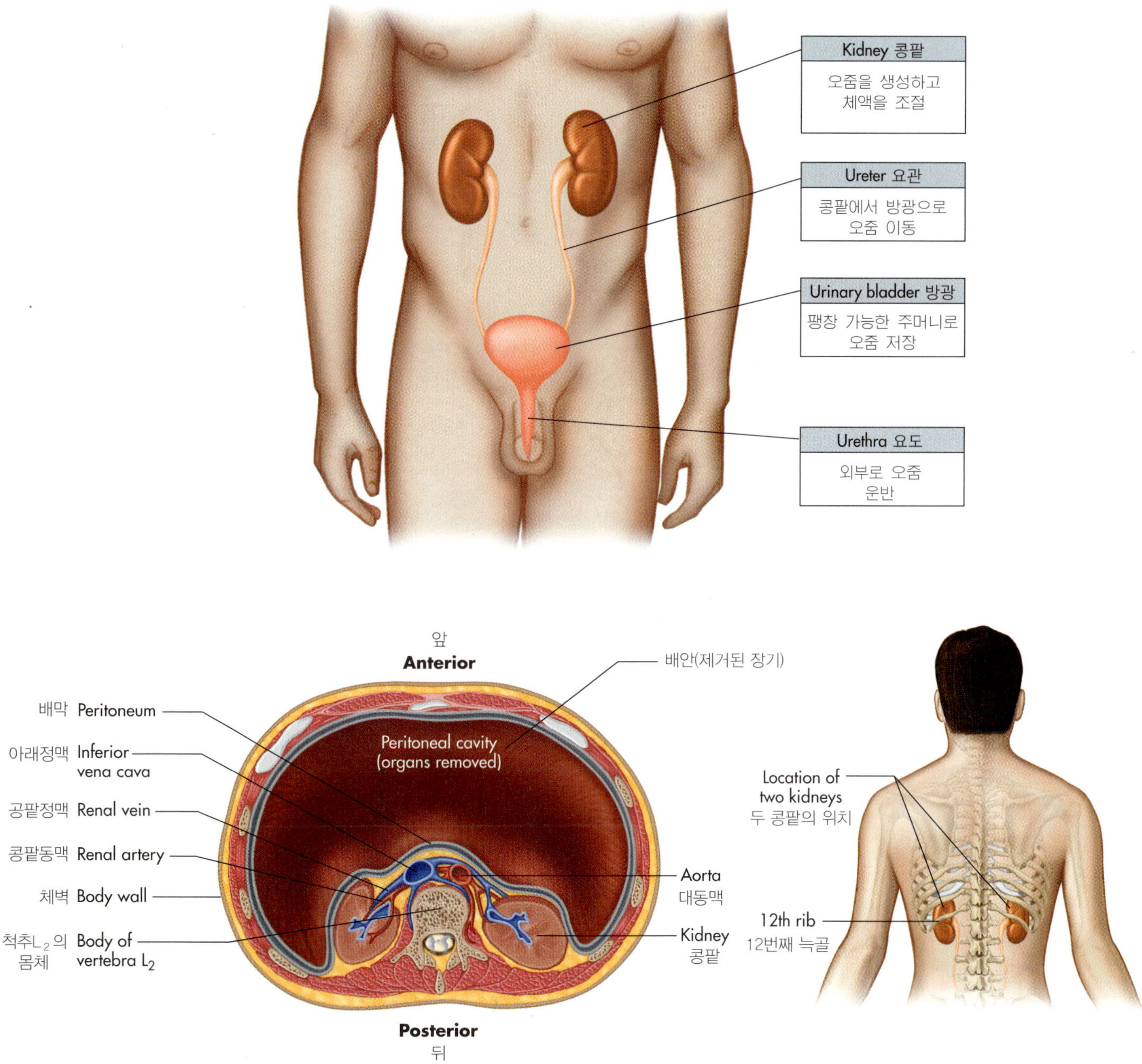

〈그림 16－1〉 비뇨기계통의 구조

콩팥의 해부학 THE ANATOMY OF THE KIDNEY

renal capsule
(REE nal CAP sell)
renal hilum
(REE nal HIGH lum)
hilum = 뿌리

renal cortex
(REE nal CORE tex)
renal medulla
(REE nal meh DULL lah)
renal pelvis
(REE nal PELL vis)
cortex = 수박의 껍질과 같은 외층을 뜻한다.
medulla = 내부
calyces = 컵 또는 컵 모양
major calyx *(KAY licks)*
minor calyx *(KAY licks)*

콩팥은 매우 복잡한 여과시스템이다. 두 개의 콩팥이 존재하지만 건강한 하나의 콩팥만으로도 실질적인 기능수행이 가능하다. 이것이 우리가 콩팥을 기증할 수 있는 이유이다.

외부 해부학 External Anatomy

콩팥의 외부 구조는 비교적 간단한 편이다. 콩팥은 **콩팥피막**(renal capsule)이라고 하는 섬유성 막에 의해 싸여 있다. 움푹 파여서 콩팥을 콩 모양으로 만드는 구조물을 **콩팥문**(renal hilum)이라고 한다. 혈액은 콩팥문에서 여과를 위해 콩팥동맥을 통해 콩팥으로 들어간다. 일단 여과가 된 혈액은 콩팥정맥을 통해 콩팥을 빠져나간다. 콩팥문에 붙어 있는 요관은 오줌을 콩팥에서 방광으로 보낸다(그림 16–2).

내부 해부학 Internal Anatomy

콩팥의 내부 구조는 외부 구조에 비해 훨씬 복잡하다. 콩팥은 세 층으로 나뉜다(그림 16–2). 가장 바깥쪽 층을 **콩팥겉질**(renal cortex), 중간 층을 **콩팥속질**(renal medulla), 가장 안쪽 층을 **콩팥깔때기**(renal pelvis)라고 부른다. 여기서 'renal'이라는 말이 중요하다. 뇌와 부신(adrenal glands)도 속질(medulla)과 겉질(cortex)을 가지고 있다. 또한 우리 몸에는 골반(bony pelvis)이라는 또 하나의 'pelvis'가 있음을 명심해야 한다.

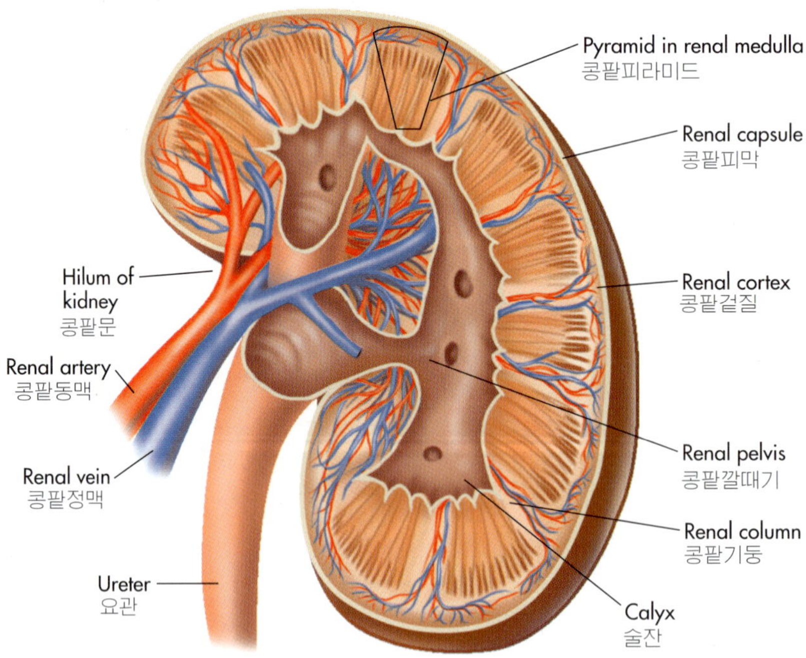

〈그림 16 – 2〉 콩팥의 구조

콩팥겉질은 입상 모양을 띠고 있으며, 육안으로는 확인하기 어렵다. 콩팥겉질은 혈액이 실질적으로 여과되는 곳이다.

콩팥속질은 수많은 삼각형의 띠와 같은 영역을 가지고 있기 때문에 **콩팥피라미드**(renal pyramids)라고 부른다. 콩팥피라미드는 콩팥에서 만들어진 오줌을 모으는 집합관(collecting tubules)으로 구성되어 있다. 피라미드 근처는 겉질까지 뻗어 있는 좁은 **콩팥기둥**(renal columns)으로 되어 있다.

콩팥깔때기(renal pelvis)는 깔때기 모양으로 되어 있다. 깔때기는 두 개 또는 세 개의 **큰술잔**(major calyx)이라고 부르는 컵 모양의 구조물로 나뉜다. 각각의 큰 술잔은 여러 개의 **작은 술잔**(minor calyx)으로 나누어진다. 술잔은 콩팥피라미드 근처에서 컵 모양의 구조를 이루어 오줌을 모은다. 콩팥은 본질적으로 여과와 수집(collection)을 담당하는 결합체계이다.

혈액은 겉질에 있는 수백만 개의 작은 여과기에 의해 걸러져서 속질에 있는 작은 관을 통해 흐르며, 그 결과로 콩팥깔때기에 오줌이 모이게 된다. 콩팥깔때기는 단순히 커져 있는 요관의 가장 근위부로 오줌을 비우게 된다. 요관은 오줌을 저장하고 있다가 결국에는 몸 밖으로 배설시키기 위해서 방광으로 오줌을 운반한다(그림 16–2).

혈관 BLOOD VESSELS

콩팥은 혈액을 여과하는 일을 하므로 혈액이 콩팥에 도달해야 한다. 이런 여과기능을 수행하기 위해 콩팥조직은 혈관의 그물망(network)을 필요로 한다.

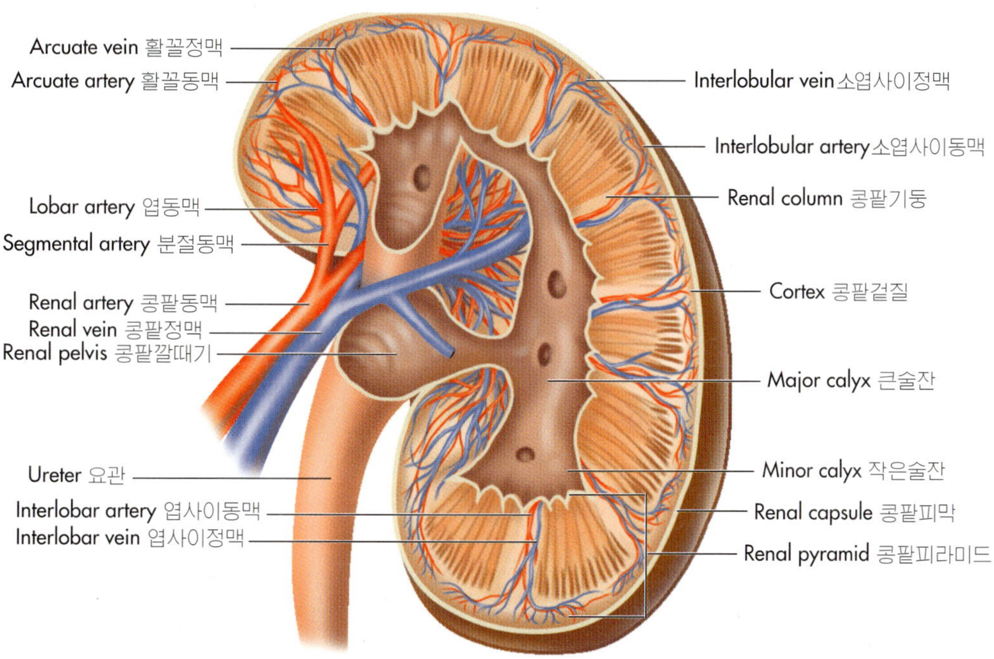

〈그림 16 – 3〉 콩팥의 혈류와 콩팥혈관

> **학습 힌트 LEARNING HINT**
>
> **세뇨관 주위 시스템 보기** VISUALIZING THE PERITUBULAR SYSTEM
>
> 세뇨관주위모세혈관을 실제 튜브 시스템을 나타내는 플라스틱 파이프에 감긴 파란색 실로 생각해 본다. 파이프에 남아 있는 여액이 결국 소변이 되고 파란색 실(세뇨관주위모세혈관)로 재흡수된 여액이 체내로 다시 되돌아온다는 것을 곧 알게 될 것이다.

하나의 콩팥동맥은 각각의 콩팥문으로 들어간다(그림 16–3). 그런 다음, 콩팥동맥은 5개의 분절동맥(segmental arteries)으로 나뉜다. 이 분절동맥은 엽동맥(lobar arteries)으로 나눠고, 엽동맥은 엽사이동맥(interlobular arteries)으로 나누어져서 콩팥기둥을 통과한다.

afferent arterioles *(AFF er ent ahr TEE ree ohlz)*
glomerulus *(gloh MAIR you lus)*
efferent arterioles *(EFF er ent ahr TEE ree ohlz)*
peritubular *(per ee TUBE you ler)*

활꼴동맥(arcuate arteries)은 엽사이동맥에서 기원한다. 활꼴동맥이라는 이름은 겉질에 있는 콩팥피라미드의 아랫면 주위에서 활 모양을 이룬다고 해서 붙여졌다. 많은 수의 작은 엽사이동맥은 활꼴동맥에서 기원하여 겉질에 혈액을 공급한다. 이 엽사이동맥은 수많은 **들세동맥**(afferent arterioles)을 이룬다.

각각의 들세동맥은 **토리**(glomerulus)라고 부르는 공 모양의 모세혈관이 된다. **날세동맥**(efferent arterioles)은 토리를 떠나서 **세뇨관주위모세혈관**(peritubular capillaries)과 콩팥의 기능적 단위인 **콩팥단위**(renal nephron)와 연관된 곧은혈관(vasa recta)이라는 특수하게 분화된 모세혈관을 이룬다.

세뇨관주위모세혈관들은 콩팥단위의 세뇨관 주위를 감싼다. 이는 허파꽈리 근처에 폐모세혈관이 존재하는 것과 유사하다.

콩팥단위 근처의 혈관은 마치 허파꽈리 근처에 폐모세혈관이 존재하여 호흡한 가스가 혈액과 허파꽈리 사이를 잘 확산되게 하는 것과 같이 콩팥단위 혈액과 콩팥단위 안의 수분 사이에서 전해질이 효율적으로 이동하게 한다.

각각의 세뇨관주위모세혈관에서 혈액은 엽사이정맥(interlobular veins)으로 빠져나가는데, 여기서는 정맥의 혈액이 바로 동맥혈관과 연결되며, 분절정맥(segmental veins)은 존재하지 않는다. 혈액은 최종적으로 콩팥을 떠나서 콩팥정맥으로 간다(그림 16–3).

콩팥의 미세 해부학: 콩팥(신) 단위
Microscopic Anatomy of the Kidney : The Nephron

이제까지 콩팥의 구조와 기능을 개략적으로 살펴보았다. 이제 콩팥 안에서 어떤 일이 일어나는지를 좀 더 가까이 다가가서 살펴보도록 하자. 콩팥은 수백만 개의 깔때기와 세뇨관(tubules)으로 구성되어 있다. 이런 기본적인 콩팥의 기능적 단위를 **콩팥단위**(nephron)라고 한다(그림 16–4).

nephron *(NEFF rahn)*

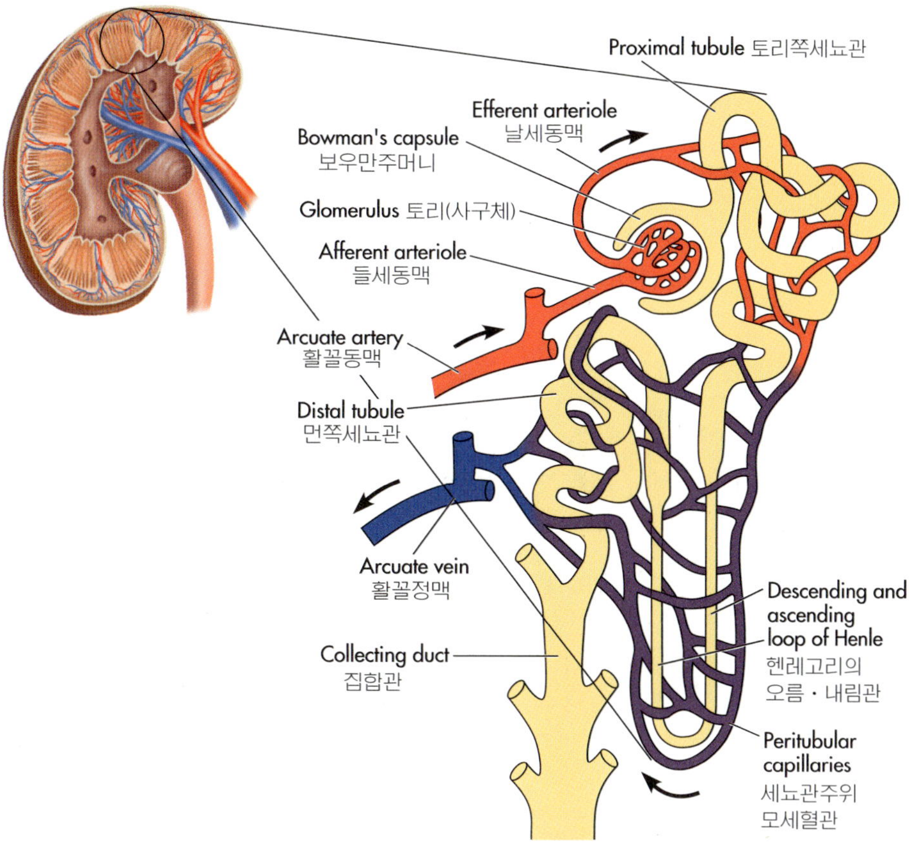

〈그림 16 – 4〉 콩팥단위

콩팥단위는 콩팥소체(renal corpuscle)와 콩팥세뇨관의 두 부분으로 명확히 나뉘어진다. 콩팥소체는 마치 필터와 같은 여과기(filter)이다. 혈액은 공 모양을 이룬 모세혈관인 **토리**(glomerulus)를 통해 콩팥미립자로 들어온다. 토리는 **토리주머니**(glomerular capsule, Bowman's capsule)라고 부르는 이중막으로 둘러싸여 있다.

renal corpuscle
(REE nal KOR puss el)

glomerulus
(gloh MAIR you lus)

glomerular capsule
(gloh MAIR you ler CAP sell)

토리주머니의 막은 가슴막(pleura)이나 심장막(pericardium)의 장막(serous membrane)과 유사하다. 토리주머니의 안쪽막 또는 장막(visceral membrane)은 토리모세혈관이 둘러싸고 있다. 이 장막은 **발세포**(podocyte)라고 부르는 분화된 단층 편평상피(simple squamous)로 이루어져 있다. 토리모세혈관벽을 이루는 발세포와 단층편평상피세포는 매우 효율적인 여과기를 만든다.

토리주머니의 바깥막 또는 벽쪽막(parietal membrane)은 단층편평상피세포로 여과기의 용기(container) 역할을 한다. 토리로 들어오는 혈구세포, 분자량이 큰 물질, 대부분의 단백질을 제외한 모든 물질 등이 여과기에서 걸러져서 토리주머니로 가게 된다. 혈액에서 토리주머니로 걸러진 물질을 **토리거른액**(glomerular filtrate)이라고 한다. 이제 왜 오줌에서 발견된 혈구세포나 과도한 단백질이 콩팥의 여과기능에서 문제가 되는지를 알았을 것이다.

glomerular filtrate
(gloh MAIR you ler FILL trate)

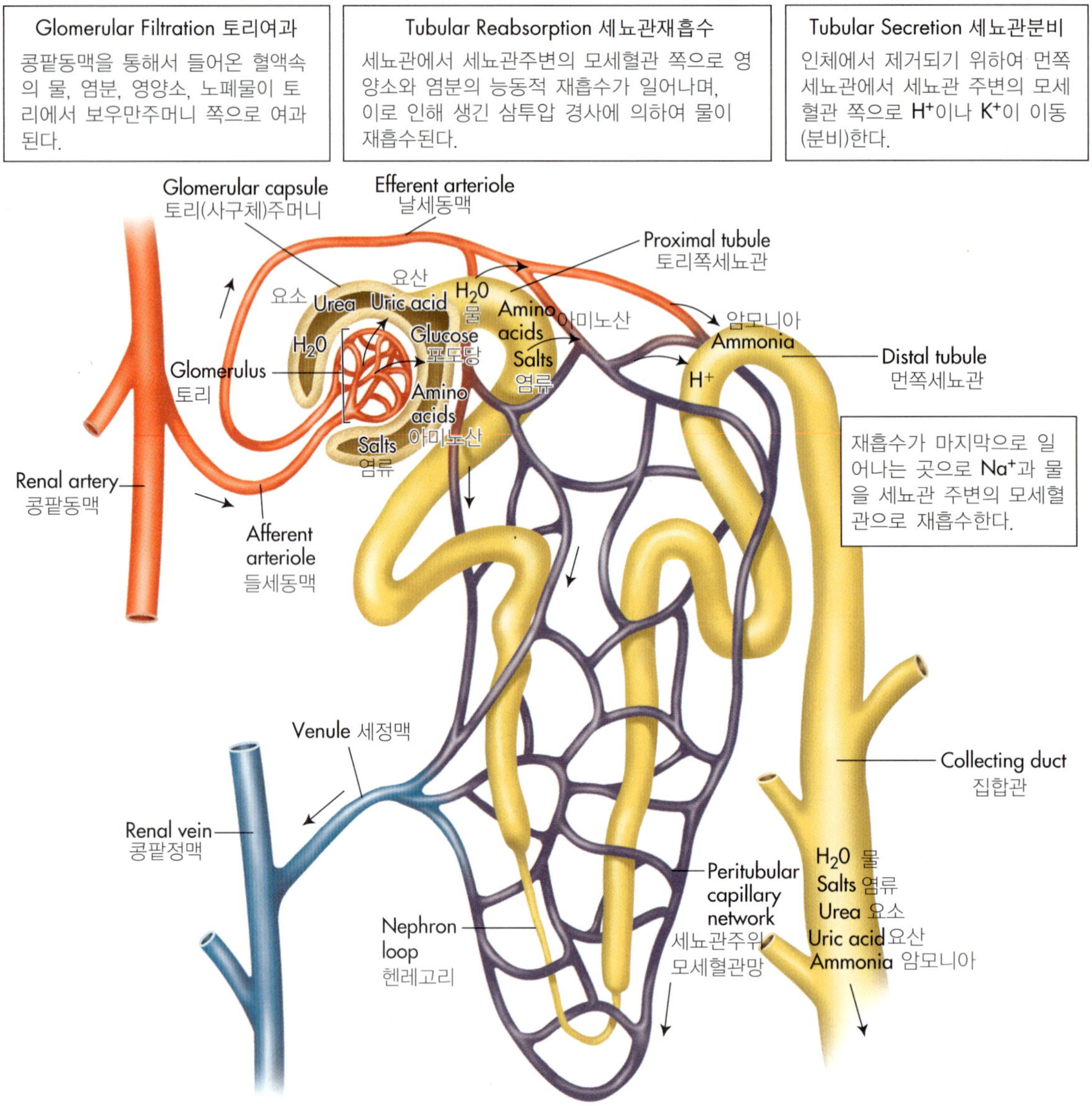

〈그림 16－5〉 콩팥세뇨관의 구조

콩팥단위의 또 다른 부분은 콩팥세뇨관으로 마치 햄스터의 하비트레일 시스템(햄스터가 놀 수 있도록 연결시켜 놓은 터널)과 같이 생겼다(그림 16–5).

이제 다시 콩팥으로 돌아가자. 토리거른액은 토리주머니에서 콩팥세뇨관의 첫부분인 **토리쪽세뇨관**(proximal tubule)으로 흐른다.

토리쪽세뇨관의 벽은 미세융모를 가진 입방편평세포로 구성되어 있다. 토리쪽세뇨관에서 토리거른액은 다시 콩팥세관고리(nephron loop, Henle's loop)로 흐른다. 콩팥단위고리는 토리쪽세뇨관과 구조가 유사한 내림다리(descending loop)와 미세융모가 없는 단층입방상피세포로 구성된 오름다리(ascending loop)로 나뉜다. 콩팥단위고리에서 토리거른액은 먼쪽세뇨관(distal tubule)으로 흐른다.

먼쪽세뇨관의 구조는 콩팥단위고리의 상행고리와 유사하다.

먼쪽세뇨관에서 토리거른액은 역시 입방상피세포로 이루어진 여러 개의 집합관(collecting ducts)으로 흐른다. 집합관은 작은술잔, 큰술잔, 콩팥깔때기, 요관으로 이어지게 된다. 여기서 토리거른액은 오줌이다.

앞에서 배운 것을 상기해 보면, 결국 세뇨관에 남아 있는 물질이 최종적으로 오줌으로 배출된다는 사실을 알 수 있을 것이다. 이미 걸러진 물질들을 다시 혈액으로 재흡수하기 위해 콩팥단위에는 혈관들이 근접해 있다. 혈액은 들세동맥을 통해 콩팥단위에 접근하여 토리를 거친 후에 날세동맥을 통해 세뇨관주위모세혈관과 곧은혈관(vasa recta)으로 간다. 세뇨관 근처의 혈관들은 혈액을 재흡수하며, 콩팥단위를 떠나 엽사이정맥으로 간다.

오줌 생성 URINE FORMATION

콩팥은 우리 몸의 물 정화체계로서, 오줌량과 그 구성물을 조심스럽게 조절함으로써 수분과 전해질 균형을 조절한다. 콩팥은 질소함유 잔여물과 다른 불순물을 혈액에서 제거한다. 오줌을 생성하기 위해서 콩팥단위는 세 가지 과정, 즉 **토리 여과**(glomerular filtration), **세뇨관 재흡수**(tubular reabsorption), **세뇨관 분비**(tubular secretion)를 거친다(그림 16–6).

토리 여과과정 중에 물과 분자들은 토리 모세혈관에서 토리주머니로 이동하여 토리주머니의 발세포(podocyte, 足細胞)와 모세혈관벽으로 구성된 여과기를 거친다. 콩팥세뇨관의 여과량은 재흡수와 분비에 의해 조절된다. 콩팥세뇨관에서 세뇨관주위모세혈관으로 재흡수된 물질은 우리 몸에 남게 되지만, 세뇨관주위모세혈관에서 세뇨관으로 분비된 물질은 결국에는 오줌을 통해 우리 몸을 떠난다. 이 세 가지 과정이 오줌 생성에 모두 필요하다.

여과는 수분과 화학물질을 혈액에서 콩팥단위로 이동시키고 재흡수와 분비는 오줌의 양과 화학물질의 농도를 조절한다. 토리거른액은 화학적 조성이 혈액과 비슷하나, 오줌은 그 조성이 매우 다르다.

〈표 16 – 1〉 콩팥의 화학적 조성

물질	혈장	여과물	오줌
단백질 Protein	3,900~5,000	없음	없음
포도당 Glucose	100	100	없음
소듐 Sodium	142	142	128
포타슘 Potassium	5	5	60
요소 Urea	26	26	1,820
크레아티닌 Creatinine	1.1	1.1	140
총 농축액 : 100mL당 1mg			

글루코스와 같은 물질은 완전히 재흡수되고 분비된 요소와 크레아티닌과 같은 대사 산물은 혈액보다 오줌에서 더 농축된다.

〈표 16-1〉에서 혈장(plasma)과 토리거른액 및 오줌의 화학적 조성을 비교해 보라.

여과의 조절 Control of Filtration

인체의 긴밀한 여과기를 생각해 보자. 무엇이 여과기를 조절하는가? 무엇이 여과과정의 원동력이 되는가? 무엇이 물질을 여과시키고 어떤 것은 그 반대편에 남게 하는가?

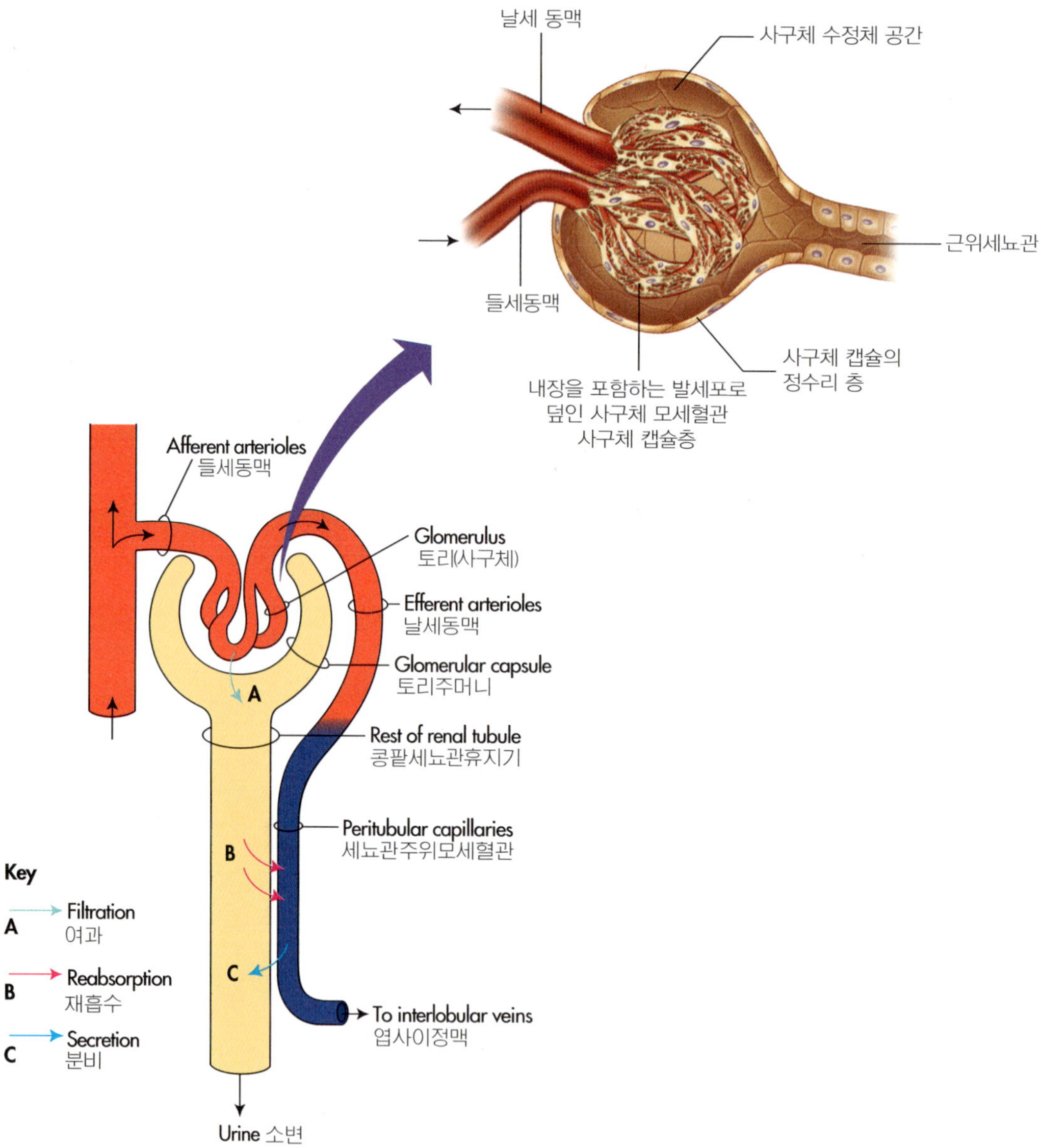

〈그림 16-6〉 오줌 생성의 세 단계: (A) 여과 (B) 재흡수 (C) 분비

방충망을 예로 들어 보자. 우리는 왜 방충망을 설치하는가?

물론 벌레가 들어오지 못하게 하려는 것이다. 방충망이 없으면 바깥의 온갖 벌레가 집안으로 들어올 것이다. 그러면 방충망의 무엇이 어떤 것은 들어오게 하고 어떤 것은 들어오지 못하게 하는가? 가장 확실한 답은 방충망에 있는 그물 격자의 크기이다. 공기와 먼지는 방충망을 통과하지만, 벌레들은 그렇지 못하다. 일반적인 방충망보다 2배 더 큰 격자를 가진 방충망을 상상해 보자. 우리는 밤새 모기에 시달릴 것이다. 방충망이 제구실을 못하기 때문이다. 여과기의 크기는 여과기를 통과해 걸러질 물질의 종류를 결정한다. 모든 여과기는 선택적(selective)이며, 주로 여과기 구멍의 크기에 의해 특정한 물질만 통과시킨다(그림 16–7).

잠시 벌레를 잊고 방충망의 입구를 생각해 보자. 눈보라가 잔잔하면 눈은 방충망을 통과하지 못한다. 하지만 눈보라에 강한 바람이 불면 현관(porch) 안은 눈으로 뒤덮인다. 이와 유사하게 물질은 여과기를 각각 다른 압력으로 통과한다. 압력은 물질을 구멍쪽으로 밀어넣는다.

여과기 한편의 압력이 다른편에 비해 높으면 물질들은 빠르게 여과된다.

이러한 협력작용은 커피 끓이는 기구(coffee maker)에서도 볼 수 있다. 여과기의 구멍은 촘촘해서 아주 작은 커피가루도 제대로 통과하지 못한다. 여과기 위에 있는 물의 압력은 물과 커피가루의 화학성분만 우리가 마실 수 있게 여과시키며 커피 가루를 반대편에 남기게 된다.

임상적용 CLINICAL APPLICATION

당뇨병성 콩팥질환 DIABETIC NEPHROPATHY

당뇨병은 비정상적으로 혈중 포도당 수치가 높아지는 질병이다. 인슐린이 너무 적게 분비되거나 인슐린 무력화로 인해 발생하는 고혈당증은 삼투압 균형을 포함한 혈액의 화학적 조성을 파괴한다. 콩팥의 기능 중 하나가 혈액의 과도한 포도당을 제거하는 것이다. 혈당치가 높으면 콩팥은 이를 제거하기 위해서 더 많이 활동해야 한다. 따라서 혈당치가 높은 환자는 과도한 포도당을 제거하기 위해서 건강한 사람에 비해 더 많은 양의 오줌을 배설하게 된다.

오랜기간 동안 높은 혈당 수준이 유지되면 당뇨병성 콩팥질환이라는 콩팥손상이 야기된다. 이 질환은 토리주머니의 여과기 표면을 두껍게 만들기 시작하여 결국은 조직을 파괴시킨다. 일단 조직이 손상되면 여과기의 선택성은 파괴되고 만다. 평상시에는 여과기를 통과하지 못해서 토리거른액에서 보이지 않던 단백질이나 혈구세포들이 오줌에 나타나기 시작하는 것은 여과의 효과가 저하되고 콩팥기능도 떨어졌음을 의미한다. 오줌에서 보이는 단백질과 혈구세포는 신부전의 이른 시기에 나타나는 지표가 된다. 당뇨병 약은 혈당치를 조절하고 고혈압을 막으며 혈중 콜레스테롤치를 안전한 수치로 유지함으로써 콩팥 손상을 저지한다. 당뇨병은 미국에서 신부전(kidney failure)의 주요 원인 중 하나이고 다른 하나는 고혈압(hypertension)이다.

nephropathy
(neff ROPP ah thee)
nephro = 신장
pathy = 질병

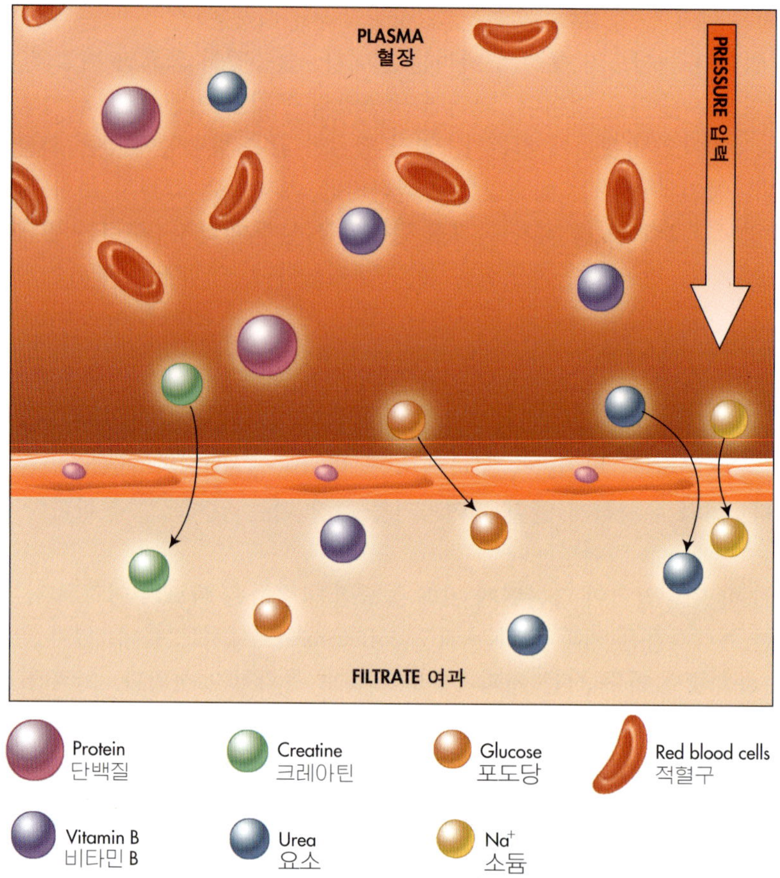

〈그림 16－7〉 선택적 여과 과정

토리와 토리주머니도 이와 아주 비슷하게 작용한다. 대부분의 여과기와 같이 콩팥 미립자의 모세혈관벽과 발세포는 일정한 입구를 가진 여과기를 만든다. 혈장과 혈장에 용해되어 있는 많은 물질들은 여과기를 통과하지만, 백혈구 · 적혈구 · 혈소판 · 분자량이 큰 물질 · 단백질 등은 건강한 콩팥을 통과하지 못하고 혈액 속에 남게 된다.

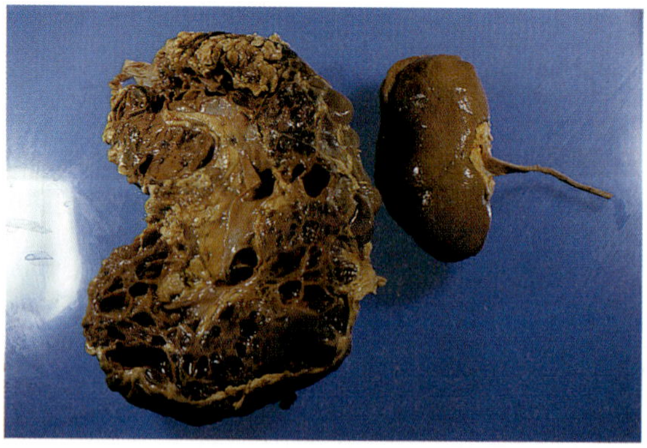

〈그림 16－8〉 건강한 콩팥과 손상된 콩팥의 비교

임상적용 CLINICAL APPLICATION

신장(콩팥)결석 KIDNEY STONE

신장(콩팥)결석은 이름 그대로 콩팥의 단단한 덩어리(돌, 결석)를 뜻한다. 콩팥결석은 종종 콩팥세뇨관 내 분자들의 농도가 정상보다 높아져서 결정을 이루면서 만들어진다. 하지만, 어떤 경우는 그 원인을 모를 때도 있다. 결석은 칼슘이나 요산 같은 화학물질이나 콩팥의 감염으로 인해 발생한다.

어떤 사람들은 다른 사람들에 비해 결석이 더 잘 생기는데, 일단 한 번 생기면 미래에 또 생길 가능성이 높아진다. 대부분의 콩팥결석은 모르는 사이에 콩팥을 빠져 나가지만, 크고 불규칙한 모양의 결석은 콩팥세뇨관에 끼어서 흐름을 막고 근처 조직을 자극한다. 콩팥결석을 가진 많은 환자는 혈뇨(hematuria)나 요통 때문에 치료를 받게 된다.

콩팥결석을 가진 환자는 종종 그 통증이 여태까지 느꼈던 것 중 최악이라고 표현한다. 이 결석은 종종 내과 치료 없이 빠져나가므로 환자는 통증 치료 후 결석이 빠져나갈 수 있도록 많은 물을 마시도록 권유받는다. 20년 전만 해도 너무 커서 빠져나가기 힘든 결석의 유일한 치료법은 수술이었지만 최근에는 충격파를 이용해 결석을 빠져 나가기 충분한 크기로 만드는 결석파쇄술(lithotripsy)이라고 부르는 비관혈적 방법으로 수술을 대신하게 되었다.

여과기에 걸러지는 것은 여과기 입구의 크기에 의해 결정된다. 정상적인 상황에서 단백질은 토리 여과기를 통과하기에는 너무 크다. 그래서 콩팥세뇨관이나 오줌으로 나가지 못하는 것이다. 다만 여과기가 손상을 입은 경우에는 단백질이 여과기를 통과하여 오줌으로 배출된다(그림 16-8).

여과율 FILTRATION RATE

여과율은 여과기 안팎의 압력차가 바뀜으로써 조절된다. 가장 확실하게 압력을 조절하는 방법은 토리 모세혈관의 압력을 변화시키는 것이다. 토리의 높은 압력은 여과율을 증가시키고 낮은 압력은 여과율을 감소시킨다. 혈압의 변화가 토리 여과율을 변화시켰다고 생각할지도 모르지만 그런 생각은 논리적 결론에 불과하다. 토리는 **자가조절**(autoregulation)이라는 기전에 의해 혈압의 변화에서 보호된다.

혈압이 올라가면 들세동맥이 수축하여 토리로 가는 혈액량을 줄인다. 따라서 적은 양의 혈액이 토리로 들어와도 혈압은 상승하지 않는다. 자가조절은 이런 방법으로 걸음을 옮길 때와 같은 급격한 혈압의 변화로부터 예민한 여과기를 보호한다.

임상적용 CLINICAL APPLICATION

다낭성 콩팥질환 POLYCYSTIC KIDNEY DISEASE, PKD

다낭성 콩팥질환은 콩팥에 큰 낭종이 생기는 유전성 질환이다. 다낭성 콩팥질환의 한 형태는 매우 심각해서 유아기에 사망에 이를 수도 있다. 더 흔한 형태는 성인에게 발병하여 정상기능을 하는 콩팥단위가 낭종에 의해 대치되는 것이다. 낭종이 많이 생기면 생길수록 콩팥은 더 커지게 된다. 어떤 다낭성 콩팥은 무게가 10kg이나 되었다. PKD의 치료법은 콩팥이식 외에는 없다. 미국에는 약 50만 명의 PKD 환자가 있다.

임상적용 CLINICAL APPLICATION

외상, 허혈, 콩팥 손상 TRAUMA, ISCHEMIA, AND KIDNEY DAMAGE

콩팥은 혈관이 잘 발달된 장기이다. 각각의 콩팥단위는 혈관으로 둘러싸여 있으며, 혈액의 유입량은 들세동맥으로 유입되는 혈액량에 의해 조절된다. 허혈은 주로 혈액의 유입량이 적어 조직으로 유입되는 산소운반량이 줄어듦으로써 생기는 조직손상을 의미한다.

일정시간 콩팥단위로 가는 혈액량이 줄면 콩팥단위로 운반되는 산소의 양이 줄고 그 결과로 허혈이 발생한다. 콩팥으로 가는 혈액량의 감소는 어떤 것이든지 들세동맥의 지속적인 수축을 야기하면서 비롯된다. 아마 콩팥동맥의 지속적인 수축을 야기하는 가장 흔한 원인은 심한 출혈 후에 혈압을 올리기 위해 작동되는 수많은 호르몬 기전일 것이다.

예를 들어, 한 소년이 문턱에 걸려 넘어져서 넙다리동맥 손상을 입게 되면 심각한 출혈이 시작된다. 소년의 혈액량이 감소하기 시작하면 그에 따라서 혈압도 떨어지게 된다. 소년의 몸은 혈압을 정상으로 끌어 올리기 위해 필사적으로 혈관 수축을 시도할 것이다. 이에 따라 교감호르몬들과 다른 혈관 수축 물질들로 인해 들세동맥의 직경은 점점 더 좁아져서 콩팥단위로 가는 혈액량이 감소한다.

만약 이러한 상태가 오랜시간 지속되면 조직은 허혈에 빠지고 결국에는 죽음에 이르게 된다. 소년이 상처의 출혈에서 살아남는다고 하더라도 그의 콩팥은 일시적 또는 영구적인 콩팥부전(renal failure)에 빠질 것이다. 최초 손상에서 생존한 외상 환자 가운데 허혈에 의해 장기 손상이 남는 경우가 적지 않다.

의료전문직 FOCUS ON PROFESSIONS

초음파 기술자들은 진단 목적으로 콩팥을 볼 수 있도록 도와준다. 그들은 또한 다른 신체 기관에 대한 진단 영상을 수행한다. 진단의료초음파학회(SDMS), 미국진단의료초음파등록소(ARDMS) 및 미국초음파의학연구소(AIUM)를 포함한 국가기관의 웹사이트를 방문하면 이 직업에 대해 자세히 알아볼 수 있다.

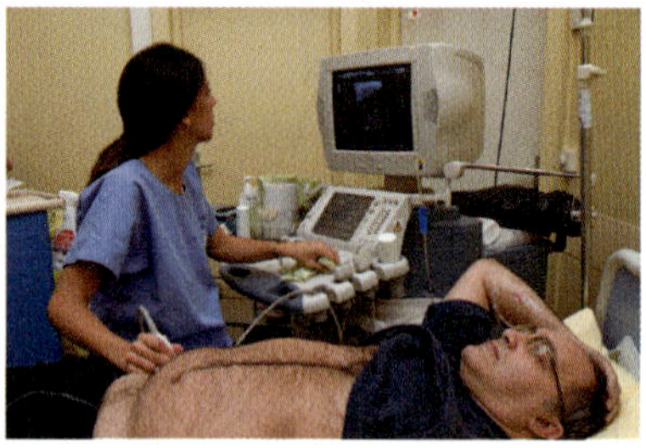

혈압이 조절되면 자가조절은 멈춘다. 콩팥은 수분량을 조절한다는 점에서 신체 혈압을 조절하는 심혈관계통과 유사하다.

예를 들어, 심각한 출혈로 인해 신체 혈압과 수분량이 감소한 경우에 콩팥은 신체 수분량을 보존하기 위해서 토리여과를 급격히 감소시킬 것이다. 그 결과 적은 양의 오줌만 몸 밖으로 배출될 것이다.

교감신경계와 부신에서 만들어지는 호르몬인 에피네프린과 노르에피네프린은 들세동맥을 수축시킴으로써 토리여과율을 감소시킨다. 즉, 토리로 가는 혈액량을 줄여서 토리여과율을 감소시키는 것이다. 신체의 미미한 혈압변화는 자가조절로 인해 토리의 압력을 일정하게 유지시킴으로써 토리여과율에 영향을 미치지 못하지만, 쇼크(shock)와 같은 경우는 토리여과율을 심각하게 감소시킨다.

이것이 외상이나 수술환자의 오줌 양을 체크하는 이유이다. 많은 양의 실혈 시에 생기는 심각한 합병증으로, 혈액량의 감소와 그에 따른 콩팥조직의 괴사로 일어나는 콩팥 손상도 문제가 된다.

위의 반대 상황도 성립한다. 만약 혈액량이 늘어나면 들세동맥으로의 교감 출력이 줄어들어서 콩팥세동맥은 늘어나고 토리여과율은 증가하여 콩팥은 더 많은 양의 수분을 제거할 수 있게 된다.

세뇨관 재흡수와 분비의 조절

CONTROL OF TUBULAR REABSORPTION AND SECRETION

토리여과는 여과의 속도를 조절하고 최종적으로 생성되는 오줌의 양을 조절하며, 세뇨관의 재흡수와 분비는 오줌의 화학적 조성과 양을 조절한다. 세뇨관에서 재흡수된 물질은 세뇨관주위모세혈관을 통해 혈관으로 이동하고 몸 안에 남게 되지만 물질은 세뇨관에 남아 오줌을 통해 결국 우리 몸을 떠난다.

그러므로 재흡수와 분비에 영향을 미치는 어떤 것이라도 결국에는 오줌의 화학적 구성에 영향을 미친다.

세뇨관 재흡수와 분비에 영향을 미치는 첫 번째 요인은 세뇨관의 투과성(permeability)이다. 세뇨관의 각 부분은 서로 다른 물질을 재흡수하고 분비한다. 분자들은 각각 다른 방법으로 막을 통과한다는 사실을 기억하라. 확산(diffuse)은 높은 농도에서 낮은 농도로 이동하는 움직임이고, 삼투(osmosis)는 반투막을 통한 물의 움직임이다. 어떤 물질은 오직 단백질에 의해 운반되어야만 막을 통과할 수 있다.

이러한 유형의 움직임을 **운반체 매개 수송**(carrier-mediated transport)이라고 하며, 이는 능동적이거나 수동적일 수 있다. 세뇨관 투과성에서 나타나는 차이는 세뇨관의 각 부분에서 재흡수되고 분비되는 분자들의 차이를 의미한다. 〈표 16–2〉에 각각의 세뇨관 부분에서 재흡수되고 분비되는 물질들이 기술되어 있다.

세뇨관 재흡수와 분비에 영향을 미치는 두 번째 요인은 **역류순환**(countercurrent circulation)이라고 하는 콩팥단위고리 옆에서 이뤄지는 특별한 형태의 혈액순환이다.

〈표 16 – 2〉 세뇨관의 기능

세뇨관	물질 재흡수 혹은 분비
토리쪽세뇨관	포타슘, 염화물, 소듐*, 마그네슘, 중탄산염, 인산염, 아미노산, 포도당, 과당, 갈락토스, 젖산, 시트르산, 물, 수소이온, 신경전달물질, 담즙, 요산, 약, 암모니아
하행고리	물**
상행고리	소듐, 포타슘, 염화물
먼쪽세뇨관	소듐, 포타슘, 염화물, 수소이온, 물
집합관	소듐, 포타슘, 염화물, 물

*소듐의 80%는 일반적으로 토리쪽세뇨관에서 재흡수된다.
**물의 90%는 일반적으로 하행고리에서 재흡수된다.

> **놀라운 사실 AMAZING FACTS**
>
> **세뇨관 재흡수** Tubular Reabsorption
>
> 당신은 이미 혈액을 걸러내는 콩팥의 놀라운 능력에 대해 알고 있을 것이다. 그러나 토리에 의해 여과된 체액을 재흡수하는 콩팥세뇨관의 능력은 더욱 놀라운데, 콩팥은 하루에 160리터(40갤런)를 걸러내지만, 하루에 1~3리터(1갤런 미만)의 소변만 생성한다.

이온은 세포막을 가로질러 움직일 때, 농도가 높은 곳에서 낮은 곳으로 이동한다. 이런 현상을 '농도 경사를 따라 이동한다.'라고 한다. 용액(solution)의 경우 만약 용매(solvent, 물)가 많다면 용질(solute, 녹아 있는 물질)은 적게 된다. 바꾸어 말해서 용질과 용매는 농도 경사를 따라서 농도가 높은 곳에서 낮은 곳으로 이동한다고 예상할 수 있다.

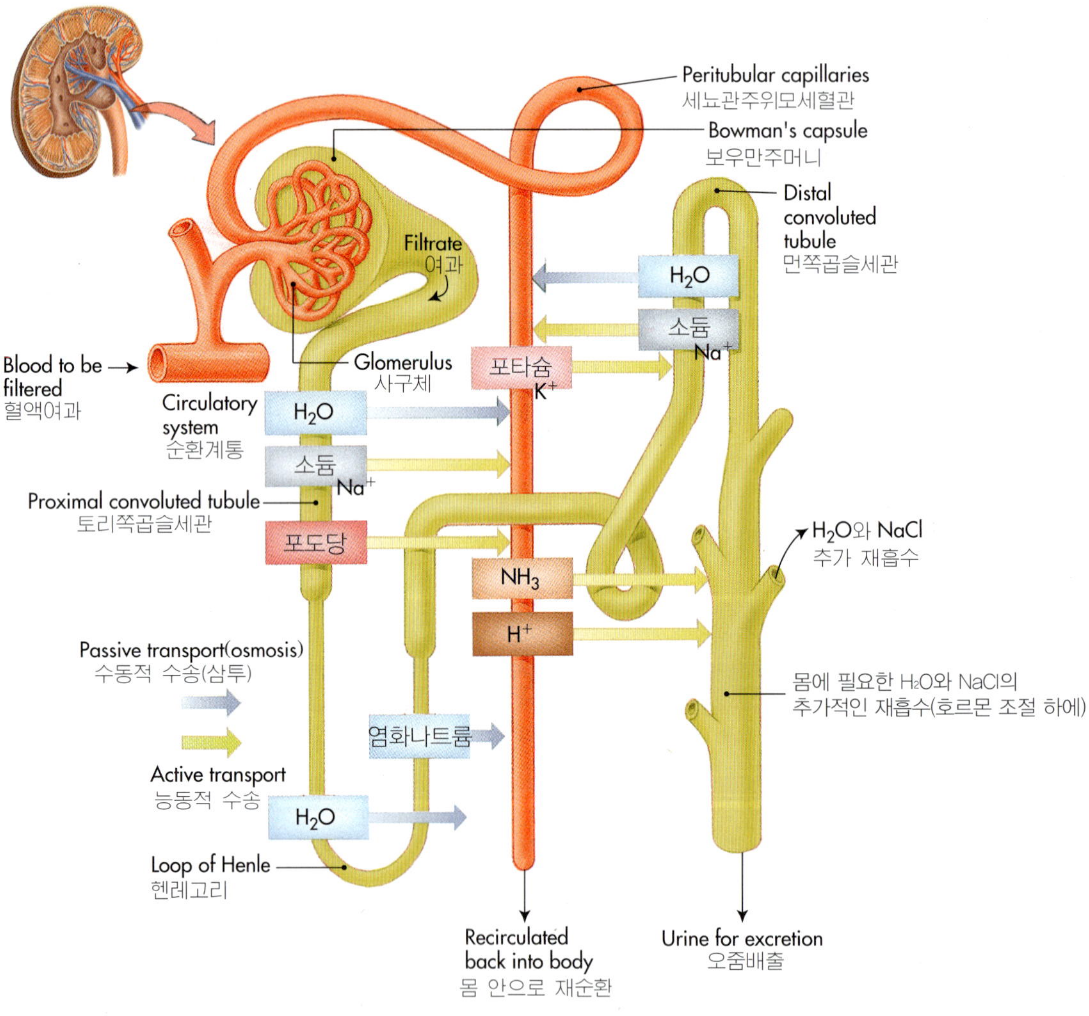

〈그림 16 – 9〉 세뇨관의 재흡수와 분비 위치

응용과학 APPLIED SCIENCE

전해질 및 산-염기 균형 ELECTROLYTES AND ACID-BASE BALANCE

허파는 혈액 내 이산화탄소 수치를 조절하여 산-염기 균형을 유지하는 데 중요한 역할을 하며, 콩팥도 중요한 역할을 한다. 콩팥은 세뇨관 시스템 내에서 전해질을 선택적으로 배설하거나 재흡수하여 전해질 균형을 유지한다. 한 가지 매우 중요한 상호작용은 수소이온(H^+)과 중탄산염이온(HCO_3^-)의 관계로, 이 이온들 사이의 관계는 혈액의 pH(산도 또는 알칼리도 수준)를 결정한다. 대부분의 CO_2는 중탄산염이온으로 혈액에서 운반되기 때문에 혈액의 CO_2 수준은 산-염기 균형에도 관여하는데, 이것을 산-염기 관계라고 한다. 혈액에 산이 너무 많으면 산성도를 높이고 pH를 낮추는 H^+가 소변으로 더 많이 배설되는 동시에 더 많은 중탄산염이온(중화시키는 염기산)은 산성 혈액으로 다시 재흡수되어 pH 값을 정상으로 되돌린다. 산-염기 균형을 유지하는 호흡기계통의 역할은 혈액이 너무 산성인 경우 호기된 이산화탄소(탄산)의 형태로 더 많은 산을 '분출'하기 위해 환기를 증가시키는 것이다.

그러나 역류성 일을 하는 콩팥단위의 특징은 하행고리 시작부의 낮은 이온농도, 고리 끝의 높은 농도, 그리고 하행고리와 상행고리 사이의 투과성의 차이이다.

따라서 여과물이 하행고리로 가면서 물은 재흡수되고, 물이 세뇨관을 떠나면서 고리의 이온농도는 증가하게 된다. 여과물이 코너를 돌아서 상행고리로 가면 더 많은 물이 떠나게 되고 수분은 극도로 농축된다. 상행고리는 유일하게 이온에만 투과성을 보여서 이온이 상행고리로 재흡수된다.

물과 이온은 세뇨관을 떠나서 모세혈관으로 이동함으로써 결국은 혈액으로 돌아가게 된다(그림 16-9).

재흡수와 분비에 영향을 미치는 세 번째 요인은 혈압을 조절하는 호르몬이다. 이 기전은 이미 혈압조절에서 소개된 적이 있다. 콩팥이 이온과 수분균형을 조절하기 때문에 이러한 기전이 콩팥기능에 영향을 미치는 것은 놀라운 일이 아니다.

콩팥에서 분비되는 호르몬은 다양한 기능을 한다. 이러한 호르몬은 심혈관계통과 내분비계통에서도 볼 수 있다.

- **항이뇨호르몬**(Antidiuretic Hormone, ADH)은 시상하부(hypothalamus)에서 만들어져서 혈압이 저하하거나 혈중 이온농도가 증가하면 뇌하수체(pituitary gland) 후엽에서 분비된다. 이 호르몬은 먼쪽세뇨관과 집합관의 투과성을 증가시킴으로써 더 많은 물이 재흡수된다. 그렇게 해서 혈액량을 늘리고 혈압을 증가시키며 이온 농도를 묽게 한다.

  많은 물이 흡수될수록 오줌의 양이 줄어들기 때문에 항이뇨호르몬이라고 부른다. 알코올은 실질적으로 ADH의 작용을 억제하며 먼쪽세뇨관과 집합관이 물의 투과성을 높이는 것을 억제한다. 그래서 물이 콩팥세뇨관(renal tubule)에 머물게 되고 방광으로 보내져서 오줌량이 증가한다. 술을 많이 마실수록 탈수 상태가 된다.

antidiuretic hormone *(ADH) (AN tih dye yoo RET ick)*

- **알도스테론**(Aldosterone)은 부신의 겉질에서 분비되는 스테로이드 성분인 부콩팥겉질호르몬(adrenocorticosteroid)이다. 알도스테론은 혈장 소듐이 감소되거나 혈장 포타슘이 증가할 때에 분비된다.

aldosterone *(al DOSS ter ohn)*

알도스테론은 먼쪽세뇨관과 상행고리를 통해 소듐이온의 재흡수를 증가시키고 포타슘이온의 분비를 높인다. 알도스테론이 작용하면 소듐이 혈액 속으로 재흡수되고 따라서 더 많은 물이 재흡수되어 결국에는 오줌량이 줄어들게 된다.

- **심방나트륨이뇨호르몬**(Atrial natriuretic hormone, ANH)은 혈액량이 증가할 때 심장의 심방에서 분비된다. 이 호르몬은 나트륨의 재흡수를 감소시키고 그렇게 해서 배뇨량을 증가시킨다. 만약 혈액량이 극적으로 증가했다면 어떻게 혈압을 일정하게 유지할 수 있겠는가? 어떻게 물을 제거하거나 물의 양을 늘릴 수 있는가? 심방나트륨이뇨호르몬은 알도스테론의 길항제이며 항이뇨호르몬(ADH) 분비를 억제한다. 또한 들세동맥을 확장하여 사구체 여과율을 증가시킨다. 이러한 모든 효과는 배뇨를 증가시켜 혈액량을 감소시킨다.

renin-angiotensin-aldosterone
(RIN en-an gee oh TEN sen-al DOSS ter ohn)
juxtaglomerular
(JUX tuh gloh MAIR you ler)

- **레닌–안지오텐신–알도스테론계**(renin-angiotensin-aldosterone system)는 여러 다른 방법으로 혈압을 조절하는 일련의 화학반응이다. 콩팥으로 가는 혈류량이 감소하면 토리방장치(juxtaglomerular apparatus)라고 하는 토리 근처의 특별한 세포에서 혈액 속으로 레닌을 분비한다. 레닌은 간에서 만들어지는 안지오텐시노겐(angiotensinogen)을 안지오텐신 I로 바꾼다. 이것을 허파에서 만들어지는 호르몬인 안지오텐신전환효소(angiotensin converting enzyme, ACE)가 안지오텐신 II로 바꾼다. 안지오텐신 II는 이 밖에도 여러 가지 기능을 갖고 있다. 갈증이 생기면 ADH 분비가 증가하고 알도스테론이 증가하여 혈관을 수축시킨다.

증가된 ADH 또는 알도스테론은 물 유입으로 인한 수분량의 증가와 오줌량의 감소와 같은 방법으로 혈압을 증가시킨다. 어떻게 콩팥, 허파, 간이 함께 작용하여 혈압을 조절하는지 생각해 보라. 고혈압을 가진 환자는 앞서 기술한 모든 효과를 억제하는 안지오텐신전환효소(ACE)억제제를 투여받음으로써 혈압을 떨어뜨린다.

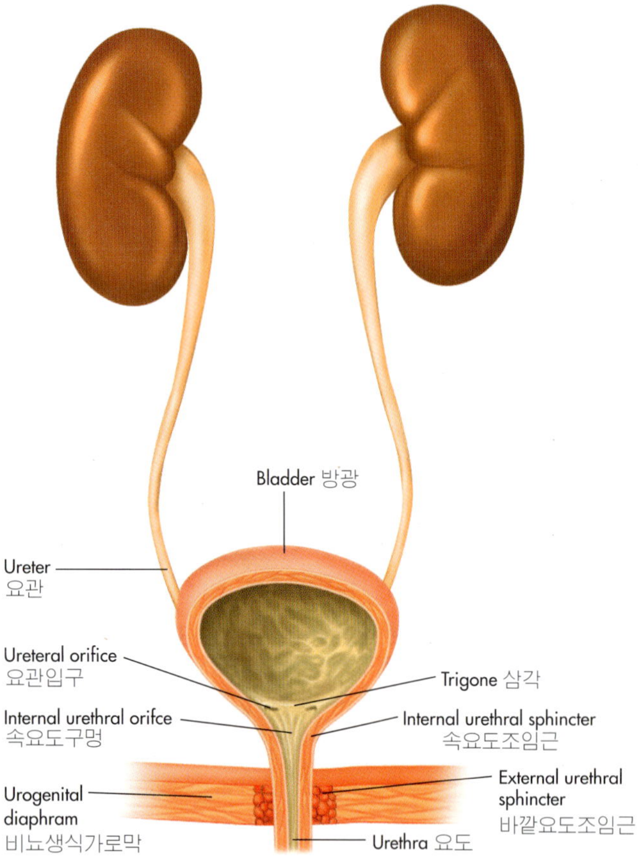

〈그림 16 – 10〉 방광

방광과 배뇨반사
The Urinary Bladder And Urination Reflex

토리거르액은 집합관에서 작은술잔으로, 그리고 큰술잔과 콩팥깔때기로 이동한다. 일단 집합관을 떠난 토리거르액은 그 농도가 변하지 않으며, 오줌으로 배출된다.

오줌은 콩팥깔때기에서 모인 후에 요관을 따라 **방광**으로 이동한다.

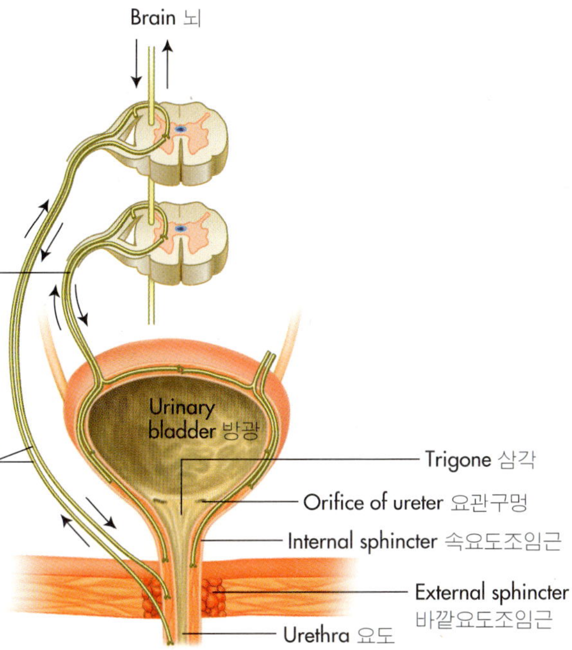

〈그림 16 – 11〉 오줌조절

방광은 두덩뼈(치골, pubic bone) 바로 위와 뒤에 있는 작은 속이 빈 기관이다. 방광은 이행성 상피세포(transitional epithelium)로 덮여 있으며, 오줌이 채워지면 팽창할 수 있도록 늘어난다.

방광의 팽창성은 **루가속**(rugae)이라고 부르는 주름에 의해 훨씬 증대된다. 방광은 여러 층의 환상으로 된 민무늬근육으로 이루어진 근육벽을 가지며 결합조직과 벽측복막으로 싸여 있다(그림 16–11).

오줌이 모이면 방광이 차서 늘어나면서 방광을 비우는 일인 배뇨(urination, voiding)를 시작하게 된다.

방광이 늘어나면 엉치뼈(천골) 척수(sacral spinal)에서 반사가 일어나 배뇨근(detrusor muscle)의 수축이 증가한다. 그러나 (뇌에 있는) 교뇌(pons)는 척수 반사를 억제하여 배뇨를 자발적으로 제어할 수 있다.

오줌은 다양한 형태의 상피세포를 가진 얇은 근육관인 요도를 통해 방광을 떠난다.

뇌의 일정 부분에서는 방광과 요도 사이 접합부의 밸브인 **속요도조임근**(internal urethral sphincter)과 골반 바닥 근육의 일부인 **바깥요도조임근**(external urethral sphincter)을 조절함으로써 배뇨를 억제한다. 속요도조임근은 비자발적이지만, 바깥요도조임근은 자발적으로 조절된다.

조임근의 교감자극은 오줌이 몸을 빠져 나가는 것을 억제한다(그림 16–11). 방광벽의 수축은 힘들지만, 다행스럽게도 조임근의 수축은 비교적 쉬운 편이다.

internal urethral sphincter
(IN ter nal yoo REE thral SFINK ter)
external urethral sphincter
(EXS ter nal yoo REE thral SFINK ter)

임상적용 CLINICAL APPLICATION

요로 감염 URINARY TRACT INFECTION, UTI

요로 감염(UTI)은 종종 대변 박테리아가 요로로 이동하여 발생한다. 또한 바이러스, 곰팡이 및 다양한 성병(STD)에 의해 유발될 수도 있다. 증상은 빈번하고 고통스러운 배뇨와 함께 때때로 소변에 피가 섞이거나 탁하고 이상한 냄새가 난다. 이러한 유형의 감염은 방광에서 요관을 거쳐 콩팥으로 이동하는 감염의 경우로 콩팥에 손상을 줄 수 있으므로 즉시 치료를 요한다. 요로 감염은 남성보다 여성에게 더 흔하며, 아마도 여성의 요도가 남성보다 짧기 때문일 수 있다. 또한 고령의 입원 환자, 도뇨관(導尿管, catheter)이 필요한 환자, 임산부, 폐경 후 여성, 요로의 구조적 이상이 있는 환자, 양성 전립선비대증(BPH)이 있는 남성도 위험하다.

증상에는 통증, 발열, 오한, 메스꺼움, 피로, 정신 착란 및 요로 감염 증상이 포함된다. 노인의 경우 정신 착란이 콩팥 감염의 유일한 증상일 수 있으며, 요로 감염 치료에는 항생제와 체액 증가가 포함된다. 이러한 감염은 병원체를 '제거(flush out)'하는 데 도움이 되도록 충분한 양의 물을 마심으로써 예방할 수 있다.

비뇨기계통의 일반적인 질환
COMMON DISORDERS OF THE URINARY SYSTEM

약물의 과용이나 남용은 콩팥 기능에 여러 영향을 미친다.

진통제 사용으로 인한 콩팥질환(analgesic nephropathy)은 이부프로펜(ibuprofen)이나 나프록신(naproxyn)과 같은 비스테로이드성 항염증약(nonsteroidal anti-inflammatory drug, NSAIDs)과 카페인이나 코데인(codeine) 또는 아세트아미노펜(acetaminophen)을 함께 장기 복용할 때에 발생한다. 이 약들은 처방전 없이 살 수 있는 용량만으로도 콩팥(신)부전을 야기하는 만성적인 콩팥 손상을 일으킬 수 있다.

만성신부전(chronic renal failure)은 점진적으로 진행되는 콩팥질환으로 3개월 또는 그 이상 지속된다. 미국에서는 800만 명의 성인이 중등도 또는 중증의 만성 콩팥 질환을 앓고 있으며, 그 수는 증가하고 있다. 만성신부전은 초기에 무증상인 경우가 많아 '침묵의 질병(silent disease)'으로 알려져 있다. 말기에는 콩팥 기능이 악화됨에 따라 증상의 정도와 수가 증가한다. 만성 콩팥질환의 가장 흔한 위험인자는 당뇨병(45%), 고혈압(20%), 심혈관 질환, 연령, 비만, 인종(아프리카계 미국인, 라틴계 및 아메리카 원주민이 더 위험함), 신독성 약물, 다낭성 콩팥질환, 루푸스(lupus, 낭창(狼瘡)으로 결핵성 피부병) 등으로 콩팥의 구조적 손상을 일으킨다. 종종 그 질환의 진행은 손상의 기저 원인을 치료하거나 혈압과 혈중 콜레스테롤을 조절함으로써 중단되기도 한다.

콩팥질환의 위험인자를 선별하고 치료하면 질환의 발병을 지연시키거나 예방할 수 있다. 이미 콩팥질환이 있는 환자의 경우 치료는 근본적인 원인 치료, 진행 감소, 환자의 콩팥 대체 준비로 구성된다. 치료에는 ACE(Angiotensin Converting Enzyme, 안지오텐신전환효소) 억제제, 안지오텐신 수용체 차단제, 스타틴 약물, 금연, 양호한 혈당 조절이 포함된다.

놀라운 사실 AMAZING FACTS

오줌 Urine

건강한 콩팥 시스템에서 생성된 오줌은 무균 상태로, 오줌에 담긴 요소는 겨울에 얼음을 녹이는 데 사용되는 것과 동일한 물질이다. 또한, 요소는 식물 비료의 구성 요소이며, 질소는 인간의 폐기물이지만 식물의 성장에 필수적인 산물이기도 하다.

질병이 진행됨에 따라 환자는 콩팥의 교체가 필요할 수 있다.

만성신부전은 말기단계의 신부전(end stage renal failure)을 야기하기도 한다. 그러나 대부분의 만성 콩팥질환 환자는 말기 질환에 이르지는 않는다. 그러나 대부분의 콩팥질환 환자는 종종 초기 단계에서 심혈관 질환으로 사망한다. 따라서 만성 콩팥질환에 대한 많은 치료법은 콩팥 기능의 상실을 수반하는 심혈관 위험 인자를 줄이는 데 중점을 둔다. 말기 신부전은 신부전의 마지막 단계이다. 미국에서 거의 50만 명의 환자들이 말기 신부전증을 앓고 있다. 말기단계의 신부전을 치료하는 방법은 콩팥투석이나 콩팥이식뿐이다.

요붕증(diabetes insipidus)은 항이뇨호르몬(ADH)이 너무 적거나 ADH에 대한 콩팥의 둔감성을 특징으로 하는 내분비 장애이다. 정상적인 ADH 분비가 없으면 많은 양의 오줌이 만들어진다. 환자가 탈진이 된다고 할지라도 오줌의 생성량은 줄어들지 않는다. 비정상적인 갈증기전으로 야기되는 희귀한 이 질환은, 환자가 조절할 수 없을 정도로 물을 많이 마시게 만든다.

이 조절할 수 없는 갈증을 가진 환자는 실제로 너무 많은 양의 물을 마심으로써 물중독(water toxication: 많은 양의 물에 희석돼 위험할 정도로 낮은 소듐 농도를 나타내는 상태)에 빠져서 뇌손상 또는 사망에 이른다. 당뇨병은 또한 과도한 배뇨를 유발하지만, 혈당 증가로 인해 배뇨는 과도한 포도당을 배출하려는 신체의 시도이다. '통과(passing through)'를 의미하는 당뇨병은 매우 다른 질환이지만 두 당뇨병 모두에서 과도한 배뇨를 나타낸다.

신토리염(glomerulonephritis)은 토리에 염증이 생기는 것이고, **토리경화증**(glomerulosclerosis)은 토리가 손상되는 질환이다. 둘 다 예민한 여과기에 손상을 준다. 여과기가 손상되면 혈구세포나 혈장 단백질이 여과기를 통과해서 오줌에 나타난다. 잔여 배설물의 제거는 감소하고 오줌의 화학적 조성이상으로 인해 전해질 균형은 비정상적으로 바뀐다.

신토리염의 원인은 세균감염, 당뇨병성 콩팥질환, 전신성 홍반성 루푸스, 알포트 증후군(Alport's syndrome), 굳-파스처 증후군(Good-pasture's syndrome) 등이다.

용혈성 요독 증후군(hemolytic uremic syndrome)은 전형적으로 덜 익힌 육류를 섭취함으로써 세균인 대장균(*E. coli*)에 감염돼 일어나는 질환이다. 세균은 소화기에 감염되어 독성물질을 분비하고 그로 인해 적혈구가 파괴된다.

손상받은 적혈구는 콩팥의 혈관에 끼임으로써 콩팥단위로 가는 흐름을 막는다. 치료하지 않으면 영구적인 콩팥 손상을 초래한다.

Points of Interest

- **비뇨기계통**은 한 쌍의 콩팥과 방광으로 오줌을 운반하는 한 쌍의 요관으로 구성되어 있다. 요도는 오줌을 방광에서 우리 몸 밖으로 이동시킨다. 비뇨기계통의 기능은 수분과 전해질 균형을 조절하고 질소 함유 폐기물을 제거하는 것이다.

- **콩팥**은 콩 모양이며 피막으로 싸여 있다. 콩팥은 움푹 패여 있는 콩팥문과 안쪽에 콩팥굴(renal sinus)이라는 공간을 가지고 있다. 콩팥은 세 층, 즉 콩팥겉질, 콩팥속질, 콩팥깔때기로 구분된다. 콩팥깔때기는 깔때기 모양으로 여러 개의 큰술잔으로 나누어진다. 각각의 큰술잔은 다시 여러 개의 작은술잔으로 나누어진다. 콩팥깔때기는 요관으로 이어진다.

- **콩팥**은 혈관이 풍부한 장기이다. 혈액공급은 각각의 콩팥동맥에 의해 이루어진다. 혈관은 점점 더 작게 나누어져서 수백만 개의 작은 세동맥인 들세동맥을 이룬다. 들세동맥은 수백만 개의 콩팥의 기능적 단위인 콩팥단위에 공급된다. 혈액은 일련의 정맥을 통해 콩팥을 떠나며 콩팥정맥을 통해 순환계통으로 돌아간다.

- **콩팥단위**는 콩팥의 기능적 단위이다. 각각의 콩팥은 수백만 개의 콩팥단위를 가지고 있다. 콩팥단위는 콩팥미립자와 콩팥세뇨관으로 나뉜다. 토리와 토리주머니로 이루어진 콩팥미립자는 혈액을 걸러서 토리거른액을 만든다. 콩팥세뇨관은 토리쪽세뇨관, 콩팥단위고리, 먼쪽세뇨관, 집합관으로 이루어지며, 오줌의 양과 농도를 조절하고 물과 전해질 및 다른 물질들을 분비한다. 콩팥단위의 벽은 상피세포로 이루어져 있다. 상피세포의 형태는 콩팥단위 각각의 기능에 따라 다르다.

- **오줌**은 세 가지 과정, 즉 토리 여과, 세뇨관 재흡수, 세뇨관 분비의 조합으로 만들어진다. 토리 여과의 선택성은 여과기 구멍의 크기와 토리와 토리주머니 사이의 압력의 차이에 의해 결정된다. 여과기 구멍의 크기는 토리가 손상받지 않는 한 변하지 않는다.

- 예를 들어, 단백질은 여과기를 통과하지 못한다. 그러나 토리여과율은 토리가 변하면 바뀔 수 있다. 자가조절은 들세동맥의 직경을 조절함으로써 토리 압력과 토리여과율을 일정하게 유지한다. 하지만 교감자극은 들세동맥을 수축함으로써 토리 여과와 오줌량을 조절한다(이 경우는 여과율과 오줌량이 감소된다).

- **세뇨관의 재흡수와 분비**는 각각 다른 세뇨관의 투과성에 의해 조절된다. 토리쪽세뇨관은 수십 개의 다른 물질들을 재흡수할 정도로 다재다능하다. 콩팥단위고리의 하행고리는 물에 투과성을 가지고, 상행고리는 이온에 투과성을 가진 정교한 역류기전의 한 부분이다. 토리쪽세뇨관과 집합관은 물을 재흡수한다.

콩팥세뇨관의 투과성은 혈압을 조절하는 많은 호르몬에 의해 조절된다. 알도스테론 · ADH · ANH와 다른 호르몬들은 오줌량과 이온의 분비를 통해 혈압을 조절한다. 오줌량의 변화는 인체 수분량은 물론 혈압도 변화시킨다.

- **방광**은 오줌을 모으고 저장하는 장치이며 골반안에 위치한다. 방광은 근육으로 된 벽을 가지고 있다. 근육의 수축은 방광을 비우는 배뇨를 일으킨다.

  배뇨는 엉치뼈 척수 뉴런에 의해 제어되는 반사이지만, 궁극적으로 숨뇌의 부교감신경에 의해 제어된다. 교감신경은 두 밸브, 즉 의식적인 **배뇨반사**를 조절하는 속과 바깥 요도조임근을 조절하며, 둘 다 배뇨반사를 크게 제어할 수 있다.

사례연구 CASE STUDY

제인에게 자주 화장실에 다녀와야 하는 성가신 증상이 생겼다. 가끔은 화장실에 사는 것처럼 보일 만큼 증세는 점점 더 악화되었다. 일주일이 넘게 잠을 이루지 못한 끝에 그녀는 병원을 찾았고, 의사는 빈뇨의 원인을 찾기 위해 여러 검사(당뇨병, 과민성방광, 요로감염)를 실시했다.

그 결과는 다음과 같았다 :

오줌세균	없음
혈액	없음
백혈구	없음
포도당	정상
단백질	없음

- 병명은 무엇이며, 왜 그렇게 생각하는가?
- 가능한 의학적 치료는 무엇이라고 생각하는가?
- 제안된 생활 방식 변화를 조사하고 나열한다.

Review Questions

Multiple Choice

1. 콩팥 네프론(renal nephron)의 어느 부분이 혈액을 여과하는 기능인가?

a. 콩팥깔때기
b. 콩팥미립자
c. 콩팥겉질
d. 콩팥기둥

2. 집합관(collecting ducts)은 콩팥의 어느 부분에서 발견되는가?

a. 콩팥겉질
b. 콩팥피막
c. 콩팥깔때기
d. 콩팥피라미드

3. 방광(bladder)에서부터 외부까지 연결되는 이 관은 무엇인가?

a. 집합관
b. 먼쪽세뇨관
c. 요관
d. 위에는 해당사항 없음

4. 산성의(acidic) 혈액을 야기하는 것에 대한 책임을 담당하는 이온은 무엇인가?

a. Na^+
b. H^+
c. K^+
d. HCO_3

5. 혈압이 감소되었을 때 수분의 재흡수를 촉진하기 위해 시상하부에서 분비되는 신장호르몬(renal hormone)은 무엇인가?

a. 알도스테론
b. 나트륨이뇨호르몬
c. 항이뇨호르몬
d. 에피네프린

6. 토리쪽세뇨관의 세포는 왜 미세융모로 되어 있는가?

a. 표면적을 증가시키기 위해
b. 입자를 이동시키기 위해
c. 먼쪽세뇨관과 구별하기 위해
d. 여과율을 증가시키기 위해

7. 다음 중 오줌에 혈액이 나올 가능성이 있는 경우는?

a. 여과가 감소된 경우
b. UTI 요로계 감염
c. 관의 재흡수가 감소된 경우
d. 혈압이 감소된 경우

8. 환자가 심한 탈수(dehydration)를 경험한다면 오줌의 양은 어떻게 될거라고 예상이 되는가?

a. 증가할 것이다.
b. 감소할 것이다.
c. 평소와 같을 것이다.
d. 정보가 충분하지 않다.

Fill in the Blank

1. 대부분의 수액 물질은 콩팥세뇨관(renal tubule)의 이 부분에서 분비 또는 재흡수되어 진다.

____

2. 세뇨관의 이 부분은 소듐과 수분의 재흡수를 위한 정교한 역류기전을 가진다.

____

3. 이 호르몬은 수액 용량이 증가할 때 심장에서 방출된다.

____

4. 배뇨반사(Urination reflex)는 CNS의 이 부분에 의해 중재된다. ____________________

5. 혈중 소듐 수치가 감소함에 따라 이 호르몬은 부신겉질(adrenal cortex)로부터 방출된다.

____

6. ____________________는 깔때기 모양 요관의 끝에 위치한다.

[해답] Multiple Choice

1. b **2.** d **3.** d **4.** d **5.** c **6.** a **7.** b **8.** b

Fill in the Blank

1. 세뇨관주위모세혈관(peritubular capillaries)
2. 상행고리(ascending loop)
3. 나트륨이뇨호르몬(atrial natriuretic hormone, ANH)
4. 숨뇌(pons)
5. 알도스테론(aldosterone)
6. 콩팥깔때기(renal pelvis)

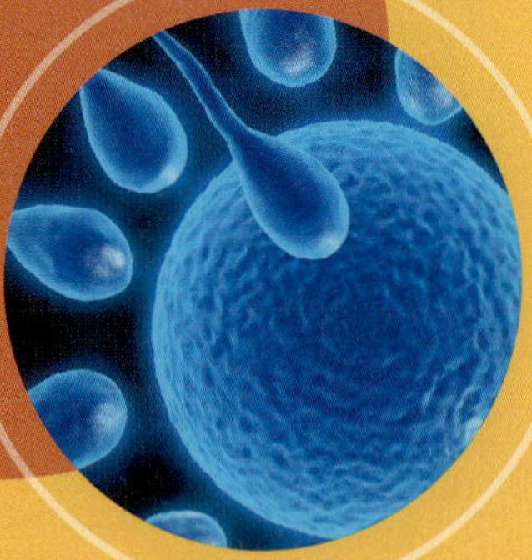

제17장

생식기계통

대체와 재생

도시 전체가 매끄럽게 작동되려면 사회기반 시설, 즉 건물, 도로, 운동장, 학교 등이 지속적으로 재생되거나 만약 재생이 어렵다면 새 것으로 대체되어야 한다. 또한 인구가 증가하고 있다면 자본과 자원을 동원해서 도시의 영역을 넓혀야 한다.

인체도 도시와 유사하다. 세포나 조직은 끊임없이 손상당하거나 소멸되므로 세포나 조직을 재생하거나 새 것으로 대체하여야 한다. 세포가 정밀하게 자신의 복제물을 만들어 내는 무성생식이나 유사분열은 인체를 건강하게 유지하는 데 필수적으로 요구되는 과정이다.

우리는 이미 3장에서 유사분열에 대해 논의한 바 있다.

세포의 증식은 궁극적으로 인간이 새로운 인간을 탄생시키는 복잡한 과정, 즉 유성생식으로 유도된다. 만약 생식능력이 없었다면 인류는 오래 전에 멸종했을 것이다. 다행히 인류는 여러 세대를 거치는 동안 그 다양성을 잃지 않았고, 삶이라고 하는 여행에 더할 나위 없이 큰 즐거움을 안겨주고 있다.

THE

REPRODUCTIVE SYSTEM

REPLACEMENT AND REPAIR

Chapter **17**

무엇을 학습할 것인가 LEARNING OUTCOMES

- 유사분열과 감수분열을 구별하고, 인간의 생애주기에서 각각의 역할을 구분할 수 있다.
- 여성 생식기관의 기능을 찾아 설명할 수 있다.
- 생리주기, 난자 생성, 난포 발달 및 배란단계를 포함하여 여성 생식 생리학을 설명할 수 있다.
- 여성 생식기계통에 미치는 호르몬 조절효과에 대해 설명할 수 있다.
- 남성 생식기관의 기능을 찾고 설명할 수 있다.
- 정자 형성을 포함한 남성의 생식 생리학을 설명할 수 있다.
- 호르몬 조절이 남성의 생식기관에 미치는 영향에 대해 논의할 수 있다.
- 임신과 출산의 단계를 설명할 수 있다.
- 남녀 생식기계통과 관련된 흔한 질환을 설명할 수 있다.

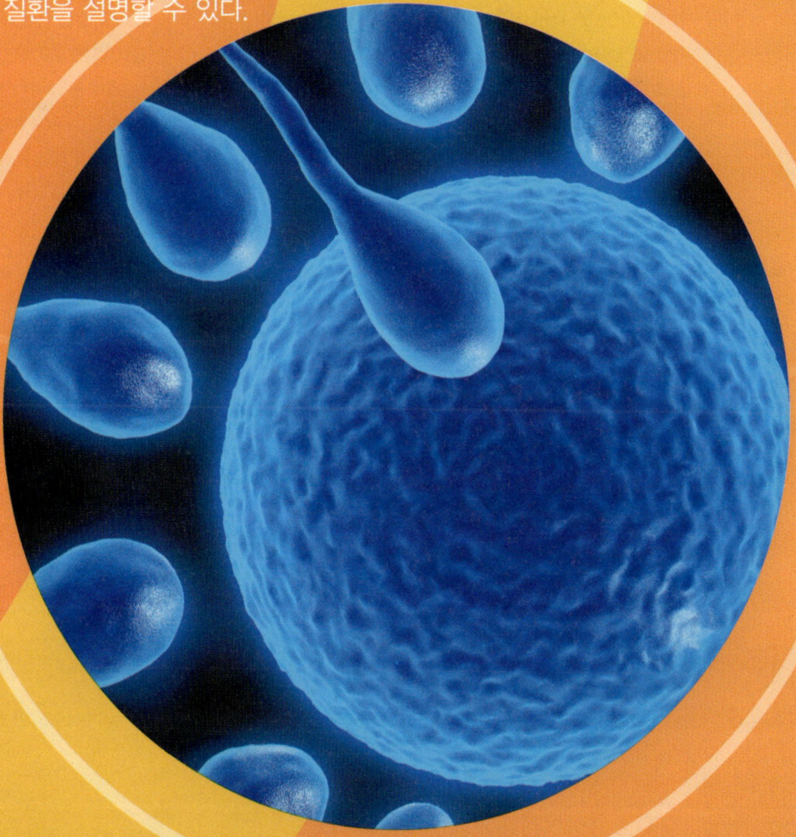

발음안내 Pronunciation Guide

이 장에서 다루어지는 중요한 단어의 발음

abruptio placentia [ah BRUP tee oh plah sen shah]
amenorrhea [aye MEN oh REE ah]
bulbourethral gland [BUHL boh yoo REE thral]
clitoris [KLIT oh riss]
corpus luteum [KOR pus LOU tee um]
cytokinesis [SIGH toe kih NEE suss]
cryptorchidism [kript OR kid izm]
endometrium [EHN doh MEE tree um]
epididymis [ep ih DID ih miss]
eukaryotic cell [you CARE ee AH tic sell]
fimbria [FIM bree ah]
follicle-stimulating hormone [FALL ih kle STIM you LAY ting]
gametes [GAM eet]
genitalia [jen ih TAIL ee uh]
gonadotropin-releasing hormone [GON uh doh TROH pin]
human chorionic gonadotropin [HUE man core ee AH nik GO nad oh THOH pin]
hydrocele [HIGH droh seel]
labia majora [LAY bee ah mah JOR ah]
labia minora [LAY bee ah mih NOR ah]
luteal phase [LOO tee al faze]
luteinizing hormone [LOO tee ah NIZE ing]
meiosis [my OH sis]
menses [MEN seez]
menstruation [MEN stroo AY shun]
myometrium [MY oh MEE tree um]
oocyte [OH oh site]
oogenesis [OH oh JEN eh sis]
perimetrium [pair ee MEE tree um]
primordial follicles [pay MORE dee all FALL ih klz]
progesterone [proh JESS ter ohn]
pudendal cleft [pew DEN dall]
seminal vesicles [SEM ih nal VESS ih klz]
seminiferous tubules [SEM ih NIF er uss TOO byoolz]
sertoli cells [sir TOW lee sells]
spermatocytes [sper MAT oh sites]
spermatids [sper MAT ids]
spermatogonia [SPER mat oh GO nee uh]
spermatozoa [sper MAT oh ZOE ah]
testis, testes [TESS tiss, TESS teez]
testicles [TESS tih klz]
testosterone [tess TOSS ter ohn]
urethra [yoo REE thrah]
uterus [YOO ter uss]
vagina [vah JYE nah]
vas deferens [VAS DEFF er enz]
vulva [VULL vah]
zygote [ZIGH goht]

조직의 성장과 대체 TISSUE GROWTH AND REPLACEMENT

유사분열과 감수분열에 대해서는 3장에서 이미 언급하였으므로, 이 장에서는 유사분열 중에 세포의 증식이라는 관점에서 간단히 복습해 보자. 세포 증식은 모든 생식을 위한 기초이며, 동시에 좋은 출발점이다.

무성생식: 유사분열 Asexual reproduction: Mitosis

세포증식(cellular reproduction)은 새로운 세포를 만드는 과정이다.

이것은 또한 **세포분열**(cell division)이라고 알려져 있는데, 증식할 때 1개의 세포가 2개의 세포로 분열되기 때문이다. 세포는 다른 세포에서 분열한다. 세포가 다른 세포와 관련 없이 그 자신과 동일한 복제본을 만들 때, 이 과정을 **무성생식**(asexual reproduction)이라고 부른다.

동물세포나 식물세포, 그리고 박테리아를 포함한 대부분의 세포는 무성생식으로 스스로 증식할 수 있다.

인체를 구성하는 세포는 **진핵세포**(eukaryotic cell)로 알려져 있다. 진핵세포는 핵과 세포 내 소기관, 그리고 핵 안에 염색체를 가진다(세포의 유전인자인 DNA는 염색체로 알려진 염색질 다발이라는 사실에 주의한다.).

a = ~없이
eukaryotic cell
(you CARE ee AH tic sell)

염색체가 세포에 대한 모든 지시를 담고 있기 때문에, 세포는 증식 후에 완전한 구조를 갖춰야 한다. 이러한 지시는 우리 몸 안에서 세포가 기능하는 법부터 증식을 위한 설계에 이르기까지 모든 사항을 포함한다.

하나의 세포에 한 개의 염색체가 있는 박테리아부터 46개의 염색체를 가진 사람에 이르기까지 모든 염색체는 반드시 세포가 분열되기 전에 복제되어야 한다.

이제 세포 증식의 좀 더 복잡한 형태를 알아보자. 인체에 들어 있는 진핵세포는 증식을 위해 더 복잡한 과정을 거쳐야 한다. 인체의 세포들은 46개의 모든 염색체를 복제해야 할 뿐만 아니라, 각각의 세포가 모든 염색체와 세포 내 소기관을 갖추어야 한다.

각각의 새로운 세포에 모든 유전인자를 정확한 수로 복제하는 과정을 **유사분열**(mitosis)이라고 한다. 유사분열은 진핵세포가 무성생식으로 증식할 수 있는 유일한 방법이다. 유사분열에 대한 자세한 설명은 3장을 참조하기 바란다.

mitosis *(my TOE sis)*

유성생식: 감수분열 SEXUAL REPRODUCTION: Meiosis

지금까지 성장과 재생을 위한 세포분열의 문제를 살펴 보았지만, 이제부터는 종족의 영속과 관련된 유성생식에 초점을 맞춰 보자.

감수분열

많은 동물은 성(sexually)을 통해 종족을 재생산한다. 생식은 또 다른 개체의 도움을 필요로 하며, 그 결과 자신과 동일하지 않은 자손을 낳는다. 유성생식은 한 유기체의 세포와 같은 종의 다른 유기체의 세포 간 결합을 포함한다. 동물의 경우, 유성생식을 목적으로 암컷은 **난자**(eggs)를 생산하고 수컷은 **정자**(sperm)를 생산한다. 이런 특별한 세포들은 **생식체**(gametes)로 알려져 있다.

gametes *(GAM eet)*
meiosis *(my OH sis)*

생식체는 **감수분열**로 알려진 특이한 세포분열에 의해 생산된다. 감수분열의 말기에 생산된 딸세포는 모세포가 가진 염색체 수의 절반만 가진다(비록 우리가 수컷의 세포분열에 관해 논의하더라도 세포는 모세포와 딸세포로 부른다는 사실에 주의한다.).

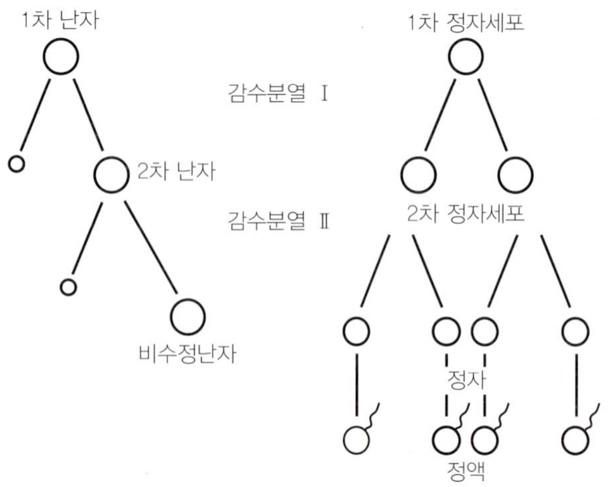

〈그림 17－1〉 여성과 남성의 감수분열 비교

딸세포들이 염색체들의 반만 가지는 것은 유성생식에 의해 나머지 반과 서로 결합할 것이기 때문이다. 인간의 세포에 있는 염색체 총 수는 46개이다. 만약 생식체의 염색체 수가 세포분열 과정에서 반으로 감소하지 않는다면, 유성생식을 거친 세포는 필요로 하는 염색체 수의 두 배를 가질 것이다(92개 염색체). 그러므로 감수분열은 세포의 염색체 수 조절을 위해 절대적으로 필요한 과정이다. 너무 적거나 또는 너무 많은 염색체를 가진 세포는 대부분 사멸한다.

〈그림 17–1〉은 남성과 여성의 감수분열 과정을 설명한다. 생식샘 내에서 1차 배우자 세포(남성의 경우 정자세포, 여성의 경우 난모세포)라고 하는 특수 세포가 감수분열을 거쳐 배우자를 생산한다.

감수분열의 첫 번째 단계에서 상동 염색체(homologous chromosomes)는 중기 동안 함께 정렬된다. 후기에서는 이러한 상동 염색체가 분리되어 딸세포가 각 쌍 중 하나를 받을 수 있다. 이것은 각 염색체가 단독으로 정렬되고 자매 염색분체가 분리되는 유사분열과는 다르다. 감수분열 I의 끝에서 딸세포를 2차 배우자 세포(생식모세포)라고 한다. 염색체를 복제하지 않고 2차 배우자 세포는 감수분열 II를 거친다. 여기에서 유사분열과 마찬가지로 자매 염색분체가 분리된다. 유사분열과는 달리 2차 배우자 세포는 각각 하나의 사본만을 갖는다.

상동 염색체이므로 생성된 딸세포는 정상 세포의 염색체 수의 절반을 갖는다. 생성된 딸세포는 수정되지 않은 난자와 정자이며 정자가 되기 위해서는 짧은 성숙 단계를 거쳐야 한다.

감수분열이 남성과 여성에서 작동하는 방식에는 몇 가지 차이점이 있는데, 가장 주목할 만한 차이점은 각 1차 배우자 세포에서 남성은 4개의 정자를 생산하는 반면, 여성은 1개의 난자만을 생산한다는 것이다. 이는 난모세포 자체가 세포질(cytoplasm)을 별도의 딸세포로 분할하지 않고 핵(nucleus)만 분할하기 때문이다.

학습 힌트 LEARNING HINT

유사분열과 감수분열 MITOSIS VERSUS MEIOSIS

이 두 단어는 비슷하므로 종종 혼동된다. 감수분열은 남성과 여성의 성적 결합이 나머지 절반을 제공하기 때문에 염색체의 절반을 포함하는 배우자 또는 성 세포를 생성한다. 반면에 유사분열(나는 나 자신을 재생산한다)은 무성이며 결합이 필요하지 않기 때문에 세포의 정확한 사본과 염색체의 완전한 보체를 생성한다는 점에서 다르다.

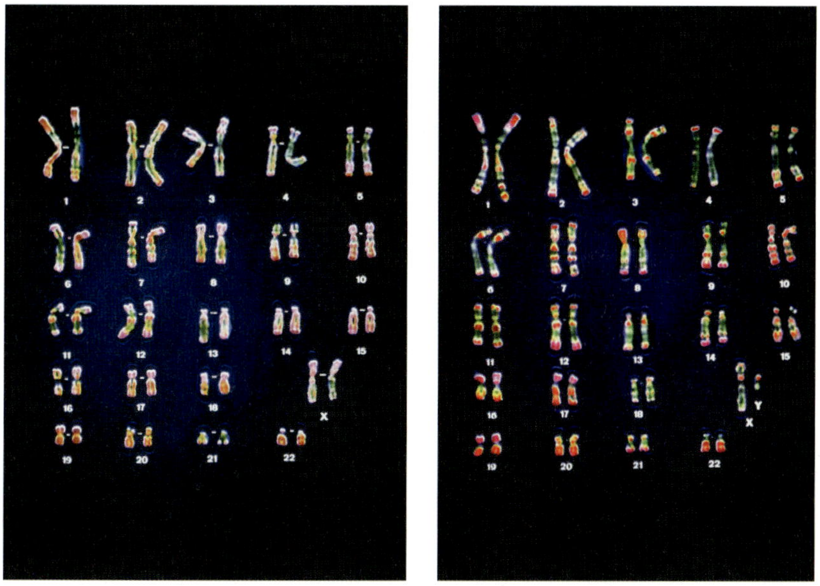

A. 여성　　　　B. 남성

〈그림 17 – 2〉 인간 염색체

우리는 아버지의 정자와 어머니의 난자의 결합에 의해 태어났다. 우리가 가지고 있는 46개의 염색체는 사실은 23쌍의 염색체를 의미한다. 염색체 각각의 쌍은 아버지의 염색체 하나와 어머니의 염색체 하나로 구성된다.

임상적용 CLINICAL APPLICATION

다운 증후군 DOWN'S SYNDROME

다운 증후군은 작은 키, 심장결함, 백혈병 위험도 증가, 알츠하이머병, 정신지체 등이 나타나는 비교적 흔한 출생 결함이다. 다운 증후군은 인간 세포에 여분의 21번 염색체가 존재함으로써 발생한다. 대부분 여성에게서, 감수분열의 어떤 기간 동안 염색체 분리가 실패하면 어떤 딸세포는 21번 염색체가 없거나 두 개의 21번 염색체를 가지게 된다. 만약 여분의 염색체를 가진 난자가 수정이 되면 결과적으로 태아는 두 개가 아닌 세 개의 21번 염색체를 가지게 되는 것이다.

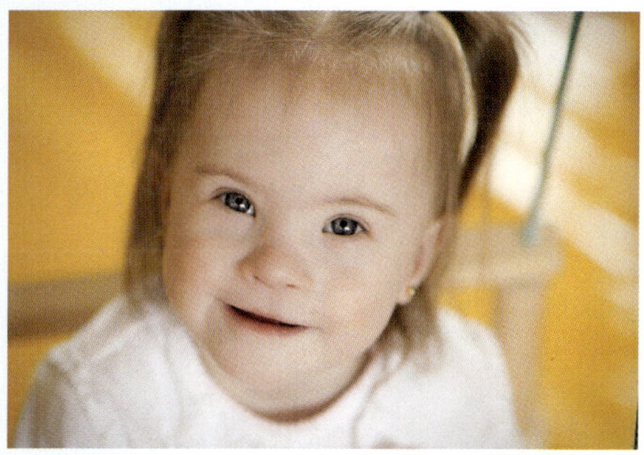

〈그림 17 – 3〉 다운 증후군을 가지고 있는 아이

다운 증후군을 가진 아이가 태어날 가능성은 35세 이상의 여성에서 극적으로 증가한다. 그러나 모든 가임 연령(childbearing age)에게서 발생할 수 있다. 다운 증후군은 비정상적인 염색체 수에 의하여 발생하는 질환 중에서는 매우 드문 경우인데, 보통 비정상적인 염색체를 가진 수정란의 대부분이 충분히 발육되지 못하기 때문이다.

염색체가 쌍으로 구성되어 있다는 생각은 염색체의 크기와 형태 및 유전자 운반과 관련하여 조화될 수 있다. 즉, 아버지의 1번 염색체와 어머니 1번 염색체가 결합될 것이다. 또한, 염색체 2, 3, 4, 그리고 22번까지 이와 같은 방법으로 결합될 것이다.

염색체 23번 쌍은 성염색체의 쌍이다. 염색체의 일치가 태아의 성을 결정하므로 성염색체라고 부른다(그림 17-2 참조).

여성은 항상 X를 제공하나, 남성은 X 또는 Y 염색체를 제공할 수 있다. 남성은 생식과정에서 Y염색체와 X염색체를 제공해서 태아의 성을 실제적으로 결정한다.

인생 주기 THE HUMAN LIFE CYCLE

유사분열과 감수분열 모두 인생에서 절대적으로 필요한 부분이다. 이것들이 없으면 소멸한 세포는 대체될 수 없고, 손상된 세포는 재생되지 않으며, 새로운 인간이 출생할 수 없다. 유사분열과 감수분열의 중요성은 인생 주기를 보면 쉽게 이해할 수 있다(그림 17-4).

gonad *(GO nad)*
testis, testes *(TESS tis, TESS teez)*
ovary, ovaries *(OH vah ree, OH vah reez)*

zygote *(ZIGH goht)*

인간의 충란과 정자들은 다른 세포들이 갖는 염색체 수의 반을 가진다. 이것들은 **생식샘**(gonad)이라고 알려진 특별한 장기에서 감수분열에 의해 생산되는데, 남성 생식샘은 **고환**(testes), 여성 생식샘은 **난소**(ovaries)라고 부른다. 유성생식을 하는 동안 생식체(충란과 정자)의 유전인자는 서로 접합하고 결합한다. 이 유전인자의 접합과 결합을 **수정**(fertilization)이라고 부른다.

수정된 난자는 **접합체**(zygote)라고 하며, 23개의 염색체를 가진 생식체와 다르게, 접합체의 염색체 수는 인간세포의 전형적인 염색체 수(46개)와 동일하다.

접합체가 배아에서 태아로 성장하는 동안 여성의 몸 안에서는 백만 번의 유사분열과 발육이 진행된다. 이 단원의 나머지 부분은 인간의 유성생식을 설명하는 데 할애될 것이다. 생식기관을 생식기라고 한다. 일반적인 용어인 1차 성기(genitalia)는 생식기를 생산하는 생식샘을 가리킨다. 부속 생식기는 생식 과정을 돕는 다른 모든 구조이다.

여성의 해부학적 구조 Female Anatomy

uterus *(YOO ter us)*
vagina *(vah JYE nah)*
vulva *(VULL vah)*

여성의 생식샘은 난소이며, 2차 생식기는 **난관**(uterine tube) · **자궁**(uterus) · **질**(vagina) 그리고 **외음부**(vulva)로 구성된 외부생식기이다.

난소 THE OVARY

난소(ovary)는 일차 생식기로 길이가 약 3cm인 타원형의 쌍 구조로 배 안에 위치해 있다. 자궁 옆에는 각각 하나의 난소가 몇 개의 인대에 매달려 고정되어 있다. 즉, 난소간막은 난소를 매달고 있으며, 걸이인대와 난소인대가 각각 골반 바깥쪽 벽과 자궁벽에 난소를 고정시킨다.

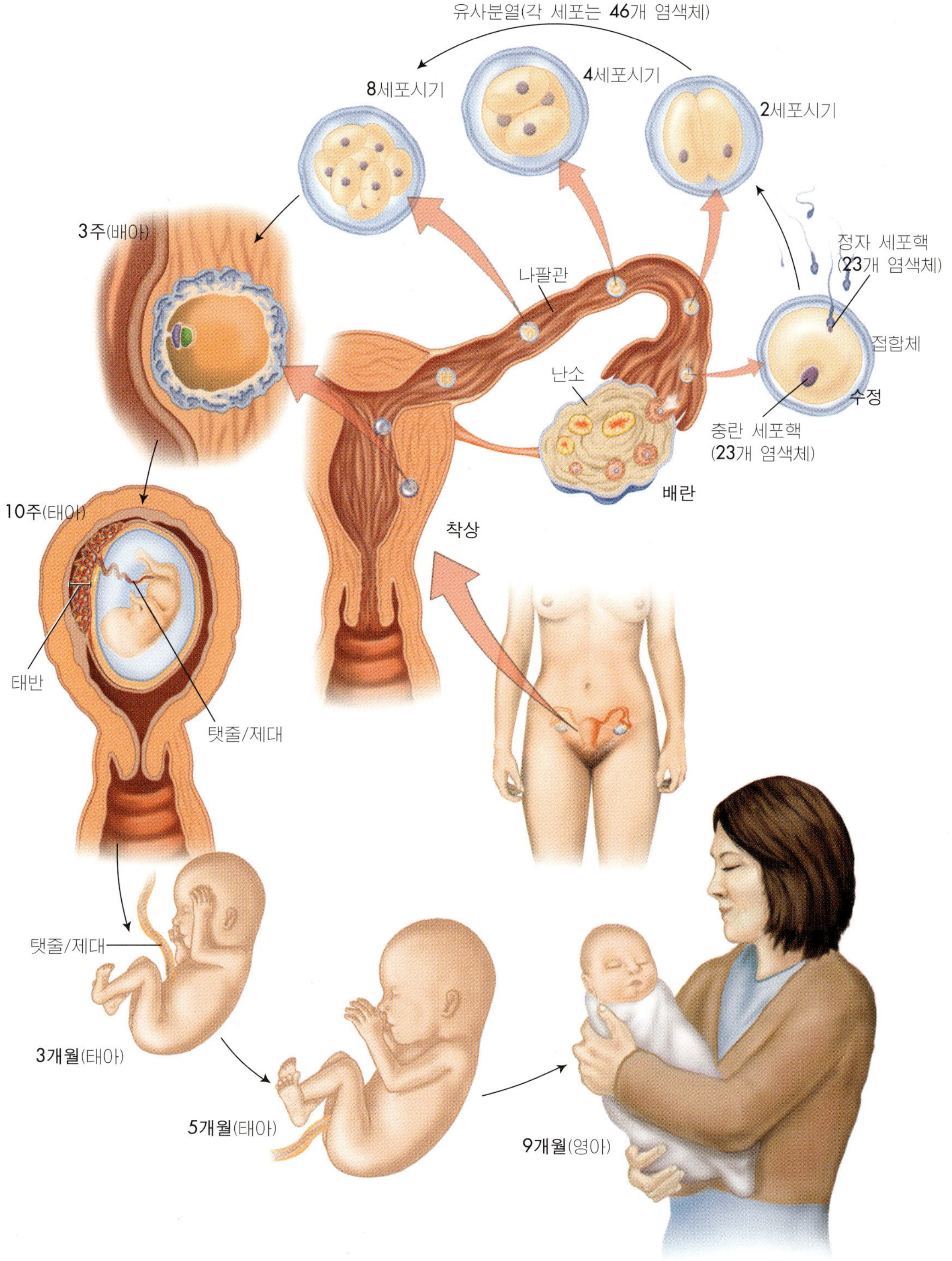

〈그림 17 – 4〉 인생주기의 초기 단계

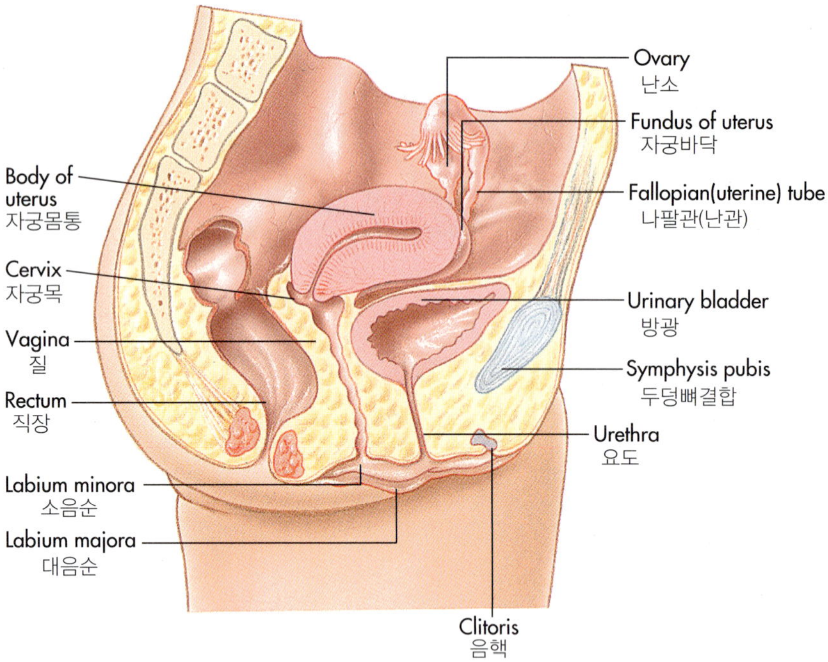

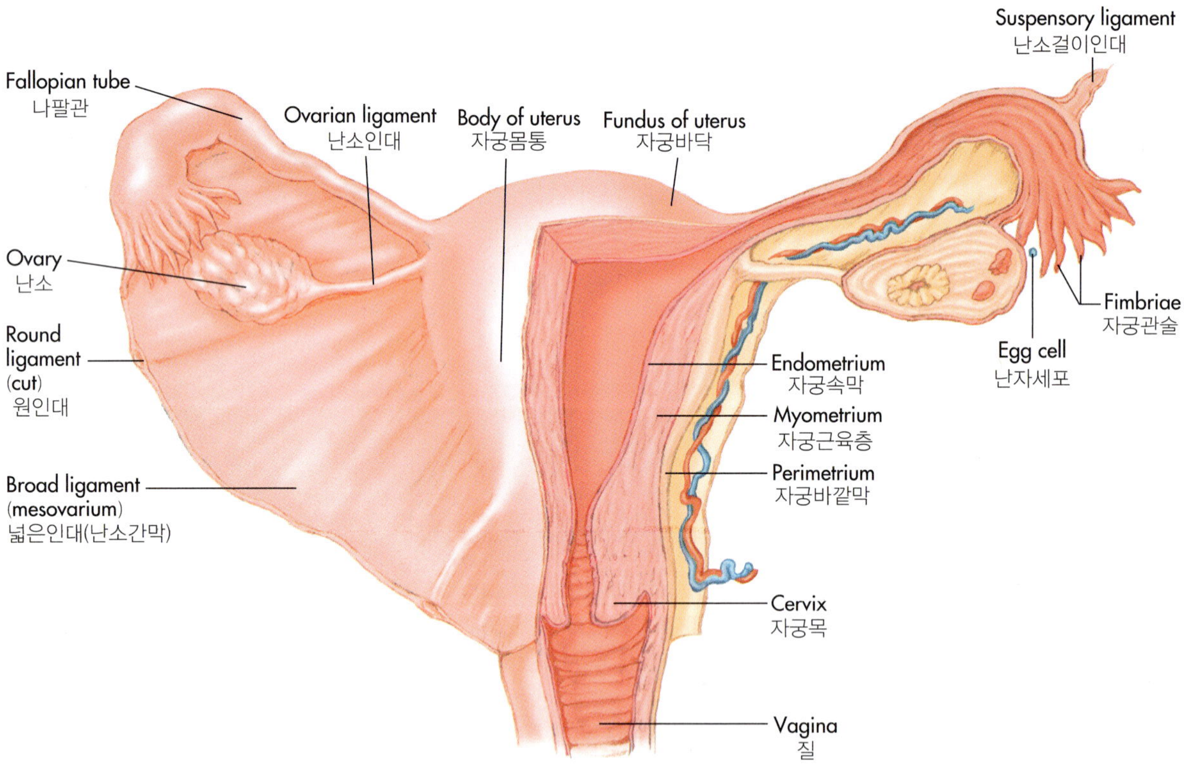

〈그림 17－5〉 여성의 속 생식기관

혈관과 난소 동맥, 그리고 자궁 동맥의 난소가지는 난소간막(mesovarium)과 난소걸이인대를 지나면서 난소에 산소가 풍부한 혈액을 공급한다(그림 17–5 참조).

난소는 입방상피로 구성된 백색막(tunica albuginea)이라고 부르는 섬유막으로 둘러싸여 있다. 난소의 내부는 난자를 가지고 있는 피질(겉질)과 혈관 및 신경, 그리고 느슨한 결합조직으로 둘러싸여 있는 림프조직을 포함하는 수질(속질)로 구분된다. 겉질의 해부학적 구조는 비교적 복잡하다. 생리기능은 논의과정에서 설명될 것이다.

난관 THE UTERINE TUBES

수란관(fallopian tubes) 또는 나팔관(oviducts)이라고 알려진 난관은 난자가 자궁까지 가는 통로이다. 난관은 큰 깔때기 모양의 누두부에서 시작하며, **자궁관술**(fimbria)이라고 하는 섬모 융기로 둘러싸여 있다. 누두부는 팽대부라고 부르는 넓은 부위와 협부라고 알려진 길고 좁은 부위까지 이어진다.

fimbria *(FIM bree ah)*

난관은 자궁의 윗부분에 연결된다. 난관은 엷은 민무늬근육 층으로 된 많은 주름과 섬모 및 단순원주상피로 덮여 있다. 또한 바깥쪽은 장측복막으로 덮여 있고, 자궁관간막으로 알려진 장간막에 의해 유지되어 있다.

자궁 THE UTERUS

두터운 배 모양의 자궁은 골반안, 방광의 후상방, 직장 앞쪽에 있다. 자궁의 주요 부분은 자궁몸통이라고 한다. 난관 사이 둥근 상부는 기저부이고, 좁은 하부는 협부이다.

자궁목(cervix)은 자궁의 판막 같은 부위로 질을 향해 돌출되어 있고, 반대쪽으로는 자궁 경관이 질과 연결되어 있다. 난소와 같이, 자궁도 여러 인대에 매달려서 고정되어 있다.

cervix *(SER viks)*

자궁간막은 자궁을 골반 바깥쪽 벽까지 붙이고(자궁간막과 난소간막의 결합체를 넓은인대라고 부른다), 외측 경부 인대는 자궁목과 질을 골반 바깥쪽 벽에 달라붙게 하며, 원인대는 자궁을 골반안 앞쪽 벽에 고정시킨다.

임상적용 CLINICAL APPLICATION

자궁내막증 ENDOMETRIOSIS

가임여성의 자궁내막은 매달 탈락하고 재생된다. 자궁에서 탈락한 자궁내막 조직은 골반 안과 배 안에 착상한다. 이는 이 조직이 여성의 호르몬 주기에 반응하여 매달 탈락과 재생을 되풀이하는 것이다.

불행하게도 배 안과 골반 안에서 지속되는 증식과 탈락, 그리고 자궁내막조직의 출혈은 그 주위 장기의 손상과 반흔의 원인이 된다. 자궁내막증을 가진 많은 여성들에게 별다른 증상이 나타나지 않지만 어떤 여성들은 월경 주기에 심한 복통과 요통을 경험하기도 한다. 방치해 두면 자궁내막증은 장과 방광의 유착 원인이 되거나 극심한 통증을 유발할 수 있으므로, 외과적 수술로 제거해야 한다. 자궁내막증은 불임의 가장 흔한 원인이며, 난관이 폐쇄되어 난자의 이동이 방해되고 난소와 자궁에 반흔이 생긴다.

perimetrium
(Pair ee MEE tree um)
myometrium
(MY oh MEE tree um)
endometrium
(EHN doh MEE tree um)

속빈 장기나 관과 같은 대부분의 장기에서 보았듯이, 자궁의 벽은 3층으로 구성되어 있다. 가장 바깥층은 장측 복막인 **바깥막**(perimetrium)이다(심장의 가장 바깥층도 장측 심외낭이다.). 민무늬근육으로 구성된 **근육층**(myometrium), 그리고 가장 안층인 **자궁속막**(endometrium)은, 원주상피와 분비세포가 있는 점막층이다.

점막은 두 부위로 나뉘어 있다. 바닥층(basal layer)은 매달 자궁내막을 재생시키는 역할을 한다. **기능층**(functional layer)은 여성의 생리기간에 약 28일 간격으로 탈락한다.

자궁속막은 혈관이 많으므로(가임여성이라면 크게 놀랄 일은 아니다) 양쪽 속엉덩이동맥에서 가지쳐 나온 자궁동맥에 의해 혈액을 공급받는다.

질 THE VAGINA

vulva *(VULL vah)*

질(vagina)은 점막 안감(lining)이 있는 민무늬근육질(smooth muscular)의 관으로, 길이가 약 10cm이며 자궁에서 몸의 바깥쪽으로 뻗어 있다. 질의 주 기능은 성교가 이뤄지는 동안 음경을 받아들이고, 자궁에서 나온 생리혈을 통과시키는 것이다. 질은 또한 산도로 알려져 있는데, 질의 1차 기능이 출산이 이뤄지는 동안에 자궁 안에서 외부로 태아의 운동을 허용하기 때문이다.

labia majora
(LAY bee ah mah JOR ah)
pudendal cleft
(pew DEN dall cleft)

질의 외구부는 처녀막이라고 부르는 관통된 막으로 둘러싸여 있다. 파열된 처녀막은 여성이 성경험이 있었음을 증명할 수 있다고 일단 생각해 볼 수 있다. 그러나 대부분의 처녀막은 자전거를 타거나 달리기와 같은 운동에 의해서 쉽게 파열되고 관통된다. 완전한 처녀막은 더 이상 처녀성을 시험하는 고려대상이 아니다. 그런데, 어떤 문화권에서는 아직도 이런 잘못된 믿음을 진실로 여기고 있다.

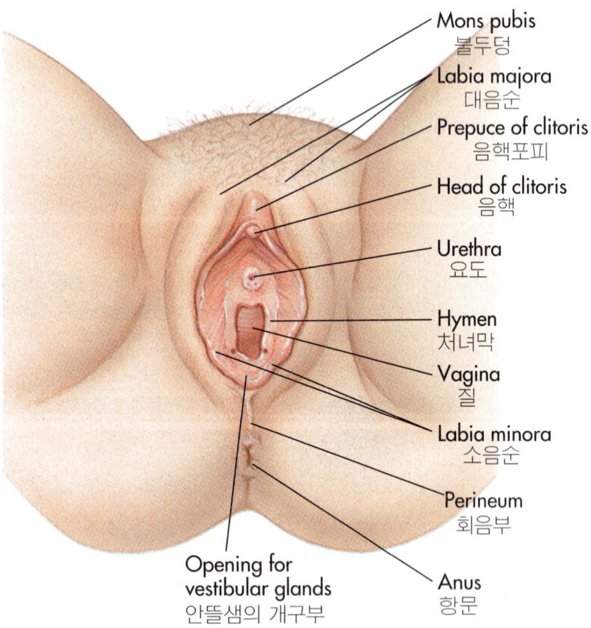

〈그림 17 – 6〉 여성 바깥생식기(외음문)

바깥생식기 THE EXTERNAL GENITALIA

바깥생식기(그림 17–6)는 일괄하여 외음문으로 알려져 있으나, 생식에서 복잡하고 중요한 부위인 남성의 외부 생식기와 달리 뚜렷하지는 않다. 외음문은 **대음순**(labia majora)이라고 부르는 2개의 융기에 의해 양쪽으로 둘러싸여 있다.

대음순은 외부생식기의 나머지를 융합하고 보호하는 지방층으로 부풀려져 있다. 대음순은 앞쪽에서 불두덩 형태로 만난다. 불두덩과 대음순은 모두 음모로 덮여 있다. 회음부(perineum)는 질과 항문 사이의 영역이다.

대음순의 양쪽 반 사이에 **외음부 틈새**(pudendal cleft)라고 알려진 개구부가 있다.

대음순 틈새 안에 질 **전정**(vestibule)이 있고, 그 공간에 요도(앞)와 질(뒤)이 있다(남성생식기계통과 다르게, 여성비뇨기계통은 생식기계통과 완전하게 분리되어 있다.).

질 안뜰의 가쪽모서리는 엷은 **소음순**(labia minora)이 형성되어 있고, 그것은 앞쪽에서 **포피**(prepuce) 형태로 융합한다. 몇 개의 분비샘이 질 안뜰 주위를 촉촉한 상태로 유지해 준다.

포피 바로 뒤인 질 안뜰 앞에 있는 직경 2cm 정도의 작은 발기성 구조물을 음핵(clitoris)이라 한다. 음경과 같이, 음핵도 줄기(체간)와 귀두(끝)를 가지며 성적으로 흥분하는 동안에 혈액이 충만된다. 그러나 직경이 증가할 뿐 길이가 늘어나는 것은 아니다.

labia minora *(LAY bee ah mih NOR ah)*
prepuce *(PREE pewce)*
clitoris *(KLIT oh ris)*

젖샘 MAMMARY GLANDS

mammary gland *(MAM ah ree)*

여성의 또 다른 외부 부속 성기관은 치부로부터 멀리 떨어진 젖샘이다. 젖샘은 모유를 생산하는 분비샘으로 유방 안에 있다(그림 17-7).

유아기에는 여아와 남아의 유선조직이 실제적으로 동일하지만 사춘기에는, 난포호르몬과 황체호르몬이 여아의 유방 발육을 자극한다.

성인여성의 유방은 15개 내지 20개 엽으로 구성되어 있고, 그 안에 분비샘과 많은 지방 조직이 있다.

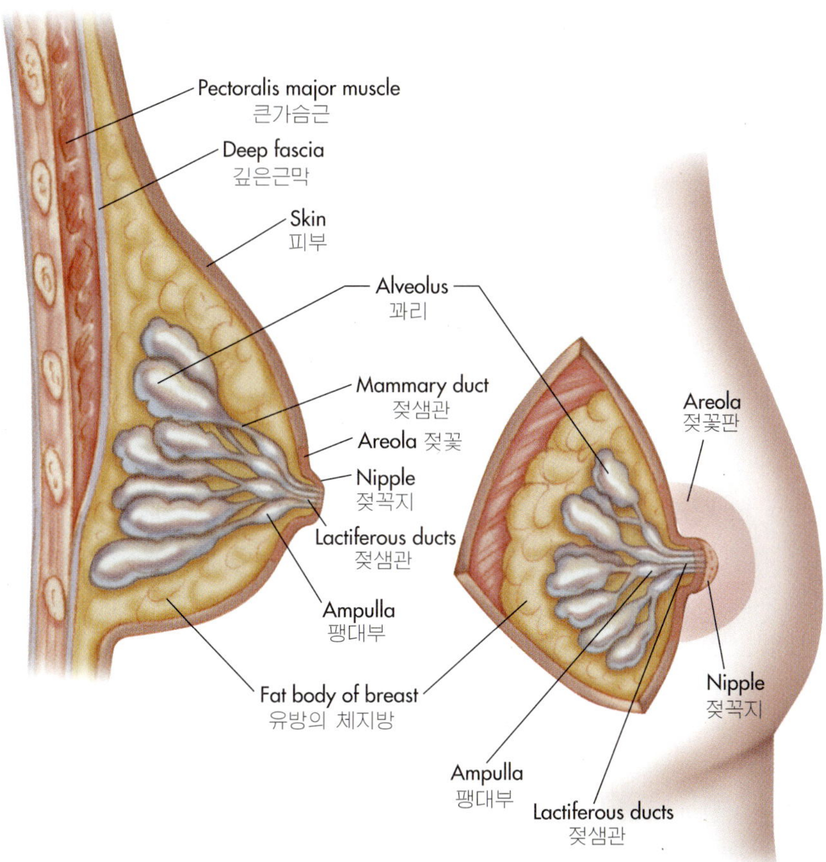

〈그림 17－7〉 젖샘

각 엽은 더 작은 소엽으로 나뉘고 그 안에는 수유 중(모유 생성)인 여성들이 꽈리라고 부르는 모유 분비낭이 있다. 꽈리에서 만들어진 모유는 관(duct)과 굴(sinuses)을 통해 최후에 젖꼭지나 젖꽃판에 다다른다. 젖꽃판(areola)은 젖꼭지(nipple)를 둘러싸고 있는 검게 변한 부분이다. 모유 생성은 프로락틴이라는 호르몬에 의해 조절되고, 옥시토신(oxytocin)에 의해 젖꼭지로 방출된다.

생식 생리학: 여성 REPRODUCTIVE PHYSIOLOGY: FEMALE

여성의 생식 생리학은 주기와 밀접하게 관련되어 있다. 이 주기는 호르몬 조절에 의해 규칙적인 양상을 띤다.

menstrual cycle
(MEN stroo al)

ovarian cycle
(oh VAIR ee an)

uterine cycle
(YOO ter in)

월경주기 The Menstrual Cycle

여성 생식은 일괄적으로 **생리주기**로 알려져 있으며, 난소와 자궁을 포함해 약 28일을 주기로 하여 이뤄진다. **난소주기**(ovarian cycle)는 난소로부터 성숙한 난자의 방출을 포함한다. 이 주기는 기간이 25~35일이며 난소(ovaries), 자궁(uterus), 뇌하수체(pituitary gland) 및 시상하부(hypothalamus)를 포함한다. **자궁주기**(uterian cycle)는 자궁내막의 증식과 쇠퇴와 탈락으로 구성된다. 여성의 이러한 주기는 초경(menarche) 또는 첫 번째 월경과 함께 사춘기가 시작되는 10대 시절에 시작된다. 이러한 주기는 일반적으로 40대 또는 50대에 폐경으로 종료된다. 폐경(menopause)은 월경이 중단되는 현상으로 안면홍조, 현기증, 두통 및 감정적 변화와 같은 증상을 특징으로 한다. 월경 주기의 궁극적 목표는 난자가 방출되어 수정이 이루어진 후 자궁에 착상된 수정란에 영양분을 제공하여 임신이 이뤄지도록 하는 것이다. 만약에 임신이 되지 않는다면 자궁내막은 탈락하고 주기가 다시 시작된다.

월경 주기는 일반적으로 28일 동안 4단계로 나뉜다. 보통 10일 정도 지속되는 난포기 단계에서는 뇌하수체에서 난포자극호르몬(folliclestimulating hormone, FSH)이 분비된다. 난소에서 FSH는 난포와 난자가 성숙하도록 자극하여 에스트로겐을 방출하고 자궁 내막을 준비한다. 다음 단계인 배란기에서 뇌하수체는 FSH 생성을 중단하고 또 다른 호르몬인 황체형성호르몬(luteinizing hormone, LH) 생성을 시작한다. 14일째에 난포가 파열되고 난자가 배출된다. 세 번째 단계인 황체 단계에서 황체는 프로게스테론을 분비하고 난자가 수정되면 계속 분비하여 배란을 방지하고 자궁내막을 유지한다. 이 단계는 약 14일 동안 지속된다. 생리 주기 동안 발생하는 출혈의 실제 용어인 월경은 난자가 수정되지 않은 경우에 발생한다. 황체는 프로게스테론 생성을 감소시키고 자궁내막이 분해되어 3~6일 동안 배출된다. 이 장을 읽으면서 이러한 단계와 관련된 구조 및 호르몬에 대해 더 많이 배운다. 성적으로 성숙한 임신하지 않은 여성에게 매달 약 28일마다 일어나는 월경주기는 **월경**(menses)의 첫날부터 시작된다. 월경은 자궁내막이 탈락하는 것이다.

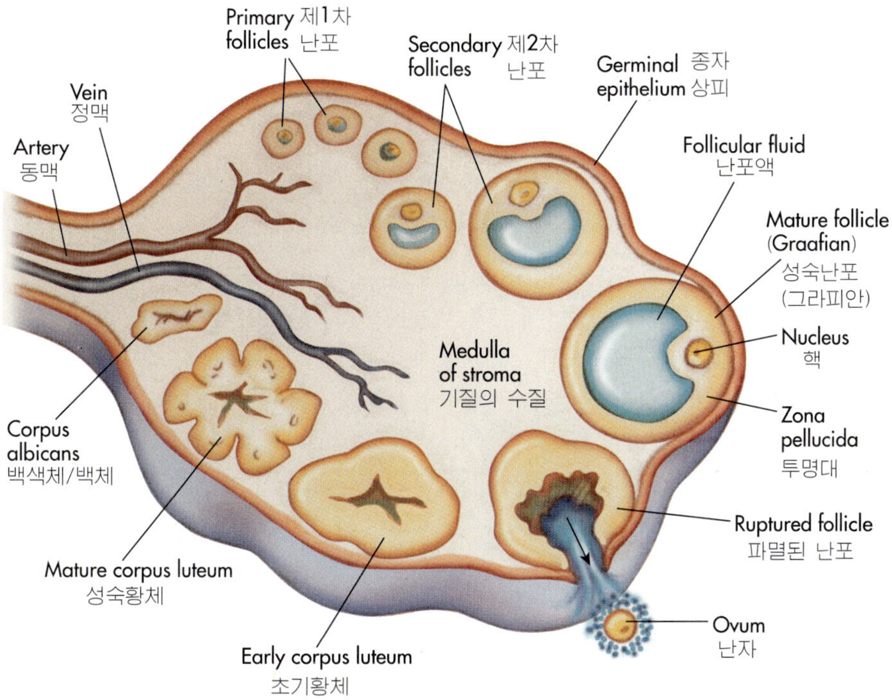

〈그림 17－8〉 난포의 성숙과 난자의 방출

menstruation
(MEN stroo AY shun)

아마 여성들에게는 menstruation이라는 용어가 더 친숙할 것이다. menstruation은 자궁내막이 실제 탈락하는 것이고, 그 반면에 menses는 여성이 월경 중인 기간을 가리킨다. 즉, 좀 더 흔한 용어인 menses는 여성의 '월경'이 진행되는 시간이고 menstruation은 '월경' 그 자체이다. 월경은 전형적으로 4~5일 동안 지속되나 어떤 여성에게는 더 짧거나 길 수도 있으며 동일한 여성일지라도 다달이 다를 수 있다.

ovulation *(OV you LAY shun)*

oocyte *(OH oh site)*

일단 월경이 끝나면, 자궁속막의 증식이 시작된다. **배란**(ovulation)이 이뤄지는 동안 난소에서 방출되는 난자를 받아들일 준비를 하는 것이다. 1일부터 14일까지 난소 또한 활발하게 작동한다. 난소와 난자 또는 **난모세포**(oocyte)에서는 14일째에 배란을 위해 수많은 발육성 변화가 진행된다.

월경 종료와 배란 사이의 시간은 자궁내막이 증식하고 난소(ovary)에서 난포(follicle)가 성숙하기 때문에 난포기 또는 증식기로 알려져 있다. 난포는 난자(egg)와 관련 보조 세포를 지칭하는 데 사용되는 용어이다.

배란은 난소에서 성숙한 난자가 나팔관(fallopian tube)을 통해 방출되는 것이다. 배란(ovulation)과 생리 사이의 시간은 난소에서 황체(luteal)가 발달하고 자궁에서 분비가 시작되기 때문에 황체기 또는 분비기로 알려져 있다. 난자는 난소부터 자궁까지 유영하며, 자궁에서는 난자를 받아들일 준비가 이루어진다. 난모세포가 정자에 의해 수정되면 두꺼워진 자궁속막에 착상된다. 만약 며칠 내에 난자가 착상되지 않는다면 자궁내막의 쇠퇴가 시작되고, 배란 후 약 2주일경에 월경이 시작될 것이다.

월경주기의 통제에 관한 정보나 세부사항 없이 기술한다면, 월경주기는 무척 단순하게 보일 수도 있다. 월경주기를 이해했다면 난자는 어떻게 성숙하고 주기는 어떻게 통제될까?

난자형성, 난포 발육, 그리고 배란

OOGENESIS, FOLLICLE DEVELOPMENT AND OVULATION

oogenesis
(OH oh JEN eh sis)
oocyte *(OH oh site)*

난자를 형성하는 과정을 **난자형성**(oogenesis)이라고 부른다. 난자형성은 난소의 **난조세포**(oogonia)나 난자 줄기세포에서 시작한다. 난조세포는 유사분열에 의해 수많은 **제1차 난모세포**(primary oocyte)를 생성한다.

이 현상은 여성의 일생 중 초반부에 일어난다. 즉, 수많은 난모세포는 태아기에 생산된다. 이게 사실이라면 여성이 가지고 있는 모든 난자는 그들이 태어나기 전 다섯 달부터 항상 가지고 있는 것이다.

제1차 난모세포는, 유사분열을 통해서 형성되기 때문에, 아직 46개 염색체 모두를 가지고 있다. 생식체가 되기 위해서는, 감수분열에 의해 염색체 수가 23개로 나누어져야 한다. 생식체는 수정(난자와 정자의 성공적인 결합)에 의해 정상적인 46개의 염색체를 갖기 위해서 23개의 염색체만을 가져야 한다는 것을 기억해야 한다.

따라서 제1차 난모세포는 감수분열을 시작하지만 발육속도가 매우 더디다. 제1차 난모세포는 그들의 발육이 끝나는 사춘기 때까지 성장이 중지되어 일종의 가사 상태로 머무른다(이 기간이 적어도 10년이다.).

제1차 난모세포는 과립세포라고 부르는 조력세포에 의해서 둘러싸이게 된다. 일단 과립세포에 의해 둘러싸이게 되면, 제1차 난모세포와 이를 둘러싼 세포를 **원시난포**(primordial follicles)라고 부른다.

primordial
(pry MORE dee all)

원시난포는 사춘기까지 휴면상태에 머물게 된다. 사춘기 동안 호르몬적 신호는 원시난포가 약간 커지고 과립세포의 수가 증가하는 원인이 된다. 이렇게 확장된 세포를 1차 난포라고 하며 난소 내에 수천 개의 미세한 주머니(sac)를 형성한다(그림 17–8).

일단 소녀가 사춘기에 이르면, 한 개의 제1차 난포가 **제2차 난포**(secondary follicle)가 될 것이다. 제2차 난포는 배란과 수정이 이루어지지 않으면 발육이 완성될 수 없다. 배란 직전에, 제2차 난포에는 액체가 채워지고 난소의 표면을 향해 움직이기 시작한다. 이때 난소에서는 눈에 띄는 덩어리가 형성된다. 그 주머니에 있는 성숙한 난포를 그라피안 난포(graafian follicle)라고도 한다.

자궁관(oviduct)의 자궁관술(fimbria)은 난소의 표면을 훑으며 난포가 터지는 원인이 된다. 난포가 파열돼 난자(이제는 난모세포)가 배 안으로 방출되면 자궁관술은 난자를 자궁관으로 당기고 난관을 향하여 잡아끈다.

난자가 난관(역시 수란관 또는 자궁관이라고 부름)을 향해 유영할 때까지는, 수정이 되었거나 안 되었을 수도 있다. 난자(egg)는 배란 후 12~24시간 동안 생존할 수 있으며, 정자(sperm)는 자궁에 도달하면 24~72시간 동안 생존할 수 있다.

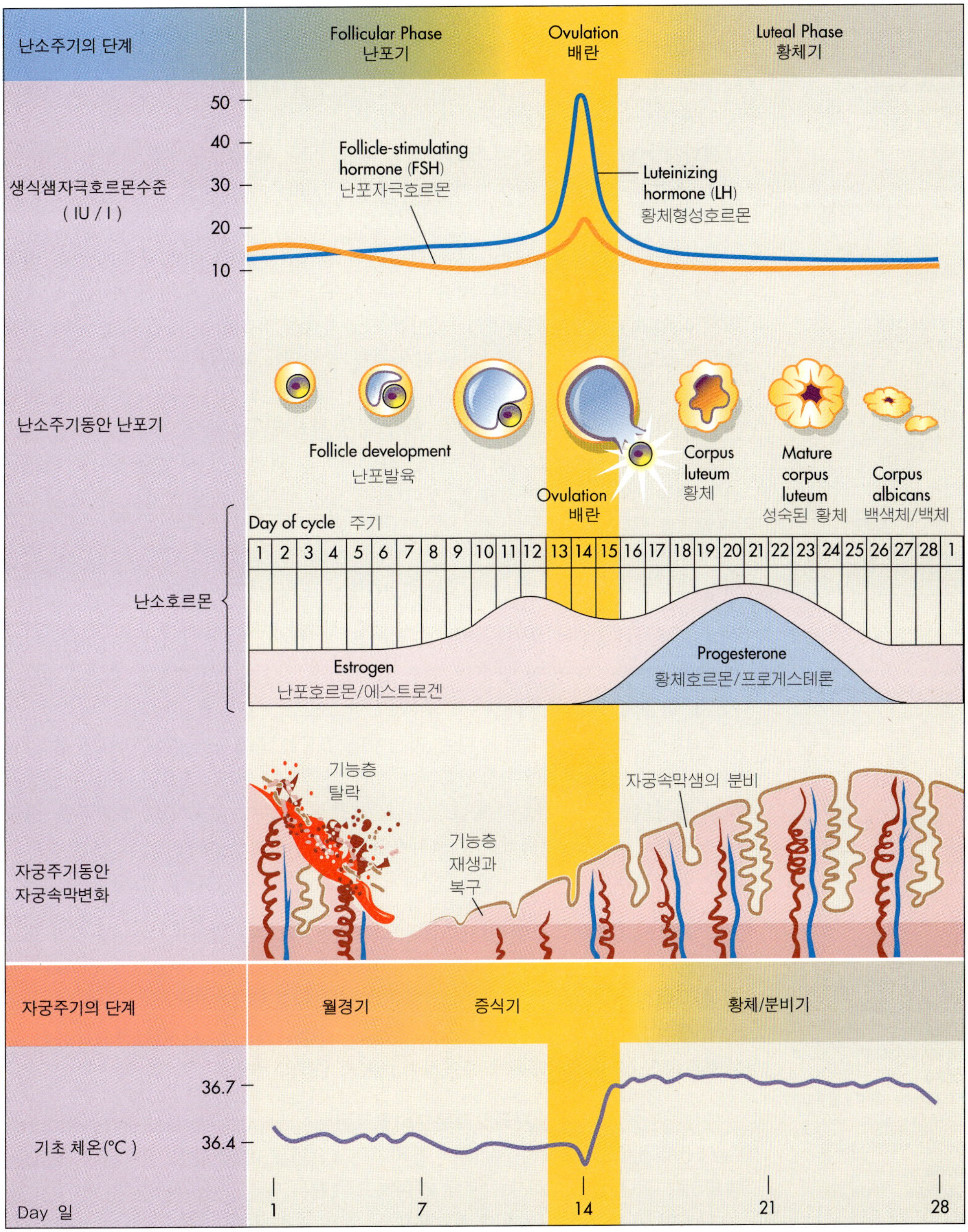

난소주기의 단계
Follicular Phase
난포기
Ovulation
배란
Luteal Phase
황체기
생식샘자극호르몬수준
(IU / l)
50
40
30
20
10
Follicle-stimulating
hormone (FSH)
난포자극호르몬
Luteinizing
hormone (LH)
황체형성호르몬
난소주기동안 난포기
Follicle development
난포발육
Ovulation
배란
Corpus
luteum
황체
Mature
corpus
luteum
성숙된 황체
Corpus
albicans
백색체/백체
Day of cycle 주기
1 2 3 4 5 6 7 8 9 10 11 12 13 14 15 16 17 18 19 20 21 22 23 24 25 26 27 28 1
난소호르몬
Estrogen
난포호르몬/에스트로겐
Progesterone
황체호르몬/프로게스테론
기능층
탈락
기능층
재생과
복구
자궁속막샘의 분비
자궁주기동안
자궁속막변화
자궁주기의 단계
월경기
증식기
황체/분비기
36.7
36.4
기초 체온(°C)
Day 일
1
7
14
21
28

〈그림 17 – 9〉 월경주기

난관 내에 정자가 있고 정자의 모든 상태가 양호하다면 정자는 난자로 침입하여 수정이 이루어지고 난자의 발육은 정지된다. 성공적으로 수정된 난자는 46개의 염색체를 가지며, **접합체**(zygote)라고 부른다. 접합체가 자궁으로 들어가면 새롭게 증식된 자궁내막이 접합체를 기다린다.

zygote *(ZIGH goht)*

접합체(zygote)는 단일 세포로 시작한다. 그러나 세포가 분열하고 후속 세포 분열은 접합체가 자궁에 착상하기 위해 나팔관(fallopian tube)을 따라 이동할 때 접합체의 세포 수를 증가시킨다.

접합체가 성공적으로 자궁 내에 착상되면 결과적으로 임신이 되고 여성은 월경을 더 이상하지 않을 것이다. 배란이 이루어지는 동안, 난소에 남은 파열된 난포는 **황체**(corpus luteum)가 되어서, 푹신한 자궁속막을 유지하는 데 도움을 주기 위해 호르몬을 분비하며 거기서 자라는 태아에게 영양분을 제공한다.

corpus luteum *(KOR pus LOU tee um)*

만약 난관 내에 정자가 없고 정자의 상태가 좋지 않았거나, 또는 수정 후에 어떤 나쁜 일이 진행되었으면, 접합체는 자궁 내에 착상되지 않을 것이다.

만약 며칠 내로 착상되지 않는다면 자궁속막은 퇴행하기 시작할 것이고 여성들은 그녀들만의 기간을 가지게 될 것이다. 황체는 백색체가 될 것이고, 결국은 사라진다(그림 17–9).

여성 생식의 호르몬 조절 HORMONAL CONTROL OF FEMALE REPRODUCTION

여성 생식기계통의 복잡한 주기적 변화를 조절해야 할 무엇인가가 있다는 것은 명백해 보인다. 자궁 및 난소의 협조 관계를 유지하는 조절계통은 내분비계통이며, 좀 더 확실하게 시상하부 · 뇌하수체 · 난소호르몬 등으로 구성된다.

호르몬은 약간 멀리 떨어진 다른 기관이나 조직을 조절하기 위해 혈류를 통해 한 개의 기관에서 방출되는 화학신호라는 것을 기억해야 한다. 호르몬 수준은 일반적으로 음성되먹임 기전에 의해 조절된다. 호르몬 수준이 상승하면, 호르몬을 방출하는 기관은 호르몬 방출량을 감소시킨다. 호르몬은 보통 계층구조의 한 부분이므로 뇌하수체를 조절하는 시상하부방출호르몬에 의해 지배된다고 할 수 있다.

여성 생식기계통을 조절하는 호르몬도 예외는 아니다. 월경주기는 4종류의 호르몬, 즉 난소의 **난포호르몬**(estrogen)과 **황체호르몬**(progesteron) 그리고 뇌하수체의 **황체형성호르몬**(luteinizing hormone, LH)과 **난포자극호르몬**(follicle stimulating hormone, FSH)에 의해 조절된다. 사춘기가 시작되면, 난소에서 난포호르몬과 황체호르몬의 분비가 중대하게 증가하며, LH와 FSH의 분비도 증가한다.

progesterone *(proh JESS ter ohn)*
luteinizing hormone *(LOO tee ah NIZE ing)*
follicle stimulating hormone *(FALL ih kle STIM you LAY ting HOR mohn)*
gonadotropin releasing hormone *(GON uh doh TROH pin)*

시상하부에서 **생식샘자극호르몬분비호르몬**(gonadotropin releasing hormone, GnRH)이 방출되면 뇌하수체에서 분비되는 LH와 FSH의 양이 증가한다. FSH는 매달 제1차 난포를 발육시키는 데 관여하고, LH는 배란을 촉진시킨다. 이 주기 동안(난포기 또는 증식기), 난포호르몬의 수준은 지속적으로 증가하여 발육된 난포에 의해 분비된 것보다 많은 양이 된다.

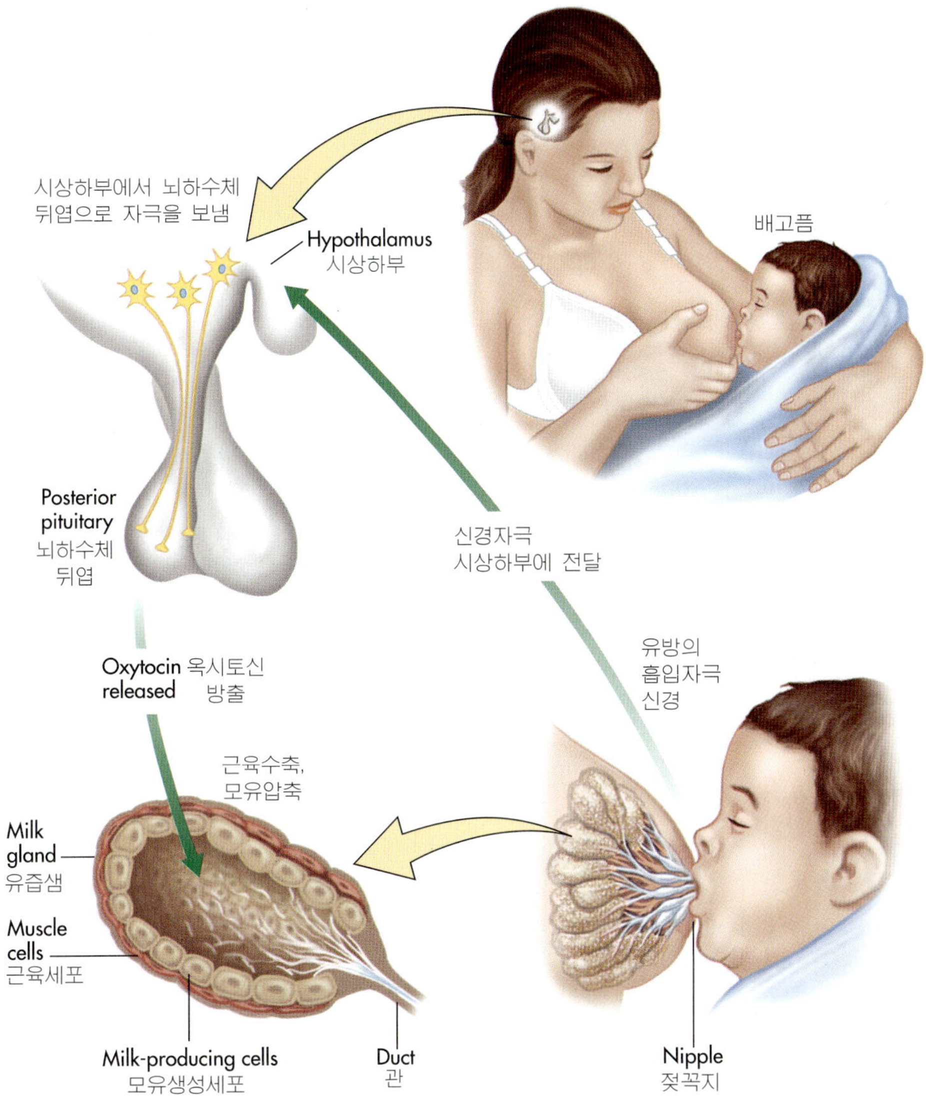

〈그림 17 – 10〉 옥시토신과 수유

〈표 17 – 1〉 임신에 관여하는 호르몬

호르몬	분비 장소	원인
인간생식샘자극 호르몬	착상된 수정란	황체기능 유지: 임신검사 양성에 기여
난포호르몬과 황체호르몬	임신 첫 2달 동안 황체/ 그 후는 태반	자궁속막과 젖샘 발육 자극 황체호르몬은 임신 기간 동안 자궁수축 억제 난포호르몬은 골반 관절의 이완 · 진통이 시작되면 자궁수축(황체호르몬의 효과를 억제)과 옥시토신에 대한 자궁근층의 감수성 증진
프로락틴	뇌하수체 앞엽	유방의 모유 생산 촉진
옥시토신	뇌하수체 뒤엽	진통 시작을 위한 자궁수축, 유방에서 모유 분비 자극(그림 17–10)

난포호르몬의 증가는 GnRH의 분비를 증가시키고 따라서 LH와 FSH의 분비도 증가시킨다. 이런 양성되먹임 기전은 난포발육을 자극하고 배란을 촉진시키며, 상승된 난포호르몬 수준은 또한 자궁내막(자궁속막)의 증식을 자극한다.

일단 배란이 일어나면 되먹임 기전은 실제적으로 반전된다. 파열되고 남은 난포는 새로운 황체가 되어 황체호르몬을 분비하고 적은 양의 난포호르몬을 분비하기 시작한다. 황체호르몬의 영향으로 인해 난포호르몬은 시상하부와 뇌하수체에 음성되먹임 기전으로 작용하여 GnRH와 LH 및 FSH 분비를 감소시킨다.

황체호르몬 역시 시상하부 및 뇌하수체에 음성되먹임 기전으로 작용한다. 따라서 황체기 또는 분비기 동안에는, 황체호르몬 수준이 증가하는 동안 LH와 FSH 및 난포호르몬 수준은 떨어진다. 이 호르몬의 변화가 다른 난자의 성숙을 방해한다.

배란 후 약 10일 동안은 황체에서 호르몬이 지속적으로 분비되어 황체호르몬 수준이 높게 유지된다. 자궁에서 황체호르몬은 자궁속막의 증강을 유지하고 자궁수축을 감소시킨다. 반면에, 임신이 아니라면 황체는 퇴화하고 황체호르몬 생성도 멈출 것이다.

황체호르몬 감소는 자궁속막의 퇴화를 야기하고 월경이 뒤따른다. 황체호르몬 감소 역시 시상하부 및 뇌하수체의 억제를 일으킨다. 그래서 FSH와 LH 수준은 상승하고 주기가 다시 시작된다(그림 17–9 참조).

human chorionic gonadotropin
(HUE man KOH ree ON ick GON uh doh TROH pin)

결과적으로 임신이라면, 착상된 수정란에서 **인간생식샘자극호르몬**(human chorionic gonadotropin, HCG)이라고 부르는 호르몬을 분비한다. 이 호르몬은 황체를 자극하여, 자궁속막을 유지하기 위한 황체호르몬과 적은 양의 난포호르몬의 분비를 유도한다. HCG는 임신 테스트에서 검출되는 호르몬이다. 임신 3개월 정도가 되면, 태아의 내분비기관이 되는 태반에서 자신의 황체호르몬과 난포호르몬의 분비가 시작된다(표 17–1 참조).

생식 생리학: 남성 REPRODUCTIVE PHYSIOLOGY: MALE

여성 생식기계통과 달리, 남성 생식기계통은 생리가 한 달 주기로 정확하게 통제되지 않는다. 이제 남성 생식기계통과 생리과정을 알아보자.

놀라운 사실 AMAZING FACTS

트렁크팬티 또는 삼각팬티? Boxers or Briefs?

정상적인 인간의 체온은 건강한 정자가 발달하기에 너무 따뜻하다. 정자 발달은 매우 온도에 민감하고 정자는 골반 안 내부에서 정상적으로 발달할 수 없기 때문에 고환은 신체 외부에 있다. 실제로, 매우 꽉 끼는 속옷(briefs)이 생식샘을 몸에 너무 가까이 붙이고 체온을 높여 남성 불임에 기여할 수 있다는 추측이 있다. 또한, 면역체계가 정자를 파괴하는 것을 방지하는 고환–혈액 장벽이 있으며, 백혈구는 정자를 침입자로 인식한다.

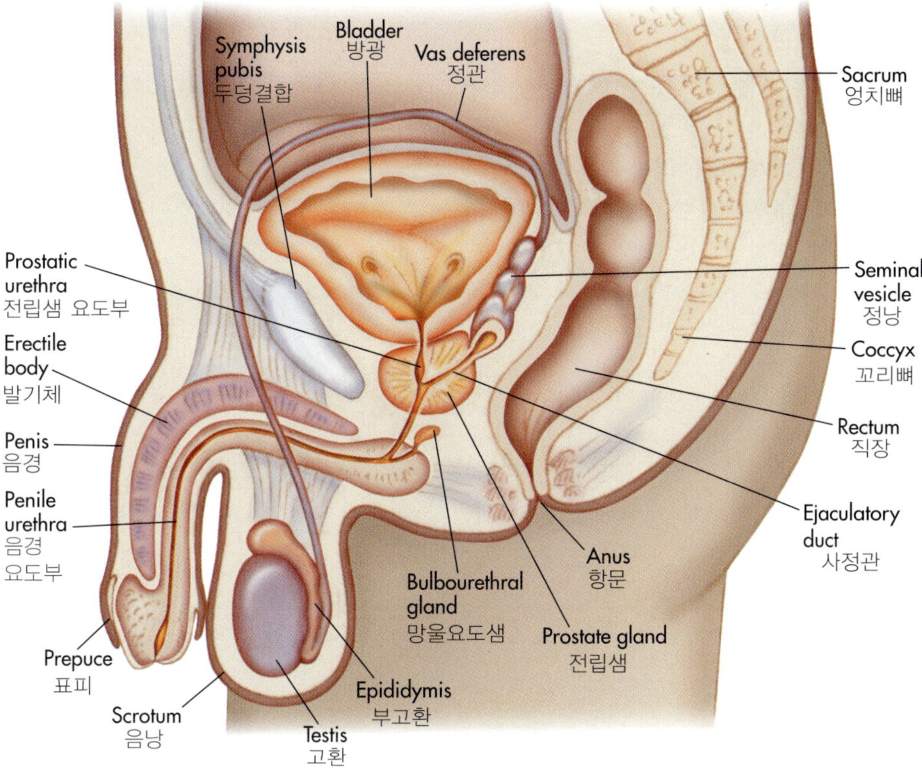

〈그림 17－11〉 남성 생식기계통 해부학적 구조

남성의 해부학적 구조 Male Anatomy

여성의 생식기관과 마찬가지로 남성의 생식기관에도 한 쌍의 생식샘이 있다. 남성의 경우 이러한 생식샘을 고환(testes)이라고 한다. 고환은 난자를 향해 유영해야 하는 남성 생식체나 정자를 생산한다. 여성과 다르게, 남성의 생식샘(gonad)은 외부에 있다. 또한, 남성의 2차 생식기는 여러 개가 있다.

남성의 생식기계통은 외부로 정액을 전달하는 기관인 **음경**(penis), 몇 개의 정자관, **부고환**(epididymis), **정관**(vas deferens), 그리고 **요도**(urethra) 등으로 구성되며, **요도**(urethra)는 오줌을 배설하고 정액을 배출하는 통로로 이중 역할을 수행한다. 부속샘으로 **전립샘**(prostate gland), **정낭**(seminal vesicle), 그리고 **망울요도샘**(bulbourethral gland)이 있다(그림 17–11 참조).

epididymis
(ep ih DID ih mis)
vas deferens
(VAS DEFF er enz)
urethra *(yoo REE thrah)*
seminal vesicle
(SEM ih nal VESS ih kulz)
bulbourethral gland
(BUHL boh yoo REE thral)

고환(정소) THE TESTES(TESTICLES)

생식샘인 고환(정소)은 **음낭**(scrotum)이라고 부르는 주머니 속에 쌍으로 매달려 있는 샘이다. 고환(testicles)은 배아(embryonic) 발달의 마지막 3개월 동안 복부에서 형성되어 음낭(scrotum)으로 이동한다. 고환은 외부생식기로 음경의 양쪽에 하나씩 매달려 있다(생명력 있는 정자는 정상 체온에서 형성될 수 없다.).

한쪽 또는 양쪽 고환이 음낭으로 내려가지 못하는 경우를 '잠복 고환증(cryptorchidism)'이라고 하는데 외과 수술이 필요할 수 있다. 고환이 내려가지 않은 상태로 남아 있으면, 체열(body's heat)로 인해 정자가 파괴되기 때문에 남성이 불임(sterile) 상태가 될 수 있다. 각각의 고환은 복막에서 발생된, 초막이라고 부르는 장액성 막으로 둘러싸여 있다.

seminiferous tubules
(SEM ih NIF er us TOO byoolz)
sertoli cells
(sir TOW lee sells)

고환의 내부에는 250개 내지 300개의 쐐기 모양으로 분할된 소엽이 있고, 그 각각은 1개 내지 4개의 **정세관**(seminiferous tubules)을 포함한다. 상피와 윤문상 조직으로 이루어진 정세관은 정자 줄기세포와 정자 **조력세포**(**지주세포**, sertoli cells)를 포함한다.

음경 THE PENIS

남성의 외부생식기의 다른 부위는 음경이다. 라틴어 **꼬리**(tail)에서 유래된 음경은 정액을 몸 밖으로 내보내는 정액 전달 기관이다. 음경이 달라붙어 있는 곳을 뿌리, 자유롭게 움직이는 부위는 줄기 또는 체부라고 한다.

음경의 끝 부분은 귀두인데, 남성이 포경수술을 하지 않았다면 표피라고 부르는 거북스런 피부에 의해 덮여 있다. 내부를 보면, 음경은 요와 정액을 운반하는 요도를 포함하고 있다(그러나 요와 정액의 배출은 동시에 이루어지지 않는다.). 음경은 스펀지 모양인 혈액동의 망으로 된 관 형태의 모두는 3개의 발기체를 가지고 있다.

부고환 THE EPIDIDYMIS

남성 생식기계통에는 여러 개의 관들이 있다. 부고환은 콤마 모양의 관으로 고환의 바깥뒤쪽 부위에 있다(각각의 생식샘을 털모자처럼 덮고 있다.). 관은 꼬여 있으며, 그 길이는 무려 6m나 된다. 그것은 고환을 정관(vas deferens)에 연결하는 고도로 감긴 관(coiled tube)을 포함한다. 부고환은 위중층섬모상피와 민무늬근육으로 구성되어 있으며, 여기서 정자가 자란다.

정관 THE VAS DEFERENS

정관은 겨우 45cm에 불과한 짧은 관이다. 부고환처럼 거짓중층섬모상피로 이루어져 있으나, 두터운 근육층과 외막이라고 부르는 결합조직층으로 둘러싸여 있다. 정관은 음낭부터 음경까지 비교적 복잡한 경로를 통해 이어진다.

정관은 음낭의 전방 부위에서 양쪽으로 하나씩 나온 다음, 복부 벽(서혜부관)을 지나서 골반안 내의 요관 내측 상부를 통하여 방광후벽을 따라 이어진다.

방광 후부에서, 정관은 **사정관**(ejaculatory duct)을 형성하기 위해 정낭과 합쳐진다.

사정관은 전립샘을 관통하여 지나고 요도로 흘러 들어간다(남성의 요도는 정액과 요를 함께 운반한다.). 서혜부관과 음낭 사이에서 관을 통해 정관 및 혈관과 신경이 함께 이어지는 것을 일괄하여 **정삭**(spermatic cord)이라고 부른다.

부속샘 ACCESSORY GLANDS

남성 생식기계통에는 3가지 부속샘이 있다. 정낭은 매우 꼬여있는 샘으로 방광 뒤쪽에 있고, 위중층섬모상피와 민무늬근육 그리고 결합조직으로 이루어졌다. 전립샘은 밤 크기의 샘으로 방광 바로 밑에서 요도를 싸고 있으며, 치밀한 결합조직 및 민무늬근육과 함께 묻혀 있다. 망울요도샘은 완두콩 크기의 샘으로 전립샘 밑에 있다.

정자형성 Spermatogenesis

고환에서 정자생성은 소년이 사춘기에 다다를 때에 시작해서 지속적으로 진행되어 보통 사망할 때까지 계속된다. 이러한 정자생성과 정자형성의 조절은 난자형성 조절보다 훨씬 단순하다. 정자형성은 정세관(seminiferous tubules)에서 발생한다.

정자줄기세포 또는 **정조세포**(spermatogonia)는 **제1차 정모세포**(primary spermatocyte)를 형성하기 위해 유사분열을 한다. 1차 난모세포와 달리, 제1차 정모세포는 감수분열이 진행되는 시간이 아주 짧다. 제1차 정모세포는 2개의 **제2차 정모세포**(secondary spermatocyte)로 분열된다. 제2차 정모세포는 정자세포(spermatid)를 형성하기 위해 감수분열을 거치며, 정자세포는 **미성숙 정자**(spermatozoa) 형태로 발육기간을 거친다.

spermatogonia *(SPER mat oh GO nee uh)*
spermatocyte *(sper MAT oh sites)*
spermatid *(sper MAT ids)*
spermatozoa *(sper MAT oh ZOE ah)*

이러한 모든 것이 일어나는 장소는 고환 내의 정세관이다. 정자의 성숙시기는 서로 다르다. 정조세포는 정세관 벽을 향하여 줄을 지어 서 있고, 성숙한 정자들은 정세관 내강 근처에 무리지어 있다(그림 17–12).

성숙한 정자는 정세관에서 부고환까지 이동한다. 그곳에서 정자는 약 2주를 보내면서 유영할 수 있는 능력을 갖춘다.

남성생식의 호르몬 조절 HORMONAL CONTROL OF MALE REPRODUCTION

남성호르몬(testosterone)이 가장 중요한 호르몬이라는 사실에는 논란의 여지가 없다. 출생 전, 태반에 의해 분비된 HCG는 배아(아직 발육 중)의 고환에서 남성호르몬을 분비하도록 하여 태아가 남성화된다(남성호르몬에 노출되지 않았거나 민감하지 않은 태아들은 여성이 되는 것으로 생각된다.).

testosterone *(tess TOSS ter ohn)*

출생 후 사춘기까지 소량의 남성호르몬이 분비되며, 사춘기 때는 성적 성숙이 시작되는 것을 신호로 두 가지 호르몬의 변화가 일어난다.

놀라운 사실 AMAZING FACTS

호르몬 Hormones

여성에게는 천연 테스토스테론(testosterone)이 있고, 남성에게는 천연 에스트로겐(estrogen)이 있다는 것은 사실이며, 호르몬의 유무보다 호르몬의 균형이 중요하다.

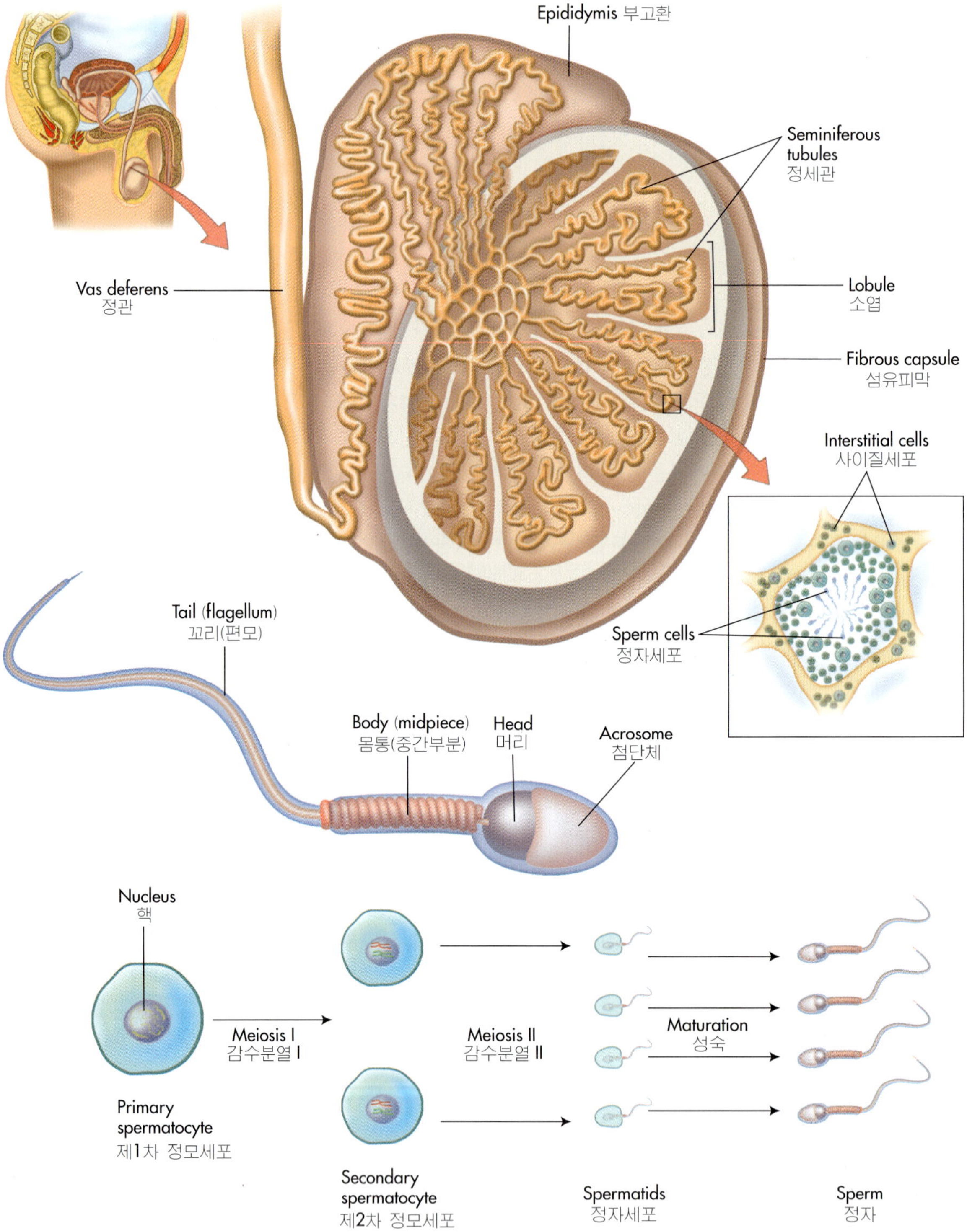
Epididymis 부고환
Seminiferous tubules 정세관
Vas deferens 정관
Lobule 소엽
Fibrous capsule 섬유피막
Interstitial cells 사이질세포
Sperm cells 정자세포
Tail (flagellum) 꼬리(편모)
Body (midpiece) 몸통(중간부분)
Head 머리
Acrosome 첨단체
Nucleus 핵
Meiosis I 감수분열 I
Meiosis II 감수분열 II
Maturation 성숙
Primary spermatocyte 제1차 정모세포
Secondary spermatocyte 제2차 정모세포
Spermatids 정자세포
Sperm 정자

〈그림 17－12〉 정자 형성

임상적용 CLINICAL APPLICATION

안드로겐 둔감성 증상 ANDROGEN INSENSITIVITY SYNDROME

자궁 내에서 남성호르몬의 분비는 남성 태아의 남성화에 중요한 역할을 한다. 남성호르몬에 민감하지 않은 남성 태아는 정상적인 남성 생식기계통을 발육시킬 수 없다. 안드로겐 둔감성은 유전질환으로, 남성 생식기계통 기능부전의 폭도 광범위하게 나타날 수 있다. 여기에는 내외부 남성 생식기계통의 완전한 결손(남성의 여성화 : 유전적으로 남성이지만 여성처럼 보인다.)부터 특이한 남성 생식기를 가진 양성외음부(ambiguous genitalia)로 인한 불임까지 포함된다. 질환의 치료는 성기 기형의 정도에 의해 결정된다.

첫째, 고환의 남성호르몬 분비가 극적으로 증가한다.

둘째, 남성호르몬과 GnRH 및 LH, 그리고 FSH 사이의 관계가 변화한다(여성생식과 남성생식의 조절 호르몬은 같다.).

사춘기 전에는 고환에서 적은 양의 남성호르몬이 분비되어 GnRH 분비를 억제하지만, 사춘기 후에는 남성호르몬이 더 이상 GnRH 분비를 억제하지 않는다.

따라서 사춘기 후에는 GnRH와 FSH 및 LH 분비가 증가한다. 사춘기가 시작되고 나서야 FSH와 LH 역시 남성호르몬 분비에 중요한 양성되먹임 기전을 보강해 준다.

사춘기에 남성호르몬의 분비는 남성의 이차 성징인 신체적 변화를 명백하게 보여 주며, 몸 · 얼굴 · 음모 성장을 포함한다. 이때부터 목소리가 굵어지고 근육량이 증가하고 뼈대가 커진다.

LH와 FSH는 여성과 마찬가지로 남성에서 동일한 기능을 하는데, 주로 생식체 발육을 자극한다. LH와 FSH는 남성의 경우도 여성과 같은 방법으로 조절한다. GnRH는 시상하부에서 방출되고, 그것은 뇌하수체의 LH와 FSH 분비를 자극한다.

놀라운 사실 AMAZING FACTS

100만분의 1 A Million-to-One Shot

성인 남성은 매일 2억 개의 정자를 생산하지만, 난자를 수정하는 데는 단 하나의 정자만 필요하다.

발기와 사정 ERECTION AND EJACULATION

남성이 성적으로 흥분하면, 음경 내부의 발기체(스펀지 같은 공간에 혈액이 고이는 조직)에 혈액이 가득 차게 되어 음경은 단단해지고 확장된다. 이러한 음경의 변화된 양상을 발기(erection)라고 부른다.

정자가 남성 생식기계통을 떠나려면 사정이 일어나야만 한다. **사정**(ejaculation)은 요도에서 **정액**(semen : 정자와 갖가지 화학물질)이 분출되는 것이다. 남성 생식기계통의 관과 분비샘을 지나는 민무늬근육의 수축 및 부고환에서 정관까지 정자의 운동으로 정자는 골반 안으로 이동한다.

semen *(SEE men)*

임상적용 CLINICAL APPLICATION

피임 CONTRACEPTION

임신의 예방이라는 뜻을 지닌 용어는 피임(반대어: 수정)이다. 이는 자궁내 장치(IUDS), 살정자약, 경구피임약, 콘돔과 같은 방패물 등 여러 수단에 의해 달성될 수 있다.

남성의 불임수술은 정관절제수술을 통해 달성된다. 정관은 정자가 요도 쪽으로 운반되는 관으로, 이 관을 묶어버리면 성교접 동안 음경 밖으로 정자가 방출되는 것을 방지한다. 여성에서는 난관결찰수술을 통해 임신을 막을 수 있다. 난관을 자르거나 묶음으로써 난소에서 자궁까지 유영하는 난자를 가둔다.

정자가 정낭을 지날 때 정자에 당과 화학물질이 추가된다. 그 후 정자와 화학물질은 사정관 안으로 들어간다. 전립샘을 통하여 사정관을 지나는 부위에서 전립샘액이 첨가되고, 정액은 액화되면서 알칼리성 물질 분비에 의해 질의 산성환경에서 정자를 보호한다. 그런 다음 정액은 망울요도샘을 지나며, 이때 정액에 점액질이 첨가된다. 정자는 요도로 들어가서 몸 밖으로 배출된다.

남성이 여성과 성교접이 이루어져서 사정하였다면, 정자는 질로 들어가고 통로를 따라 자궁과 난관에 다다른다. 여성 생식기계통은 특별히 정자를 호의적으로 받아들이지 않으므로 수많은 정자들이 난관까지 유영하는 동안 살아남지 못한다.

난관에서 수정을 기다리는 난자가 있다면, 정자는 난자를 찾아 유영하게 되고 난자의 벽을 뚫는 시도를 하여 수정이 이루어진다.

새로운 연구에서는 난자가 수정과정에서 수동적 참가자가 아님을 암시하고 있는데, 적극적으로 정자를 빨아들이고 심지어 난자 내부에서 정자 선택을 허용한다는 설이 있다.

하나의 정자만이 난자와 수정될 수 있으며, 만약 난자가 수정되고 모든 다른 조건이 충족되면 결과적으로 임신이 이루어진다.

임신 PREGNANCY

임신은 난자가 정자에 의해 수정되고 여성 생식기계통 안에 착상될 때에 일어난다. 자궁 안에서 발생한 태아가 성장하는 동안의 기간을 재태기간이라고 부르며, 이 기간은 약 40주이다. 재태기간이 37주에 못 미쳐서 태어난 신생아를 미숙아(premature infant)라고 한다.

난자가 정자에 의해 수정되어 자궁벽에 착상될 때까지 8주의 시간이 걸리는데, 이때 발생한 태아를 **배아**(embryo)라고 부른다.

배아기간 동안 기본적인 장기와 기관들이 형성된다. 8주 후에서 출생하기 전까지 발육된 태아를 'fetus'라고 부른다. 발달 4~6개월 사이에 태아가 움직이기 시작한다. 〈그림 17-13〉은 자궁 내 인간 발달 단계를 보여준다.

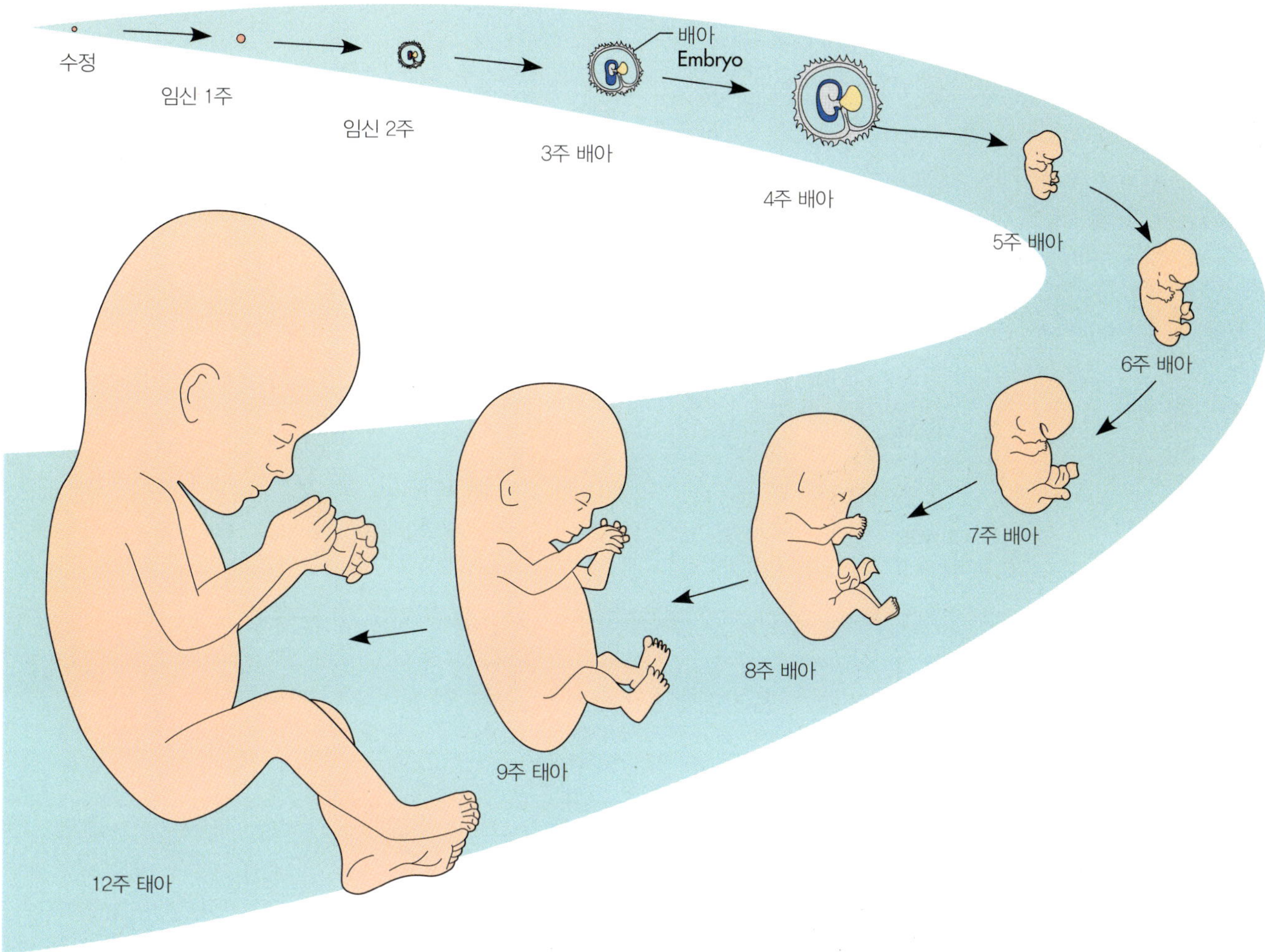

A. 인간 발달의 자궁 내 단계

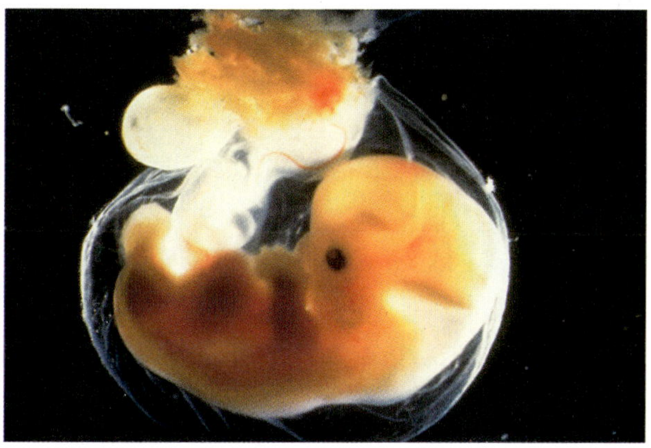

B. 9주차 태아의 실제 사진

〈그림 17－13〉 인간 발달 단계

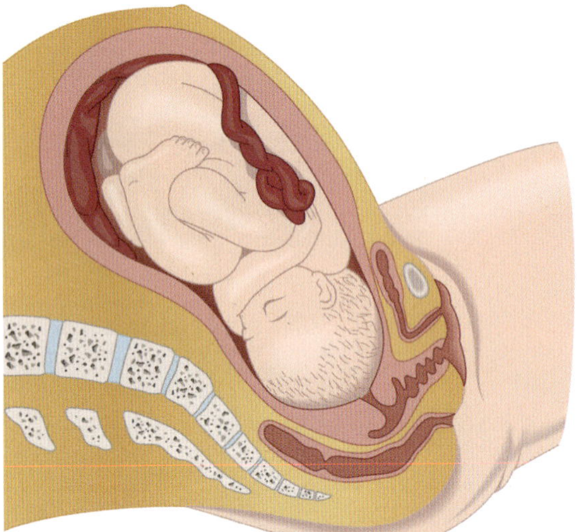

DILATION STAGE:
자궁경부 확장을 위한 첫 자궁수축

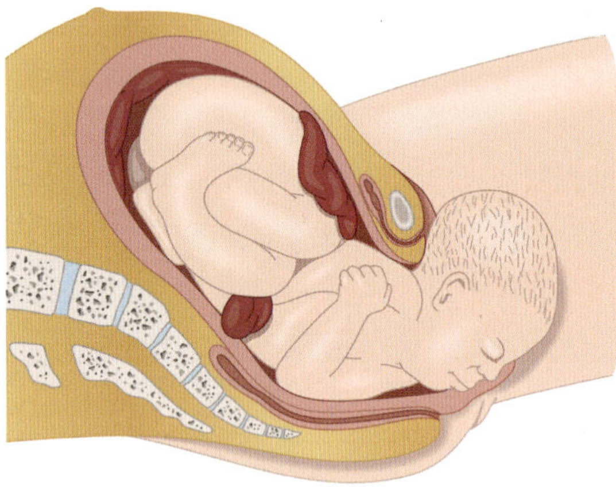

EXPULSION STAGE:
만출 또는 아기 출산

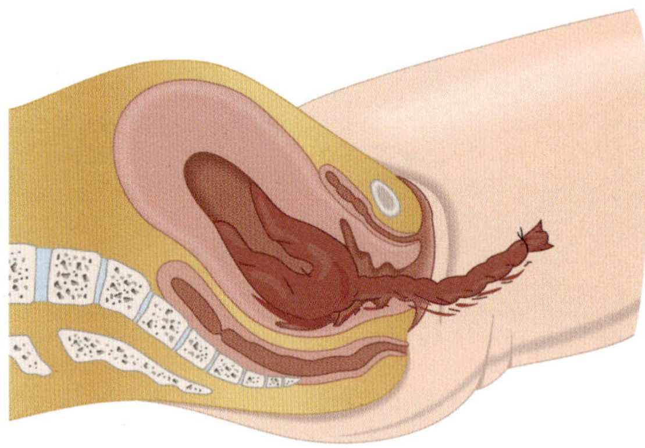

PLACENTAL STAGE:
태반의 만출

〈그림 17－14〉 분만의 단계

성숙한 태아는 태반이라고 부르는 해면구조물에 의해 영양을 공급받으며, 태반은 제대를 통해 산모와 태아를 연결한다. 태반(placenta)은 또한 임신을 지원하고 황체(luteum)의 분해를 방지하는 호르몬을 생성한다.

태아는 양막이라고 부르는 막성 낭에 둘러싸여 있는데, 태아가 부유할 수 있도록 양수가 채워져 있다. 진통은 태아가 자궁에서 질을 통하여 외부 세상으로 나오는 과정에서 시작된다.

분만은 3단계로 구성되는데, 첫 번째 확장단계는 자궁의 민무늬근이 수축하기 시작함으로써 자궁하부로 태아가 움직여서 자궁경부가 확장되는 기간이다.

의료전문직 FOCUS ON PROFESSIONS

출산도우미(Doulas)나 조산사(midwives)는 분만과 출산 과정을 통해 산모를 돕는다. 전국공인전문조산사협회(NACPM), 북미조산사연합(MANA), 미국 간호사-조산사 대학(American College of Nurse-Midwives), 도나 인터내셔널(DONA International), 출산 및 산후 전문가협회(CAPPA) 등 국가기관의 웹사이트를 방문하면 이러한 전문가에 대해 자세히 알아볼 수 있다.

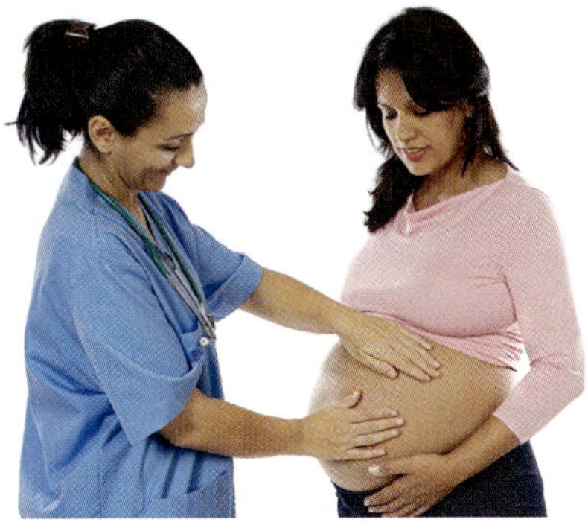

제2기(만출)는 자궁경부가 완전히 확장되면서(10cm), 태아가 자궁 밖으로 나오는 시작하는 시기이다.

일반적으로 태아의 머리가 먼저 나오는데, 아기의 머리에서 가장 넓은 부분이 나오면 이를 크라우닝(crowning)이라고 한다. 이때는 태아의 입을 통해 태아의 허파로 양수가 들어가는 것을 예방하기 위해 태아의 첫 호흡 시작 전에 흡인(suction)을 해 줄 때이다. 가끔, 태아가 회전을 하여 엉덩이가 먼저 보이면 둔위분만이라고 하는데, 분만을 어렵게 만드는 원인이 된다.

분만의 마지막 단계는, 최종 자궁수축으로 태반이 만출되거나 또는 후산(afterbirth)이라고 하는 태반단계로 이어진다(그림 17-14).

생식기계통의 일반적 질환
COMMON DISORDERS OF THE REPRODUCTIVE SYSTEM

남성 및 여성 생식기계통은 많은 질환들에 민감하다. 남녀 생식기계통 모두에 흔한 것은 성병(STD)이다. 이전에는 성병(sexually transmitted diseases, STD)이라고 불렸지만, 각 생식기계통은 성별에 따른 해부학적, 그리고 생리학적 차이로 인해 특징적인 질환과 연계되어 있다.

여성 생식기계통의 질환 Diseases of the Female Reproductive System

여성 최초의 월경을 초경이라고 하며, 폐경은 월경 활동의 끝을 의미한다. 이들의 시기는 여성 생식기계통의 정상 주기에 해당된다. 그러나 이 정상적인 주기가 파괴될 수 있다. **무월경**(amenorrhea)은 월경이 없는 것이다. 임신이나 폐경, 정서적인 스트레스, 극단적인 체중감소, 좋지 않은 건강과 같은 여러 원인이 작용하여 발생한다. 월경곤란증(dysmenorrhea)은 일반적으로 복통으로 귀결되는 월경 장애이다.

월경전증후군(premenstrual syndrome, PMS)은 월경 시작 며칠 전에 나타난다.

amenorrhea
(aye MEN oh REE ah)
a = 결핍
dysmenorrhea
(DISS men oh REE ah)
dys = 어려운

유방자가검진을 왜 하는가?

유방자가검진은 쉽고 좀 더 자주 시행할 수 있으며 보다 더 용이하게 유방암을 발견할 수 있기 때문에 매월 실시하는 것이 좋다. 유방의 어떤 상태가 정상이라는 느낌을 알고 있을 때 유방에 생긴 변화를 빨리 알아차릴 수 있다. 조기발견은 성공적 치료와 치유의 관건이 된다.

(기억하기) 유방자가검진은 유방과 생명을 구하는 일이다. 대부분의 유방 멍울은 여성 자신에 의해서 발견된다. 실제로 유방 멍울은 대부분 암이 아니지만, 유방자가검진은 가장 안전하고 확실한 방법이다.

유방자가검진은 언제 하는가?

유방자가검진을 실시하는 가장 좋은 시기는, 월경 직후에 유방이 부풀고 압통이 없을 때이다. 만약 규칙적인 월경 주기를 가지고 있지 않거나 또는 가끔 한 달을 건너뛰면 매월 같은 날에 실시한다.

유방자가검진은 어떻게 하는가?

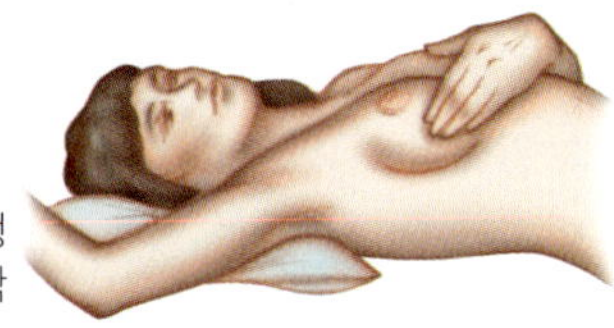

1. 누워서, 오른쪽 어깨 아래에 베개를 둔다.
2. 왼손에 있는 세 개의 손가락을 모아서 유방의 멍울이나 두터운 부위를 느껴 본다. 손가락모음은 각 손가락 상위의 1/3에 해당되는 부위이다.

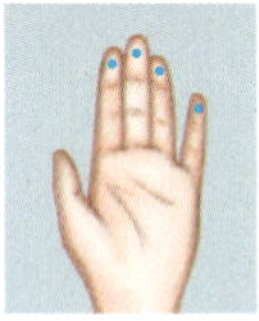

3. 유방이 어떻게 느껴지는지 알 수 있을 만큼 충분히 압력을 가해서 눌러야 한다.
4. 만약 압력을 가하는 방법이 어려워서 자가진단에 어려움을 느낀다면, 건강관리자에게 물어서 손가락모음을 사용하는 방법을 익히도록 시도한다. 이때 유방에 느껴지는 최대압력을 알아두어야 한다. 각 유방의 낮은 부위 곡선에서 느껴지는 단단한 융기는 정상이다.

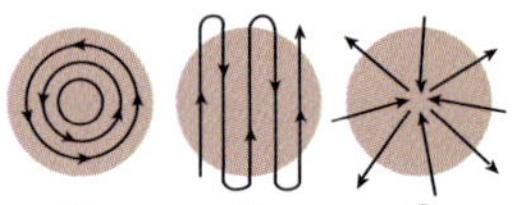

5. 세트 방식으로 유방 주위를 돈다. 원형이나(A) 위아래(B), 아니면 쐐기 모양(C) 등에서 선택할 수 있으며, 매번 같은 방법으로 검사해야 한다. 그러면 유방 전체의 검진이 확실해지고, 유방이 어떤 상태인지를 기억하는 데 도움이 된다.
6. 오른손 손가락모음을 사용하여 좌측 유방을 검진한다.
7. 만약 어떤 변화를 발견했다면, 곧바로 의사에게 진찰받아야 한다.

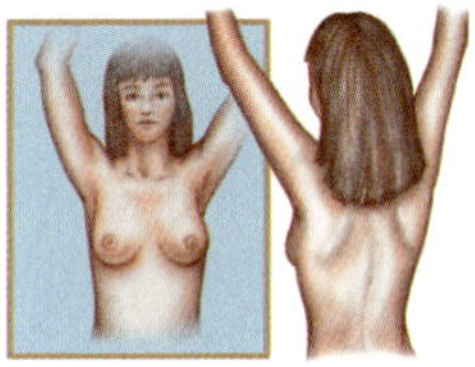

추가안전을 위해

매월 유방자가검진을 실시한 후에 곧바로 거울 앞에 서서 유방을 검사해 본다. 이때 유방에 어떤 변화가 있는지 살펴야 한다. 피부가 움푹 들어갔거나 유두에 변화가 있거나 발적이나 부종 같은 변화가 있는지 관찰한다.

샤워하는 동안에도 유방자가검진을 할 수 있다. 비누 묻은 손이 젖은 피부 위로 미끄러지는 순간에 유방의 느낌을 검사하기는 어렵지 않다.

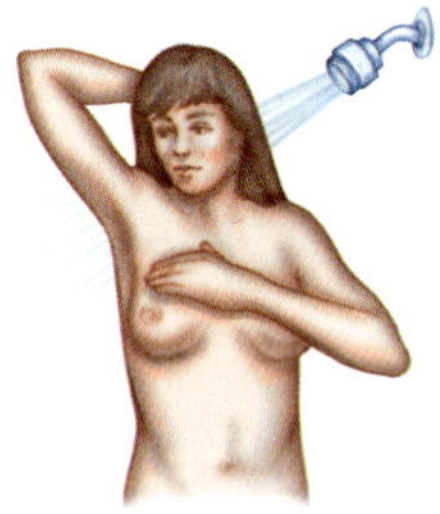

〈그림 17 – 15〉 유방자가검진

이것은 정서적인 영역을 포함하며, 신체의 많은 기관들에 영향을 끼쳐서 나타나는 것이 특징이다. 이러한 증상들은 여성들마다 다양하게 나타나고, 월경이 시작될 무렵에 일반적으로 완화된다.

생식기계통도 다른 어떤 기관과 마찬가지로, 병원체에 감염될 수 있다. **질염**(vaginitis)은 질에 생긴 염증인데, 일반적으로 박테리아 또는 곰팡이와 같은 미생물이 원인이 된다. 질염은 반드시 성병의 결과는 아니다. 성병은 남녀 생식기계통 양쪽 모두에서 발견되는 수많은 감염으로 나타난다. 그리고 박테리아나 바이러스 또는 곰팡이가 원인일 수도 있다. 자궁경부는, 암의 존재를 검사하기 위해 자궁경부 세포를 채취하여 검사하는 **PAP검사**(George Papanicolaoua를 기념하여 명명)가 실시되는 부위이다. 주기적인 PAP검사는 암을 조기 발견하고, 성공적인 치료 가능성을 증가시킨다.

어떤 임신의 경우에는, 수정란이 자궁까지 완전히 내려가지 않고 난관에 착상된다. 이것은 **자궁외 임신**(ectopic pregnancy) 또는 **난관임신**(tubal pregnancy)으로, 외과적 개입을 요구한다. **태반조기박리**(abruptio placentia)는 태반이 임신 20주 전에 자궁벽에서 떨어지는 응급상황이다.

ectopic pregnancy
(ek TOP ik PREG nan see)
abruptio placentia
(ah BRUP tee oh plah sen shah)

산후우울증(postpartum depression)은 아이가 태어난 후에 나타날 수 있는 심각한 정신적 상태를 가리킨다. 산모나 아기 또는 모두에게 해를 끼칠 수 있기 때문에, 산모에게 어떤 증상이나 징후가 나타나는지 자세히 관찰해야 한다.

유선염(mastitis)은 유방에 생길 수 있는 염증으로, 남성이나 여성, 그리고 어느 나이에서나 발생하지만, 수유 중인 여성에게서 흔히 나타난다. 유방암(brest cancer)은 32~52세 사이 여성들의 주요 사망 원인 중의 하나로, 미국에서는 연간 약 40,000명의 여성이 유방암으로 사망한다.

mastitis *(mass TYE tiss)*
mast = 유방
ectomy = ~을 제거하다.

남성 역시 유방암을 가질 수 있으나 발생률은 낮다. 국립암연구소(National Cancer Institute)는 2016년에 약 2,600명의 새로운 남성 유방암 사례가 있는 것으로 보고했는데, 이는 약 230,000명의 새로운 여성 사례와 비교된다. 유방암은 전체 또는 부분 유방 절제술이 필요할 수 있지만 조기에 발견할수록 긍정적인 결과를 얻을 가능성이 높아진다. 유방자가검진에 대한 과정을 〈그림 17–15〉에서 볼 수 있다.

남성 생식기계통의 질환 Diseases of the Male Reproductive System

발기부전장애(erectile dysfunction disorder, EDD)란, 음경이 충분히 발기를 할 수 없는 상태이다. 약물치료로 음경의 혈류량을 증가시키는 데 도움을 줄 수 있고, 발기부전의 몇몇 형태를 치료할 수 있다. 발기의 무능력은 종종 성욕감퇴로 이어질 수 있다.

발기부전(impotency)은 정자 수가 적기 때문에 아이를 잉태할 수 없는 것과 종종 혼동된다. 이것은 잘못된 것이다. 남성의 가임력을 확인하려면 정액 분석을 수행해야 한다. 정액은 성행위를 자제한 후 3~5일 후에 채취하여 정자의 모양, 수 및 헤엄치는(유영) 강도를 분석한다. 또한 이것은 정관(vas deferens)의 차단이 수술 후 6주 동안 정액 샘플에 정자가 없어야 하는 정관절제술의 효과를 결정하는 데 사용된다.

cryptorchidism
(kript OR kid izm)

hydrocele *(HIGH droh seel)*

고환이 음낭으로 내려오지 못하는 상태를 **잠복고환**(cryptorchidism)이라고 하며, 외과적 수술이 요구될 수도 있다. 만약 고환이 내려가지 않고 남아 있으면, 그 남성은 체온에 의해 정자가 파괴되어 불임이 될지도 모른다. 고환 내에 비정상적인 액체가 고였을 경우에 이를 **음낭수종**(hydrocele)이라고 한다.

성욕감퇴를 정자 수 부족 때문에 아이를 가질 수 없는 것으로 혼동하는 경우가 많다. 그러나 이는 부정확하다. 남성 불임을 결정하기 위해서는 정액분석을 실시해야 한다. 정액은 성적 활동을 삼가한 후 3~5일 동안에 모아진다. 정액은 정자의 운동성, 숫자, 모양 등으로 분석된다.

정관을 묶는 정관절제수술의 효과를 판단하기 위해서 사용하는 방법으로, 수술 6주 후의 정액시료에서 정자의 유무를 확인하는 것과 같은 방법으로 정액을 분석한다.

benign prostatic hyperplasia
(bee NINE pross TAT ik high PER plazh(e)

양성 전립샘비대증(benign prostatic hyperplasia, BPH)은 전립샘이 커지는 질환으로 50세 이상의 남성에게서 흔히 볼 수 있다(그림 17–16).

전립샘암(prostate cancer)은 천천히 자라는 암으로 50대의 남성에게 주로 발생하며, 조기에 발견된다면 효과적으로 치료할 수 있다. PSA(전립샘특이항원) 테스트, 전립샘특이항원검사(prostate specific antigen)는 조기 발견에 도움을 준다.

그러나 그 정확성에 대해 다소의 논란이 있다. 국립암연구소(National Cancer Institute)는 매년 약 233,000 건의 새로운 전립샘암 사례가 발생할 것으로 추정한다. **고환암**(testicular cancer)은 비교적 드문 암이지만 연간 약 8,000건의 신규 사례가 발생하는 것으로 추산되고 있다. 15세에서 34세 사이의 남성에게 가장 흔한 암이기 때문에 여기서 언급하는 것이 중요하다.

증상으로는 음낭의 덩어리가 부기 또는 통증이 있거나 아예 증상이 없는 경우도 있다. 고환암은 전이(spread)가 됐어도 치료가 가능하며, 정기적인 고환 검사는 고환암을 조기에 발견하는 데 도움이 된다.

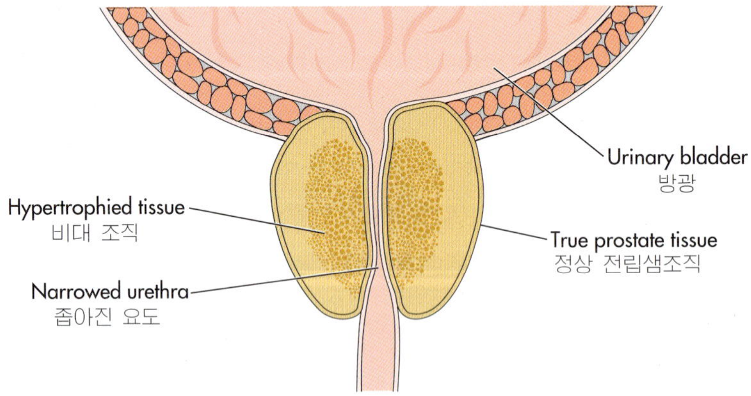

〈그림 17 – 16〉 양성 전립샘비대증

요약 SUMMARY

Points of Interest

- **조직**은 무성생식에 의하여 자라고 대체되며 그리고 재생된다. 세포들은 자신과 동일한 복제물을 만든다. 무성생식은 조직들이 자라고 재생되는 것과 같이 신체의 어느 곳에서나 일어난다. 상피와 혈액 및 뼈와 같은 몇몇 조직들은, 무성생식에 의해서 지속적으로 재생된다.
- **진핵세포의 무성생식**은 유사분열이라고 부르는 비교적 복잡한 과정에 의해 이루어진다.
- 만약 한 개체가 유성생식을 하게 된다면 그 개체의 일반적인 염색체 수의 반을 가진 생식체라고 불리는 특수한 세포를 사용해야만 한다(생식체는 수정할 때 상대방 생식체의 유전인자와 융합하고 결합되기 위해 일반적인 염색체 수의 반만을 가져야 한다.).
- **인간의 생식체**는 난자와 정자이다. 난자와 정자는 감수분열이라고 부르는 특이한 세포 분열 양식에 의해 생산된다. 감수분열로 4개의 딸세포가 생산되고, 각 세포는 23개의 염색체를 가진다. 이러한 세포들은 모세포 또는 다른 세포와 동일하지 않다.
- **유사분열 과정**에서 세포들은 분열을 두 번 거친다. 유사분열과 감수분열의 주된 차이점은 감수분열의 경우 상동염색체(크기, 형태 그리고 유전적 성분이 같은 염색체)와 쌍을 이룬다는 것이다.
- **인간의 생식**은 인생주기로 알려진 주기에 의해 설명될 수 있다. 성인들은 유사분열을 통해 생식체를 생성하는 생식샘(난소와 고환)이라고 부르는 특수한 기관을 가진다. 생식체들은 수정이라고 알려진 성적인 생식과정 동안 서로 만나게 된다. 이렇게 해서 형성된 수정란을 접합체라고 한다. 접합체는 수많은 유사분열을 거치고 결국엔 배아, 태아, 영아, 유아, 그리고 마지막엔 성인이 된다.
- **여성 생식기계통**은 여러 내부 생식기로 구성된다. 생식샘(난소)은 난자(생식세포)를 생산한다. 난관은 난자가 자궁까지 가는 길을 제공해 준다. 자궁은 수정란을 위한 부화기 역할을 한다. 질은 자궁과 바깥세계를 연결해 주는 산도이다. 외부생식기는 질의 외부 구멍과 여러 보호 구조물로 구성되어 있다.
- **여성의 생식생리**는 비교적 복잡하고, 일괄적으로 월경주기라고 알려진, 약 한 달 주기의 난소와 자궁 양쪽이 변화하는 과정이다. 주기는 자궁속막이 탈락되는 월경에서 시작된다. 내벽과 자궁속막의 탈락이 끝난 후, 증식기라고 부르는 과정이 다시 시작되어 내막이 만들어진다. 자궁속막이 증식될 때 난소에서도 난자(난포)가 성숙한다.

결국 난포는 난소에서 방출되어(배란) 자궁까지 유영한다. 수정이 된다면, 수정란은 두터운 자궁속막에 착상될 것이고 임신이 이루어질 것이다. 난자가 수정되지 않는다면 자궁속막은 퇴화하고 월경이 발생할 것이다.

- **월경주기의 조절**은 네 개의 호르몬에 의해 이루어진다. 난포호르몬, 황체호르몬, 난포자극호르몬(FSH), 황체형성호르몬(LH). 사춘기 동안 난소는 여성의 2차 성징의 발달과 월경주기의 시작을 야기시키는 많은 양의 난포호르몬과 황체호르몬을 분비한다.
- 주기도 이러한 방식으로 작동한다. 시상하부에서 생식샘자극호르몬을 방출하여 뇌하수체에서 FSH와 LH의 분비증가를 야기시킨다. FSH와 LH는 난포를 발달시키고 결국엔 배란을 유발한다. 난포호르몬 수준은 발육된 난포에서 더 많은 난포호르몬을 분비함으로써 지속적으로 증가한다. 난포호르몬은 시상하부와 뇌하수체에 양성되먹임 기전으로 작용하여 FSH와 LH의 수준을 증가시킨다. 이 양성되먹임 고리는 배란까지만 지속된다.
- 배란 때 파열된 난포(배란 후 남겨진)는 황체호르몬 분비를 시작하고 난포호르몬 분비를 감소시킨다. 황체호르몬 영향 아래, 난포호르몬과 시상하부 및 뇌하수체 사이의 되먹임 고리는 반전되어 음성되먹임 고리가 된다. 따라서, LH와 FSH 수준은 감소한다. 황체호르몬 수준이 지속적으로 증가하면, 수정이 일어난 경우에 두터워진 자궁속막이 유지된다. 수정이 일어나지 않았다면, 황체호르몬은 감소하고 자궁속막은 쇠락하며 주기의 모든 과정이 다시 시작된다.
- **남성 생식기계통**에는 좀 더 명백한 외부 생식기인 음경과 고환이 있다. 내부 생식기에는 연속된 관인 정관과 사정관이 있고, 요도 및 여러 샘인 정낭 · 전립샘 · 망울요도샘을 포함한다.
- **남성 생식생리**는 주기적이지 않아서 여성 생식기계통보다는 덜 복잡하다. 난자와 같은 정액은 고환에 있는 LH와 FSH의 조절하에 감수분열을 통해 발전한다. 정자는 부고환에서 성숙한다. 남성이 성적으로 자극받을 때, 음경은 혈액으로 충만되고 발기가 이루어진다. 자극이 계속되면, 고환에서 음경까지 정자가 유영하고, 남성의 신체 밖으로 배출되는 사정이 일어날 수 있다. 사정하는 동안, 정자는 부고환에서 정관과 사정관을 통해서 이동하고 요도 밖으로 배출된다. 유영하는 길을 따라 정낭과 전립샘 및 망울요도샘에서 정액에 당과 화학물질 및 점액이 추가된다.
- **테스토스테론**은 주요한 남성호르몬이다. 이는 고환에 의해 분비되고 남성 태아의 근육화에 반응하며, 남성 2차 성징 발달과 LH 및 FSH 생성을 유발한다.

사례연구 CASE STUDY

마리아와 그녀의 남편 트레이는 여러 해 동안 가족계획을 해 왔다. 지금은 그녀가 임신할 수 없다는 사실이 거의 확인된 단계이다. 2년을 시도한 끝에, 부부는 가정의에게 자신들을 불임 전문의에게 이송해 줄 것을 요구하기로 결정하였다. 이송을 결정하기 전에 가정의는 부부를 대상으로 몇 가지 테스트를 실행해 보았다.

그 결과는 다음과 같았다.

- 트레이는 정상적인 수준으로 정자를 생성했고 정자 역시 건강하고 운동성이 좋았다.
- 마리아의 호르몬 수치와 다른 모든 혈액검사는 정상이었다. 다만 그녀는 정상 월경주기보다 더 잦거나 드물게 월경을 하였으며, 월경주기 중간에 항상 생리통을 동반하였다. 추가적인 문진에서, 그녀는 의사에게 지난 몇 년 동안 복통이 더 심해졌으나 정상적인 것으로 생각했었다고 말했다. 그녀는 또한 가끔 요통과 배뇨장애가 월경주기 동안 특이하게 일어났다고 덧붙였다.

① 시험개복수술을 방지하려면, 어떠한 다른 진단적 검사가 가능할 것인가?

② 마리아의 주치의는 월경주기 사이의 통증의 시기를 단서로 하여 마리아의 임신능력에 대해 어떤 진단을 내려야 하는가?

Multiple Choice

1. 고환(testes)의 각 소엽(lobule)에는 몇 개의 관이 있다. 정자가 만들어지고 성장하는 이 관은 무엇인가?

a. 정낭　　b. 정세관
c. 망울요도샘　　d. 모두 해당

2. 여성의 기본 생식기(genitalia)는 무엇인가?

a. 난소　　b. 자궁
c. 질　　d. 고환

3. 매월 자궁내막(endometrium)의 이 부분이 탈락된다. 이 부분은 무엇인가?

a. 각질층
b. 바닥층
c. 기능층
d. 난소층

4. 이 호르몬은 배란을 자극한다. 이 호르몬은 무엇인가?

a. estrogen　　b. progesterone
c. LH　　d. FSH

5. 다음 중 무성생식(유사분열, mitosis)의 기능이 아닌 것은?

a. 생식체 만들기
b. 조직 성장
c. 조직 복구
d. 모두가 무성생식의 기능이다.

6. 다음 호르몬 중 임신(pregnancy) 동안 상승하는 호르몬은 무엇인가?

a. LH　　b. FSH
c. testosterone　　d. HCG

Fill in the Blank

1. 음경의 강직은 ______________라 부르며, 음경에서 떠난 정자의 본격적인 움직임은 ______________이다.

2. 남성 생식기계통에서 ______________은 방광 뒤쪽에 있고, ______________은 방광의 아래쪽에 있다.

3. ______________은 난자와 정자를 생산하는 세포 분열의 유형이다.

4. 배란 후 에스트로겐과 프로게스테론은 뇌하수체와 시상하부로 ________________을 보낸다.

5. 정자와 난자의 결합은 ______________이라고 한다.

6. ________________은 여성 불임(female infertility)의 주요 원인이다.

[해답] Multiple Choice

1. b **2.** a **3.** c **4.** c **5.** a **6.** d

Fill in the Blank

1. 발기(erection), 사정(ejaculation)
2. 정낭(seminal vesicles), 전립샘(prostate gland)
3. 감수분열(meiosis)
4. (양성 또는 음성) 되먹임 기전
5. 수정(fertilization)
6. 자궁내막증(endometriosis)

찾아보기

ㄴ

ㄷ

ㄹ

ㅁ

ㅂ

ㅅ

ㅈ

ㅊ

ㅋ

ㅌ

ㅍ

ㅎ

기타

필자 소개

강 성 례: 김천대학교
권 경 희: 백석문화대학교
김 남 순: 동원대학교
김 덕 영: 부천대학교
김 미 숙: 춘해보건대학교
김 완 기: 안산대학교
김 재 윤: 수원과학대학교
김 영 철: 계명대학교
김 연 정: 경희대학교
김 형 동: 고려대학교
송 애 랑: 김천대학교
심 규 열: 구미대학교
윤 미 경: 백석예술대학교
윤 미 연: 배재대학교
오 대 호: 한림성심대학교
이 연 희: 혜전대학교
이 용 주: 동덕여자대학교
이 정 선: 한림성심대학교
차 병 헌: 을지대학교
최 보 영: 대림대학교
한 상 숙: 경희대학교
홍 보 경: 서영대학교

NEW 해부생리학 Anatomy & Physiology

2007년 9월 1일 초 판 발행
2009년 3월 1일 제2판 1쇄 발행
2011년 2월 1일 제2판 2쇄 발행
2012년 3월 1일 제2판 3쇄 발행
2013년 2월 10일 제2판 4쇄 발행
2014년 2월 20일 제2판 5쇄 발행
2015년 2월 10일 제2판 6쇄 발행
2018년 3월 10일 제2판 7쇄 발행
2023년 2월 10일 제4판 1쇄 발행

저 자 COLBERT / ANKNEY / LEE

역 자 진 강성례 · 권경희 · 김남순 · 김덕영 · 김미숙
김완기 · 김재윤 · 김영철 · 김연정 · 김현동
송애랑 · 심규열 · 윤미경 · 윤미연 · 오대호
이연희 · 이용주 · 이정선 · 차병헌 · 최보영
한상숙 · 홍보경

발행인 주 병 오 · 주 민 기

발행처 메디시인

경기도 파주시 문발동 회동길 209
파주출판문화정보산업단지
영업부 (031) 955-7566 · 7577
편집부 (031) 955-7731
FAX (031) 955-7730

등록번호 2005년 2월 16일 제 406-2005-000045 호

ISBN 979-11-90839-76-1 정가 33,000 원

총판 (주)지구문화 Pearson

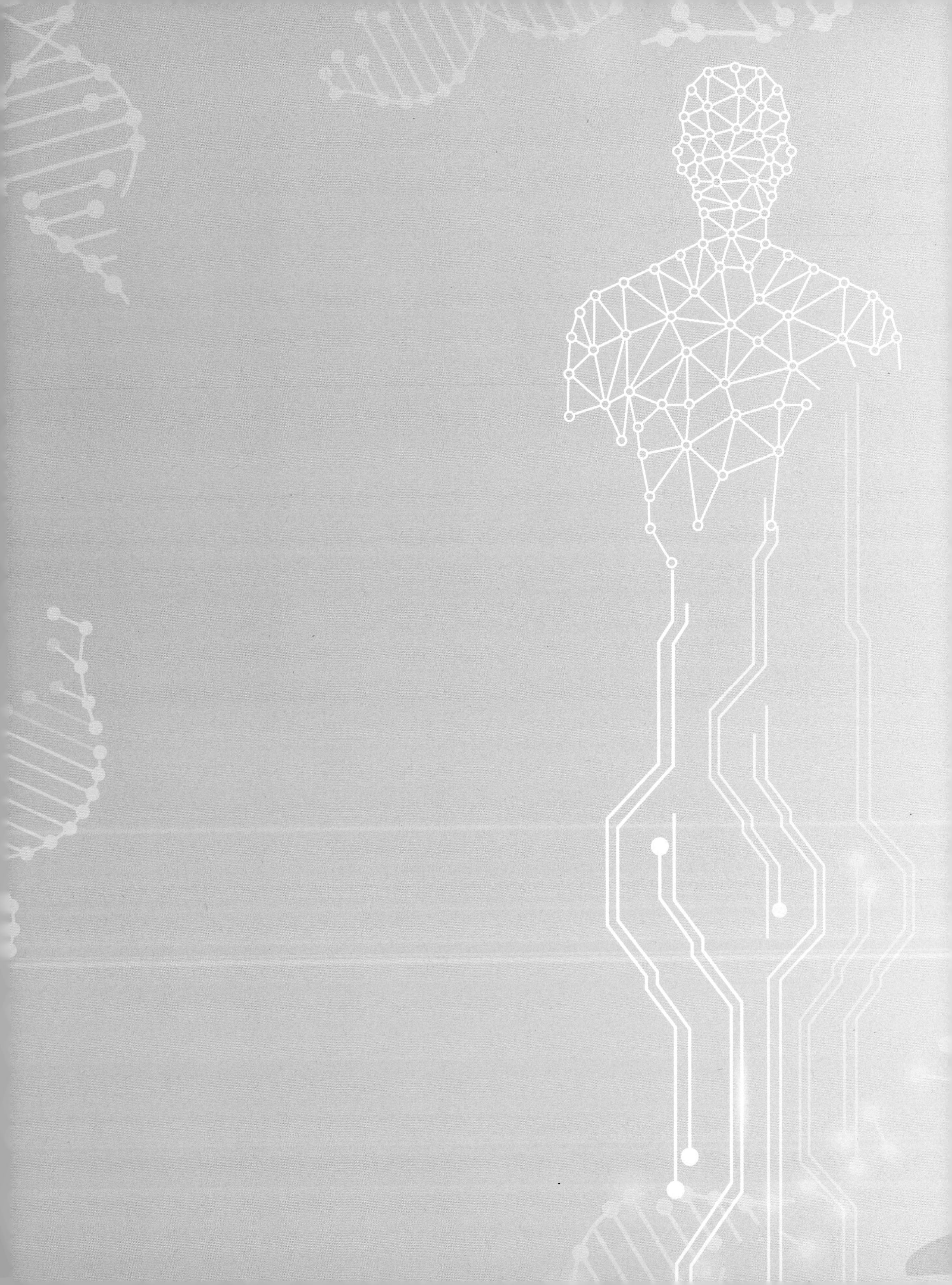

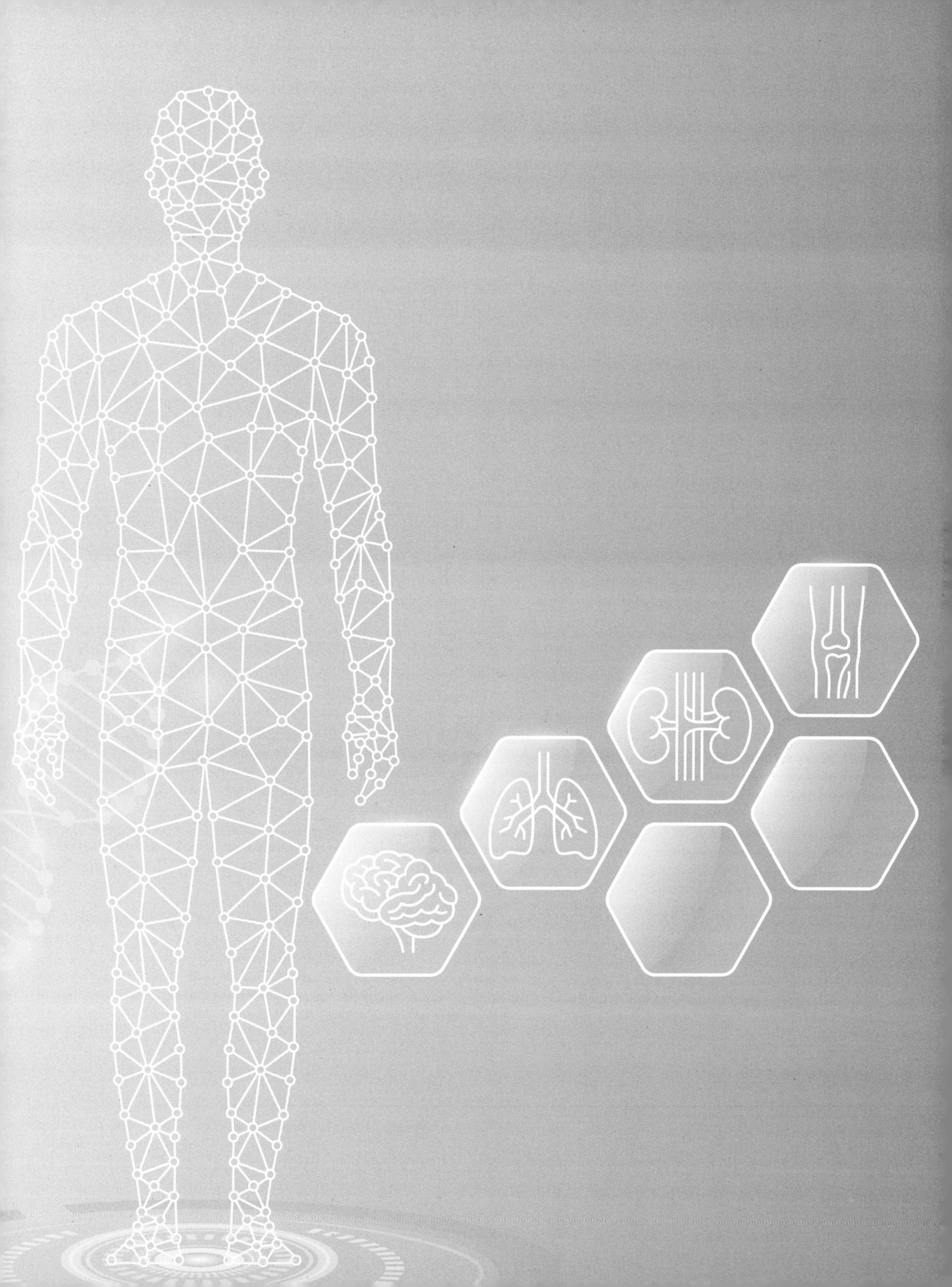